Lippincott®
Illustrated Reviews:
Fisiología

2.ª edición

Robin R. Preston, PhD
Kaplan Medical
Kaplan Test Prep
Atlanta, Georgia

Thad E. Wilson, PhD
Professor of Physiology and Physiology Discipline Lead
Division of Biomedical Sciences
Marian University College of Osteopathic Medicine
Indianapolis, Indiana

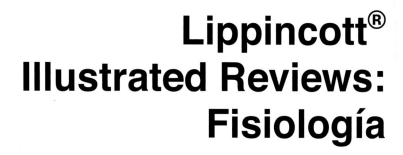
Wolters Kluwer
Philadelphia • Baltimore • New York • London
Buenos Aires • Hong Kong • Sydney • Tokyo

Av. Carrilet, 3, 9.a planta, Edificio D-Ciutat de la Justícia
08902 L'Hospitalet de Llobregat
Barcelona (España)
Tel.: 93 344 47 18
Fax: 93 344 47 16
Correo electrónico: consultas@wolterskluwer.com

Revisión científica
Dr. Bardo Andrés Lira Mendoza
Medicina de Urgencias, Medicina de Aviación.

Traducción de la 1.ª edición
Juan Roberto Palacios Martínez
Celia Pedroza Soberanis
Martha Elena Araiza Martínez

Traducción de la 2.ª edición
Lic. Penélope Martínez Herrera

Dirección editorial: Carlos Mendoza
Editor de desarrollo: Cristina Segura Flores
Gerente de mercadotecnia: Simon Kears
Cuidado de la edición: Olga Sánchez Navarrete
Maquetación: Eric Aguirre, Aarón León, Ernesto Aguirre
Adecuación de portada: Jesús Mendoza
Impresión: C&C Offset-China / Impreso en China

Dedicatoria

Este libro está dedicado a aquellos que han tenido la mayor influencia en el enfoque de los autores sobre la educación médica. Entre ellos destacan Thomas N. Tulenko, PhD, cuyo entusiasmo por la fisiología cardiovascular dejó una impresión duradera, y John M. Russell, PhD, quien demostró cómo mantener el interés y la atención de un estudiante durante las clases y discusiones grupales. La imagen de Fizzy-O-Cola (*véase* fig. 4-6) se inspiró en el *six-pack* de la bebida que utilizó para presentar su conferencia sobre transporte epitelial. – RRP

Quiero agradecer a Hank Harlow, PhD, quien impartió mi primer curso de fisiología de pregrado e hizo que el material cobrara vida –aunque las historias del oso ayudaron–. En retrospectiva, fue su forma de inculcar una aplicación lo que hizo que la información se quedara y permitió que se construyera sobre ella. También me gustaría agradecer a Harold Falls, PhD, y Benjamin Timson, PhD, quienes me guiaron en mi primera incursión en la enseñanza de fisiología médica. Su comprensión y cuidado por los detalles mecanicistas y por relacionar estos con el panorama general o el nivel de sistemas ha sido una fuerza que me guía en mi propio enfoque de la educación. — TEW

Agradecimientos

La segunda edición de *Lippincott® Illustrated Reviews: Fisiología* se ha revisado a conciencia a fin de actualizar el contenido y ajustarlo con la comprensión actual de los principios fisiológicos, para agregar material nuevo e integrar los efectos del envejecimiento en todos los sistemas orgánicos. Estamos muy agradecidos, una vez más, por habernos beneficiado de la guía experta de Kelly Horvath, editora de desarrollo independiente, durante la revisión. El sentido del humor, la accesibilidad, la amplia experiencia y las sugerencias de Kelly hicieron posible esta edición. También agradecemos a Matt Chansky por agregar el nuevo material gráfico al cuerpo de más de 600 ilustraciones que creó para la primera edición. De igual manera nos gustaría reconocer a Don Famularcano (Absolute Service Inc.) por ejecutar con paciencia los cambios durante varias rondas de ediciones de prueba. También estamos agradecidos con varias personas en LWW, en especial Jennifer Clements (directora de arte), que nos ayudó a actualizar cientos de figuras; Crystal Taylor (editora *senior* de adquisiciones), por su continuo apoyo a los autores, y Andrea Vosburgh (editora de desarrollo). Asimismo queremos mencionar a Leslie Manley, PhD, y Chris Cimino, MD (Kaplan Medical), por su paciencia y apoyo durante la revisión y por proporcionar acceso a Adobe Creative Cloud.

Nuestro agradecimiento también a los muchos estudiantes y profesores que han enviado sus comentarios sobre la primera edición y a aquellas personas que han estado dispuestas a revisar borradores de uno o más capítulos, incluidos Bhupal Bhetwal, PhD, y Julia Hum, PhD.

Prefacio

Eche un vistazo al espejo. La imagen que aparece resulta familiar y sus características propias le diferencian de los demás. Sin embargo, una cara sólo esconde más de 10 trillones de células que componen el cuerpo humano.

Inclínese un poco más hacia adelante.

Los contornos de su rostro están esculpidos en hueso, rellenos con grasa y cubiertos por una capa continua de células llamada piel. Las cejas y el vello facial son el producto de glándulas secretoras especializadas (folículos pilosos). Los movimientos de sus ojos están coordinados por músculos delicados que se contraen como respuesta a las órdenes de su cerebro. El pulso en sus sienes refleja una onda de presión generada por un corazón que late dentro de su tórax. Más abajo, el estómago muele su comida reciente mientras dos riñones tensan su sangre. Por lo regular todas estas actividades pasan inadvertidas hasta que algo sale mal.

La segunda edición de *Lippincott® Illustrated Reviews: Fisiología* es la historia de quiénes somos, cómo vivimos, cómo envejecemos y, al final, cómo morimos. El libro sigue la organización del cuerpo humano; cada unidad aborda un sistema diferente y considera su rol en la vida de los individuos. Comúnmente, los textos de fisiología tienen un enfoque de lo "macro a lo micro", las descripciones de los órganos siguen la historia de los descubrimientos fisiológicos (macroanatomía, microanatomía, biología celular y, por último, biología molecular). Aquí la mayoría de las unidades comienza con la identificación de la función del órgano, y a continuación se muestra cómo están diseñados las células y los tejidos para cumplir esta función. Aunque el diseño fisiológico está formado por selección natural y no por propósitos, este enfoque teleológico nos ayuda a entender por qué se estructuran las células y los órganos de la manera en que lo hacen. Entender los porqués ayuda a los proveedores de salud a retener la información y da una herramienta poderosa para anticipar y entender la causa por la cual se presentan los procesos de enfermedad en la forma que lo hacen en la clínica.

¿Qué abarca la segunda edición de **Lippincott® Illustrated Reviews: Fisiología**? La fisiología es una disciplina emergente, y ningún texto puede cubrirla de manera exhaustiva. Nos basamos en tres guías principales para decidir el material incluido:

- Temas evaluados con frecuencia por *U.S. Medical Licensing Examiners*.

- Objetivos de aprendizaje cubiertos por muchos cursos de fisiología en las escuelas de medicina (*American Physiological Society and the Association of Chairs of Departments of Physiology*, 2006).

- Temas abordados por *Serie Revisión de Temas: Fisiología* de WK, reconocido libro de repaso para la certificación.

¿Quién debe usar este libro? *Lippincott® Illustrated Reviews: Fisiología*, segunda edición, pretende ayudar a los estudiantes de medicina a prepararse para sus exámenes de grado. La información se presenta con una claridad y nivel de detalle tal que también se adapta al curso inicial como libro de texto para cualquier disciplina de las ciencias de la salud, así como material de referencia para los médicos.

Formato: Lippincott® Illustrated Reviews: Fisiología, segunda edición, sigue un formato de conferencia, con introducciones breves, historia o discusiones sobre investigaciones actuales –los capítulos son directos, escritos con una narrativa personalizada para una rápida asimilación. Los subcapítulos promueven la presentación de párrafos fáciles de absorber adecuados para el repaso, pero detallados con suficiencia para instruir al estudiante en su primer acercamiento o que no está seguro en un tema. El estilo de escritura es atractivo y sucinto, lo que hace accesibles y de fácil memorización los temas complejos.

Arte: el libro está profusamente ilustrado con guías, paso a paso, para ayudar en el aprendizaje visual y facilitar la revisión para los estudiantes que se preparan para un examen. Arte y texto combinan a la perfección para relatar la historia de la fisiología de una forma por completo nueva. Más de 600 ilustraciones originales y energéticas a todo color son complementadas por abundantes imágenes clínicas. Juntas ilustran la fisiología con dinamismo desmintiendo su bidimensionalidad. De manera deliberada hay pocas imágenes, para permitir que el arte "hable" por sí mismo. Las cajas de diálogo paso a paso *guían* al lector a través de procesos fisiológicos.

Características: Lippincott® *Illustrated Reviews: Fisiología*, segunda edición, incorpora varias características para facilitar la comprensión del contenido:

- **Ejemplos del mundo real:** es muy difícil entender los conceptos fisiológicos; donde ha sido posible se usan ejemplos del mundo real para facilitar su comprensión.
- **Aplicaciones clínicas:** todos los capítulos incluyen aplicaciones clínicas –varias acompañadas de imágenes– que muestran cómo puede presentarse la fisiología alterada de forma clínica.
- **NUEVO — Sexo biológico y envejecimiento:** las diferencias fisiológicas entre los sexos se destacan en una nueva herramienta, junto con una consideración de cómo el envejecimiento normal (saludable) afecta a todos los sistemas orgánicos.
- **Cuadros de ecuaciones:** los números reales se ejecutan a través de ecuaciones difíciles para el potencial de equilibrio, la diferencia de oxígeno arterial-alveolar y el aclaramiento renal, las cuales aparecen en cuadros amarillos para mostrar a los estudiantes ejemplos que pueden enfrentar en la práctica.
- **Consistencia:** la fisiología celular puede ser abrumadora en sus detalles, sobre todo en lo que a transportadores se refiere. Se han mantenido los detalles al mínimo en el arte utilizando siempre los mismos colores para indicar las diferentes especies de iones a través del texto: los lectores se familiarizarán con rapidez con señales visuales y pasarán menos tiempo con las leyendas. También se recurre a menudo a mapas conceptuales y diagramas de flujo fáciles de seguir y recordar.
  Sodio = rojo
  Calcio = índigo
  Potasio = morado
  Aniones (cloruro y bicarbonato) = verde
  Ácido = naranja
- **Infolinks:** las referencias cruzadas en los títulos de la serie Lippincott® *Illustrated Reviews* proporcionan recursos para que los estudiantes profundicen en temas relacionados con varias disciplinas, como bioquímica, farmacología, microbiología, neurociencias, inmunología y biología celular y molecular.
- **Referencias cruzadas:** temas vinculados a través de los capítulos, referencias cruzadas en un formato de fácil localización que indican el número de sección del encabezado más cercano (p. ej., *véase* 25·III·B). En la cabecera de cada página se colocan el número de capítulo y el nivel de sección para facilitar su ubicación.
- **Preguntas prácticas**: cada unidad se acompaña de varias páginas de preguntas de estudio que los estudiantes pueden usar para autoevaluar sus conocimientos sobre fisiología. Estas pruebas con preguntas de integración para entender conceptos fisiológicos, y determinar la capacidad para establecer conexiones entre múltiples órganos y sistemas, son más que un simple recordatorio de detalles menores. Elegir las "mejores" respuestas entre varias respuestas "correctas" sugeridas es el objetivo absoluto que rara vez –o nunca– existe en fisiología. Además se pueden encontrar preguntas en inglés adicionales en línea en un formato sencillo de libro de texto en thePoint.
- *Material adicional:* el libro incluye acceso a thePoint en donde encontrará recursos adicionales como un banco interactivo de preguntas en inglés tipo USMLE y COMLEX, con amplias explicaciones para las respuestas. También se encuentran disponibles un banco de imágenes y otro de preguntas con su respectivas respuestas en español. Esto les permite ubicar de forma rápida una explicación más completa de un concepto difícil que la que puede encontrar en la serie de repaso. Los estudiantes también encontrarán animaciones para aclarar conceptos importantes y tarjetas en inglés que apoyen el estudio y la revisión.
- *¿Comentarios?* El conocimiento actual sobre los mecanismos fisiológicos está en constante evolución a la luz de los nuevos hallazgos. Las siguientes ediciones de *Lippincott® Illustrated Reviews*: Physiology se actualizarán en repuesta a estos hallazgos y a los comentarios de los lectores. Si usted tiene alguna sugerencia al respecto o algún otro comentario sobre el contenido o enfoque de Lippincott® *Illustrated Reviews: Physiology*, envíela directamente al editor en http://www.lww.com o póngase en contacto con los autores por correo electrónico a LIRphysiology@gmail.com.

Contenido

UNIDAD VII: *Aparato digestivo*

UNIDAD VIII: *Sistema endocrino*

UNIDAD IX: *Vivir y morir*

APÉNDICES

Abreviaturas

A-aDO$_2$	diferencia alveolar–arterial de O$_2$
a-v	arterio-venoso
AA-NAT	arilalquilamina *N*-acetiltransferasa
ABP	proteína de unión a andrógenos
AC	adenilil ciclasa
ACh	acetilcolina
AChE	acetilcolinesterasa
AChR	receptor de acetilcolina
ACT	agua corporal total
ACTH	hormona corticotropina
AD	aurícula derecha
ADH	hormona antidiurética
ADN	ácido desoxirribonucleico
ADP	adenosina difosfato
ADR	aportes dietéticos recomendados
AE	arteriola eferente
AG	ácidos grasos
AGCC	ácidos grasos de cadena corta
AGCL	ácidos grasos de cadena larga
AGCM	ácidos grasos de cadena media
AGL	ácidos grasos libres
AH	adenohipófisis
AI	aurícula izquierda
AINE	antiinflamatorio no esteroideo
ALP	fosfatasa alcalina
AMP	monofosfato de adenosina
AMPA	ácido α-amino-3-hidroxi-5-metil-4- isoxazol propiónico
AMPc	monofosfato de adenosina cíclico
Ang-I	angiotensina I
Ang-II	angiotensina II
ANO1	anoctamina 1
AP	arteria pulmonar
APO	área preóptica
AQP	acuaporina
ARN	ácido ribonucleico
AS	aldosterona sintasa
ATP	trifosfato de adenosina
ATR	acidosis tubular renal
AV	auriculoventricular
AVR	aumento del volumen regulatorio
AYG	aparato yuxtaglomerular
BESB	bomba exportadora de sales biliares
BFU-E	unidad formadora de brotes eritroides

BHE	barrera hematoencefálica
2,3-BPG	2,3-bifosfoglicerato
BUN	nitrógeno ureico en la sangre
CA	anhidrasa carbónica
CaM	calmodulina
CCBE	conducto colector del bulbo externo
CCBI	conducto colector del bulbo interno
CCC	conducto colector cortical
CCE	células ciliadas externas
CCI	células ciliadas internas
CCK	colecistocinina
CCOR	canales de Ca^{2+} operados por receptores
C_{Cr}	depuración de creatinina
CEOP	consumo excesivo de O_2 posejercicio
CFU-E	unidad formadora de colonias eritroides
C_{H2O}	depuración de agua libre
CI	capacidad inspiratoria
CIC	células intersticiales de Cajal
C_{in}	depuración de inulina
CK	creatina cinasa
CMLV	células de músculo liso vascular
CMM	complejos de motilidad migratoria
CO	monóxido de carbono
CO-Hb	carboxihemoglobina
CoA	coenzima A
COR	canal de Ca^{2+} operado por las reservas
C_{Osm}	depuración osmolal
CP	fosfato de creatina
C_{PAH}	depuración de *para*-aminohipurato
CPM	cadena pesada de miocina
CPM	centro pontino de la micción
CPT	capacidad pulmonar total
CRF	capacidad residual funcional
CRH	hormona liberadora de corticotropina
CRO	compartimiento de remodelación ósea
CTFQ	conductancia transmembrana de la fibrosis quística
cTnI	troponina cardiaca I
cTnT	troponina cardiaca T
CV	capacidad vital, cardiovascular
CVF	capacidad vital forzada
CVP	contracción ventricular prematura
Cx	conexina
CYP	citocromo P450
DAG	diacilglicerol
DBH	β-hidroxilasa de dopamina
DHEA	dehidroepiandrosterona

DHEAS	sulfato de dehidroepiandrosterona
DHT	5 α-dihidrotestosterona
DI	diabetes insípida
DIC	diabetes insípida central
1,25-diOH-D$_3$	1,25-dihidroxivitamina D$_3$
DIT	diyodotirosina
D$_L$	capacidad de difusión pulmonar
DM	diabetes mellitus, distrofia muscular
DM1	diabetes mellitus tipo 1
DM2	diabetes mellitus tipo 2
11-DOC	11-desoxicortisona
DPFC	dipalmitoilfosfatidilcolina
DTPA	pentaacetato de dietilentriamina
DUOX2	oxidasa 2 dual
DVR	disminución del volumen regulatorio
E$_2$	estrógeno
EA	enfermedad de Alzheimer
EAE	esfínter anal externo
EAI	esfínter anal interno
EC	excitación–contracción
ECA	enzima convertidora de angiotensina
E$_{Ca}$	potencial de equilibrio para Ca^{2+}
ECC	enfermedad cardiaca coronaria
ECG	electrocardiograma
ECL	escisión de la cadena lateral, semejantes a las enterocromafines
EDTA	ácido etilendiaminotetraacético
EEI	esfínter esofágico inferior
EEP	eje eléctrico promedio
EES	esfínter esofágico superior
EGF	factor de crecimiento epidérmico
EH	enfermedad de Huntington
EII	enfermedad inflamatoria intestinal
E$_K$	potencial de equilibrio para K$^+$
EM	esclerosis múltiple
EMG	electromiografía
E$_{Na}$	potencial de equilibrio para Na$^+$
ENaC	canal epitelial de Na$^+$
eNOS	óxido nítrico sintasa endotelial
EP	embolia pulmonar, enfermedad de Parkinson
EPO	eritropoyetina
EPOC	enfermedad pulmonar obstructiva crónica
ERC	enfermedad renal crónica
ERGE	enfermedad de reflujo gastroesofágico
ERO	especies reactivas de oxígeno
ET	endotelina
EVP	estado vegetativo persistente

FA	fibrilación auricular
FC	frecuencia cardiaca
FCr	fosfato de creatina
FE	fracción de eyección
FHDE	factor de hiperpolarización derivado del endotelio
FI	factor intrínseco
FPR	flujo plasmático renal
FQ	fibrosis quística
FRDE	factor relajante derivado de endotelio
FSH	hormona foliculoestimulante
FSR	flujo sanguíneo renal
FV	fibrilación ventricular
GABA	ácido γ-aminobutírico
GAG	glucosaminoglucano
GAP	proteína asociada con hormona liberadora de gonadotropina
GC	gasto cardiaco, guanilil ciclasa
GCP	generadores centrales de patrón
GDP	difosfato de guanosina
GEFS	glomeruloesclerosis focal y segmentaria
GFC	globulina fijadora de corticoesteroides
GFHS	globulina fijadora de hormonas sexuales
GH	hormona de crecimiento
GHK	Goldman-Hodgkin-Katz
GHRH	hormona liberadora de la hormona de crecimiento o somatocrinina
GI	gastrointestinal
GLP-1	péptido similar a glucagón tipo 1
Glucosa 6-P	glucosa 6-fosfato
GLUT	transportador de glucosa
GMP	monofosfato de guanosina
GMPc	monofosfato de guanosina cíclico
GnRH	hormona liberadora de gonadotropina
G_{olf}	proteína G específica del olfato
GP	globo pálido
GPCR	receptores acoplados a proteína G
GPI	glucosilfosfatidilinositol
G_q	proteína G estimuladora
GRD	grupo respiratorio dorsal
GRV	grupo respiratorio ventral
G_s	proteína G estimuladora
GSA	gas sanguíneo arterial
α-GSU	subunidad glucoproteínica α
GT	glomerulotubular
G_T	transducina
GTP	guanosín trifosfato
G_α	proteína G subunidad α
Hb	hemoglobina

HbA$_{1c}$	hemoglobina A$_{1c}$
HbF	hemoglobina fetal
hCG	gonadotropina coriónica humana
HCN	hiperpolarización activada por el canal de Na$^+$ dependiente del nucleótido cíclico
Hct	hematocrito
HDL	lipoproteína de alta densidad
HHH	hipotálamo-hipófisis-hígado
HHO	hipotálamo-hipófisis-ovario
HHS	hipotálamo-hipófisis-suprarrenal
HHT	hipotálamo-hipófisis-tiroideo, hipotálamo-hipófisis-testicular
HIF-1	factor 1 inducible por hipoxia
HM	hipertermia maligna
HMFHN	hipomagnesiemia familiar con hipercalciuria y nefrocalcinosis
HPN	hemoglobinuria paroxística nocturna
HSC	hiperplasia suprarrenal congénita
7β-HSD	7 β-hidroxiesteroide deshidrogenasa
5-HT	5-hidroxitriptamina
HTA	hipertensión arterial
I	corriente
IC	insuficiencia cardiaca
I$_{Ca}$	corriente de Ca^{2+}
ICC	insuficiencia cardiaca congestiva
ICFEc	insuficiencia cardiaca con fracción de eyección conservada
ICFEr	insuficiencia cardiaca con fracción de eyección reducida
I$_{Cl}$	corriente de Cl$^-$
ICT	isquemia cerebral transitoria
IDAC	injerto para derivación de las arterias coronarias
I$_f$	corriente de marcapasos
IGF	factor de crecimiento insulinoide
I$_K$	corriente de K$^+$
I$_{K,Ach}$	corriente de K$^+$ regulada por la proteína G
I$_{KR}$	corriente de K$^+$ rápida
I$_{KS}$	corriente de K$^+$ lenta
IL	interleucina
I$_m$	corriente de membrana
IM	infarto miocárdico
IMB	índice metabólico basal
IMP	inosina monofosfato
I$_{Na}$	corriente de Na$^+$
I$_{NaP}$	corriente de Na$^+$ persistente
IP$_3$	inositol trifosfato
ISRS	inhibidores selectivos de la recaptación de serotonina
I$_{to}$	corriente de salida transitoria de K$^+$
JAK/STAT	Janus cinasa/transductores de señal y activadores de transcripción
K$_{ATP}$	canal de K$^+$ sensible a ATP
KCl	cloruro de potasio

K_f	coeficiente de filtración capilar
L-DOPA	L-3,4 dihidroxifenilalanina
LCIC	liberación de Ca^{2+} inducida por Ca^{2+}
LCR	líquido cefalorraquídeo
LDL	lipoproteína de baja densidad
LEC	líquido extracelular
LH	hormona luteinizante
LIC	líquido intracelular
LME	lesión de la médula espinal
LPL	lipasa de lipoproteína
LPS	lipopolisacárido
LRA	lesión renal aguda
LSH	lipasa sensible a hormonas
M	muscarínico
mAChR	receptor de acetilcolina muscarínico
2-MAG	2-monoacilglicerol
MAP	proteína mitogénica activada
MC2R	receptores de melacortina 2
MCH	miocardiopatía hipertrófica
MCS	muerte cardiaca súbita
MCT1	transportador de monocarboxilato
MEC	matriz extracelular
MetHb	metahemoglobina
MG	miastenia grave
mGluR	receptor de glutamato metabotrópico
MIT	monoyodotirosina
MLC	cadena ligera de miosina
MLC_{20}	cadena ligera reguladora de miosina de 20 kDa
MLCK	cinasa de miosina de cadena ligera
MLCP	fosfatasa cinasa de cadena ligera de miosina
MMP	matriz de metaloprotelnasa
MSG	glutamato monosódico
MSH	hormona estimulante de melanocitos
mTOR	objetivo de rapamicina en células de mamífero
MYPT1	subunidad de unión a miosina de la miosina fosfatasa
NA	noradrenalina
nAChR	receptor nicotínico de acetilcolina
NAD	nicotinamida adenina dinucleótido
NADH	nicotinamida adenina dinucleótido reducido
NADPH	nicotinamida adenina dinucleótido fosfato
Nav	canal de Na^+ dependiente de voltaje/controlado por voltaje
NC	nervio craneal
NCC	cotransportador Na^+-Cl^-
NCH	hiperpolarización activada por el canal de Na^+ dependiente del nucleótido cíclico
NG	nasogástrico
NHE	intercambiador Na^+-H^+

NHS	núcleo del haz solitario
NIA	nefritis intersticial aguda
NIS	simporter sodio/yodo
NKCC	cotransportador Na^{++} K^+ 2 Cl^-
NMDA	*N*-metil-D-aspartato
NO	óxido nítrico
NPC1L1	proteína Niemann-Pick C1 tipo 1
nPOM	núcleo preóptico mediano
NPV	núcleo paraventricular
N_R	número de Reynolds
NSO	núcleo supraóptico
NSQ	núcleo supraquiasmático
NT5E	ecto-5'-nucleotidasa
NTA	necrosis tubular aguda
NTPDasa2	nucleósido trifosfato difosfohidrolisa-2
NVD	neuropatía visceral diabética
OCV	órganos circunventriculares
OPG	osteoprotegerina
OPV	órganos periventriculares
ORT	tratamiento de rehidratación oral
OSF	órgano subfornical
OT	oxitocina
OTG	órganos tendinosos de Golgi
OVLT	*organum vasculosumn* de la lámina terminal
π_{BS}	presión coloidosmótica dentro del espacio de Bowman
π_c	presión coloidosmótica del plasma
π_{if}	presión coloidosmótica del líquido intersticial
π_{PC}	presión oncótica peritubular capilar
ΔP	gradiente de presión
P	presión
PA	potencial de acción; presión arterial
P_A	presión intraalveolar
PAD	presión arterial diastólica; presión auricular derecha
PAH	*para*-aminohipurato
PAI	presión auricular izquierda
PAM	péptidos antimicrobianos; presión arterial media
PAN	péptido auricular natriurético
PAS	presión arterial sistólica
P_B	presión barométrica
P_{BS}	presión hidrostática en el espacio de Bowman
Pc	presión hidrostática capilar
P_{CO}	presión parcial de monóxido de carbono
P_{Cr}	concentración de creatinina plasmática
PDA	persistencia del conducto arterioso
PDE	fosfodiesterasa, péptido derivado de elastina
P_{ECO_2}	presión parcial de CO_2 en el aire espirado

PEP	fosfenolpiruvato
PEPS	potencial excitatorio postsináptico
PFP	pruebas de funcionamiento pulmonar
PG	prostaglandina
PGA	productos finales de glucosilación avanzados
P_i	fosfato inorgánico
$P_i co_2$	presión parcial de CO_2 en el aire inspirado
P_{if}	presión hidrostática intersticial
PIG	péptido insulinotrópico dependiente de glucosa
PIGA	fosfatidil inositol glucano A
P_{in}	concentración plasmática de inulina
PIO	presión intraocular
$P_i o_2$	presión parcial de O_2 en el aire espirado
PIP_2	fosfatidil inositol 4,5-bifosfato
PIPS	potenciales inhibidores postsinápticos
PIV	péptido intestinal vasoactivo
PKA	proteína cinasa A
PKC	proteína cinasa C
PKG	proteína cinasa G
P_L	presión transpulmonar
PL	punción lumbar
PLC	fosfolipasa C
PM	peso molecular
PMLC	presión media de llenado circulatorio
PMLS	presión media de llenado sistémico
P_{N2O}	presión parcial de N_2O
PNC	péptido natriurético cerebral
PNMT	feniletanolamina-*N*-metiltransferasa
POMC	propiomelanocortina
P_{Osm}	osmolalidad plasmática
P_{pa}	presión arterial pulmonar
P_{PAH}	concentraciones plasmáticas de *para*-aminohipurato
P_{PC}	presión hidrostática capilar peritubular
PP_i	pirofosfato
P_{pl}	presión intrapleural
PPS	potenciales postsinápticos
P_{pv}	presión venosa pulmonar
PQR	poliquistosis renal
PRA	periodo refractario absoluto
prePOMC	preproopiomelanocortina
PRL	prolactina
PRR	periodo refractario relativo
PRVF	proteínas resistentes a varios fármacos
PSM	presión sistémica media
PSNS	sistema nervioso parasimpático
PSP	potencial postsináptico

PTAG	proteína de transporte de ácidos grasos
PTD	presión telediastólica
PTH	hormona paratiroidea
P_{UF}	presión de ultrafiltración glomerular
PV	presión–volumen
PVC	presión venosa central
PVD	presión ventricular derecha
PVI	presión del ventrículo izquierdo
$PVI_{máx}$	presión máxima del ventrículo izquierdo
R	resistencia
RA	receptor de andrógenos
RAD	rama ascendente delgada
RAG	rama ascendente gruesa
RAL	receptores de adaptación lenta
RANK	receptor activador del factor nuclear κB
RANKL	ligando del receptor activador del factor nuclear κB
RDD	rama descendente delgada
RE	receptor de elastina, retículo endoplásmico, receptor de estrógenos
REGP	región externa del globo pálido
RG	receptor glucocorticoide
RGS9	regulador de la señalización de la proteína G 9
RIGP	región interna del globo pálido
RM	receptor mineralocorticoide
ROMK	canal de K^+ de la médula renal externa
RP	receptor de progesterona
RPGA	receptor de productos finales de glucosilación avanzados
RPT	receptor de potencial transitorio
RPVTD	relación presión-volumen telediastólicos
RPVTS	relación presión-volumen telesistólicos
RRX	receptor retinoide X
RS	retículo sarcoplásmico
rT_3	T_3 inversa
RTG	retroalimentación tubuloglomerular
RV	retorno venoso
RVO	reflejo vestíbulo-ocular
RVP	resistencia vascular pulmonar
RVS	resistencia vascular sistémica
SA	sinoauricular
SARM	*Staphylococcus aureus* resistente a meticilina
SB	síndrome de Brugada
SDO	síndrome de desmielinización osmótica
SEB	segmento externo de los bastones
SERCA	ATPasa de calcio del retículo sarco(endo)plásmico
SGK	cinasa activada por suero y glucocorticoides
SGLT	cotransportador Na^+-glucosa
SIADH	síndrome de secreción inadecuada de hormona antidiurética

SIRA	síndrome de insuficiencia respiratoria aguda
SIRL	síndrome de insuficiencia respiratoria del lactante
SK	K^+ activado por Ca^{2+} de baja conductancia
SMA	actina del músculo liso
SNA	sistema nervioso autónomo
SNC	sistema nervioso central
SNE	sistema nervioso entérico
SNP	sistema nervioso periférico
SNS	sistema nervioso simpático
SOP	síndrome de ovarios poliquísticos
SQTC	síndrome del QT corto
SQTL	síndrome del QT largo
SRAA	sistema renina-angiotensina-aldosterona
SS	síndrome de Sjögren, somatostatina
StAR	proteína reguladora de la esteroidogénesis aguda
T	temperatura
T_3	triyodotironina
T_4	tetrayodotironina
TAA	Transportadores de aminoácidos
TAG	triacilglicerol
TAO	transportador de aniones orgánicos
TAP	tejido adiposo pardo
TAS1R	receptor del gusto tipo 1
TAS2R	receptor del gusto tipo 2
TB	tuberculosis
TBG	globulina fijadora de tiroxina
TCD	túbulo contorneado distal
TCN	túbulo conector
TCP	túbulo contorneado proximal
TFG	tasa de filtración glomerular
TFGe	tasa de filtración glomerular estimada
Tg	tiroglobulina
T_m	transporte máximo
TME	transductor mecanoeléctrico
Tn	troponina
TnC	troponina C
TnI	troponina I
TnT	troponina T
TP	túbulo proximal
TPO	peroxidasa tiroidea
TR	receptor tiroideo
TRH	hormona liberadora de tirotropina
TRK	tirosina cinasa
TRP	túbulo recto proximal
TSH	hormona estimulante de la tiroides
TU	transportadores de urea

TV	taquicardia ventricular
UMB	unidad multicelular básica
UNM	unión neuromuscular
UV	ultravioleta
VC	volumen corriente
VCI	vena cava inferior
VCS	vena cava superior
VD	ventrículo derecho
VDR	receptor de vitamina D
VEF_1	volumen espiratorio forzado en 1 segundo
VI	ventrículo izquierdo
V_m	potencial de membrana
VMC	volumen corpuscular medio
$VO_{2máx}$	consumo máximo de O_2
VP	vena pulmonar
VPPB	vértigo posicional paroxístico benigno
VR	volumen residual
VRE	volumen de reserva espiratoria
VRI	volumen de reserva inspiratoria
VS	volumen sistólico
VSVI	volumen sistólico del ventrículo izquierdo
VTD	volumen telediastólico
VTDVI	volumen telediastólico del ventrículo izquierdo
VTS	volumen telesistólico

Fisiología de la célula y la membrana

1

I. GENERALIDADES

El cuerpo humano está compuesto por varios órganos distintos, cada uno con una función única para mantener las funciones vitales y el bienestar de la persona. A su vez, los órganos están compuestos de tejidos. Estos son conjuntos de células especializadas para realizar las tareas específicas requeridas por el órgano. Aunque las células de dos órganos pueden parecer muy diferentes a nivel microscópico (p. ej., comparar la forma de un eritrocito con la estructura de ramificación de árbol dendrítico de una célula nerviosa, como en la fig. 1-1), la morfología puede ser engañosa porque enmascara un conjunto de principios comunes en el diseño y la función que aplican a todas las células. Todas ellas están encerradas dentro de una membrana que separa el interior de la célula del exterior. Esta barrera permite a las células crear un ambiente interno óptimo para soportar las reacciones bioquímicas necesarias para la función normal. La composición de este medio interno varía poco de célula a célula. La mayoría de las células también contiene un conjunto idéntico de organelos unidos a la membrana: **núcleo, retículo endoplásmico (RE), lisosomas, aparato de Golgi** y **mitocondrias**. Por lo general, la especialización de las células y la función del órgano se logran mediante la adición de un nuevo organelo o estructura, o con la alteración de la mezcla de proteínas de membrana que proporcionan vías para iones y otros solutos que viajan a través de la barrera. En este capítulo se examinan algunos principios comunes de la función molecular y celular que servirán como base para las discusiones posteriores de la forma en que los diversos organelos contribuyen a mantener la función corporal normal.

II. AMBIENTE CELULAR

Las células se bañan en el **líquido extracelular (LEC)** que contiene sodio ionizado (Na^+), potasio (K^+), magnesio (Mg^{2+}), cloruro (Cl^-), fosfato (PO_4^{3-}), bicarbonato (HCO_3^-), glucosa y cantidades pequeñas de proteínas (tabla 1-1). También contiene alrededor de 2 mmol de calcio libre (Ca^{2+}). El Ca^{2+} es esencial para la vida, pero muchas de las reacciones bioquímicas necesarias para

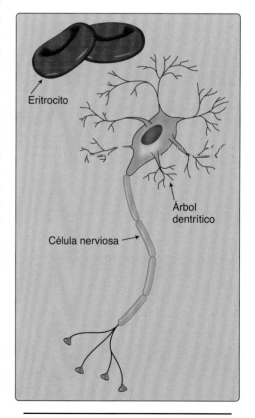

Eritrocito

Árbol dentrítico

Célula nerviosa

Figura 1-1.
Diferencias en la morfología celular.

Tabla 1-1: Composición de los líquidos intracelular y extracelular

Soluto	LEC	LIC
Na^+	145	12
K^+	4	120
Ca^{2+}	2.5	0.0001
Mg^{2+}	1	0.5
Cl^-	110	15
HCO_3^-	24	12
Fosfatos	0.8	0.7
Glucosa	5	< 1
Proteínas (g/dL)	1	30
pH	7.4	7.2

Los valores de LEC son del intersticio. Para los valores sanguíneos, véase la tabla 3-1. Las cifras son aproximadas y representan las concentraciones libres bajo condiciones metabólicas normales. Todos los valores (con excepción de la concentración de proteínas y el pH) están dadas en mmol/L.

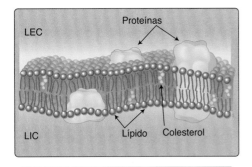

Figura 1-2.
Estructura de la membrana.

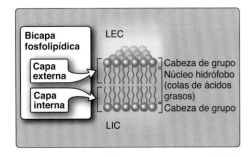

Figura 1-3.
Membrana bicapa lipídica.

las células sólo pueden ocurrir si las concentraciones de Ca^{2+} libre se encuentran entre un diezmilésimo a un diezmillonésimo de mol. De esta manera, las células alzan una barrera que es impermeable a los iones (la **membrana plasmática**) para separar el **líquido intracelular** (**LIC** o **citosol**) del LEC y luego de forma selectiva modifica la composición del LIC para facilitar las reacciones bioquímicas que sustentan la vida. El LIC se caracteriza por concentraciones bajas de Ca^{2+}, Na^+ y Cl^- en comparación con el LEC, mientras que la concentración de K^+ aumenta. Las células también contienen más proteína libre que el LEC, mientras el pH del LIC es un poco más ácido.

III. COMPOSICIÓN DE LAS MEMBRANAS

Las membranas contienen lípidos y proteínas (fig. 1-2). Los lípidos forman el núcleo de todas las membranas. Los lípidos son ideales para una función de barrera debido a que son **hidrófobos**: repelen el agua y todo aquello disuelto en ella (moléculas **hidrófilas**). Las proteínas permiten que las células interactúen y se comuniquen entre sí, y proporcionan vías para que las moléculas de agua y las hidrofílicas crucen el núcleo lipídico.

A. Lípidos

Las membranas contienen tres tipos predominantes de lípidos: **fosfolípidos, colesterol** y **glucolípidos**. Todos son de naturaleza **anfipática**, es decir, tienen una parte polar (hidrófila) y una región no polar (hidrófoba). La región polar se conoce como la **cabeza del grupo** (fig. 1-3). La región hidrófoba está compuesta, en general, de **"colas"** de ácidos grasos de longitud variable. Algunas de estas cadenas de ácidos grasos carecen de dobles enlaces y se consideran "saturadas". Al introducir un doble enlace en la cola provoca que esta se doble y cree un ácido graso "insaturado" (fig. 1-4). Los ácidos grasos insaturados incrementan la fluidez de la membrana. Cuando la membrana está ensamblada, los lípidos se reúnen de manera natural en una bicapa continua (fig. 1-3). Las cabezas de grupo polares se reúnen en las superficies internas y externas, donde las dos capas interactúan con el LIC y el LEC, de manera respectiva. Los grupos de cola hidrófobos cuelgan desde los grupos de cabeza hacia el centro de la bicapa para formar el núcleo lipídico de la membrana. Aunque las dos mitades de la bicapa están yuxtapuestas de forma estrecha, no hay un intercambio significativo de lípidos entre las dos valvas de la membrana.

1. **Fosfolípidos:** los fosfolípidos son el tipo más común de lípidos de la membrana. Contienen una cola de ácido graso acoplada a través del glicerol a un grupo de cabeza que contiene fosfato y un alcohol adjunto.

2. **Colesterol:** el colesterol es el segundo lípido más común de la membrana. Es hidrófobo, pero contiene un grupo hidróxilo polar que llega a la superficie exterior de la bicapa, donde se anida entre los fosfolípidos adyacentes (*véase* fig. 1-4). Entre el grupo hidroxilo y la cola de hidrocarburo hay un núcleo esteroideo. Los cuatro anillos de esteroides de carbono hacen que sea un tanto inflexible, por lo que la adición de colesterol a una membrana reduce su flexibilidad y la hace más fuerte y más rígida. El colesterol se concentra dentro y ayuda a estabilizar las balsas lipídicas (p. ej., las caveolas; *véase* 13 II C). Las balsas son microdominios de membrana que sirven como centro organizadores para los receptores y las moléculas de señalización.

3. **Glucolípidos:** la valva externa de la bicapa contiene glucolípidos, un tipo de lípido menor pero de importancia fisiológica, que contiene una cola de ácido graso acoplado a través de la esfingosina a un grupo de cabeza de carbohidrato. Los glucolípidos crean una capa de células de hidratos de carbono que está implicada en las interacciones célula a célula, y que transmite la antigenicidad.

B. Proteínas

El núcleo lipídico de la membrana sella la célula con una envoltura a través de la cual sólo materiales liposolubles, como O_2, CO_2 y alcohol, pueden cruzar. Sin embargo, las células existen en un mundo acuoso y la mayoría de las moléculas que necesitan para desarrollarse es hidrófila y no puede penetrar en el núcleo lipídico. Así, la superficie (**plasma**) de la membrana también contiene proteínas cuya función es ayudar a los iones y otras moléculas cargadas a pasar a través de la barrera lipídica. Las proteínas de membrana también permiten la comunicación intercelular y proporcionan células con información sensorial sobre el medio externo. Las proteínas están agrupadas con base en la forma en que se localizan en la superficie de la membrana (**periféricas**), o si son parte **integral** de la bicapa lipídica (fig. 1-5).

1. **Periféricas:** las proteínas periféricas están en la superficie de la membrana, adheridas de forma laxa a los grupos de cabeza polar o glucolípidos. Los enlaces son débiles y, por lo tanto, estas proteínas pueden lavarse con soluciones salinas. Las proteínas periféricas pueden estar asociadas tanto con la superficie intracelular como con la extracelular de la membrana plasmática.

   a. **Intracelular:** las proteínas que se localizan en el interior de la célula incluyen numerosas enzimas; subunidades reguladoras de canales iónicos, receptores y transportadores; proteínas relacionadas con el movimiento y fusión de vesículas con la membrana; y proteínas involucradas en el tráfico de vesículas y la fusión de la membrana, así como proteínas que tejen una densa red de fibrillas estructurales debajo de la superficie interna de la membrana. La red se compone de espectrina, actina, ancrina y muchas otras moléculas que se unen para formar un **esqueleto subcortical** (fig. 1-5).

   b. **Extracelular:** las proteínas situadas en la superficie extracelular incluyen enzimas, antígenos y moléculas de adhesión. Muchas proteínas periféricas están unidas a la membrana a través de **glucofosfatidilinositol** (**GPI**, un fosfolípido glucosilado) y en grupo se conocen como **proteínas ancladas a GPI**.

2. **Integral:** las proteínas integrales de la membrana penetran en el núcleo lipídico. Estas están ancladas por enlaces covalentes a las estructuras

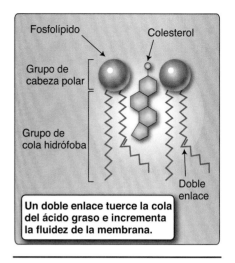

Fosfolípido Colesterol

Grupo de cabeza polar

Grupo de cola hidrófoba

Doble enlace

Un doble enlace tuerce la cola del ácido graso e incrementa la fluidez de la membrana.

Figura 1-4.
Localización del colesterol en la membrana.

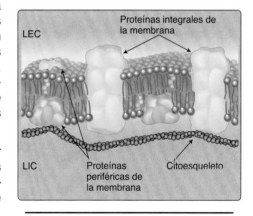

LEC

Proteínas integrales de la membrana

LIC

Proteínas periféricas de la membrana

Citoesqueleto

Figura 1-5.
Proteína de la membrana.

Aplicación clínica 1-1: hemoglobinuria paroxística nocturna

La hemoglobinuria paroxística nocturna (HPN) es un trastorno raro ligado a X, provocado por un defecto en el gen *PIGA,* que codifica al fosfatidilinositol glucano A (PIGA). PIGA es necesario para la síntesis del anclaje del glucofosfatidilinositol y se utiliza para la sujeción de las proteínas periféricas en la parte exterior de la membrana celular. Este defecto impide a las células madre hematopoyéticas emitir proteínas que por lo regular protegen a su progenie (eritrocitos y plaquetas) del sistema inmunitario. La aparición de la hemoglobina en la orina durante la noche (hemoglobinuria) refleja la lisis de los eritrocitos de la sangre por el complemento inmunitario. En general, los pacientes manifiestan síntomas asociados con anemia hemolítica (fatiga, disnea). La HPN está vinculada con un riesgo significativo de morbilidad debido a la supresión de la médula ósea, que deja a los individuos afectados susceptibles a infecciones y trombosis venosas.

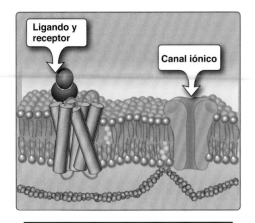

Figura 1-6.
Proteínas que atraviesan la membrana.

circundantes y sólo pueden eliminarse de la membrana mediante un tratamiento experimental con un detergente. Algunas proteínas integrales pueden permanecer localizadas en una u otra de las dos valvas de la membrana sin llegar a atravesar su espesor. Otras pueden atravesar la membrana muchas veces (**proteínas transmembrana**) como aparece en la figura 1-6. Los ejemplos incluyen diversas clases de **canales iónicos**, **transportadores** y **receptores.**

IV. DIFUSIÓN

El movimiento a través de una membrana requiere una fuerza motriz. La mayoría de las sustancias cruza la membrana plasmática por **difusión**; su movimiento es impulsado por un gradiente de concentración transmembrana. Sin embargo, cuando la diferencia de concentración a través de una membrana es desfavorable, entonces la célula tiene que gastar energía para forzar el movimiento "hacia arriba" en contra del gradiente de concentración (**transporte activo**).

A. Difusión simple

Considérese un recipiente lleno de agua y dividido en dos compartimentos por una membrana lipídica pura (fig. 1-7). Se vierte una gota de colorante azul en el recipiente de la izquierda. Al principio, el colorante permanece concentrado y limitado a su pequeña zona de entrada, pero las moléculas de gas, agua, o cualquier cosa disuelta en agua, están en movimiento térmico constante. Estos movimientos hacen que las moléculas de colorante se distribuyan de forma aleatoria a lo largo de toda la cámara, y el agua al final se tiñe de un color uniforme, aunque más ligero que la gota original. En el ejemplo mostrado en la figura 1-7 se asume que el colorante no es capaz de atravesar la membrana, por lo que la cámara de la derecha queda clara, a pesar de que la diferencia en las concentraciones de colorante a través de la barrera es muy alta. Sin embargo, si el colorante es soluble en lípidos o está provisto de una vía (una proteína) que le permita atravesar la barrera, la difusión llevará las moléculas hacia la segunda cámara, y todo el tanque se volverá azul (fig. 1-8).

B. Ley de Fick

La velocidad a la cual las moléculas, como el colorante azul, atraviesan las membranas puede determinarse con una versión simplificada de la **ley de Fick**:

$$J = P \times A (C_1 - C_2)$$

donde J es la velocidad de difusión (en mmol/s), P es un **coeficiente de permeabilidad**, A es la **superficie de la membrana** (cm^2), y C_1 y C_2 son las concentraciones de colorante (mmol/L) en los compartimentos 1 y 2, de manera respectiva.

1. **Coeficiente de permeabilidad:** el coeficiente de permeabilidad tiene en cuenta el **coeficiente de difusión** de una molécula, el **coeficiente de partición** y el **grosor** de la barrera que debe atravesar.

    a. **Coeficiente de difusión:** la tasa de difusión crece cuando aumenta la velocidad de una molécula, que a su vez es determinada por su **coeficiente de difusión**. El coeficiente es proporcional a la temperatura e inversamente proporcional al radio molecular y la viscosidad del medio a través del cual se difunde. En la práctica, las moléculas pequeñas se difunden de forma rápida a través de agua caliente, mientras que las moléculas grandes lo hacen con lentitud a través de soluciones frías y viscosas.

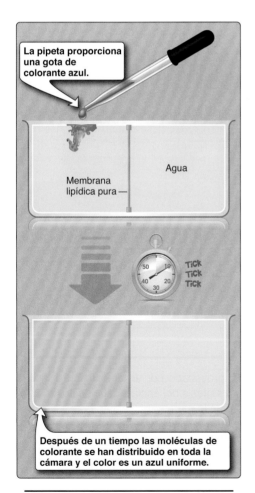

Figura 1-7.
Difusión simple en agua.

b. **Coeficiente de partición:** las moléculas solubles en lípidos, como grasas, alcoholes y algunos gases (p. ej., O_2, CO_2, anestésicos) pueden atravesar la membrana mediante la disolución en su núcleo lipídico, y tienen un alto coeficiente de partición. A la inversa, los iones como Na^+ y Ca^{2+} son repelidos por los lípidos y tienen un coeficiente de partición muy bajo. El coeficiente de partición de una molécula se determina al medir su solubilidad en aceite en comparación con su solubilidad en agua.

c. **Grosor de la barrera:** la velocidad de difusión neta disminuye cuando las moléculas deben atravesar membranas gruesas en comparación con las delgadas. Las consecuencias prácticas de esta relación se ha visto en los pulmones (*véase* 21·II·C) y en la placenta fetal (*véase* 37·III·B), órganos diseñados para maximizar las tasas de difusión al reducir la distancia difusional entre dos compartimentos.

2. **Superficie:** al incrementar la superficie disponible para la difusión también aumenta la velocidad de difusión. Esta relación se utiliza para ventaja práctica en varios órganos. Los pulmones contienen 300 millones de pequeños sacos (**alveolos**) que tienen un área de superficie combinada de ~80 m^2 que permite el intercambio eficiente de O_2 y de CO_2 entre la sangre y la atmósfera (*véase* 21·II·C). El revestimiento del intestino delgado se dobla en las **vellosidades** en forma de dedos (fig. 1-9), y de estas vellosidades brotan **microvellosidades** que, juntas, crean una superficie total de ~200 m^2 (*véase* 31·II). La amplificación de la superficie permite una absorción eficiente de agua y nutrientes desde el lumen intestinal. El intercambio eficaz de nutrientes y productos de desecho metabólico entre la sangre y los tejidos está asegurado por una vasta red de pequeños vasos (**capilares**), cuya superficie conjunta es superior a 500 m^2 (*véase* 18·II·C).

3. **Gradiente de concentración:** la velocidad a la que las moléculas se difunden a través de una membrana es proporcional de manera directa a la diferencia de concentración entre ambos lados de la membrana. En el ejemplo mostrado en la figura 1-8, el gradiente de concentración (y, por lo tanto, la tasa de difusión del colorante) entre los dos compartimentos es alto al principio, pero disminuye la velocidad y de modo eventual cesa conforme el gradiente se disipa y hay equilibrio en ambos lados. Nótese que el movimiento térmico provoca que las moléculas de colorante continúen su movimiento hacia atrás y hacia adelante entre los dos compartimentos en equilibrio, pero el desplazamiento neto entre los dos es cero. Si hubiera una manera de eliminar el tinte de forma continua desde la cámara derecha, el gradiente de concentración y la velocidad de difusión aún serían altos (también habría que seguir añadiendo colorante a la cámara izquierda para compensar el movimiento a través de la barrera).

El movimiento de O_2 entre la atmósfera y la circulación pulmonar se produce por difusión simple, impulsado por un gradiente de concentración de O_2 entre el aire y la sangre. La sangre transporta el O_2 tan rápido como es absorbido, y los movimientos de respiración renuevan de manera constante el contenido de O_2 de los pulmones, por lo que se mantiene un gradiente de concentración favorable a través de la interfase aire-sangre (*véase* 22·V).

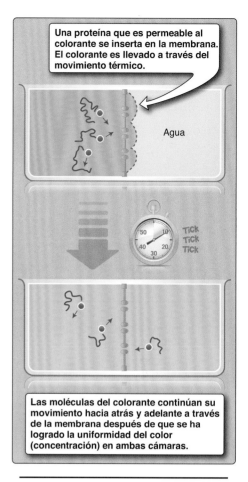

Figura 1-8.
Difusión a través de una membrana lipídica.

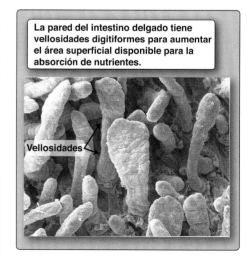

Figura 1-9.
Vellosidades intestinales.

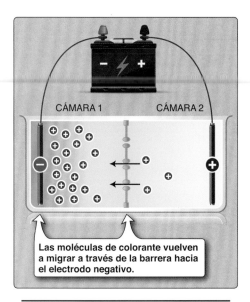

Figura 1-10.
Movimiento de cargas inducido por un gradiente eléctrico.

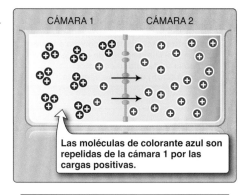

Figura 1-11.
Efectos repelentes de cargas similares.

C. Moléculas cargadas

La discusión anterior asume que el colorante no tiene carga eléctrica. Los mismos principios básicos aplican a la difusión de una molécula cargada (un **electrolito**), pero los electrolitos también son influidos por gradientes eléctricos. Los iones cargados de forma positiva, como Na^+, K^+, Ca^{2+} y Mg^{2+} (**cationes**), y los iones con carga negativa, como Cl^- y HCO_3^- (**aniones**), son atraídos y se moverán hacia polos opuestos a su carga. Por lo tanto, si el colorante en la figura 1-8 llevara una carga positiva y un gradiente eléctrico se impone a través del recipiente, las moléculas de colorante se moverán de nuevo a través de la membrana hacia el electrodo negativo (fig. 1-10). El gradiente eléctrico en la figura 1-10 fue generado con una batería, pero el mismo efecto puede lograrse mediante la adición de aniones no permeantes a la membrana en la cámara 1. Si esta es llenada con cationes, las moléculas de colorante serán rechazadas por las cargas positivas (afines) y se acumularán en la cámara 2 (fig. 1-11). Nótese que el gradiente *eléctrico* hace que el gradiente de *concentración* de colorante entre las dos cámaras se modifique. Las moléculas de colorante seguirán su migración desde la cámara 2 de vuelta a la cámara 1 hasta que el gradiente de concentración se vuelva tan grande que se iguale y se oponga al gradiente eléctrico, momento en el cual se ha establecido un **equilibrio electroquímico**. La mayoría de las células expulsa de forma activa los iones de Na^+ para crear un gradiente eléctrico a través de sus membranas (*véase* 2·II·E). A continuación, utilizan la energía combinada del gradiente eléctrico y químico (**gradiente electroquímico**) para mover iones y otras moléculas pequeñas (p. ej., glucosa) a través de sus membranas y para la señalización eléctrica.

V. POROS, CANALES Y TRANSPORTADORES

Las moléculas pequeñas, no polares (p. ej., O_2 y CO_2), se difunden de forma rápida a través de las membranas y no requieren una vía especializada. Sin embargo, la mayoría de las moléculas comunes al LIC y al LEC poseen una carga, lo que significa que requieren la asistencia de un **poro**, **canal** o proteína **transportadora** para pasar a través de núcleo lipídico de la membrana.

A. Poros

Los poros son proteínas integrales de membrana que contienen pasajes no regulados, acuosos, que permiten que los iones y otras moléculas pequeñas atraviesen la membrana. Los poros son relativamente poco comunes en los organismos superiores, porque siempre están abiertos y pueden mantener velocidades de tránsito muy altas (tabla 1-2). Agujeros no regu-

Tabla 1-2. Velocidades aproximadas de tránsito para poros, canales y transportadores

Vía	Ejemplo	Molécula(s) movida	Velocidad de tránsito (número/s)
Poros	AQP1	H_2O	3×10^9
Canales	Na^+ (controlado por voltaje, Nav)	Na^+	10^8
	Cl^- (controlado por voltaje, ClC1)	Cl^-	10^6
Transportadores	Na^+-K^+ ATPasa	Na^+, K^+	3×10^2

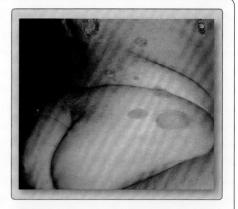
lados en la barrera lipídica pueden matar células, al permitir que valiosos componentes citoplasmáticos sean liberados y que el Ca^{2+} inunde la célula desde el LEC. La **acuaporina** (**AQP**) es un poro selectivo de agua ubicuo. Hay 13 miembros conocidos de esta familia (AQP0-AQP12), dos son emitidos de forma amplia en todo el cuerpo (AQP1 y AQP3). La AQP puede encontrarse donde hay necesidad de mover el agua a través de las membranas. Por ejemplo, las AQP tienen una función crítica al regular la recuperación de agua desde el túbulo renal (*véase* 27·V·C). Debido a que la AQP está siempre abierta, las células deben regular su permeabilidad al agua a partir de la adición o la eliminación de las AQP de la membrana.

B. Canales

Los **canales iónicos** son proteínas transmembrana que se ensamblan con el fin de crear uno o más pasajes llenos de agua a través de la membrana. Los canales difieren de los poros en que las vías de permeabilidad se revelan de forma transitoria (**apertura del canal**) en respuesta a un cambio en el potencial de membrana, en la unión al neurotransmisor, u otro estímulo, lo que permite que los iones pequeños (p. ej., Na^+, K^+, Ca^{2+}, y Cl^-) entren y atraviesen el núcleo lipídico (fig. 1-12). El movimiento iónico es impulsado por difusión simple y accionado por el gradiente electroquímico transmembrana. Los iones son forzados a interactuar con el canal de poro de modo que pueda establecerse su naturaleza química y la idoneidad para el paso (un **filtro selectivo**), pero la velocidad a la que los iones atraviesan la membrana por medio de canales puede ser tan alta como 10^8 veces por segundo (tabla 1-2). Todas las células emiten canales iónicos y hay de muchos tipos, incluidos los canales de Na^+ dependientes de voltaje (Nav) que median los potenciales de acción nerviosos y los canales de Ca^{2+} dependiente de voltaje (Cav) que regulan la contracción del músculo. Los canales iónicos se abordan a detalle en el capítulo 2.

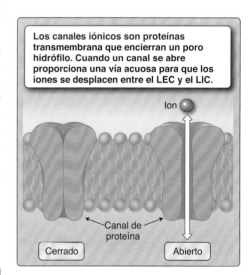

Los canales iónicos son proteínas transmembrana que encierran un poro hidrófilo. Cuando un canal se abre proporciona una vía acuosa para que los iones se desplacen entre el LEC y el LIC.

Ion

Canal de proteína

Cerrado

Abierto

Figura 1-12.
Apertura de un canal iónico.

[1]Para más información sobre *Staphylococcus aureus* y SARM *véase* *LIR Microbiología* 3.ª ed., capítulo 8.

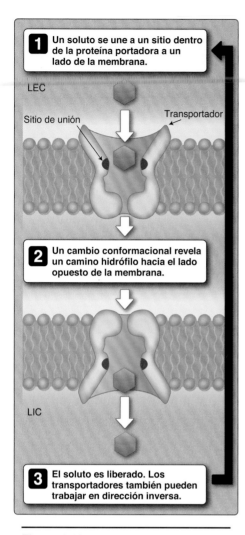

1 Un soluto se une a un sitio dentro de la proteína portadora a un lado de la membrana.

LEC

Sitio de unión   Transportador

2 Un cambio conformacional revela un camino hidrófilo hacia el lado opuesto de la membrana.

LIC

3 El soluto es liberado. Los transportadores también pueden trabajar en dirección inversa.

Figura 1-13.
Modelo de difusión a través de una proteína transportadora.

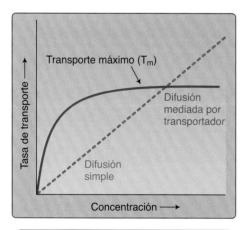

Transporte máximo (T_m)

Difusión mediada por transportador

Tasa de transporte

Difusión simple

Concentración ⟶

Figura 1-14.
Cinética de la saturación del transportador.

C. Transportadores

Los solutos más grandes, como azúcares y aminoácidos, suelen ser asistidos para cruzar a través de la membrana por los transportadores. Estos últimos pueden considerarse enzimas que catalizan el movimiento en lugar de una reacción bioquímica. La translocación involucra una etapa de unión, lo que ralentiza de forma considerable la velocidad de transporte en comparación con los poros y los canales (tabla 1-2). Hay tres modos principales de transporte: **difusión facilitada**, **transporte activo primario** y **transporte activo secundario**.

1. **Cinética de transporte:** los transportadores, como las enzimas, muestran una especificidad del sustrato, una cinética de saturación (cinética de Michaelis-Menten) y susceptibilidad a la competencia. Un esquema general para el transporte mediado por transportador prevé una etapa de unión a solutos, un cambio en la conformación del transportador que revela un conducto a través del cual el soluto puede pasar y que es liberado en el lado opuesto de la membrana (fig. 1-13). Cuando las concentraciones de soluto son bajas, la difusión mediada por transportador es más eficiente que la difusión simple, pero un número limitado de sitios de unión al soluto significa que un vehículo puede saturarse cuando las concentraciones del sustrato son elevadas (fig. 1-14). La velocidad de transporte a la que ocurre la saturación se conoce como **transporte máximo (T_m)** y es el equivalente funcional de $V_{máx}$, que define la máxima velocidad de reacción catalizada por una enzima.[1]

2. **Difusión facilitada:** los transportadores más sencillos utilizan gradientes electroquímicos como fuerza motriz (difusión facilitada), como aparece en la figura 1-15A. Estos transportadores tan solo proporcionan una vía selectiva por la cual los solutos orgánicos, como glucosa, ácidos orgánicos y urea, pueden moverse a través de la membrana hacia sus gradientes electroquímicos. La etapa de unión asegura la selectividad del paso. Los ejemplos más comunes de tales vehículos incluyen la familia de transportadores de glucosa GLUT y el transportador de urea localizado en el túbulo renal (*véase* 27·V·D). El transportador GLUT1 es ubicuo y proporciona una vía principal por la cual todas las células absorben la glucosa. GLUT4 es un transportador de glucosa regulado por insulina emitido sobre todo en el tejido adiposo y el músculo (*véase* 33·III·B·3).

3. **Transporte activo primario:** el desplazamiento de un soluto cuesta arriba en contra de su gradiente electroquímico requiere energía. Los **transportadores primarios activos** son **ATPasas** que mueven o **"bombean"** solutos a través de las membranas por hidrólisis del trifosfato de adenosina (ATP) como aparece en la figura 1-15B. Hay tres tipos principales de bomba, todas relacionadas con el tipo P de la familia de ATPasas: la **Na^+-K^+ ATPasa**, un grupo de **Ca^{2+} ATPasas** y un **H^+-K^+ ATPasa**.

   a. **Na^+-K^+ ATPasa:** la Na^+-K^+ ATPasa (**intercambiador de Na^+-K^+** o la **bomba Na^+-K^+**) es común en todas las células y utiliza la energía de una única molécula de ATP para transportar tres átomos de Na^+ fuera de la célula y, al mismo tiempo, introduce dos átomos de K^+ desde el LEC. El movimiento de ambos iones se produce cuesta arriba en contra de sus respectivos gradientes electroquímicos. La importancia fisiológica de la Na^+-K^+ ATPasa no puede sobreestimar-

[1]Para mayor información sobre la velocidad máxima de reacciones enzimáticas *véase LIR Bioquímica* 7.ª ed., p. 81.

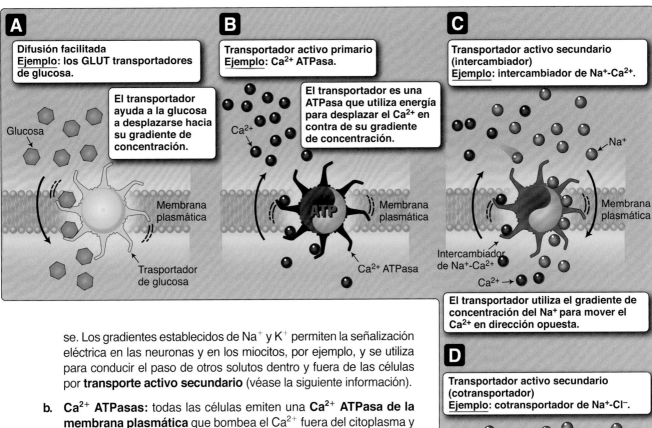

A

Difusión facilitada
Ejemplo: los GLUT transportadores de glucosa.

El transportador ayuda a la glucosa a desplazarse hacia su gradiente de concentración.

Glucosa

Membrana plasmática

Trasportador de glucosa

B

Transportador activo primario
Ejemplo: Ca^{2+} ATPasa.

El transportador es una ATPasa que utiliza energía para desplazar el Ca^{2+} en contra de su gradiente de concentración.

Ca^{2+}

ATP

Membrana plasmática

Ca^{2+} ATPasa

C

Transportador activo secundario (intercambiador)
Ejemplo: intercambiador de Na^{+}-Ca^{2+}.

Na^{+}

Membrana plasmática

Intercambiador de Na^{+}-Ca^{2+}

Ca^{2+} →

El transportador utiliza el gradiente de concentración del Na^{+} para mover el Ca^{2+} en dirección opuesta.

D

Transportador activo secundario (cotransportador)
Ejemplo: cotransportador de Na^{+}-Cl^{-}.

Na^{+}→

Cotransportador de Na^{+}-Cl^{-}

Membrana plasmática

Cl^{-}

El transportador utiliza el gradiente de concentración del Na^{+} para mover el Cl^{-} en la misma dirección.

Figura 1-15.
Principales modos de transporte a través de la membrana.

se. Los gradientes establecidos de Na^{+} y K^{+} permiten la señalización eléctrica en las neuronas y en los miocitos, por ejemplo, y se utiliza para conducir el paso de otros solutos dentro y fuera de las células por **transporte activo secundario** (véase la siguiente información).

b. **Ca^{2+} ATPasas:** todas las células emiten una **Ca^{2+} ATPasa de la membrana plasmática** que bombea el Ca^{2+} fuera del citoplasma y es el principal responsable de mantener las concentraciones intracelulares de Ca^{2+} a niveles submicromolares. Una **ATPasa de calcio del retículo sarco(endo)plásmico (SERCA)** relacionada se emite en el retículo sarcoplásmico (RS) de los miocitos y en el RE de otras células. SERCA captura Ca^{2+} en almacenes intracelulares.

c. **H^{+}-K^{+} ATPasa:** el H^{+}-K^{+} ATPasa bombea ácido y es responsable de la reducción del pH del estómago, por ejemplo (*véase* 30·IV·D). También está en el riñón, en el que participa en el equilibrio del pH (*véase* 27·IV·D).

4. **Transporte activo secundario:** una segunda clase de transportadores activos utilizan la energía inherente en el gradiente electroquímico de un soluto para conducir el movimiento hacia arriba de un segundo soluto (**transporte activo secundario**). Tales transportadores no hidrolizan ATP de forma directa, aunque el ATP puede haberse utilizado para crear el gradiente que es aprovechado por el transportador secundario. Son posibles dos modos de transporte: **contratransporte** y **cotransporte**.

   a. **Contratransporte:** los intercambiadores (**antiportadores**) utilizan el gradiente electroquímico de un soluto (p. ej., Na^{+}) para conducir el flujo de un segundo (p. ej., Ca^{2+}) en la dirección opuesta a la primera (fig. 1-15C). El intercambiador de Na^{+}-Ca^{2+} ayuda a mantener bajas las concentraciones intracelulares de Ca^{2+} mediante el gradiente de Na^{+} dirigido hacia adentro para bombear Ca^{2+} fuera de la célula. Otros intercambiadores importantes incluyen un intercambiador de Na^{+}-H^{+} y un intercambiador de Cl^{-}-HCO$_3^{-}$.

   b. **Cotransporte:** los cotransportadores (**simportadores**) usan el gradiente electroquímico de un soluto para conducir el flujo de un

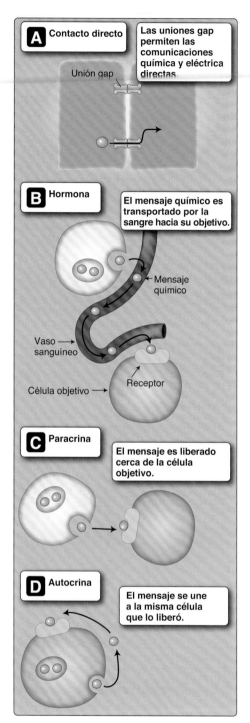

Figura 1-16.
Vías de señalización química.

segundo o incluso un tercer soluto en la misma dirección que la primera (fig. 1-15 D). Por ejemplo, los cotransportadores utilizan un gradiente de Na^+ dirigido hacia adentro para recuperar la glucosa y los aminoácidos del lumen intestinal y los túbulos renales (cotransportadores de Na^+-glucosa y Na^+ aminoácidos, de forma respectiva), pero otros ejemplos incluyen un cotransportador Na^+-Cl^-, un cotransportador K^+-Cl^- y un cotransportador Na^+-K^+-$2Cl^-$.

VI. COMUNICACIÓN INTERCELULAR

Los diferentes órganos del cuerpo tienen características y funciones únicas, pero deben trabajar en estrecha colaboración para asegurar el bienestar del individuo como un todo. La cooperación requiere comunicación entre órganos y células en los órganos. Algunas células tienen contacto y comunicación entre sí a través de las uniones estrechas (**uniones gap**) (fig. 1-16A). Las uniones gap son poros regulados que permiten el intercambio de información química y eléctrica (*véase* 4·II·F) y que desempeñan una función vital en la coordinación de la excitación y la contracción cardiaca, por ejemplo. La comunicación intercelular se produce mediante señales químicas, que por lo regular se han clasificado según la distancia y la ruta que tienen que seguir para ejercer un efecto fisiológico. Las **hormonas** son sustancias químicas producidas por las glándulas endocrinas y algunos tejidos no endocrinos que se llevan a objetivos distantes a través de la vasculatura (fig. 1-16B). Por ejemplo, la insulina es liberada en la circulación por las células de los islotes pancreáticos para su transporte al músculo, tejido adiposo y el hígado. Las hormonas **paracrinas** son liberadas de las células en proximidad a su destino (fig. 1-16C). Por ejemplo, las células endoteliales que revisten los vasos sanguíneos liberan óxido nítrico como una forma de comunicarse con las células musculares lisas que forman las paredes de los vasos (*véase* 19·II·E·1). Las hormonas paracrinas suelen tener una gama muy limitada de señalización, ya sea porque están degradadas o que sean absorbidas de forma rápida por las células vecinas. Los mensajeros **autocrinos** se unen a receptores en la misma célula que los liberó, lo que crea una vía de retroalimentación negativa que modula la liberación autocrina (*véase* fig. 1-16D). Las hormonas autocrinas, como las paracrinas, tienen un rango muy limitado de señalización.

VII. SEÑALIZACION INTRACELULAR

Una vez que un mensaje químico llega a su destino, este debe ser reconocido como tal por la célula objetivo y luego transducido en una forma que pueda modificar la función celular. La mayoría de los mensajeros químicos está cargada y no puede permear la membrana, por lo que el reconocimiento tiene que ocurrir en la superficie celular. Este se logra mediante receptores, que sirven como interruptores celulares. Las hormonas o los neurotransmisores unidos disparan el interruptor y provocan un conjunto de instrucciones programadas que culmina en una respuesta celular. Los receptores suelen ser proteínas integrales de membrana, como los **canales acoplados a ligandos, receptores acoplados a una proteína G (GPCR)** o **receptores catalíticos** asociados con enzimas. Los mensajeros lipofílicos pueden cruzar la membrana plasmática y son reconocidos por **receptores intracelulares**.

A. Canales

Los canales iónicos activados por ligandos facilitan la comunicación entre las neuronas y sus células diana, incluidas otras neuronas (*véase* 2·VI·B).

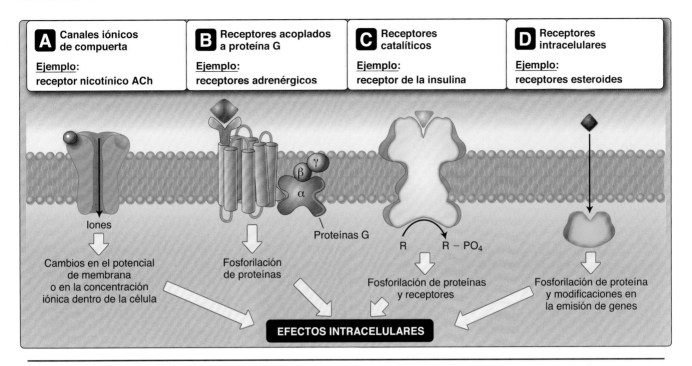

A Canales iónicos de compuerta	B Receptores acoplados a proteína G	C Receptores catalíticos	D Receptores intracelulares
Ejemplo: receptor nicotínico ACh	Ejemplo: receptores adrenérgicos	Ejemplo: receptor de la insulina	Ejemplo: receptores esteroides

Iones

Proteínas G

R → R – PO₄

Cambios en el potencial de membrana o en la concentración iónica dentro de la célula

Fosforilación de proteínas

Fosforilación de proteínas y receptores

Fosforilación de proteína y modificaciones en la emisión de genes

EFECTOS INTRACELULARES

Figura 1-17.
Receptores de neurotransmisores y hormonas.

Por ejemplo, el receptor nicotínico acetilcolina (ACh) es un canal iónico activado por ligando que permite a las células del músculo esquelético responder a los estímulos excitatorios de las neuronas motoras-α. La unión de un neurotransmisor a su receptor provoca un cambio conformacional que abre el canal y permite que iones como Na^+, K^+, Ca^{2+} y Cl^- fluyan a través de la membrana por la vía del poro (fig. 1-17A). El movimiento de carga a través de la membrana constituye una señal eléctrica que influye en la actividad de la célula objetivo de forma directa, pero el flujo de Ca^{2+} mediado por canales puede tener efectos adicionales y potentes sobre la función celular mediante la activación de diversas vías de transducción de señales dependientes Ca^{2+} (véase la siguiente discusión).

B. Receptores acoplados a proteínas G

Los receptores acoplados a proteínas G (RAPG) detectan y transducen la mayoría de las señales químicas; la familia RAPG es amplia y diversa (el genoma humano contiene > 900 genes de RAPG). Estos se encuentran tanto en los tejidos neuronales como en los no neuronales. Los ejemplos más comunes incluyen el receptor muscarínico de acetilcolina, los receptores α- y β-adrenérgicos y los receptores odorantes. Todos los RAPG comparten una estructura común que incluye siete **regiones de membrana** que se tejen a través de la membrana desde ambos lados (fig. 1-18). La unión al receptor es transducida por una **proteína G** (trifosfato de guanosina [GTP]-proteína de unión), que activa una o más vías de **segundos mensajeros** (fig. 1-17B). Los segundos mensajeros incluyen la **3′5′-monofosfato de adenosina cíclico (AMPc), la 3′5′-monofosfato de guanosina cíclico (GMPc)** y el **trifosfato de inositol (IP₃)**. Varias etapas de las vías de retransmisión de señales permiten los eventos de amplificación profunda del sitio de unión al receptor. Así, un receptor ocupado

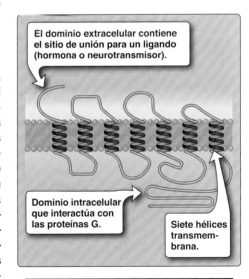

El dominio extracelular contiene el sitio de unión para un ligando (hormona o neurotransmisor).

Dominio intracelular que interactúa con las proteínas G.

Siete hélices transmembrana.

Figura 1-18.
Estructura de un RAPG.

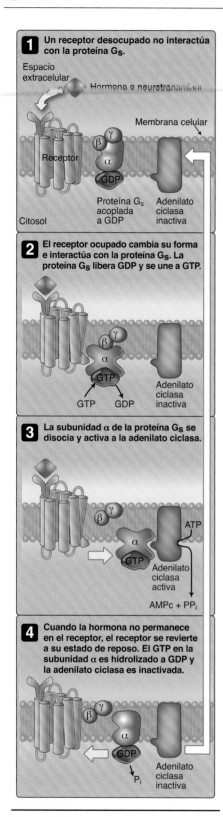

1 Un receptor desocupado no interactúa con la proteína G$_S$.

Espacio extracelular

Hormona o neurotransmisor

Membrana celular

Receptor

Proteína G$_S$ acoplada a GDP

Adenilato ciclasa inactiva

Citosol

2 El receptor ocupado cambia su forma e interactúa con la proteína G$_S$. La proteína G$_S$ libera GDP y se une a GTP.

GTP   GDP

Adenilato ciclasa inactiva

3 La subunidad α de la proteína G$_S$ se disocia y activa a la adenilato ciclasa.

ATP

Adenilato ciclasa activa

AMPc + PP$_i$

4 Cuando la hormona no permanece en el receptor, el receptor se revierte a su estado de reposo. El GTP en la subunidad α es hidrolizado a GDP y la adenilato ciclasa es inactivada.

P$_i$

Adenilato ciclasa inactiva

Figura 1-20.
Vía de señalización del AMPc. G$_s$ = proteína G estimuladora; P$_i$ = fosfato inorgánico; PP$_i$ = pirofosfato.

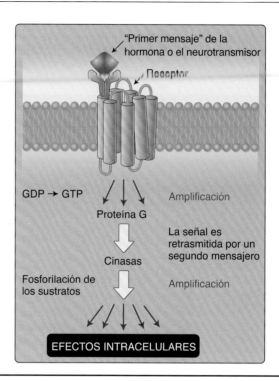

"Primer mensaje" de la hormona o el neurotransmisor

Receptor

GDP → GTP   Amplificación

Proteína G

La señal es retrasmitida por un segundo mensajero

Cinasas

Fosforilación de los sustratos   Amplificación

EFECTOS INTRACELULARES

Figura 1-19.
Amplificación de señales por segundos mensajeros.

puede activar varias proteínas G, cada una de las cuales puede producir múltiples moléculas de segundos mensajeros que, a su vez, pueden activar múltiples vías efectoras (fig. 1-19).

1. **Proteínas G:** las proteínas G son pequeñas proteínas asociadas con la membrana con actividad GTPasa. Se han descrito dos tipos de proteína G. La clase que se relaciona con hormonas y receptores de neurotransmisores son conjuntos de tres subunidades: α, β y γ. La actividad GTPasa reside en la subunidad α (G$_\alpha$), que suele estar unida al difosfato de guanosina (GDP). La unión al receptor produce un cambio conformacional que permite su interacción con su proteína G asociada. La subunidad α libera GDP, se une a GTP y se disocia del complejo proteico (fig. 1-20). Un receptor ocupado puede activar muchas proteínas G antes de que se disocie de hormonas o neurotransmisores. Las subunidades G$_\alpha$ activas pueden interactuar con una serie de cascadas de segundos mensajeros, donde las principales vías de señalización son AMPc e IP$_3$. La duración de los efectos G$_\alpha$ están limitados por la actividad de la proteína GTPasa intrínseca. La velocidad de hidrólisis es lenta, pero, una vez que el GTP se ha convertido a GDP (y a fosfatos inorgánicos), la subunidad pierde su capacidad de señal. A continuación se acopla con la subunidad G$_{\beta\gamma}$ ensamblada en la superficie de la membrana y espera una nueva oportunidad de unirse a un receptor ocupado.

Se han descrito al menos 16 subunidades G$_\alpha$ diferentes. Estas se pueden clasificar según sus efectos sobre una vía final. Las subunidades G$_{\alpha s}$ son estimuladoras y las subunidades G$_{\alpha i}$ son inhibidoras, lo que significa que suprimen la formación de un segundo mensajero cuando este está activo.

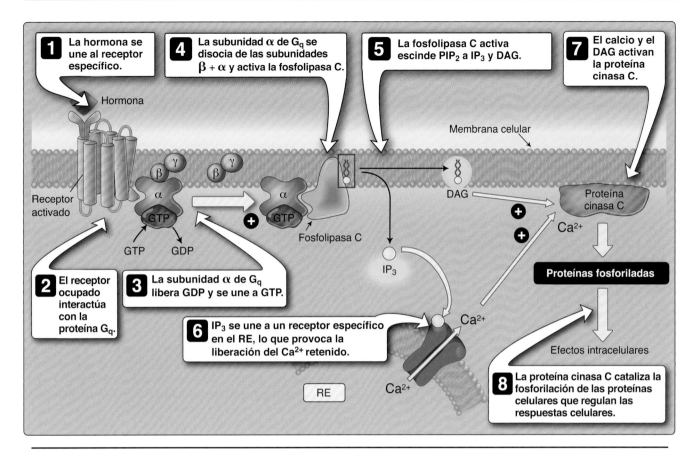

Figura 1-21.
Vía de señalización del trifosfato de inositol (IP$_3$). G$_q$ = proteína G estimulante.

2. **Vía de señalización del AMPc:** el AMPc es un segundo mensajero que se sintetiza a partir de ATP por la **adenilato ciclasa**. La adenilato ciclasa es regulada por las proteínas G. Gα_s estimula la formación de AMPc, mientras que Gα_i las inhibe. El AMPc activa la **proteína cinasa A (PKA)**, que fosforila y modifica la función de una variedad de proteínas intracelulares, incluidos enzimas, canales iónicos y bombas. La vía de señalización del AMPc es capaz de amplificar la señal en gran medida, por lo que existen dos controles para limitar sus efectos. Las fosfatasas de proteínas contrarrestan los efectos de la cinasa por la desfosforilación de las proteínas objetivo. Los efectos de la adenilato ciclasa son contrarrestadas por una **fosfodiesterasa** que convierte AMPc a 5′-AMP.

3. **Vía de señalización por trifosfato de inositol (IP3):** G$_{\alpha q}$ es una subunidad de la proteína G que libera tres segundos mensajeros diferentes a través de la activación de la **fosfolipasa C (PLC)**, como se muestra en la figura 1-21. Los mensajeros son IP$_3$, **diacilglicerol (DAG)** y Ca^{2+}. PLC cataliza la formación de IP$_3$ y DAG desde el **fosfatidilinositol 4,5-bifosfato (PIP$_2$)**, un lípido de la membrana plasmática. DAG permanece localizado en la membrana, pero IP$_3$ es liberado en el citoplasma y se une al canal liberado de Ca^{2+} situado en el RE. Después el Ca^{2+} fluye fuera de los depósitos hacia el citosol, donde se une a la **calmodulina (CaM),** como muestra la figura 1-22. La CaM media la activación de muchas enzimas dependientes de Ca^{2+} y otras proteínas efectoras intracelulares. El Ca^{2+} también se sincroniza con el DAG para activar

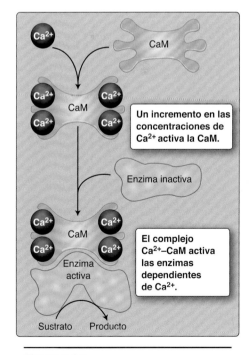

Figura 1-22.
Activación enzimática dependiente de Ca^{2+}–CaM.

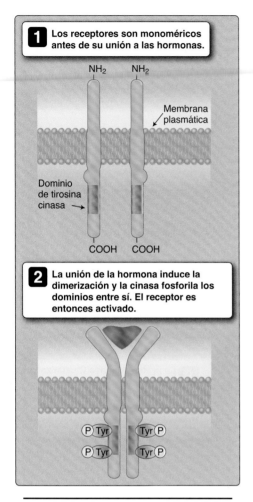

1 Los receptores son monoméricos antes de su unión a las hormonas.

NH₂   NH₂

Membrana plasmática

Dominio de tirosina cinasa →

COOH   COOH

2 La unión de la hormona induce la dimerización y la cinasa fosforila los dominios entre sí. El receptor es entonces activado.

P Tyr   Tyr P
P Tyr   Tyr P

Figura 1-23.
Activación del receptor por tirosina cinasa.

la **proteína cinasa C** (fig. 1-21) que, por ejemplo, fosforila las proteínas involucradas en la contracción muscular y la secreción salivar.

C. Receptores catalíticos

Algunos ligandos se unen a receptores de membrana que están asociados con una enzima o tienen una actividad catalítica intrínseca (fig. 1-17C). Por ejemplo, los péptidos natriuréticos influyen sobre la función renal a través de un receptor de **guanilato ciclasa** y la formación de GMPc. Casi todos los receptores catalíticos son las **tirosinas cinasas (TRK)**; el ejemplo más común es el receptor de la insulina. El receptor de insulina es tetramérico, pero la mayoría de las TRK es de cadenas peptídicas sencillas que se asocian sólo tras la unión con el ligando.

1. **Activación del receptor:** las hormonas y otros mensajeros se unen de forma extracelular a una de las cadenas peptídicas, lo que provoca un cambio conformacional que favorece la dimerización (fig. 1-23). La porción intracelular de cada monómero contiene un dominio de cinasa. La dimerización pone en contacto los dos dominios catalíticos, cada uno de ellos fosforila al otro, lo que activa el complejo receptor, mismo que inicia la señalización.

2. **Señalización intracelular:** los TRK activos influyen en la función de las células a través de una serie de vías de transducción, incluida la cascada de cinasas de la MAP (proteína mitogénica activada). La comunicación con estas vías requiere, en primer lugar, un adaptador de proteínas que media entre el receptor y el efector intracelular. Hay muchas proteínas adaptadoras diferentes, pero todas contienen dominios de homología Src, nombrados SH2 y SH3. El dominio SH2 reconoce los dominios de tirosina fosforilados en el TRK activado y permite que la proteína adaptadora se una al complejo de señalización.

D. Receptores intracelulares

Una cuarta clase de receptores está localizada de forma intracelular e incluye receptores para la hormona de la tiroides y la mayoría de las hormonas esteroideas (fig. 1-17D). Todos son factores de transcripción que influyen en la función celular mediante la unión a ADN y la alteración de los niveles de emisión génica. Algunos de los receptores son citoplasmáticos, mientras que otros son nucleares y pueden estar asociados con el ADN. Los receptores citoplasmáticos suelen estar acoplados a una proteína de "choque térmico", que es desplazada por el cambio conformacional causado por la unión de esteroides. A continuación, el receptor ocupado se transfiere al núcleo y se une a un **elemento de respuesta hormonal** dentro de la región promotora del gen objetivo. Los receptores nucleares actúan de una manera similar. Una vez unido, el receptor induce la transcripción de genes y el producto altera la función celular.

Resumen del capítulo

- Todas las células erigen una barrera de lípidos (la **membrana plasmática**) para separar el interior de la célula del exterior y, a continuación, de forma selectiva modifican la composición iónica en el medio intracelular para facilitar las reacciones bioquímicas que sustentan la vida. El **LIC** contiene concentraciones muy bajas de Ca^{2+} en comparación con el **LEC**. Las concentraciones de Na^+ también son menores en el interior, pero los niveles de K^+ son más altos.

- La membrana plasmática contiene tres tipos principales de lípidos: **fosfolípidos, colesterol y glucolípidos**. Los fosfolípidos dominan la estructura, el colesterol aumenta la resistencia y los glucolípidos regulan la interacción con otras células.

- El movimiento a través de las membranas se produce en especial por **difusión**. La velocidad de difusión depende de la **diferencia de las concentraciones** transmembrana, del tamaño molecular, del grosor y de la superficie de la membrana, de la temperatura, de la viscosidad de la solución a través de la cual la molécula debe difundirse y de la solubilidad en lípidos (**coeficiente de partición**).

- Las proteínas integradas a la membrana, como **poros, canales** y **transportadores,** ofrecen vías mediante las cuales las moléculas hidrofílicas pueden cruzar la barrera lipídica.

- Los poros siempre están abiertos y son poco comunes, el ejemplo principal es la **AQP**, un canal de agua ubicuo. Los canales son regulados por poros que se abren de forma transitoria para permitir el paso de pequeños iones, como Na^+, Ca^{2+}, K^+ y Cl^-. El movimiento a través de los poros y canales se produce por difusión simple hacia los gradientes de concentración eléctricos y químicos (**gradiente electroquímico**).

- Los transportadores se unen de manera selectiva a los iones y los solutos orgánicos pequeños, los lleva a través de la membrana y luego los libera en el lado opuesto. Los transportadores operan a través de dos modos de traslado: la **difusión facilitada** y el **transporte activo**. La difusión facilitada mueve los solutos por difusión "descendente" en dirección de los gradientes electroquímicos (p. ej., el transporte de glucosa por la familia de transportadores GLUT). El transporte activo utiliza energía para mover los solutos de forma "ascendente" de un área que contiene una baja concentración del soluto a una zona de mayor concentración.

- Los **transportadores primarios activos**, o **bombas**, utilizan ATP para conducir solutos cuesta arriba en contra de su gradiente electroquímico. Las bombas incluyen el Na^+-K^+ ATPasa que está presente en todas las células, las Ca^{2+} ATPasas y la H^+-K^+ ATPasa.

- Los **transportadores activos secundarios** mueven los solutos cuesta arriba por el aprovechamiento de la energía inherente en gradientes electroquímicos para otros iones. Los **intercambiadores** desplazan dos solutos a través de la membrana en direcciones opuestas (p. ej., el intercambiador Na^+-H^+). Los **cotransportadores** (p. ej., el cotransportador Na^+-K^+-$2Cl^-$ y el cotransportador de Na^+-glucosa) mueven dos o más solutos en la misma dirección.

- La membrana plasmática también contiene proteínas receptoras que permiten a las células comunicarse entre sí mediante mensajes químicos. La señalización puede ocurrir a largas distancias a través de la liberación de **hormonas** (p. ej., insulina) en el torrente sanguíneo. Las células que están en estrecha proximidad se comunican mediante paracrinas (p. ej., óxido nítrico). Las **autocrinas** son señales químicas que se dirigen a la misma célula que las liberó (p. ej., noradrenalina).

- **La unión a receptor** es transducida en una variedad de formas. Los **canales iónicos dependientes de ligando** transducen la unión mediante cambios en el potencial de membrana. Otras clases de receptores liberan **proteínas G** para activar o inhibir las vías de **segundos mensajeros**. Muchos receptores poseen actividad cinasa intrínseca y transmiten la señal a través de la fosforilación de proteínas. En el interior de la célula hay una cuarta clase de receptor. Los receptores intracelulares afectan los niveles de expresión de genes cuando se une un mensaje.

- Las proteínas G modulan dos importantes cascadas de segundos mensajeros. El primero involucra la formación de **AMPc** por la **adenilato ciclasa**. El AMPc actúa en primera instancia a través de la regulación de una **proteína cinasa A** y de la fosforilación de proteínas.

- Otras proteínas G activan la **fosfolipasa C** y provocan la liberación de **IP$_3$** y **DAG**. IP$_3$, a su vez, inicia la liberación de Ca^{2+} de los depósitos intracelulares. A continuación, el Ca^{2+} se une a la calmodulina y activa las vías de transducción dependientes de Ca^{2+}. Ca^{2+} y DAG juntos activan la proteína cinasa C y causan la fosforilación de las proteínas objetivo.

- Los receptores catalíticos con actividad **tirosina cinasa** intrínseca se autofosforilan al unirse el mensajero. Esto les permite formar complejos con proteínas adaptadoras que inician cascadas de señales que afectan al crecimiento y a la diferenciación celular.

- Los **receptores intracelulares** se transfieren al núcleo y se unen a **elementos de respuesta hormonal** dentro de la región promotora de los genes objetivo. La función de las células se altera a través de un incremento en los niveles de expresión del gen objetivo.

2 Excitabilidad de la membrana

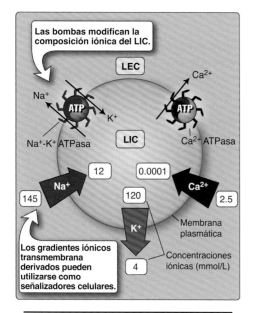

Figura 2-1.
Modificación del LIC por los transportadores iónicos.

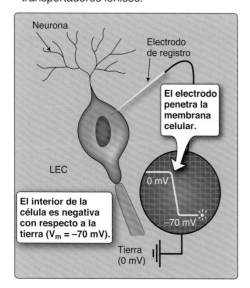

Figura 2-2.
Potencial de membrana (V_m).

I. GENERALIDADES

Todas las células modifican de forma selectiva la composición iónica de su ambiente interno para apoyar los procesos bioquímicos de la vida (*véase* 1·II), como se muestra en la figura 2-1. El movimiento de los iones dentro o fuera de una célula crea un desequilibrio de carga entre el líquido intracelular (LIC) y el líquido extracelular (LEC) y, por lo tanto, permite generar una diferencia de voltaje a través de la superficie de la membrana (**un potencial de membrana o V_m**). Este proceso crea una fuerza impulsora para la difusión electroquímica que puede utilizarse para mover solutos cargados a través de la membrana o que suele modificarse de modo transitorio para crear una señal eléctrica a fin de promover la comunicación intercelular. Por ejemplo, las células nerviosas utilizan cambios en V_m (**potenciales de acción [PA]**) para señalar a un músculo que requiere contraerse. La célula muscular, a su vez, utiliza cambios en el V_m para activar la liberación de Ca^{2+} de sus depósitos internos. Esta liberación facilita las interacciones entre la actina y la miosina y se inicia la contracción. Los PA neuronales y musculares involucran secuencias coordinadas con cuidado de sucesos en los **canales iónicos** que permiten el paso selectivo de iones a través de la membrana (p. ej., Na^+, Ca^{2+} y K^+) entre el LIC y el LEC.

II. POTENCIALES DE MEMBRANA

El término "potencial de membrana" se refiere a la diferencia de voltaje que existe a través de la membrana plasmática. Por convención, se considera que el LEC está a cero voltios, o "tierra" eléctrica. Insertar un electrodo fino a través de la membrana de la superficie revela que el interior de la célula es negativo con respecto al LEC por varias decenas de milivoltios. Por ejemplo, una célula nerviosa típica tiene un **potencial de reposo** de –70 mV (fig. 2-2). El V_m es establecido por el movimiento de iones que atraviesan la membrana y que al viajar por sus respectivos gradientes de concentración generan **potenciales de difusión**.

A. Potenciales de difusión

Imagínese una célula modelo en la que la membrana plasmática está compuesta sólo de lípidos, el LIC es rico en cloruro de potasio (KCl, que se disocia en K^+ y Cl^-) y el LEC es agua pura (fig. 2-3). Aunque hay un fuerte gradiente de concentración de KCl para la difusión a través de la membrana, la barrera lipídica impide que tanto el K^+ como el Cl^- salgan de la célula y, por lo tanto, mantiene los iones disueltos en el LIC. Las cargas realizadas por el K^+ y el Cl^- se anulan una a la otra y, por ello, no hay diferencia de voltaje entre el LEC y el LIC. Si una proteína que permite el paso de K^+

solo está insertada en la barrera lipídica, el K^+ ahora es libre para difundir su gradiente de concentración desde el LIC hacia el LEC, por lo que se dice que la membrana es **semipermeable** (fig. 2-4). Debido a que los iones de potasio tienen carga, su movimiento causa un **potencial de difusión** que se forma a través de la membrana en proporción directa a la magnitud del gradiente de concentración. Este potencial puede ser significativo (decenas de milivoltios), pero de manera relativa implica pocos iones.

> El **principio de electroneutralidad masiva** refiere que el número de cargas positivas en una solución dada es siempre equilibrado por un número igual de cargas negativas. El LIC y el LEC también están sujetos a esta regla, a pesar de que todas las células generan un V_m negativo al alterar la distribución de carga entre los dos compartimientos. En la práctica, el V_m es establecido por sólo algunas cargas que se mueven en la proximidad de la membrana de la célula, y su *efecto neto* sobre la distribución de la totalidad de la carga en el volumen del LIC y del LEC es insignificante.

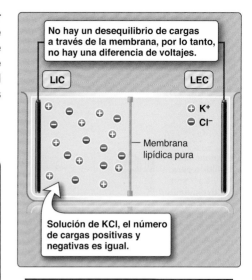

Figura 2-3.
Distribución de la cargas en un modelo celular con una membrana impermeable.

B. Potenciales de equilibrio

Cuando el K^+ cruza la membrana hacia abajo de su gradiente de concentración deja una carga negativa en la forma de Cl^- detrás. La magnitud de la carga neta se construye en proporción directa al número de iones que salen del LIC (*véase* fig. 2-4), pero debido a que las cargas opuestas se atraen, el movimiento de K^+ disminuye y de manera eventual se detiene cuando la atracción de las cargas negativas dentro de la célula contrarresta de forma precisa la fuerza impulsora hacia afuera, creada por el gradiente de concentración (**equilibrio electroquímico**). El potencial al cual se establece el equilibrio se conoce como **potencial de equilibrio** para K^+.

1. **Ecuación de Nernst:** los potenciales de equilibrio pueden ser calculados para cualquier ion que atraviesa la membrana, al asumir que su carga y la de las concentraciones en ambos lados de la membrana son conocidas:

    Ecuación 2.1 $$E_X = \frac{RT}{zF} \ln \frac{[X]_o}{[X]_i}$$

    donde E_x es el potencial de equilibrio para el ion X (en mV), T es la temperatura absoluta, z es la valencia del ion, R y F son constantes físicas (la constante de un gas ideal y la constante de Faraday), y $[X]_o$ y $[X]_i$ son las concentraciones de LEC y LIC de X (en mmol/L) de manera respectiva. La ecuación 2.1 se conoce como ecuación de Nernst. Si se asume que T es la temperatura normal del cuerpo (37.8° C), la ecuación 2.1 puede simplificarse:

    Ecuación 2.2 $$E_X = \frac{60}{z} \log_{10} \frac{[X]_o}{[X]_i}$$

> La mayoría de los iones inorgánicos comunes (Na^+, K^+, Cl^-, HCO_3^-) tiene una valencia eléctrica de 1 (**monovalente**). Ca^{2+} y Mg^{2+} tienen una valencia de 2 (**divalente**).

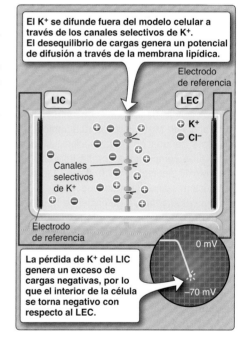

Figura 2-4.
Origen del potencial de difusión.

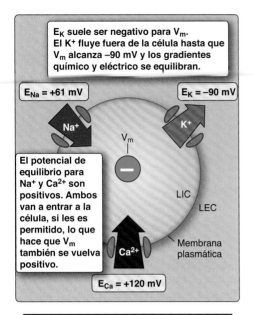

Figura 2-5.
Potenciales de equilibrio para Na$^+$ (E$_{Na}$), Ca^{2+} (E$_{Ca}$) y K (E$_K$). V$_m$ = potencial de membrana.

Ejemplo 2-1

Una célula tiene una concentración intracelular Mg^{2+} libre de 0.5 mmol/L y está bañada en una solución salina con una composición que se aproxima al Mg^{2+} plasmático (1.0 mmol/L). La solución salina se mantiene a 37 °C. Si la celda tiene un potencial de membrana (V$_m$) de −70 mV y la membrana contiene un canal cerrado que es Mg^{2+} permeable, ¿se desplazará Mg^{2+} dentro o fuera de la célula cuando se abra el canal?

Para calcular el potencial de equilibrio para Mg^{2+} (E$_{Mg}$) puede utilizarse la ecuación 2.2:

$$E_{Mg} = \frac{60}{z} \log_{10} \frac{[Mg^{2+}]_o}{[Mg^{2+}]_i}$$

$$= \frac{60}{+2} \, mV \, \log_{10} \frac{1.0 \, mmol/L}{0.5 \, mmol/L}$$

$$= 30 \, mV \, \log_{10} 2.0$$

$$= 30 \, mV \, (0.3)$$

$$= 9 \, mV.$$

E$_{Mg}$ señala que el Mg^{2+} va a desplazarse hasta el interior de la célula hasta que las cargas positivas hagan que el V$_m$ alcance 9 mV.

---

2. **Potenciales de equilibrio:** el LIC y el LEC se regulan de forma estricta, y su composición iónica es bien conocida (*véanse* fig. 2-1 y tabla 2-1). Al utilizar los valores conocidos para las concentraciones de los iones comunes, se puede usar la ecuación de Nernst para predecir que, para la mayoría de las células en el cuerpo, E$_K$ = −90 mV, E$_{Na}$ = +61 mV y E$_{Ca}$ = +120 mV. Las concentraciones intracelulares de Cl$^-$ pueden variar de forma considerable, pero E$_{Cl}$ suele estar muy cerca de V$_m$. Si cualquiera de estos iones está provisto de una vía que permita su difusión a través de la membrana plasmática, desplazará V$_m$ hacia el potencial de equilibrio para ese ion específico (fig. 2-5).

C. Potencial de reposo

Las membranas plasmáticas de las células vivas son ricas en los canales iónicos que son permeables a uno o más de los iones mencionados antes, y algunos de estos canales están abiertos en reposo. V$_m$ en reposo (potencial de reposo) refleja la suma de los potenciales de difusión generados por cada uno de estos iones que fluyen a través de canales abiertos. V$_m$ puede calcularse por medios matemáticos de la siguiente manera:

$$V_m = \frac{g_{Na}}{g_T} E_{Na} + \frac{g_K}{g_T} E_K + \frac{g_{Ca}}{g_T} E_{Ca} + \frac{g_{Cl}}{g_T} E_{Cl}$$

donde g$_T$ es la conductancia de membrana total (conductancia de la membrana es la recíproca de resistencia de la membrana, en Ohms^{-1}); g$_{Na}$, g$_K$, g$_{Ca}$ y g$_{Cl}$ son conductancias individuales para cada uno de los iones comunes (Na$^+$, K$^+$, Ca^{2+} y Cl$^-$, de manera respectiva); y E$_{Na}$, E$_K$, E$_{Ca}$ y E$_{Cl}$ son los potenciales de equilibrio para estos iones (en mV). El V$_m$ también puede calcularse con la ecuación de Goldman-Hodgkin-Katz (GHK), que es similar a la ecuación de Nernst (*véase* ecuación 2.1). La ecuación GHK deriva V$_m$ al utilizar permeabilidades relativas de la membrana para cada uno de los iones que contribuyen al V$_m$.

> En la práctica, la mayoría de las células en reposo tiene una permeabilidad insignificante tanto para Na$^+$ como para Ca^{2+}. Sin embargo, las células tienen una conductancia significativa para K$^+$ en reposo; por lo tanto, V$_m$ suele descansar cerca del potencial de equilibrio para K$^+$ (fig. 2-6). El valor aproximado para el potencial de reposo de las neuronas es −70 mV, −90 mV en los miocitos cardiacos no nodales, −55 mV en las células musculares lisas y −40 mV en los hepatocitos, por ejemplo.

D. Efectos de los iones extracelulares

La composición iónica de LEC se regula dentro de un intervalo bastante estrecho, pero pueden ocurrir alteraciones importantes por la ingestión inadecuada o excesiva de sales o agua. Debido a que la permeabilidad de la membrana en reposo de Na$^+$ y Ca^{2+} es baja, V$_m$ es un tanto insensible a los cambios en el LEC de cualquiera de los iones. Sin embargo, V$_m$ es *muy* sensible a los cambios en la concentración extracelular de K$^+$ porque el V$_m$ está ligado de forma estrecha al E$_K$ *(véase* fig. 2-6). El aumento de la concentración extracelular de K$^+$ (**hiperpotasiemia**) reduce el gradiente electroquímico que impulsa el flujo de salida de K$^+$, lo que hace que la membrana se despolarice (fig. 2-7). Por el contrario, la reducción de la concentración extracelular de K^+ (**hipopotasiemia**) sobrepasa el gradiente y el V_m se vuelve más negativo.

E. Contribución de los transportadores

La Na^+-K^+ ATPasa que reside en la membrana plasmática de todas las células conduce tres Na^+ fuera de la célula y al mismo tiempo transfiere dos átomos de K^+ del LEC hacia el LIC. El intercambio de tres por dos resulta en un exceso de cargas positivas removidas de la célula. Debido a que el transportador crea un desequilibrio de carga a través de la membrana, se dice que es **electrogénico**. Sin embargo, la contribución directa de este cambio a V_m es insignificante. La función principal de la Na^+-K^+ ATPasa es mantener un gradiente de concentración de K^+ a través de la membrana, ya que es el gradiente de K^+ lo que determina en última instancia el V_m a través del potencial de difusión del K^+.

III. EXCITACIÓN

Muchos tipos de células utilizan los cambios en V_m y los flujos de iones transmembrana como un medio para señalar o iniciar eventos intracelulares. Las células sensoriales (p. ej., mecanorreceptores, receptores olfativos y fotorreceptores) transducen estímulos sensoriales al generar un cambio en el V_m llamado **potencial de receptor**. Las neuronas señalan una a la otra y a los tejidos efectores al utilizar el PA. Los miocitos y células secretoras también utilizan los cambios en V_m para aumentar la concentración intracelular de Ca^{2+}, lo que facilita la contracción y secreción, de forma respectiva. Se considera que todas estas células tienen **membranas excitables.**

A. Terminología

Los cambios eléctricos causados por el aumento de la permeabilidad de la membrana a los iones no consideran el tipo de ion permeante (p. ej., Na^+ frente a K^+ o Cl^-), sólo la carga que transporta.

1. **Cambios en el potencial de membrana:** el interior de una célula en reposo siempre es negativo con respecto al LEC. Cuando un ion con

---

Aplicación clínica 2-1: hipopotasiemia e hiperpotasiemia

La función de la célula excitable depende en gran medida de mantener el potencial de membrana dentro de un rango estrecho, por lo que los niveles plasmáticos suelen variar entre 3.5 y 5.0 mmol/L. Sin embargo, en la clínica es común encontrar hipopotasiemia e hiperpotasiemia. Por lo general, la hipopotasiemia es de menor importancia que la hiperpotasiemia, aunque algunos individuos con un trastorno hereditario poco común (parálisis periódica hipopotasiémica) pueden experimentar debilidad muscular cuando las concentraciones plasmáticas de K^+ disminuyen, por ejemplo, después de una comida. La hiperpotasiemia es una condición mucho más grave. La lenta despolarización causada por el aumento de los niveles de K^+ plasmático inactiva los canales de Na^+ requeridos para la excitación del músculo, lo que deriva en debilidad del músculo esquelético o parálisis y arritmias cardiacas, así como anomalías de la conducción. La hiperpotasiemia suele deberse a insuficiencia renal y deterioro de la capacidad de excretar K^+. El tratamiento típico requiere diuresis o diálisis para eliminar el exceso de K^+ del cuerpo.

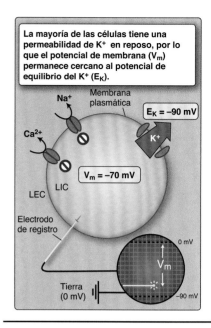

Figura 2-6.
Origen del potencial de reposo.

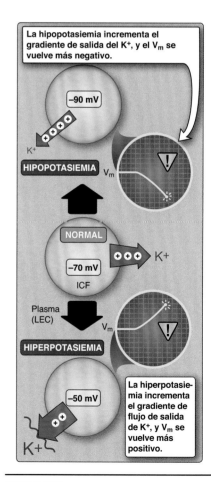

Figura 2-7.
El potencial de membrana (V_m) depende de la concentración de K^+ en el LEC.

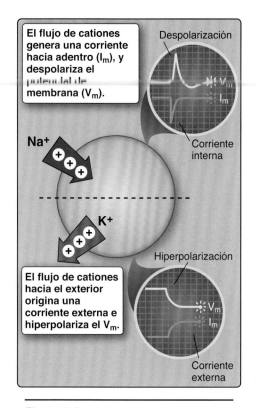

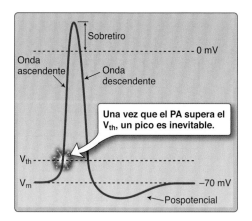

Figura 2-8.
Cambios en el potencial de membrana
(V_m) y corrientes iónicas.

Figura 2-9.
Un potencial de acción. V_m = potencial
de membrana; V_{th} = potencial umbral.

carga positiva (**catión**) fluye al interior de la célula, las cargas negativas (**aniones**) son neutralizadas y la membrana pierde polaridad. Se dice entonces que al flujo le fue **despolarizada** la célula o tuvo una **despolarización de la membrana**. Por convención, la despolarización se muestra como una desviación ascendente en un registro de voltaje (fig. 2-8). De forma inversa, si un catión sale de la celda, el V_m se vuelve más negativo: la salida del ion **hiperpolariza** a la célula (**hiperpolarización de membrana**) y produce una desviación negativa de la onda en un dispositivo de registro.

2. **Corrientes:** cuando cargas positivas fluyen hacia una célula generan una **corriente interna**. Por convención, los dispositivos de registro están configurados de manera que las corrientes hacia el interior causen una deflexión negativa (*véase* fig. 2-8). Cuando las cargas positivas dejan la célula producen una **corriente exterior** y una deflexión positiva.

Tanto los aniones como los cationes son igual de efectivos para modificar el V_m, pero, debido a que los aniones llevan cargas negativas, sus efectos son opuestos a aquellos de los cationes. Cuando un anión entra a la célula desde el LEC hiperpolariza la membrana y produce una corriente hacia el exterior. A la inversa, los aniones que salen de la célula crean una corriente hacia el interior y la célula se despolariza.

B. Potenciales de acción

El tamaño, la forma y el tiempo del PA pueden variar en gran medida entre los diferentes tipos de células, pero hay varias características comunes, como la existencia de un **umbral** para la formación del PA, el comportamiento de **todo o nada**, **sobretiros** y los **pospotenciales** (fig. 2-9). La siguiente discusión está enfocada en un PA del sistema nervioso cuya **elevación** está mediada por canales de Na^+ dependientes de voltaje, pero los canales de Ca^{2+} dependientes de voltaje también pueden soportar los PA (p. ej., *véase* 16·V·B·3).

1. **Potencial umbral:** debido a que los PA son acontecimientos explosivos de membrana que tienen consecuencias (p. ej., iniciar la contracción muscular), deben activarse con cuidado. V_m suele fluctuar en un rango de unos pocos milivoltios con los cambios en la concentración extracelular de K^+ y otras variables, incluso en reposo, pero tales cambios no generan activación. Las neuronas sólo disparan los PA cuando el V_m se despolariza lo suficiente para cruzar el umbral de voltaje para la formación de potencial de acción (V_{th}), que en una neurona suele residir en alrededor de –60 mV. V_{th} corresponde al voltaje necesario para abrir el número de canales de Na^+ dependientes de voltaje necesarios para que la respuesta se autoperpetúe (**regenerativa**).

2. **Ley de todo o nada:** por lo general, hay un gran número de canales de Na^+ dependientes de voltaje que median los PA presentes en la membrana. Cuando V_m cruza el umbral, estos se abren para permitir una corriente masiva hacia el interior y la membrana se despolariza en una forma regenerativa hacia E_{Na} (+61 mV). Este comportamiento de "todo o nada" puede compararse con la brecha en un muro de una presa. Una vez que comienza la despolarización, esta no se detiene hasta que la inundación iónica está completa.

3. **Sobretiro:** el pico de PA no suele llegar a E_{Na}, pero a menudo "supera" la línea de potencial cero y el interior de la célula se carga de manera positiva con respecto al LEC.

4. **Pospotenciales:** los PA son eventos transitorios. La **carrera descendente** es causada en parte por los canales de K^+ dependientes de voltaje que se abren para permitir el flujo de salida de K^+, lo que hace que V_m se repolarice. En algunas células, al PA puede serguirle un pospotencial de diferente tamaño y polaridad. Un pospotencial de hiperpolarización lleva la membrana negativa a V_m en reposo por un breve periodo.

C. Propagación de los potenciales de acción

Cuando las neuronas disparan un PA, el evento eléctrico no involucra al instante a toda la célula, más bien la espiga comienza en un extremo de la célula y después se **propaga** a velocidades de hasta 120 m/s hasta el otro extremo (fig. 2-10). Las células musculares se comportan de manera similar, aunque las **velocidades de conducción** suelen ser más bajas en el músculo que en el nervio ($\sim$1 m/s). La ventaja de la propagación es que permite que un mensaje sea llevado a distancias ilimitadas. A modo de analogía, la distancia del recorrido de un mensaje escrito en un bastón hueco arrojado a un destinatario está limitada por la fuerza del tiro. Sin embargo, es como pasar el mensaje a un equipo de corredores de relevo, donde la distancia del recorrido está limitada sólo por el número de corredores disponibles. En la práctica, la propagación de señales permite a las neuronas espinales comunicarse con los pies, ¡que suelen estar a 1 metro de distancia! La señalización neuronal implica una serie de pasos secuenciales, que incluyen la excitación de la membrana, la iniciación del PA, la propagación de la señal y la recuperación.

1. **Excitación:** por lo general, los potenciales de acción son iniciados por los potenciales de receptores sensoriales o por potenciales de dendríticos postsinápticos. Estos son eventos menores de membrana cuya amplitud se califica con una intensidad de entrada. Su alcance es limitado, tanto como lanzar un bastón hueco, el cual está restringido por la fuerza muscular del brazo. El potencial se propaga de forma pasiva e instantánea (**electrotónica**), mediante los mismos principios físicos por los que la electricidad viaja en un cable. Su alcance está limitado, ya que las corrientes locales creadas por el potencial del receptor están condicionadas por un cortocircuito hecho por los **canales de fuga**, que están en todas las membranas excitables (fig. 2-11). Los canales de fuga (por lo general canales de K^+) están abiertos en reposo, lo que permite que los cambios de voltaje se esfumen antes de que puedan viajar a grandes distancias debido a la "fuga" de corriente a través de la membrana.

Los impulsos eléctricos viajan a través de materiales conductores como las ondas de choque. Una cuna de Newton (esto es, un juguete de escritorio que consta de cinco bolas de plata suspendidas al lado del otro dentro de un marco) proporciona una analogía visual. Cuando una bola en un extremo es levantada y soltada, impacta a su vecina su energía cinética a través de una onda de choque, dándole en el extremo opuesto, sin perturbar las tres bolas intermedias. La bola se eleva en su línea de nailon con poca pérdida de energía aparente. De manera similar, la electricidad crea ondas de choque entre los átomos metálicos adyacentes dentro de un cable de cobre que se transmiten a una velocidad cercana a la de la luz. Las corrientes eléctricas también causan movimiento en los electrones, pero viajan a velocidades más cercanas a la de una tortuga.

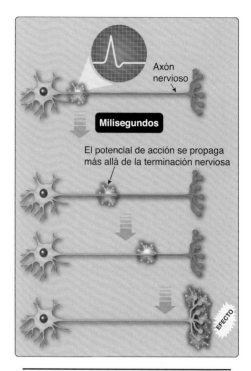

Figura 2-10.
Propagación del potencial de acción.

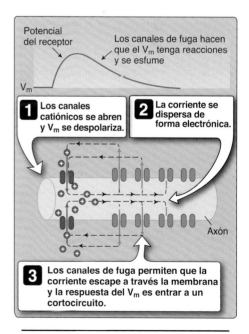

Figura 2-11.
La propagación de una corriente pasiva y su degradación en una neurona. V_m = potencial de membrana.

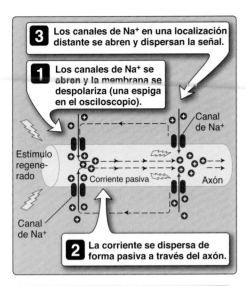

Figura 2-12.
Propagación de una señal regenerativa en una neurona.

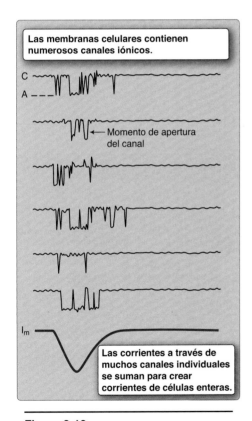

Figura 2-13.
Corrientes iónicas de canal único y de células enteras, grabadas con las técnicas de pinza-parche y voltaje-pinza, de manera respectiva. C = cerrado. I_m = corriente de membrana. A = abierto.

2. **Iniciación:** si el potencial de receptor es lo bastante grande para causar V_m en una región de la membrana que contenga canales de Na^+ dependientes de voltaje para cruzar el umbral, este va a desencadenar una espiga.

3. **Propagación:** la apertura del canal de Na^+ permite que el Na^+ corra al interior de la célula, impulsado por el gradiente electroquímico de Na^+ y generando una corriente activa (fig. 2-12). La corriente, entonces, se disipa de forma electrónica y causa una despolarización del V_m que se extiende cierta distancia por el axón. Si la región distante posee canales de Na^+ y el cambio en el V_m es lo bastante intenso para atravesar el umbral, los canales de la región abren y **regeneran** la señal, como un corredor de relevos cuando toma el bastón. El ciclo de entrada de Na^+, la propagación electrónica y la apertura regenerativa del canal de Na^+ se repite (propaga) a lo largo de la célula.

4. **Recuperación:** los canales de Na^+ se ven inactivados con rapidez (en milisegundos) tras la despolarización de la membrana. Esto inhibe de modo temporal la excitación adicional y previene un ir y venir sin fin de los PA a lo largo de un axón. La excitación es seguida por un periodo de recuperación, tiempo en el que gradientes iónicos son normalizados por la recuperación de las bombas iónicas y los canales después de la excitación.

> Todas las células tienen un V_m, pero no todas son excitables. Por definición, las células no excitables no generan PA, pero muchas muestran cambios funcionales en V_m. Por ejemplo, la glucosa hace que el V_m de las células pancreáticas β oscile de una forma sostenida y rítmica. Los eventos eléctricos se correlacionan con la liberación de insulina.

D. Corrientes

Los PA son eventos masivos de la membrana que reflejan los movimientos netos de carga a través de muchos miles de canales iónicos individuales. Cada evento de apertura de canal genera una "corriente unitaria", cuyo tamaño es proporcional de forma directa al número de cargas en movimiento a través de su poro (fig. 2-13). La suma de cada evento de apertura de canal de Na^+ produce una corriente de Na^+ en toda la célula. De manera similar, la suma de los eventos de los canales individuales de K^+ produce una corriente de K^+ de célula entera. Debido a que hay muchas clases de canal de iones con permeabilidades selectivas para todos los iones inorgánicos comunes, una corriente celular de K^+, por ejemplo, puede representar flujo de K^+ de salida a través de dos o más tipos discretos de canales de K^+. Estas corrientes pueden seccionarse en sus componentes individuales en función de sus propiedades físicas con la pinza de voltaje (registros globales de la célula) y con las técnicas de pinza-parche (grabaciones hechas con pequeños parches en la membrana).

IV. CANALES IÓNICOS

Los canales iónicos son proteínas integrales de membrana que contienen uno o más poros hidrófilos que se abren de forma transitoria para permitir que los iones crucen la membrana. Los canales tienen muchos rasgos distintivos que los identifican, incluidos un mecanismo de **activación**, un **filtro de selectividad** y una **conductividad** finita. Varios canales también se inactivan con el tiempo durante la estimulación prolongada.

A. Activación

Los canales iónicos crean agujeros en la barrera lipídica que separa el LIC del LEC. Si no estuvieran regulados, los iones continuarían fluyendo a través de la membrana y colapsarían sus respectivos gradientes de concentración, junto con V_m. Por eso, la mayoría de los canales tiene barreras de activación que regulan el paso a través del poro (fig. 2-14). Cuando un canal está en su **estado cerrado**, la compuerta sella el poro y los iones no pueden pasar. La activación de los canales (p. ej., en respuesta a un cambio en V_m, *véase* más adelante) inicia un cambio en la conformación de la proteína que abre la puerta y permite que los iones pasen (es decir, en **estado abierto**). Algunos canales transitan entre los estados abierto y cerrado miles de veces por segundo, con el tiempo neto de apertura (o **probabilidad de apertura**) que aumenta en proporción directa con la fuerza del estímulo activante.

B. Selectividad

Antes de que un ion pueda atravesar la membrana, debe pasar a través de un filtro de selectividad que determina su idoneidad para el paso (fig. 2-14). Los filtros de selectividad residen dentro del poro y comprenden regiones donde el ion permeable es forzado a interactuar con uno o más grupos cargados que limitan el paso con base en el tamaño molecular y la densidad de carga. Por lo tanto, por los **canales de Na⁺** sólo pasa Na^+, los **canales K⁺** son selectivos para K^+, los **canales Ca²⁺** son selectivos para Ca^{2+}, y los **canales de Cl⁻** permiten pasar sólo Cl^- (tabla 2-1). Otros canales **cationes no selectivos** y aniones no selectivos pueden permitir el paso de dos o más iones diferentes. Nótese que hay muchas clases de cada tipo de canal, diferenciadas por su modo de activación, la cinética, la conductancia, los mecanismos de regulación, la especificidad tisular y la farmacología.

> El genoma humano incluye genes de más de 400 canales iónicos. Casi la mitad de estos son canales de K⁺. Aunque todos tienen selectividad para K⁺ sobre otros iones, los miembros individuales de esta gran familia poseen propiedades únicas (p. ej., modo de activación, cinética de activación, conductancia, mecanismo de regulación) y funciones características que deben desempeñar en la fisiología de la membrana (p. ej., repolarización de la membrana, absorción y secreción).

C. Conductancia

Cuando un canal se abre cae la resistencia de la membrana debido a que el canal permite que la corriente fluya a través de la barrera lipídica. La medida en que la resistencia cae depende del número de iones que fluyen a través de su poro por unidad de tiempo o su **conductancia.** La conductancia máxima de un canal es una de sus características distintivas y por lo general se expresa en picosiemens (pS).

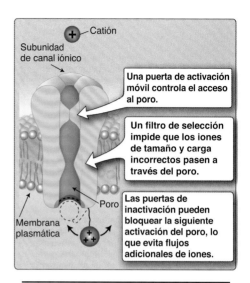

Figura 2-14.
Estructura de un canal iónico.

Tabla 2-1: Funciones comunes de los canales iónicos con base en los tipos de permeabilidad iónica

Na⁺
Señalización eléctrica en células excitables
Movimiento de Na⁺ a través de los epitelios
Ca²⁺
Contracción de las células musculares
Secreción de las terminaciones nerviosas y las glándulas
Movimiento de Ca²⁺ a través de los epitelios
K⁺
Determinar el **potencial de acción** en todas las células
Repolarización de la membrana
Movimiento de K⁺ a través de los epitelios
Cl⁻
Regulación del volumen en todas las células
Movimiento de Cl⁻ a través de los epitelios
Na⁺, Ca²⁺, K⁺ no selectivos
Transducción sensorial
Inicia la señalización eléctrica en los tejidos excitables

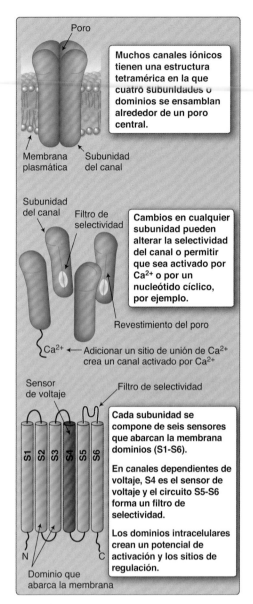

Poro

Muchos canales iónicos tienen una estructura tetramérica en la que cuatro subunidades o dominios se ensamblan alrededor de un poro central.

Membrana plasmática   Subunidad del canal

Subunidad del canal   Filtro de selectividad

Cambios en cualquier subunidad pueden alterar la selectividad del canal o permitir que sea activado por Ca^{2+} o por un nucleótido cíclico, por ejemplo.

Revestimiento del poro

Ca^{2+} ← Adicionar un sitio de unión de Ca^{2+} crea un canal activado por Ca^{2+}

Sensor de voltaje   Filtro de selectividad

Cada subunidad se compone de seis sensores que abarcan la membrana dominios (S1-S6).

En canales dependientes de voltaje, S4 es el sensor de voltaje y el circuito S5-S6 forma un filtro de selectividad.

Los dominios intracelulares crean un potencial de activación y los sitios de regulación.

S1 S2 S3 S4 S5 S6

N   C

Dominio que abarca la membrana

Figura 2-15.
Estructura de un canal iónico dependiente de voltaje.

D. Inactivación

Algunos canales tienen una "puerta de inactivación" que se dispara tras la activación, lo que hace que selle el poro del canal para evitar un mayor flujo de iones (*véase* fig. 2-14). La escala de tiempo de inactivación puede variar desde milisegundos a muchas decenas de segundos, según la clase de canal. A pesar de esto, una vez que un canal se ha inactivado permanece insensible a nuevos estímulos, no importa lo grande que pueda ser el estímulo de activación. La reactivación puede ocurrir sólo cuando la compuerta de inactivación se ha restablecido, un proceso que también tiene una escala de tiempo variable según el tipo de canal.

V. ESTRUCTURA DE LOS CANALES

Hay muchas maneras en las que una proteína puede configurarse a fin de crear un canal transmembrana. Sin embargo, la mayoría de los canales de los mamíferos sigue un principio de diseño similar, en el que se configuran cuatro a seis subunidades reunidas en torno a un poro central lleno de agua. Los canales tetraméricos son la forma más común, como se muestra en la figura 2-15, pero muchos canales dependientes por ligando son pentaméricos y los canales de conexinas son hexaméricos (*véase* 4·II·F). Por lo general, las subunidades del canal tetramérico constan de seis dominios de la membrana (S1-S6). Los dominios S5 y S6 incluyen residuos cargados que forman un poro y el filtro de selectividad cuando las subunidades están ensambladas. Los canales de Na^+ y Ca^{2+} dependientes de voltaje son productos de un solo gen que incorpora cuatro subunidades similares a dominios, pero la mayoría de los canales está ensamblada a partir de proteínas independientes. La ventaja de un enfoque modular para el diseño de canal es que permite una diversidad infinita de canales. Los cambios en una única subunidad pueden convertir un canal dependiente de voltaje en un canal dependiente de un segundo mensajero, por ejemplo, o cambiar su selectividad o su mecanismo de regulación.

VI. TIPOS DE CANALES

Los canales se suelen identificar con base en su selectividad de iones y su mecanismo de **activación**. Por lo tanto, un "canal de Na^+ dependiente de voltaje" es activado por despolarización de la membrana y es Na^+ selectivo. **Se conocen muchos mecanismos de activación diferentes.**

A. Activados por voltaje

Los canales de Ca^{2+} de Na^+ y de K^+ activados por voltaje pertenecen a la superfamilia de canales que tienen una estructura tetramérica común. El canal de Na^+ activado por voltaje es responsable de la elevación del potencial de acción en las células nerviosas y musculares, y comprende una única subunidad α asociada con varias pequeñas subunidades β reguladoras. La subunidad α contiene cuatro dominios similares a la subunidad afines, que se ensamblan alrededor de un poro central, como se vio en la sección V. Cada dominio incluye una secuencia peptídica altamente cargada (la región S4) que funciona como un sensor de voltaje. La despolarización de la membrana altera la distribución de carga entre las superficies interior y exterior de las membranas, y el sensor de voltaje se desplaza dentro de la membrana, lo que inicia un cambio conformacional que abre la puerta y revela el poro del canal.

B. Activados por ligandos

Los canales activados por ligandos transducen señales químicas y son el principal medio por el cual las neuronas se comunican con sus objetivos. La diversidad de la familia de canales de ligando es abordada con más detalle en el capítulo 6, pero hay seis clases principales que pueden colocarse en tres grupos: **los receptores *Cys* de bucle, los receptores ionotrópicos de glutamato** y los **receptores de ATP**.

1. **Superfamilia *Cys* de bucle:** la familia *Cys* de bucle incluye el **receptor de acetilcolina nicotínico (nAChR)**, el receptor de **5-hidroxitriptamina (5-HT, o serotonina)**, el receptor **GABA (**ácido gamma amino butírico) y el receptor de **glicina**. Todos los miembros de la familia comparten una secuencia corta, altamente conservada, de aminoácidos que da su nombre a la familia y todos contienen cinco subunidades dispuestas alrededor de un poro central (fig. 2-16). Los receptores de nAChR y de serotonina son canales de cationes un tanto inespecíficos que llevan un flujo de entrada mezclado de Na$^+$, K$^+$ y Ca^{2+} hacia la unión con el ligando. La despolarización de la membrana derivada es excitatoria. Los receptores GABA y glicina son los canales de aniones que median los flujos de Cl$^-$. Estos flujos tienden a estabilizar V$_m$ cerca de un potencial de reposo y, por lo tanto, inhiben excitación de la membrana. El nAChR y otros miembros de la familia tienen dos sitios de unión a ligando que deben ser ocupados de forma simultánea antes de que el canal se abra.

2. **Receptores ionotrópicos de glutamato:** los receptores ionotrópicos de glutamato son comunes en el sistema nervioso central, donde tienen una función crítica en el aprendizaje y la memoria. Son estructuras tetraméricas que llevan flujos no selectivos de Na$^+$ y K$^+$ cuando se activan. Hay tres principales grupos diferenciados desde el punto de vista farmacológico (tabla 5-2): receptores **AMPA** (receptor ácido α-amino-3-hydroxi-5-metil-4-isoxazolepropiónico), receptores **kainato** y los receptores **NMDA** (*N* metil-D-aspartato).

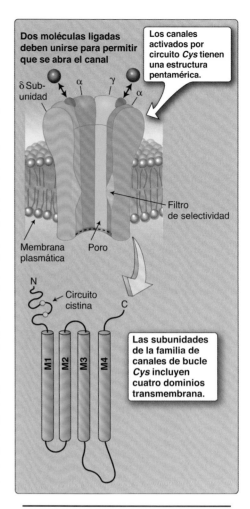

Figura 2-16.
Estructura del canal activado por ligando tipo bucle *Cys*.

Tabla 2-2: Canales dependientes de segundo mensajero

Segundo mensajero	Iones permeables	Funciones seleccionadas	Localizaciones más frecuentes	Notas
Ca^{2+}	K$^+$	Repolarización de la membrana	La mayoría de las células	Tres clases con base en su conductancia; se conocen ocho miembros del grupo
	Cl$^-$	Repolarización de la membrana Secreción de glándula exócrina	La mayoría de las células	No se comprende bien
	Ca^{2+}	Contracción	Retículo sarcoplásmico	
Proteína G	K$^+$	Control de la frecuencia cardiaca	Corazón	Cuatro subunidades ensambladas en complejos heteroméricos
		Repolarización de la membrana	Sistema nervioso	
	Ca^{2+}	Señalización; regulación	Sistema nervioso	
AMPc, GMPc	Na$^+$, K$^+$, Ca^{2+}	Transducción de señales	Sistemas visual y olfatorio	Relacionados en gran medida con los canales activados por voltaje
		Marcapasos	Corazón	
		Absorción de Na$^+$	Riñón	
IP$_3$	Ca^{2+}	Contracción; secreción; transcripción; otros	Retículo endoplásmico de todas las células	Tres genes relacionados; cuatro subunidades ensambladas

Tabla 2-3: Canales sensoriales

TRPC (canónico [TRPC1-7])
Ubicuo

TRPV (vaniloide [TRPV1-6])
Selectivo de Ca^{2+}; transduce estímulos nociceptivos y químicos "picantes" (p. ej., la capsaicina [TRPV1]); osmorreceptores (TRPV4); la reabsorción del Ca^{2+} en los túbulos renales (TRPV5)

TRPM (melastatina [TRPM1-8])
Transduce el sabor (TRPV5), el frío y los químicos "fríos" (p. ej., el mentol [TRPM8]); reabsorbe el Mg^{2+} en los túbulos renales (TRPM6)

TRPP (policistina [TRPP2, 3, 5])
Su mutación es la causa de la enfermedad poliquística renal

TRPML (mucolipina [TRPML1-3])
Las mutaciones en TRPML1 provocan la enfermedad de almacenamiento lisosómico

TRPA (anquirina [TRPA1])
Mecanorreceptor; transduce el dolor asociado con mediadores inflamatorios e irritantes químicos como el aceite de mostaza y el wasabi

3. **Receptores de ATP:** los canales activados por ATP son receptores purinérgicos que son activados por el ATP y llevan el flujo no específico de Na^+, K^+ y Ca^{2+} cuando están abiertos. Se cree que se forman de los canales triméricos *in vivo*. Los receptores de ATP están involucrados, por ejemplo, en la transducción del gusto (*véase* 10·II).

C. Activados por un segundo mensajero

Una tercera clase de canal se abre o cierra en respuesta a cambios en la concentración de un mensajero intracelular (*véase* tabla 2-2). Los canales activados por Ca^{2+} son ubicuos, se abren en el momento en que se incrementan los niveles de Ca^{2+} intracelular, sin importar si la fuente de Ca^{2+} es un depósito intracelular o proviene del LEC a través de un canal de Ca^{2+} activado por voltaje. Otros canales son activados por las proteínas G, nucleótidos cíclicos, IP_3 y varios mensajeros adicionales.

D. Canales sensoriales

Los canales receptores de potencial transitorio (**TRP**, por sus siglas en inglés) forman un grupo grande y diverso de canales que funcionan como sensores celulares de transducción de temperatura, gusto, dolor y estrés mecánico (hinchazón celular y estrés por cizallamiento), por ejemplo. Los canales TRP también son necesarios para la reabsorción de Ca^{2+} y Mg^{2+} del túbulo renal (*véase* 27·III). En la actualidad los TRP son objeto de un intenso estudio y muchos aspectos de su comportamiento *in vivo* todavía no han sido definidos, pero se sabe que son ensamblados tetraméricos similares a los canales activados por voltaje antes descritos. La mayoría de los miembros de la familia es débilmente selectiva de cationes, ya que transporta Na^+, K^+ y Ca^{2+}, con el resultado neto de despolarización de la membrana. La familia TRP contiene seis grupos distintos desde el punto de vista estructural, cuyas funciones se resumen en la tabla 2-3.

Resumen del capítulo

- Todas las células modifican su medio interno iónico mediante bombas de iones (ATPasas), lo que provoca la formación de gradientes de concentración química a través de su membrana de la superficie. Los iones que se difunden hacia estos gradientes de concentración crean **potenciales de difusión**. El **potencial de membrana** representa la suma de los potenciales de difusión para todos los iones permeables (Na^+, K^+, Ca^{2+}, Mg^{2+} y Cl^-).

- El movimiento de iones también están influenciados por los gradientes eléctricos, por lo que su tendencia a cruzar una membrana se rige por su **gradiente electroquímico**. El potencial en el que los gradientes químicos y eléctricos están en un balance preciso (el **potencial de equilibrio**) puede calcularse con la **ecuación de Nernst**.

- La mayoría de las células es impermeable al Na^+ y al Ca^{2+} en reposo, pero la presencia de una conductancia de K^+ en reposo causa un **potencial de reposo** para ubicarse cerca del potencial de equilibrio de K^+. La conductancia de K^+ en reposo hace al potencial de reposo muy susceptible a los cambios en la concentración extracelular de K^+ (**hipopotasiemia** e **hiperpotasiemia**).

- Las células excitables utilizan los cambios en el potencial de membrana (**potenciales de acción [PA]** o espigas) para comunicarse con otras células y activar eventos celulares, como la contracción muscular y la secreción. Los potenciales de acción se efectúan mediante la apertura y el cierre secuencial de los **canales iónicos**. La apertura de los **canales de Na^+ activados por voltaje** facilita la **corriente de internalización del Na^+** para provocar la **despolarización de la membrana**. La **repolarización** de la membrana es realizada (en parte) por un flujo **de K^+ hacia el exterior** a través de los canales de K^+ dependientes de voltaje.

- Los potenciales de acción inician de modo local en el sitio de estimulación y luego se **propagan** de una forma autosostenible y **regenerativa** por toda la longitud de una célula.

- La mayoría de las células emite diferentes clases de canales iónicos en la superficie de su membrana, que pueden distinguirse a partir de su modo de activación (*gating*), su **selectividad iónica**, la **activación** e **inactivación cinéticas**, la **conductancia** y su farmacología.

- Los canales de Na^+, K^+, Ca^{2+} y Cl^- dependientes de voltaje son activados por cambios en el potencial de membrana. Los **canales activados por ligandos** son estimulados por neurotransmisores, incluidos acetilcolina, ácido gamma-aminobutírico (GABA) y glutamato. Los **canales activados por segundo mensajero** son sensibles a la concentración intracelular de Ca^{2+}, las proteínas G, los nucleótidos cídicos y al IP_3. Los **TRP** son sensores celulares que median las respuestas a los productos químicos, las temperaturas frías y calientes, así como al estrés mecánico.

Ósmosis y líquidos corporales

3

I. GENERALIDADES

El agua representa entre 50 y 60% del peso del cuerpo humano promedio, lo que depende de la composición corporal, el sexo y la edad del individuo. La proporción de agua en las células es incluso mayor (~80%), como se muestra en la figura 3.1; el resto está compuesto en gran parte por proteínas. El agua es el solvente universal, pues facilita las interacciones moleculares, las reacciones bioquímicas y proporciona un medio que soporta el movimiento molecular entre diferentes compartimentos celulares y subcelulares. La bioquímica de la vida es muy sensible a la concentración del soluto que, a su vez, está determinada por la cantidad de agua contenida dentro de una célula. Así pues, el **sistema nervioso autónomo (SNA)** sigue de cerca los cambios en **el agua corporal total (ACT)** y ajusta las vías de entrada y de salida (beber y la formación de orina, de manera respectiva) para mantener el equilibrio del agua (*véase* 28·II). Aunque el ACT está regulada de manera estrecha, el agua se mueve con libertad a través de las membranas celulares y entre los diferentes compartimentos de los líquidos corporales. La pérdida de agua celular aumenta la concentración de solutos intracelulares y, por lo tanto, interfiere con la función normal de las células. El cuerpo no tiene un transportador capaz de redistribuir el agua entre los compartimentos, por lo que la administración del agua a nivel celular y tejidos se regula al manipular las concentraciones de soluto en el líquido intracelular (LIC), el líquido intersticial y el plasma. Este método es efectivo porque el agua regula la concentración de solutos por ósmosis.

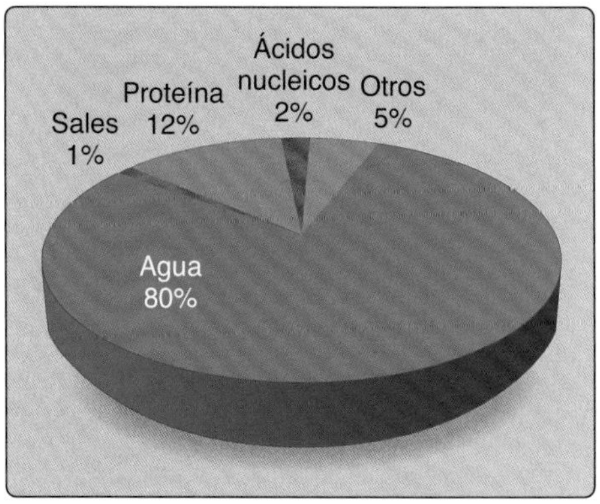

Figura 3-1.
Composición celular.

II. ÓSMOSIS

La ósmosis se describe como el proceso por el cual el agua se mueve de forma pasiva a través de una membrana semipermeable, impulsada por una diferencia en la concentración de agua entre los dos lados de la membrana. El agua pura tiene una molaridad de > 55 mol/L. Aunque las células no contienen agua pura, esta es una sustancia en extremo abundante. La diferencia de concentración necesaria para generar un flujo de agua de importancia fisiológica significativa a través de membranas es muy pequeña, por lo que, en la práctica, es mucho más conveniente analizar ósmosis en términos de la cantidad de *presión* que el agua es capaz de generar a medida que baja su gradiente de concentración. Por lo tanto, un gradiente de concentración química se convierte en un **gradiente de presión osmótica**.

A. Presión osmótica

Los gradientes de presión osmótica se crean cuando las moléculas de soluto desplazan el agua, disminuyendo con ello la concentración de agua.

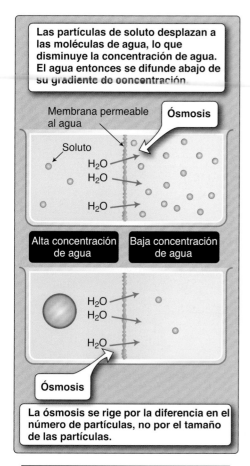

Figura 3-2.
Ósmosis.

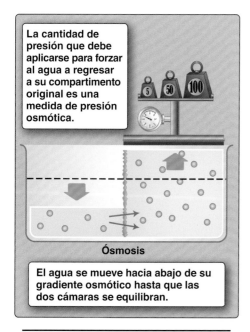

Figura 3-3.
Presión osmótica.

Una peculiaridad aparente del proceso es que la presión está determinada por el número de partículas de soluto y es independiente, en gran medida, del tamaño, la masa, la naturaleza química del soluto o incluso de su valencia eléctrica. Por lo tanto, dos pequeños iones como el Na^+ (23 PM) generan una mayor presión osmótica que un polímero de glucosa compleja, como el peso molecular del almidón (PM > 40 000), como se muestra en la figura 3-2. La presión osmótica de una solución (π; medido en mm Hg) se puede calcular a partir de:

Ecuación 3.1 $\pi = nCRT$

donde n es el número de partículas que un determinado soluto disocia cuando está en la disolución, C es la concentración de soluto (en mmol/L), mientras R y T son las constantes universales de los gases y la temperatura absoluta, de forma respectiva. La presión osmótica puede medirse de manera física como la cantidad de presión necesaria para contar de modo preciso el movimiento del agua entre dos soluciones con diferentes concentraciones de soluto (fig. 3-3).

B. Osmolaridad y osmolalidad

La **osmolaridad** es una medida de la habilidad del soluto para generar presión osmótica, en la cual se considera cuántas partículas de un soluto se disocian cuando este se disuelve en agua. La glucosa no se disocia en solución, por lo que 1 mmol/L de solución de glucosa tiene una osmolaridad de 1 mOsmol. El NaCl se disocia en dos partículas osmóticamente activas en solución (Na^+ y Cl^-) y, por tanto, una solución de 1 mmol/L-NaCl tiene una osmolaridad de ~2 mOsmol. El $MgCl_2$ se disocia en tres partículas ($Mg^{2+} + 2Cl^-$) y, por lo tanto, una solución 1 mmol/L-$MgCl_2$ tiene una osmolaridad de 3 mOsmol.

La **osmolalidad** es una medida casi idéntica a la osmolaridad, pero utiliza la masa del agua en lugar del volumen (es decir, Osmol/kg H_2O). Un litro de agua tiene una masa de 1 kg a 4 °C, pero el volumen de agua aumenta con la temperatura, lo que provoca un ligero descenso de la osmolaridad. Debido a que la masa no varía, Osmol/kg H_2O es la unidad preferida en términos de fisiología humana.

C. Tonicidad

La **tonicidad** mide el efecto de un soluto en el *volumen celular*, la expresión reconoce que los solutos en la membrana permeable hacen que las células se encojan o se hinchen a través de los efectos de la osmolalidad del LIC.

1. **Solutos no permeables:** la sacarosa no puede atravesar la membrana plasmática de la mayoría de las células. Por lo tanto, si una célula se coloca en una solución de sacarosa cuya osmolalidad coincida con la del LIC (300 mOsmol/kg H_2O), el volumen celular se mantendrá sin cambios debido a que la solución es **isotónica** (fig. 3-4, arriba). Los cambios de volumen sólo se producen cuando existe un gradiente osmótico a través de la membrana plasmática que obliga al agua a entrar o a salir de la célula. Una solución de sacarosa de 100 mOsmol/kg–H_2O es **hipotónica**, en comparación con el LIC. Las moléculas de agua migran a través de la membrana desde el líquido extracelular (LEC) al LIC, al seguir el gradiente osmótico, por lo tanto, la célula se hinchará (*véase* fig. 3-4, parte media). Por el contrario, una solución de sacarosa de 500 mOsmol/kg–H_2O es **hipertónica**: el agua sale de la célula por ósmosis, lo que provoca que la célula se encoja (*véase* fig. 3-4, abajo).

> Nótese que el LIC suele tener una osmolalidad de 290 mOsmol/kg H_2O *in vivo*. El valor de 300 mOsmol/kg H_2O utilizado en este y los siguientes ejemplos es sólo para fines de ilustración.

2. **Solutos permeables:** la urea es una molécula orgánica pequeña (60 PM) que, a diferencia de la sacarosa, penetra con facilidad en las membranas de la mayoría de las células por medio de transportadores de urea (TU) ubicuos. Así, aunque 300 mOsmol/kg H_2O de urea y 300 mOsmol/kg H_2O de sacarosa tienen osmolalidades idénticas (es decir, son **isosmóticas**), *no* son isotónicas. Cuando una célula se coloca en una solución de urea de 300 mOsmol/kg H_2O, la urea atraviesa la membrana a través del TU y así aumenta la osmolalidad del LIC. Después, el agua sigue a la urea por ósmosis y la célula se hincha. Por lo tanto, una solución de urea de 300 mOsmol/kg H_2O se considera **hipotónica**.

3. **Soluciones mixtas:** una solución que contiene 300 mOsmol/kg H_2O de urea *más* 300 mOsmol/kg H_2O de sacarosa tiene una osmolaridad de 600-mOsmol/kg H_2O y es, entonces, **hiperosmótica**, en comparación con el LIC. Sin embargo, también es funcionalmente isotónica porque la urea atraviesa con rapidez la membrana hasta que las concentraciones intracelular y extracelular de la célula se equilibran a 150-mOsmol/kg H_2O. Con la solución de osmolalidad a ambos lados de la membrana que ahora tiene un valor de 450-mOsmol/kg H_2O, la fuerza impulsora para la ósmosis es de cero y el volumen celular permanece sin cambios.

4. **Coeficiente de reflexión:** al calcular el potencial osmótico de la solución que baña a una célula es necesario añadir un coeficiente de reflexión (σ) a la ecuación 3.1.

$$\pi = \sigma nCRT$$

El coeficiente de reflexión mide la facilidad con la que un soluto puede atravesar la membrana plasmática. Para solutos muy permeables, como la urea, σ aproxima a 0. El coeficiente de reflexión para los solutos no permeables (como las proteínas de la sacarosa y del plasma) se aproximan a 1.0.

D. Movilidad del agua entre los líquidos intracelular y extracelular

La membrana plasmática del núcleo lipídico es hidrófobo, pero el agua entra y sale de la célula con relativa facilidad. Algunas moléculas de agua se deslizan entre las membranas de las moléculas de fosfolípidos adyacentes, mientras que otras son arrastradas con los solutos por los canales iónicos y transportadores. La mayoría de las células también expresa las **acuaporinas** (**AQP**) en su superficie de membrana, grandes proteínas tetraméricas que forman canales específicos de agua a través de la bicapa lipídica. Las AQP, a diferencia de la mayoría de los canales iónicos, están siempre abiertas y son permeables al agua (*véase* 1·V·A).

E. Regulación del volumen celular

La composición del LEC del soluto se mantiene dentro de límites bastante estrechos debido a las rutas implicadas en la homeostasis del ACT (*véase* 28·II), pero la osmolalidad del LIC cambia de modo constante debido a las variantes de los niveles de actividad. Por ejemplo, cuando el metabolismo celular aumenta se absorben los nutrientes, los productos metabólicos

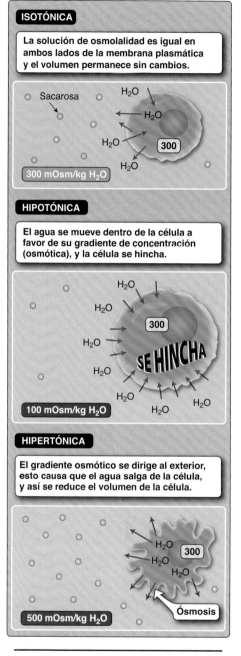

Figura 3-4.
Tonicidad. Todos los valores de osmolalidad están en mOsmol/kg H_2O.

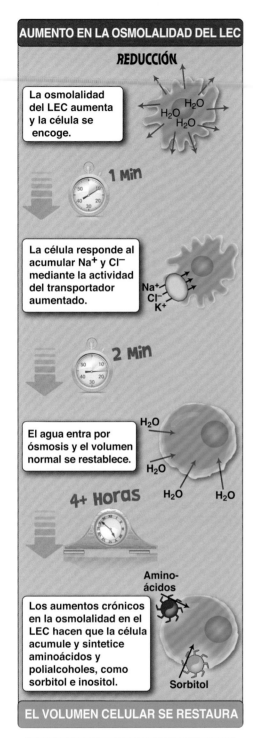

AUMENTO EN LA OSMOLALIDAD DEL LEC

REDUCCIÓN

La osmolalidad del LEC aumenta y la célula se encoge.

1 Min

La célula responde al acumular Na^+ y Cl^- mediante la actividad del transportador aumentado.

Na^+
Cl^-
K^+

2 Min

El agua entra por ósmosis y el volumen normal se restablece.

H_2O
H_2O

4+ Horas

H_2O H_2O

Aminoácidos

Los aumentos crónicos en la osmolalidad en el LEC hacen que la célula acumule y sintetice aminoácidos y polialcoholes, como sorbitol e inositol.

Sorbitol

EL VOLUMEN CELULAR SE RESTAURA

Figura 3-5.
Aumento del volumen regulatorio.

de desecho se acumulan y el agua se desplaza al interior de la célula por ósmosis, lo que hace que esta se hinche. Las células límite entre el medio interno y el externo (p. ej., células epiteliales intestinales y renales) también están sujetas a cambios agudos en la osmolalidad extracelular, lo que causa frecuentes transformaciones en el volumen celular. Los mecanismos por los cuales las células perciben y modifican su volumen aún no están bien definidos, pero ellos responden a la contracción y a la expansión osmótica mediante un **aumento del volumen regulatorio (AVR)** o una **disminución del volumen regulatorio (DVR)**, de forma respectiva.

1. **Aumento del volumen regulatorio:** cuando aumenta la osmolalidad del LEC, el agua sale de la célula por ósmosis y esta se encoge. La célula responde con un AVR, que, a corto plazo, implica acumulación de Na^+ y Cl^- a través del aumento de Na^+-H^+ como intercambiador y Na^+-K^+-$2Cl^-$ con actividad de cotransportador (fig. 3-5). La absorción de Na^+ y Cl^- aumenta la osmolalidad del LIC y restablece el volumen celular mediante ósmosis. A largo plazo, las células pueden acumular pequeñas moléculas orgánicas, como betaína (un aminoácido), sorbitol e inositol (dos polialcoholes) para mantener la alta osmolalidad del LIC y retener volumen.

2. **Disminución del volumen regulatorio:** la inflamación celular inicia una DVR, que consiste ante todo en el eflujo de K^+ y Cl^- por medio de los canales K^+ y los canales Cl^- de la inflamación activa. La siguiente disminución de la osmolalidad del LIC provoca la pérdida de agua por ósmosis y el volumen celular se normaliza. Las células también pueden liberar aminoácidos (sobre todo glutamato, glutamina y taurina) como una manera de reducir su volumen y su osmolalidad.

III. COMPARTIMENTOS DE LOS LÍQUIDOS CORPORALES

Un varón de 70 kg contiene 42 L de agua, o alrededor de 60% de su peso corporal. Las mujeres suelen tener menos músculo y más tejido adiposo en su proporción de masa corporal total que los varones. Debido a que la grasa contiene menos agua que los músculos, su contenido total de agua es menor (55%). Por lo general, el ACT disminuye con la edad en ambos sexos debido a la pérdida de masa muscular (**sarcopenia**) asociada con el envejecimiento.

A. Distribución

Dos tercios del ACT están contenidos dentro de las células (LIC = ~28 L de los 42 L citados antes). El resto (14 L) se distribuye entre el intersticio y el plasma sanguíneo (fig. 3-6).

1. **Plasma:** el sistema cardiovascular comprende el corazón y una extensa red de vasos sanguíneos que en conjunto posee ~5 L de sangre, un fluido compuesto de células y de plasma rico en proteínas. Alrededor de 1.5 L del volumen de sangre total está comprendido por el volumen neto de las células sanguíneas y está incluido en el valor dado antes para el LIC. El plasma considera 3.5 L de volumen del LEC.

2. **Intersticio:** los restantes 10.5 L de agua se encuentran fuera del sistema vascular y ocupan los espacios entre las células (el **intersticio**). El líquido intersticial y el plasma tienen composiciones de soluto muy similares, porque el agua y otras moléculas pequeñas se mueven con libertad entre los dos compartimentos. La principal diferencia entre el plasma y el líquido intersticial es que el primero contiene grandes cantidades de proteínas, mientras que el líquido intersticial es un tanto libre de proteína.

Aplicación clínica 3-1: hiponatremia y síndrome de desmielinización osmótica

La hiponatremia se define como una concentración sérica de Na+ de 135 mmol/L o menos. Por lo general, los pacientes que desarrollan hiponatremia tienen una capacidad limitada para excretar agua, a menudo debido a una incapacidad para suprimir la secreción de la hormona antidiurética (ADH). Con una adecuada supresión de la ADH, la hiponatremia se observa acompañada de insuficiencia renal avanzada y una baja ingesta de sodio. Por lo regular, los riñones pueden excretar 10 a 15 L de orina diluida por día y mantener normales los niveles de electrolitos séricos, pero mayores flujos pueden exceder su capacidad de reabsorción de soluto y, de esta manera, producir hiponatremia. Debido a que el Na+ es el principal determinante de la osmolalidad del LEC, la hiponatremia genera un cambio osmótico a través de la membrana plasmática de todas las células y hace que estas se inflamen. Los pacientes con hiponatremia pueden desarrollar síntomas neurológicos graves (es decir, letargo, convulsiones, coma), que por lo general sólo se producen con hiponatremia grave y aguda (concentración sérica de sodio < 120 mmol/L). La forma más rápida de normalizar esta condición es al utilizar o administrar solución salina hipertónica, la cual es necesaria en este escenario clínico. La hiponatremia que se desarrolla con lentitud y de manera crónica (el caso más común) da tiempo al paciente para

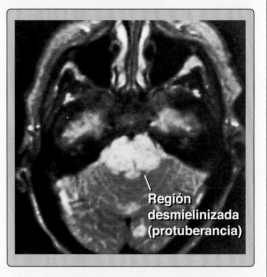

Desmielinización osmótica en la región de la protuberancia del cerebro.

que la disminución en el volumen regulatorio y los síntomas graves se retrasen hasta que los niveles séricos de Na+ disminuyan aún más. Cuando la hiponatremia se ha desarrollado de forma lenta y el paciente no presenta síntomas neurológicos, la estabilización de los niveles de sodio por suero también debe llevarse a cabo poco a poco para evitar una complicación del tratamiento que se conoce como **síndrome de desmielinización osmótica (SDO)**. El SDO se produce cuando un aumento demasiado rápido de la concentración de Na+ del LEC crea un gradiente osmótico que extrae agua de las neuronas antes de que tengan la oportunidad de adaptarse, lo que provoca contracción celular y desmielinización (la mielina es una capa de la membrana rica en lípidos que aísla de forma eléctrica a los axones al aumentar su velocidad de conducción, *véase* 5·V·A). El SDO puede manifestarse como confusión, cambios de comportamiento, tetraplejia, dificultad para hablar o para tragar (disartria y disfagia, de manera respectiva) o coma. Debido a que estos importantes síntomas pueden no ser reversibles, la tasa máxima de corrección en pacientes estables con hiponatremia crónica no debe exceder ~10 mmol/L en las primeras 24 h.

Una cantidad variable de líquido se mantiene detrás de las barreras celulares que lo separan del plasma y del líquido intersticial (**líquido transcelular**). Esto incluye al líquido cefalorraquídeo, al líquido dentro del ojo (humor acuoso), a las articulaciones (líquido sinovial), a la vejiga (orina) y al intestino. El promedio del volumen del fluido transcelular está entre 1 y 2 L y no se considera en los cálculos del ACT.

B. Restricción del movimiento del agua

El agua se mueve de forma libre y rápida a través de las membranas y paredes capilares, lo que crea la posibilidad de un compartimento de líquido (p. ej., el LIC) hipohidratado o hiperhidratado en relación con otros compartimentos, en detrimento de la función corporal (fig. 3-7). Por lo tanto, el cuerpo pone en marcha los mecanismos que controlan de modo independiente el contenido de agua y que limitan su movimiento neto entre el LIC, el LEC y el plasma.

1. **Líquido intracelular:** el promedio típico de la osmolalidad del LIC es de ~275 a 295 mOsmol/kg H_2O, debido ante todo al K+ y sus aniones asociados (Cl-, fosfatos y proteínas). La rica composición del LIC en

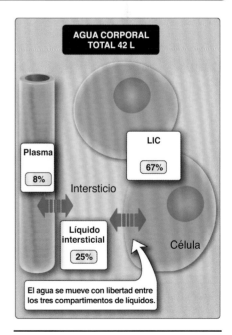

Figura 3-6.
Distribución del agua corporal total.

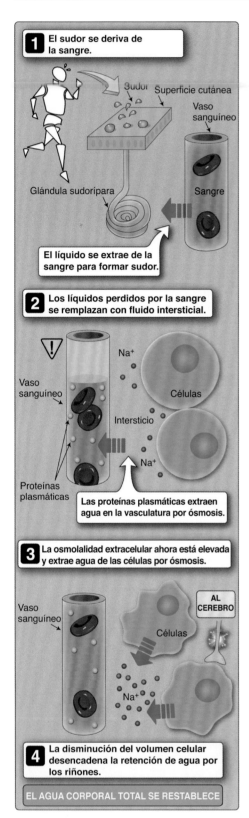

1 El sudor se deriva de la sangre.

Sudor Superficie cutánea

Vaso sanguíneo

Glándula sudorípara

Sangre

El líquido se extrae de la sangre para formar sudor.

2 Los líquidos perdidos por la sangre se remplazan con fluido intersticial.

Na⁺

Vaso sanguíneo

Células

Intersticio

Na⁺

Proteínas plasmáticas

Las proteínas plasmáticas extraen agua en la vasculatura por ósmosis.

3 La osmolalidad extracelular ahora está elevada y extrae agua de las células por ósmosis.

Vaso sanguíneo

AL CEREBRO

Células

Na⁺

4 La disminución del volumen celular desencadena la retención de agua por los riñones.

EL AGUA CORPORAL TOTAL SE RESTABLECE

Figura 3-7.
Movimiento entre los compartimentos de líquidos durante la deshidratación.

K^+ se debe a la membrana plasmática de Na^+-K^+ ATPasa, que concentra K^+ dentro del LIC y expulsa Na^+. La pérdida neta de agua o la acumulación desde el intersticio se previene con AVR y DVR, de forma respectiva, como se discutió antes.

2. **Líquido extracelular:** el plasma y el líquido intersticial también tienen una osmolalidad de ~275 a 295 mOsmol/kg H_2O, pero sus principales solutos son Na^+ y sus aniones asociados (Cl^- y HCO_3^-). El contenido de agua del LEC está controlado de forma estrecha por osmorreceptores céntricos que actúan a través de la hormona antidiurética (ADH). Cuando el valor del ACT disminuye como resultado de la sudoración excesiva, por ejemplo (*véase* fig. 3-7, panel 1), la osmolalidad del LEC se eleva debido a que sus solutos se han concentrado. El aumento en la osmolalidad extrae agua del LIC por ósmosis (*véase* fig. 3-7, panel 2) y desencadena un AVR en todas las células, pero no antes de que los osmorreceptores centrales hayan iniciado la liberación de ADH por la hipófisis posterior, como se muestra en la figura 3-7, panel 3 (*véase también* 28·II·B). La ADH estimula la sed y aumenta el flujo de AQP por el epitelio del túbulo renal, lo que permite una mayor recuperación de agua por la orina. Como resultado, el ACT y la osmolalidad del LEC regresan a la normalidad (*véase* fig. 3-7, panel 4). Cuando el valor del ACT se eleva demasiado, la expresión de AQP es suprimida y el exceso de agua se expulsa del cuerpo.

3. **Plasma:** el plasma tiene menor volumen, pero también es el más importante de los tres compartimentos internos de líquidos. El corazón depende por completo del volumen de sangre para generar la presión y el flujo a través de los vasos sanguíneos (*véase* 17·IV). El volumen plasmático debe conservarse incluso si el volumen del LEC se reduce, por ejemplo, debido a la sudoración prolongada o a la reducida ingestión de agua. El cuerpo no puede regular el volumen de plasma de forma directa porque los vasos sanguíneos más pequeños (capilares y vénulas) son inherentemente permeables y, por lo tanto, el plasma y el líquido intersticial (los dos componentes del LEC) están siempre en equilibrio entre sí. La solución para mantener el volumen adecuado de plasma se encuentra en las proteínas plasmáticas, como la albúmina, que se sintetizan en el hígado y quedan atrapadas en el sistema vascular gracias a su gran tamaño. Así, estas ejercen un potencial osmótico (**presión coloidosmótica del plasma**) que drena el fluido desde el intersticio, sin importar los cambios en la osmolalidad del LEC o en la reducción de volumen del LEC, como se muestra en la figura 3-7, panel 2 (*véase también* 18·VII·A).

IV. pH DEL FLUIDO CORPORAL

El H^+ es un catión inorgánico común, similar en muchos aspectos al Na^+ y al K^+. Es atraído y unido a los aniones y despolariza a las células cuando atraviesa la membrana plasmática. El H^+ merece una consideración y una manipulación celular especiales debido a que su pequeño tamaño atómico le permite formar fuertes enlaces con las proteínas. Estas interacciones alteran la distribución interna de las cargas de una proteína, debilitan las interacciones entre las cadenas polipeptídicas adyacentes y provocan cambios conformacionales que pueden inhibir, por ejemplo, la función enzimática o la unión hormonal (fig. 3-8). Altas concentraciones de H^+ desnaturalizan las proteínas y causan la degradación celular. Por lo tanto, el pH del líquido en el que las células se bañan debe estar controlado de manera estrecha en todo momento.

Aplicación clínica 3-2: electrolitos

El LEC es rico en Na^+, pero también contiene otros solutos cargados, o **electrolitos**, que comprenden en su mayoría iones inorgánicos comunes (K^+, Ca^{2+}, Mg^{2+}, Cl^-, fosfatos y HCO_3^-). Todas las células están bañadas en LEC. Debido a que los cambios en las concentraciones de cualquiera de estos electrolitos pueden traer efectos significativos sobre la función celular, los niveles séricos se mantienen dentro de un intervalo bastante estrecho, modulados ante todo a través de la función renal (*véase* cap. 28). Por lo general, los análisis de sangre incluyen una serie de electrolitos en suero que mide Na^+, K^+ y Cl^- (tabla 3-1). Los niveles de suero de Na^+ se miden, en parte, para evaluar la función renal, pero también porque Na^+ en un determinante primario de la osmolalidad del LEC y el agua corporal total. El K^+ se mide porque una función cardiaca normal depende de los niveles séricos estables de K^+.

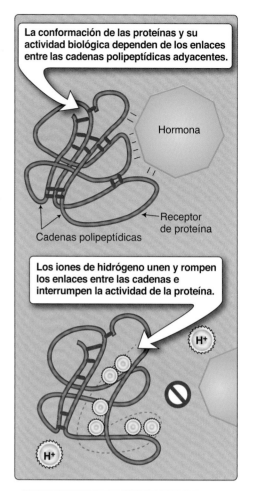

La conformación de las proteínas y su actividad biológica dependen de los enlaces entre las cadenas polipeptídicas adyacentes.

Hormona

Receptor de proteína

Cadenas polipeptídicas

Los iones de hidrógeno unen y rompen los enlaces entre las cadenas e interrumpen la actividad de la proteína.

H^+

H^+

Figura 3-8.
Desnaturalización de proteínas por ácido.

A. Ácidos

La sangre tiene un pH de 7.4 y rara vez varía en más de 0.05 unidades de pH. Esto corresponde con un intervalo de concentración de H^+ de 35 a 45 nmol/L, lo cual es impresionante, ya que el metabolismo de carbohidratos, grasas y proteínas vierte $\sim$22 mol de ácido en la vasculatura cada día. El ácido producido por el metabolismo viene en dos formas: **volátil** y **no volátil** (fig. 3-9).

1. **Volátil:** la gran mayoría de la producción diaria de ácido viene en forma de ácido carbónico (H_2CO_3), que se crea cuando el CO_2 se disuelve en agua. El CO_2 se genera a partir de los carbohidratos (como la glucosa) durante la respiración aeróbica ($C_6H_{12}O_6 + 6O_2 \rightarrow 6CO_2 + 6H_2O$). El ácido carbónico se conoce como un ácido volátil porque se convierte de nuevo en CO_2 y agua en los pulmones y después se libera a la atmósfera (*véase* fig. 3-9).

2. **No volátil:** el metabolismo también genera cantidades más pequeñas ($\sim$70 a 100 mmol/día) de **ácidos no volátiles** o **fijos** que no pueden eliminarse a través de los pulmones. Los ácidos no volátiles incluyen a los ácidos sulfúrico, nítrico y fosfórico, que se forman durante el catabolismo de los aminoácidos (p. ej., cisteína y metionina) y los compuestos de fosfato. Los ácidos no volátiles se excretan por la orina (véase fig. 3-9).

3. **Rango:** la vida sólo puede existir dentro de un rango de pH un tanto estrecho (un rango de pH entre 6.8-7.8 corresponde a una concentración de H^+ de 16-160 nmol/L), por lo que la excreción oportuna de H^+ es crítica para la supervivencia. Una disminución en el pH del plasma por debajo de 7.35 se denomina **acidemia**. La **alcalemia** es un aumento en el pH plasmático por encima de 7.45. La **acidosis** y la **alcalosis** son términos más generales que se refieren a los procesos que dan lugar a la acidemia y a la alcalemia, de manera respectiva.

B. Sistemas amortiguadores

Las células producen ácido de forma continua. Sus estructuras intracelulares están protegidas de los efectos nocivos de este ácido mediante sistemas de taponamiento, que inmovilizan de manera temporal el H^+ y limitan sus efectos destructivos hasta que puedan desecharse. El cuerpo contiene

Tabla 3-1. Electrolitos séricos

Electrolito	Rango de referencia (mmol/L)
Na^+	136–145
K^+	3.5–5.0
Ca^{2+}	2.1–2.8
Mg^{2+}	0.75–1.00
Cl^-	95–105
HCO_3^-	22–28
Fósforo (inorgánico)	1.0–1.5

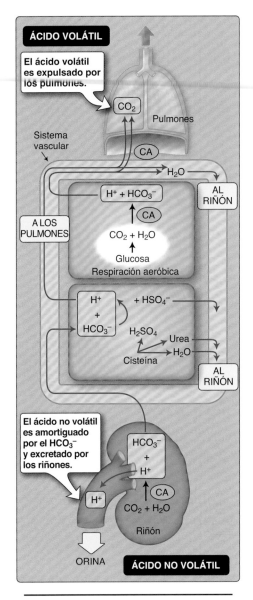

ÁCIDO VOLÁTIL

El ácido volátil es expulsado por los pulmones.

CO_2 — Pulmones

Sistema vascular

CA

H_2O

$H^+ + HCO_3^-$ — AL RIÑÓN

CA

A LOS PULMONES

$CO_2 + H_2O$

Glucosa

Respiración aeróbica

H^+ + $+ HSO_4^-$ + HCO_3^-

H_2SO_4

Urea

H_2O

Cisteína

AL RIÑÓN

El ácido no volátil es amortiguado por el HCO_3^- y excretado por los riñones.

HCO_3^- + H^+

CA

H^+

$CO_2 + H_2O$

Riñón

ORINA   **ÁCIDO NO VOLÁTIL**

Figura 3-9.
Excreción de los ácidos volátiles y no volátiles. CA = anhidrasa carbónica.

tres sistemas primarios de amortiguamiento: el **sistema de amortiguamiento del bicarbonato**, el **sistema de amortiguamiento de fosfato** y las proteínas.

1. **Bicarbonato:** el HCO_3^- es la defensa principal del cuerpo contra los ácidos. El HCO_3^- es una base que se combina con H^+ para formar ácido carbónico, H_2CO_3:

$$HCO_3^- + H^+ \leftrightarrows H_2CO_3 \leftrightarrows CO_2 + H_2O$$
anhidrasa carbónica

El H_2CO_3 se puede entonces descomponer para formar CO_2 y agua, los cuales son expulsados del cuerpo con facilidad a través de los pulmones y los riñones, de forma respectiva. La conversión espontánea de CO_2 y H_2O ocurre con gran lentitud para el sistema de amortiguamiento de HCO_3^- para ser de cualquier uso práctico, pero la reacción se vuelve en esencia instantánea cuando es catalizada por la anhidrasa carbónica (CA). La CA es una enzima general expresada por todos los tejidos, lo que refleja la gran importancia del sistema de amortiguamiento del HCO_3^-.

> Existen, al menos, 12 isoformas funcionales diferentes de CA, muchas de las cuales se expresan casi en todos los tejidos. La CA-II es una isoforma citosólica que se localiza en todo el cuerpo. La CA-I se expresa en altos niveles en los glóbulos rojos (RBC), mientras que la CA-III se encuentra ante todo en el músculo. La CA-IV es una isoforma unida a la membrana que se expresa en la superficie del epitelio pulmonar y renal, donde facilita la excreción del ácido.

2. **Fosfato:** el sistema de amortiguamiento del fosfato emplea fosfato de hidrógeno como amortiguador del ácido; el producto final es el fosfato de dihidrógeno:

$$H^+ + HPO_4^{2-} \leftrightarrows H_2PO_4^-$$

El HPO_4^{2-} se utiliza para amortiguar el ácido en el túbulo renal durante la excreción urinaria de ácidos no volátiles.

3. **Proteínas:** las proteínas contienen numerosos sitios vinculantes H^+ y, por lo tanto, contribuyen de manera importante a la capacidad neta de amortiguamiento intracelular y extracelular. Uno de los más importantes es la hemoglobina (Hb), una proteína que se encuentra en los eritrocitos, que amortigua el ácido durante el tránsito a los pulmones y riñones.

C. Manejo de ácido

La mayor parte del ácido se genera de modo intracelular en los sitios del metabolismo activo y después se transporta a la vasculatura de los pulmones y riñones para su eliminación. El pH se controla con cuidado mediante los amortiguadores y bombas en todas las etapas de manipulación.

1. **Células:** las estructuras intracelulares están protegidas del ácido producido de manera local por los amortiguadores; las más importantes son las proteínas intracelulares y el HCO_3^-. Las células también contro-

lan de forma activa su pH interno mediante transportadores, aunque las vías implicadas en el control del pH celular no han sido bien definidas.

 a. Ácido: la mayoría de las células expresa un intercambiador Na^+-H^+ para expulsar ácido y también para tomar HCO_3^- del LEC en caso de necesidad, a través del intercambio de Na^+ con Cl^--HCO_3^- (fig. 3-10A).

 b. Base: la mayoría de las células también expresa un intercambiador Cl^--HCO_3^- para expulsar el exceso de base. La alcalosis suprime el cambio de Na^+-H^+ de manera simultánea para ayudar a bajar el pH intracelular (fig. 3-10B).

2. Pulmones: el CO_2 producido por las células durante la respiración aeróbica se difunde de forma rápida a través de la membrana celular y cruza por el intersticio hacia la vasculatura. Los eritrocitos expresan altos niveles de CA-II, lo que facilita la conversión del CO_2 y H_2O a HCO_3^- y H^+ (*véase* 23·III·3). El H+ se une entonces a la Hb en el tránsito a los pulmones. El epitelio pulmonar también contiene altos niveles de CA, lo que facilita la regresión a CO_2 para liberarse a la atmósfera (*véase* fig. 3-9).

3. Riñones: el H^+ que se forma a partir del metabolismo de proteínas (ácidos no volátiles) se bombea por el lumen de los túbulos renales y se excreta en la orina, como se muestra en la figura 3-9 (*véase también* 28·V). Los epitelios urinarios están protegidos durante la excreción por amortiguadores, sobre todo por fosfato y amonio, que el túbulo renal segrega de manera específica para este propósito. Sin embargo, el ácido no volátil se genera en sitios distantes, y las células responsables deben estar protegidas de este ácido hasta que el transporte al riñón pueda realizarse. Por lo tanto, el epitelio renal también expresa altos niveles de CA-IV, lo que genera HCO_3^- y lo libera a la vasculatura para el transporte a los sitios de generación de ácido (*véase* fig. 3-9). El H^+ que se forma durante la síntesis de HCO_3^- se bombea en el lumen tubular y se excreta.

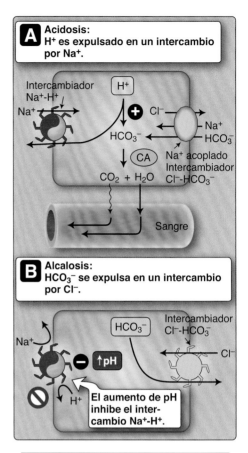

Figura 3-10.
Manejo celular de ácidos y bases.
CA = anhidrasa carbónica.

Resumen del capítulo

- El cuerpo humano está compuesto en gran parte de agua, que se distribuye entre tres compartimentos principales: **LIC**, **líquido intersticial** y **plasma**. Los últimos dos compartimentos juntos comprenden el **LEC**. El movimiento del agua entre estos compartimentos se produce sobre todo por **ósmosis**.

- La ósmosis es impulsada por **gradientes de presión osmótica** que se crean por las diferencias locales en el número de partículas de soluto. El agua se mueve desde las regiones que contienen un bajo número de partículas hacia las regiones con alto número de partículas, lo que genera presión osmótica.

- La **osmolaridad** y la **osmolalidad** miden la capacidad de un soluto para generar presión osmótica, mientras que la **tonicidad** se rige por el efecto de una solución en el volumen celular.

- La mayoría de las células contienen canales (**AQP**) que permiten que el agua se mueva con facilidad entre el LIC y el LEC en respuesta a gradientes de osmolalidad transmembranales. Los aumentos en la osmolalidad del LEC hacen que el agua salga de la célula y, de esta forma, se reduzca su volumen. Las células responden mediante la acumulación de solutos (Na^+, Cl^- y aminoácidos) para tomar agua del LEC por ósmosis (un **aumento del volumen regulatorio**). El volumen de la célula aumenta, lo que provoca una **disminución de volumen regulatorio** e involucra la activación de la abertura del canal de volumen por K^+ y Cl^- y la secreción de pequeños solutos orgánicos (aminoácidos y polialcoholes).

- Los cambios en el volumen regulatorio permiten controlar a las células el contenido de agua intracelular. La función renal se modula para administrar el contenido total de Na^+ corporal que, a su vez, delimita la cantidad de agua que es retenida por el LEC. Las proteínas plasmáticas determinan la cantidad de LEC que es conservado por la vasculatura.

- Todas las células se basan en **sistemas de amortiguamiento** para mantener el pH de LIC y LEC dentro de un rango estrecho. El ácido se produce de forma continua como resultado del metabolismo de los carbohidratos y el catabolismo de los aminoácidos. El metabolismo de los carbohidratos produce CO_2, que se disuelve en agua para formar ácido carbónico (un ácido **volátil**). La separación de aminoácidos genera ácido sulfúrico y ácido fosfórico (ácidos **no volátiles**).

- El **sistema de amortiguamiento del bicarbonato** representa la primera defensa del cuerpo contra el ácido. El sistema de amortiguamiento depende de la propagación de la enzima **anhidrasa carbónica** para facilitar la formación de bicarbonato a partir de CO_2 y agua. Los ácidos volátiles son expulsados en forma de CO_2 de los pulmones, mientras que el ácido no volátil se excreta en la orina por los riñones.

4

Tejido epitelial y conjuntivo

I. GENERALIDADES

El cuerpo humano comprende diversos montajes de células que pueden estar situados en uno de cuatro grupos con base en similitudes estructurales y funcionales. Estos grupos se conocen como **tejidos**: **epitelial**, **nervioso**, **muscular** y **conjuntivo**. Los cuatro tipos de tejido están asociados entre sí y también trabajan en conjunto los unos con los otros. El tejido epitelial comprende láminas de células que proveen barreras entre el medio interno y el medio externo, al igual que la membrana plasmática separa el citosol del líquido extracelular (LEC). La piel (**epidermis**) es el ejemplo más visible (*véase* cap. 15), pero hay muchas otras interfases alineadas con el epitelial (p. ej., pulmones, tubo gastrointestinal [GI], riñones y órganos reproductivos). El tejido nervioso comprende **neuronas** y sus células de apoyo (**glia**), que proporcionan vías de comunicación y coordinación a la función del tejido; este tema se trata con mayor detalle en la Unidad II. El tejido muscular está especializado en la contracción. Hay tres tipos de músculos: **músculo esquelético** (cap. 12), **músculo cardiaco** (cap. 16) y **músculo liso** (cap. 13). El tejido conjuntivo es una mezcla de células, fibras estructurales y **sustancia fundamental**, que conecta y cubre los espacios entre las células adyacentes que le dan resistencia y forma. El hueso es un tejido conjuntivo especializado que está mineralizado para proveer fuerza y para resistir la compresión (*véase* cap. 14). Este capítulo considera la estructura y las diversas funciones del tejido epitelial (tabla 4-1) y del tejido conjuntivo.

TABLA 4-1: Funciones epiteliales

Función	Ejemplos
Protección	Epidermis, boca, esófago, laringe, vagina, canal anal
Excreción	Riñón
Secreción	Intestino, riñón, la mayoría de glándulas
Absorción y reabsorción	Intestino, riñón; vesícula biliar
Lubricación	Intestino, vías respiratorias, aparatos reproductores
Limpieza	Tráquea, canal auditivo
Sensitiva	Epitelios gustativo, olfativo y vestibular; piel
Reproducción	Epitelios germinal, uterino y ovárico

II. EPITELIO

Consta de láminas continuas de células que recubren todas las superficies del cuerpo y crean barreras que separan los ambientes interno y externo. Estas protegen al cuerpo de la invasión de microorganismos y limitan la pérdida de líquido del ambiente interno: "mantienen nuestro interior dentro". El epitelio es mucho más que sólo barreras. La mayoría de los epitelios tiene funciones adicionales, especializadas, secretorias o absorbentes, que incluyen la formación de sudor, la digestión y absorción de alimentos, así como la excreción de desechos.

A. Estructura

Los epitelios simples comprenden una capa única de células adheridas unas con otras por medio de una variedad de **uniones complejas** que proporcionan fuerza mecánica y crean vías de comunicación entre las células adyacentes (fig. 4-1). La **membrana apical** hace interfase con el ambiente externo (o una cavidad corporal interna), mientras que la **membrana basolateral** descansa sobre una **membrana basal** que proporciona apoyo estructural. La membrana basal comprende dos capas fundidas. La **lámina basal** es sintetizada por las células epiteliales que la respaldan y se compone de colágeno y proteínas asociadas. La capa interior (*lamina reticularis* o **lámina reticular**) está formada por tejido conjuntivo subyacente. Los epitelios son avasculares, y dependen de los vasos sanguíneos que están junto a la membrana basal para entregar O_2 y nutrientes mediante difusión, pero están inervados.

B. Tipos

El epitelio se clasifica al tomar como base su morfología, que suele ser un reflejo de su función. Hay tres tipos: **epitelio simple, epitelio estratificado** y **epitelio glandular**.

1. **Simple:** muchos epitelios están especializados en facilitar el intercambio de materiales entre la superficie apical y el sistema vascular. Por ejemplo, el epitelio pulmonar favorece el intercambio de gases entre la atmósfera y la circulación pulmonar (*véase* 21·II·C). El epitelio tubular renal transfiere el líquido o agua entre el lumen del túbulo y la sangre (*véase* 26·II·C), mientras que el epitelio que recubre el intestino delgado transfiere materiales entre el lumen intestinal y la circulación (*véase* 31·II). El intercambio y las funciones de transporte requieren que la barrera que separa los dos compartimentos sea mínima, por lo que todas las estructuras mencionadas forman parte de los epitelios "simples". Los epitelios simples comprenden una sola capa de células y se pueden subdividir en tres grupos, según la forma de la célula epitelial. Los alveolos pulmonares y los vasos sanguíneos están recubiertos con **epitelio escamoso simple**. Las células epiteliales escamosas son en extremo delgadas para maximizar el intercambio por difusión de gases. Muchos segmentos de los túbulos renales y conductos glandulares

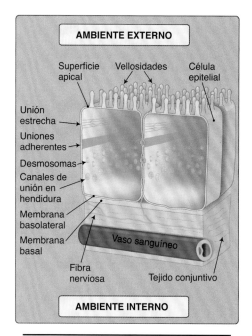

Figura 4-1.
Estructura de la célula epitelial.

Aplicación clínica 4-1: carcinoma de células escamosas

Los carcinomas de células escamosas son una de las formas más comunes de cáncer que surgen de la mayoría de epitelios, incluidos piel, labios, revestimiento oral, esófago, pulmones, próstata, vagina, cuello uterino y vejiga urinaria. El carcinoma cutáneo de células escamosas es un cáncer de la piel frecuente que se suele producir en áreas de la piel expuestas al sol. Se cree que las neoplasias de células escamosas surgen de la división no controlada de las células epiteliales madre en lugar de células epiteliales escamosas. Por lo general, el cáncer de células escamosas permanece localizado y puede tratarse con cirugía de Mohs (cirugía dermatológica especializada en las neoplasias malignas cutáneas), crioterapia o escisión quirúrgica.

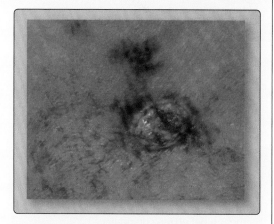

Carcinoma de células escamosas.

Las capas de células de un epitelio estratificado se desgastan y renuevan de forma constante. La estructura en capas protege la membrana basal de la exposición.

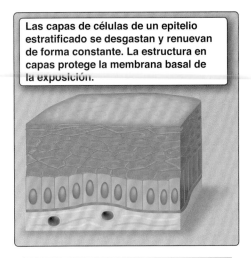

Figura 4-2.
Estructura del epitelio estratificado.

Los epitelios glandulares están especializados en sintetizar y secretar proteínas. Las células ductales suelen añadir un líquido acuoso.

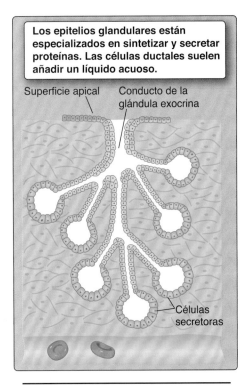

Figura 4-3.
Estructura del epitelio glandular.

están recubiertos con células epiteliales en forma de cubo (**cuboidal simple**). Su forma refleja el hecho de que activan el transporte de materiales y, por lo tanto, deben acomodar las mitocondrias a fin de producir el ATP necesario para apoyar la función primaria del transportador activo. El **epitelio columnar simple** comprende láminas de células que son largas y estrechas para acomodar un gran número de mitocondrias y se encuentran, por ejemplo, en las regiones distales del túbulo renal (*véase* 27·IV·A) y en los intestinos.

2. **Estratificado:** el epitelio que está sujeto a la abrasión mecánica se compone de múltiples capas celulares (fig. 4-2). Las capas están diseñadas para ser sacrificadas con la finalidad de evitar la exposición de la membrana basal y de estructuras más profundas. Las capas interiores de las células epiteliales se renuevan de forma continua y las capas exteriores dañadas se desprenden. Los ejemplos incluyen la piel y el revestimiento de la boca, el esófago y la vagina. La piel sufre la exposición constante a la tensión mecánica asociada con el contacto y la manipulación de los objetos externos, de modo que las capas exteriores están reforzadas con queratina, una proteína estructural resistente (*véase* 15·III·A). El **epitelio transicional** (también conocido como **urotelio**) es un epitelio estratificado especializado que recubre la vejiga urinaria, los uréteres y la uretra (*véase* 25·VI). Un epitelio de transición comprende células que pueden estirarse y cambiar de forma (cuboidal a escamosa) con facilidad, sin rasgarse, para permitir los cambios de volumen dentro de las estructuras que cubren.

3. **Glandular:** el epitelio glandular produce secreciones proteicas especializadas (fig. 4-3). Las glándulas están formadas por columnas o tubos de células epiteliales superficiales que invaden estructuras subyacentes para formar invaginaciones. Las secreciones glandulares entonces son liberadas, ya sea a través de un sistema de conductos o ductal en la superficie epitelial (**glándulas exocrinas**), o a través de la membrana basal en el torrente sanguíneo (**glándulas endocrinas**). Las glándulas endocrinas incluyen las glándulas suprarrenales (que secretan adrenalina), el páncreas endocrino (que secreta insulina y glucagón) y las glándulas reproductoras, que se consideran en la Unidad VIII. Las glándulas sudoríparas, salivales y mamarias son ejemplos de glándulas exocrinas. Estas se clasifican con base en su método de secreción (p. ej., apocrinas contra merocrinas) o producto secretor (p. ej., seroso contra mucoso).

a. **Serosas:** las células serosas crean una secreción acuosa que contiene proteínas, por lo regular enzimas. Las células serosas salivales producen amilasa salival; las células gástricas principales, pepsinógeno (un precursor pepsina); y las células pancreáticas exocrinas serosas, tripsinógeno, quimotripsinógeno, lipasa pancreática y amilasa pancreática.

b. **Mucosas:** las células mucosas secretan **moco**, una secreción resbaladiza rica en glucoproteína (**mucina**) que lubrica la superficie de las membranas mucosas. Muchas glándulas contienen una mezcla de células serosas y mucosas que, en conjunto, crean una capa de barrera epitelial, enriquecida con agentes antibacterianos, como lactoferrina, para ayudar a prevenir la infección (p. ej., las glándulas pancreáticas) o enriquecida con HCO_3^- para neutralizar el ácido (p. ej., el epitelio gástrico).

C. Membrana apical y especializaciones de las superficies

Varios epitelios incluyen modificaciones apicales que amplifican el área de superficie o cumplen funciones motrices o sensoriales, incluidas las **vellosidades**, los **cilios** (**móviles** y **sensoriales**) y los **estereocilios** (fig. 4-4).

1. **Vellosidades:** epitelio especializado en la captación de un gran volumen de líquido o secreción (p. ej., el epitelio que reviste el túbulo renal proximal y el intestino delgado) que se dobla en gran medida para crear proyecciones con forma de dedo (**vellosidades**), que sirven para incrementar la superficie disponible para la difusión y el transporte (*véase* fig. 4-4A). Las células epiteliales que cubren las vellosidades también pueden contener **microvellosidades**, proyecciones de membranas de plasma que aumentan su área de superficie aún más. Las vellosidades y las microvellosidades no son móviles.

2. **Cilios móviles:** los epitelios que recubren las vías respiratorias superiores, los ventrículos cerebrales y las trompas de Falopio están cubiertos de cilios móviles. Los cilios son organelos que contienen un arreglo de 9 + 2 microtúbulos que corren a lo largo de los organelos (fig. 4-5). Dos microtúbulos están ubicados de forma central y nueve dobletes de microtúbulos corren alrededor de la circunferencia ciliar. Los dobletes de microtúbulos adyacentes están asociados con **dineína** (los brazos de dineína se muestran en la fig. 4-5), que es un motor molecular (una ATPasa). Cuando se activa produce dineína, que a su vez hace que los dobletes de microtúbulos adyacentes se deslicen entre sí de forma secuencial alrededor de la circunferencia ciliar, acción que provoca que el cilio se doble o "se venza". El ritmo sincronizado de muchos miles de cilios produce moco (p. ej., en las vías respiratorias, *véase* 21·II·A) o líquido cefalorraquídeo (LCR, *véase* 6·VII·D) en el que están inmersos para moverse sobre la superficie del epitelio (*véase* fig. 4-4B). Los cilios respiratorios propulsan el moco y el polvo atrapado, bacterias y otras partículas inhaladas hacia arriba y lejos de la interfase aire-sangre. En el cerebro, el ritmo ciliar ayuda a circular LCR.

3. **Cilios sensoriales:** las células epiteliales que revisten el túbulo renal brotan en un cilio central único que no es móvil y que se cree controla las tasas de flujo a través del túbulo. El epitelio olfatorio también tiene cilios inmóviles, cuyas membranas son densas en receptores de olor (*véase* 10·III·B).

4. **Estereocilios:** el epitelio sensorial que forma el revestimiento del oído interno expresa **estereocilios** mecanosensoriales, que transducen las ondas sonoras (órgano de Corti; *véase* 9·IV·A) y detectan el movimiento de la cabeza (aparato vestibular; *véase* 9·V·A). Los estereocilios son proyecciones epiteliales inmóviles relacionadas en mayor medida con las vellosidades que con los cilios verdaderos.

D. Membrana basolateral

Las membranas de las dos células epiteliales adyacentes entran en aposición estrecha justo por debajo de la superficie apical para formar **uniones estrechas** (**zona occludens**), como se muestra en la figura 4-1. Las uniones estrechas comprenden bandas continuas estructurales que vinculan las células adyacentes, como latas de bebida en un *six pack*, en donde se mantienen unidas por anillos de plástico (fig. 4-6). Las uniones estrechas sellan de manera eficaz la superficie apical del epitelio y crean una barrera que, en algunos epitelios (p. ej., los segmentos distales de los túbulos renales), es impermeable al agua y los solutos. Las uniones estrechas también dividen la membrana plasmática epitelial en dos regiones

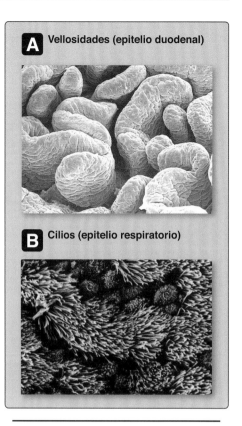

A Vellosidades (epitelio duodenal)

B Cilios (epitelio respiratorio)

Figura 4-4.
Especializaciones de la superficie apical.

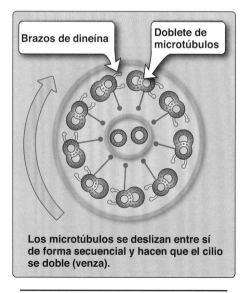

Brazos de dineína

Doblete de microtúbulos

Los microtúbulos se deslizan entre sí de forma secuencial y hacen que el cilio se doble (venza).

Figura 4-5.
Microtúbulos dentro de un cilio móvil.

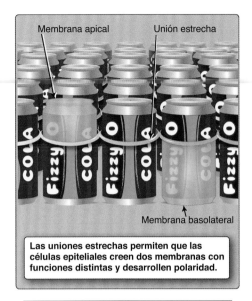

Las uniones estrechas permiten que las células epiteliales creen dos membranas con funciones distintas y desarrollen polaridad.

Figura 4-6.
Modelo para un epitelio.

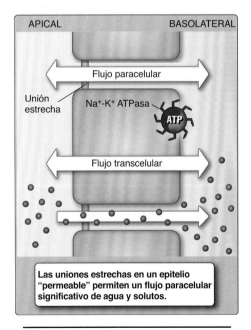

Las uniones estrechas en un epitelio "permeable" permiten un flujo paracelular significativo de agua y solutos.

Figura 4-7.
El flujo a través de un epitelio permeable.

distintas (apical y basal) para evitar el movimiento lateral y la mezcla de proteínas de membrana. La membrana que se encuentra en la parte basal de la unión incluye las membranas lateral y basal, que son contiguas y juntas forman una unidad funcional conocida como **membrana basolateral**. Por lo general, la membrana basolateral contiene un complemento diferente de los canales iónicos y transportadores de la parte apical (p. ej., Na^+-K^+ ATPasa suele estar restringida por la membrana basolateral) y puede plegarse para aumentar la superficie disponible para proteínas transportadoras (p. ej., algunas porciones de la nefrona). La membrana basolateral se enfrenta a la vasculatura a través de un espacio intersticial.

E. Uniones estrechas

Las uniones estrechas contienen numerosas proteínas diferentes; dos de las principales son la **ocludina** y la **claudina**. Las uniones estrechas sirven para varias funciones importantes: forman "vallas" moleculares que determinan la "permeabilidad" de las uniones estrechas, y regulan el flujo de agua y solutos a través de los epitelios.

1. **Vallas:** las uniones estrechas previenen la mezcla de las proteínas de las membranas apical y basolateral (ejercen la función de valla) y, por lo tanto, permiten a las células epiteliales desarrollar **polaridad funcional** (fig. 4-7). La membrana apical se especializa en mover el material entre el ambiente externo y el interior de la célula, mientras que la membrana basolateral mueve el material entre el interior de la célula y el torrente sanguíneo (ver la siguiente discusión).

2. **Permeabilidad:** las celdas adyacentes dentro de un epitelio están separadas por un estrecho espacio que crea una vía física para el flujo de líquido transepitelial (la **vía paracelular**). Las uniones estrechas actúan como puertas que limitan el movimiento del líquido paracelular y, de este modo, definen la permeabilidad epitelial.

   a. **Epitelio permeable:** las uniones estrechas en un **epitelio "poroso"** (p. ej., el epitelio del túbulo proximal renal; *véase* 26·II) son muy permeables y permiten a los solutos y al agua pasar con relativa facilidad (*véase* fig. 4-7). La permeabilidad impide que un epitelio sea capaz de crear fuertes gradientes de concentración de soluto entre las superficies externa e interna, pero los epitelios permeables pueden facilitar cambios significativos en el volumen de los líquidos a través de la ruta paracelular.

   b. **Epitelio estrecho:** las uniones estrechas en un **epitelio "impermeable o estrecho"** impiden de forma eficaz el flujo paracelular de agua y solutos, lo que permite al epitelio ser bastante selectivo en lo que absorbe o secreta (p. ej., los segmentos de la nefrona distal; *véase* 27·IV), como se muestra en la figura 4-8. La permeabilidad de un epitelio se define por su resistencia eléctrica. Debido a que las uniones estrechas en los epitelios impermeables restringen el paso de iones, estos tienen una alta resistencia al flujo de corriente ($>$ 50 000 Ohm), mientras que los epitelios permeables tienen baja resistencia ($<$ 10 Ohm).

F. Uniones de comunicación

Las uniones de comunicación representan el sitio de los canales de unión de comunicación que permiten la comunicación rápida y directa entre las células adyacentes. Se les encuentra en muchas áreas (incluidos los tejidos muscular y nervioso), pero son tan abundantes en algunos epitelios (p. ej., epitelio intestinal) que están concentradas en densos conjuntos cristalinos, cada uno de los cuales contiene miles de canales individuales.

Aplicación clínica 4-2: la hipomagnesiemia familiar con hipercalciuria y nefrocalcinosis

La hipomagnesiemia familiar con hipercalciuria y nefrocalcinosis (HMFHN) es un raro transtorno autosómico recesivo caracterizado por la incapacidad para reabsorber Mg^{2+} del túbulo renal. Como consecuencia, los niveles plasmáticos de Mg^{2+} disminuyen (hipomagnesiemia). La mutación también deteriora la reabsorción de Ca^{2+}, lo que aumenta las tasas de excreción urinaria (hipercalciuria) y la probabilidad de formación de cálculos renales (nefrocalcinosis). Los cálculos renales se forman cuando concentraciones urinarias de Ca^{2+} y Mg^{2+} son tan altas que sus sales se precipitan en forma de cristales, que a su vez se agregan y alojan en el túbulo renal (cálculos intrarrenales), los ureteros (cálculos ureteros) o la vejiga. La HMFHN es causada por mutaciones de genes para la claudina-16 (el genoma humano contiene 24 genes claudina). La claudina-16 forma una vía divalente catiónica específica (**paracelina-1**) para la reabsorción de Mg^{2+} y Ca^{2+} de la rama gruesa ascendente del asa de Henle. Las

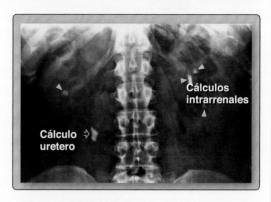

Cálculos intrarrenales.

mutaciones en la claudina-19 pueden producir de manera similar la pérdida renal de Mg^{2+}. Las personas afectadas suelen requerir suplementos de magnesio y, con frecuencia, se utiliza la litiotripsia mecánica para sacar del cuerpo los fragmentos de piedras en los riñones.

Los canales de las uniones de comunicación forman conjuntos hexaméricos de proteínas de unión de comunicación, o conexinas (Cxs), como se muestra en la figura 4-9.

1. **Conexinas:** Las Cxs son proteínas transmembrana que contienen cuatro dominios que abarcan la membrana. Seis subunidades Cx están ensambladas alrededor de un poro central para formar un **hemicanal de conexones**. Un canal de unión de comunicación se forma cuando los hemicanales de dos células adyacentes se contactan de extremo a extremo, se alinean y forman una asociación estrecha. Las uniones de comunicación tienen una función de adhesion intercelular importante, además de su papel en la comunicación intercelular. El genoma humano incluye 21 isoformas genéticas Cx que codifican canales con distintas propiedades de regulación, selectividad y mecanismos reguladores (*véase* aplicación clínica 4-3).

2. **Regulación:** los canales de las uniones de comunicación están regulados mediante múltiples factores, que incluyen la diferencia de potencial a través de la unión, los cambios de potencial de la membrana (V_m), el Ca^{2+}, los cambios de pH y la fosforilación. En reposo, cuando el potencial transunión es 0 mV, los canales de las uniones de comunicación suelen estar abiertos.

3. **Permeabilidad:** el poro del canal de las uniones de comunicación tiene la suficiente amplitud para permitir el paso de iones, agua, metabolitos, segundos mensajeros e incluso pequeñas proteínas de hasta alrededor de 1 000 MW. Las uniones de comunicación permiten a todas las células dentro de un epitelio comunicarse entre sí, tanto de forma eléctrica como química.

G. Otras estructuras de unión

Dos estructuras adicionales proporcionan soporte a la capa epitelial: las **uniones adherentes** y los **desmosomas** (fig. 4-10).

1. **Uniones adherentes:** todas las células de la capa epitelial están sujetas entre sí por bandas de complejos proteínicos que yacen justo debajo de la unión compacta conocida como uniones adherentes (**zónula**

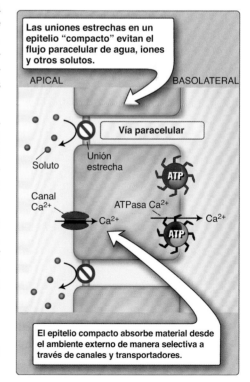

Las uniones estrechas en un epitelio "compacto" evitan el flujo paracelular de agua, iones y otros solutos.

APICAL — BASOLATERAL

Vía paracelular

Soluto

Unión estrecha

ATP

Canal Ca^{2+}

Ca^{2+}

ATPasa Ca^{2+}

Ca^{2+}

ATP

El epitelio compacto absorbe material desde el ambiente externo de manera selectiva a través de canales y transportadores.

Figura 4-8.
Epitelio compacto.

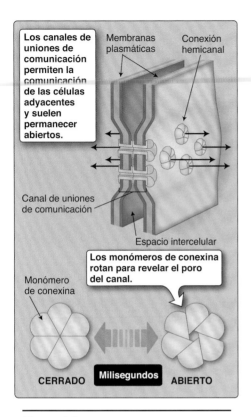

Figura 4-9.
Canales de uniones de comunicación.

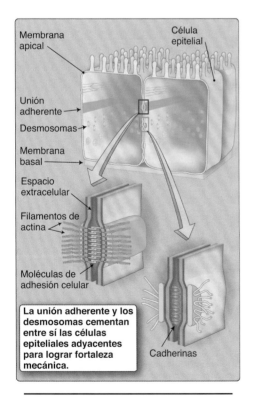

Figura 4-10.
Unión adherente y estructuras desmosómicas.

Aplicación clínica 4-3: mutaciones genéticas de conexina

La amplia distribución de las conexinas (Cxs) y su sorprendente tasa de remplazo (p. ej., la Cx principal en el músculo cardiaco tiene una vida media de 2 h o menos) significa que varias enfermedades hereditarias están asociadas con mutaciones genéticas de Cx. Las mutaciones pueden afectar el tráfico de Cx, su capacidad para formar un canal funcional de unión de comunicación, la conductancia de un canal y las propiedades de activación de canales.

Neuropatías: Cx32 se expresa en las células de Schwann, donde permite la comunicación entre los pliegues de mielina con gran compactación (*véase* 5·V). La mutación genética de Cx32 está asociada con una variante ligada a X de la enfermedad de Charcot-Marie-Tooth (neuropatía periférica). Los pacientes se presentan con atrofia muscular distal que produce debilidad en las manos y los pies, deformidades podales y deficiencias sensoriales menores. Cx47 se expresa en los oligodendrocitos, que mielinizan las neuronas centrales. Las mutaciones genéticas de Cx47 se relacionan con la enfermedad tipo Pelizaeus-Merzbacher, un raro trastorno del sistema nervioso central causado por déficits de mielina. Los pacientes presentan nistagmo, trastornos del habla, espasticidad y anormalidades de la marcha.

Cataratas: el cristalino del ojo es un disco flexible compuesto por fibras cristalinas transparentes encerradas dentro del epitelio y la cápsula (*véase* 8·II·D). El epitelio expresa Cx43, mientras que tanto el epitelio como las fibras expresan Cx50. Las mutaciones en los genes de cualquier Cx derivan en cataratas opacas, lo que sugiere que las uniones de comunicación ayudan a mantener la transparencia del cristalino.

Sordera: Cx26 y Cx30 están implicadas en el reciclaje de K^+ dentro de la cóclea (*véase* 9·IV·C). Las mutaciones en los genes de cualquier Cx causa deficiencias auditivas o sordera profunda.

Trastornos cutáneos: Cx26, Cx30 y Cx31 se expresan en la piel y se asocian con varios trastornos cutáneos, que a menudo se acompañan de pérdida auditiva. Estas afecciones suelen afectar la diferenciación de queratinocitos y produce áreas de piel córnea gruesa.

Fibrilación auricular: las aurículas cardiacas expresan Cx40 y Cx43. La mutación genética de Cx40 se ha relacionado con una forma hereditaria de fibrilación auricular.

Anomalías del desarrollo ectodérmico: Cx43 es la Cx con mayor expresión. Las mutaciones en el gen Cx43 se asocian con displasia oculodentodigital, una alteración del desarrollo rara, pero sorprendente. Los individuos afectados tienen una nariz larga y delgada; ojos y dientes pequeños, y dedos fusionados (sindactilia).

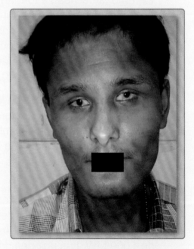

Displasia oculodentodigital.

adherente; *véase* fig. 4-10). Los complejos se encuentran a horcajadas sobre dos células adyacentes y luego se unen al citoesqueleto celular.

2. **Desmosomas:** las células adyacentes dentro de un epitelio también están adheridas de forma estrecha por los **desmosomas** (**mácula adherente**), como se muestra en la figura 4-10. Los desmosomas son especializaciones pequeñas, redondeadas, de la membrana, que fun-

Aplicación clínica 4-4: pénfigo foliáceo

El pénfigo foliáceo es un trastorno autoinmunitario raro que se manifiesta por ampollas en la piel, costrosas y descamativas, en la cara y el cuero cabelludo principalmente, aunque en etapas posteriores se pueden presentar en el torso y la espalda. Los individuos afectados expresan anticuerpos contra la desmogleína 1, una proteína integral de la membrana que forma parte del complejo desmosómico. Los síntomas se desencadenan con frecuencia por el uso de fármacos (p. ej., penicilina) y los provoca la degradación de la desmogleína 1 al ser atacada por el sistema inmunitario. Las células epiteliales adyacentes de la piel se desprenden unas de otras, lo que genera la formación de las ampollas. Las ampollas con el tiempo se esfacelan y dejan úlceras. El tratamiento incluye terapia inmunosupresora.

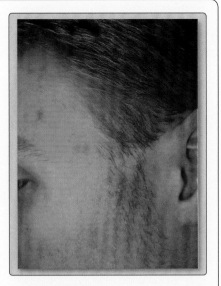

Pénfigo foliáceo.

cionan de manera semejante a los puntos de soldadura que mantienen unidas las piezas metálicas del chasís de un automóvil. Los complejos de proteína unen la membrana al citoesqueleto en la cara intracelular, mientras que las proteínas de adhesión (**cadherinas**) conectan los espacios entre las células y funden las dos superficies en una. Los desmosomas son en particular importantes para mantener la integridad de los epitelios cuando se someten a esfuerzo mecánico (p. ej., el epitelio de transición de la vejiga urinaria).

III. EL MOVIMIENTO A TRAVÉS DE LOS EPITELIOS

El flujo transepitelial de agua y solutos (transporte vectorial) es impulsado por las mismas fuerzas físicas discutidas antes en relación con el flujo a través de las membranas (es decir, la difusión y el transporte mediado por portadores; *véase* 1·IV). La diferencia principal consiste en la disponibilidad de una ruta paracelular para el transporte transepitelial.

A. Transporte transcelular

Los epitelios de transporte (p. ej., el epitelio intestinal) están especializados para desplazar grandes volúmenes de agua y solutos entre el exterior del cuerpo (p. ej., el tubo digestivo o el túbulo renal) y la vasculatura a través del intersticio. Los **epitelios secretores** transfieren el agua y los solutos al exterior del cuerpo, mientras que los **epitelios de absorción** captan el agua y los solutos desde el exterior para transferirlos a la vasculatura. El ejemplo que sigue considera los pasos implicados en la absorción de glucosa a través del intestino delgado como un ejemplo, pero los epitelios secretores y de absorción utilizan los mismos principios básicos de transporte sin importar su ubicación dentro del cuerpo. El primer paso comprende establecer un gradiente de concentración de Na⁺ a través de la membrana superficial (fig. 4-11). Los pasos siguientes corresponden a los mismos de la figura.

1. **Paso 1. Crear un gradiente de sodio:** el transporte transepitelial implica trabajo, la energía requerida la proporciona el ATP. El ATP se utiliza para activar el transporte activo primario que, en casi todos los casos, implica a la ubicua Na⁺-K⁺ ATPasa que se localiza en la mem-

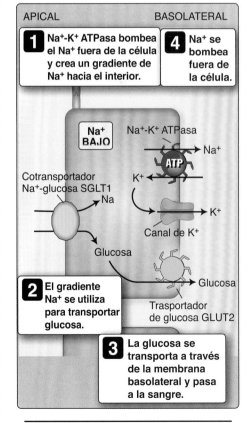

Figura 4-11.
Principios del transporte epitelial.

brana basolateral. La Na⁺-K⁺ ATPasa capta el K⁺ y expulsa al Na⁺, lo que crea un gradiente de concentración de Na⁺ dirigido hacia el interior y un gradiente de concentración de K⁺ dirigido hacia el exterior.

2. **Paso 2. Captación de glucosa:** la concentración de glucosa en el lumen intestinal suele ser más baja que la del líquido intracelular (LIC), lo que significa que el azúcar debe transportarse "cuesta arriba" contra un gradiente de concentración. La captación obtiene la energía del gradiente de concentración de Na⁺ hacia el interior de la célula mediante SGLT1 (transporte activo secundario).

3. **Paso 3. Absorción de glucosa:** el cotransporte de Na⁺-glucosa eleva la concentración intracelular de glucosa y crea un gradiente de concentración con dirección hacia afuera, que favorece el movimiento de la glucosa desde la célula hacia el intersticio. La glucosa se difunde en toda la célula y sale a través de un transportador GLUT2 en la membrana basolateral. Más adelante, la glucosa se difunde a través del intersticio, ingresa a un capilar y es arrastrada por la corriente sanguínea.

4. **Paso 4. Eliminación de sodio:** el Na⁺ que atravesó la membrana apical durante el transporte de la glucosa es eliminado de la célula por la Na⁺-K⁺ ATPasa basolateral.

5. **Paso 5. Eliminación de potasio:** aunque no se muestra en la figura 4-11, el intercambio Na⁺-K⁺ durante el Paso 4 eleva las concentraciones de K⁺ intracelular, pero el gradiente que favorece el flujo de salida de K⁺ ya es muy fuerte y el K⁺ excedente sale de la célula en forma pasiva a través de los canales de K⁺. Los canales de K⁺ suelen estar presentes en la membrana basolateral, aunque es posible que también se localicen de modo apical.

B. Movimiento del agua

El agua no puede transportarse de forma activa a través del epitelio, pero una máxima muy probada y cierta de la fisiología del transporte observa que **"el agua sigue a los solutos"** (por ósmosis). Los pasos mencionados en la sección IV·A provocaron la translocación del Na⁺ y la glucosa desde el lumen intestinal hasta el intersticio, hecho que creó un gradiente osmótico transepitelial utilizado entonces en la absorción de agua. Existen dos posibles rutas para la absorción de agua: la transcelular y la paracelular (fig. 4-12).

1. **Flujo transcelular:** el movimiento de agua transcelular ocurre sólo si se provee al agua con un paso libre a través de la célula epitelial. En la práctica, esto requiere que los canales de agua (acuaporinas [AQP]) estén presentes tanto en las membranas apicales como en las basolaterales. Lo común es que los epitelios de transporte expresen altas concentraciones de AQP, que a su vez soportan grandes volúmenes de captura de agua transcelular (o secreción). El epitelio que recubre los túbulos colectores renales regula de manera activa su permeabilidad al agua al modular los niveles de expresión apical AQP (*véase* 27·V·C). Cuando es necesario reabsorber agua desde el lumen del túbulo, se recluta a las AQP hacia la membrana apical desde las reservas localizadas de manera intracelular en vesículas. Cuando el cuerpo contiene más agua de la que se requiere para la homeostasis se eliminan las AQP de la membrana apical y el epitelio se torna impermeable al agua. Aunque las AQP son la ruta principal del movimiento transcelular del agua, la mayoría de los canales y transportadores iónicos permite a algunas moléculas de agua seguir con un ion permeable o un soluto orgánico.

2. **Flujo paracelular:** el flujo de agua paracelular se dirige también por gradientes de presión osmótica creados por el transporte de solutos.

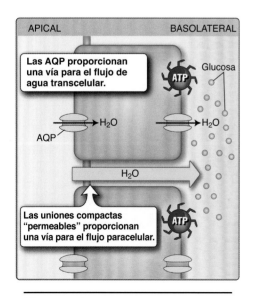

Figura 4-12.
Movimiento de agua transepitelial.

Aplicación clínica 4-5: terapia de rehidratación oral

El epitelio intestinal es capaz de transportar grandes volúmenes de líquidos acuosos. En una persona sana, casi todos los ~10 L de líquidos secretados por el epitelio intestinal durante el proceso digestivo se reabsorben más tarde, de modo que se pierden < 200 mL/d del cuerpo en el excremento (*véase* 31·III·B). La bacteria *Vibrio cholerae* secreta una toxina que aumenta la permeabilidad del epitelio intestinal al Cl^- y eleva la osmolalidad del lumen intestinal.[1] En consecuencia, copiosas cantidades de líquido son extraídas mediante ósmosis en todo el epitelio. Casi todo el líquido secretado se pierde en el ambiente exterior, ya sea como resultado de vómito o por evacuaciones líquidas frecuentes. Por lo regular, la muerte ocurre como resultado de hiponatremia, hipovolemia y la pérdida de presión arterial. Es posible tratar el cólera y evitar la muerte con tan solo la terapia de rehidratación oral (TRO). La TRO aprovecha el hecho de que tanto el Na^+ como la glucosa se absorben con rapidez en el epitelio intestinal (vía SGLT1), lo que crea un gradiente osmótico dirigido hacia adentro y conduce la reabsorción de agua. Los remedios caseros tradicionales incluyen administrar a los pacientes una solución que contiene 6 cucharaditas de azúcar y ½ cucharadita de sal (NaCl) por litro de agua. La ventaja de la TRO es que es muy efectiva, fácil de administrar y económica, lo que es un particular beneficio para la salud pública en los países en vías de desarrollo en donde el cólera es endémico y los recursos suelen ser limitados.

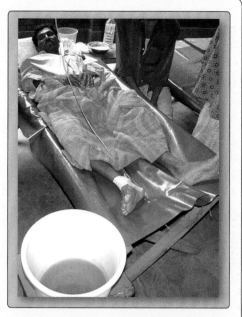

Los pacientes de cólera excretan grandes volúmenes de evacuaciones líquidas.

La disponibilidad de la vía paracelular se determina por las fugas de la unión compacta.

C. Arrastre de solventes

El epitelio intestinal secreta y absorbe ~10 L de agua por día, mientras que el túbulo renal reabsorbe casi la misma cantidad cada hora. Estas funciones secretoras y de absorción generan altas tasas de flujo de agua, tanto de forma transcelular como paracelular. Los flujos de agua derivados acarrean con ellos iones y otros solutos pequeños, de modo similar a un río de corriente rápida que arrastra arena y otras partículas finas. Este fenómeno se conoce como **arrastre de solventes** y contribuye de manera significativa al movimiento transepitelial de solutos (p. ej., reabsorción de K^+ en el túbulo renal; *véase* 26·VIII). El resultado neto de todo este flujo de agua y solutos es que el líquido secretado o absorbido suele tener una composición que es isoosmótica en relación con la fuente (**flujo isoosmótico**).

D. Efectos del voltaje transepitelial

Las células epiteliales se localizan en la interfase entre dos compartimentos que en ocasiones tienen composiciones químicas muy distintas. La membrana basolateral se encuentra frente el interior del cuerpo y está bañada por LEC, cuya composición química esá bien controlada. La membrana apical está bañada en líquido externo, cuya composición es variable e indeterminada. Las diferencias de carga entre ambos líquidos crean una diferencia de voltaje transepitelial que influye en el transporte (fig. 4-13).

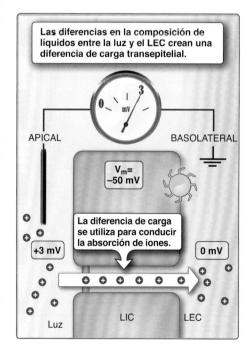

Las diferencias en la composición de líquidos entre la luz y el LEC crean una diferencia de carga transepitelial.

APICAL BASOLATERAL

$V_m = -50\ mV$

+3 mV

La diferencia de carga se utiliza para conducir la absorción de iones.

0 mV

Luz LIC LEC

Figura 4-13.
Diferencia de voltaje transepitelial.
V_m = potencial de membrana.

*[1]Para más información sobre la patogenia y el tratamiento del cólera, *véase LIR Microbiología*, 3a. ed., pp. 122-123.

Estas diferencias de voltaje pueden ascender a < 3 mV, pero pueden afectar el movimiento iónico de manera significativa.

1. **Transporte:** el segmento distal del túbulo proximal renal, por ejemplo, está cargado de modo positivo (~ 3 mV) con respecto al LEC. A pesar de que la diferencia en voltaje es pequeña, proporciona una fuerza motriz que conduce cantidades significativas de Na^+ fuera del túbulo y en dirección al intersticio (*véase* 26·X·B).

2. **Efectos locales en el potencial de membrana:** las células epiteliales, como todas las células del cuerpo, establecen un V_m en toda su membrana superficial, con la carga negativa hacia el interior. El V_m se mide en relación con el LEC y es uniforme en toda la célula. Sin embargo, el hecho de que la superficie apical esté bañada en un medio de composición iónica distinta en ocasiones crea diferencias locales en el V_m. Por lo tanto, si el V_m es -50 mV y el lumen tubular es $+3$ mV con respecto al LEC, el potencial en la membrana apical será -53 mV en relación con el lumen.

IV. TEJIDO CONJUNTIVO

El tejido conjuntivo es la clase de tejido más abundante que se encuentra en todas las áreas del cuerpo. Existen distintos tipos de tejido conjuntivo, pero todos siguen el mismo principio de organización (fig. 4-14). Los tejidos conjuntivos están compuestos de células especializadas, proteínas estructurales y una sustancia matriz permeable a líquidos.

A. Tipos

Existen tres tipos principales de tejido conjuntivo: el **embrionario** (no se ahonda más aquí), el **tejido conjuntivo especializado** y el **tejido conjuntivo propiamente dicho**.

1. **Especializado:** el tejido conjuntivo especializado abarca el cartílago, el hueso (*véase* cap. 14), el tejido hematopoyético y la sangre (*véase* cap. 23), el tejido linfático y el tejido adiposo. El cartílago es un tejido conjuntivo flexible que acojina a los huesos en los lugares de articulación y da forma a la nariz y las orejas, por ejemplo. El tejido linfático abarca un sistema de vasos que drenan líquido desde el espacio extracelular (*véase* 18·VII·C). El tejido adiposo se compone en gran medida de adipocitos, cuya función primaria es almacenar energía en forma de triacilgliceroles. La grasa es mala conductora del calor, así que se dispone en capas debajo de la piel (grasa subcutánea) para ayudar en el aislamiento térmico del cuerpo. Los depósitos de tejido adiposo también pueden relacionarse con los órganos internos (grasa visceral) y en la médula ósea amarilla.

2. **Propiamente dicho:** el tejido conjuntivo propiamente dicho forma la **matriz extracelular (MEC)** que ocupa el espacio intersticial. Se subdivide en **tejido conjuntivo laxo**, una forma muy plegable que ocupa el espacio entre la mayoría de las células; el **tejido conjuntivo denso** (tendones, ligamentos, fascias fibrosas y cápsulas que rodean a músculos y órganos) y el **tejido conjuntivo reticular**, que conforma el armazón sobre el cual se construyen los vasos sanguíneos, los músculos y el hígado, por ejemplo.

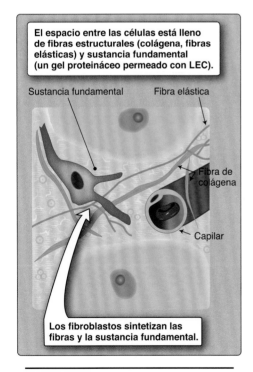

El espacio entre las células está lleno de fibras estructurales (colágena, fibras elásticas) y sustancia fundamental (un gel proteináceo permeado con LEC).

Sustancia fundamental   Fibra elástica

Fibra de colágena

Capilar

Los fibroblastos sintetizan las fibras y la sustancia fundamental.

Figura 4-14.
Tejido conjuntivo.

B. Matriz extracelular

La MEC es una mezcla de células (fibroblastos), proteínas estructurales (colágena y fibras elásticas), sustancia fundamental o matriz y LEC. La MEC da forma y fuerza a los tejidos y proporciona vías para la difusión química y la migración de las células del sistema inmunitario (p. ej., los macrófagos).

1. **Fibroblastos:** los fibroblastos son células móviles que de forma continua sintetizan y secretan precursores de proteínas estructurales y sustancia fundamental. Son esenciales para el mantenimiento de la MEC y para la cicatrización de heridas.

2. **Proteínas estructurales:** la MEC está llena con una matriz estructural interconectada, constituida por fibras elásticas y colágena.

   a. **Colágena:** la colágena es una proteína dura y fibrosa que posee una gran resistencia a la tracción y la fuerza de cizallamiento. El cuerpo contiene 28 clases distintas de colágena, pero predominan cuatro de ellas (los tipos I, II, III y IV). La colágena tipo I es abundante en la piel y las paredes vasculares, y se une en haces para formar ligamentos, tendones y huesos. El tipo IV se organiza en redes tipo malla que conforman la lámina basal de los epitelios, por ejemplo. Las moléculas de colágena están compuestas de tres cadenas de polipéptidos tejidas a una triple hélice, que se enlazan para formar una retícula para aumentar la resistencia al estiramiento[1] (fig. 4-15).

   b. **Fibras elásticas:** las fibras elásticas se componen de microfibrillas de elastina y glucoproteína (p. ej., **fibrilina** y **fibulina**). Las fibras elásticas se estiran como ligas de goma, para después retomar su forma original cuando se les permite relajarse. Las fibras elásticas se encuentran en las paredes de arterias y venas, lo que les permite el estiramiento cuando aumentan las presiones intraluminales. Las fibras elásticas también facultan a los pulmones expandirse durante la inspiración, así como a reducir el estrés de los dientes durante la masticación (fibras periodontales). Los fibroblastos sintetizan las fibras elásticas, los cuales primero construyen un soporte estructural hecho de fibrilina para después depositar sobre este los monómeros de tropoelastina. Cuatro monómeros adyacentes de elastina se entrecruzan para conformar una red irregular que constituye la molécula madura de elastina (fig. 4-16).

3. **Sustancia fundamental:** la sustancia fundamental es una mezcla de varias proteínas (sobre todo proteoglucanos) y LEC que crean un gel amorfo que llena los espacios entre las células y las fibras estructurales. El alto contenido de agua en el gel facilita la difusión química entre las células y la vasculatura, aunque al mismo tiempo las fibras estructurales impiden el movimiento de patógenos invasores. Los proteoglucanos están formados por la adición de numerosas molécu-

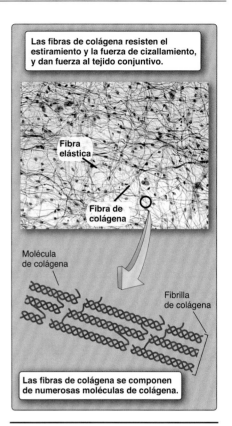

Figura 4-15.
Estructura de la colágena.

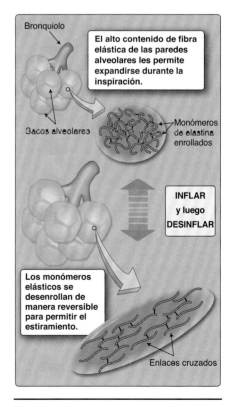

Figura 4-16.
Propiedades de la elastina.

*1Para más información sobre la síntesis y el ensamblaje de la colágena *véase LIR Bioquímica*, 7.ª ed., p. 67.

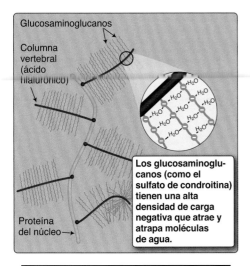

Figura 4-17.
Estructura de los proteoglucanos.

las de glucosaminoglucanos (GAG) a una proteína central, con una estructura final que se asemeja a un cepillo para limpiar botellas o un limpiapipas (fig. 4-17). Los GAG poseen una fuerte densidad de carga negativa, lo que les permite atraer y atrapar de manera laxa a moléculas de agua dentro del gel. El intersticio contiene > 10 L de LEC en una persona promedio, lo que representa un volumen amortiguador importante que ayuda a minimizar el impacto de los cambios del agua corporal total en las funciones celulares y cardiovasculares (*véanse* 3·III y 18·VIII·C).

Sexo biológico y envejecimiento 4-1: cambios en la matriz extracelular

El envejecimiento fisiológico está acompañado por profundos cambios en la estructura y composición de la matriz extracelular (MEC). En resumen, la elastina se remplaza de modo gradual por colágena, lo que reduce la elasticidad de la MEC y provoca un endurecimiento que afecta de forma adversa el funcionamiento de todos los tejidos. El corazón, la vasculatura y los pulmones resienten con mayor intensidad las consecuencias (*véanse* Sexo biológico y envejecimiento 17-1, 18-1 y 21-1). Tres procesos interrelacionados vinculados con la edad crean un círculo vicioso de retroalimentación que hace la rigidez inevitable: fragmentación de la elastina, deposición de colágeno y reticulación.

La elastina se forma durante el desarrollo fetal y luego estos mismos monómeros se llevan de por vida. La elastina es una proteína bastante estable, pero las fibras de elastina están sujetas a numerosos factores estresantes, como el desgaste mecánico (p. ej., la elastina cardiovascular se estira > 30 billones de veces durante su vida útil), la calcificación, la glucosilación y la proteólisis que la fragmentan en monómeros de tropoelastina y péptidos derivados de elastina (PDE). La elastina no se reemplaza, por lo que es inevitable que los tejidos pierden elasticidad junto con su contenido de elastina. Peor aún, los fragmentos de elastina tienen actividad biológica. Tanto los monómeros de tropoelastina como los PDE se unen a los receptores de elastina, cuya activación inicia la remodelación de la MEC, recluta fibroblastos y provoca inflamación. La unión al receptor de elastina también activa las metaloproteinasas de la matriz y otras elastasas que generan aún más fragmentos de elastina.

La elastina perdida es remplazada por **colágena**, una proteína diseñada para la resistencia a la tracción más que para la elasticidad. La deposición mineral de calcio en la sustancia fundamental contribuye a la pérdida de elasticidad, con el efecto neto de que la rigidez de la MEC aumente más de mil veces en el transcurso de una vida útil normal.

La exposición crónica de elastina y colágena a la glucosa causa la formación de **enlaces cruzados intermoleculares (productos finales de glucosilación avanzada** [PGA]). Los PGA se acumulan de manera gradual, y las moléculas de larga vida, como la elastina, son en particular susceptibles. La reticulación de elastina hace a la proteína frágil y propensa a la fragmentación. Los enlaces cruzados de colágena aumentan la rigidez molecular y evitan que esta se degrade, lo que potencia aún más el incremento asociado con la edad en la proporción de colágeno-elastina.

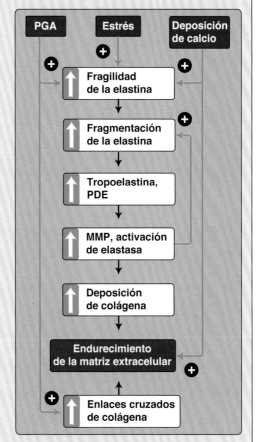

MMP = matriz de metaloproteinasa; PDE = péptidos derivados de elastina; PGA = productos finales de glucosilación avanzada.

Resumen del capítulo

- El cuerpo humano está compuesto de cuatro tipos de tejidos: **tejido epitelial, tejido nervioso, tejido muscular** y **tejido conjuntivo.** El tejido epitelial comprende capas de células compactadas que revisten todas las superficies externas e internas del cuerpo (p. ej., piel y revestimiento pulmonar y gastrointestinal). Los epitelios forman **barreras** que protegen al cuerpo de la invasión por microbios, pero muchos también tienen funciones de transporte especializadas.

- Los epitelios se clasifican de modo morfológico. Los **epitelios simples** están compuestos de una sola capa de células (p. ej., epitelio pulmonar). Los **epitelios estratificados** (p. ej., la piel) comprenden múltiples capas que se descaman y renuevan. Los **epitelios glandulares** (glándulas endocrinas y exocrinas) están especializados para la secreción.

- Los epitelios están **polarizados** con **superficies apical** y **basal** con funciones distintas. La superficie apical se encuentra frente al ambiente externo, el lumen del túbulo hueco o una cavidad corporal. La superficie apical en ocasiones está especializada para incluir **vellosidades, cilios y estereocilios** que amplifican el área de superficie, impulsan capas de moco o sirven un papel sensitivo, de forma respectiva.

- La **membrana basolateral** se comunica con el interior del cuerpo a través del **intersticio** y la vasculatura. Descansa sobre una **membrana basal** que ancla el epitelio al tejido conjuntivo subyacente.

- La polarización de los epitelios es posible debido a las **uniones estrechas,** las cuales son bandas estructurales que rodean a todas las células en un epitelio cerca de su superficie apical. Las uniones forman sellos herméticos con una función de barrera importante. Las uniones también segregan proteínas apicales de la membrana basolateral, con lo que permiten la especialización de la función de la membrana.

- La permeabilidad de las uniones estrechas está regulada por **claudinas,** las cuales determinan qué tanta agua y solutos cruzan el epitelio a través de los espacios entre células adyacentes (**flujo paracelular**). Las uniones bloquean de manera efectiva el paso de toda agua y los solutos a través de un **epitelio "compacto".** En contraste, el **epitelio "permeable"** secreta y absorbe cantidades significativas de líquido.

- Las **uniones de comunicación** son canales hexaméricos que comprenden monómeros de **conexina,** las cuales conectan las células adyacentes y permiten que todas las células en un epitelio se comuniquen de manera química y eléctrica. Las **uniones de adherencia** y los **desmosomas** son estructuras de unión que proporcionan fuerza a un epitelio y ayudan a evitar que este se desgarre cuando se somete a un esfuerzo mecánico.

- Muchos epitelios tienen **funciones secretoras y de absorción**. El transporte transepitelial suele ocurrir por vías **transcelular y paracelular,** y ambas rutas están reguladas. Las fuerzas impulsoras electromecánicas y osmóticas para el movimiento de solutos y iones están establecidas por transportadores primarios y secundarios (p. ej., la Na^+-K^+ ATPasa y el transporte acoplado al Na^+).

- El **tejido conjuntivo** comprende células; **fibras estructurales**; y una **sustancia fundamental** o matriz amorfa y permeable a líquidos. Los **tejidos conjuntivos especializados** incluyen el cartílago, hueso y tejido adiposo. El **tejido conjuntivo propiamente dicho** forma la **matriz extracelular (MEC)**.

- La MEC llena el espacio entre todas las células, proporciona fuerza mecánica y soporte, así como un medio laxo semejante a un gel que facilita la difusión química y la migración celular.

- Los **fibroblastos** sintetizan y mantienen la MEC. Las proteínas estructurales de la MEC incluyen **fibras de colágena** para fuerza y **fibras elásticas** para permitir el estiramiento. Las fibras elásticas están compuestas, sobre todo, de **elastina**. La sustancia fundamental es una matriz de proteínas que contiene grandes cantidades de **proteoglucanos**. Estos tienen una alta densidad de cargas negativas, lo que les permite atraer y movilizar ~10 L de **líquido extracelular** en una persona promedio.

Preguntas de estudio

Elija la MEJOR respuesta.

I.1 Un líquido que está compuesto de 120 mmol/L K^+, 12 mmol/L Na^+ y 15 mmol/L Cl^-, pero casi no contiene Ca^{2+} (< 1 μmolL), ¿a cuál compartimiento de líquido corporal se aproximará más?

    A. Transcelular

    B. Plasmático

    C. Intersticial

    D. Intracelular

    E. Extracelular

Mejor respuesta = D. El LIC se reconoce por su concentración alta relativa de K^+, causada por la Na^+-K^+ ATPasa que se encuentra en la membrana de casi todas las células (*véase* 1·II). El LEC tiene un K^+ más bajo y una concentración de Na^+, Cl^- y Ca^{2+} mayor en comparación con el LIC y se subdivide en plasma (líquido dentro del espacio vascular) y líquido intersticial (líquido fuera del espacio vascular; *véase* 3·III·A). Debido a que la barrera entre estos dos compartimientos de LEC no impide el movimiento iónico, su composición iónica es similar. La composición del líquido transcelular (que incluye el líquido cefalorraquídeo, el líquido sinovial y la orina) varía según la ubicación y, por lo tanto, no es la mejor elección.

I.2 Los indicadores de tinte son herramientas fisiológicas importantes que se utilizan para calcular volúmenes o concentraciones desconocidos dentro del cuerpo. Si un tinte es permeable a la membrana, ¿cuál de los siguientes cambios es más probable que aumente la tasa de difusión del tinte?

    A. Reducir la concentración de tinte

    B. Incrementar la superficie de área de la membrana

    C. Incrementar el grosor de la membrana

    D. Reducir la temperatura del líquido

    E. Disminuir el coeficiente de partición del tinte.

Mejor respuesta = B. Incrementar la superficie de membrana incrementa la oportunidad de que el tinte atraviese la membrana, lo que a su vez aumenta la velocidad de difusión (*véase* 1·IV·B). Toma más tiempo a las moléculas difundirse a través de las membranas gruesas que de las delgadas, y reducir la temperatura del líquido incrementa su viscosidad, lo que también disminuye la velocidad de difusión. Los gradientes de concentración proporcionan el impulso para la difusión, de manera que reducir la concentración del tinte aplana el gradiente y disminuye la velocidad de difusión. El coeficiente de partición es una medida de solubilidad de los tintes lípidos. Las moléculas con alta solubilidad en lípidos se difunden a través de las membranas más rápido que las moléculas de solubilidad deficiente, así que disminuir el coeficiente de partición reducirá la tasa de difusión.

I.3 Un hombre de 66 años de edad recibe tratamiento con el diurético de asa furosemida (inhibidor del cotransporte de Na^+-K-$2Cl^-$) para reducir síntomas relacionados con la insuficiencia cardiaca congestiva. ¿Cuál de las siguientes opciones describe mejor el método de operación del cotransporte?

    A. Es un transporte activo primario

    B. Es un electrogénico

    C. Un aumento de K^+ intracelular reducirá la velocidad de transporte

    D. Transporta Na^+ y K^+ hacia el interior de la célula y al $2Cl^-$ fuera de la célula

    E. Transporta al Na contra su gradiente electroquímico.

Mejor respuesta = C. Por definición, los cotransportadores desplazan a dos o más iones en la misma dirección (*véase* 1·V·C). El cotransportador Na^+-K^+-$2Cl^-$ acarrea al mismo tiempo dos aniones y dos cationes a través de la membrana plasmática y, por lo tanto, no es electrogénico. Los transportadores activos primarios utilizan el ATP para bombear los iones contra sus gradientes electroquímicos. Los transportadores que mueven el Na^+ en una dirección, mientras de forma simultánea acarrean a otros iones en la dirección opuesta, son intercambiadores, no cotransportadores. El gradiente de Na^+ establecido por la bomba de Na^+ basolateral (Na^+-K^+ ATPasa) proporciona la fuerza electroquímica para la captación de K^+ y Cl^-, pero la velocidad del transporte es sensible a los gradientes transmembrana de K^+ y Cl^-. El incremento de las concentraciones intracelulares de cualquiera de los iones reducirá la captación neta.

I.4 Se ordenan estudios de concentraciones de electrolitos séricos en un chico de 12 años de edad con una infección gastrointestinal, que provocó episodios prolongados e intensos de vómito. Se encontró que las concentraciones de K^+ del plasma estaban anormalmente bajas (2 mmol/L). ¿Cuál de los siguientes puede esperarse que sea el resultado de hipopotasiemia leve?

    A. Los potenciales de reposo se convertirían en un tiempo en positivos

    B. El potencial de equilibrio del K^+ cambiaría a negativo

    C. Los potenciales de acción neuronales se inhibirían

    D. Se desactivarían los canales de Na^+

    E. La activación del canal de K^+ provocaría influjo de K^+.

Mejor respuesta = B. La hipopotasiemia, o concentraciones extracelulares de K^+ reducidas, acentúan el gradiente electroquímico que favorece el flujo de salida del K^+ desde las células y hace que el potencial de equilibrio de K^+ cambie a negativo (*véase* 2·II·B). Debido a que el potencial de membrana se determina en gran medida por el gradiente de K^+ transmembrana, el V_m en reposo también girará a negativo. Un giro negativo en el V_m significa que se requerirá una despolarización más fuerte para llevar al V_m al umbral de activación del canal de Na^+ dependiente del voltaje (*véase* 2·III·B) pero, una vez alcanzado, se iniciará un potencial de acción. La activación del canal de K^+ siempre provoca salida de K^+, excepto en raras instancias (p. ej., en el oído interno; *véase* 9·IV·C).

I.5 Un hombre de 35 años de edad es portador de un gen de epilepsia. La mutación del gen afecta al canal neuronal de Na^+ dependiente del voltaje, lo que provoca una desactivación más lenta (~50%). ¿Cómo afectará la expresión de este gen epiléptico las funciones nerviosas?

A. El potencial de reposo se asentaría cerca de 0 mV

B. Los potenciales de acción ya no sobredispararían 0 mV

C. Los potenciales de acción se prolongarían

D. Los potenciales de acción se elevarían con mucha lentitud

E. No habría potenciales de acción

Mejor respuesta = C. El canal de Na^+ dependiente del voltaje se abre por la despolarización de la membrana para producir el disparo del potencial de acción neuronal (véase 2·VI·A). Poco tiempo después de la activación se cierra una barrera de desactivación, que bloquea el paso de Na^+ y permite que el potencial de membrana regrese a sus niveles de reposo. Si la desactivación se vuelve más lenta, la recuperación de la membrana se retrasaría y el potencial de acción se prolongaría. El potencial de reposo no debe verse afectado por el defecto de desactivación, a menos que evite el cierre del canal, lo que provocaría un influjo constante de Na^+. La activación y desactivación son procesos separados y, por lo tanto, la velocidad a la que se dispara el potencial de acción debe ser normal.

I.6 Un agricultor está empacando chiles y los prepara para el transporte. Se quita su mascarilla protectora y lo incapacita una sensación de ardor nasal provocada por la capsaicina de los chiles. ¿Qué clase de receptor estimula la capsaicina?

A. Los canales de potencial receptor transitorios

B. Los receptores purinérgicos

C. Los receptores de glutamato ionotrópico

D. Los receptores de la familia asa-*Cys*

E. Los canales de Na^+ dependientes del voltaje.

Mejor respuesta = A. La familia del canal de receptores de potencial transitorio (TRP) transduce una variedad de estímulos sensitivos, que incluyen calor, frío y osmolalidad (véase 2·VI·D). La capsaicina estimula a los canales TRPV1. Los receptores purinérgicos, de glutamato y asa-*Cys* son activados por ligandos específicos (es decir: ATP, L-glutamato y acetilcolina, de forma respectiva). La capsaicina no es un agonista para estas clases de receptores. Los canales de Na^+ dependientes de voltaje se activan de modo primordial por la despolarización de la membrana.

I.7 Durante un análisis serológico se transfirieron eritrocitos de la sangre a una solución que contiene 100 mmol/L de $CaCl_2$ y 100 mmol/L de urea, para vigilarlos mediante microscopia de luz. ¿Cómo se espera que esta transferencia afecte el volumen de los eritrocitos?

A. La solución es isosmótica, por lo que no habrá un efecto a largo plazo

B. La solución es isotónica, por lo que no habrá un efecto a largo plazo

C. Ocurrirá una tumefacción transitoria

D. Ocurrirá una tumefacción hasta el punto en que ocurra lisis

E. La célula se reducirá en ~50%.

Mejor respuesta = B. En agua, el $CaCl_2$ se disocia en tres partículas (1 de Ca^{2+} y 2 de Cl^-). Una solución de 100 mmol/L de $CaCl_2$ tiene una osmolalidad de 300 mOsm/kg de H_2O, que se aproxima a la del LIC de los eritrocitos. Los100 mmol/L de urea llevan a una osmolalidad total de 400 mOsmol/kg H_2O (la solución es hiperosmótica), pero la urea entrará con rapidez a la célula hasta que los líquidos intracelulares y extracelulares se equilibren a ~350 mOsmol/kg H_2O (véase 3·II·C). La solución es, por lo tanto, isotónica. El encogimiento celular ocurrirá si la urea fuera impermeante, pero la mayoría de las células es bastante permeable a la urea. La tumefacción celular en este caso ocurrirá sólo si la osmolalidad del LIC se eleva debido a la acumulación activa de uno o más de los tres solutos.

I.8 El daño en el hígado provoca la disminución en la síntesis de proteínas plasmáticas, como la albúmina. ¿Cuál es el efecto más significativo de una baja concentración de albúmina plasmática en la ósmosis o el transporte de líquidos?

A. El volumen de líquido intersticial se incrementa

B. El volumen de líquido vascular se incrementa

C. La presión osmótica del plasma coloidal aumenta

D. La osmolalidad plasmática aumenta

E. La osmolalidad plasmática disminuye

Mejor respuesta = A. La sangre contiene grandes cantidades de albúmina (3.5–5 g/dL) que se encuentra atrapada en el compartimiento vascular, debido a su gran tamaño (véase 3·III·B). Su función es ayudar a crear un potencial osmótico (conocido como presión osmótica coloidal del plasma) que jala el LEC hacia la vasculatura. Por lo tanto, una disminución en la concentración de albúmina plasmática permitiría que el líquido abandone la vasculatura y entre al intersticio. La osmolalidad plasmática no cambia de forma significativa con las modificaciones en la concentración de proteínas. Los determinantes principales de la osmolalidad del LEC son los iones (p. ej., Na^+ y Cl^-) y otros solutos (p. ej., la glucosa y la urea, medidos como nitrógeno ureico en sangre, [BUN]).

I.9 Un hombre de 95 años de edad con cáncer metastático diseminado recibe morfina para aliviar el dolor. Debido a ello, la función respiratoria central del tronco encefálico está deprimida, lo que causa hipoventilación. ¿Cuál de los siguientes signos puede esperarse como resultado de reducir la ventilación?

A. Alcalemia
B. Reducción en la concentración plasmática de HCO_3^-
C. Reducción de la reabsorción renal de HCO_3^-
D. Incremento del pH intersticial
E. Incremento de excreción urinaria de H^+.

Mejor respuesta = E. El metabolismo genera grandes cantidades de ácido volátil (H_2CO_3) que es excretado a través de los pulmones (véase 3·IV·A). La disminución en la ventilación permite la acumulación de este ácido, lo que produce una acidemia (respiratoria). Los riñones ayudan y compensan al aumentar la excreción de H^+. La reducción en la reabsorción renal de HCO_3^- exacerbaría la acidemia por la pérdida de amortiguador en la orina. La acumulación de ácido volátil eleva las concentraciones de HCO_3^- plasmático debido a que el H_2CO_3 se disocia en solución para formar HCO_3^- y H^+. El H^+, junto con otras moléculas pequeñas, se desplaza con libertad entre la sangre y el intersticio. Por lo tanto, si la sangre es ácida el intersticio también tendrá un pH bajo.

I.10 Un investigador que estudia las propiedades del epitelio intestinal de un paciente con enfermedad inflamatoria intestinal observa que las áreas enfermas tienen una baja resistencia eléctrica, mientras que las áreas sanas una resistencia alta. ¿Qué puede inferirse acerca de las propiedades del epitelio sano?

A. Forma gradientes iónicos transepiteliales débiles
B. Está especializado para el transporte isosmótico
C. Presenta una gruesa membrana basal
D. Las uniones compactas son muy impermeables
E. Carece de una Na^+-K^+ ATPasa basolateral.

Mejor respuesta = D. La alta resistencia eléctrica es característica de un epitelio "compacto", una propiedad en parte conferida por la impenetrabilidad de las uniones compactas entre las células de los iones y el agua (véase sección·II·E). Los epitelios compactos son notables por su capacidad para establecer fuertes gradientes de concentración osmóticos e iónicos. Las áreas de inflamación poseen una baja resistencia eléctrica, lo que las hace susceptibles a la "fuga" de iones. Los epitelios con "fugas" suelen estar especializados para el transporte isosmótico de grandes volúmenes. Las membranas basales no contribuyen de forma directa a la resistencia eléctrica epitelial. Todos los epitelios intestinales expresan una Na^+-K^+ ATPasa basolateral.

I.11 Una mujer de 52 años de edad se presenta con palpitaciones cardiacas y lipotimias. Un electrocardiograma muestra una fibrilación auricular, que se ha relacionado con la expresión aumentada de la conexina (Cx) 43. Por lo regular, ¿cuál de las siguientes opciones describe mejor a las conexinas?

A. Se abren durante la despolarización de la membrana
B. Son muy selectivas en cuanto a iones
C. Median el influjo de Ca^{2+} desde el exterior de la célula
D. Permiten la propagación eléctrica a través de los tejidos
E. Se encuentran sólo en el corazón.

Mejor respuesta = D. Las Cxs forman conjuntos hexaméricos (conexones) con un poro en el centro (véase sección·II·F). Los conexones de dos células adyacentes se fusionan para crear un canal de unión de comunicación que proporcione una vía de comunicación eléctrica y química entre las células. Estas están ampliamente distribuidas. En el corazón permiten a las ondas de contracción extenderse a través del miocardio (véase 17·III). Los canales de unión de comunicación se caracterizan por sus poros anchos y no selectivos que permiten el paso a pequeños péptidos. Estos suelen estar abiertos durante el reposo y se cierran en la despolarización. Los canales de Ca^{2+} median el influjo de Ca^{2+} a través de las membranas superficiales, no los canales de unión de comunicación.

I.12 La hipopotasiemia es un tanto rara en personas sanas, pero ¿cuál de los siguientes puntos favorecería el aumento de captación de K^+ por un epitelio de transporte para transferirlo a la circulación?

A. Diferencia de potencial del lumen negativa
B. Incremento de la captación de agua paracelular
C. Incremento de actividad Na^+-K^+ ATPasa
D. Altas concentraciones intersticiales de K^+
E. Cotransporte apical de glucosa

Mejor respuesta = B. La ruta paracelular es una vía importante para el movimiento de agua y solutos a través de muchos epitelios (véase sección·III·B). La alta velocidad de flujo de agua paracelular genera el arrastre de solutos, y por lo tanto los iones inorgánicos y otros solutos son barridos junto con el agua. Dado que el K^+ es un catión, el lumen renal o gastrointestinal (por ejemplo) que esté cargado de forma negativa con respecto a la sangre disminuye su captación neta. La Na^+-K^+ ATPasa incrementa las concentraciones de K^+ intracelular, lo que reduce la fuerza del impulso para la captación del K^+ apical. Las altas concentraciones de K^+ intersticial también disminuyen el gradiente electroquímico que favorece la captación neta del K^+. Por lo general, los cotransportadores de glucosa acoplan el movimiento de glucosa con el Na^+, no con el K^+.

Organización del sistema nervioso

5

I. GENERALIDADES

Para el observador ocasional, un organismo microscópico de estanque como el paramecio se comporta con intención y coordinación aparentes, que sugieren la participación de un sistema nervioso sofisticado. Si este choca contra un objeto se detiene, nada hacia atrás y se desplaza entonces en una nueva dirección (fig. 5-1). Este comportamiento básico requiere, al menos, un sistema sensitivo para detectar el contacto, un integrador para procesar la información desde el sensor y una vía motriz para efectuar una respuesta. Sin embargo, el paramecio no posee un sistema nervioso. Es una célula simple. El cerebro humano contiene más de un trillón de neuronas. Ha evolucionado estructuras sofisticadas y redes que le permiten la autoconciencia, la creatividad y la memoria. No obstante, los principios básicos de organización del sistema nervioso humano comparten muchas similitudes con nuestros primos unicelulares. Los organismos unicelulares y las neuronas utilizan los cambios en el potencial de membrana (V_m) para integrar y responder a estímulos divergentes y, algunas veces, contrarios. A nivel de organismos, los humanos y los unicelulares poseen sistemas sensitivos que les informan acerca de su entorno inmediato, integradores que procesan los datos sensitivos y sistemas motores que formulan una respuesta adecuada.

II. SISTEMA NERVIOSO

Al analizar cómo funciona el sistema nervioso es de gran utilidad definir tres subdivisiones parcialmente superpuestas.

- El **sistema nervioso central (SNC)** incluye las neuronas del cerebro y la médula espinal. El SNC es la rama integradora y de toma de decisiones del sistema nervioso.

- El **sistema nervioso periférico (SNP)** recolecta la información sensitiva y la transmite al SNC para su procesamiento. Dirige entonces las órdenes motoras a los blancos apropiados desde el SNC. El SNP incluye las neuronas originadas en el cráneo y la médula espinal que se extienden más allá del sistema nervioso central.

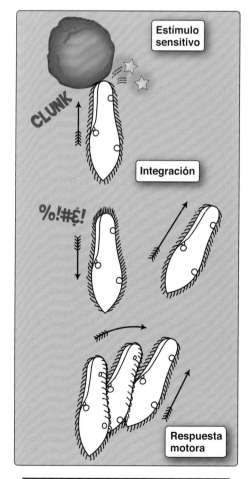

Figura 5-1.
Respuesta sensitiva en el paramecio.

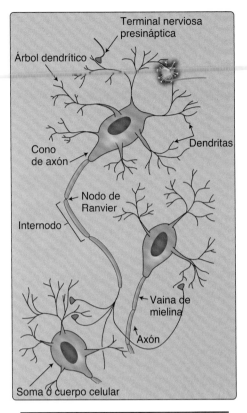

Figura 5-2.
Anatomía neuronal.

- **El sistema nervioso autónomo (SNA)** es fundamental en muchas discusiones de fisiología humana debido a que regula y coordina la función orgánica **visceral**, que incluye el sistema gastrointestinal, los pulmones, el corazón y la vasculatura. La distinción entre el SNA y las otras dos divisiones es más funcional que anatómica. Además, éste puede subdividirse en los **sistemas nerviosos simpático (SNS)** y **parasimpático**. Ambas divisiones funcionan en gran medida de manera independiente del control voluntario.

III. NEURONAS

El sistema nervioso comprende una red de **neuronas**. A pesar de que su forma varía según su función y localización dentro del cuerpo, los principios básicos de diseño neuronal y operación son universales. Su papel es transmitir información de la manera más rápida posible de un área corporal a la siguiente. En el cerebro la distancia implicada puede ser de pocos micrómetros, pero en la periferia puede exceder el metro. Debido a que la velocidad se obtiene por la utilización de señales eléctricas, puede pensarse en la neurona como una especie de alambre biológico. Sin embargo, y a diferencia de un alambre, una neurona posee la capacidad de integrar las señales entrantes antes de transmitir la información a un receptor.

A. Anatomía

Una neurona puede dividirse de forma anatómica en cuatro regiones: el **cuerpo celular**, las **dendritas**, un **axón** y una o más **terminaciones nerviosas** (fig. 5-2).

1. **Cuerpo celular:** el cuerpo celular **(soma)** alberga al núcleo y a los componentes requeridos para la síntesis proteínica y otras funciones celulares normales de mantenimiento.

2. **Dendritas:** las dendritas son proyecciones ramificadas del cuerpo celular que radian en múltiples direcciones (dendrita se deriva de *dendros*, árbol en griego). Algunas neuronas presentan árboles dendríticos densos y complejos, mientras que otras son muy sencillas. Las dendritas son antenas celulares listas para recibir información desde la red neural. Muchas decenas de miles de terminaciones nerviosas pueden hacer sinapsis con una neurona a través de sus dendritas.

3. **Axón:** un axón está diseñado para transmitir información a alta velocidad desde un extremo de la neurona hasta el otro. Se eleva desde una protuberancia del soma llamada el **cono del axón**. Un axón es largo y delgado como un alambre. A menudo está envuelto en un material aislante **(mielina)** que aumenta la velocidad de transmisión de señales (*véase* sección B). La mielinización comienza en un punto distal del cono del axón, y deja un pequeño **segmento inicial** sin mielinizar. El **axoplasma** (citoplasma del axón) está lleno de conjuntos paralelos de microtúbulos y microfilamentos. Son en parte estructurales, pero también actúan como rieles de tren en el tiro de una mina. Los "carros de mineral" (vesículas) cargados con neurotransmisores y otros materiales se adhieren a los rieles y entonces viajan a una velocidad un tanto alta (< 2 μm/s) de un extremo de la célula al otro. El movimiento desde el cuerpo celular hasta la terminación nerviosa **(transporte anterógrado)** es propulsado por la **cinesina**. El viaje de regreso **(transporte retrógrado)** se apoya en un motor molecular diferente **(dineína)**.

4. **Terminación nerviosa:** la terminación nerviosa se especializa en convertir una señal eléctrica en una señal química para dirigirse a uno o

Aplicación clínica 5-1: poliomielitis

Se cree que el transporte retrógrado es el mecanismo por el cual el virus de la polio y muchos otros virus ingresan al sistema nervioso central desde la periferia.[1] El poliovirus es un enterovirus que se disemina por contacto fecal-oral y provoca **poliomielitis paralítica**. Después de infectar al huésped, el virus ingresa y se disemina por el sistema nervioso a través de las terminaciones nerviosas. Tras fundirse con la membrana superficial y entrar al axoplasma, la cápside viral (una cubierta de proteína) se adhiere a la maquinaria del transporte retrógrado y se dirige al cuerpo celular. Aquí prolifera hasta destruir la neurona. El resultado es una parálisis flácida de la musculatura, que suele afectar las extremidades inferiores, pero también puede provocar parálisis mortal de la musculatura respiratoria. La poliomielitis se ha erradicado en gran parte de Norteamérica y Europa, pero es endémica en muchas otras regiones del mundo. También se cree que los defectos en el transporte axonal desempeñan un papel en la precipitación de la muerte neuronal que acompaña al Alzheimer, la enfermedad de Huntington, el Parkinson y muchos otros padecimientos neurodegenerativos propios de la etapa adulta.

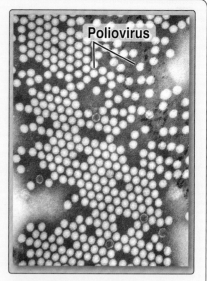

Poliovirus

Poliovirus.

más receptores. La unión entre dicha terminal y su objetivo se denomina **sinapsis**. Las membranas celulares **presinápticas** y **postsinápticas** están separadas por una **hendidura sináptica** de ~30 a 50 nm. Frente a la terminal a través de la hendidura puede haber un número variable de células efectoras postsinápticas, que incluyen miocitos, células secretoras o incluso una **dendrita** que se extiende desde el cuerpo celular de otra neurona.

B. Excitabilidad

La velocidad a la que las redes neurales procesan y sacan la información está limitada por el ritmo con el que estas señales se transmiten de un componente a otro. La velocidad de transmisión neuronal se maximiza al utilizar rápidos **potenciales de acción (PA)**, al optimizar la geometría axonal y aislar los axones.

1. **Potenciales de acción:** es común que los axones que transmiten señales a grandes distancias muestren PA con formas muy sencillas y funcionen como dígitos binarios de la red de información neural. Los potenciales de acción neurales están mediados, sobre todo, por canales de Na^+ dependientes del voltaje, que se activan con gran rapidez (fig. 5-3). Cuando los canales de Na^+ se abren, el Na^+ fluye al interior de la neurona por su gradiente electroquímico y el V_m se despolariza con rapidez en dirección del potencial de equilibrio para el Na^+ (*véase* 2·II·B). La rápida velocidad de apertura del canal de Na^+ ("cinética de activación") permite que las señales eléctricas se propaguen a altas velocidades a lo largo de un axón. La repolarización de la membrana ocurre en gran medida como resultado de la desactivación del canal de Na^+. Los canales de K^+ dependientes del voltaje también se activan durante el potencial de acción, pero sus cifras son reducidas y, por lo tanto, su aporte a la repolarización de la membrana es limitado.

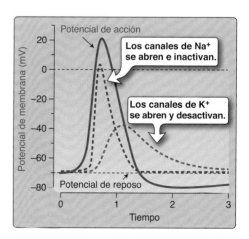

Figura 5-3.
Curso temporal de eventos de un canal iónico durante un potencial de acción neuronal.

 [1]Para una discusión sobre los enterovirus, *véase LIR Microbiología*, 3.ª ed., pp. 283-286.

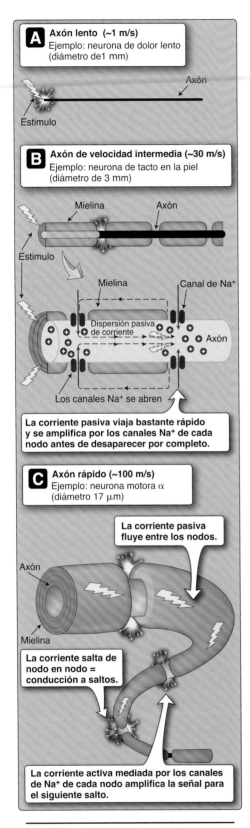

Figura 5-4.
La mielina y los efectos del diámetro en la velocidad de conducción del axón.

2. **Diámetro del axón:** la velocidad a la que los PA se propagan a través de un axón se incrementa con el diámetro del axón (fig. 5-4). Esto se debe a que la resistencia interna, que es proporcional de forma inversa al diámetro, determina qué tan lejos puede llegar una corriente pasiva a lo largo del axón antes de que desaparezca la señal y requiera amplificación mediante una corriente activa (es decir, una corriente mediada por un canal de Na^+). El paso de amplificación es lento comparado con la transmisión de la corriente pasiva, por lo tanto, los axones más anchos transmiten información mucho más rápido que los delgados.

3. **Aislamiento:** las corrientes pasivas decaen con la distancia porque la membrana contiene canales de "fuga" de K^+ que dispersan la corriente hacia el medio extracelular (fig. 2-11). Los canales de fuga siempre están abiertos. La disipación de la corriente se puede prevenir a través del aislamiento de un axón con mielina a fin de evitar fugas, lo que permite a las señales eléctricas viajar a mayor distancia antes de necesitar amplificarse (fig. 5-4B). La mielina está formada por células de la **glía** y se conforma de capas concéntricas de una **membrana rica en esfingomielina** (*véase* la sección V). El aislamiento incrementa la velocidad de conducción hasta 250 veces.

4. **Conducción mediante saltos:** la **vaina de mielina** del axón no es continua. Cada 1 a 2 mm existe un segmento de 2 a 3 μm de membrana axonal expuesta conocido como **nodo de Ranvier.** Los nodos están repletos de canales de Na^+, mientras que las **regiones internodales** (las áreas escondidas por debajo de la vaina de mielina) casi no tienen canales. En la práctica, esto significa que un PA salta de un nodo al siguiente a todo lo largo del axón, una conducta conocida como **conducción mediante saltos** o **nodal** (*véase* fig. 5-4C).

C. Clasificación

Las neuronas del SNC son un grupo celular diverso y existen muchas maneras de clasificarlas. Desde el punto de vista morfológico, se agrupan con base en el número de **neuritas** (prolongaciones, como los axones y las dendritas) que se extienden desde el cuerpo celular.

1. **Seudounipolares:** las **neuronas seudounipolares** suelen ser sensitivas. El cuerpo celular da origen a una prolongación única (el axón) que después se divide en dos ramas. Una de estas regresa la información sensitiva desde la periferia (la **rama periférica**), mientras que la otra proyecta y transmite esta información al SNC **(rama central)**.

2. **Bipolares:** las **neuronas bipolares** suelen ser neuronas sensitivas especializadas, que se encuentran, por ejemplo, en la retina (*véase* 8·VII·A) y el epitelio olfativo (*véase* 10·III·B). Su cuerpo celular da origen a dos prolongaciones: una transmite la información sensitiva desde la periferia y la otra (el axón) viaja hacia el SNC.

3. **Multipolares:** las **neuronas multipolares** poseen un cuerpo celular que da origen a un axón único y a numerosas ramificaciones dendríticas. La mayoría de las neuronas del SNC es multipolar. Es posible subclasificarlas con base en el tamaño y la complejidad de su árbol dendrítico.

D. Las neuronas como integradoras

El paramecio es capaz de integrar multiples señales sensitivas (p. ej., mecánicas, químicas, térmicas) a través de su efecto sobre el V_m. Por ejemplo, una señal dañina que despolariza el V_m e incrementa la tendencia a girar puede ser ignorada si una señal atrayente que indica que hay alimento en las proximidades hiperpolariza la membrana y supera el estímulo de la señal dañina. Un paramecio carece de pensamiento consciente, sin embargo toma una decisión que afecta su conducta basado en el efecto acumulado de estímulos múltiples sobre el V_m. Los árboles dendríticos de las neuronas corticales superiores reciben decenas de miles de estímulos que compiten entre sí. La probabilidad de que la descarga neuronal (potencial de acción) sea modificada con base en estas señales se determina de modo similar por su efecto neto en el V_m.

1. **Señales entrantes:** las neuronas canalizan información unas a otras a través de las dendritas. Cuando una neurona presináptica dispara libera transmisores hacia la hendidura sináptica. Si la neurona es excitatoria, la fijación del transmisor hacia la membrana dendrítica postsináptica provoca una despolarización transitoria conocida como **potencial excitador postsináptico (PEPS)**, como se muestra en la figura 5-5A. Las neuronas inhibidoras liberan transmisores que provocan hiperpolarizaciones transitorias conocidas como **potenciales inhibidores postsinápticos (PIPS)**. Las amplitudes de los PEPS y los PIPS se califican según la intensidad de la(s) señal(es) entrante(s).

2. **Filtrado:** gran parte de la información recibida por las neuronas a través de sus dendritas representa "ruido" sensitivo. El aislamiento de las señales más fuertes y relevantes se logra al utilizar un filtro de ruido que aprovecha las propiedades eléctricas naturales de las dendritas. Los potenciales postsinápticos (PPS) son respuestas pasivas de rápida degradación conforme viajan en dirección del cuerpo celular (*véase* fig. 2-11). La degradación se acentúa por la fuga eléctrica inherente a la dendrita y su falta de mielina. En la práctica, esto significa que un pequeño PPS tal vez nunca llegue al cuerpo celular. Los PPS generados por una fuerte actividad presináptica activan las corrientes iónicas dependientes del voltaje a lo largo de la dendrita (véase fig. 2-12). Esto aumenta las señales y con ello incrementa la probabilidad de alcanzar el cuerpo celular.

3. **Integración:** la integración de señales comienza también a nivel dendrítico. Los PPS pueden encontrarse y combinarse con los PPS que llegan desde otras sinapsis mientras viajan hacia el soma. Este fenómeno se conoce como **sumación** y recuerda cómo las ondas (p. ej., ondas sonoras y las que se extienden en la superficie de un estanque) interfieren de forma constructiva y destructiva. Existen dos tipos de sumación: **espacial** y **temporal**.

   a. **Sumación espacial:** si los PEPS de dos dendritas distintas chocan, se combinan para crear un PEPS más grande (*véase* la fig. 5-5B). Esto se conoce como sumación espacial y también aplica para los PIPS. Los PEPS y los PIPS pueden sumarse para crear una respuesta atenuada de la membrana (fig. 5-5C).

   b. **Sumación temporal:** dos PEPS (o PIPS) que viajan a lo largo de una dendrita en rápida sucesión pueden combinarse para producir un evento único y más grande. Esto se conoce como sumación temporal (*véase* fig. 5-5D).

4. **Descarga:** el efecto neto de PPS múltiples sobre el V_m determina la probabilidad e intensidad de una descarga neuronal. Si la despolarización es lo bastante fuerte, genera una sucesión de descargas o potenciales de acción. Los potenciales de acción se alzan desde el segmento inicial (también conocido como **zona de inicio de potenciales de acción**) y viajan a lo largo del axón hacia la terminal presináptica.

5. **Codificación:** los PA son eventos de todo o nada, así que las neuronas deben transmitir la información de la intensidad de la señal mediante una

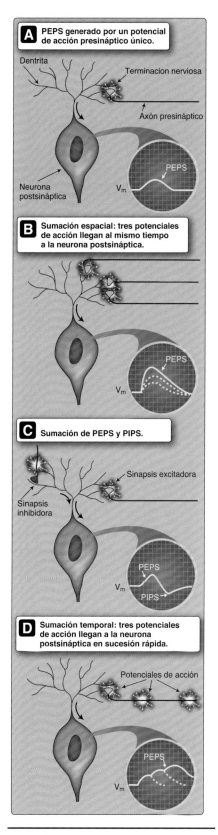

Figura 5-5.
Sumación. PEPS = potencial excitador postsináptico; PIPS = potencial inhibidor postsináptico; V_m = potencial de membrana.

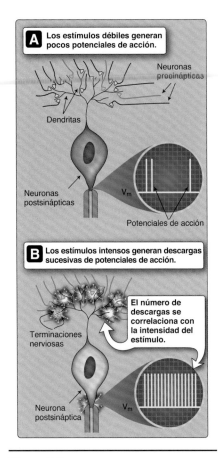

A Los estímulos débiles generan pocos potenciales de acción.

Neuronas preoinápticas

Dendritas

Neuronas postsinápticas

V_m

Potenciales de acción

B Los estímulos intensos generan descargas sucesivas de potenciales de acción.

El número de descargas se correlaciona con la intensidad del estímulo.

Terminaciones nerviosas

Neurona postsináptica

V_m

Figura 5-6.
Codificación digital por las neuronas.
V_m = potencial de membrana.

Tabla 5-1: Clases de neurotransmisores

Clase	Nombre
Molécula pequeña	
Aminoácido	Glutamato GABA Glicina
Colinérgica	Acetilcolina
Catecolamina	Dopamina Noradrenalina Adrenalina
Monoamina	Serotonina Histamina
Péptidos	
Opioide	Dinorfinas Endorfinas Encefalinas
Taquicinina	Neurocininas Sustancia P
Entérica	Péptido liberador de gastrina
Otros	
Gas	Óxido nítrico Monóxido de carbono
Purina	ATP

codificación digital. Los estímulos débiles proveerán uno o dos potenciales de acción. Los estímulos altos dispararán un conjunto de descargas que viajan en rápida sucesión a lo largo del axón. Hay una gran variabilidad entre tamaño, forma y frecuencia de los potenciales de acción generados por neuronas distintas. Como regla general, el número de potenciales de acción en una descarga refleja la intensidad de los estímulos entrantes (fig. 5-6).

IV. NEUROTRANSMISIÓN

Las neuronas se comunican entre sí a través de las sinapsis, regiones especializadas donde dos células entran en aposición estrecha una con otra. Lo típico es que la comunicación ocurra de forma química mediante la liberación de neurotransmisores y es unidireccional. A pesar de ser una forma de comunicación lenta inherente, la colocación de un receptor de neurotransmisores en la vía de señalización permite una gran y diversa posibilidad de respuestas y oportunidades ilimitadas de regulación.

A. Neurotransmisores

Existen dos clases principales de neurotransmisor: los transmisores de molécula pequeña y los péptidos. Un tercer grupo más pequeño incluye a los gases y otros transmisores no convencionales, como el ATP (tabla 5-1). También se han descrito muchas decenas de péptidos neuroactivos, varios de los cuales son coliberados junto con transmisores de molécula pequeña. La mayoría de las interacciones neurales comprende sólo a un puñado de moléculas, cuyas vías sintéticas se resumen en la figura 5-7.

B. Vesículas sinápticas

Los neurotransmisores se liberan hacia la hendidura sináptica desde las vesículas sinápticas. Las vesículas se sintetizan en el cuerpo celular presináptico y se envían por el veloz transporte axonal hacia la terminación nerviosa. Aquí se llenan de un neurotransmisor producido de modo local para su almacenamiento y liberación final. Las vesículas maduras se alojan en puntos especializados de liberación sobre la membrana presináptica y permanecen allí en espera de la llegada de un PA.

 Los transmisores peptídicos se sintetizan y preempacan en vesículas dentro del cuerpo celular en vez de la terminación nerviosa.

C. Liberación

La liberación de neurotransmisores ocurre cuando un PA llega a la terminación nerviosa y abre los canales de Ca^{2+} dependientes de voltaje en la membrana de la terminación nerviosa (fig. 5-8). El influjo de Ca^{2+} eleva sus concentraciones locales e inicia el evento secretor dependiente de Ca^{2+}. Los detalles son complejos y aún no se conocen del todo. La señal de Ca^{2+} es detectada por una proteína fijadora de Ca^{2+} relacionada con la vesícula llamada **sinaptotagmina**, que activa un complejo de receptor de proteínas de fijación soluble de NSF (SNARE)-proteína y que incluye a la **sinaptobrevina**, la **sintaxina** y la proteína sinaptosómica asociada a nervio (SNAP) 25. La vesícula entonces se fusiona con la membrana presináptica en una **zona activa**, y el contenido se vacía hacia la hendidura sináptica. Cada vesícula libera **un cuanto** único de neurotransmisor (**señalización cuántica**).

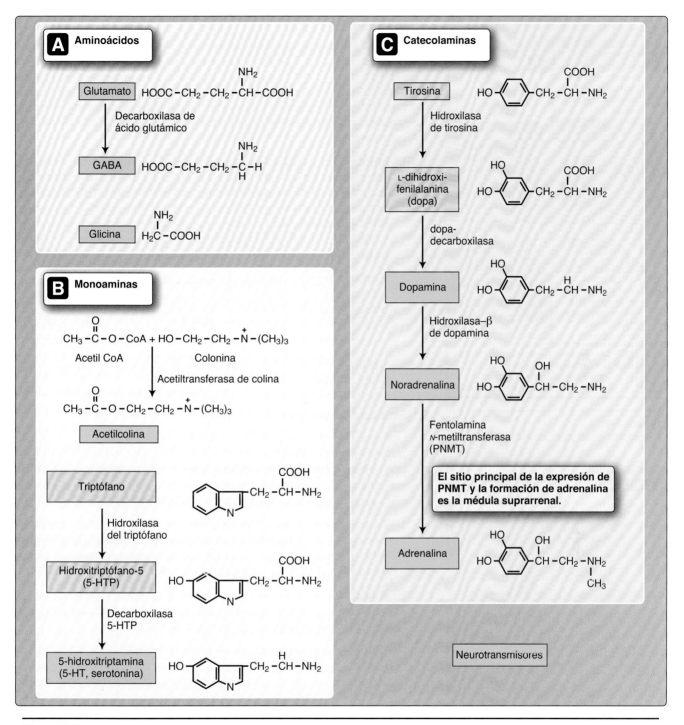

Figura 5-7
Neurotransmisores comunes de molécula pequeña y sus vías de síntesis. GABA = ácido gamma-aminobutírico.

Las toxinas botulínica y tetánica, dos de la neurotoxinas más letales conocidas, paralizan a sus víctimas al afectar las terminaciones sinápticas y trastornan la liberación de neurotransmisores. Ambas toxinas degradan a SNAP y SNARE en virtud de su actividad proteasa intrínseca.

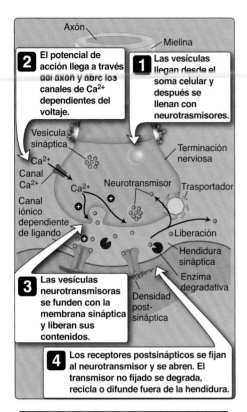

Figura 5-8.
Liberación de la vesícula sináptica.

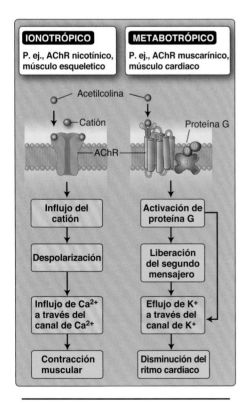

Figura 5-9.
Receptores ionotrópicos frente a
metabotrópicos.
AChR = receptor de acetilcolina.

D. Receptores

Una vez liberado, el neurotransmisor se difunde a través de la estrecha
hendidura sináptica y se fija a un receptor de neurotransmisor específico
expresado en la membrana postsináptica. Los receptores están relacionados con numerosas proteínas que los anclan y regulan su nivel de actividad y expresión, que se manifiesta como una **densidad postsináptica**
en micrografías (*véase* fig. 5-8). Los receptores se clasifican al menos de
dos maneras.

1. **Ionotrópico frente a metabotrópico:** los **receptores ionotrópicos**
   son canales iónicos que median los flujos de iones cuando están activos (fig. 5-9). El receptor nicotínico de acetilcolina (AChR) es un receptor ionotrópico que media, por ejemplo, el influjo de Na^+. Los **receptores metabotrópicos** se unen a una vía de señalización intracelular
   y suelen relacionarse con la proteína G. Ejemplo de ello es el AChR
   muscarínico.

2. **Excitador frente a inhibidor:** los receptores excitadores (p. ej., el *N*-me-
   til-D-aspartato [NMDA receptor]) provocan la despolarización de la membrana e incrementan la velocidad de disparo cuando están ocupados. Por
   el contrario, los receptores inhibidores (p. ej., el de glicina) hiperpolarizan
   la membrana y disminuyen la frecuencia de los potenciales de acción.

   Las propiedades de los principales tipos de receptores neurotransmisores se resumen en la tabla 5-2.

E. Finalización de la señal

La finalización de la señal ocurre a nivel del receptor a través de la internalización del receptor o su desensibilización pero, más a menudo, la señalización termina cuando el transmisor se elimina de la hendidura sináptica. Un
neurotransmisor suele sufrir uno de tres destinos: degradación, reciclado o
difusión hacia el exterior de la hendidura ("liberación"; tabla 5-3).

1. **Degradación:** la hendidura sináptica suele contener altas concentraciones de enzimas que limitan la señalización mediante la degradación
   de los neurotransmisores. Por ejemplo, las sinapsis colinérgicas contienen acetilcolinesterasa, que degrada a la ACh.

2. **Reciclado:** muchos nervios y sus células de soporte (glía) captan en
   forma activa los transmisores desde la hendidura sináptica y los reciclan, reempaquetándolos en las vesículas sinápticas.

3. **Difusión:** el transmisor también es capaz de difundir al exterior de la
   hendidura sináptica para afectar a neuronas vecinas. Por ejemplo, durante la activación simpática aparece noradrenalina (NA) en la sangre
   debido al "desbordamiento de NA". Esto hace posible utilizar niveles de
   NA plasmática en la vena cardiaca para valorar el grado de activación
   del SNS en pacientes con insuficiencia cardiaca. Los niveles más altos
   de NA indican una función cardiaca deteriorada (*véase* Unidad IV).

V. NEUROGLÍA

Las **glías** (o **neuroglías**) son células no excitables que soportan muchos
aspectos de la función neuronal. Además de formar y mantener la mielina,
controlan las concentraciones iónicas locales, ayudan a reciclar los neurotransmisores y proveen de nutrientes a las neuronas. Se les encuentra en
todo el SNP y el SNC (tabla 5-4), donde las neuronas y las células de la glía
están presentes en igual cantidad.

Tabla 5-2: Receptores de neurotransmisor

Receptor	Tipo		Transducción	Agonistas	Antagonistas	Localización
GluN	I		$\uparrow I_{Na}$, I_{Ca}	Glutamato, NMDA	Fenciclidina	SNC
GluA	I		$\uparrow I_{Na}$	Glutamato, AMPA		SNC
GluK	I		$\uparrow I_{Na}$	Glutamato, cainato		SNC
mGluR	M	Grupo I	G_q, $\uparrow IP_3$	Glutamato		SNC
mGluR	M	Grupo II, III	G_i, $\downarrow AMPc$	Glutamato		SNC
$GABA_A$	I		$\uparrow I_{Cl}$	GABA, ibotenato	Bicuculina	SNC
$GABA_B$	M		G_i, $\uparrow I_K$	GABA, baclofeno		SNA
nAChR (nicotínico)	I	Músculo	$\uparrow I_{Na}$	ACh, nicotina	Pancuronio	Músculo esquelético
	I	Ganglio	$\uparrow I_{Na}$	ACh, nicotina	Trimetafán	SNA
mAChR (muscarínico)	M	M_1	G_q, $\downarrow I_K$	ACh, muscarina	Atropina, difenhidramina, ipatropio	Ganglios del SNA
	M	M_2	G_i, $\uparrow I_K$ $\downarrow I_{Ca}$	ACh, muscarina		Corazón
	M	M_3	G_q	ACh, pilocarpina		Glándulas GI, ojo
	M	M_4	G_i, $\uparrow I_K$ $\downarrow I_{Ca}$	ACh		SNC
Dopamina	M	D_1	G_s, $\uparrow AMPc$	Dopamina		SNC
	M	D_2	G_i, $\downarrow AMPc$	Dopamina	Clozapina	SNC
Adrenérgico	M	α_1	G_q, $\uparrow IP_3$	NE, fenilefrina	Prazosina	Vasculatura
Adrenalina, noradrenalina (NA)	M	α_2	G_i, $\downarrow AMPc$	Adrenalina, clonidina	Fentolamina	Corazón, vasculatura
	M	β_1	G_s, $\uparrow AMPc$	Adrenalina, dobutamida	Propanolol, sotalol	Corazón
	M	β_2	G_s, $\uparrow AMPc$	Adrenalina, isoproterenol	Propranolol	Vasculatura
Serotonina	I	$5\text{-}HT_3$	$\uparrow I_{Na}$, I_{Ca}	5-HT	Granisetron	SNC, GI
(5-hidroxitriptamina, o 5-HT)	M	$5\text{-}HT_1$	G_i, $\downarrow AMPc$	5-HT, triptanos		SNC, vasculatura
	M	$5\text{-}HT_2$	G_q, $\uparrow IP_3$	5-HT, ácido lisérgico	Clozapina	SNC, GI, músculo liso, vasculatura
	M	$5\text{-}HT_4$	G_s, $\uparrow AMPc$	5-HT		SNC, GI
	M	$5\text{-}HT_5$	G_i, $\downarrow AMPc$	5-HT		SNC
	M	$5\text{-}HT_6$	G_s, $\uparrow AMPc$	5-HT		SNC
	M	$5\text{-}HT_7$	G_s, $\uparrow AMPc$	5-HT		SNC, SNA
Histamina	M	H_1	G_q, $\uparrow IP_3$	Histamina	Difenhidramina	SNC, vías respiratorias, vasculatura
	M	H_2	G_s, $\uparrow AMPc$	Histamina	Ranitidina	Corazón, estómago
	M	H_3	G_i, $\downarrow AMPc$	Histamina	Ciproxifan	SNC
	M	H_4	G_i, $\downarrow AMPc$	Histamina		Células cebadas
Sustancia P	M	NK1	G_q, $\uparrow IP_3$	Sustancia P		SNC, fibras de dolor
Neuropéptido Y	M	Y_{1-2}, Y_{4-5}	G_i, $\downarrow AMPc$	Neuropéptido Y		SNC
Óxido nítrico		GC	$\uparrow GMPc$	Óxido nítrico		SNC, SNA
Purinérgico	I	P2X	$\uparrow I_{Na}$, I_{Ca}	ATP	Suramina	Diseminado

ACh = acetilcolina; AMPA = ácido α-amino-3-hidroxi-5-metil-4-isoxazolepropiónico; AMPc = Adenosín monofosfato cíclico; G_i, G_q, G_s = proteínas G; GC = guanilato ciclasa; GI = gastrointestinal; 5-HT = 5-Hidroxitriptamina; I = ionotrópico; I_{Ca} = corriente de Ca^{2+}; I_{Cl} = corriente de Cl^-; I_K = corriente de K^+; I_{Na} = corriente de Na^+; IP_3 = Inositol trifosfato; M = metabotrópico; NK1 = neurocinina 1; NMDA = *N*-metil-D-aspartato; P2X = purinorreceptor; SNA = sistema nervioso autónomo; SNC = sistema nervioso central.

Tabla 5-3: Mecanismos de terminación de señal

Neurotransmisor	Destino
Glutamato	Recaptura a cargo de los transportadores de glutamato en las neuronas y la glía
GABA	Recaptura por los transportadores de recaptura de GABA neuronal y por la glía
Acetilcolina	Degradado por acetilcolinesterasa en la hendidura sináptica
Dopamina, noradrenalina, serotonina	Degradadas en la hendidura por catecol-O-metiltransferasa, recaptura por los transportadores dependientes de Na^+-Cl^- y reciclado o degradado por las monoaminoxidasas
Histamina	Degradada por la histamina metiltransferasa y las histaminasas
Sustancia P	Internalización del complejo transmisor-receptor
Óxido nítrico	Oxidado
ATP	Degradado

Respuesta a traumatismos

Tipo de célula de la glía	Localización	Función
Sistema nervioso periférico		
Células de Schwann	Axones	Mielinización, fagocitosis
Células satélite	Ganglios	Regular el ambiente químico
Sistema nervioso entérico		
Células de la glía entéricas	Ganglios	Diversas
Sistema nervioso central (SNC; astrocitos)		
Protoplásmico	Materia gris	Entrega de nutrientes, función de barrera hematoencefálica
Fibroso	Materia blanca	Reparación
Células de Müller	Retina	Reparación
Glía de Bergmann	Cerebelo	Plasticidad sináptica
Oligodendrocitos	Materia blanca (algunas en la gris)	Mielinización
Microglía	En todo el SNC	Respuesta a traumatismos
Células ependimarias	Ventrículos	Regular el intercambio entre líquido cefalorraquídeo y líquido extracelular cerebral

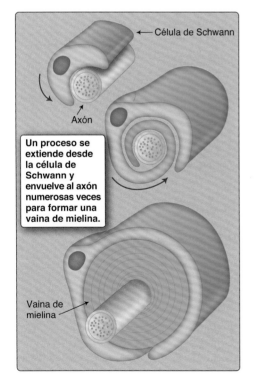

← Célula de Schwann

Axón

Un proceso se extiende desde la célula de Schwann y envuelve al axón numerosas veces para formar una vaina de mielina.

Vaina de mielina

Figura 5-10.
Formación de la vaina de mielina.

A. Mielinización

La mielina se forma en las **células de Schwann** (en el SNP) y en los **oligodendrocitos** (en el SNC). Los oligodendrocitos pueden mielinizar los axones de múltiples neuronas al mismo tiempo, pero las células Schwann se dedican a un solo axón. Las células de la glía forman mielina a través de prolongaciones extendidas que rotan alrededor de un axón más de 100 veces (fig. 5-10). El citoplasma se exprime y vacía entre las capas de membrana mientras se construye la mielina, de manera que las capas de lípidos se compactan. Las células de la glía permanecen viables tras completar el recubrimiento, en tanto el núcleo y el citoplasma residual ocupan la capa más externa.

B. Homeostasis del potasio

La renormalización del V_m después de la excitación neuronal implica la liberación de K^+ (fig. 5-3). Durante la actividad neuronal intensa, la concentración de K^+ extracelular se eleva de manera significativa como resultado de esta liberación. Debido a que el V_m es dependiente del gradiente transmembrana del K^+ (*véase* 2·II·C), la acumulación de K^+ llega a ser perjudicial para la función neuronal. Los **astrocitos** (el tipo de célula de la glía predominante en el SNC) no son excitables, pero sí poseen canales y transportadores de K^+ que les permiten drenar el K^+ excedente de las neuronas activas y redistribuirlo hacia regiones inactivas del SNC (fig. 5-11). La **"amortiguación espacial"** aprovecha que los astrocitos adyacentes están unidos de forma estrecha por las uniones comunicantes (*véase* 4·II·F), las cuales proporcionan vías para que el K^+ fluya según el gradiente de concentración desde las zonas activas hasta un sitio remoto.

Aplicación clínica 5-2: esclerosis múltiple

La mielina es esencial para la comunicación neural normal, de ahí que las enfermedades que afectan a la mielina o a las células que la producen tienen efectos fisiológicos devastadores. La **esclerosis múltiple (EM)** es una alteración desmielinizante de las neuronas del sistema nervioso central, cuya causa se desconoce. Los síntomas surgen cuando las células inmunitarias autorreactivas producen anticuerpos contra uno o más de los componentes de la vaina. La mielina se hincha y degrada, y la conducción del axón se interrumpe, lo cual produce cambios patológicos que se observan mediante tomografía computarizada. Los pacientes presentan una amplia gama de síntomas neurológicos que incluyen temblores, trastornos de la visión, disfunción autónoma, debilidad y fatiga. Algunos individuos tienen una forma recurrente de la enfermedad, que se caracteriza por un inicio agudo de los síntomas clínicos, seguido por un periodo de remisión acompañado por la recuperación total o parcial de la función. En otros la enfermedad es progresiva, y el daño neurológico se acumula de forma constante en un periodo de 10 a 20 años. Si bien los tratamientos inmunosupresivos pueden ayudar a reducir la progresión de los síntomas durante episodios agudos, no hay una cura conocida para la EM.

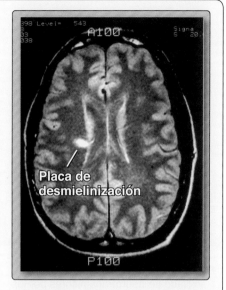

Desmielinización periventricular del lóbulo frontal.

C. Recaptación y reciclado de neurotransmisores

El glutamato, el ácido gamma-aminobutírico (GABA) y la glicina son neurotransmisores utilizados en gran medida en el SNC. Las neuronas que se comunican mediante estos aminoácidos pueden dispararse a frecuencias tan altas que se pone a prueba su capacidad para controlar las concentraciones de transmisores sinápticos y evitar la fuga a regiones adyacentes. La actividad intensa también afecta las vías de síntesis de los transmisores. Las células de la glía ayudan en ambos problemas. Emiten prolongaciones

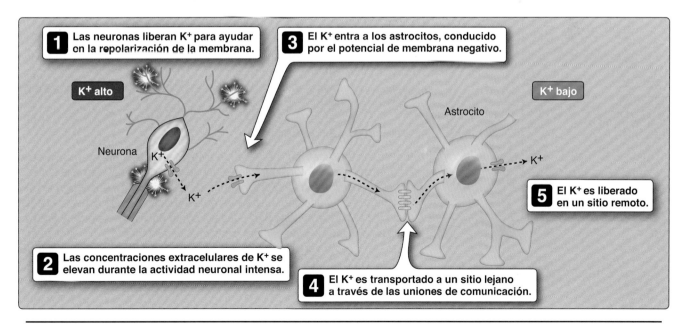

Figura 5-11.
Amortiguación espacial.

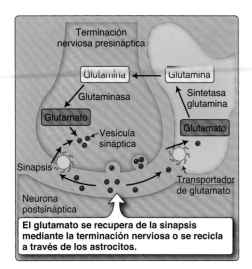

Figura 5-12.
Reciclado de neurotransmisores por los astrocitos.

del pie que rodean la sinapsis y con rapidez captan el transmisor desde la hendidura mediante sistemas de transporte de alta afinidad (fig. 5-12). De manera subsecuente, el glutamato se convierte en glutamina mediante la glutamina sintetasa y se devuelve a la terminación presináptica para su reconversión en glutamato mediante la acción de la glutaminasa. La glutamina también se distribuye hacia las neuronas inhibidoras para usarse en la síntesis del GABA. Las neuronas GABAérgicas poseen reservas de glutamina muy limitadas y dependen de las células de la glía para suministrar los sustratos necesarios y continuar la señalización.

D. Suministro de nutrientes

Las neuronas dependen en gran medida del O_2 y la glucosa para su actividad continua y el sistema nervioso aprovecha cerca de 20% de la utilización corporal total. Las células de la glía desempeñan un papel único al garantizar que se cubran estas necesidades.

1. **Transporte de lactato:** los astrocitos transportan a la glucosa desde la vasculatura hasta las neuronas (*véase* 20·II). Emiten prolongaciones del pie que rodean los capilares cerebrales y absorben la glucosa de la sangre mediante transportadores. La glucosa entonces se difunde a través de la red de las células de la glía mediante las uniones comunicantes. Parte de la glucosa se convierte en glucógeno, y el resto se metaboliza hasta ácido láctico. El lactato se excreta hacia el líquido extracelular para su captación por las neuronas circundantes, un proceso conocido como **transporte de lactato**.

2. **Almacenamiento:** las neuronas poseen escasas reservas de energía. Dependen de los astrocitos para mantener una provisión continua de lactato frente a los cambios de la actividad neuronal o las concentraciones descendentes de glucosa en la sangre. Los astrocitos contienen amplias reservas de glucógeno y las vías necesarias para convertirlas en lactato cuando lo requiera.

VI. NERVIOS

Los términos **neurona** y **nervio** a menudo se confunden. Una *neurona* es una célula excitable. Un *nervio* es un conjunto de **fibras nerviosas** (los axones y sus células de soporte) que corre por la periferia como un moderno cable de telecomunicaciones.

A. Velocidad de conducción

Las características de las fibras individuales que conforman un nervio varían de manera considerable. Algunas son delgadas, sin mielinizar y de conducción lenta. Otras son gruesas, mielinizadas y conducen los impulsos a gran velocidad. Las fibras gruesas ocupan más espacio que las delgadas y cuesta sostenerlas, desde el punto de vista metabólico. Sólo se utilizan cuando la velocidad de comunicación es primordial. En la práctica, esto significa que las fibras más veloces se usan para los reflejos motores (*véase* fig. 5-4; *véase* también tabla 11-1).

B. Ensamblaje

Las fibras nerviosas individuales están envueltas en forma laxa de tejido conjuntivo (el **endoneuro**) y varias están unidas para formar un **fascículo** (fig. 5-13). Un fascículo está envuelto aún en más tejido conjuntivo (el **perineuro**) y, por último, varios fascículos se unen con vasos sanguíneos para

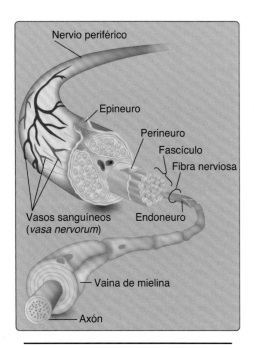

Figura 5-13.
Anatomía del nervio periférico.

formar un **nervio**. El nervio está bastante protegido por una densa capa de tejido conjuntivo (el **epineuro**). Los nervios periféricos están expuestos al duro esfuerzo mecánico relacionado con la locomoción, así que las múltiples capas de reforzamiento resultan esenciales para su protección.

C. Ganglios

Los cuerpos celulares de los axones que conforman el nervio están reunidos en abultamientos llamados **ganglios**. Los ganglios son los sitios de conectividad y relevo de información entre neuronas. También contienen circuitos intrínsecos que permiten los arcos reflejo y el procesamiento de señales.

D. Tipos

Los nervios se clasifican según el tipo de información que transportan. Los **nervios aferentes** contienen fibras que transmiten la información sensitiva desde la periferia hasta el SNC. Los **nervios eferentes** se originan en el SNC y contienen neuronas motoras **somáticas** que inervan los músculos esqueléticos y las neuronas motoras **viscerales** del SNA. Algunos nervios periféricos contienen una mezcla de fibras sensitivas y motoras (**nervios mixtos**). Esto puede derivar en arcos reflejo que recorren el mismo nervio. Por ejemplo, el nervio vago informa al SNC cuando la comida ingresa al estómago. El SNC responde con una orden motora que relaja al estómago y viaja a través de una fibra eferente contenida dentro del nervio vago (*véase* 30·IV·A). El arco se denomina **reflejo vagovagal**.

Resumen del capítulo

- El sistema nervioso comprende al **sistema nervioso central (SNC)** y al **sistema nervioso periférico (SNP)**. El **sistema nervioso autónomo (SNA)** es una subdivisión funcional del SNC y el SNP. El SNC incluye a las neuronas del **cerebro** y la **médula espinal**. El SNP comprende nervios que transportan la **información sensitiva** y **motora** a la periferia. El SNA vigila y controla la función de los órganos internos.
- Las neuronas son **células excitables** que se comunican unas con otras y con los órganos blancos mediante los **potenciales de acción (PA)**. Las señales eléctricas se transmiten de una célula a la siguiente en una **sinapsis** mediante **neurotransmisores químicos**.
- Los neurotransmisores son un grupo variado que incluye gases y polipéptidos. El SNC utiliza pequeñas moléculas denominadas **aminoácidos** (glutamato, aspartato, glicina y GABA) como transmisores. La **acetilcolina** es el neurotransmisor utilizado en la **unión neuromuscular** y por algunas neuronas del SNA. El SNA y el SNC también emplean **monoaminas** (dopamina y noradrenalina) como transmisores.
- Un transmisor excita o inhibe la célula postsináptica, según la naturaleza del receptor que se encuentra en la membrana postsináptica. Los **transmisores excitatorios** causan la **despolarización** de la célula postsináptica (un **potencial postsináptico excitador)**, mientras que los **transmisores inhibidores** causan **hiperpolarización** y reducen la excitabilidad (**potencial postsináptico inhibidor**).
- Las neuronas del SNC reciben miles de impulsos sinápticos a través de sus árboles dendríticos. Las propiedades eléctricas de las dendritas neuronales aseguran que los impulsos débiles no se propaguen. Los impulsos más fuertes en ocasiones **se suman** para empujar el potencial de membrana más allá del **umbral de excitación**, lo cual hace que la neurona dispare un PA.
- La función neuronal recibe apoyo de las **células de la glía**. La glía regula las concentraciones de iones extracelulares, ayuda en la captación y **reciclado** de los neurotransmisores, suministra nutrientes y recubre los axones con **mielina**.
- La mielina es un material aislante depositado por las **células de Schwann** (SNP) y los oligodendrocitos (SNC). La mielina aumenta la velocidad a la cual se propagan las señales eléctricas a lo largo del axón. La mielina está formada de capas compactas de membrana superficial de células de la glía. Las neuronas mielinizadas se utilizan en los **arcos reflejo** donde el momento de respuesta reviste gran importancia. Las **neuronas motoras** también tienen axones que son más anchos de lo normal para aumentar aún más la velocidad de propagación de la señal.
- Los **nervios** son haces de axones y sus células de soporte. Los nervios periféricos transmiten señales aferentes desde las células sensitivas hasta el SNC, señales eferentes desde el SNC hasta las células efectoras o señales mixtas.

6 Sistema nervioso central

I. GENERALIDADES

El sistema nervioso central (SNC) comprende la médula espinal y el cerebro (fig. 6-1). La médula espinal es una densa vía de comunicaciones que transmite señales sensitivas y motoras entre el sistema nervioso periférico (SNP) y el cerebro. La médula también contiene circuitos intrínsecos que apoyan ciertos reflejos musculares. El cerebro es un procesador de datos muy sofisticado que contiene circuitos nerviosos que analizan los datos sensitivos y después ejecutan las respuestas adecuadas a través de la médula espinal y el SNP eferente. Grandes porciones del cerebro están dedicadas a funciones de asociación que integran información proveniente de los diferentes sentidos y permite asignar un significado a sonidos, relacionar olores con memorias específicas y reconocer objetos y caras, por ejemplo. Las regiones de asociación también alimentan el pensamiento abstracto, las habilidades del leguaje, las interacciones sociales, así como el aprendizaje y la memoria. El cuerpo humano tiene una simetría bilateral, y las estructuras de la médula espinal y el cerebro están, en su mayoría, duplicadas en espejo a partir de la línea media. Por lo general, la información sensitiva y motora cruza la línea media en algún punto durante su viaje entre el cerebro y la periferia. En la práctica, esto significa que el lado izquierdo del cerebro controla el lado derecho del cuerpo y *viceversa*. Para su estudio, el cerebro se divide en cuatro áreas principales: **tronco encefálico, cerebelo, diencéfalo** y los **hemisferios cerebrales (triencéfalo).** Un análisis completo de la función del SNC está fuera del objetivo de este libro, que se enfoca en los aspectos sensitivos y motores de la función del SNC. Para más información acerca de las funciones más altas del cerebro, *véase Lippincott Illustrated Reviews: Neurociencia,* 2.ª ed.

II. MÉDULA ESPINAL

La médula espinal se aloja en el interior del canal vertebral. Se extiende desde el agujero magno en la base del cráneo hasta la segunda vértebra lumbar.

A. Segmentos

La columna vertebral consiste en una serie de vértebras colocadas una encima de otra y se divide en cinco regiones anatómicas: **cervical, torácica, lumbar, sacra** y **coccígea.** Las vértebras cervicales, torácicas y lumbares están separadas por discos intervertebrales que permiten que los huesos se articulen. Las vértebras sacras y coccígeas están fusionadas para formar el **sacro** y el **coxis,** de forma respectiva. La médula

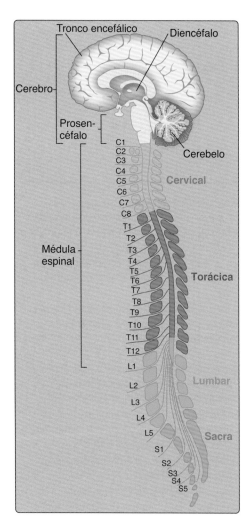

Figura 6-1.
Sistema nervioso central. C1-C8, T1-T12, L1-L5 y S1-S5 son nervios espinales.

espinal se divide en 31 segmentos identificados. Los pares de nervios espinales (uno en cada lado del cuerpo) emergen de los segmentos correspondientes (fig. 6-1). Aunque la médula espinal termina antes de llegar al sacro, los nervios espinales continúan en dirección caudal dentro del canal vertebral hasta alcanzar un nivel de salida adecuado.

> **Rostral** y **caudal** son términos anatómicos que significan "pico" (o boca) y "cola", de modo respectivo. Se utilizan con frecuencia para indicar la dirección del flujo de la información en el SNC.

B. Nervios

Los nervios espinales son un componente del SNP. Los nervios contienen fibras **sensitivas** (**aferentes**) y **motoras** (**eferentes**) (es decir, son **nervios espinales mixtos**) que por lo general inervan a los tejidos que se encuentran en el mismo nivel que los nervios. Por lo tanto, los nervios que emergen de la región cervical (C2) controlan los movimientos de la cabeza y el cuello, mientras que los nervios sacros (S2 y S3) se proyectan hacia la vejiga y el intestino grueso.

1. **Sensitivos:** las fibras sensitivas somáticas y autónomas discurren hasta la médula espinal a través de los nervios periféricos (fig. 6-2). Transmiten las sensaciones de dolor, temperatura y tacto desde la piel; las señales propioceptivas provenientes de los receptores en los músculos y articulaciones, y las señales sensitivas provenientes de numerosos receptores viscerales. Múltiples nervios periféricos se unen para formar la **raíz posterior** de un nervio espinal y entrar en el canal vertebral a través del **agujero intervertebral**. Los cuerpos celulares de estos nervios se reúnen dentro de un **ganglio espinal** prominente que se localiza en el interior del agujero. En seguida, la raíz posterior se divide en varias **raicillas** y se une a la médula espinal. Los nervios sensitivos viajan en dirección rostral hasta hacer sinapsis con núcleos *en ruta* hasta el cerebro. Las ramas de los aferentes sensitivos también producen sinapsis en forma directa con neuronas motoras o en las interneuronas que crean sinapsis con las neuronas motoras, lo cual hace posible los reflejos mediados por la médula espinal (*véase* 11·III).

2. **Motores:** los eferentes motores provenientes del cerebro viajan en dirección caudal y hacen sinapsis con nervios motores periféricos dentro de la médula. Estos nervios incluyen eferentes motores tanto somáticos como autónomos. Salen de la médula espinal a través de **raicillas anteriores**, las cuales se unen para formar la **raíz anterior** y después viajar hacia la periferia junto con las fibras sensitivas en los nervios espinales.

C. Vías

El interior de la médula espinal está organizado, por así decirlo, en un área central de materia gris con forma de mariposa, rodeada de materia blanca (fig. 6-3). La materia blanca contiene haces de fibras nerviosas con orígenes y destinos comunes que transmiten la información entre el SNP y el ce-

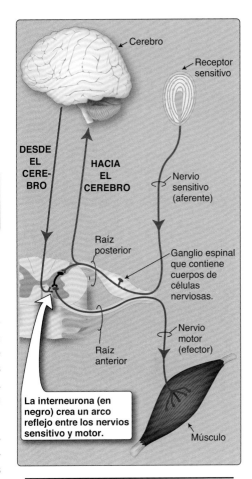

Figura 6-2.
Vías sensitivas y motoras.

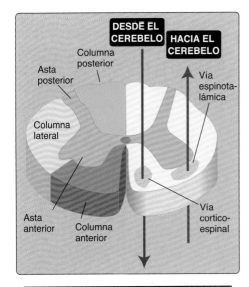

Figura 6-3.
Organización de la médula espinal.

rebro. Las fibras de nervios sensitivos provenientes de la periferia discurren en sentido rostral hasta el cerebro en **vías ascendentes** aisladas. Las **vías descendentes** llevan haces de eferentes motores provenientes del SNC *en ruta* hacia la periferia. Las vías se denominan según su origen y destino. Por ejemplo, la **vía espinotalámica** lleva fibras de dolor desde la médula hacia arriba hasta el tálamo. La **vía corticoespinal** lleva fibras motoras desde la corteza hacia abajo hasta la médula espinal. Las vías (también conocidas como **fascículos**) se agrupan en las **columnas posterior, lateral** y **anterior** (conocidas también como **cordones**). Las "alas" de la mariposa gris están divididas en **astas posteriores** y **anteriores**, y actúan como estaciones de relevo sináptico para el flujo de información entre neuronas. Contienen cuerpos de neuronas, los cuales están reunidos en grupos relacionados de manera funcional, o **núcleos**. La materia gris de ambos lados de la médula está conectada por **comisuras** que contienen haces de fibras que permiten que la información fluya a través de la línea media.

> El tejido del SNC suele tener un aspecto de color blanco o gris. La materia blanca obtiene su color de la mielina, que está constituida en gran medida por axones de nervios mielinizados. La materia gris está compuesta de cuerpos celulares, dendritas y axones sin mielina.

III. TRONCO ENCEFÁLICO

Toda la información sensitiva y motora que fluye hacia y desde el cerebro pasa a través del tronco encefálico (*véase* fig. 6-4). El tronco encefálico contiene varios núcleos importantes que actúan como estaciones de relevo para el flujo de información entre el cerebro y la periferia. Muchos de los 12 **nervios craneales** (**NC**) se originan también en los núcleos localizados dentro del tronco encefálico (*véase* fig. 6-5). Los nervios craneales proporcionan inervación sensitiva y motora a la cabeza y el cuello, e incluyen nervios que median la visión, la audición, el olfato y el gusto, junto con muchas otras funciones. Los circuitos intrínsecos dentro del tronco encefálico crean centros de control que permiten las respuestas reflejas a los datos sensitivos. La localización y las funciones de estos centros se analizan con más detalle en el capítulo 7. El tronco encefálico se subdivide de manera anatómica en tres áreas:

- **Bulbo raquídeo:** el bulbo contiene los núcleos autónomos que participan en el control de la respiración y la presión arterial, así como en la coordinación de los reflejos de deglución, vómito, tos y estornudo.

- **Protuberancia:** la protuberancia ayuda al control de la respiración y está implicada en la audición.

- **Mesencéfalo:** el mesencéfalo contiene áreas involucradas en el control de los movimientos oculares.

IV. CEREBELO

El cerebelo afina el control motor y facilita la ejecución homogénea de secuencias motoras aprendidas (*véase* 11·IV·C). La función cerebelosa requiere una enorme capacidad de integración y cómputo, razón por la cual esta pequeña

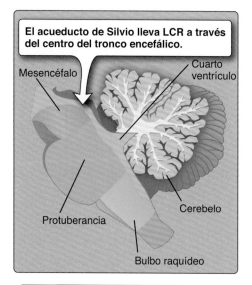

El acueducto de Silvio lleva LCR a través del centro del tronco encefálico.

Mesencéfalo

Cuarto ventrículo

Protuberancia

Cerebelo

Bulbo raquídeo

Figura 6-4.
Organización del tronco encefálico.
LCR = líquido cefalorraquídeo.

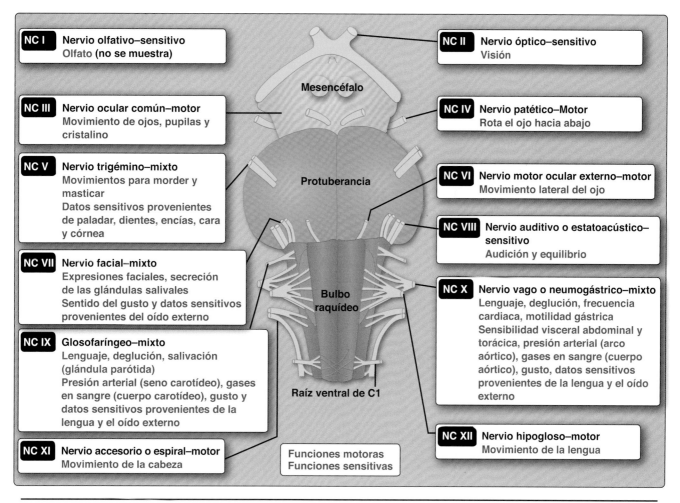

NC I Nervio olfativo–sensitivo Olfato (no se muestra)	**NC II** Nervio óptico–sensitivo Visión

Mesencéfalo

NC III Nervio ocular común–motor Movimiento de ojos, pupilas y cristalino	**NC IV** Nervio patético–Motor Rota el ojo hacia abajo

Protuberancia

NC V Nervio trigémino–mixto Movimientos para morder y masticar Datos sensitivos provenientes de paladar, dientes, encías, cara y córnea	**NC VI** Nervio motor ocular externo–motor Movimiento lateral del ojo
	NC VIII Nervio auditivo o estatoacústico– sensitivo Audición y equilibrio
NC VII Nervio facial–mixto Expresiones faciales, secreción de las glándulas salivales Sentido del gusto y datos sensitivos provenientes del oído externo	**NC X** Nervio vago o neumogástrico–mixto Lenguaje, deglución, frecuencia cardiaca, motilidad gástrica Sensibilidad visceral abdominal y torácica, presión arterial (arco aórtico), gases en sangre (cuerpo aórtico), gusto, datos sensitivos provenientes de la lengua y el oído externo

Bulbo raquídeo

NC IX Glosofaríngeo–mixto
Lenguaje, deglución, salivación
(glándula parótida)
Presión arterial (seno carotídeo), gases
en sangre (cuerpo carotídeo), gusto y
datos sensitivos provenientes de la
lengua y el oído externo

Raíz ventral de C1

NC XII Nervio hipogloso–motor
Movimiento de la lengua

NC XI Nervio accesorio o espiral–motor
Movimiento de la cabeza

Funciones motoras
Funciones sensitivas

Figura 6-5.
Funciones de los nervios craneales (NC). C1 = primera vértebra cervical.

área que comprende ~10% de la masa cerebral total contiene más neuronas que el resto del cerebro combinado. El cerebelo está fijado al tronco encefálico por tres **pedúnculos** que contienen haces de fibras nerviosas aferentes y eferentes. El cerebelo recibe datos sensitivos provenientes de los músculos, tendones, articulaciones, piel y los sistemas visual y vestibular, así como información procedente de todas las regiones del SNC implicadas en el control motor. De igual manera, envía señales de regreso a la mayoría de estas áreas y modifica su información (fig. 6-6). La integración de los datos sensitivos con las órdenes motoras se logra mediante circuitos de retroalimentación y alimentación anterógrada, que incluyen a la **célula de Purkinje,** un tipo de neurona

La lesión cerebelosa no causa parálisis, pero tiene efectos motores profundos (**ataxia** o una incapacidad para coordinar la actividad muscular). Los pacientes con daño cerebeloso caminan con una marcha tambaleante que se asemeja a la de la intoxicación alcohólica. Es probable que también presenten dificultad para hablar, con la deglución y los movimientos oculares.

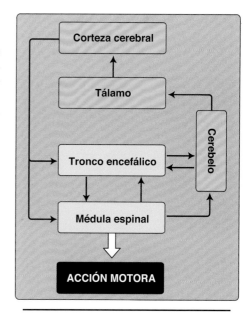

Figura 6-6.
Relaciones funcionales entre los componentes del sistema nervioso central.

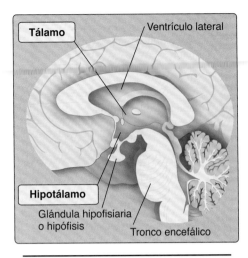

Figura 6-7.
Localización del tálamo y el hipotálamo.

conocida por su inmenso árbol dendrítico. Las dendritas son sitios de flujo de información proveniente de cientos de miles de neuronas presinápticas. Los circuitos cerebelosos permiten que los movimientos se refinen al tomar como referencia los datos sensitivos entrantes, incluso mientras se ejecutan.

V. DIENCÉFALO

El **diencéfalo** y el **telencéfalo** constituyen el prosencéfalo. El diencéfalo contiene dos estructuras principales: el **tálamo** y el **hipotálamo** (fig. 6-7).

A. Tálamo

La información sensitiva proveniente de la periferia pasa a través del **tálamo** para su procesamiento antes de alcanzar el nivel consciente. La información de salida procedente del sistema olfativo es la única excepción, ya que no pasa por el tálamo y alimenta los datos olfativos crudos en forma directa a la corteza. El tálamo también controla el sueño y la vigilia y se requiere para la conciencia. El daño al tálamo provoca un coma profundo. Además, el tálamo participa en el control motor y posee áreas que se proyectan a las regiones motoras corticales.

B. Hipotálamo

El hipotálamo es el principal centro de control del sistema nervioso autónomo. Sus funciones incluyen el control de la temperatura corporal, la ingesta de alimentos, la sed y el balance de líquidos, así como la presión arterial; también controla la agresión y la ira. El hipotálamo ejerce control a través de conexiones neurales directas a los centros autónomos en el tronco encefálico, además de que dirige el sistema endocrino. El control endocrino ocurre en forma directa a través de síntesis hormonal y liberación, y en forma indirecta mediante la secreción de hormonas que afectan la liberación de las hormonas hipofisiarias.

VI. TELENCÉFALO

El **telencéfalo** o **cerebro** es la sede del intelecto humano. Está organizado en dos hemisferios cerebrales que comprenden los **ganglios basales** y la **corteza cerebral**.

A. Ganglios basales

Los ganglios basales son un grupo de núcleos funcionalmente relacionados (fig. 6-8) que trabajan de cerca con la corteza cerebral y el tálamo para lograr el control motor. Su función se analiza en detalle en el capítulo 11. Las principales estructuras de los ganglios basales incluyen el **núcleo caudado** y el **putamen** (que juntos forman el **neoestriado**), además del **globo pálido**.

B. Corteza cerebral

La corteza cerebral participa en el pensamiento consciente, estado de alerta, lenguaje, así como en el aprendizaje y la memoria.

1. **Anatomía:** la corteza comprende una hoja de tejido nervioso organizada en seis capas que se dobla para acomodar los 15 a 20 mil millones

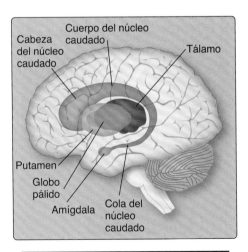

Figura 6-8.
Ganglios basales.

(1.5 a 2.0 $\times$ 10^{10}) de neuronas que contiene. Los pliegues (**circunvo-luciones**) están separados por las **cisuras** (surcos). Las **fisuras** pro-fundas separan la corteza en cuatro lóbulos: frontal, parietal, occipital y temporal (fig. 6-9). Los lóbulos contienen áreas aisladas que se distin-guen de manera citoarquitectónica y que se correlacionan con regiones de función especializada.

2. **Función:** según su función, la corteza se divide en tres áreas generales que ocupan ambos hemisferios: **sensitiva, motora** y **de asociación**.

   a. **Sensitiva:** las regiones sensitivas procesan la información prove-niente de los órganos de los sentidos (*véanse* caps. 8-10). Las **re-giones sensitivas primarias** reciben y procesan información en forma directa desde el tálamo. La información espacial se conserva conforme los datos fluyen de los sentidos a las áreas sensitivas y después se mapean con exactitud hacia la corteza (**mapeo topo-gráfico**). Así, el patrón de luz que cae sobre la retina se replica de manera fiel en el patrón de excitación dentro la corteza visual primaria.

   b. **Motora:** las áreas motoras participan en la planeación y ejecución de las órdenes motoras. Las **áreas motoras primarias** ejecutan movimientos. Los axones provenientes de estas áreas se proyec-tan hacia la médula espinal, en donde hacen sinapsis con y excitan a las neuronas motoras. Las **áreas motoras suplementarias** invo-lucran la planeación y el control fino de tales movimientos (*véase* cap. 11).

   c. **De asociación:** la mayoría de las neuronas corticales participa en las funciones de asociación. Cada región cortical sensitiva alimenta la información al área de asociación correspondiente. Aquí, por ejem-plo, se reconocen los patrones de color, luz y sombra como una cara humana; o una serie de notas, como provenientes del canto de un pájaro. Otras áreas de asociación integran la información sensitiva proveniente de otras partes del cerebro para permitir las funciones mentales superiores. Estas incluyen el pensamiento abstracto, la ad-quisición del lenguaje, las habilidades musicales y matemáticas, así como la capacidad de participar en interacciones sociales.

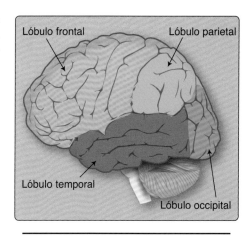

Figura 6-9.
Lóbulos de la corteza cerebral.

Sexo biológico y envejecimiento 6-1: sistema nervioso central

Hombres y mujeres muestran diferencias en la organización de las áreas del sistema nervioso central (SNC) relacionadas con la fisiología y el comportamiento reproductivo. La diferenciación sexual en el SNC comienza durante el primer trimestre con un aumento de andrógenos en los varones. Este incremento también ocurre durante el último trimestre y al nacer. El resultado es que las áreas específicas del cerebro se reorganizan a través de la pérdida selectiva de neuronas, densidad de dendritas y plasticidad sináptica. Por ejemplo, las mujeres muestran diferencias en la población neuronal en las áreas del hipotálamo que controlan los cambios hormonales durante el ciclo menstrual.

Los cambios en la función cognitiva son uno de los efectos más reconocibles del envejecimiento, aunque esto puede verse de forma más común como un reflejo de la patología subyacente (como la demencia) en lugar del envejecimiento fisiológico saludable. Los cambios significativos en la función del SNC son evidentes después de los 65 años de edad y se aceleran después de los 70 años. El volumen cerebral disminuye 70 cm^3 por década después de los 65 años; la mayor parte de esta pérdida se produce en los lóbulos frontal y temporal. Entre las neuronas supervivientes, la complejidad de los árboles dendríticos disminuye, junto con la densidad sináptica. Se producen numerosos cambios en los niveles de neurotransmisores y receptores en todo el SNC. El flujo sanguíneo cerebral disminuye hasta 20%, lo que afecta el metabolismo del O$_2$ y la glu-cosa en el cerebro. Los efectos principales sobre la función cognitiva son un lento declive en las habilidades de resolución de problemas (funciones ejecutivas), las capacidades de aprendizaje, los periodos de atención y la capacidad para recuperar la memoria a largo plazo, en especial en relación con hallar las palabras adecuadas.

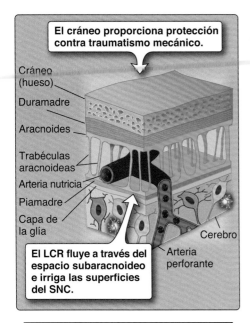

El cráneo proporciona protección contra traumatismo mecánico.

Cráneo (hueso)

Duramadre

Aracnoides

Trabéculas aracnoideas

Arteria nutricia

Piamadre

Capa de la glía

Cerebro

El LCR fluye a través del espacio subaracnoideo e irriga las superficies del SNC.

Arteria perforante

Figura 6-10.
Capas que protegen al cerebro y proporcionan una vía para el flujo del líquido cefalorraquídeo (LCR).
SNC = sistema nervioso central.

VII. LÍQUIDO CEFALORRAQUÍDEO

Debido a que el SNC tiene un papel central en todos los aspectos de la vida, sus neuronas poseen múltiples capas de protección y soporte.

A. Capas protectoras

En el capítulo 20 se analiza el papel de la barrera hematoencefálica para la protección de las neuronas del SNC en contra de los químicos que circulan en la sangre (*véase* 20·II·B). El SNC también está encerrado en cinco capas protectoras, que incluyen tres membranas (las **meninges**), una capa de líquido cefalorraquídeo (LCR) y una capa exterior de hueso, el cráneo (fig. 6-10). Las meninges comprenden la **piamadre**, la **aracnoides** y la **duramadre**.

1. **Piamadre:** la superficie completa del cerebro y la médula espinal está adherida con firmeza a una membrana delgada fibrosa denominada **piamadre** (del latín "madre responsable"). La porción cerebral de la piamadre se mantiene en su lugar mediante una capa continua de prolongaciones pédicas de los astrocitos.

2. **Aracnoides:** la aracnoides comprende una capa de membrana epitelial que está conectada en forma laxa a la piamadre mediante **trabéculas**, que son soportes estructurales pequeños que dan a la aracnoides un aspecto de telaraña. Las trabéculas crean un **espacio subaracnoideo** a través del cual fluye sin interrupción el LCR sobre la superficie del cerebro. La capa de LCR tiene múltiples funciones (*véase* el análisis posterior), incluido el acojinamiento del cerebro contra traumatismo.

Aplicación clínica 6-1: meningitis bacteriana

La meningitis bacteriana es una enfermedad en potencia mortal causada por una infección bacteriana del líquido cefalorraquídeo (LCR) e inflamación de las meninges.[1] Es la principal causa de muerte infecciosa en el mundo entero. Las causas más frecuentes de meningitis adquirida en la comunidad son *Streptococcus pneumoniae* (~70%) y *Neisseria meningitidis* (12%), mientras que los casos adquiridos en el hospital suelen deberse a *Staphylococcus*. La infección es provocada por bacterias que cruzan la barrera hematoencefálica y establecen colonias en el LCR, lo cual afecta tanto al cerebro como a la médula espinal. Los síntomas suelen ser de inicio rápido e incluyen una tríada compuesta por cefalea intensa, rigidez de la nuca (cuello) y alteraciones en el estado mental. La mayoría de los pacientes también presenta fiebre elevada. La rigidez de nuca es causada por el dolor y el espasmo muscular cuando se intenta flexionar o voltear la cabeza, lo que refleja inflamación meníngea en la región cervical. El tratamiento inmediato para reducir la tumefacción y resolver la infección suele conducir a una recuperación completa.

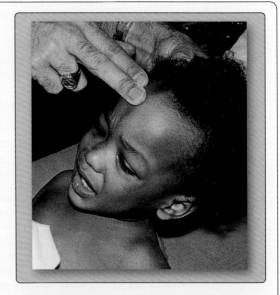

La paciente levanta los hombros en vez de flexionar el cuello cuando se eleva su cabeza (rigidez de nuca).

[1]Para una discusión más completa de la meningitis bacteriana *véase LIR Microbiología, 3.ª ed.*, pp. 107-108 y 376-377.

3. **Duramadre:** la "madre fuerte" es una membrana gruesa, coriácea, constituida por dos capas. Una interna, la capa **meníngea**, que está adherida con firmeza a la aracnoides y recubre la superficie completa del cerebro y la médula espinal. La segunda capa, la perióstica, recubre el cráneo. Las dos capas se separan en algunos sitios para crear un **seno venoso intracraneal** que drena la sangre y el LCR provenientes del cerebro y los canaliza hacia la circulación.

B. Funciones

El LCR es un líquido altamente puro, estéril, incoloro, desprovisto de proteínas que rodea y baña los tejidos del SNC. Posee cuatro funciones principales: proporciona flotabilidad, absorbe la fuerza de choque, permite pequeños cambios de volumen intracraneal y mantiene la homeostasis.

1. **Flotabilidad:** el alto contenido de lípidos del cerebro le otorga una densidad bastante alta comparada con el LCR (1.036 frente a 1.004). Esto significa que el cerebro flota en el LCR. La ventaja es que la flotación distribuye la masa cerebral de manera homogénea y ayuda a evitar que los tejidos cerebrales se compriman contra el cráneo por efecto de la fuerza de gravedad. La compresión impide el flujo sanguíneo a través de la vasculatura cerebral y causa isquemia.

2. **Absorción de la fuerza de choque:** el LCR rodea al cerebro por todos lados y lo envuelve en un cojín líquido. El acojinamiento reduce la probabilidad de traumatismo mecánico al cerebro cuando el cráneo recibe un golpe o se impacta contra un objeto a cierta velocidad.

3. **Cambios de volumen:** durante los periodos de actividad intensa, las neuronas y la glía tienden a inflamarse debido a la acumulación de metabolitos y otros materiales activos desde el punto de vista osmótico. El LCR permite que el agua pase del LCR hacia las células sin causar cambios importantes en el volumen del SNC. Debido a que el SNC está rodeado por hueso en todos lados, es posible que los cambios de volumen compriman la vasculatura cerebral y causen isquemia (*véase* 20·II·D).

4. **Homeostasis:** el potencial de membrana (V_m) y la excitabilidad neuronal son muy sensibles a los cambios en la concentración del K^+ extracelular. Las concentraciones plasmáticas del K^+ llegan a elevarse hasta > 40% incluso bajo condiciones normales (concentración plasmática normal del K^+ = 3.5 a 5.0 mmol/L), cambios inaceptables para un órgano dependiente del V_m como el SNC. Las concentraciones de K^+ del LCR se mantienen de manera estricta en un nivel un poco bajo (2.8 a 3.2 mmol/L), con lo cual se aísla a las neuronas de cambios grandes en la concentración plasmática. El LCR también carece de compuestos con potencial neuroactivo (como el glutamato y la glicina) que circulan en la sangre en forma constante. Por lo tanto, el LCR proporciona un ambiente extracelular rarificado y estable para el SNC, que se renueva de modo constante para evitar la acumulación de productos de desecho neuronales, transmisores e iones.

C. Plexos coroideos

El LCR se forma en los **plexos coroideos,** un epitelio especializado que recubre cuatro **ventrículos** llenos de líquido localizados en el centro del cerebro (fig. 6-11).

1. **Ventrículos:** el cerebro contiene cuatro ventrículos que están conectados entre sí por **orificios** que permiten al LCR fluir en direc-

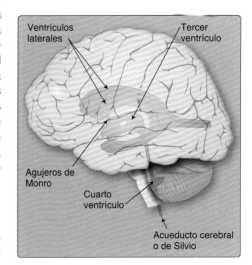

Figura 6-11.
Ubicación de líquido encefalorraquídeo, ventrículos y acueducto cerebral.

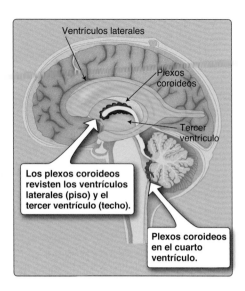

Ventrículos laterales

Plexos coroideos

Tercer ventrículo

Los plexos coroideos revisten los ventrículos laterales (piso) y el tercer ventrículo (techo).

Plexos coroideos en el cuarto ventrículo.

Figura 6-12.
Plexos coroideos.

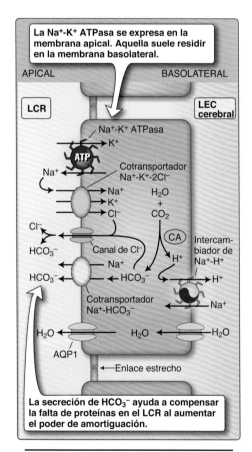

La Na⁺-K⁺ ATPasa se expresa en la membrana apical. Aquella suele residir en la membrana basolateral.

APICAL   BASOLATERAL

LCR

LEC cerebral

Na^+-K^+ ATPasa

K^+

ATP

Na^+

Cotransportador
Na^+-K^+-$2Cl^-$

Na^+
K^+
Cl^-

H_2O
+
CO_2

Cl^-

CA   Intercambiador de Na^+-H^+

HCO_3^- Canal de Cl^-

Na^+ H^+

HCO_3^- HCO_3^- H^+

Cotransportador
Na^+-HCO_3^- Na^+

H_2O H_2O H_2O

AQP1

Enlace estrecho

La secreción de HCO_3^- ayuda a compensar la falta de proteínas en el LCR al aumentar el poder de amortiguación.

Figura 6-13.
Formación del líquido cefalorraquídeo (LCR). AC = anhidrasa carbónica.

ción caudal hasta la médula espinal y a través de su canal central. Los dos **ventrículos laterales** son los más grandes de los cuatro. Tienen forma de C simétrica y están localizados en el centro de los dos hemisferios cerebrales. Se conectan con el **tercer ventrículo** a través de dos canales interventriculares denominados **agujeros de Monro**. El tercer ventrículo yace en la línea media a nivel del tálamo y el hipotálamo. Este se conecta con el **cuarto ventrículo** a través del **acueducto cerebral (de Silvio)**. El cuarto ventrículo se localiza dentro del tronco encefálico. La porción caudal se comunica con el canal central de la médula espinal. El ventrículo también proporciona una vía para que el LCR fluya hacia el espacio subaracnoideo a través de tres aberturas. El **agujero de Magendie** se localiza en la línea media. Dos **agujeros de Luschka** se encuentran a los lados.

2. **Localización:** los plexos coroideos se hallan en regiones específicas de los ventrículos (fig. 6-12). Revisten el piso de los ventrículos laterales y continúan a través de los canales interventriculares para recubrir el techo del tercer ventrículo. En el cuarto ventrículo, los plexos coroideos ocupan una pequeña porción del techo.

3. **Estructura:** los ventrículos y el canal central de la médula espinal están revestidos de **epitelio ependimario**. En la región de los plexos coroideos, el epéndimo da paso al **epitelio coroideo** ciliado, el cual es responsable de secretar el LCR. Las células epiteliales coroideas contienen un gran número de mitocondrias, y sus superficies apicales están amplificadas por microvellosidades, lo cual es característico de un epitelio especializado que debe tener una gran capacidad de transporte de iones y agua. El epitelio descansa sobre una lámina basal, la cual lo separa de la vasculatura que se encuentra debajo, y las células adyacentes están pareadas por uniones estrechas. La actividad del epitelio coroideo se irriga por medio de un **plexo vascular** que comprende una densa red de arterias, capilares y venas. Los capilares son grandes y permeables, y sus paredes están fenestradas para facilitar la filtración de líquido proveniente de la sangre.

D. Formación de líquido cefalorraquídeo

Cerca de 30% de la producción total del LCR se atribuye al parénquima cerebral. El 70% restante se produce en los plexos coroideos.

1. **Composición:** el lado basal del epitelio coroideo está bañado por un filtrado plasmático, pero las uniones estrechas entre las células epiteliales adyacentes crean una barrera efectiva para el intercambio de iones y otros solutos entre la sangre y el LCR. Las diferencias entre el LCR y el plasma son notables en varios aspectos (tabla 6-1):

   • El LCR contiene una mínima cantidad de proteínas u otras moléculas grandes. La falta de proteína hace que el LCR dependa del HCO_3^- para amortiguar el pH.

   • Las concentraciones de HCO_3^- son mayores para ayudar a amortiguar los ácidos producidos por el SNC.

   • Las concentraciones de Na^+ y Cl^- son más altas, lo cual compensa de forma osmótica la falta de proteína.

   • Las concentraciones de K^+ son menores.

Los gradientes necesarios para formar el LCR se establecen en la superficie apical (en el lumen) del epitelio coroideo (fig. 6-13).

2. **Cationes:** el epitelio coroideo es muy inusual en cuanto a que la Na$^+$-K$^+$ATPasa se localiza en la membrana apical en vez de la membrana basolateral. La bomba lleva el Na$^+$ hacia el LCR. La Na$^+$-K$^+$ATPasa elimina de modo simultáneo el K$^+$ del LCR. Más K$^+$ se puede absorber por un cotransportador de Na$^+$-K$^+$-2Cl$^-$ apical, al usar la energía del gradiente de Na$^+$ que favorece el reingreso de Na$^+$ a la célula epitelial.

3. **Aniones:** el HCO$_3^-$ se genera mediante la actividad de la anhidrasa carbónica. Por cada molécula de HCO$_3^-$ generada también se libera un H$^+$. Este se libera hacia la vasculatura a través del intercambiador de Na$^+$-K$^+$ en la membrana basolateral. Es probable que el HCO$_3^-$ se secrete hacia el ventrículo a través de los canales de aniones (Cl$^-$) y los cotransportadores Na$^+$-HCO$_3^-$. El Cl$^-$ se concentra dentro de las células mediante intercambiadores de aniones en la membrana basolateral y luego fluye a través de la membrana apical mediante los canales de Cl$^-$.

4. **Agua:** el agua sigue un gradiente osmótico generado por la secreción de Na$^+$, HCO$_3^-$ y Cl$^-$. Las acuaporinas (AQP1) proporcionan una vía para el movimiento.

E. Flujo

El LCR se produce a una velocidad prodigiosa (~500 mL/día), con lo que se enjuagan los ventrículos y las superficies del SNC una vez cada 7 a 8 h. Los plexos coroideos tienen una masa de tan solo ~2 g. Su capacidad para generar tal cantidad de LCR es posible tanto por el flujo sanguíneo, que es más alto que el de la mayoría de los otros tejidos (10 veces el suministro de neuronas), como por el aumento de la superficie para la secreción creada por las vellosidades y microvellosidades. La alta velocidad de las tasas de flujo del LCR garantiza que los productos de desecho de la actividad neuronal (iones inorgánicos, ácidos y transmisores que se derraman de las sinapsis) se eliminen de una manera oportuna antes de que se eleven las concentraciones que puedan interferir con la función del SNC.

1. **Vías:** la secreción del LCR por los plexos coroideos aumenta la presión intraventricular unos cuantos milímetros de H$_2$O dentro de los ventrículos, lo suficiente para conducir el flujo del LCR a través de los ventrículos, los agujeros en el cuarto ventrículo y hacia el espacio subaracnoideo (fig. 6-14). En seguida, el LCR se infiltra a través del espacio y fluye sobre todas las superficies del SNC; con el tiempo se une a la sangre venosa que se encuentra dentro del seno intracraneal. El LCR entra en los senos a través de las **vellosidades aracnoideas,** que se organizan en grandes grupos denominados **granulaciones aracnoideas**. El LCR se transporta a través de las vellosidades mediante vesículas gigantes, lo cual crea una válvula de una sola vía que evita el reflujo desde el seno hacia el espacio subaracnoideo del LCR en caso de que la presión disminuya.

2. **Intercambio entre líquidos extracelulares:** el LCR y el líquido extracelular (LEC) del cerebro yacen separados en los ventrículos por las células ependimarias y en otras regiones por la piamadre y la capa de soporte de las prolongaciones de los pies de los astrocitos. Aunque la piamadre y las capas de astrocitos son continuas, las uniones entre células adyacentes son permeables y posibilitan el intercambio libre de materiales entre el LCR y el LEC. Esto permite que los productos de desecho neuronales y de la glía difundan hacia fuera del LEC y se vayan con el líquido cefalorraquídeo.

Tabla 6-1: Composición del plasma y el líquido cefalorraquídeo

Soluto	Plasma	LCR
Na$^+$	140	149
K$^+$	4	3
Ca^{2+}	2.5	1.2
Mg^{2+}	1	1.1
Cl$^-$	100	125
Glucosa	5	3
Proteínas (g/dL)	7	0.03
pH	7.4	7.3

Los valores son aproximados y representan concentraciones libres bajo condiciones metabólicas normales. Todos los valores (con excepción de la concentración de proteínas y el pH) se dan en mmol/L. LCR = líquido cefalorraquídeo.

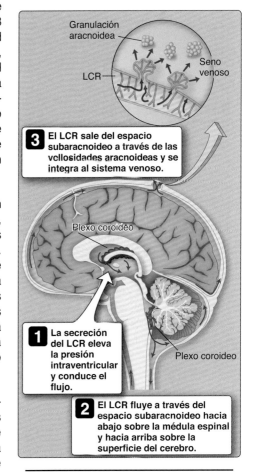

Figura 6-14.
Vías de flujo de líquido cefalorraquídeo (LCR) sobre las superficies del cerebro y la médula espinal.

Aplicación clínica 6-2: punción lumbar

La presión del líquido cefalorraquídeo (LCR) en condiciones normales se encuentra en un rango de 60 a 200 mm H_2O (~4.5 a 14.7 mm Hg), pero en ocasiones se eleva de manera dramática cuando las vellosidades subaracnoideas se tapan con bacterias o células sanguíneas. La **punción lumbar** (PL) ofrece una oportunidad tanto de medir la presión del LCR ("presión de apertura") como de tomar muestras del líquido para hacer pruebas en busca de la presencia de leucocitos o eritrocitos, lo cual indicaría meningitis bacteriana o hemorragia subaracnoidea, de manera respectiva. La PL implica la inserción de una aguja larga, delgada (espinal), a través de la duramadre hacia el espacio subaracnoideo. Se saca el líquido del espacio subaracnoideo en la región lumbar, debajo de donde termina la médula espinal. Es posible extraer con seguridad hasta 40 mL de LCR para el análisis citológico y cultivo. El riesgo de complicaciones tras una PL es un poco bajo, con el dolor de cabeza y el de espalda como los más comunes. La cefalea se debe a una fuga de LCR desde el sitio de la punción, aunque el origen del dolor es incierto. Por lo regular, la cefalea es leve y se resuelve de forma espontánea en 24 horas.

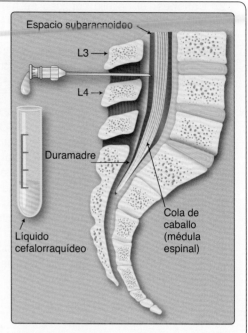

Punción lumbar.

Resumen del capítulo

- El **sistema nervioso central (SNC)** comprende la **médula espinal** y el **cerebro**. La médula espinal contiene haces de fibras nerviosas organizadas en **vías** que transmiten información entre el **sistema nervioso periférico (SNP)** y el cerebro. Las **vías ascendentes** transmiten información **sensitiva** proveniente del SNP hacia el cerebro, mientras que las **vías descendentes** comunican las órdenes **motoras** al SNP. La médula espinal también contiene circuitos intrínsecos que facilitan los arcos reflejos locales que no requieren de información proveniente del cerebro.

- Las neuronas del SNP entran y salen de la médula espinal a través de 31 pares de **nervios espinales.** Las **raíces posteriores** de estos nervios contienen las fibras **aferentes (sensitivas),** mientras que las **raíces anteriores** contienen **las motoras eferentes.**

- Toda la información que fluye entre SNC y SNP debe pasar a través del tronco encefálico, el cual contiene el **bulbo raquídeo, la protuberancia y el mesencéfalo.** Estas áreas presentan **núcleos autónomos** que participan en el control de la respiración, la presión arterial y los reflejos del tubo digestivo superior. El tronco encefálico está relacionado con 10 **nervios craneales** que inervan la cabeza y el cuello.

- El **cerebelo** facilita el control motor fino. Integra la información sensitiva proveniente de los músculos, las articulaciones y los sistemas visual y vestibular; además afina las órdenes motoras en anticipación a y durante los movimientos.

- El **diencéfalo** comprende al **tálamo** y al **hipotálamo.** El tálamo procesa la información sensitiva, en tanto el hipotálamo es un centro de control del sistema nervioso autónomo.

- El **telencéfalo** comprende los **ganglios basales,** los cuales están implicados en el control motor y la **corteza cerebral.** Esta contiene áreas sensitivas, motoras y de asociación; es la sede de las funciones superiores.

- El SNC está protegido por cinco capas, que son la **piamadre,** una capa de **líquido cefalorraquídeo (LCR), aracnoides, duramadre** y **hueso.**

- El LCR es un líquido incoloro, sin proteínas, producido por los **plexos coroideos,** un epitelio secretor que se localiza dentro de los **ventrículos** cerebrales. El LCR fluye a través de los ventrículos bajo presión y después sobre la superficie tanto del cerebro como de la médula espinal. Drena hacia los senos venosos localizados en la duramadre.

- El LCR también actúa como un cojín líquido que protege al cerebro de traumatismo mecánico y ayuda a distribuir el peso de manera homogénea dentro del cráneo. El LCR se produce a gran velocidad, enjuagando los ventrículos y las superficies del SNC; además, elimina los productos de desecho acumulados.

Sistema nervioso autónomo

7

I. GENERALIDADES

Las células erigen una barrera a su alrededor (la membrana plasmática) a fin de crear y mantener un ambiente interno que se optimiza para satisfacer sus necesidades metabólicas. De modo similar, el organismo se cubre con la piel para establecer un ambiente interno, cuyos valores de temperatura, pH y concentraciones de electrolitos se optimizan para el funcionamiento de los tejidos. Mantener un ambiente interno estable (es decir, la **homeostasis**) es responsabilidad del **sistema nervioso autónomo** (**SNA**), el cual se organiza de modo similar al sistema nervioso somático y utiliza muchas de las mismas vías nerviosas. Receptores sensitivos internos reúnen información acerca de la **presión arterial** (**barorreceptores**), **química sanguínea** (**quimiorreceptores**) y **temperatura corporal** (**termorreceptores**), y la envían a centros de control neurovegetativos en el encéfalo. Los centros de control contienen circuitos nerviosos que comparan datos sensitivos entrantes con valores internos preprogramados. Si los comparadores detectan una desviación respecto a lo preprogramado, ajustan el funcionamiento de uno o más órganos para mantener la homeostasis. Los principales órganos de la homeostasis son piel, hígado, pulmones, corazón y riñones (fig. 7-1). El SNA modula el funcionamiento de los órganos por dos vías efectoras bien definidas: el **sistema nervioso simpático** (**SNS**) y el **sistema nervioso parasimpático** (**SNPS**). Las acciones del SNS y el SNPS a menudo parecen antagónicas, pero, en la práctica, funcionan en estrecha cooperación mutua.

II. HOMEOSTASIS

El término "homeostasis" se refiere a un estado de equilibrio fisiológico o los procesos que mantienen tal equilibrio. Un individuo debe mantener el control homeostásico sobre numerosos parámetros vitales para sobrevivir y prosperar, incluidos PO_2 arterial, presión arterial y osmolalidad del líquido extracelular (*véase* fig. 7-1). La pérdida del control de uno o más de estos parámetros se manifiesta como enfermedad y suele hacer que la persona busque atención médica. Es tarea del médico identificar la causa subyacente del desequilibrio e intervenir para ayudar a restablecer la homeostasis.

A. Mecanismos

Se observan vías de control homeostásico tanto a nivel celular como de organismo y todas tienen cuando menos tres componentes básicos que suelen formar un sistema de control por retroalimentación negativo (fig. 7-2). Hay un componente sensitivo (p. ej., una proteína receptora) que detecta y envía

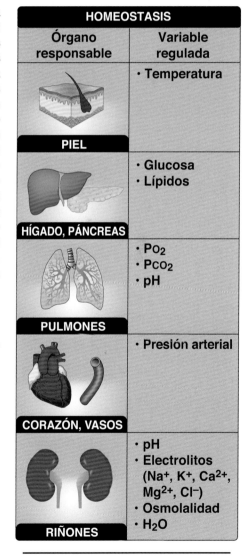

HOMEOSTASIS	
Órgano responsable	**Variable regulada**
PIEL	• Temperatura
HÍGADO, PÁNCREAS	• Glucosa • Lípidos
PULMONES	• PO_2 • PCO_2 • pH
CORAZÓN, VASOS	• Presión arterial
RIÑONES	• pH • Electrolitos (Na^+, K^+, Ca^{2+}, Mg^{2+}, Cl^-) • Osmolalidad • H_2O

Figura 7-1.
Principales órganos homeostásicos.

77

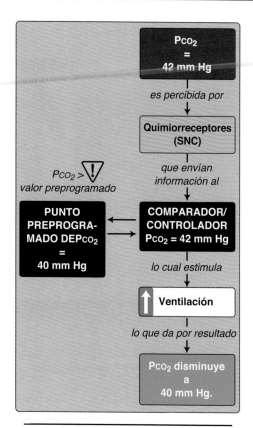

Figura 7-2.
Control por realimentación negativa
de la PCO_2. SNC = sistema nervioso
central.

información acerca del parámetro sujeto a controles homeostásicos, un inte grador (p. ej., un circuito nervioso) que compara datos sensitivos entrantes con un valor preprogramado del sistema y un componente efector capaz de cambiar la variable regulada (p. ej., una bomba iónica o un órgano excretor). Por ejemplo, un aumento de la PCO_2 arterial es percibido por quimiorrecepto res que envían la información a un centro de control respiratorio en el tronco encefálico. El centro de control responde con un incremento en la frecuencia respiratoria a fin de expulsar el exceso de CO_2. A la inversa, un decremento de la PCO_2 reduce la frecuencia respiratoria. La homeostasis también puede implicar un componente conductual. La conducta impulsa el consumo de sal (NaCl), agua y otros nutrimentos y, por ejemplo, incita a encender el aire acondicionado o quitarse prendas si la temperatura corporal es excesiva.

B. Redundancia

La homeostasis a nivel de organismo suele implicar múltiples vías de control estratificadas y a menudo jerárquicas, donde el número de capas refleja la importancia relativa del parámetro bajo control. Por ejemplo, la presión arterial es controlada por numerosas vías reguladoras locales y centrales. La estratificación crea redundancia, pero también asegura que si falla una vía, otra o más vías redundantes pueden tomar el control para asegurar la homeostasia continua. La estratificación también permite un grado muy fino de control homeostásico.

C. Reserva funcional

Los aparatos y sistemas responsables de la homeostasis suelen tener con siderable **reserva funcional**. Por ejemplo, la respiración tranquila normal sólo utiliza ~10% de la capacidad pulmonar total y el gasto cardiaco en reposo es ~ 20% de los valores máximos posibles. Las reservas permiten mantener a los pulmones la PO_2 arterial y al corazón la presión arterial en ni veles óptimos, incluso cuando aumentan el nivel de actividad del organismo y la demanda de O_2 y flujo sanguíneo (p. ej., durante el ejercicio). La reserva funcional también permite decrementos progresivos en la capacidad funcio nal, como ocurre con la edad y en las enfermedades (*véase* 40·II·A).

III. ORGANIZACIÓN

El SNA (también conocido como **sistema nervioso visceral** o **sistema neu rovegetativo**) es el responsable de mantener numerosos parámetros vitales. La homeostasis debe continuar durante el sueño o cuando la mente cons ciente se concentra en la tarea del momento, de modo que el SNA opera de forma subconsciente y en gran medida independiente del control voluntario. Entre las excepciones se incluye, por ejemplo, la interrupción voluntaria de la respiración para hablar. El SNA está organizado con base en principios similares a los que rigen al sistema motor somático. La información sensitiva es enviada por nervios aferentes al sistema nervioso central (SNC) para su procesamiento. Los ajustes al funcionamiento del órgano son señalizados por fibras eferentes. Las principales diferencias entre los dos sistemas tienen que ver con la organización del brazo eferente. El SNA emplea una vía de dos pasos en la cual las señales eferentes se envían por ganglios (fig. 7-3).

A. Vías aferentes

Aferentes sensitivas del SNA envían información desde los receptores que vigilan muchos aspectos del funcionamiento corporal, como la pre sión arterial (barorreceptores); la química sanguínea, esto es, concentración de glucosa, pH, PO_2 y PCO_2 (quimiorreceptores); la temperatura cutánea (termorreceptores), y la distensión mecánica de pulmones, vejiga y aparato digestivo (mecanorreceptores). Las fibras aferentes sensitivas a menudo viajan en los mismos nervios que las aferentes neurovegetativas y somáticas. Los nervios viscerales también contienen fibras nociceptivas, que transmiten el dolor visceral.

B. Vías eferentes

En el sistema motor somático, los cuerpos celulares (somas) de las motoneuronas se originan dentro del SNC (fig. 7-3). En el SNA, los somas de las fibras eferentes motoras están contenidos dentro de ganglios, que yacen fuera del SNC (fig. 7-4; *véase también* fig. 7-3).

1. **Ganglios autónomos:** los ganglios son grupos de somas y sus árboles dendríticos. Las órdenes que se originan en el SNC son llevadas a los ganglios por **neuronas preganglionares** mielinizadas. Las **neuronas posganglionares** no mielinizadas transmiten las órdenes a los tejidos blanco.

   a. **Simpáticos:** los ganglios simpáticos se localizan cerca de la médula espinal, por lo que las neuronas preganglionares simpáticas son un poco cortas. Las neuronas posganglionares son relativamente largas, lo cual refleja la distancia entre los ganglios y las células blanco. Existen dos tipos de ganglios simpáticos. Los **ganglios paravertebrales** están dispuestos en dos **cadenas simpáticas** paralelas localizadas a cada lado de la columna vertebral. Los ganglios situados dentro de las cadenas están unidos por neuronas dispuestas de forma longitudinal, lo cual permite el reenvío de las señales en sentido vertical dentro de las cadenas y hacia la periferia. Los **ganglios prevertebrales** se localizan en la cavidad abdominal.

   b. **Parasimpáticos:** los **ganglios parasimpáticos** se encuentran en la periferia cerca del órgano blanco o dentro de éste. Por lo tanto, las neuronas preganglionares parasimpáticas son más largas que las neuronas posganglionares.

2. **Eferentes simpáticas:** los somas de las neuronas preganglionares simpáticas se localizan en núcleos contenidos dentro de regiones superiores de la médula espinal (T1 a L3). Neuronas rostrales regulan las regiones superiores del cuerpo, incluido el ojo, mientras que neuronas caudales controlan el funcionamiento de los órganos inferiores, como vejiga urinaria y genitales. Las neuronas preganglionares salen de la médula espinal vía una raíz ventral, entran en un ganglio paravertebral cercano y luego terminan en uno de varios sitios posibles:

   • Dentro del ganglio paravertebral
   • Al interior de un ganglio de la cadena simpática más distal
   • Dentro de un ganglio prevertebral, un ganglio más distal o la médula suprarrenal

3. **Eferentes parasimpáticas:** neuronas preganglionares del SNPS se originan en núcleos del tronco encefálico o en la región sacra de la médula espinal (S2 a S4). Sus axones salen del SNC vía nervios esplácnicos craneales o pélvicos, de forma respectiva, y terminan dentro de ganglios remotos localizados cerca o dentro de las paredes de sus órganos blanco.

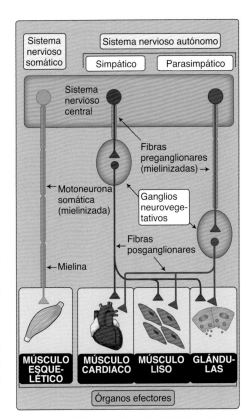

Figura 7-3.
Vías eferentes de los sistemas nerviosos somático y autónomo.

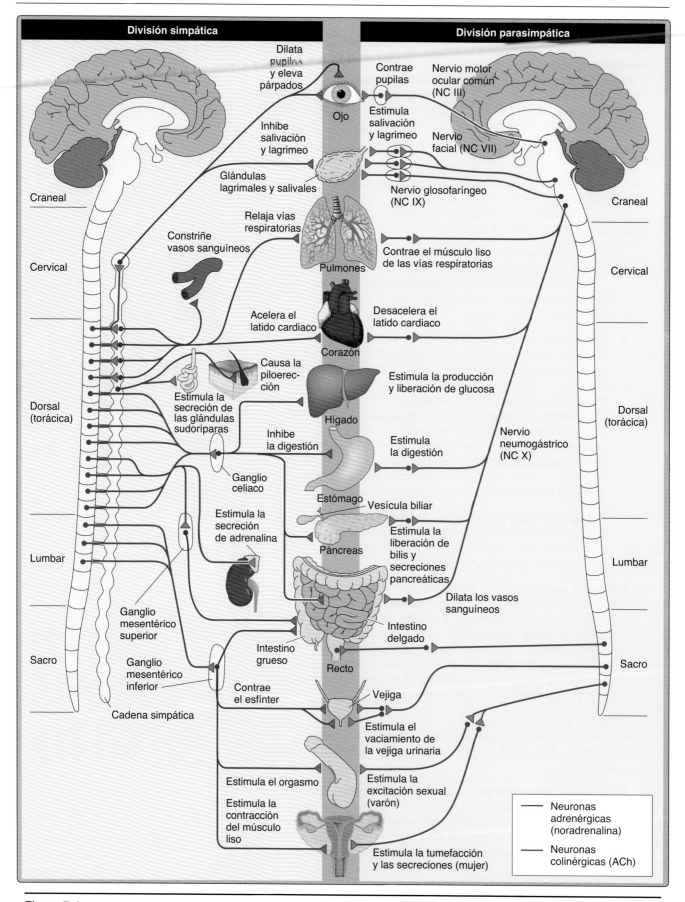

Figura 7-4.
Organización del sistema nervioso autónomo. En la actualidad, la clasificación del nervio sacro está en debate.
NC = nervio craneal.

La asignación de los nervios espinales sacros al SNPS se ha cuestionado en fechas recientes con base en similitudes fenotípicas y ontogenéticas con los nervios simpáticos (Science. 2016;354:893). Es posible que estos nervios puedan reclasificarse como nervios colinérgicos simpáticos. La reasignación no afectaría la farmacología establecida de neurotransmisores y receptores del nervio espinal ganglionar y del órgano terminal. Sin embargo, la reclasificación explicaría algunas observaciones sobre el control de la micción y la función reproductiva que han sido difíciles de conciliar hasta la fecha.

IV. NEUROTRANSMISIÓN

Las diferencias entre el sistema motor somático y el SNA son más evidentes cuando se revisan los transmisores y la estructura sináptica (fig. 7-5).

A. Transmisores preganglionares

Todas las neuronas preganglionares del SNA (SNS y SNPS) liberan acetilcolina (ACh) en sus sinapsis. La membrana postsináptica tiene receptores nicotínicos de ACh (nAChR), que median el influjo de Na^+ y la despolarización de la membrana cuando se activan, como en el músculo esquelético. Sin embargo, mientras que el músculo esquelético expresa un AChR tipo N_1, los somas preganglionares del SNA y las células cromafines de la médula suprarrenal expresan un AChR tipo N_2.

Los AChR tipos N_1 y N_2 tienen diferentes sensibilidades a los antagonistas de nAChR, lo cual hace posible inhibir toda la eferencia del SNA sin afectar la musculatura esquelética, o viceversa.[1] El pancuronio es un antagonista de receptores tipo N_1 usado en anestesia general para relajar el músculo esquelético y ayudar a la intubación antes de cirugía. Tiene efectos leves relativos en el funcionamiento del SNA. Por el contrario, el trimetafán es un antagonista tipo N_2 que bloquea ambas ramas del SNA, al tiempo que tiene escaso efecto en la musculatura esquelética.

B. Transmisores posganglionares

Las motoneuronas somáticas actúan a través de un nAChR ionotrópico y *siempre* son excitatorias. En contraste, las neuronas efectoras del SNA se comunican con sus células blanco vía receptores acoplados a proteína G y, por lo tanto, pueden tener varios efectos.

1. **Parasimpáticos:** todas las neuronas posganglionares del SNPS liberan ACh en sus terminaciones. Las células blanco expresan AChR muscarínicos tipos M_1 (glándulas salivales, estómago), M_2 (células nodales cardiacas) o M_3 (músculo liso, muchas glándulas) (*véase* tabla 5-2).

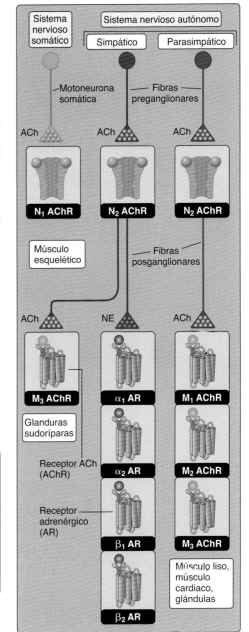

Figura 7-5.
Neurotransmisores del sistema nervioso autónomo. M_1 AChR, M_2 AChR y M_3 AChR = receptores muscarínicos de ACh; AR = receptor adrenérgico; N_1 y N_2 AChR = receptores nicotínicos de ACh; NA = noradrenalina; NE = norepinefrina.

[1]Véase una exposición más completa de los antagonistas colinérgicos y sus acciones en *LIR Farmacología*, 7.ª ed., capítulo 5.

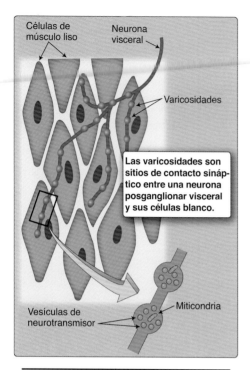

Figura 7-6.
Varicosidades de nervios viscerales.

2. **Simpáticos:** la mayoría de las neuronas posganglionares del SNS libera noradrenalina en sus terminaciones. Las células blanco pueden expresar receptores adrenérgicos α_1 (músculo liso), β_1 (músculo cardiaco), β_2 (músculo liso), o, con menos frecuencia, α_2 (terminaciones sinápticas) (*véase* tabla 5-2). Las excepciones son las eferentes del SNS que regulan glándulas sudoríparas ecrinas, las cuales liberan ACh en sus terminaciones y actúan a través de un AChR tipo M_3 (*véase* 15·VI·D·2).

C. Sinapsis posganglionares

Los nervios motores somáticos terminan en uniones neuromusculares muy organizadas. El sitio de contacto sináptico entre una neurona del SNA y su célula blanco es muy diferente. Muchos axones de nervios posganglionares exhiben una serie de varicosidades en forma de cuentas (dilataciones) en la región de sus células blanco (fig. 7-6). Cada cuenta representa un sitio de síntesis, almacenamiento y liberación de transmisor, y funciona como una terminación nerviosa.

V. ÓRGANOS EFECTORES

El sistema motor somático inerva la musculatura esquelética. El SNA inerva todos los demás órganos. La mayoría de los órganos viscerales es inervada por ambas ramas del SNA. Aunque las dos divisiones suelen tener efectos opuestos en el funcionamiento de un órgano, por lo común trabajan de manera complementaria más que antagónica. Así, cuando la actividad simpática aumenta, la eferencia de la división parasimpática deja de actuar, y viceversa. En las figuras 7-1 y 7-4 se resumen los principales blancos y efectos del control del SNA.

VI. TRONCO ENCEFÁLICO

La eferencia del SNA puede ser influida por muchas regiones encefálicas superiores, pero las principales zonas implicadas en el control neurovegetativo son tronco encefálico, hipotálamo y sistema límbico. La relación entre estas zonas se muestra en la figura 7-7. El tronco encefálico es el principal centro de control del SNA y puede mantener la mayoría de las funciones neurovegetativas por varios años, incluso tras la muerte cerebral clínica (*véase* 40·II·C). El tronco encefálico comprende haces y núcleos nerviosos. Los haces nerviosos transmiten información entre el SNC y la periferia. Los núcleos son grupos de somas, muchos de ellos involucrados en el control neurovegetativo.

A. Núcleos preganglionares

Los núcleos preganglionares son los equivalentes en el SNC de los ganglios y consisten en grupos de somas en la cabeza de uno o más nervios craneales (NC). Por lo común los núcleos contienen, además, interneuronas que crean circuitos de realimentación negativa simples entre actividad nerviosa aferente y eferente. Tales circuitos median muchos reflejos neurovegetativos, como la desaceleración refleja de la frecuencia cardiaca cuando la presión arterial es excesiva y la relajación receptiva del estómago cuando se llena de alimento (*véase* aplicación clínica 7-1). El tronco encefálico contiene varios núcleos preganglionares del SNPS importantes, como el **núcleo de Edinger-Westphal**, los **núcleos salivatorios superior** e **inferior**, el **núcleo motor dorsal del neumogástrico** y el **núcleo ambiguo** (fig. 7-8). Este último contiene fibras eferentes tanto del glosofaríngeo (NC IX) como del neumogástrico (NC X) que inervan faringe, laringe y parte del esófago. Ayuda a coordinar los reflejos de res-

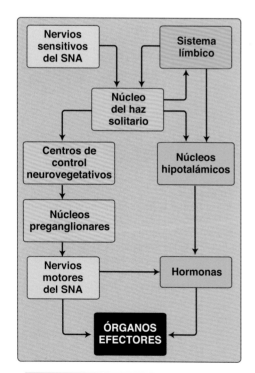

Figura 7-7.
Centros de control neurovegetativos.
SNA = sistema nervioso autónomo.

Aplicación clínica 7-1: distonía neurovegetativa

La interrupción de vías neurovegetativas puede causar déficits funcionales específicos o pérdida generalizada del funcionamiento homeostásico, lo que depende de la naturaleza de la patología subyacente. El **síndrome de Horner** es causado por la interrupción de la vía simpática que eleva el párpado, controla el diámetro pupilar y regula la actividad de las glándulas sudoríparas faciales. El resultado es **ptosis** unilateral (caída del párpado), **miosis** (incapacidad para incrementar el diámetro pupilar) y **anhidrosis** (incapacidad de sudar) local. Las distonías neurovegetativas más generalizadas son comunes en pacientes sometidos a diálisis de mantenimiento o con diabetes mal controlada (neuropatía visceral diabética, o NVD). La NVD puede manifestarse como incapacidad para controlar la presión arterial después de una comida (hipotensión posprandial) o al levantarse tras estar sentado o acostado (hipotensión postural), trastornos de la motilidad GI (dificultad para deglutir y estreñimiento), o disfunción vesical, entre otros síntomas.

Las pruebas diseñadas para valorar el funcionamiento neurovegetativo incluyen vigilancia de las respuestas cardiacas durante los cambios de postura (prueba de la mesa inclinada, que se usa para evaluar los barorreflejos), inmersión de las manos en agua helada (prueba del efecto vasotensor del frío, diseñada para probar las respuestas simpáticas al dolor inducido por el frío) y maniobra de Valsalva. La maniobra de Valsalva implica la espiración forzada contra una resistencia, con el fin de hacer que las presiones intratorácicas aumenten a 40 mm Hg por 10 a 20 s. El aumento de presión impide que la sangre venosa ingrese al tórax, lo cual a su vez evita el llenado cardiaco, por lo cual disminuye la presión arterial. En un individuo sano, un descenso de la presión arterial es percibido por los barorreceptores arteriales, que inician un aumento reflejo de la frecuencia cardiaca, el cual es mediado por eferentes simpáticas que viajan en el nervio neumogástrico. Los pacientes con NVD pueden tener un problema de los barorreceptores o el nervio neumogástrico y, por lo tanto, no reaccionan a la maniobra de Valsalva con la taquicardia esperada.

piración y deglución, y también contiene fibras preganglionares cardioinhibidoras del neumogástrico.

B. Núcleo del haz solitario

El núcleo del haz solitario (NHS) es un haz nervioso que corre a lo largo del bulbo raquídeo a través del centro del núcleo solitario (*véase* fig. 7-8), que coordina muchos reflejos y funciones neurovegetativos. Recibe información sensitiva de la mayoría de las regiones viscerales a través de los nervios neumogástrico o "vago" y glosofaríngeo (NC IX y X) y luego reenvía esta información al hipotálamo. También contiene circuitos intrínsecos que facilitan reflejos locales (tronco encefálico) que controlan, por ejemplo, la frecuencia respiratoria y la presión arterial.

C. Formación reticular

La formación reticular es un conjunto de núcleos del tronco encefálico con diversas funciones, como el control de la presión arterial y la respiración (así como sueño, dolor, control motor, etc.). Recibe información sensitiva de los nervios glosofaríngeo y neumogástrico, y ayuda a integrarla con órdenes efectoras de centros de control neurovegetativos superiores localizados en el sistema límbico y el hipotálamo.

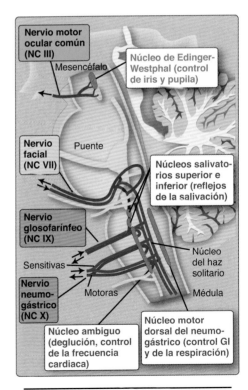

Figura 7-8.
Principales núcleos neurovegetativos del tronco encefálico. NC = nervio craneal.

**Tabla 7-1: Centros de control
del tronco encefálico**

Centro respiratorio

Recibe información sensitiva de
quimiorreceptores que vigilan PO$_2$,
PCO$_2$ y pH arteriales.

Controla la frecuencia respiratoria a
través de fibras eferentes hacia el
diafragma y los músculos respiratorios (*véase* 24·II).

Centro cardiovascular

Recibe información sensitiva de
barorreceptores y quimiorreceptores periféricos. Controla la
presión arterial por modulación del
gasto cardiaco y el tono vascular
(*véase* 19·III·B).

Centro de micción

Vigila la distención de la vejiga
urinaria. Facilita su vaciamiento al
relajar el esfínter uretral y contraer
la vejiga (*véase* 25·VI·D).

D. Centros de control

Algunas zonas del tronco encefálico con funciones relacionadas se consideran centros de control, aunque estén separadas de forma espacial.
Entre los centros de control del tronco encefálico se incluyen el **centro
respiratorio**, **el centro de control cardiovascular** y el **centro de la micción** (tabla 7-1).

VII. HIPOTÁLAMO

El hipotálamo establece el valor predeterminado o preprogramado para muchos parámetros internos, como temperatura corporal (37 °C), presión arterial
media (~95 mm Hg) y osmolalidad del líquido extracelular (~290 mOsmol/kg
H$_2$O). Su influencia se extiende a casi todos los sistemas internos del organismo, a pesar de su diminuto tamaño (~4 cm^3 o ~0.3% del volumen del
encéfalo). La capacidad para establecer un valor (o un intervalo de operación
estrecho) predeterminado requiere como mínimo que el hipotálamo cuente
con un medio para vigilar los parámetros que controla y una manera de comunicarse con los órganos que los mantienen.

A. Organización

El hipotálamo se localiza abajo del tálamo en la base del encéfalo. Contiene varios núcleos bien delimitados que se resumen en la figura 7-9.
Debe hacerse notar que si bien algunos de estos núcleos tienen funciones
definidas claras, otros se organizan en grupos funcionales o zonas que
actúan de manera cooperativa. Además de controlar funciones neurovegetativas, el hipotálamo puede inducir muchas respuestas conductuales,
como las asociadas con el impulso sexual, el hambre y la sed.

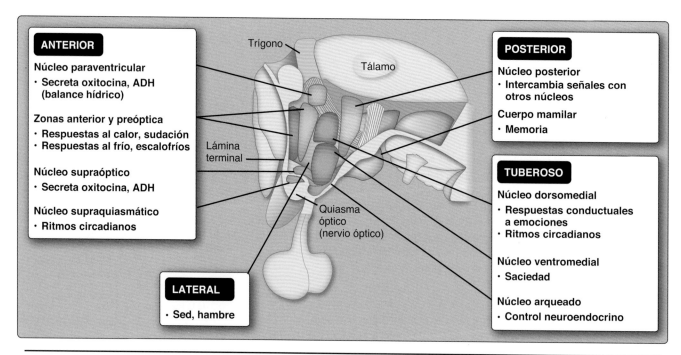

Figura 7-9.
Núcleos hipotalámicos. ADH = hormona antidiurética.

B. Vías neurales

El hipotálamo recibe inervación recíproca de muchas zonas, como podría esperarse de un órgano integrador clave. Las principales vías para el flujo de información transcurren entre el hipotálamo y el tronco encefálico y entre el hipotálamo y el sistema límbico (*véase* fig. 7-7).

C. Órganos periventriculares

Cualquier órgano que tenga la tarea de mantener la homeostasis necesita ser capaz de vigilar los parámetros que controla. En el caso del hipotálamo, esto incluye iones, metabolitos y hormonas. Sin embargo, el hipotálamo es parte del encéfalo, lo cual significa que está aislado de la mayoría de tales factores por la barrera hematoencefálica (BHE). Aunque recibe retroalimentación de receptores periféricos, estos proveen información limitada. Por lo tanto, el hipotálamo cuenta con ventanas en la BHE a través de las cuales puede realizar observaciones directas acerca de la composición de la sangre. Estas ventanas se llaman **órganos periventriculares (OPV)**.

1. **Localización:** el encéfalo contiene seis OPV (fig. 7-10). Los OPV son regiones encefálicas especializadas donde la BHE es interrumpida para permitir la interacción directa de hormonas encefálicas con la circulación. Algunos OPV son sensitivos, mientras que otros son secretorios.

   a. **Sensitivos:** entre los OPV sensitivos se encuentran el **órgano subtrigonal** y el **órgano vascular de la lámina terminal**, ambos relacionados con el hipotálamo. El **área postrema** es un OPV del tronco encefálico.

   b. **Secretorios:** entre los OPV secretorios están la **eminencia mediana** (parte del hipotálamo), la **neurohipófisis (lóbulo posterior de la hipófisis)** y la **glándula pineal**.

2. **Estructura:** los OPV son interfaces entre el encéfalo y la periferia. Están muy vascularizados y la sangre fluye por ellos con lentitud a fin de maximizar el tiempo disponible para el intercambio de materiales entre la sangre y el encéfalo. Asimismo, los capilares de los OPV están fenestrados y porosos, lo cual facilita el movimiento de iones y proteínas pequeñas entre la sangre y el intersticio.

3. **Funciones sensitivas:** los OPV sensitivos contienen somas que son sensibles a numerosos factores presentes en la sangre (p. ej., Na^+, Ca^{2+}, angiotensina II, hormona antidiurética [ADH], péptidos natriuréticos, hormonas sexuales y señales de alimentación y saciedad). Sus axones se proyectan a zonas hipotalámicas que controlan variables correspondientes.

D. Funciones endocrinas

La mayoría de los órganos del organismo es regulada de forma doble por el sistema nervioso y el sistema endocrino. La función homeostásica clave del hipotálamo requiere que sea capaz de influir en ambos sistemas. Modula el componente neural a través de haces nerviosos y nervios periféricos. Ejerce control endocrino por medio de hormonas (resumidas en las tablas 7-2 y 7-3) que se liberan desde la hipófisis.

1. **Ejes endocrinos:** el hipotálamo, la hipófisis y una glándula endocrina dependiente forman un sistema de control unificado que se conoce como **eje endocrino**. La mayoría de los sistemas endocrinos está orga-

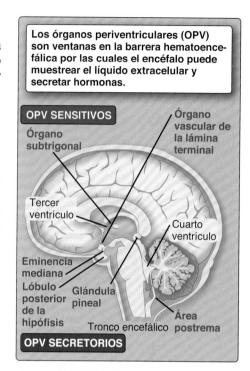

> Los órganos periventriculares (OPV) son ventanas en la barrera hematoencefálica por las cuales el encéfalo puede muestrear el líquido extracelular y secretar hormonas.

Figura 7-10.
Órganos periventriculares.

Tabla 7-2: Hormonas hipofisiarias posteriores

Hormona hipofisiaria liberada	Blanco de la hormona hipofisiaria (efectos)
Oxitocina	Útero (contracción), glándulas mamarias (lactación)
Hormona antidiurética	Túbulo renal (reabsorción de agua)

Tabla 7-3: Hormonas hipofisiarias anteriores

Hormona hipotalámica	Célula blanco hipofisiaria	Hormona hipofisiaria	Órgano blanco (efectos)
Hormona liberadora de corticotropina	Corticotrópica	Corticotropina (ACTH)	Corteza suprarrenal (respuestas de estrés)
Hormona liberadora de tirotropina	Tirotrópica	Hormona estimulante de la tiroides (TSH)	Glándula tiroides (liberación de tiroxina, metabolismo)
Hormona liberadora de hormona del crecimiento	Somatotrópica	Hormona del crecimiento	Generalizada (anabólica)
Somatostatina (inhibidor de la liberación)	Somatotrópica	Hormona del crecimiento	Generalizada
Somatostatina (inhibidor de la liberación)	Tirotrópica	TSH	Glándula tiroides
Hormona liberadora de gonadotropina	Gonadotrópica	Hormona luteinizante	Gónadas (producción de andrógenos)
Dopamina (inhibidor de la liberación)	Lactotrópica	Prolactina	Glándulas mamarias (producción y bajada de leche)
Hormona liberadora de gonadotropina	Gonadotrópica	Hormona foliculoestimulante	Gónadas (maduración de folículos, espermatogénesis)

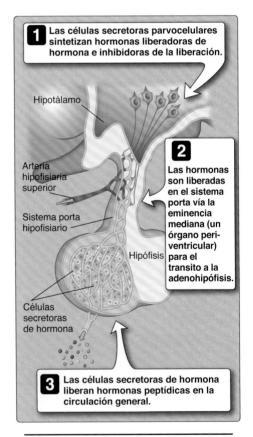

Figura 7-11.
Núcleos hipotalámicos.

nizada en tales ejes. La ventaja de este sistema es que permite tanto el control fino como el control grueso de la producción de hormonas. Por ejemplo, el **eje hipotalámico–hipofisiario–suprarrenal** regula la secreción de **cortisol** por la **corteza suprarrenal**. El hipotálamo produce **hormona liberadora de corticotropina (CRH)**, que estimula la liberación de **corticotropina (ACTH)** por el lóbulo anterior de la hipófisis. La ACTH estimula la producción de cortisol por la corteza suprarrenal. El cortisol ejerce control por realimentación negativa sobre la producción de ACTH por el lóbulo anterior de la hipófisis y tanto la ACTH como el cortisol inhiben la síntesis de CRH por el hipotálamo.

2. **Hipófisis:** la **hipófisis** (antes llamada **pituitaria**) se proyecta desde el hipotálamo a la base del encéfalo y se anida en una cavidad ósea llamada **silla turca**. El hipotálamo y la hipófisis están conectados por el **infundíbulo** (o tronco hipofisiario), que contiene haces de axones neurosecretorios. La hipófisis tiene dos lóbulos (fig. 7-11). Aunque forman parte de la misma glándula, difieren mucho en origen embrionario y composición celular.

   a. **Lóbulo anterior:** el **lóbulo anterior** (**adenohipófisis**) tiene origen epitelial. Consta de una acumulación de tejidos glandulares que sintetizan y almacenan hormonas (tabla 7-3). La liberación hormonal es regulada por el hipotálamo a través de hormonas liberadoras de hormona o inhibidoras de la liberación, que viajan del hipotálamo al lóbulo anterior de la hipófisis por el **sistema porta hipofisiario**.

   b. **Sistema porta hipofisiario:** el sistema porta hipofisiario dirige sangre desde el hipotálamo hacia el lóbulo anterior de la hipófisis (*véase* fig. 7-11). Esta inusual disposición vascular en serie se usa para llevar hormonas peptídicas sintetizadas por las **células neurosecretorias parvocelulares** (del latín *parvus*, pequeño) a la adenohipófisis, donde estimulan o inhiben la liberación de hormonas hipofisiarias. Las hormonas hipotalámicas se sintetizan en somas de neuronas secretoras y luego se transportan por los axones hasta terminaciones nerviosas ubicadas en la eminencia mediana. Esta es un OPV asentado en la cabeza del tronco hipofisiario y su sistema porta. Dado un estímulo apropiado, las hormonas se liberan de las terminaciones nerviosas dentro del sistema porta y son llevadas a los capilares que irrigan las células secretoras de hormona del lóbulo anterior.

c. **Lóbulo posterior:** el **lóbulo posterior** (**neurohipófisis**) es un tejido neural. Los axones de **células neurosecretoras magnocelulares** (del latín *magnus*, grande) de los núcleos supraóptico y paraventricular se extienden a lo largo del infundíbulo y terminan dentro de un OPV localizado en el lóbulo posterior (fig. 7-12). Los somas magnocelulares sintetizan oxitocina (OT) y ADH, dos hormonas peptídicas emparentadas (tabla 7-3). Las hormonas son transportadas a las terminaciones nerviosas vía el infundíbulo y almacenadas en gránulos secretorios (**cuerpos de Herring**) a la espera de su liberación. El lóbulo posterior está muy vascularizado y sus capilares están fenestrados. Cuando se liberan los péptidos, pasan de manera directa a la circulación general.

3. **Hormonas del lóbulo anterior de la hipófisis:** el lóbulo anterior de la hipófisis (adenohipófisis) comprende cinco tipos de células endocrinas (tabla 7-4). Las hormonas que estas producen corresponden a uno de tres grupos con relación estructural.

   a. **Corticotropina:** la **hormona adrenocorticotropina (ACTH)** es sintetizada por células **corticotrópicas** como una preprohormona, la preproopiomelanocortina (prePOMC). La eliminación de la secuencia señal produce POMC, un péptido de 241 residuos que contiene ACTH (39 aminoácidos), hormona estimulante de melanocitos (MSH) y endorfina ß (un opioide endógeno). Sin embargo, las células corticotrópicas carecen de las enzimas necesarias para generar MSH o endorfina ß, de modo que sólo liberan ACTH.

   b. **Hormonas glucoproteínicas: hormona estimulante de la tiroides (TSH), hormona foliculoestimulante (FSH) y hormona luteinizante (LH)** son glucoproteínas emparentadas. Las tres hormonas son heterodímeros que comparten una subunidad en común, **la subunidad glucoproteínica α (α-GSU)** y una subunidad específica de hormona β. La TSH se sintetiza en células **tirotrópicas** y consta de un dímero α-GSU–β-TSH. FSH y LH son liberadas por **células gonadotrópicas** y consisten en dimeros α-GSU–β-FSH y α-GSU–β-LH, en ese orden. La **gonadotropina coriónica humana** (**hCG**) es una hormona placentaria emparentada que consiste en un heterodímero α-GSU–β-hCG.

   c. **Hormona del crecimiento y prolactina:** la **hormona del crecimiento** (**GH**) y la **prolactina** son polipéptidos emparentados que se sintetizan en células **somatotrópicas** y **lactotrópicas**, de manera respectiva. Una hormona relacionada, el **lactógeno placentario humano**, es sintetizada por la placenta fetal. La GH es un polipéptido monocatenario de 191 residuos que se sintetiza y libera en varias isoformas distintas. La prolactina, un polipéptido de 199 aminoácidos, es la única hormona del lóbulo anterior de la hipófisis cuya liberación se encuentra bajo inhibición tónica del hipotálamo (vía **dopamina**).

4. **Hormonas del lóbulo posterior de la hipófisis:** la oxitocina y la ADH son hormonas nonapeptídicas casi idénticas (sólo difieren en la posición de dos aminoácidos) con un ancestro evolutivo en común (fig. 7-13). Ambas se sintetizan como preprohormonas que contienen un péptido

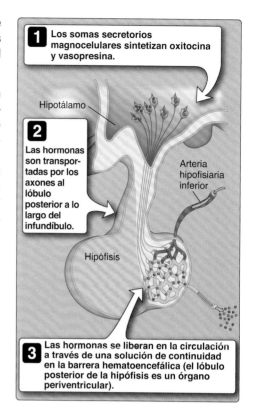

1 Los somas secretorios magnocelulares sintetizan oxitocina y vasopresina.

Hipotálamo

2 Las hormonas son transportadas por los axones al lóbulo posterior a lo largo del infundíbulo.

Arteria hipofisiaria inferior

Hipófisis

3 Las hormonas se liberan en la circulación a través de una solución de continuidad en la barrera hematoencefálica (el lóbulo posterior de la hipófisis es un órgano periventricular).

Figura 7-12.
Lóbulo posterior de la hipófisis.

Tabla 7-4: Composición de células tróficas del lóbulo anterior de la hipófisis

Tipo celular	% del total
Corticotrópicas	15–20
Gonadotrópicas	10
Lactotrópicas	15–20
Somatotrópicas	50
Tirotrópicas	5

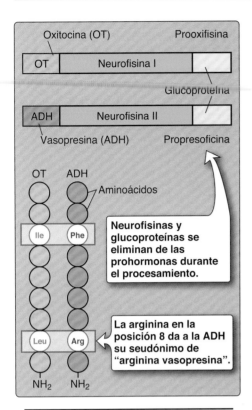

Figura 7-13.
Similitudes estructurales entre las hormonas hipofisiarias posteriores.

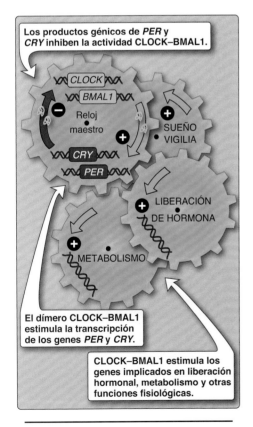

Figura 7-14.
Reloj maestro.

señal, la hormona, una **neurofisina** y una glucoproteína. El péptido señal y las glucoproteínas se eliminan para formar prohormonas durante el procesamiento y empaque en el aparato de Golgi. La **prooxifisina** consiste en oxitocina y neurofisina I, mientras que la **propresofisina** consta de ADH y neurofisina II. Las hormonas se separan por proteólisis de sus respectivas neurofisinas después del empaque en vesículas neurosecretoras y transporte axónico rápido al lóbulo posterior de la hipófisis. Las neurofisinas (y glucoproteínas) se coliberan con la hormona, pero no tienen una función fisiológica conocida.

> Las semejanzas estructurales entre OT y ADH provocan algún cruzamiento funcional cuando las concentraciones circulantes de hormona son lo bastante altas. Así, la OT puede tener efectos antidiuréticos leves, mientras que la ADH puede inducir la bajada de la leche en mujeres en secreción.

E. Funciones de reloj

La mayoría de las funciones corporales, incluidas temperatura corporal, presión arterial y digestión, tiene ritmos diarios (**"circadianos"**, del latín *circa dies*, alrededor del día). Al parecer todas las células son capaces de generar tales ritmos autosostenidos. El hipotálamo sincroniza estos ritmos y los ajusta a un ciclo circadiano establecido por un reloj maestro. La sincronización permite modificar las diversas funciones fisiológicas del organismo en previsión del anochecer o el amanecer y optimizarlas para coincidir con el ciclo de sueño y vigilia. El reloj maestro se localiza en el **núcleo supraquiasmático** (**NSQ**). Este sincroniza las funciones corporales, en parte, a través del sistema endocrino, donde la **glándula pineal** actúa como un intermediario neuroendocrino.

1. **Relojes moleculares:** aunque muchas regiones corticales contienen circuitos que establecen ritmos estacionales y con otra periodicidad, el reloj maestro responsable de los ritmos circadianos reside en el NSQ (*véase* fig. 7-9). Los engranes moleculares que hacen funcionar el reloj son dos juegos de genes contenidos en un sistema de control por realimentación (fig. 7-14). Los productos de los genes *CLOCK* y *BMAL1* son factores de transcripción que heterodimerizan y aumentan la transcripción de los genes *PER* y *CRY*. Los productos *PER* y *CRY* atenúan e inhiben la acción potenciadora del dímero CLOCK-BMAL1. El ciclo de transcripción–traducción oscila con periodo de ~24 h.

2. **Programación del tiempo:** aunque el reloj maestro oscila con periodicidad inherente aproximada de 24 h, el reloj se reprograma a diario para sincronizarse con el ciclo de luz y oscuridad. El reloj es programado por la luz que incide en un pequeño subconjunto de células del ganglio retiniano (~1 a 3% del total). Estas células expresan **melanopsina**, un fotopigmento que les permite detectar luz y reaccionar a esta. Las señales procedentes de estas células llegan al hipotálamo vía aferentes que viajan en el **haz retinohipotalámico** del nervio óptico (fig. 7-15).

3. **Glándula pineal:** el NSQ sincroniza las funciones corporales en parte por manipulación de ejes endocrinos con la glándula pineal como intermediario. La glándula pineal es una glándula pequeña (~8 mm) con forma de cono de pino (de aquí el nombre) localizada en la línea media,

cerca de la pared posterior del tercer ventrículo (fig. 7-10). Contiene **pinealocitos** y células gliales de soporte similares a los **pituicitos** (células gliales de la hipófisis). El NSQ se comunica con la glándula pineal, vía conexiones neurales con el tronco encefálico, y la médula espinal y desde aquí vía conexiones simpáticas con el ganglio cervical superior y la glándula pineal. Esta es un OPV secretor, que permite la liberación de melatonina en la circulación de manera directa.

4. **Melatonina:** la melatonina es una indolamina (*N*-acetil-5-metoxitripta-mina) sintetizada a partir de triptófano. La vía sintética incluye **arilal-quilamina *N*-acetiltransferasa** (**AA-NAT**), que es regulada por NSQ vía señales adrenérgicas del SNS. Cuando incide luz en la retina, se activan las vías simpáticas que van del NSQ a la glándula pineal y se inhibe la actividad de AA-NAT (fig. 7-15). Como resultado disminuyen la síntesis y secreción de melatonina y no se reanudan sino hasta que vuelve la oscuridad (fig. 7-16).

Los individuos con **síndrome de Smith-Magenis** (un trastorno del desarrollo) tienen una respuesta invertida de secreción de melatonina a la luz. Las concentraciones de melatonina son máximas en el día y disminuyen por la noche. Estos pacientes tienen problemas neuroconductuales y trastornos del sueño, lo que subraya la importancia de la melatonina para sincronizar el funcionamiento del SNC.

VIII. SISTEMA LÍMBICO

El sistema límbico comprende un grupo de núcleos con relación funcional que rodean el tronco encefálico (**hipocampo, corteza del cuerpo calloso** y **núcleos talámicos anteriores**) e influyen en gran medida en la actividad neurovegetativa a través de conexiones con el hipotálamo. Muchos de estos núcleos controlan las emociones y los impulsos motivacionales. Dichas conexiones explican el modo en que emociones, como ira, agresión, temor y estrés, pueden ejercer efectos fisiológicos tan profundos. Todo el mundo está familiarizado con las sensaciones relacionadas con el miedo: latido cardiaco rápido y retumbante (aumento de la frecuencia cardiaca y de la contractilidad del miocardio); respiración rápida (centro respiratorio); palmas sudorosas y frías (activación simpática de glándulas sudoríparas), y los pelos de punta en la nuca (piloerección).

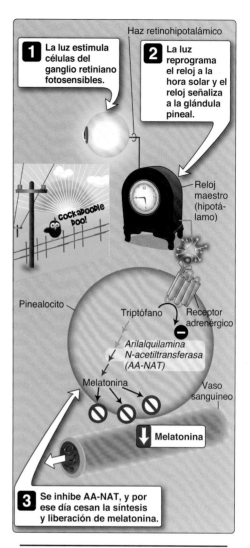

Haz retinohipotalámico

1 La luz estimula células del ganglio retiniano fotosensibles.

2 La luz reprograma el reloj a la hora solar y el reloj señaliza a la glándula pineal.

Reloj maestro (hipotálamo)

Pinealocito

Triptófano

Receptor adrenérgico

Arilalquilamina *N*-acetiltransferasa (AA-NAT)

Melatonina

Vaso sanguíneo

Melatonina

3 Se inhibe AA-NAT, y por ese día cesan la síntesis y liberación de melatonina.

Figura 7-15.
Efectos de la luz en la liberación de melatonina.

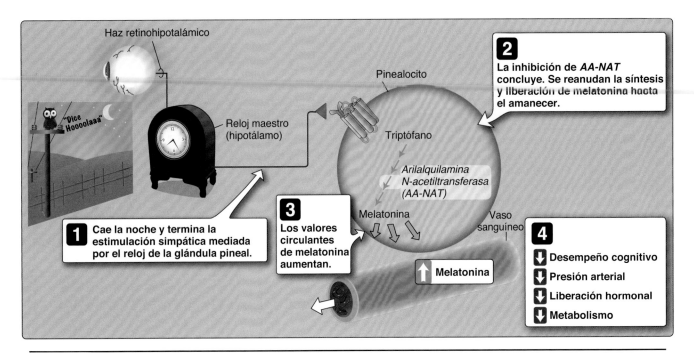

Figura 7-16.
Efectos de la melatonina en la actividad fisiológica.

Resumen del capítulo

- El sistema nervioso central (SNC) comprende el sistema nervioso somático y el **sistema nervioso autónomo** (**SNA**). El sistema nervioso somático controla la musculatura esquelética, mientras que el SNA controla el funcionamiento de los órganos viscerales. La principal función del SNA es mantener la **homeostasis** interna.

- El SNA opera de manera subconsciente y en gran medida independiente del control voluntario. El SNA incorpora dos vías efectoras bien diferenciadas desde el punto de vista funcional (**simpática** y **parasimpática**) que actúan de manera cooperativa y recíproca para asegurar la homeostasis.

- El SNA recibe información sensitiva desde receptores localizados en todo el cuerpo que vigilan presión arterial, química y temperatura corporal. Esta información se usa para modificar el funcionamiento efector vía reflejos locales o centros de control neurovegetativos (SNC) superiores.

- Las órdenes efectoras se envían desde centros de control neurovegetativos vía **ganglios** que yacen fuera del SNC. Los ganglios simpáticos se encuentran fuera de la médula espinal, mientras que los ganglios parasimpáticos se localizan cerca de las paredes de sus órganos blanco o dentro de estas. Todas las neuronas preganglionares y las fibras efectoras parasimpáticas liberan acetilcolina (**ACh**) en sus terminaciones. La mayoría de las motoneuronas posganglionares simpáticas es adrenérgica y libera **noradrenalina** en los órganos blanco.

- Los principales centros de control neurovegetativos incluyen el **tronco encefálico** y el **hipotálamo**.

- El tronco encefálico contiene múltiples núcleos de control y centros de control neurovegetativos. El **núcleo del haz solitario** y la **formación reticular** ayudan a integrar información sensitiva neurovegetativa con órdenes efectoras procedentes de hipotálamo y **sistema límbico**.

- El hipotálamo establece el punto preprogramado y el rango de operación para muchos parámetros internos vitales. Ejerce control homeostásico a través de modificación de vías de control del tronco encefálico y de modo hormonal vía la **glándula hipófisis**.

- La hipófisis tiene dos lóbulos: uno formado por tejido glandular epitelial (**lóbulo anterior** o **adenohipófisis**) y otro por tejido neural (**lóbulo posterior** o **neurohipófisis**). Dos soluciones de continuidad en la barrera hematoencefálica (**órganos periventriculares**) permiten la secreción de hormonas hipofisiarias en la circulación general.

- El hipotálamo estimula la liberación de seis hormonas peptídicas (trópicas) desde el lóbulo anterior de la hipófisis en la circulación por medio de **hormonas estimulantes de la liberación** u **hormonas inhibidoras de la liberación**. Estas hormonas hipotalámicas llegan a la hipófisis vía el **sistema porta hipofisiario**. Otras dos hormonas se liberan desde terminaciones nerviosas hipotalámicas situadas en el lóbulo posterior.

- Órganos periventriculares sensitivos localizados dentro del encéfalo permiten al hipotálamo analizar la química del líquido extracelular y hacer ajustes al funcionamiento de los órganos según sea necesario para mantener la homeostasis.

- El hipotálamo también es el sitio del reloj maestro que sincroniza la mayoría de los órganos en un **ritmo circadiano**. El reloj maestro reside en el **núcleo supraquiasmático**, que ejerce control tanto a través de conexiones neurales directas con los órganos como a través de control endocrino. La sincronización de los órganos endocrinos es mediada por la **glándula pineal** y la liberación de **melatonina**.

Vista

8

I. GENERALIDADES

La capacidad para detectar la luz es común para la mayoría de los organismos, incluso las bacterias pueden hacerlo, lo que refleja la importancia del sentido de la vista. En múltiples ocasiones han surgido diseños de órganos visuales y muchos aún existen. En los humanos, la fotorrecepción es el ámbito de los ojos. Cada uno posee una capa de células fotorreceptoras (la **retina**) albergada dentro de un aparato óptico (fig. 8-1). La óptica proyecta una representación bastante fidedigna del campo visual hacia los fotorreceptores, del mismo modo en que la lente de una cámara proyecta una imagen hacia el negativo o a un sistema fotosensor. La más sencilla de las cámaras utiliza un agujero puntiforme como apertura que proyecta una imagen invertida del objeto hacia la película. Un ojo funciona de modo similar, pero el tamaño de la apertura (la **pupila**) es variable con el fin de controlar la cantidad de luz que llega a los fotorreceptores. La inclusión de una lente de enfoque variable asegura que la imagen proyectada se mantenga nítida cuando la apertura cambia. La retina, que se localiza en la parte posterior del ojo, contiene dos clases de células fotorreceptoras. Una está optimizada para funcionar a la luz del día y proporcionar la información para construir una imagen a color (**conos**). La otra es óptima para recoger datos bajo condiciones de luz mínimas, pero los datos son suficientes sólo para elaborar una imagen monocromática (**bastones**).

II. ESTRUCTURA DEL OJO

A grandes rasgos, el ojo es un órgano esférico encerrado en una gruesa capa de tejido conjuntivo (la **esclerótica**) que suele ser blanca (*véase* fig. 8-1). La esclerótica es protectora y crea puntos de inserción para tres pares de músculos esqueléticos (**extraoculares**) que se utilizan para ajustar la dirección de la mirada, estabilizarla durante los movimientos de cabeza y seguir objetos en movimiento. Debido a que los fotorreceptores están ubicados en la parte posterior del ojo, los fotones entrantes deben viajar a través de múltiples capas y compartimentos antes de ser detectados.

A. Córnea

La luz entra al ojo a través de la **córnea**, la cual se continúa con la esclerótica. La córnea comprende varias capas delgadas y transparentes, delimitadas por epitelios especializados. Las capas medias se componen de fibras de colágena junto con **queratinocitos** de soporte y un amplio suministro de nervios sensitivos. Los vasos sanguíneos interferirían con la transmisión de luz, por ello la córnea es avascular.

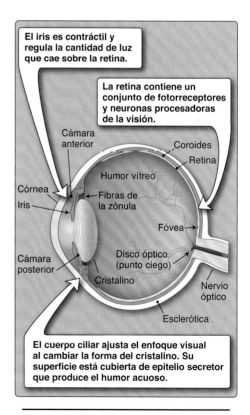

El iris es contráctil y regula la cantidad de luz que cae sobre la retina.

La retina contiene un conjunto de fotorreceptores y neuronas procesadoras de la visión.

Cámara anterior
Coroides
Retina
Humor vítreo
Córnea
Fibras de la zónula
Iris
Fóvea
Cámara posterior
Disco óptico (punto ciego)
Cristalino
Nervio óptico
Esclerótica

El cuerpo ciliar ajusta el enfoque visual al cambiar la forma del cristalino. Su superficie está cubierta de epitelio secretor que produce el humor acuoso.

Figura 8-1.
La estructura del ojo.

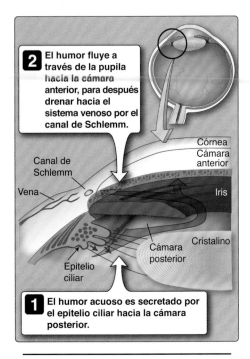

2 El humor fluye a través de la pupila hacia la cámara anterior, para después drenar hacia el sistema venoso por el canal de Schlemm.

Córnea
Cámara anterior
Canal de Schlemm
Vena
Iris
Cámara posterior
Cristalino
Epitelio ciliar

1 El humor acuoso es secretado por el epitelio ciliar hacia la cámara posterior.

Figura 8-2.
Secreción y flujo del humor acuoso.

B. Cámara anterior

La cámara anterior está llena de **humor acuoso**, un derivado acuoso del plasma. Un **epitelio ciliar** especializado que cubre al **cuerpo ciliar** lo secreta hacia el interior de la **cámara posterior**. De ahí fluye a través de la pupila, hacia la cámara anterior y se drena mediante los **canales de Schlemm** hacia el sistema venoso. El humor se produce en forma continua para llevar nutrientes a la córnea y crear una presión positiva de ~8 a 22 mm Hg, lo que estabiliza la curvatura de la córnea y sus propiedades ópticas (fig. 8-2).

C. Iris

El iris es una capa fibrosa y pigmentada con una abertura (la pupila) en su centro, que regula la cantidad de luz que ingresa al ojo. El diámetro de la pupila lo determinan dos grupos de músculo liso que están bajo control autónomo. Los anillos de músculos del esfínter controlados por fibras parasimpáticas posganglionares desde el ganglio ciliar reducen el tamaño de la pupila al contraerse **(miosis)**, como se muestra en la figura 8-3. Un segundo grupo de músculos radiales controlados por las fibras simpáticas posganglionarias originadas en el ganglio cervical superior ensanchan la pupila **(midriasis)**. Los cambios en el diámetro de la pupila son respuestas reflejas a la cantidad de luz que cae sobre las células ganglionares fotosensibles localizadas en la retina (el **reflejo pupilar a la luz**). Las

Aplicación clínica 8-1: glaucoma

El **glaucoma** es una enfermedad del ojo que constituye la segunda causa más frecuente de ceguera a nivel mundial y la principal entre los estadounidenses de origen africano. Por lo general, el glaucoma ocurre cuando se obstruye la vía que permite al humor acuoso atravesar la pupila y drenar a través de los canales de Schlemm. La producción de humor continúa ininterrumpida y, por lo tanto, la presión intraocular (PIO) se eleva. Una vez que la PIO excede los 30 mm Hg, existe el peligro de que los axones que viajan a través del nervio óptico sufran daño irreversible. Los pacientes suelen permanecer asintomáticos y su padecimiento por lo regular se descubre en un examen oftalmológico rutinario. La pérdida de visión ocurre en la periferia durante las etapas tempranas. Debido a que la visión central permanece, los pacientes no se dan cuenta del déficit hasta que el daño de la retina es extenso. La revisión oftálmica con frecuencia muestra que el disco óptico ha adoptado una forma cóncava o "de copa" causada por el desplazamiento de los vasos sanguíneos, un hallazgo diagnóstico de glaucoma. La proporción de copa a disco aumenta conforme la enfermedad progresa. El tratamiento incluye la reducción de la PIO a través de antagonistas β-adrenérgicos (p. ej., timolol) que disminuyen la producción de humor acuoso,[1] o la intervención quirúrgica correctiva de la obstrucción.

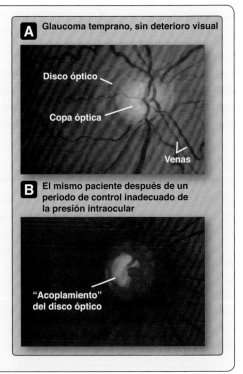

A Glaucoma temprano, sin deterioro visual

Disco óptico

Copa óptica

Venas

B El mismo paciente después de un periodo de control inadecuado de la presión intraocular

"Acoplamiento" del disco óptico

[1]Para una discusión acerca de los fármacos que se utilizan para tratar el glaucoma, *véase LIR Farmacología*, 7.ª ed., p. 97.

señales desde estas células viajan a través del nervio óptico a los núcleos en el mesencéfalo, y después al núcleo de Edinger-Westphal (*véase* fig. 7-8). Ahí, disparan un incremento reflejo de la actividad parasimpática a través del nervio motor ocular común (III nervio craneal [NC]), lo que constriñe la pupila. La constricción pupilar reduce la cantidad de luz que entra al ojo y evita la saturación de los fotorreceptores. Tal saturación es indeseable, ya que ciega de forma funcional a una persona. Cuando los niveles de luz son bajos, una dilatación pupilar refleja aumenta la cantidad de luz que llega a la retina. Los reflejos pupilares permiten respuestas musculares idénticas en ambos ojos, aun cuando los niveles de luz cambien sólo en uno de ellos.

> El diámetro de la pupila siempre refleja un equilibrio entre la actividad nerviosa tónica simpática y parasimpática. Por lo tanto, cuando la atropina tópica (un antagonista del receptor de acetilcolina) se aplica a la córnea durante un examen oftálmico, la pupila se dilata debido a la variación de equilibrio de las influencias parasimpática y simpática, en favor de esta última.

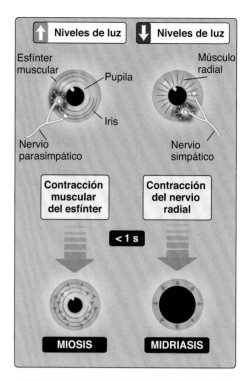

Figura 8-3.
Regulación del diámetro de la pupila.

D. Cristalino

El **cristalino** es un disco elipsoide transparente y suspendido en la vía de la luz por bandas radiales fibrosas de tejido conjuntivo (fibras de la **zónula**), adheridas a un **cuerpo ciliar**. El cuerpo ciliar es contráctil y funciona al modificar la forma del lente y ajustar su foco. El cristalino está compuesto de células largas y delgadas (**fibras del cristalino**) acomodadas en capas estrechas y concéntricas, a semejanza de las capas de una cebolla. Las células están llenas de **cristalinas**, proteínas que le dan su transparencia y determinan sus propiedades ópticas. El cristalino está encerrado dentro de una cápsula compuesta de tejido conjuntivo y una capa epitelial.

E. Humor vítreo

El **humor vítreo** es una sustancia gelatinosa compuesta en gran medida de agua y proteínas. Se mantiene bajo ligera presión positiva para fijar la retina contra la esclerótica.

F. Retina

Cuando la luz llega a la retina, aún debe penetrar múltiples capas neuronales y sus estructuras de apoyo antes de ser detectada por los fotorreceptores. Las capas neuronales son transparentes, así que la pérdida de luz durante la travesía es mínima. La retina contiene dos zonas especializadas. El **disco óptico** es una pequeña área donde el conjunto de fotorreceptores se interrumpe para permitir que los vasos sanguíneos y los axones de las neuronas retinianas salgan del ojo, lo que crea un **punto ciego** (fig. 8-4). Cerca, en el centro del campo de visión, existe un área circular denominada **mácula**. En su centro hay una pequeña

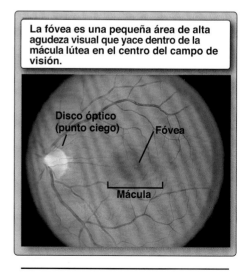

Figura 8-4.
Características de la retina.

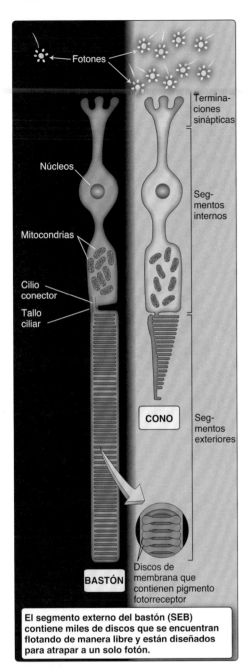

Figura 8-5.
Estructura del fotorreceptor.

cavidad (< 1 mm de diámetro) llamada **fóvea**. Las capas neuronales se separan aquí para permitir que la luz caiga de modo directo sobre los fotorreceptores, lo que crea un área de máxima agudeza visual.

III. FOTORRECEPTORES

Los fotorreceptores retinianos se estructuran en conjuntos regulares, de modo que la información espacial pueda extraerse a partir de los patrones de excitación fotorreceptora. La retina contiene dos clases de fotorreceptores que comparten una estructura celular similar.

A. Tipos

Los **bastones** se especializan en detectar fotones únicos de luz. No pueden diferenciar colores, pero sí producir una imagen bajo condiciones de luz mínima y por lo tanto facilitar la **visión escotópica** (derivado de la palabra griega *skotos*, oscuridad). Los **conos** funcionan de manera óptima a la luz del día y median la visión **fotópica**, o de color.

B. Organización

Los fotorreceptores son células largas, delgadas y excitables (fig. 8-5). En el centro hay un cuerpo celular que encierra al núcleo. El cuerpo celular se extiende en una dirección para formar un axón corto que se ramifica en varias estructuras presinápticas. El extremo opuesto de la célula es largo, cilíndrico y se divide en dos segmentos. El **segmento interno** contiene a todos los otros organelos requeridos para la función celular normal, que incluyen numerosas mitocondrias. El segmento interno da origen a un cilio (**cilio de conexión**) que está muy modificado para albergar la maquinaria de foto-transducción. Este compartimento, conocido como **segmento externo de los bastones (SEB)**, está conectado con segmento interno por un **tronco ciliar** corto.

C. Membranas del disco

El tumefacto cilio sensitivo que comprende al SEB está lleno de > 1 000 discos aislados, aplanados y membranosos apilados como platos de una vajilla a lo largo del axonema ciliar. Los conos contienen pilas similares, aunque menos numerosas, que son invaginaciones de la superficie membranosa. Las pilas de bastones están diseñadas para capturar un único fotón mientras atraviesa la capa fotosensible del ojo. Para hacerlo realidad, ¡la membrana del disco está tan densamente rellena de moléculas de pigmento fotosensible que casi no hay espacio para un lípido!

D. Distribución

La retina reviste la superficie interna del ojo y cubre casi 75% (~11 cm^2) de su superficie total. Los fotorreceptores están empacados de forma densa dentro de la capa, con los bastones que sobrepasan a los conos ~20 veces (~130 millones de bastones frente a 7 millones de conos). A pesar de que conos y bastones se encuentran a todo lo largo de la retina, su distribución es desigual.

1. **Bastones:** los bastones dominan la retina periférica, lo que optimiza dichas áreas para la visión nocturna.

2. **Conos:** los conos se concentran en la retina central, lo que imparte a esta área con un alto grado de agudeza visual. En su centro está la fóvea, que sólo contiene conos (*véanse* figs. 8-1 y 8-4). La carencia de bastones en la fóvea significa que esta no puede participar en la visión nocturna.

IV. FOTOSENSOR

La capacidad para capturar la energía de un fotón único requiere un **cromóforo**, una molécula que absorbe luz de determinadas longitudes de onda, al mismo tiempo que refleja o transmite otras; tal propiedad da color a la molécula. El cromóforo utilizado en el ojo es **retinal** y existe en varias conformaciones distintas. La conformación 11–*cis* es muy inestable, y al ser impactada por un fotón de inmediato cambia hacia una configuración todo-*trans* más estable. La transición es rápida (femtosegundos), lo que lo convierte en un pigmento fotorreceptor ideal. La tarea de detectar e informar los cambios de conformación recae en la **opsina**, un receptor acoplado a la proteína G. La opsina se fija de manera covalente al 11-*cis* retinal del mismo modo en que un receptor hormonal se fija a su ligando. El receptor y el cromóforo se combinan para crear un pigmento visual llamado **rodopsina**, de color morado rojizo. Cuando el retinal absorbe un fotón y sufre transición, desencadena un cambio en la conformación de la opsina para generar **metarrodopsina II**. Este hecho inicia una cascada de señales que en última instancia convierte la energía fotónica en una señal eléctrica.

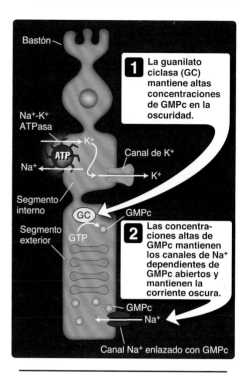

Figura 8-6.
Orígenes de la corriente oscura.
GMPc, monofosfato de guanosina cíclico.

V. TRANSDUCCIÓN FOTOSENSORIAL

La fototransducción es muy inusual en cuanto a que la detección de estímulos provoca una *hiper*polarización, en vez de *des*polarización de los receptores, lo que es común en otros sistemas sensitivos.

A. Corriente oscura

La membrana del SEB contiene un canal de cationes inespecíficos dependiente de GMPc, como se muestra en la figura 8-6. Una guanilato ciclasa (CG) constitutivamente activa mantiene las concentraciones intracelulares de GMPc altas en la oscuridad y el canal está siempre abierto. Na^+ y pequeñas cantidades de Ca^{2+} fluyen hacia el fotorreceptor, lo que crea una **corriente oscura** hacia adentro. Los canales permeables de K^+ permiten que este escape de la célula y ayuda a compensar la corriente, pero el potencial de membrana (V_m) aún permanece a un nivel bajo de $- 40$ mV.

B. Transducción

Cuando un fotón llega a la retina, la rodopsina se modifica y activa la **transducina**, que es una proteína G ([G_T] fig. 8-7). Al activarse, la subunidad $G_T \alpha$ se disocia y activa a la fosfodiesterasa (PDE) relacionada con la membrana. La PDE hidroliza GMPc a GMP y los niveles intracelulares de GMPc caen. Como resultado, el canal de cationes se desactiva y se cierra, y la corriente oscura finaliza. Sin embargo, el canal de K^+ en el segmento interior permanece abierto, lo que provoca que el V_m cambie a negativo. Este cambio de V_m constituye una señal de detección de luz. A pesar de que la cascada de transducción es un tanto lenta (de décimas a centésimas de milisegundos), sí proporciona una enorme amplificación de señales que permite al ojo el registro de fotones únicos.

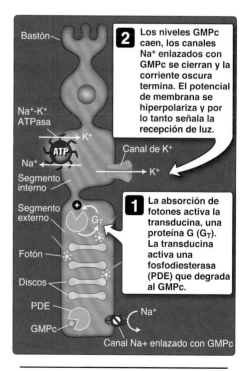

Figura 8-7.
Fototransducción en condiciones de luz escasa.

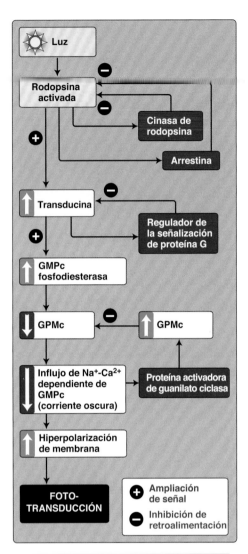

Figura 8-8.
Vía de transducción fotosensitiva y
mecanismos para limitar y finalizar la
señalización.

C. Terminación de la señal

La cascada de amplificación es tan poderosa que un bastón depende de
múltiples mecanismos de retroalimentación negativa para limitar y finalizar la señalización en el momento oportuno (fig. 8-8).

1. **Desactivación de la opsina:** la forma activa de la opsina es un sustrato para la rodopsina cinasa. La opsina tiene múltiples sitios de fosforilación y cada transferencia sucesiva de fosfato reduce su habilidad
   de interacción con el G_T. La fosforilación también hace del receptor un
   objetivo favorable para él fijarse a la **arrestina**. La **arrestina** es una proteína pequeña cuya sola función es bloquear la interacción entre opsina
   y transducina, y con ello detener la señalización.

2. **Desactivación de la transducina:** los bastones también contienen un
   regulador de señalización de proteína G 9 (RGS9) que aumenta la
   actividad GTPasa de las subunidades $G_T\alpha$ y por lo tanto acelera su
   desactivación.

3. **Activación de la guanilato ciclasa:** la corriente oscura es mediada
   en parte por el influjo de Ca^{2+}. La luz lo detiene y las concentraciones
   intracelulares de Ca^{2+} disminuyen. Esto lo percibe una o más de las
   proteínas dependientes de Ca^{2+} activadoras de GC, que responden
   al estimular la actividad GC que, a su vez, contrarresta los efectos de la
   PDE. Esta vía es importante para ayudar a que los fotorreceptores se
   adapten a niveles de luz que saturan la vía señalizadora, así como a
   restaurar la corriente oscura una vez finalizada la señalización.

D. Desensibilización

La exposición prolongada a la luz brillante desensibiliza a los bastones. Esta
es una extensión parcial del proceso de desactivación de opsina antes descrito. La rodopsina cinasa fosforila la opsina en múltiples sitios, lo que aumenta
la afinidad de fijamiento de la arrestina y bloquea aún más las interacciones
opsina-transducina. Con el tiempo, la transducina se transloca del SEB hacia
el segmento interno, con lo que se rompe de forma efectiva el primer enlace
crucial en la cadena fototransductora y se evita que siga la señalización.

E. Reciclaje de retinal

El retinal se libera a partir de la opsina poco después de la activación y
el pigmento se torna amarillo (**blanqueado**). Entonces se transforma en
retinol, también conocido como **vitamina A**. La vitamina se convierte
en retinal 11-*cis*, que se fija a la opsina y restaura el pigmento visual.

> La vitamina A es esencial en la síntesis de los pigmentos visuales.
> Una ingesta dietética inadecuada provoca ceguera nocturna, que
> se caracteriza por la incapacidad de ver bajo luz tenue debido al
> deterioro funcional de los bastones. El padecimiento es reversible
> en el transcurso de horas después de administrar vitamina A.

VI. VISIÓN A COLOR

La visión nocturna es monocromática debido a que los bastones contienen un
solo pigmento visual. Están diseñados para registrar pequeñas cantidades de
luz, no para proveer información acerca de su calidad. Distinguir colores re-

quiere dos o más pigmentos que señalen al máximo y en diferentes longitudes de onda. La visión a color emplea tres tipos de conos, cada uno con un pigmento visual distinto (fig. 8-9). Todos utilizan retinal 11-*cis* como cromóforo y el mecanismo de fototransducción es el mismo descrito antes para los bastones. Sin embargo, las opsinas difieren en su secuencia primaria, lo que modifica la sensibilidad de los pigmentos a diferentes longitudes de onda en el espectro visible. Los **conos S** responden al máximo a longitudes de onda cortas (violeta-azul: ~420 nm), los **conos M** a longitudes de onda medianas (verde-amarillo: ~530 nm) y los **conos L** a longitudes de onda largas (amarillo-rojo: ~560 nm). La superposición en los espectros de absorción de pigmentos significa que los tres tipos responden a la mayoría de las frecuencias de luz visible, pero la intensidad de sus respuestas difiere según qué tan cerca esté el estímulo con respecto al rango óptimo del cono. El cerebro entonces extrapola colores de la corriente de datos que salen de la retina.

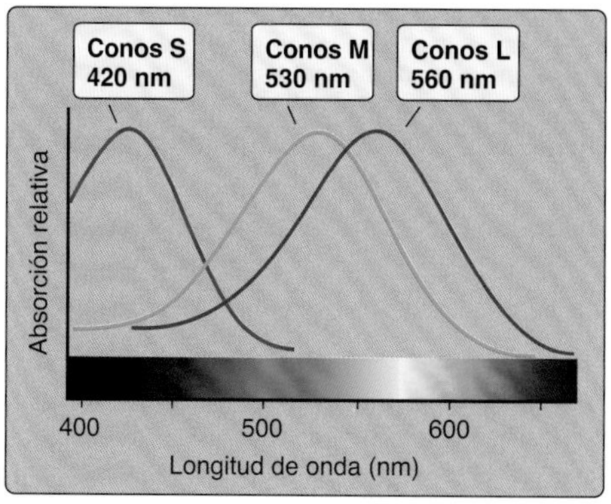

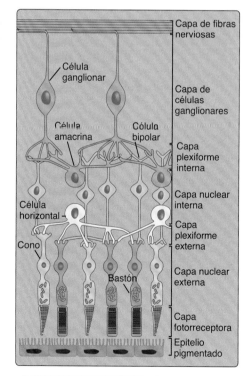

Figura 8-9.
Sensibilidades espectrales de los conos.

VII. PROCESAMIENTO VISUAL

El conjunto de fotorreceptores es capaz de generar inmensas cantidades de información visual.[1] Esta información se transmite a los centros visuales del sistema nervioso central a través del nervio óptico, cuya salida a través de la retina crea un "punto ciego" (*véanse* figs. 8-1 y 8-4). Si el nervio óptico transportara datos en crudo su diámetro tendría que incrementarse más de cien veces para acomodar el número requerido de axones y el tamaño del punto ciego aumentaría en la misma proporción. Por lo tanto, los datos visuales sensitivos crudos se procesan de manera extensa antes de salir de la retina para comprimirlos y minimizar el impacto del diámetro del nervio óptico en la continuidad del conjunto sensitivo.

A. Estructura retiniana

La retina es una estructura bastante organizada que está compuesta de capas de células generadoras de datos fotosensitivos (los fotorreceptores), que procesan señales visuales (**células bipolares**, **horizontales**, **ganglionarias** y **amacrinas**) o que apoyan la actividad neuronal (el **pigmento epitelial** y la neuroglía), como se muestra en la figura 8-10.

1. **Epitelio pigmentado:** la capa retiniana más profunda es un epitelio de color negro que absorbe los fotones solitarios que podrían interferir en la elaboración de una imagen y disminuir la actividad visual. El color se debe a la presencia de numerosos gránulos del pigmento **melanina**. El epitelio pigmentado también suministra nutrientes a los fotorreceptores, participa en el reciclaje de retinal y ayuda con el recambio de los fotorreceptores. Las membranas fotorreceptoras están sujetas a un daño constante por parte de los fotones y, por lo tanto, se recambian de modo continuo. El conjunto completo de bastones se reemplaza una vez cada ~10 días.

2. **Neuroglía:** debido a que la retina es una extensión del cerebro, los fotorreceptores y todas las células excitables relacionadas reciben apoyo de las células de la glía. Las **células de Müller**, que son un subtipo de glía específico para la retina, ocupan los espacios entre las neuronas y forman una barrera (**membrana delimitante interna**) que separa a la retina del humor vítreo.

 [1]Para más información acerca del procesamiento e interpretación de señales visuales, *véase LIR Neurociencia*, 2.ª ed., cap. 15.

Figura 8-10.
Principales capas celulares retinianas y sus interconexiones.

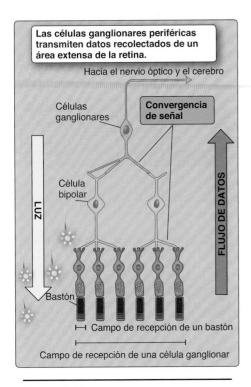

Las células ganglionares periféricas transmiten datos recolectados de un área extensa de la retina.

Hacia el nervio óptico y el cerebro

Células ganglionares

Convergencia de señal

Célula bipolar

LUZ

FLUJO DE DATOS

Bastón

⊢⊣ Campo de recepción de un bastón

Campo de recepción de una célula ganglionar

Figura 8-11.
Flujo de datos fotosensitivos en la retina.

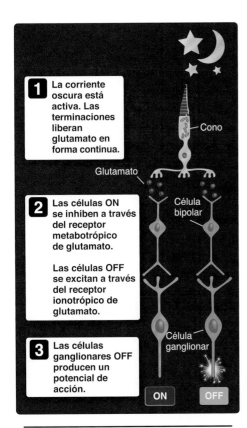

1 La corriente oscura está activa. Las terminaciones liberan glutamato en forma continua.

Cono

Glutamato

Célula bipolar

2 Las células ON se inhiben a través del receptor metabotrópico de glutamato.

Las células OFF se excitan a través del receptor ionotrópico de glutamato.

Célula ganglionar

3 Las células ganglionares OFF producen un potencial de acción.

ON   OFF

Figura 8-12.
Actividad de las células bipolares ON y OFF en la oscuridad.

B. Estimulación del fotorreceptor

La corriente oscura mantiene a los fotorreceptores en un estado despolarizado y de excitación, y sus terminaciones presinápticas se especializan en liberar transmisores (glutamato) de forma continua. La luz reduce esta corriente y provoca una hiperpolarización que se califica con la intensidad del estímulo. La excitación fotosensitiva es señalada en primer lugar a las células bipolares, que es en donde comienza la convergencia de señales (fig. 8-11).

1. **Bastones:** los bastones operan bajo mínimas condiciones de luz, donde la única meta es capturar una imagen y la agudeza visual es una preocupación menor. Por lo tanto, las células bipolares recolectan y aglutinan la información de varios bastones a fin de aumentar la probabilidad de que se transmitan a la corteza eventos unitarios. La porción del campo visual que es atendida por un solo bastón representa su **campo receptivo**. El campo receptivo de las células bipolares es mayor que el de un bastón, ya que incorpora los campos receptivos de múltiples fotorreceptores (fig. 8-11).

2. **Conos:** los conos funcionan de manera óptima durante el día. Debido a que todos los conos están activos a la luz del día, la información concentrada desde múltiples fotorreceptores no se requiere para formar una imagen, y su concentración degradaría la calidad de los datos sensitivos. Por lo tanto, los conos suelen hacer sinapsis con las dedicadas células bipolares que conservan la información espacial y, por ende, incrementan la agudeza visual.

C. Respuesta de la célula bipolar

Las células bipolares ejecutan el primer paso del procesamiento de datos. Por lo general, las células individuales reciben estímulos de un grupo de bastones o de un cono, pero no de ambos. Estas relaciones dedicadas preservan la integridad de las corrientes de datos desde conos y bastones. Las células bipolares son inusuales en tanto que no generan potenciales de acción sino, más bien, su respuesta está graduada. Hay al menos 10 tipos distintos de células bipolares, pero pueden dividirse en dos grupos principales: las células **"ON"** (o **centradas**) y las **"OFF"** (**descentradas**). Los bastones sólo realizan sinapsis con las células ON. La mayoría de los conos realiza sinapsis con al menos una de cada una.

1. **Células ON:** las células ON emplean un receptor de glutamato metabotrópico (mGluR6) para transducir las señales fotorreceptoras. El receptor de glutamato se acopla mediante una proteína inhibidora G hacia un canal de cationes no selectivo, pero, debido a que la relación es inhibidora, se evita que el canal se abra en la oscuridad (fig. 8-12). Cuando se iluminan los fotorreceptores ubicados en forma anterógrada, el canal se libera de su influencia inhibidora y la célula bipolar se despolariza de manera graduada (fig. 8-13). Estas bipolares se conocen como **inversoras de señal** debido a que la *hiperpolarización* del receptor provoca la *despolarización* de la célula bipolar. Se excitan cuando la luz está encendida.

2. **Células OFF:** las células OFF expresan un receptor de glutamato ionotrópico. La fijación del glutamato provoca una corriente sostenida hacia el interior y una despolarización de la membrana que imita la de los fotorreceptores (fig. 8-12). Cuando se estimula al fotorreceptor, su membrana se hiperpolariza y se inhibe la liberación de glutamato sináptico. La célula bipolar con la cual el fotorreceptor hace sinapsis también se hiperpolariza (fig. 8-13). Cuando la luz se apaga, el fotorreceptor se despolariza y se reanuda la liberación de glutamato sináptico, lo que provoca excitación y señalización de la célula bipolar.

D. Respuesta de la célula ganglionar

El flujo vertical de datos iniciado desde los fotorreceptores hacia la capa externa de la retina se conserva por las células ganglionares. Las células ganglionares son uno de los pocos tipos de células retinianas que generan potenciales de acción que se utilizan para codificar información visual de forma digital para su transmisión al cerebro. Las células ganglionares ON responden a la luz con una descarga de potenciales de acción (*véase* fig. 8-13), mientras que las células ganglionares OFF descargan cuando la luz está apagada (*véase* fig. 8-12).

E. Células horizontales y amacrinas

Las células horizontales y amacrinas manipulan el flujo de datos sensitivos mientras estos avanzan a través de las capas retinianas. Las células horizontales extienden sus prolongaciones de modo lateral dentro de la capa plexiforme externa, lo que les permite hacer sinapsis y recolectar información proveniente de los fotorreceptores dentro de un amplio campo receptivo. Existen varias clases de célula horizontal. Su respuesta suele ser inhibitoria, y utilizan ya sea ácido γ-aminobutírico o glicina como neurotransmisores, en los que influyen tanto la señalización fotorreceptora como la de células bipolares. Su efecto neto es incrementar el contraste entre las señales recibidas desde las áreas de luz y las oscuras de la retina. El papel de las células amacrinas no se conoce del todo.

VIII. VÍAS VISUALES

Los axones de las células ganglionares se reúnen para formar los nervios ópticos (NC II), uno por ojo, que envían las señales visuales desde la retina hasta el cerebro. Los nervios ópticos se encuentran y convergen justo enfrente de la hipófisis, en el **quiasma óptico** (fig. 8-14). Aquí, las fibras retinianas nasales cruzan la línea media y se unen a las fibras temporales provenientes del ojo contralateral para formar los **haces ópticos** que convergen en el **núcleo geniculado lateral** del tálamo. En la práctica, este cruzamiento (decusación) asegura que los datos sensitivos de los campos visuales derechos de ambos ojos se transmitan al lado izquierdo del cerebro y viceversa. Los flujos de datos se transmiten entonces desde el tálamo a través de las **radiaciones ópticas** a la corteza visual primaria en el lóbulo occipital, para su análisis e interpretación

IX. PROPIEDADES ÓPTICAS DEL OJO

La luz que entra a una habitación a través de una ventana no forma una imagen perfectamente enfocada de la vista exterior de la pared opuesta. De igual manera, la luz que entra al ojo no forma una imagen nítida en la retina a menos que los rayos se manipulen durante su paso a través del ojo.

A. Principios ópticos

Los rayos de luz suelen viajar en líneas paralelas. La velocidad a la que viajan depende del medio que atraviesen. Su velocidad se reduce en el aire si se le compara con el vacío y es aún más lenta si lo que se atraviesa es agua o un sólido transparente, como el vidrio. El cociente de la velocidad de la luz en un vacío entre su velocidad en un medio diferente se denomina **índice refractivo**. El aire posee un índice refractivo de alrededor de 1.0003, el agua de 1.33 y el cristalino y la córnea oculares están más cerca de 1.4. Cuando la luz pasa en ángulo a un medio de distinto índice refractivo, esta se dobla. La cantidad que se doble depende de la diferencia en el índice refractivo de los dos materiales, así como del ángulo de incidencia.

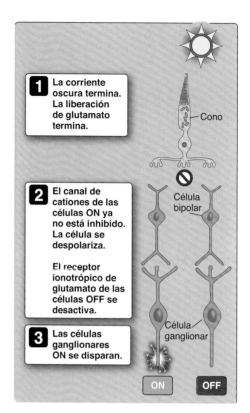

Figura 8-13.
Respuesta de las células bipolares ON y OFF a la luz.

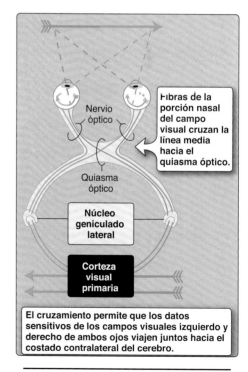

Figura 8-14.
Vías para el flujo de información visual hacia el cerebro.

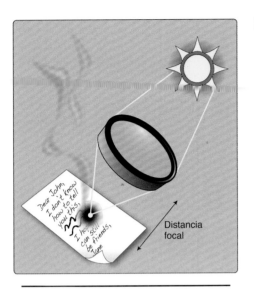

Figura 8-15.
Distancia focal del lente.

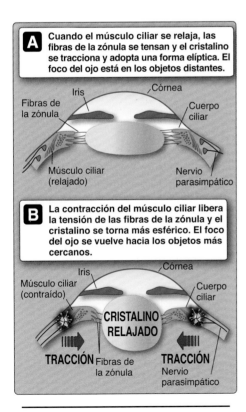

Figura 8-16.
Acomodación del cristalino.

B. Lentes simples

Los lentes convexos simples (p. ej., en una lupa) poseen dos superficies curvadas. Su curvatura obliga a los rayos de luz paralelos a doblarse en torno a un punto focal central. Por lo tanto, una lupa sostenida sobre un pedazo de papel bajo el sol brillante crea un punto de intensa luz blanca sobre el papel (fig. 8-15). Cuando el cristal se sostiene a una distancia que iguala la **longitud focal** del lente, el punto se torna en una cabeza de alfiler enfocada en forma compacta y la energía solar provoca que el papel se ennegrezca y queme. El **poder focal** es el inverso de la longitud focal. Las lupas de gran aumento son capaces de traer a los objetos hacia un punto focal muy estrecho dentro de una distancia relativamente corta en comparación con un lente de menor graduación, y esto se logra con el aumento en la curvatura de dichos lentes. El poder focal se mide en dioptrías (D) y se calcula como la recíproca de la longitud focal, en metros. Un lente de 1D trae a foco a un objeto ubicado a 1 m de distancia. Un lente 10D focaliza a 0.1 m. El ojo humano tiene un poder máximo de alrededor de 59D.

C. Poder de foco

En su paso desde el aire hasta la retina, la luz cambia su dirección repetidas veces. Se refracta en las interfaces entre el aire y la córnea, la córnea y el humor acuoso, el humor acuoso y el cristalino, así como entre el cristalino y el humor vítreo.

El grado más grande de refracción ocurre cuando la luz transita desde el aire a la córnea, lo que en la práctica significa que la córnea es el principal determinante de la capacidad ocular para enfocar un objeto distante.

D. Acomodación

Un lente simple posee una longitud de foco fija. Sus superficies pueden moldearse para reflejar objetos distantes o cercanos, mas no ambos de forma simultánea. Aparatos de formación de imagen más complejos, como los telescopios, ajustan su foco con dos o más lentes simples cuyas posiciones relativas entre ellos pueden variarse. El ojo también es capaz de ajustar su foco, pero lo hace al modificar la forma del cristalino. Esto se conoce como la capacidad de **acomodación**. El cristalino de un individuo joven y sano puede ajustar el poder de foco hasta en 14D en un tercio de segundo.

1. **Ojo en reposo:** un cristalino humano libre de toda influencia adopta una forma casi esférica debido a la elasticidad natural de la cápsula. El cristalino está suspendido en el camino de la luz por numerosas fibras radiales de la zónula, adheridas al cuerpo ciliar. En un ojo en reposo, las fibras de la zónula están tensadas por las estructuras circundantes, lo que estira y aplana al cristalino hasta una forma elíptica (fig. 8-16A). Por lo tanto, un ojo en reposo enfoca los objetos distantes.

2. **Mecanismo de acomodación:** las fibras musculares ciliares bajo control parasimpático (nervio óculomotor, NC III) determinan la forma y el foco del cristalino. Cuando se requiere que el ojo enfoque objetos cercanos, el anillo del músculo ciliar se excita y contrae alrededor del cristalino. Este movimiento, parecido al de un esfínter, libera la tensión sobre las fibras de la zónula y permite que el cristalino adopte una forma más redondeada y el foco cambie de manera correspondiente (fig. 8-16B). La cápsula del cristalino se vuelve más rígida con la edad, lo que disminuye la capacidad de acomodación e incrementa la dependencia de los anteojos correctivos para leer en las personas mayores de 40 años de edad (**presbiopía**, derivado del griego "ojo viejo").

Aplicación clínica 8-2: trastornos de refracción

Se asume que un individuo posee una visión normal (**emetropía**) si la luz desde un objeto distante (> 6 m de distancia) atraviesa el sistema óptico ocular y forma una imagen focalizada en la retina cuando el músculo ciliar está relajado. La desviación de lo normal es muy frecuente. La **miopía**, o **visión de cerca**, se refiere a un padecimiento en el que el cristalino proyecta una imagen enfrente de la retina. Por lo general, es producto de un ojo más largo de lo normal, pero también puede deberse a un cristalino o córnea que desde el punto de vista óptico tiene más aumento de lo normal. Colocar un lente con superficies cóncavas enfrente de dicho ojo puede ajustar el plano de enfoque y restablecer la agudeza visual. La **hiperopía** (también **hipermetropía** o **visión de lejos**) es provocada por un ojo muy corto o un cristalino o córnea que proyecta la imagen detrás de la retina. La causa común es de origen genético. El **astigmatismo** es un defecto visual frecuente en el que irregularidades en el punto focal de la córnea o lente hacen que porciones de la imagen proyectada resulten borrosas; de nuevo, los lentes correctivos pueden restaurar la agudeza visual. En años recientes, la **cirugía de queratomileusis *in situ* asistida por láser (LASIK,** por sus siglas en inglés) ha ganado popularidad como un medio para la corrección de la miopía y es una alternativa para el uso de lentes correctivos. La cirugía LASIK comprende levantar un colgajo corneal, para después reconfigurar la córnea con un láser excimer y así restaurar la curvatura necesaria para enfocar objetos distantes.

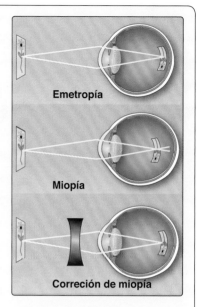

Emetropía

Miopía

Correción de miopía

Emetropía y miopía.

Resumen del capítulo

• El ojo es un órgano visual sensorial que comprende un aparato óptico (una apertura variable y un lente) que proyecta una imagen de objetos externos hacia un sistema fotosensor. El conjunto hace posible la captura de una representación digitalizada de la imagen para su transmisión a la corteza visual primaria.

• El tamaño de la apertura (**pupila**) se modula para controlar la cantidad de luz que entra al ojo (el **reflejo pupilar a la luz**). El tamaño de la pupila lo determina el iris, que contiene dos grupos de músculo liso que se encuentran bajo control autónomo (**nervio motor ocular común**). Los **músculos del esfínter** disminuyen el tamaño de la pupila cuando se contraen (**miosis**), mientras los músculos radiales dilatan la pupila (**midriasis**). El sistema nervioso autónomo también regula la forma del cristalino mediante los **músculos ciliares** para permitir que el ojo enfoque los objetos de cerca (**acomodación**).

• La retina es una membrana delgada, de varias capas, pigmentada, que contiene un **sistema fotorreceptor, neuronas de procooamicnto de señal** y células de la glía (**células de Müller**) que revisten la parte posterior del ojo. Los axones provenientes de las neuronas de procesamiento visual (**células ganglionares**) salen del ojo a través del **nervio óptico,** lo que crea una **mancha ciega** en la retina.

• La retina contiene dos tipos de células fotorreceptoras. Los **bastones** se especializan en crear imágenes monocromáticas en la luz baja. Los **conos** producen imágenes en color en la luz del día. Ambos tipos de receptores transducen la detección de fotones mediante **cilios sensitivos** modificados que contienen pilas de membranas llenas de pigmentos fotosensibles.

• Los bastones se encuentran en mayor densidad en las regiones periféricas de la retina. Los conos se concentran dentro del centro del campo visual. La **fóvea** es una pequeña área en el centro de los campos visuales que sólo contiene conos y en donde las capas neuronales se abren para permitir que la luz caiga en forma directa sobre los fotorreceptores. Estas modificaciones crean un área de alta agudeza visual.

• La transducción fotosensitiva ocurre cuando los fotones se absorben y desencadenan un cambio de conformación en un **cromóforo** (**retinal**). Retinal se asocia con un receptor acoplado a la proteína G (**opsina**); juntos constituyen un **pigmento visual** (**rodopsina**).

• Diferentes opsinas afinan el pigmento visual a longitudes de onda particulares para optimizar la visión nocturna o la de color. La visión del color se apoya en los conos que contienen uno de estos tres pigmentos.

• La luz que cae sobre la rodopsina activa una proteína G (**transducina**). La subunidad α activa una fosfodiesterasa y entonces los niveles de GMPc en reposo caen. Esta disminución desactiva una **corriente oscura** entrante dependiente del GMPc y la membrana fotorreceptora se hiperpolariza. Este cambio en el potencial de membrana representa un **potencial de receptor**.

• Las señales fotosensitivas se transmiten a la corteza a través de una serie de neuronas (**células bipolares** y **células ganglionares**) que empiezan el procesamiento de los datos visuales mientras mantienen la integridad de la información espacial que contienen.

9

Oído y equilibrio

I. GENERALIDADES

Los vertebrados acuáticos de la era moderna poseen sistemas sensitivos de la línea lateral, que detectan vibraciones y movimientos en su entorno acuoso. Las líneas laterales componen hileras de fosas que recorren ambos costados del cuerpo; los movimientos son transmitidos por conjuntos de células ciliadas sensitivas encapsuladas en un domo gelatinoso que sobresale de cada fosa de línea lateral. Cuando el domo se desplaza por corrientes de agua o vibraciones, los cilios encapsulados también se desplazan y generan un potencial receptor en el cuerpo de la célula ciliada. Aunque los humanos, a través de la evolución, no retuvieron órganos de línea lateral, el sistema de transducción de células ciliadas funcionó tan bien que se adaptó para usarlo en el oído interno. Este contiene dos sistemas sensitivos contiguos basados en células ciliadas. El sistema auditivo utiliza estas células para transmitir las vibraciones generadas por las ondas sonoras. A su vez, el sistema vestibular las utiliza en la transducción de los movimientos de la cabeza.

II. SONIDO

Los sonidos son ondas de presión atmosférica creadas por objetos en movimiento; por ejemplo, golpear un gong provoca que su superficie vibre hacia atrás y hacia adelante (fig. 9-1). El gong comprime y descomprime el aire circundante de manera alternada, lo que crea una onda de presión que se propaga a una velocidad de 343 m/s. Percibimos estas ondas de presión como sonido y la frecuencia de la onda refleja su tono; la capacidad para transducir ondas sonoras (**audición**) nos permite detectar objetos a la distancia y, por tanto, posee claras ventajas relacionadas con la supervivencia. Si un objeto que se aproxima representase una amenaza (p. ej., un depredador o un vehículo acelerado), la advertencia da el tiempo suficiente para realizar maniobras evasivas. La capacidad de escuchar vocalizaciones permitió el desarrollo de la comunicación oral y el lenguaje. La capacidad para percibir sonidos requiere que las ondas de presión se conviertan en una señal eléctrica, proceso que ocurre en el **oído interno** y se apoya en las **células ciliadas sensitivas**.

III. SISTEMA AUDITIVO

El diseño de un sistema que transduce el sonido es sencillo porque las ondas sonoras hacen vibrar las membranas. Por ejemplo, los mecanorreceptores localizados en las yemas de los dedos perciben con facilidad las vibraciones

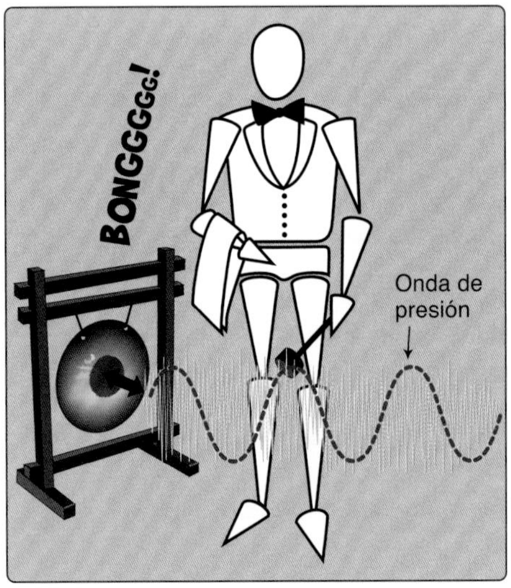

Figura 9-1.
Los sonidos son ondas de presión que viajan a través del aire.

BONGGGGG!

Onda de presión

102

generadas por el ladrido de un perro en las paredes de una lata de soda o un frasco de leche vacíos. Sin embargo, los sonidos en general son muy complejos, ya que comprenden una serie de frecuencias variables. El oído decodifica tales sonidos mediante una variedad de células ciliadas sensitivas incrustadas en una membrana diseñada para resonar a distintas frecuencias a lo largo de su longitud. Esta se combina con un amplificador para crear un analizador acústico de sorprendente sensibilidad.

A. Estructura

El sistema auditivo, u oído, se divide en tres componentes anatómicos principales: el **oído externo**, el **oído medio** y el **oído interno** (fig. 9-2).

1. **Oído externo:** la **oreja** recolecta y focaliza los sonidos. Estos se canalizan hacia el conducto auditivo (**meato auditivo externo**), el cual les permite atravesar el hueso temporal del cráneo. El canal termina en la **membrana timpánica** (**tímpano**), que vibra en respuesta al sonido.

2. **Oído medio:** el **oído medio** es una cámara llena de aire que yace entre el tímpano y el oído interno. Se conecta con la nasofaringe a través de la **trompa de Eustaquio**, la cual drena los líquidos y permite igualar la presión en las dos superficies del tímpano. Las vibraciones del tímpano se transmiten al oído interno a través de un sistema articulado de palancas que comprende tres huesos frágiles y pequeños llamados **huesecillos** (fig. 9-3). Estos huesos son conocidos como **martillo, yunque** y **estribo**, nombres que reflejan su morfología general. El martillo se adhiere a la superficie interna del tímpano y transmite las vibraciones al yunque; a su vez, el yunque las transmite al estribo. La porción plana del estribo se inserta y adhiere con firmeza a la **ventana oval** del oído interno.

3. **Oído interno:** el oído interno contiene una serie de cámaras y tubos enrollados en forma espiral llenos de líquido (**laberinto membranoso**). Estas estructuras se encuentran encapsuladas en hueso (**laberinto óseo**) con una delgada capa de **perilinfa** situada entre el hueso y las membranas. Este laberinto tiene dos funciones sensitivas; la **porción auditiva** se denomina **cóclea**; la **porción vestibular** contribuye al sentido del equilibrio (véase sección V). Comprende los órganos **otolíticos** (**utrículo** y **sáculo**) y tres **canales semicirculares**.

B. Adaptación de impedancia

El oído interno está lleno de un líquido que posee una elevada inercia, por lo que es difícil de desplazar, en comparación con el aire. La función del oído medio es, por tanto, aprovechar la energía intrínseca de las ondas sonoras y transmitirla al oído interno con suficiente fuerza para superar la inercia del contenido líquido. A este proceso se le denomina **adaptación de impedancia**.

1. **Mecanismo:** los huesecillos conforman un sistema de palancas que amplifica los movimientos del tímpano en ~30% (*véase* fig. 9-3). También concentra los movimientos en la sección plana del estribo, cuya superficie es ~17 veces menor que el tímpano. La amplificación y concentración combinadas aumentan la fuerza por unidad de área cerca de 22 veces, lo cual es suficiente para superar la inercia del líquido coclear.

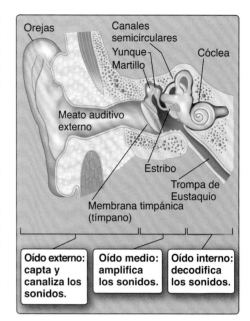

Figura 9-2.
Anatomía del oído.

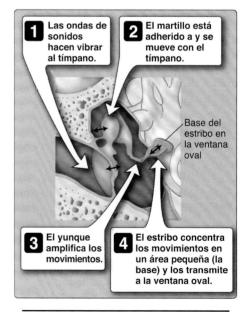

Figura 9-3.
Los huesecillos y su papel en la adaptación de impedancias.

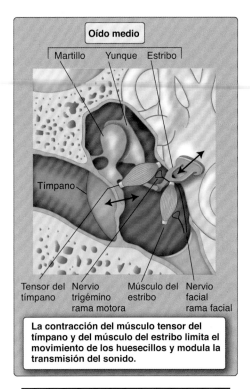

Oído medio

Martillo   Yunque   Estribo

Tímpano

Tensor del   Nervio   Músculo del   Nervio
tímpano   trigémino   estribo   facial
             rama motora   rama facial

La contracción del músculo tensor del tímpano y del músculo del estribo limita el movimiento de los huesecillos y modula la transmisión del sonido.

Figura 9-4.
Reflejo de atenuación.

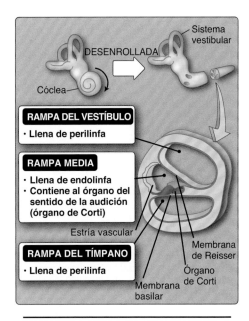

Sistema vestibular

DESENROLLADA

Cóclea

RAMPA DEL VESTÍBULO
• Llena de perilinfa

RAMPA MEDIA
• Llena de endolinfa
• Contiene al órgano del sentido de la audición (órgano de Corti)

Estría vascular

RAMPA DEL TÍMPANO
• Llena de perilinfa

Membrana de Reisser

Órgano de Corti

Membrana basilar

Figura 9-5.
Cámaras de la cóclea.

2. **Modulación:** la flexibilidad del sistema de palancas se modula para reducir la amplitud sonora en determinadas circunstancias. El martillo y el estribo están adheridos a dos pequeños músculos bajo control autónomo (fig. 9-4). El músculo **tensor del tímpano** ancla el martillo a la pared del oído medio y es inervado por el nervio trigémino (nervio craneal [NC] V). El estribo está anclado por el músculo del **estribo**, que a su vez está inervado por el nervio facial (NC VII). Cuando los dos músculos se contraen, la cadena de huesecillos se torna más rígida y, por tanto, la transmisión sonora se atenúa. El **reflejo de atenuación** puede dispararse por sonidos altos, pero está tal vez diseñado para modular el sonido de la propia voz al hablar.

C. Cóclea

La cóclea es un tubo largo y ahusado (~3 cm) que contiene tres cámaras llenas de líquido que recorren su longitud. *In vivo*, el tubo está enrollado como la concha de un caracol, pero su arquitectura funcional se comprende mejor si se le desenrolla (fig. 9-5). Las tres cámaras se denominan **rampa vestibular**, **rampa media** y **rampa del tímpano**.

1. **Rampa vestibular y rampa del tímpano:** las cámaras superior e inferior se encuentran llenas de **perilinfa** (un líquido semejante al plasma) y están conectadas de manera física por una pequeña abertura (el **helicotrema**) en el ápex coclear.

2. **Rampa media:** la cámara central está separada de la rampa vestibular por la **membrana de Reissner** (o **membrana vestibular**) y de la rampa del tímpano por la **membrana basilar**. La rampa media termina antes del ápex coclear y no tiene comunicación con las otras dos cámaras; se encuentra llena de **endolinfa**, un líquido rico en K^+ que se produce en las **estrías vasculares**, un epitelio especializado que reviste una de las paredes de la cámara (*véase* fig. 9-5). La rampa media contiene el órgano de Corti, que es el órgano sensitivo auditivo.

IV. TRANSDUCCIÓN AUDITIVA

Las ondas sonoras entran a la cóclea a través de la ventana oval, que conforma el extremo basal de la rampa vestibular (fig. 9-6). El movimiento del estribo genera una onda de presión en la perilinfa que corre a lo largo de la cámara hasta el ápex, atraviesa el helicotrema, para pulsar de vuelta la rampa del tímpano hasta la base coclear. Aquí se encuentra con la **ventana redonda**, una delgada membrana que se localiza entre el oído interno y el oído medio. Esta membrana vibra hacia adelante y atrás en fase inversa con la onda generada por el movimiento del estribo. El estribo no sería capaz de desplazar la ventana oval y poner a la perilinfa en movimiento si la ventana redonda no existiese, dado que las paredes de la cámara coclear se encuentran recubiertas de hueso rígido. La rampa media, que semeja un saco de líquido suspendido entre las dos cámaras, es sacudida por la onda de presión mientras esta se desplaza hacia delante y atrás. Por ello, aunque la onda sonora nunca entra de modo directo a la rampa media, toda la estructura se agita como una cama de agua golpeada en una de sus esquinas. Este golpeteo es detectado por el órgano de Corti, al cual estimula.

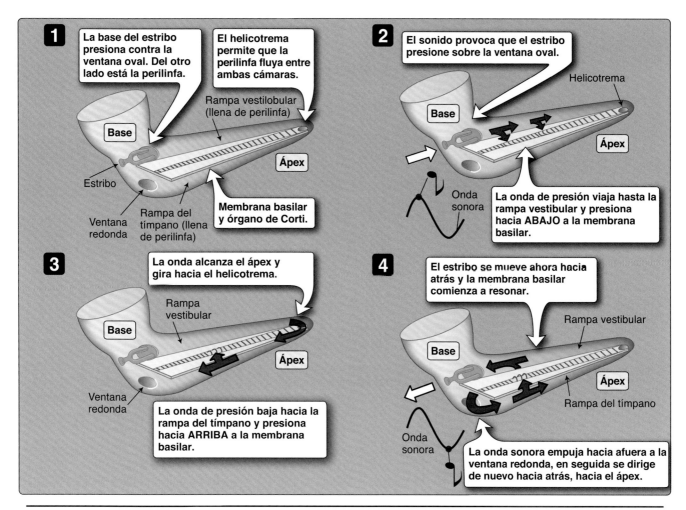

Figura 9-6.
El paso de la onda sonora a través de las cámaras cocleares.

A. Órgano de Corti

El órgano de Corti se compone de una capa de células receptoras auditivas (células ciliadas) y sus estructuras asociadas, las cuales descansan sobre la membrana basilar (fig. 9-7).

1. **Tipos de células ciliadas:** las células ciliadas están acomodadas en hileras a lo largo de la cóclea. Se distinguen dos clases de células ciliadas (**interna** y **externa**), según su ubicación, inervación y función.

   a. **Internas:** las células ciliadas internas (CCI; ~3 500 total) forman una sola hilera en dirección al centro de la cóclea. Están inervadas de manera densa por neuronas sensitivas (hasta 20 por célula), cuyos axones constituyen la mayor parte del nervio coclear (parte del nervio vestíbulo-coclear, o NC VIII). Las CCI son los transductores principales del oído.

   b. **Externas:** existen tres hileras adicionales de células ciliadas externas (CCE). Aunque se calculan alrededor de 20 000, su contribución al desempeño del nervio auditivo es sólo de ~5%. Las CCE amplifican y afinan las señales auditivas.

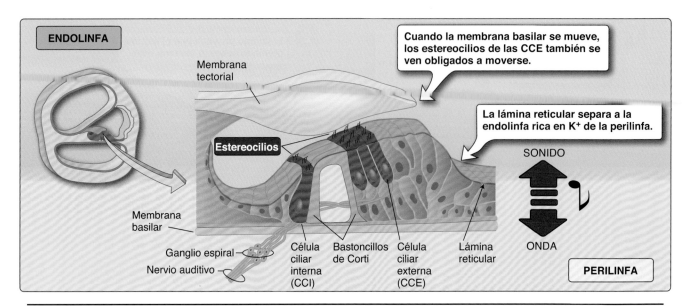

Figura 9-7.
Órgano de Corti.

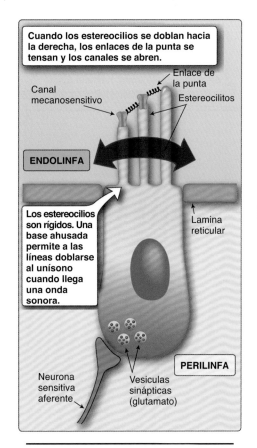

Figura 9-8.
El papel de los estereocilios en la transducción mecanosensorial.

2. **Lámina reticular:** las células ciliadas están cubiertas de una **lámina reticular**, membranosa y rígida (*véase* 4·II·A), que se ancla a la membrana basilar por puntales (**bastoncillos de Corti**). La lámina reticular provee tanto apoyo estructural a las células ciliadas como una barrera al movimiento de iones entre la endolinfa y la perilinfa.

3. **Membrana tectorial:** las células ciliadas contienen ~100 estereocilios sensitivos en su superficie apical. A través de la lámina reticular hacia la endolinfa sobresale un líquido rico en K^+, cuya composición inusual de iones es crítica en la generación de un potencial receptor auditivo (analizado en las secciones siguientes). Las puntas de los estereocilios de las CCE se sumergen en una **membrana tectorial** gelatinosa, la cual yace sobre las células como una sábana. Cuando la membrana basilar es sacudida por el sonido, las células ciliadas se arrastran hacia adelante y atrás por debajo de esta sábana y se fuerza a los estereocilios a doblarse (fig. 9-7).

B. Función de las células ciliadas

Las células ciliadas convierten el movimiento estereociliar en una señal eléctrica que puede transmitirse al sistema nervioso central (SNC) para su decodificación. El movimiento estereociliar es percibido a nivel molecular por los canales iónicos mecanorreceptores.

1. **Estructura de la célula ciliada:** las células ciliadas son células polarizadas, sensitivas y no neuronales. El costado apical presenta varias hileras de estereocilios, escalonadas a fin de formar filas (fig. 9-8). El costado basal hace sinapsis con una o más neuronas sensitivas aferentes con las que, al estimularse en forma adecuada, la célula ciliada se comunica mediante un neurotransmisor excitador (glutamato).

2. **Estereocilios:** al momento del nacimiento, las células ciliadas contienen un cilio verdadero **(cinocilio)** que puede ayudar al establecer la orientación estereociliar. El cinocilio no participa en la transducción auditiva y degenera poco tiempo después de nacer. Los **estereocilios** son rígidos y llenos de actina. Son más delgados en su base, donde se encuentran con el cuerpo de la célula ciliada, lo que crea una especie de bisagra que

posibilita la deflexión (fig. 9-8). Los cilios están unidos en sus puntas, a lo largo de las filas, por delgados hilos elásticos de proteína denominados **enlaces de la punta**, cuyos extremos inferiores están conectados a un canal mecanosensible o **canal transductor mecanoeléctrico (TME)**. Cuando los estereocilios se doblan en dirección de la fila más alta, estos enlaces de la punta se tensan y jalan consigo al canal TME hasta abrirlo; este es el paso de transducción mecanosensitiva.

C. Mecanotransducción

Las células ciliadas se encuentran a horcajadas en dos compartimentos con composiciones iónicas bastante distintas, lo que favorece una corriente inusual *despolarizante* de K^+ cuando el canal TME se abre (fig. 9-9).

1. **Endolinfa:** los estereocilios están sumergidos en endolinfa, un líquido de composición singular secretado por la estría vascular, que es un epitelio bastante vascularizado (fig. 9-9B). La endolinfa se caracteriza por una concentración de K^+ de ~150 mmol/L, mucho más alta que aquella de la perilinfa o el líquido extracelular (~4 mmol/L). El interior de la célula ciliar en relación con la endolinfa es −120 mV, lo cual crea un fuerte gradiente electroquímico para el influjo de K^+ a través de la membrana estereociliar.

2. **Perilinfa:** la cara basolateral de la célula ciliada está sumergida en un líquido denominado perilinfa; este es rico en Na^+ y bajo en K^+, a semejanza del líquido extracelular. Se considera que la perilinfa está en 0 mV, así que el potencial de membrana (V_m) de la célula ciliada relativo a la perilinfa es −40 mV. La diferencia en el voltaje entre endolinfa y perilinfa, que es de alrededor de 80 mV, es el **potencial endococlear**.

3. **Receptores de corriente:** el canal mecanosensitivo TME es poco selectivo para los cationes. Al abrirse, el K^+ fluye hacia el interior de la célula y causa una despolarización del receptor (*véase* fig. 9-9A). Esto contrasta en gran medida con los efectos habituales de la apertura del canal de K^+ en V_m. La mayor parte de las células está sumergida en líquido extracelular bajo en K^+, de manera que la apertura del canal de K^+ suele provocar un flujo de salida de K^+ e hiperpolarización.

4. **Reciclaje del potasio:** el K^+ sale de las células ciliadas a través de los canales de K^+ en la membrana basolateral (*véase* fig. 9-9A) y vuelve a la endolinfa a través de la franja vascular (*véase* fig. 9-9B).

Aplicación clínica 9-1: sordera congénita

La sordera congénita es el resultado de mutaciones en alguno de los muchos genes requeridos para la transducción, la señalización y el procesamiento auditivos. La forma más frecuente de sordera la provoca una mutación recesiva en el gen *GJB2*, el cual codifica la conexina-26. Las conexinas son proteínas que forman canales de uniones de comunicación entre células adyacentes en muchos tejidos, que incluyen aquellos de la franja vascular (*véase* 4·II·F). La sordera también puede derivarse de mutaciones en el gen *KCNJ10*. Este gen codifica un canal de K^+ dependiente de ATP que se expresa en las células intermedias de la franja vascular (*véase* fig. 9-9B). Estas células son las responsables de mantener concentraciones altas de K^+ en la endolinfa. La mutación del *KCNJ10* interrumpe el reciclado del K^+, colapsa el potencial endococlear que se requiere para la transducción auditiva y causa sordera profunda.

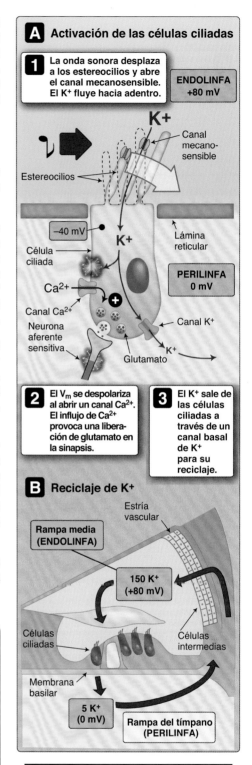

Figura 9-9.
Transducción mecanosensitiva y reciclado de K^+. Las concentraciones de K^+ se indican en mmol/L.
V_m = potencial de membrana.

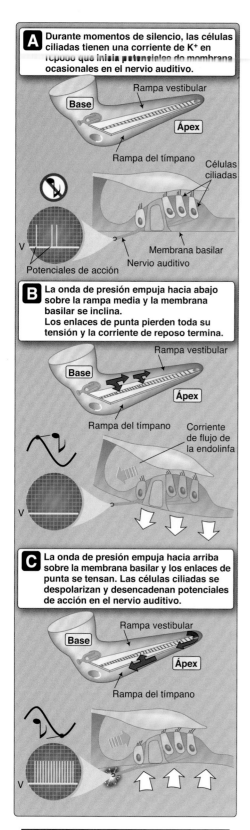

Figura 9-10.
Efectos de las ondas sonoras sobre las células ciliadas dentro del órgano de Corti. V = voltaje.

D. Conversión de sonidos a señales eléctricas

Cuando el sonido desplaza la ventana oval hacia dentro, la presión del fluido en la rampa vestibular aumenta. La cóclea está encerrada dentro del hueso, que no es compresible, pero la membrana de Reissner es delgada y flexible. Por lo tanto, el aumento de presión desplaza la membrana hacia abajo. La presión dentro de la rampa media ahora aumenta, pero la endolinfa también es incompresible, por lo que el aumento de presión hace que la membrana basilar se flexione hacia abajo y afecte a la rampa del tímpano. Dentro del órgano de Corti, el desplazamiento de la membrana basilar provoca que la endolinfa fluya debajo de la membrana tectorial. También cambia la posición de la membrana tectorial con respecto a las células ciliadas. Estos movimientos causan flexión estereociliar y excitación de las células ciliadas. No obstante, las formas en que las CCI y las CCE perciben y responden a estos movimientos difieren de manera significativa.

1. **Células ciliadas internas:** los estereocilios de las CCI no están atados, por lo que se mueven con libertad con el flujo de endolinfa. La flexión se produce en respuesta a las corrientes de fluido causadas por el desplazamiento de la membrana basilar. En ausencia de sonido, los enlaces de las puntas de los estereocilios tienen una tensión de reposo que mantiene algunos canales del TME abiertos. El flujo de corriente derivado desencadena un potencial de acción (PA) ocasional en el nervio auditivo (fig. 9-10A). Cuando la membrana basilar se inclina hacia abajo en respuesta al sonido, las corrientes de endolinfa hacen que los estereocilios se desvíen de la fila más alta. Este movimiento de flexión alivia la tensión del eslabón de la punta en reposo y permite que cualquier canal abierto del TME se cierre. La corriente de las células ciliadas en reposo y la actividad del nervio auditivo cesan (*véase* fig. 9-10B). Cuando la presión en la rampa vestibular disminuye, los estereocilios se desplazan hacia la fila más alta. Los enlaces de punta se tensan, los canales del TME se abren y la velocidad de activación del nervio auditivo aumenta en proporción a la intensidad de la onda de presión (véase fig. 9-10C). Nótese que las filas de estereocilios de todas las CCI están alineadas para que se orienten en la misma dirección. Esta alineación es importante porque permite una respuesta CCI unificada al movimiento de la membrana basilar.

2. **Células ciliadas externas:** las puntas de estereocilios de las CCE están incrustadas con firmeza en la membrana tectorial, por lo que se doblan en respuesta a los cambios en la posición de la membrana tectorial respecto a las células ciliadas. Aunque la excitación de las CCI genera una señal auditiva, la despolarización de las CCE, en contraste, hace que la célula ciliar se contraiga y acorte, y tira de la membrana tectorial hacia abajo. Por el contrario, la hiperpolarización de la membrana provoca el alargamiento de las células. Estos cambios de forma de las CCE amplifican los movimientos de la membrana basilar inducida por el sonido, lo que crea un **amplificador coclear** que ajusta con precisión la discriminación de frecuencia de las CCI. La contracción tras la despolarización (electromotilidad) está mediada por la **prestina**, un motor molecular dependiente del potencial. La prestina abunda en las paredes laterales de las CCE.

El amplificador coclear es capaz de generar sonidos (**emisiones otoacústicas**) tan fuertes como para que lo escuche una persona que se encuentre cerca. Las emisiones ocurren en forma espontánea o en respuesta a un estímulo auditivo aplicado. El fenómeno proporciona la base de las pruebas no invasivas para defectos auditivos en los recién nacidos y niños pequeños. El daño en el oído interno elimina las emisiones.

E. Codificación auditiva

La mayoría de los sonidos es una compleja mezcla de tonos de intensidad variable. El volumen de un sonido se correlaciona con la amplitud de la onda de presión. Las intensidades del sonido se miden en una escala logarítmica de decibeles (dB). La frecuencia de onda (medida en **Hertz** [Hz]) determina si se le percibe como una nota baja o alta (es decir, su tono).

1. **Rango auditivo:** una conversación normal sucede a ~60 dB; las hojas se arrastran a ~10 dB; los sonidos de ~120 dB causan incomodidad y cualquier sonido con un volumen mayor a este se percibe como doloroso y puede provocar daño auditivo. La capacidad para discriminar frecuencias sonoras arriba de los 2000 Hz disminuye con la edad debido a la pérdida de células ciliares en el extremo basal de la cóclea **(presbiacusia),** pero la mayoría de los jóvenes puede percibir sonidos en un rango de 20 a 20000 Hz.

2. **Frecuencias:** la cóclea está organizada de modo muy similar a un instrumento de cuerdas, como un piano o un arpa. En un extremo, las cuerdas son cortas y tirantes y resuenan a altas frecuencias; en el otro, las cuerdas son largas y producen notas de baja frecuencia. En la cóclea, la membrana basilar cumple una función similar a la de las cuerdas. La membrana recorre la longitud de la cóclea y tiene una forma ahusada (fig. 9-11). En la base, la membrana es estrecha (~0.1 mm) y rígida; en esta zona los estereocilios también tienden a ser cortos y rígidos. En la práctica esto significa que la base resuena y las células ciliadas se desplazan al máximo por sonidos de alta frecuencia (véase fig. 9-11A,B). La membrana basilar se ensancha a ~0.5 mm, se torna ~100 veces más flexible hacia el ápex y los estereocilios se hacen más largos y flexibles. El ápex está afinado para frecuencias bajas (*véase* fig. 9-11B,C). Esto permite descomponer un sonido complejo en sus frecuencias individuales y transmitir información al SNC acerca de su ritmo e intensidad relativos. Este análisis acústico se conoce como **codificación del lugar auditivo**.

F. Vías auditivas

Los aferentes sensitivos que inervan las células ciliadas en el ápex de la cóclea se activan con sonidos de baja frecuencia, mientras que los aferentes de la base se activan con frecuencias altas (fig. 9-11), lo cual permite el mapeo espacial de las frecuencias de sonido (**tonotopía**). La integridad del mapa se conserva durante la transmisión de regreso a la corteza auditiva para su procesamiento e interpretación. Las señales auditivas se transmiten desde la cóclea hasta el SNC a través del ganglio espiral, que se localiza dentro de la **columela** ósea que forma el centro de la espiral coclear. El nervio coclear se une al nervio vestibular para convertirse en el nervio vestibulococlear (NC VIII), que a su vez se proyecta al núcleo coclear en el bulbo raquídeo del tronco encefálico. Muchas fibras cruzan entonces la línea media y viajan al **tubérculo cuadrigémino inferior** del mesencéfalo, un área que participa en la integración auditiva. En seguida, la información es trasladada a la corteza auditiva primaria y las áreas relacionadas con el lenguaje (**área de Wernicke**) para su interpretación.

V. EQUILIBRIO

La capacidad de permanecer erguido constituye un logro en el que rara vez se piensa, hasta que el sistema se ve afectado por una enfermedad, la edad o cuando se viven situaciones que obligan a poner atención (p. ej., caminar en una vereda inclinada o saltar a un bote inestable). Mantener el equilibrio requiere información

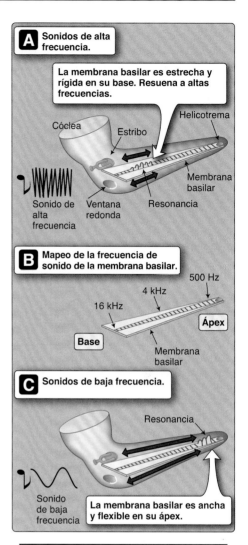

Figura 9-11.
Codificación auditiva.

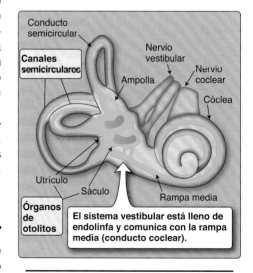

Figura 9-12.
El sistema vestibular y la cóclea.

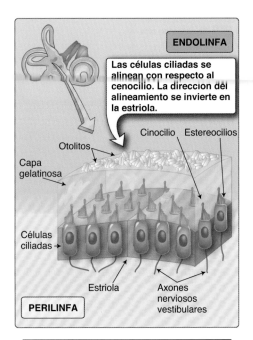

Figura 9-13.
Mácula sensitiva del utrículo.

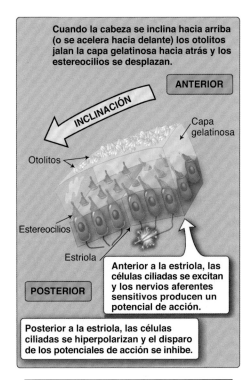

Figura 9-14.
Respuesta macular del utrículo a la inclinación de la cabeza.

sensitiva proveniente de numerosas áreas, las que en forma constante actualizan los sistemas del control motor acerca de la posición del cuerpo. El más importante de ellos es el sistema vestibular, un órgano sensitivo especializado que proporciona información rápida y sensitiva acerca de los cambios de posición de la cabeza. El sistema vestibular permite corregir la posición del cuerpo antes de caer y ayuda a mantener una imagen retiniana estable durante los movimientos de la cabeza.

A. Sistema vestibular

El sistema vestibular es parte del oído interno; sus principales componentes son los otolitos y los canales semicirculares (fig. 9-12; *véase* la página anterior). Como la cóclea, el sistema está constituido por estructuras membranosas, laberínticas, incrustadas en hueso y sumergidas en perilinfa. El interior, que se continúa con la rampa media, contiene endolinfa. La transducción sensitiva depende de células ciliadas mecanosensitivas, las cuales, a diferencia de las ubicadas en la cóclea, retienen su cinocilio.

1. **Otolitos:** los órganos de otolitos (**utrículo** y **sáculo**) comprenden dos cámaras cercanas al centro del oído interno. El utrículo detecta tanto la aceleración como la desaceleración lineal. El sáculo está orientado para detectar movimientos provocados por la aceleración vertical (p. ej., subir por un elevador). Ambos responden también a los cambios en el ángulo de la cabeza.

2. **Canales semicirculares:** los canales semicirculares detectan las rotaciones angulares de la cabeza. Como su nombre lo sugiere, los canales se componen de tubos semicirculares con un ensanchamiento (**ampolla**) en su base. El sistema vestibular comprende tres canales (**anterior**, **posterior** y **horizontal**) que se orientan uno con otro de forma perpendicular a fin de detectar movimientos en cualquiera de las tres dimensiones.

B. Función de los órganos de otolitos

Cada órgano de otolitos contiene un epitelio sensitivo (la **mácula**) que consta de un conjunto de innumerables células ciliadas y sus estructuras de soporte (fig. 9-13). Tanto el cinocilio como los estereocilios que se proyectan desde la superficie apical de la célula ciliada están incrustados en una **membrana otolítica** gelatinosa, tachonada con cristales de carbonato de calcio; estos son los **otolitos** (piedras del oído) que dan a los órganos su nombre. Su propósito es proporcionar masa inerte a la membrana.

1. **Mecanotransducción:** cuando la cabeza se inclina hacia adelante o hacia atrás, la membrana otolítica se desplaza bajo la influencia de la gravedad y los cilios sensitivos incrustados se doblan (fig. 9-14). Movimientos similares ocurren cuando la cabeza se acelera o desacelera de manera repentina. El paso de la mecanotransducción es idéntico al descrito en la sección IV·C. Cuando los estereocilios se desplazan en dirección al cinocilio, los enlaces de la punta se tensan y abren un canal mecanosensitivo en la punta del cilio, la membrana se despolariza y los nervios aferentes sensitivos disparan PA. Cuando el conjunto estereociliar se aleja del cinocilio, la membrana se hiperpolariza y la actividad nerviosa vestibular disminuye.

2. **Orientación de las células ciliadas:** las células ciliadas en ambos órganos de otolitos se orientan en relación con una cresta de la membrana otolítica (la **estriola**). La cresta se curva a lo ancho de la mácula, lo cual significa que la orientación de las células ciliadas también cambia con la curva. Esto permite que las células ciliadas detecten movimiento en cualquier dirección (fig. 9-15). La orientación de las células ciliadas se invierte en la estriola (figs. 9-13 y 9-15), lo cual asegura que los movimientos lineales de

la cabeza siempre activen al menos algunas de las células ciliadas dentro de ambos órganos de otolitos, lo cual mejora la discriminación sensitiva.

C. Función del canal semicircular

El epitelio sensitivo dentro de los canales semicirculares es empujado hacia arriba hasta una cresta (**cresta de la ampolla**) que está recubierta de células ciliadas sensitivas, como se muestra en la figura 9-16. Sus cilios están incrustados en un repliegue gelatinoso denominado **cúpula** que ocluye el ámpula. Los canales están llenos de endolinfa. Cuando la cabeza se mueve, las paredes del canal se deslizan más allá de la endolinfa, la cual se mantiene en su sitio por la inercia. Dentro de la ampolla, los movimientos de la cabeza arrastran la cúpula a través de la endolinfa, lo que causa su desviación. Esta acción provoca un jalón en las células ciliadas y genera un potencial receptor, cuya polaridad se correlaciona con la dirección del movimiento. Si la cabeza se mantiene en rotación continua, con el tiempo la endolinfa alcanza la misma velocidad rotatoria y el potencial receptor disminuye. Asimismo, la desaceleración repentina genera una nueva respuesta. Nótese que el sistema vestibular comprende tres de estos canales orientados en ángulo recto unos respecto de los otros, a fin de detectar movimientos en cualquier dirección. Las estructuras del oído interno son imágenes en espejo, una de la otra, a cada lado de la cabeza. Las respuestas obtenidas de los seis canales y los cuatro órganos de otolitos se integran en los núcleos vestibulares del tronco encefálico.

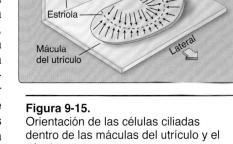

Figura 9-15.
Orientación de las células ciliadas dentro de las máculas del utrículo y el sáculo.

Haga flotar un trozo de hielo dentro de una taza medidora grande llena de agua y observe la posición del hielo con respecto al pico o el asa de la taza. Con la taza en mano gire ahora sobre su eje y observará que la inercia evita que el contenido de la taza se mueva, aunque las paredes de la taza giren alrededor de este. Un fenómeno similar ocurre en los canales semicirculares.

D. Núcleos vestibulares

El tronco encefálico contiene un grupo de núcleos vestibulares que conforman un centro de control de integración responsable del equilibrio. Las señales del nervio vestibular sensitivo llegan a los núcleos a través del nervio vestibular, el ganglio vestibular y el nervio vestibulococlear (NC VIII). Los vestibulares sensitivos aferentes también se proyectan hacia el cerebelo. Además, los núcleos vestibulares reciben datos sensitivos desde los ojos y somáticos propioceptivos localizados en los músculos y articulaciones (*véase* 11·II). Entonces, esta información se integra y utiliza para ejecutar movimientos reflejos de los ojos, la cabeza y los músculos involucrados en el control de la postura.

E. Reflejo vestíbulo-ocular

Los cambios en la posición de la cabeza también afectan la posición de los ojos, lo cual resulta problemático porque las imágenes en movimiento carecen de agudeza o precisión. De manera similar, el movimiento de una cámara difumina una imagen fotográfica. Por tanto, una importante función vestibular es informar a los centros de control motor ocular acerca de la dirección del movimiento de la cabeza, de modo que los ojos se ajusten a ella para mantener una imagen retiniana estable, incluso si la cabeza está en movimiento (reflejo vestíbulo-ocular [RVO]). En la figura 9-17 se ejemplifica lo sucedido cuando la cabeza se gira a la izquierda, pero principios similares rigen las respuestas a movimientos de la cabeza en cualquier dirección. Girar la cabeza hacia la izquierda estimula las células ciliadas en el canal horizontal semicircular del lado izquierdo de la cabeza e inhibe la

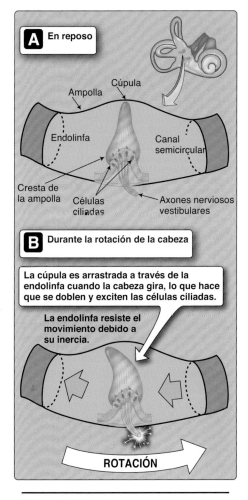

Figura 9-16.
Transducción de movimientos rotatorios de la cabeza por los canales semicirculares.

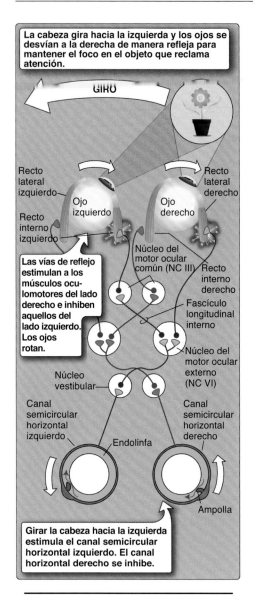

La cabeza gira hacia la izquierda y los ojos se desvían a la derecha de manera refleja para mantener el foco en el objeto que reclama atención.

GIRO

Recto lateral izquierdo

Ojo izquierdo

Ojo derecho

Recto lateral derecho

Recto interno izquierdo

Las vías de reflejo estimulan a los músculos oculomotores del lado derecho e inhiben aquellos del lado izquierdo. Los ojos rotan.

Núcleo del motor ocular común (NC III)

Recto interno derecho

Fascículo longitudinal interno

Núcleo del motor ocular externo (NC VI)

Núcleo vestibular

Canal semicircular horizontal izquierdo

Endolinfa

Canal semicircular horizontal derecho

Ampolla

Girar la cabeza hacia la izquierda estimula el canal semicircular horizontal izquierdo. El canal horizontal derecho se inhibe.

Figura 9-17.
El reflejo vestíbulo-ocular.
NC = nervio craneal.

Aplicación clínica 9-2: disfunción vestibular

Un sentido de equilibrio normal es tan importante que los casos graves de disfunción vestibular llegan a ser discapacitantes. Incluso los casos leves provocan sensaciones muy molestas de **vértigo** y náusea. El vértigo es una sensación de girar en el espacio o que el cuarto gira alrededor de una persona, aunque ella esté inmóvil. El **vértigo posicional paroxístico benigno** (**VPPB**) es la disfunción vestibular más frecuente. Los síntomas incluyen mareo, lipotimia y vértigo. Suele ocurrir al darse vuelta en la cama o levantarse de esta. Inclinar la cabeza para mirar hacia arriba en ocasiones también desencadena el ataque. El VPPB es causado por los otolitos que se han desprendido de la membrana de otolitos y llegan a los canales semicirculares. Entonces estimulan las células ciliadas de manera inadecuada cuando la cabeza se mueve en cierta dirección. El VPPB suele resolverse de manera espontánea, aunque los episodios pueden ser recurrentes. La manipulación secuencial de la posición de la cabeza por un terapeuta entrenado con el fin de sacar los otolitos de los canales constituye una solución más permanente. Los episodios de mareo y vértigo también suceden por una infección o inflamación del oído interno (**laberintitis**) y suelen acompañarse de sodera. El tratamiento adecuado posibilita una recuperación completa de la audición y el equilibrio. La **enfermedad de Ménière** es un trastorno idiopático del oído interno que se cree asociado con un drenaje inadecuado de la endolinfa en el oído interno.

descarga desde el canal horizontal en la derecha. Los signos sensitivos se transmiten a través de los núcleos vestibulares hacia el núcleo del motor ocular externo contralateral, un NC (NC VI) localizado en el tronco encefálico. Las descargas excitatorias desde este núcleo viajan de modo directo a través del nervio motor ocular externo hasta el músculo recto lateral derecho del ojo, uno de los seis músculos que controlan el movimiento ocular. También viajan a través del fascículo longitudinal interno hacia el núcleo del motor ocular común (NC III), desde donde excitan al músculo recto lateral derecho. Vías inhibitorias suprimen al mismo tiempo la contracción de los músculos recto lateral izquierdo y recto interno derecho, mientras los ojos se dirigen a la derecha, un movimiento que es exactamente igual y opuesto a los cambios en la posición de la cabeza. Como resultado la imagen retiniana permanece centrada. Las vías entre el sistema vestibular y los ojos son muy cortas y, por ello, el reflejo es en extremo rápido.

Aplicación clínica 9-3: prueba de reflejo calórico

El reflejo vestíbulo-ocular (RVO) proporciona una forma de evaluar la funcionalidad del sistema vestibular, el tronco encefálico y las vías oculomotoras. Durante la prueba de reflejo calórico, con el paciente en posición supina, se inclina la cabeza 30° y en seguida se irriga el meato auditivo externo con ~50 mL de agua helada proveniente de una jeringa. El agua helada establece un gradiente de temperatura en el canal horizontal. La endolinfa en la sección del canal más cercano al oído externo se vuelve más densa conforme se enfría y por gravedad se hunde. Este movimiento hacia abajo desplaza la endolinfa en las secciones más alejadas del oído enfriado, lo cual causa un movimiento de líquido dentro del canal que imita los efectos de voltear la cabeza hacia el lado contrario del oído estimulado. El RVO hace que ambos ojos se dirijan con lentitud hacia el oído enfriado y después con rapidez vuelven a tomar su foco hacia el lado opuesto (este movimiento rápido se denomina **nistagmo**). La irrigación con agua tibia simula el movimiento de la cabeza hacia el lado estimulado. La prueba del reflejo calórico es un medio útil para evaluar la función del tronco encefálico en los pacientes comatosos. El RVO suele ser anormal o estar ausente en los pacientes que han sufrido una hemorragia o un infarto del tronco encefálico.

Resumen del capítulo

- El **sistema auditivo** y el **sistema vestibular** utilizan **células ciliadas mecanosensitivas** para la transducción de las ondas de sonido y los movimientos de la cabeza, de forma respectiva.

- Los sonidos se captan en el **oído externo** y se canalizan por la **membrana timpánica** hacia el oído medio para su amplificación mediante un sistema de palancas articuladas que comprenden tres **huesecillos (martillo, yunque y estribo)**. El estribo transfiere el sonido, a través de la **ventana oval**, a la **cóclea** del **oído interno** para su transducción auditiva.

- La cóclea es un tubo largo, de forma ahusada y enrollado en una espiral. Contiene tres cámaras tubulares llenas de líquido. Dos cámaras exteriores contiguas (**rampa del vestíbulo** y **rampa del tímpano**) están llenas con **perilinfa** y proporcionan una vía para que los sonidos viajen a través del sistema. Un tubo central (**rampa media**) está lleno de **endolinfa** que es rica en K^+ y contiene el órgano del sentido del oído.

- El sonido se transduce por el **órgano de Corti**, el cual contiene cuatro filas de células ciliadas sensitivas. Los **estereocilios** se proyectan desde la superficie apical de las células ciliadas hacia dentro de la cámara central y se incrustan en la **membrana tectorial** suprayacente. La superficie basolateral de las células descansa sobre la **membrana basilar**.

- Cuando las ondas de sonido desplazan a la membrana basilar, los estereocilios se doblan. Los estereocilios adyacentes están conectados por las **uniones de la punta**, las cuales se tensan y abren los canales mecanorreceptores en la membrana estereociliar durante el paso del sonido. Los canales permiten el influjo del K^+ desde la endolinfa, lo que produce un potencial del receptor despolarizante.

- La membrana basilar tiene forma ahusada. La base es estrecha y rígida y resuena con las frecuencias altas, mientras que el ápex es amplio y flexible y resuena con las frecuencias bajas. Esto permite que sonidos complejos se desintegren para crear un **mapa espacial (tonotópico)**. La información espacial se conserva durante la transmisión de los datos a la corteza auditiva.

- El sistema vestibular detecta los movimientos de la cabeza. El sistema comprende tres **canales semicirculares** en un arreglo ortogonal y dos **órganos de otolitos (utrículo** y **sáculo)**, los cuales están llenos de endolinfa.

- Los canales semicirculares detectan la **rotación de la cabeza** en cualquier plano. En la base de cada canal se encuentra un ensanchamiento (**ampolla**) que contiene una cresta (**cresta de la ampolla**) cubierta de células ciliadas sensitivas, cada una de las cuales presenta un cinocilio y varios estereocilios. Las puntas de los cilios están incrustadas en una **cúpula** gelatinosa que sobresale hacia dentro de la endolinfa. La rotación de la cabeza fuerza a la endolinfa en contra de la cúpula, lo cual ocasiona que se doblen (así como sus cilios sensitivos incrustados). Los cilios sensitivos contienen canales mecanosensitivos permeables al K^+ que se abren durante su inclinación para generar un potencial de receptor despolarizante.

- Los órganos de otolitos contienen líneas de células ciliadas sensitivas, cuyos cilios están incrustados en una membrana gelatinosa tachonada de **otolitos** (cristales de carbonato de calcio). Los cambios en la posición de la cabeza o la aceleración repentina hacen que la membrana pesada se mueva y los cilios sensitivos se doblen.

10 El gusto y el olfato

I. GENERALIDADES

Los sentidos del olfato y el gusto tal vez son los sistemas más antiguos en términos evolutivos. Los dos sistemas permiten detectar sustancias químicas en el ambiente exterior y, por lo tanto, se les suele agrupar. Sin embargo, en la práctica representan dos tipos de modalidades del sentido muy diferentes que se complementan, pero que no pueden remplazarse entre ellos. Los receptores del gusto son células epiteliales modificadas, mientras que los receptores del olfato son neuronas. El sentido del gusto permite diferenciar entre los sabores básicos, como dulce contra salado o salado contra agrio. El sabor está asociado en gran medida con el apetito y los antojos, así como con la necesidad de ingerir sal (NaCl) o algo dulce, y también es protector. El sabor amargo a menudo ayuda a evitar la ingestión de toxinas, mientras que el sabor ácido (agrio) con frecuencia indica la descomposición de la comida. El olfato también permite detectar e identificar miles de sustancias únicas, incluidas las feromonas.

Tabla 10-1: Tipo de receptor del gusto

Gusto	Percepción	Tipo de receptor del gusto
Salado	Agradable	I
Dulce	Agradable	II
Umami	Agradable	II
Amargo	Aversivo	II
Agrio	Aversivo	III

II. GUSTO

Hay cinco sabores básicos: **salado**, **dulce**, *umami*, **amargo** y **ácido** (tabla 10-1). El término *umami* ("buen sabor" en japonés) se resume por el sabor a glutamato monosódico (MSG), que transmite un sabor sustancioso a la comida. El sabor a grasa constituye el sexto sentido básico, pero los mecanismos de la transducción no están por completo definidos. Además de las papilas gustativas, una variedad de neuronas sensitivas (p. ej., mecanosensores y termosensores) contribuye al sentido del gusto. Las sensaciones de los químicos que imitan el calor (p. ej., la sensación picante asociada con los chiles) y el frío (p. ej., la menta) no son sabores, pero están mediadas por las vías somatosensoriales, localizadas en la cavidad oral o en el conducto nasal (*véase* 15·VII·B).

A. Papilas gustativas

Las células receptoras del gusto suelen estar concentradas en las papilas gustativas, las cuales están distribuidas en su totalidad en la cavidad oral. Las papilas linguales están organizadas como dientes de ajo (fig. 10-1), cada una contiene de 50 a 100 células "dientes de ajo" neuroepiteliales alargadas. Las células adyacentes están conectadas de manera apical por uniones estrechas. Algunas células extienden microvellosidades en un pequeño poro central de la papila gustativa, que proporciona un pasaje para fluidos orales (saliva) y sus estimulantes del gusto disueltos para entrar en las papilas gustativas y ser detectados. Las papilas gustativas contienen cuatro principales tipos de células gustativas: las tipo I son similares a la glía, las

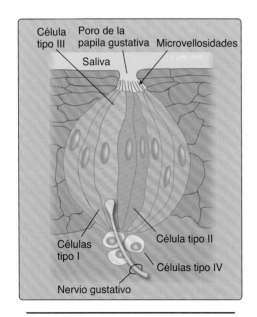

Figura 10-1.
Organización de la papila gustativa.

114

tipo II son células receptoras del gusto, las tipo III son células presinápticas parecidas a las neuronas y las tipo IV comprenden una mezcla heterogénea de células pluripotenciales.

1. **Células tipo I:** representan ~50% del total de células en una papila gustativa. Son células inexcitables con propiedades **similares a la glía**. Amplían los procesos de la membrana que rodean otras células dentro de las papilas gustativas y pueden ayudar a regular la concentraciones de K^+ extracelular durante la excitación. Las células tipo I también expresan nucleósido trifosfato difosfohidrolasa-2 (NTPDasa2) en su superficie. NTPDasa2 es una ecto-ATPasa implicada en la señalización gustativa (fig. 10-2).

2. **Células tipo II: receptores sensoriales excitables.** Sus membranas contienen uno de los dos tipos de receptores del gusto. Estos últimos son receptores acoplados a la proteína G (RAPG) que median los sabores dulce, umami y amargo. No responden a lo salado o a estimulantes del sabor agrio. Las células individuales tipo II son estimulantes del sabor específicas. Algunas expresan receptores del gusto tipo 1 (TAS1R), que responden a los sabores dulce y umami. Una población separada expresa receptores del gusto tipo 2 (TAS2R), que facilitan la sensación del sabor amargo.

3. **Células tipo III:** estas células representan menos de 20% del total de células en una papila gustativa. Son el único tipo de célula que forma una sinapsis convencional (es decir, familiar desde el punto de vista estructural) con un nervio sensorial. Se ha sugerido que las células tipo III median en el sabor agrio, pero también expresan una ecto-5'-nucleotidasa (NT5E), que ayuda a modular la señalización sensorial de las papilas gustativas

4. **Células tipo IV (basales):** las células de las papilas gustativas se dañan y remplazan de forma continua, de modo que una papila gustativa completa se renueva cada 10 a 12 días. Las células tipo IV comprenden una mezcla heterogénea de células pluripotenciales que se dividen con rapidez y son capaces de diferenciarse en células tipo I, II o III según se requiera. Sus números se mantienen por los queratinocitos basales, que constituyen las células madre de las papilas gustativas.

B. Sabores dulce, umami y amargo

Dulce, umami y amargo se transducen mediante células tipo II. Las tres clases de estimulantes del sabor se perciben como placenteras y señalan la presencia de alimentos, o nocivas e indicativas de una potencial toxina.

1. **Receptores:** las células tipo II expresan RAPG que responden a gustos específicos.

   a. **Dulce:** los sabores dulces están asociados con mono y disacáridos, como la glucosa y la sacarosa. Los azúcares son una fuente primaria de energía y, por lo tanto, la capacidad para reconocer su presencia en la comida tiene claras ventajas evolutivas. Los azúcares son detectados por un TAS1R. El receptor es un heterodímero de dos RAPG (TAS1R2+3), productos de los genes *TAS1R2* y *TAS1R3*.

   b. **Umami:** el gusto umami es provocado por el glutamato, que da un sabor intenso y sabroso a carnes, champiñones, queso, pescado

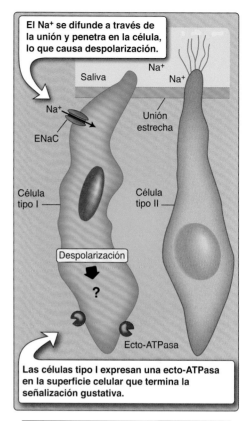

Figura 10-2.
Transducción del sabor por la célula receptora tipo I.

El dominio extracelular del receptor del gusto dulce es amplio y con forma de trampa, como una venus atrapamoscas. El dominio contiene sitios de unión para azúcares, pero también reconoce ciertas proteínas como dulce (p. ej., la monelina). Esta característica ha facilitado el desarrollo de un amplio rango de edulcorantes sintéticos de tipo peptídicos, como el aspartame.

y distintas verduras. La sensación del gusto umami implica a un TAS1R y dos receptores metabotrópicos de glutamato (mGluR).

i. **Receptores del gusto tipo 1:** el TAS1R umami comprende un heterodímero RAPG TAS1R1+3. La capacidad de respuesta del receptor al glutamato está potenciada en gran medida por las GMP y el monofosfato de inosina (IMP), los cuales son comunes en los alimentos umami.

ii. **Receptores metabotrópicos del glutamato:** el gusto umami también involucra dos mGluR de sabor específicos: mGluR1 y mGluR4. Estos tienen dominios de unión a ligando extracelular altamente truncados en comparación con las versiones cerebrales, pero conservan la sensibilidad al glutamato.

c. **Amargo:** muchas plantas, los hongos y algunos animales producen toxinas como un mecanismo natural de defensa. La evolución ha ayudado a guiar nuestra elección de alimentos mediante la asociación de muchos de estos tóxicos con un sabor amargo. La mayoría de los estimulantes del sabor es detectada por las RAPG. Las toxinas son un grupo tan diverso que su reconocimiento como tales requiere proteínas receptoras específicas. Las células tipo II, que detectan los estímulos amargos, expresan subconjuntos de al menos 25 variantes de TAS2R. Las TAS2R son RAPG monoméricas, y algunas son estimulantes del gusto muy específicos, mientras que otras tienen una amplia especificidad.

La quinina es una toxina de sabor amargo con propiedades antipalúdicas, extraída de la corteza del árbol de cinchona. Bloquea la mayoría de las clases del canal de K^+ y provoca la despolarización no específica de la membrana.

2. **Vía de transducción:** la unión del estimulante del gusto a su TASR activa la **gustducina**, una proteína G específica del sentido relacionada con la transducina (*véase* 8·V·B) que indica la ocupación del receptor mediante el ATP liberado en el intersticio de las papilas gustativas (fig. 10-3).

a. **Activación:** la subunidad de gustducina $G_{\beta\gamma}$ activa la fosfolipasa $C\beta_2$ (PLCβ_2) e inicia la liberación de Ca^{2+} inducido por IP$_3$ de los depósitos intracelulares. El Ca^{2+} entonces activa la afluencia del Na^+ dependiente de Ca^{2+} a través de TRPM5 (un canal potencial del receptor transitorio; *véase* 2·VI·D), y despolariza a la célula receptora. El flujo de entrada de Na^+ regulado por voltaje amplifica este potencial del receptor e inicia los potenciales de acción.

b. **Liberación de ATP:** la despolarización de la célula receptora abre un canal del modulador de la homeostasis del calcio 1 (CALHM1) en la membrana de la célula receptora. Los canales CALHM1 están relacionados con las conexinas que forman uniones de hendidu-

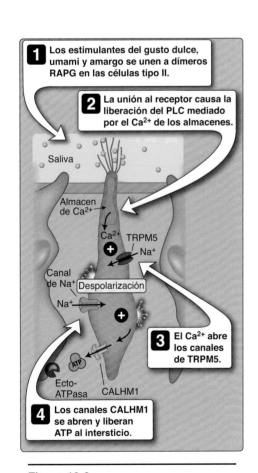

Figura 10-3.
Transducción del sabor por la célula receptora tipo II. CALHM1 = modulador de la homeostasis del calcio 1; PLC = fosfolipasa C; RAPG = receptor acoplado a proteína G; TRPM5 = canal potencial del receptor transitorio M5.

ra entre células (*véase* 4·II·F). Los canales CALHM1 son proteínas hexaméricas con selectividad de iones débiles que, al abrirse, permiten que el ATP salga de la célula. A continuación, el ATP se difunde a través del intersticio a las células receptoras tipo III, que están inervadas. Las células receptoras tipo II, tipo III y las fibras nerviosas aferentes expresan receptores purinérgicos sensibles a ATP (*véase* la sección E).

> ‖ El CALHM1 se identificó por primera vez como una proteína del hipocampo relacionada con un mayor riesgo de desarrollar enfermedad de Alzheimer (EA) de inicio tardío. Su papel preciso en la etiología de la EA es tema de investigaciones en curso.

C. Agrio

Agrio es el sabor del ácido (H^+). Los ejemplos comunes de la dieta incluyen acetato (vinagre), citrato (limones) y lactato (leche agria). El sabor ácido está mediado por células tipo III. El H^+ entra en las células a través de un canal de H^+ no identificado y despolariza la célula de forma directa, pero, una vez adentro de la célula, el H^+ también reduce la afluencia de K^+ por la inhibición de los canales de K^+ (fig. 10-4). La inhibición además amplifica la despolarización causada por la entrada de H^+. Si es lo bastante grande, el potencial receptor inducido por H^+ activa los canales de Na^+ dependientes del voltaje en la membrana de la célula y desencadena un impulso. Los canales de Ca^{2+} dependientes del voltaje entonces se abren para permitir la afluencia de Ca^{2+} y la liberación del transmisor (5-hidroxitriptamina [5-HT], también conocido como serotonina) en una sinapsis con una neurona aferente sensorial.

D. Sal

El sabor salado depende de múltiples mecanismos de transducción. Las células tipo I pueden contribuir (véase fig. 10-2). Se cree que estas poseen canales epiteliales de Na^+ (ENaC), conocidos por estar involucrados en el gusto salado. La afluencia de Na^+ a través de ENaC despolariza las células, pero las consecuencias posteriores son inciertas.

E. Integración de la señal quimiosensitiva

Los alimentos contienen una mezcla de diferentes sustancias gustativas y, por lo tanto, el rendimiento de la papila gustativa suele representar una respuesta integrada a la estimulación simultánea de todas las clases de células sensibles al gusto. Las células tipo III son el único tipo de célula gustativa que se comunica con el nervio gustativo aferente mediante sinapsis convencional, pero las tres clases de células receptoras del gusto forman una sinapsis adicional, aunque muy poco convencional, para transmitir señales sensitivas al sistema nervioso central (SNC).

1. **Señalización:** la unión del gusto por una célula tipo II inicia la liberación de ATP en el intersticio de las papilas gustativas, que funciona como una hendidura sináptica. El ATP se une y estimula al nervio aferente sensitivo de forma directa. El ATP también estimula las células tipo III para secretar 5-HT en el aferente sensorial.

2. **Conclusión de la señal:** las células tipos I y III expresan enzimas en su superficie que degradan el ATP y ayudan a terminar la señalización. Las células tipo I expresan NTPDasa2, mientras que las células tipo III expresan NT5E.

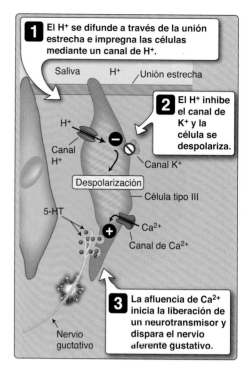

Figura 10-4.
Transducción del sabor por la célula tipo III.

Tabla 10-2: Regulación de los receptores del gusto

Componente	Célula de origen	Célula blanco	Efecto
ATP	II	III	↑5-HT
	II	II	↑ATP
	II	Neurona gustativa	↑PA
5-HT	III	Neurona gustativa	↑PA
	III	II	↑ATP
GABA	III	II	↑ATP
ACh	II	II	↑ATP
CCK	II	II (amargo)	↑ATP
NPY	II	II (dulce, umami)	↑ATP
GLP-1	II (dulce, umami)	Neurona gustativa	↑PA

ATP = trifosfato de adenosina; CCK 5 colecistoquinina; GABA = ácido gamma aminobutírico; GLP-1 5 péptido similar al glucagón 1; 5-HT = 5 hidroxitriptamkina (serotonina); NPY = neuropéptido Y; PA = potenciales de acción.

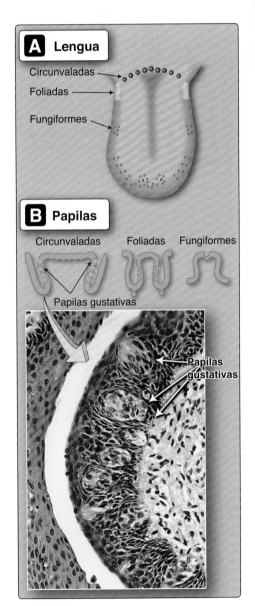

A Lengua

Circunvaladas

Foliadas

Fungiformes

B Papilas

Circunvaladas   Foliadas   Fungiformes

Papilas gustativas

Papilas gustativas

Figura 10-5.
Distribución de las papilas gustativas en la superficie de la lengua.

3. **Regulación de las papilas gustativas:** la producción de los tres tipos de células del gusto se modula a través de vías autocrinas, paracrinas y endocrinas que mejoran la producción de células tipo II, intensifican ciertos gustos o alteran la preferencia del gusto.

   a. **Producción de células tipo II:** la señalización de trifosfato de adenosina (ATP) por las células tipo II se modula mediante vías de señalización autocrinas y paracrinas que implican ATP, 5-HT, ácido γ-aminobutírico (GABA) y acetilcolina (ACh), entre otros neurotransmisores (tabla 10-2). Estas vías aseguran que la cantidad de ATP liberado tras la unión del gusto sea suficiente para estimular, pero insuficiente para desensibilizar la neurona gustativa.

   b. **Intensidad del gusto:** la colecistoquinina, el neuropéptido Y y el péptido tipo glucagón 1 participan en las vías de señalización autocrina y paracrina que aseguran que se perciban los gustos amargos en presencia de estímulos dulces y umami (*véase* tabla 10-2). Esto refleja la importancia del sabor amargo al servir como señal de advertencia de que un alimento puede contener toxinas.

   c. **Preferencia de sabor:** las células tipo I expresan receptores de oxitocina que pueden estar involucrados en el gusto por la sal. Las células tipos II y III expresan receptores de galanina que aumentan el consumo de grasa cuando se estimulan. Los receptores de leptina presentes en las células tipo II mejoran los gustos dulces.

F. **Distribución de las papilas gustativas**

   Las papilas gustativas están distribuidas por toda la cavidad oral, aunque concentraciones más altas se localizan en la superficie dorsal de la lengua. Las papilas gustativas linguales residen en las proyecciones de la superficie, llamadas **papilas**. Se pueden distinguir tres tipos de papilas, con base en su forma y densidad: **fungiformes**, **foliadas** y **circunvaladas** (fig. 10-5).

1. **Papilas fungiformes:** las partes anteriores de la lengua llevan papilas fungiformes. Cada proyección como dedo pulgar lleva unas pocas papilas gustativas en la punta.

Aplicación clínica 10-1: disgeusia

El gusto es un sentido un tanto burdo que sirve ante todo como un guardián del sistema gastrointestinal, que hace que acepte las sustancias que ingiere como alimento o rechace aquellas con potencial dañino antes de que sean digeridas. La pérdida completa del gusto (**ageusia**) es poco frecuente, excepto en pacientes con síndrome de Sjögren. Los pacientes con Sjögren sufren una enfermedad autoinmunitaria que afecta la función de las glándulas exocrinas, incluidas las glándulas salivales. La saliva es necesaria para llevar estimulantes del gusto en forma disuelta a través del poro de la papila gustativa. La **disgeusia metálica** (un gusto metálico persistente) es un efecto secundario común y molesto de muchos antibióticos (p. ej., la tetraciclina y el metronidazol) y antimicóticos.[1]

2. **Papilas foliadas:** el borde posterior lateral de la lengua lleva crestas llamadas papilas foliadas. Los lados de las papilas están llenos con cientos de papilas gustativas.

3. **Papilas circunvaladas:** la mayor concentración de las papilas gustativas se encuentra en las papilas circunvaladas, parecidas a botones. Están localizadas en una línea a través de la parte posterior de la lengua.

G. Vías neuronales

Las papilas gustativas están inervadas por tres nervios craneales (NC) diferentes. Porciones anteriores de la lengua y el paladar están inervadas por la cuerda del tímpano, una rama del nervio facial (NC VII). Las papilas gustativas en la parte posterior de la lengua hacen señal a través del nervio glosofaríngeo (NC IX), mientras que el vago (NC X) inerva la faringe y la laringe. Los tres nervios pasan información a través del tracto solitario a un área gustativa en el núcleo solitario (tronco cerebral). Las fibras secundarias llevan información gustativa al tálamo y a la corteza gustativa primaria.

III. OLFATO

El sentido humano del olfato no está tan desarrollado como el de muchos animales pero, aun así, el sistema olfativo humano es capaz de distinguir cientos de miles de olores diferentes. La sensibilidad olfativa se basa en varios cientos de receptores únicos, cada uno codificado por un gen diferente.

A. Receptores

Los odorantes son sustancias químicas en el aire que se inhalan y transportan a través de los conductos nasales durante la respiración normal o por la inhalación intencional. Los olores son detectados y transducidos por quimiorreceptores que pertenecen a la superfamilia RAPG. El genoma humano contiene ~900 diferentes genes receptores olfativos o seudogenes, de los cuales ~390 se expresan de modo funcional.

B. Las células receptoras

Los receptores odorantes se expresan en cilios que se proyectan a partir de una lámina de neuronas sensoriales contenidas dentro del epitelio olfativo principal que está en el techo de la cavidad nasal (fig. 10-6). Las

[1]Más información de estos medicamentos puede encontrarse en *LIR Farmacología*, 7.ª ed., pp. 540-541.

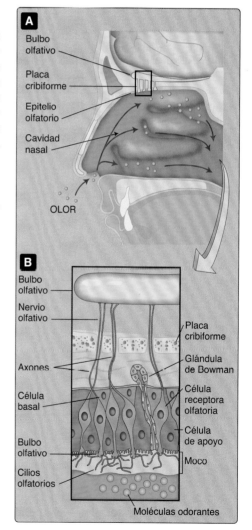

Figura 10-6.
Epitelio olfatorio.

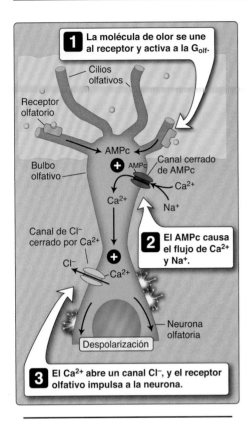

1 La molécula de olor se une al receptor y activa a la G_{olf}.

Cilios olfativos

Receptor olfatorio

AMPc

Bulbo olfativo

$+$ AMPc

Canal cerrado de AMPc

Ca^{2+}

Ca^{2+}

Na^+

Canal de Cl^- cerrado por Ca^{2+}

Cl^-

$+$

Ca^{2+}

2 El AMPc causa el flujo de Ca^{2+} y Na^+.

Despolarización

Neurona olfatoria

3 El Ca^{2+} abre un canal Cl^-, y el receptor olfativo impulsa a la neurona.

Figura 10-7.
Transducción olfatoria. G_{olf} = proteína G específica olfatoria; AMPc = monofosfato de adenosina cíclico.

neuronas sensoriales son bipolares. La porción apical del cuerpo celular da lugar a una dendrita única que se extiende hacia la superficie epitelial y entonces termina en un engrosamiento (**bulbo olfativo**). Cada bulbo sostiene entre 10 a 30 cilios sensoriales, no móviles, que se proyectan en una delgada capa de moco acuoso. Las trampas de moco que obtienen las moléculas odorantes les permiten ser detectadas por receptores de olor.

> El sentido del olfato depende en gran medida del epitelio olfativo principal, pero las regiones olfativas accesorias también contribuyen. Estas incluyen un órgano vomeronasal rudimentario que detecta feromonas y el órgano septal de Masera, ubicado en el tabique nasal.

C. Transducción

La unión de la molécula a su receptor activa una proteína G específica olfativa (G_{olf}) y también una adenilato ciclasa mediada por un aumento en la concentración intracelular de AMPc (fig. 10-7). Un canal iónico cerrado de AMPc abre como resultado, lo que permite el flujo de Na^+ y Ca^{2+}. A su vez, el flujo de Ca^{2+} abre un canal Cl^- de anoctamina 2 dependiente de Ca^{2+}, y el efecto de despolarización combinado de la afluencia del catión y la de anión en el potencial de membrana puede ser suficiente para desencadenar un impulso en la neurona olfativa.

D. Epitelio olfativo

Las neuronas del receptor olfativo tienen una vida media de ~90 días y luego son remplazadas. Las neuronas del receptor se forman a partir de las **células basales** del epitelio olfativo, que son células madre del neuroblasto. El epitelio también contiene **células de apoyo**, que tienen una función similar a la glía. El moco que fluye sobre el epitelio es secretado por las **glándulas de Bowman**. La mucosa olfativa contiene proteínas de unión a odorantes que ayudan a transportar odorantes hidrofóbicos a los receptores olfativos. El moco también contiene lactoferrina, lisozima y diversas inmunoglobulinas que ayudan a asegurar que los patógenos no tengan acceso al SNC a través de los nervios olfativos. El epitelio olfativo es una de las pocas regiones del cuerpo donde los nervios del SNC interactúan de forma directa con el medio externo.

E. Vías neuronales

Las células receptoras olfativas son las neuronas sensoriales primarias que se proyectan de forma directa al bulbo olfatorio, que es una extensión

---

Aplicación clínica 10-2: anosmia

Aunque la incapacidad para detectar los olores de los alimentos deteriorados puede aumentar la probabilidad de intoxicación alimentaria, la pérdida del sentido del olfato (**anosmia**) no amenaza la vida. No obstante, la anosmia impacta de modo significativo en la calidad de vida. Afecta de forma notable el disfrute de alimentos y con frecuencia ocasiona pérdida de apetito y peso, depresión y retraimiento de los acontecimientos sociales que involucran a los alimentos. La anosmia suele ocurrir durante el envejecimiento y como resultado de infecciones de las vías respiratorias superiores. Las enfermedades neurodegenerativas (Parkinson y enfermedad de Alzheimer) también pueden estar asociadas con una pérdida del sentido del olfato. Con frecuencia la anosmia puede presentarse después de un traumatismo craneal, como consecuencia de daños en la corteza olfativa o el corte de los nervios olfativos que pasan a través de la placa cribiforme.

Sexo biológico y envejecimiento 10-1: sabor y olor

Los sentidos del gusto y el olfato declinan con la edad. Los niños tienen una sensibilidad extraordinaria al sabor amargo que plantea problemas para las compañías farmacéuticas, cuyos productos a menudo se perciben como amargos y son rechazados por estos. Los umbrales de sabor aumentan de forma notable después de los 70 años de edad.

Los sentidos del olfato son más sensibles al declive dependiente de la edad. Más de 50% de las personas de 65 años de edad o más tiene umbrales olfativos incrementados que reflejan una disminución en el número de neuronas sensoriales olfativas y la atrofia del bulbo olfativo, entre otros cambios perjudiciales en la estructura y función de los órganos olfativos.

del prosencéfalo. Los axones de las neuronas sensoriales forman haces y luego pasan a través de agujeros en la placa cribiforme del hueso etmoides. Los axones viajan en el nervio olfatorio (NC I) al glomérulo del bulbo olfatorio, donde hacen sinapsis. Las neuronas se originan en el proyecto del bulbo olfatorio a varias regiones del cerebro, incluidos la corteza olfativa, el tálamo y el hipotálamo. Las neuronas olfativas individuales expresan un gen único por cada receptor. Debido a que el número de odorantes que una persona puede distinguir excede el número de genes receptores en varios órdenes de magnitud, los receptores deben reconocer grupos químicos específicos de moléculas odorantes múltiples en lugar de responder a sólo un odorante. Entonces el cerebro extrapola una firma odorífica única basada en la intensidad de emisión relativa de cada uno de los tipos de receptores diferentes dentro de la formación del receptor olfativo.

Resumen del capítulo

- El **gusto** y el **olfato** (sabor y olor) permiten detectar los químicos en los alimentos y en el aire inhalado. El gusto se utiliza en gran parte para decidir si tragar o no los alimentos ingeridos. El olfato permite apreciar los alimentos, así como detectar las **feromonas**.

- Hay cinco gustos básicos: **salado**, **dulce**, **umami** (sustancioso), **amargo** y **agrio**.

- Las **células receptoras del gusto** residen en las **papilas gustativas** y se encuentran por toda la cavidad oral. Los receptores tipo I son las células **glía** que transducen el sabor salado (Na^+). El Na^+ excita las células tipo I al impregnar un ENaC. Las células tipo I también ayudan a terminar la señalización gustativa.

- Las células tipo II expresan receptores acoplados a la proteína G (RAPG) específica estimulante del sabor, que detectan los sabores dulce, umami y amargo. Los receptores acoplados a proteína G (RAPG) actúan a través de la **gustducina**, una **proteína G** específica-célula del gusto. La subunidad $G_{\beta\gamma}$ activada provoca la liberación y despolarización de Ca^{2+} intracelular. Los canales del calcio del modulador 1 de la homeostasis en la membrana de la superficie entonces se abren y permiten que el ATP se difunda fuera de la célula. El ATP estimula las neuronas aferentes sensoriales, de forma tanto directa como indirecta, al modular la salida de la célula tipo III.

- Las células tipo III transducen el sabor agrio del ácido. El H^+ impregna un canal de H^+ y causa la despolarización del receptor. Las células tipo III están inervadas por nervios gustativos y dan la señal de excitación a los aferentes vía liberación de 5-HT (serotonina).

- Los **olores** son detectados por un **epitelio olfativo,** situado en el techo de la cavidad nasal. Los **receptores olfativos** son RAPG que se expresan en la superficie de los cilios que se proyectan en una capa mucosa que reviste el epitelio olfativo.

- Las células olfativas del receptor son neuronas centrales bipolares que transmiten información al **bulbo olfatorio**. La unión del receptor olfativo desencadena una cascada de señalización mediada por AMPc que lleva a la afluencia de Ca^{2+} dependiente de AMPc y al eflujo de Cl^- de dependiente Ca^{2+}, y causa excitación nerviosa.

11 Sistemas de control motor

I. GENERALIDADES

Las vías neurales que controlan la actividad muscular en el humano se desarrollaron durante la historia evolutiva temprana para facilitar la locomoción dirigida. Al principio, la coordinación de los grupos musculares que mueven las extremidades se lograba con ciclos de retroalimentación neural simples, pero a medida que aumentaron la complejidad corporal y la dificultad de las tareas que era necesario realizar, también evolucionaron los sistemas de control muscular. El cuerpo humano dedica un gran porcentaje del sistema nervioso al control motor. Los ciclos de retroalimentación neural simples se retuvieron en el transcurso de la evolución y en la actualidad funcionan como reflejos musculares, pero estas vías se han complementado con capas sucesivamente superiores de control (fig. 11-1). Las regiones motoras de la corteza cerebral deciden cuándo es necesario realizar movimientos. Los ganglios basales compilan secuencias motoras basadas en la experiencia acumulada y luego envían estas secuencias a través del tálamo para su ejecución por la corteza motora primaria. Las secuencias de control aseguran que determinados pares de grupos musculares, cuyas acciones suelen oponerse entre sí (p. ej., **extensores** y **flexores**, **abductores** y **aductores**, al igual que **rotadores externos** e **internos**), se contraigan y relajen de manera coordinada para realizar movimientos fluidos de las extremidades. Los comandos motores son refinados incluso durante su ejecución por el cerebelo, el cual recibe corrientes de datos sensitivos de músculos, articulaciones, piel, ojos y sistema vestibular. El cerebelo permite a la corteza compensar cambios inesperados en terreno, postura y posición de las extremidades.

II. SISTEMAS SENSITIVOS MUSCULARES

Las conductas motoras complejas (como caminar) requieren secuencias estrechamente coordinadas de contracciones musculares, cuya sincronía y fuerza son modificadas de manera constante durante los cambios de posición corporal y distribución del peso. Tal coordinación no es posible a menos que el sistema nervioso central (SNC) sea informado sobre los movimientos de las extremidades respecto al tronco, lo cual es posible gracias al sentido de la **cinestesia**. La cinestesia es una forma de **propiocepción** y uno de los **sentidos somáticos**. Depende en mayor medida de dos sistemas sensitivos que detectan la longitud de los músculos (**husos musculares**) y su tensión (**órganos tendinosos de Golgi, OTG**).

A. Husos musculares

El músculo esquelético comprende dos tipos de fibras. Las **fibras extrafusales** (del latín *fusus*, "huso") generan la fuerza necesaria para mover

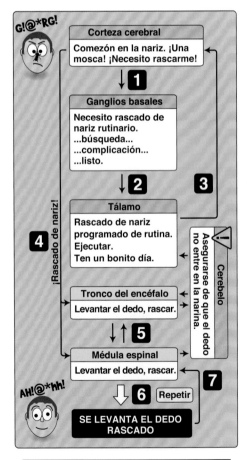

Figura 11-1.
Estratificación de las vías de control motoras.

los huesos. Las **fibras intrafusales** son sensitivas y vigilan la longitud y los cambios de longitud de los músculos. Las fibras intrafusales están contenidas dentro de estructuras sensitivas bien delimitadas (husos) distribuidas al azar en todo el cuerpo del músculo (fig. 11-2).

1. **Estructura:** los husos musculares contienen hasta 12 fibras intrafusales incluidas dentro de una cápsula de tejido conjuntivo. Cada fibra intrafusal consta de una porción no contráctil centrada entre dos regiones apenas contráctiles. Los husos se alojan entre fibras contráctiles y están fijos en cada extremo, de modo que las fibras contráctiles y sensitivas se mueven como una unidad. Los husos contienen dos tipos de fibras intrafusales: **fibras de la bolsa nuclear** y **fibras de la cadena nuclear** (*véase* la fig. 11-2). Las fibras de la bolsa nuclear se hinchan en el centro para formar una "bolsa" que contiene numerosos núcleos reunidos. Las fibras de la cadena nuclear son más delgadas y numerosas que las de la bolsa. Sus núcleos forman una cadena a lo largo de la fibra.

2. **Transducción sensitiva:** los husos musculares señalizan a través de dos tipos de aferentes sensitivas (**grupo Ia** y **grupo II**). Ambas clases tienen axones mielinizados anchos que maximizan la velocidad de conducción de señales (tabla 11-1; *véase también* la tabla 5·III·B). Cuando un músculo se estira (p. ej., por extensión de una extremidad) las fibras intrafusales también lo hacen, lo que causa distorsión de los nervios envueltos en ellas. El estiramiento activa canales catiónicos mecanosensitivos, de lo que derivan despolarización y mayor frecuencia de disparo de aferentes.

   a. **Grupo Ia:** las fibras del tipo Ia se agrupan alrededor de las regiones centrales (ecuatoriales), tanto de las fibras de la bolsa nuclear como de las fibras de la cadena nuclear, para formar **receptores primarios del huso muscular**. Producen una **respuesta dinámica** al estiramiento (fig. 11-3). Las aferentes tipo Ia presentan frecuencias de disparo máximas cuando las fibras musculares (y las terminaciones nerviosas) se estiran de manera activa. La frecuencia de disparo disminuye cuando el músculo alcanza y mantiene una nueva longitud.

   b. **Grupo II:** las terminaciones del grupo II se localizan en los extremos de las fibras de la cadena nuclear y algunas fibras de la bolsa nuclear (*véase* la fig. 11-2). Forman **receptores secundarios de husos musculares** que producen una **respuesta estática** al estiramiento. Su salida es proporcional a la longitud del músculo y las fibras nerviosas continúan los disparos a mayores frecuencias si el músculo se mantiene en la nueva longitud (*véase* la fig. 11-3).

3. **Regulación:** las fibras intrafusales son contráctiles, pero no contribuyen en grado significativo al desarrollo de fuerza muscular. Más bien, las porciones contráctiles sólo sirven para acortar la fibra durante la excitación muscular y mantienen tensa la porción central, sensitiva, aunque el músculo se contraiga. El mantenimiento de la tensión permite que las fibras intrafusales continúen su función como sensores de estiramiento durante toda la contracción. Estas fibras son inervadas por **motoneuronas γ**, que conducen con más lentitud que las motoneuronas α, las cuales estimulan la contracción muscular extrafusal (tabla 11-1). Las motoneuronas α y γ se disparan de manera simultánea, de modo que el huso se acorta en paralelo con el cuerpo del músculo durante la contracción muscular. La combinación de husos musculares y sus motoneuronas γ asociadas constituye un **sistema fusimotor**.

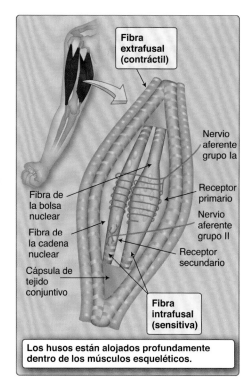

Los husos están alojados profundamente dentro de los músculos esqueléticos.

Figura 11-2.
Husos musculares.

Tabla 11-1: Propiedades de las fibras nerviosas musculares

Clase	Inervación	Velocidad de conduooión (m/s)
Sensitivas (aferentes) Ia	Huso muscular (terminaciones primarias)	80–120
Sensitivas (aferentes) Ib	Órganos tendinosos de Golgi	80–120
Sensitivas (aferentes) II	Huso muscular (terminaciones secundarias)	35–75
Motoras (eferentes) α	Fibras musculares extrafusales	80–120
Motoras γ	Fibras musculares intrafusales	15–30

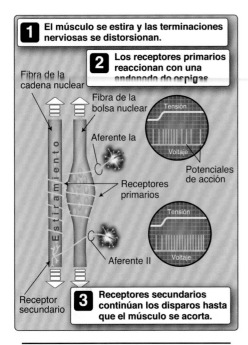

Figura 11-3.
Respuestas de las fibras intrafusales al estiramiento.

B. Órganos tendinosos de Golgi (OTG)

Cada extremo de un músculo esquelético está unido a un tendón que suele fijarse a un hueso. La unión musculotendinosa contiene OTG, órganos sensitivos que vigilan los cambios en la longitud del músculo cuando se estira de forma pasiva o se contrae (fig. 11-4).

1. **Estructura:** los OTG están situados en la unión entre un músculo esquelético y su tendón. En esta unión musculotendinosa, las fibras de colágeno y las **terminaciones nerviosas sensitivas del grupo Ib** están entrelazadas. Las aferentes tipo Ib están mielinizadas para incrementar las velocidades de conducción de señales (tabla 11-1).

2. **Transducción sensitiva:** cuando un músculo se estira o se contrae, el OTG asociado también lo hace. Las fibras de colágeno del interior del OTG estiran y comprimen las terminaciones nerviosas entrelazadas con ellas. La compresión abre canales mecanosensitivos en las terminaciones nerviosas, lo que causa despolarización e incrementa las frecuencias de disparo de los nervios.

C. Articulaciones y sensores cutáneos

Aunque de manera intuitiva podría parecer que las articulaciones entre los huesos son los sitios ideales para situar receptores que indicaran la posición de las extremidades, en la práctica la participación de los receptores articulares en la cinestesia es mínima. En cambio, las terminaciones de Ruffini de adaptación lenta situadas en la piel tienen un cometido importante (15·VII·A). La piel que cubre las articulaciones se estira siempre que se retrae una extremidad o un dedo, lo que hace que las terminaciones de Ruffini se disparen. La importancia de los datos sensitivos procedentes de las terminaciones de Ruffini aumenta en los dedos, donde la estratificación de los diversos músculos y tendones necesarios para la ejecución de movimientos finos puede impedir la adquisición de datos sensitivos procedentes de husos y OTG.

III. REFLEJOS DE LA MÉDULA ESPINAL

Caminar erguido es, de manera literal, un delicado acto de equilibrio. Es fácil que un error en la colocación de un pie o una ligera irregularidad del terreno alteren el equilibrio y precipiten una caída. Para evitar tales contratiempos se requiere prever una caída y hacer una corrección anticipada de la marcha con la menor demora posible. Las motoneuronas de control y sensitivas se especializan en conducir señales hasta a 120 m/s, por lo que se encuentran entre las células nerviosas más rápidas del organismo (tabla 11-1). Esto asegura que la información sensitiva se envíe al SNC y las órdenes compensatorias se ejecuten en el menor tiempo posible. Los tiempos de reacción se reducen aún más mediante los reflejos locales mediados por la médula espinal para hacer muchos ajustes de rutina a la marcha. Las neuronas implicadas son un tanto cortas a fin de reducir aún más los tiempos de transmisión y procesamiento de señales.

A. Arcos reflejos

Los **arcos reflejos** son circuitos neuronales simples en los cuales un estímulo sensitivo inicia de manera directa una respuesta motora. Entre los ejemplos clásicos se incluyen los reflejos de retiro inducidos al tocar una estufa caliente o pisar un objeto afilado. Tales arcos suelen ser mediados por la médula espinal, donde una neurona sensitiva hace sinapsis con una motoneurona y la activa. En arcos más complejos intervienen sinap-

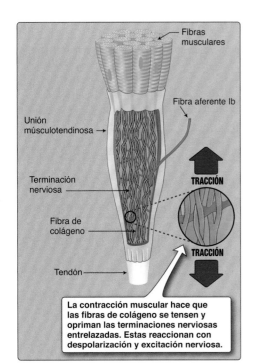

Figura 11-4.
Órgano tendinoso de Golgi.

sis con múltiples neuronas, al menos una de las cuales puede ser inhibitoria. La médula espinal media varios arcos reflejos importantes, como el **reflejo miotático**, el **reflejo miotático inverso** y el **reflejo de flexión**.

B. Reflejo miotático

Un reflejo miotático (también llamado **reflejo de estiramiento** o **reflejo tendinoso profundo**) se inicia por el estiramiento de un músculo y causa contracción del mismo músculo ("homónimo"). La contracción refleja de los músculos de la pierna (cuádriceps) causada por golpeteo del **ligamento rotuliano** (o patelar) es un ejemplo conocido (fig. 11-5).

1. **Respuesta:** el golpeteo del ligamento rotuliano estira el cuádriceps y activa husos sepultados en él. Aferentes Ia llevan señales sensitivas a la médula espinal, donde hacen sinapsis con motoneuronas α que inervan el mismo músculo y las excitan. El músculo se contrae por reflejo, la pierna se extiende y el pie se proyecta al frente. El reflejo miotático está diseñado para oponerse a cambios inapropiados en la longitud muscular y es importante para mantener la postura.

2. **Inervación recíproca:** el movimiento del pie al frente estira los músculos posteriores de la pierna y también estimula sus husos. Podría esperarse que esto iniciara un segundo reflejo que se opusiera a las acciones del primero, pero el arco es interrumpido por una interneurona raquídea inhibitoria Ia. La interneurona Ia es activada por la misma señal aferente Ia que causó la contracción del cuádriceps. La interneurona hace sinapsis con las motoneuronas α que inervan los músculos posteriores del muslo (p. ej., el semitendinoso) y las inhibe, lo cual permite que la pierna se extienda sin resistencia. Este circuito se conoce como **inervación recíproca** y suele usarse en situaciones en que dos o más conjuntos de músculos se oponen entre sí en torno a una articulación (p. ej., flexores y extensores).

C. Reflejo miotático inverso

El reflejo miotático inverso, también llamado **reflejo tendinoso de Golgi**, se activa siempre que un músculo se contrae y los OTG se estiran (fig. 11-6). Aferentes del grupo Ib de los OTG hacen sinapsis con interneuronas inhibitorias Ib al entrar en la médula espinal. Cuando son activadas, inhiben la salida motora α hacia el músculo homónimo. Interneuronas excitatorias activan de manera simultánea la salida motora α hacia el músculo heterónimo. Se piensa que el reflejo tendinoso de Golgi es importante para el control motor fino y el mantenimiento de la postura, al actuar de manera sinérgica con el reflejo miotático antes mencionado.

D. Reflejos de flexión y de extensión cruzada

Pisar una espina u otro objeto similar precipita dos acciones urgentes. La primera es retirar el pie de la fuente de dolor (flexión de la pierna). La segunda refuerza la extremidad opuesta, de modo que se pueda transferir el peso y se conserve el equilibrio. Este movimiento complejo es mediado por **reflejos de flexión** y **extensión cruzada** (fig. 11-7). Pueden inducirse reflejos similares en las extremidades superiores. La secuencia de acción puede dividirse en tres etapas: sensación del estímulo, flexión de la extremidad herida (ipsilateral) y luego extensión de la extremidad opuesta (contralateral).

1. **Sensación:** los reflejos de flexión y extensión cruzada suelen iniciarse como respuesta a un estímulo nocivo doloroso. Las fibras de dolor se proyectan hacia interneuronas de la médula espinal y hacen sinapsis con ellas.

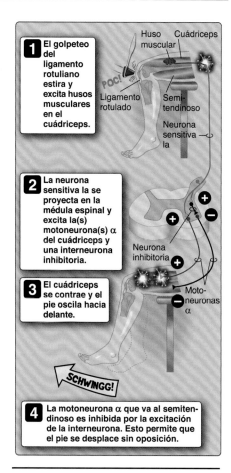

Figura 11-5.
Reflejo miotático.

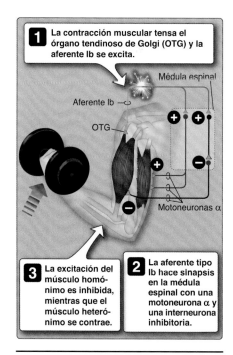

Figura 11-6.
Reflejo miotático inverso (reflejo tendinoso de Golgi).

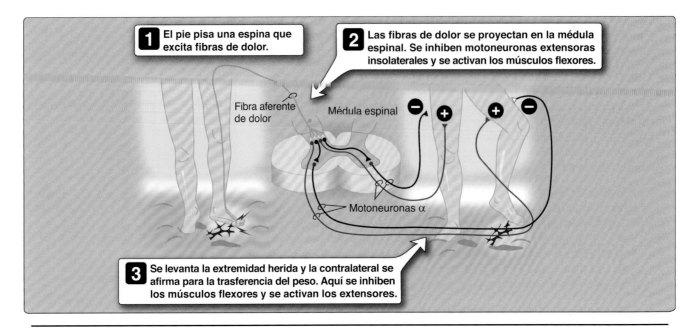

1 El pie pisa una espina que excita fibras de dolor.

2 Las fibras de dolor se proyectan en la médula espinal. Se inhiben motoneuronas extensoras insolaterales y se activan los músculos flexores.

Fibra aferente de dolor

Médula espinal

Motoneuronas α

3 Se levanta la extremidad herida y la contralateral se afirma para la trasferencia del peso. Aquí se inhiben los músculos flexores y se activan los extensores.

Figura 11-7.
Reflejos de flexión y de extensión cruzada.

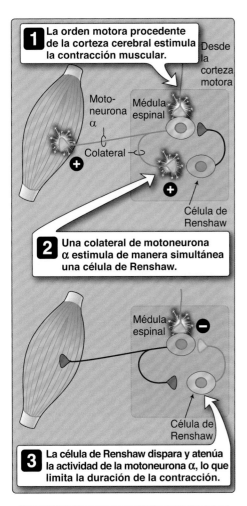

1 La orden motora procedente de la corteza cerebral estimula la contracción muscular.

Desde la corteza motora

Moto-neurona α

Médula espinal

Colateral

Célula de Renshaw

2 Una colateral de motoneurona α estimula de manera simultánea una célula de Renshaw.

Médula espinal

Célula de Renshaw

3 La célula de Renshaw dispara y atenúa la actividad de la motoneurona α, lo que limita la duración de la contracción.

Figura 11-8.
Célula de Renshaw.

2. **Flexión:** las aferentes sensitivas hacen sinapsis en el lado ipsilateral con motoneuronas excitatorias que inervan músculos flexores. De manera simultánea se inhiben los músculos extensores y la extremidad se retrae de la fuente de dolor.

3. **Extensión cruzada:** las fibras sensitivas también cruzan la fisura anterior de la médula espinal y hacen sinapsis con motoneuronas que controlan el movimiento de la extremidad contralateral. Los músculos extensores son excitados y se contraen, mientras que los flexores son inhibidos y se relajan. Esto se conoce como **reflejo de extensión cruzada** y afirma la extremidad contralateral para la transferencia repentina de peso que ocurre al levantar la pierna herida.

E. Células de Renshaw

Los estímulos que provocan dolor intenso inducen una andanada de espigas en las aferentes de dolor que podría hacer que los músculos flexores dependientes entraran en tetania si el circuito reflejo no fuera regulado. La regulación es ejercida por las **células de Renshaw**, una clase especial de interneuronas inhibitorias raquídeas que son excitadas por colaterales de motoneuronas α (fig. 11-8). Las células de Renshaw disparan siempre que un músculo recibe la orden de contraerse, pero se proyectan de vuelta a la misma motoneurona α que las excitó y la inhiben. Las células de Renshaw pueden causar una inhibición que dura decenas de segundos. Su nivel de actividad está vinculado con el de la motoneurona, de modo que a mayor intensidad de la orden de contraerse, mayor el grado de inhibición de la motoneurona α. Las células de Renshaw también reciben aferentes moduladoras de centros de control motor, lo que permite contracciones voluntarias sostenidas. También se proyectan a motoneuronas que inervan grupos musculares opuestos y asociados. Estas relaciones favorecen la fluidez de movimientos de las extremidades.

F. Generadores de patrón centrales

Los sistemas motores ejecutan muchas conductas repetitivas, como las asociadas con la locomoción (caminar, correr, nadar), el arreglo personal, el control de la micción, la eyaculación, la alimentación (masticar, deglutir) y la respiración (movimiento de la pared torácica y el diafragma). Estas conductas no requieren la intervención de la conciencia, aunque pueden ser modificadas por centros de control superiores. Las conductas rítmicas son establecidas por circuitos neuronales conocidos como **generadores centrales de patrón** (**GCP**). Los GCP se encuentran en muchas zonas del SNC, incluida la médula espinal. El único requisito es una célula excitable (o un grupo de ellas) con actividad intrínseca de marcapasos (p. ej., dos neuronas que se excitan de forma mutua en secuencia) y circuitos dependientes de neuronas interconectadas que controlan motoneuronas. La caminata, por ejemplo, implica un conjunto repetitivo de órdenes motoras que hacen avanzar una pierna, desplazar el peso y luego extender la otra pierna. Las órdenes motoras y los movimientos son secuenciales y predecibles. Para aumentar o reducir el paso se requieren ajustes simples en la coordinación del GCP.

IV. CENTROS DE CONTROL SUPERIORES

Los reflejos de la médula espinal (raquídeos) y los GCP establecen conductas estereotipadas, pero planear y recordar movimientos aprendidos requiere mayores niveles de control. Estos se añaden en capas, donde cada capa sucesiva proporciona grados más complejos y finos de control motor (*véase* fig. 11-1).[1]

Aplicación clínica 11-1: lesión de la médula espinal

Cada año decenas de miles de personas sufren alguna lesión de la médula espinal (LME) traumática en Estados Unidos, casi siempre como resultado de accidentes vehiculares, caídas o violencia. Las LME propiamente dichas suelen deberse a daño de la columna vertebral o los ligamentos de sostén, como en fracturas, luxaciones o rotura o herniación de un disco intervertebral. La LME aguda a menudo es seguida por un periodo de **sideración medular** que dura 2 a 6 semanas, caracterizado por pérdida completa del funcionamiento fisiológico en sentido caudal al nivel de la lesión. Esto incluye parálisis flácida de todos los músculos, ausencia de reflejos tendinosos y pérdida del control de esfínteres. Es frecuente que los varones sufran priapismo. Aún se investigan los mecanismos que subyacen a la sideración.

La magnitud de la LME se describe como **completa** o **incompleta**. La transección medular causa LME completa, caracterizada por pérdida total del funcionamiento sensitivo y motor en sentido caudal al sitio del traumatismo. La LME incompleta se refiere a lesiones en las cuales se preserva algún grado de funcionamiento sensitivo o motor.

Incluso en casos de LME completa es posible que con el tiempo se recuperen algunas vías reflejas. Dado que estas vías ahora están desconectadas de los centros de control motor superiores, pueden causar movimientos inapropiados. Por ejemplo, la flexión súbita del tobillo o la muñeca puede inducir contracciones rítmicas prolongadas provocadas por ciclos reflejos mediados por órganos tendinosos de Golgi no regulados (**clono**).

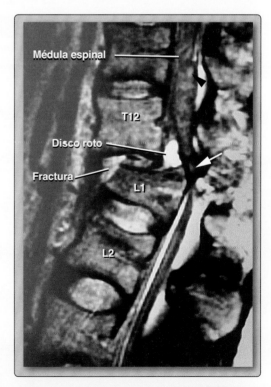

Compresión de la médula espinal (*flecha blanca*) y hemorragia (punta de *flecha negra*) causadas por fractura y luxación del cuerpo vertebral L1.

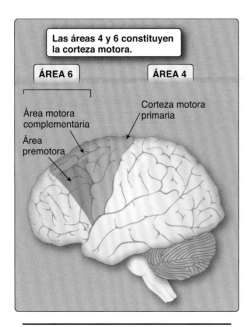

| Las áreas 4 y 6 constituyen la corteza motora. |

ÁREA 6   **ÁREA 4**

Área motora complementaria

Corteza motora primaria

Área premotora

Figura 11-9.
Organización de la corteza motora.

Como ocurre en la mayoría de los aparatos y sistemas, los mayores indicios sobre el funcionamiento se obtienen al observar lo que pasa cuando estas vías se dañan.

A. Corteza cerebral

La corteza cerebral es responsable de planear las órdenes motoras voluntarias. Muchas regiones corticales distintas intervienen en la coordinación de las actividades motoras, pero las más importantes están en el área 4, la **corteza motora primaria**, y el área 6, que contiene la **corteza premotora** y el **área motora complementaria** (fig. 11-9).

1. **Corteza motora primaria:** la corteza motora primaria envía fibras motoras a través del **haz corticoespinal** hacia las interneuronas raquídeas que, en última instancia, causan la contracción muscular. Las órdenes se ejecutan sólo después de un extenso procesamiento en el cerebelo y los ganglios basales. Para su ejecución también se toma en cuenta información que se recibe de manera simultánea de diversos propioceptores de piel y músculo.

2. **Corteza premotora:** la corteza premotora suele encargarse de planear movimientos basados en indicios visuales y sensitivos de otros tipos.

3. **Área motora complementaria:** recupera y coordina secuencias motoras memorizadas, como las necesarias para tocar el piano.

B. Ganglios basales

La corteza toma decisiones sobre cuándo moverse y cuáles tareas deben realizarse, pero la ejecución requiere planeación cuidadosa acerca del momento de los sucesos de contracción, la distancia que las piernas y los dedos necesitan moverse, así como la fuerza que debe aplicarse. Por lo tanto, la secuencia de movimientos necesaria para aplicar pinceladas finas a un retrato a la acuarela es muy distinta de la que se requiere para aplicar pintura con brochazos amplios en la pared exterior de una casa. La tarea de planear y ejecutar órdenes motoras recae en los ganglios basales. Estas áreas no son necesarias de forma absoluta para la actividad motora, pero si se dañan los movimientos resultan muy distorsionados y erráticos.

1. **Estructura:** los ganglios basales son un grupo de núcleos grandes localizados en la base de la corteza, en estrecha proximidad con el tálamo (fig. 11-10). Trabajan juntos como una unidad funcional. Los núcleos reciben órdenes motoras de la corteza, las hacen pasar por una serie de ciclos de retroalimentación y luego las reenvían al tálamo para que las devuelva a la corteza motora primaria, mismas que las ha de ejecutar de modo posterior.

   a. **Cuerpo estriado:** el **cuerpo estriado** (o **cuerpo neoestriado**) consta de dos núcleos: el **putamen** y el **núcleo caudado**. Es la vía por la cual las órdenes de la corteza entran en el complejo nuclear.

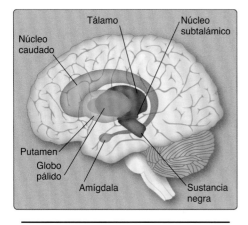

Tálamo

Núcleo subtalámico

Núcleo caudado

Putamen

Globo pálido

Amígdala

Sustancia negra

Figura 11-10.
Ganglios basales.

[1]Una descripción exhaustiva de las vías y estructuras anatómicas y los mecanismos implicados va más allá del alcance de este texto, pero se consideran con mayor detalle en *LIR Neurociencia*, 2.ª ed.

El cuerpo estriado es dominado por neuronas GABAérgicas y sus señales de salida son en gran medida inhibitorias.

b. **Globo pálido: el globo pálido (GP)** puede dividirse en dos regiones (**interna [RIGP]** y **externa [REGP]**) con base en su función. Está formado por neuronas GABAérgicas inhibitorias.

c. **Sustancia negra:** la **sustancia negra** está llena de melanina, un pigmento oscuro que sirve como sustrato para la formación de **dopamina**. De modo funcional puede dividirse en dos zonas: la **parte reticular** y la **parte compacta**. Ambas contienen neuronas inhibitorias. La parte reticular es ante todo GABAérgica, mientras que la parte compacta contiene neuronas dopaminérgicas. Dado que la parte reticular y la RIGP a menudo actúan juntas y tienen estructura anatómica similar, con frecuencia se les considera una sola unidad funcional.

d. **Núcleo subtalámico:** el **núcleo subtalámico** es parte del subtálamo. Es un vínculo clave en un circuito de realimentación de los núcleos basales y el único centro principalmente excitatorio (glutamatérgico) dentro de los núcleos basales.

2. **Circuitos de realimentación:** la corteza motora comunica su intención al cuerpo estriado. Existen dos vías para el flujo de información procedente del cuerpo estriado a través de los núcleos basales: una **vía directa** y una **vía indirecta**. Ambas terminan en el tálamo, que tiene actividad tónica y estimula zonas corticales que, en última instancia, controlan la musculatura (fig. 11-11).

a. **Vía directa:** cuando el cuerpo estriado se activa, inhibe la salida del complejo RIGP–parte reticular. En condiciones normales, estos dos núcleos tienen actividad tónica y su salida suprime la salida tónica del tálamo hacia la corteza motora. Así, la activación del cuerpo estriado permite al tálamo estimular esta corteza. En la práctica, el trayecto directo incrementa la actividad motora.

b. **Trayecto indirecto:** en una segunda vía intervienen la REGP y el núcleo subtalámico. La excitación del cuerpo estriado impide que la REGP señalice. La REGP suele inhibir al núcleo subtalámico, que de otra manera tendría actividad tónica y, por tanto, incrementaría la actividad de la RIGP. La RIGP inhibe el tálamo e impide que excite la corteza motora. En la práctica, la vía indirecta reduce la actividad motora.

c. **Desviación de la salida:** cuando el cuerpo estriado recibe una orden motora, las vías directa e indirecta se activan al mismo tiempo y sus efectos en la RIGP son contradictorios y se contrarrestan. Cualquier influencia que cambie este equilibrio podría usarse para regular la salida motora. La parte compacta de la sustancia negra tiene el potencial de ejercer una influencia importante en la salida motora porque envía axones dopaminérgicos de vuelta a las dos zonas del cuerpo estriado. Cuando se encuentran activas, estas neuronas incrementan la actividad de la vía directa a través de un receptor dopaminérgico (D_1) excitatorio, al tiempo que suprimen la vía indirecta mediante un receptor D_2 de dopamina (*véase* tabla 5-2). Ambos efectos favorecen una mayor actividad motora.

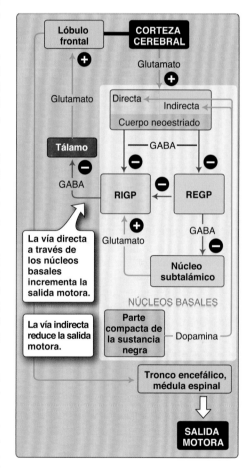

Figura 11-11.
Relaciones funcionales motoras entre los núcleos basales. GABA = ácido gamma amino butírico; REGP = región externa del globo pálido; RIGP = región interna del globo pálido

Aplicación clínica 11-2: trastornos motores

Los **temblores** son la forma más común de trastorno del movimiento. Un temblor es un movimiento rítmico del cuerpo que refleja un de sequilibrio entre las acciones de dos grupos musculares antagonistas. Todos los individuos tienen **temblores fisiológicos** de 10 a 12 Hz que no suelen ser evidentes, pero pueden ser exagerados por esfuerzo físico, hambre, cafeína y muchas clases de fármacos que afectan la neurotransmisión dopaminérgica, adrenérgica y colinérgica.

El **temblor esencial** es un trastorno neurológico común que causa un temblor de acción. Por lo general, afecta brazos y manos, pero puede involucrar cabeza, voz y piernas. La causa se desconoce, pero la incidencia aumenta con la edad y en individuos con antecedentes familiares. El temblor esencial suele mejorar con la ingesta de alcohol.

Enfermedades que afectan los ganglios basales provocan afecciones del movimiento significativas. El equilibrio entre las vías directa e indirecta del estriado es delicado. Por tanto, la alteración de incluso un solo componente del circuito puede tener consecuencias motoras devastadoras, como lentificación del movimiento (bradicinesia) o pérdida completa del control motor (acinesia), rigidez por aumento del tono muscular (hipertonía) y movimientos involuntarios de retorcimiento en reposo (discinesia). Los trastornos motores mejor estudiados son la enfermedad de Parkinson (EP) y la enfermedad de Huntington (EH).

La **enfermedad de Parkinson** es un trastorno motor que se caracteriza por temblores de reposo en las manos y los brazos; aumento del tono muscular y rigidez de extremidades; bradicinesia; y, en las etapas finales, inestabilidad postural. Los pacientes también presentan marcha festinante. Todos estos síntomas reflejan la muerte de un gran número de neuronas dentro de la parte compacta (> 60%), que interrumpe el ciclo de retroalimentación dopaminérgica entre la parte compacta y el cuerpo estriado. El movimiento dirigido se torna difícil y los conflictos inherentes entre las vías directa e indirecta se hacen obvios. En la actualidad, las opciones terapéuticas incluyen fármacos que elevan las concentraciones de dopamina, ya sea al proporcionar un sustrato para la formación de dopamina (L-dopa) o al inhibir su degradación (inhibidores de monoamina oxidasa; *véanse* fig. 5-7 y tabla 5-3).

La **enfermedad de Huntington** es un trastorno autosómico dominante que afecta la huntingtina, una proteína ubicua cuya función normal aún no se comprende del todo. La EH se debe a la acumulación de repeticiones de trinucleótidos CAG dentro del gen *HTT*. El producto genético mutante contiene un largo tramo de residuos de glutamina repetidos. Las neuronas del cuerpo estriado que suelen inhibir la salida motora a través de la vía indirecta son destruidas por acumulación de huntingtinas anormales, lo que elimina las restricciones normales que actúan sobre la vía directa. Los síntomas tempranos de la enfermedad incluyen la corea (del griego que significa "danza"), caracterizada por contracciones involuntarias de los músculos de las extremidades que producen sacudidas abruptas y movimientos de retorcimiento. En sus últimas etapas la EH afecta la mayoría de las regiones encefálicas, con graves trastornos psiquiátricos y demencia. No existe tratamiento y la muerte suele sobrevenir unos 20 años después del diagnóstico.

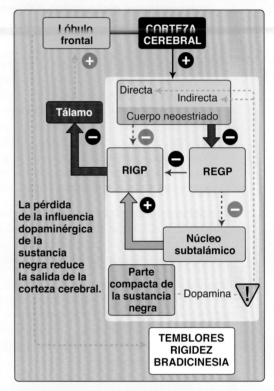

Enfermedad de Parkinson. RIGP = región interna del globo pálido; REGP = región externa del globo pálido

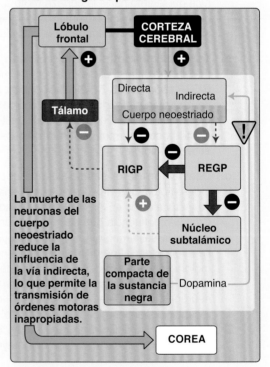

Enfermedad de Huntington.

C. Cerebelo

El cerebelo no es esencial para la locomoción, pero participa de cerca en el control motor. Verifica que las instrucciones emitidas por la corteza sean ejecutadas de manera apropiada y hace correcciones según se requiera.

1. **Función:** se desconoce la verdadera magnitud de la participación del cerebelo en el control motor, pero sus principales funciones incluyen ajuste fino y ejecución suave de movimientos.

   a. **Ajuste fino:** el cerebelo recibe abundante información sensitiva acerca de la posición del cuerpo y la cabeza, la contracción y longitud de los músculos y datos táctiles de la piel. Luego compara esta información con las órdenes motoras que fueron emitidas por los centros superiores y hace ajustes motores finos si es necesario. Ello impide que un dedo rebase su objetivo de accionar un interruptor de luz, por ejemplo.

   b. **Secuencia:** actividades como tocar el piano requieren movimientos de los dedos, los cuales se ejecutan tan rápido que no hay tiempo suficiente para que la información sensitiva sea enviada de vuelta al SNC para su procesamiento y reenvío. Tales actividades sólo son posibles porque el cerebelo anticipa el momento en que debe terminar un movimiento específico y luego ejecuta una orden que asegura una transición suave al movimiento que sigue.

   c. **Aprendizaje motor:** el cerebelo es capaz de anticipar y ejecutar órdenes motoras porque almacena y actualiza de manera constante información acerca del momento correcto de las órdenes necesarias para realizar secuencias motoras complejas.

2. **Disfunción cerebelosa:** el cerebelo afina las órdenes motoras, pero no es indispensable para la locomoción. Las lesiones cerebelosas causan grados variables de pérdida de la coordinación, lo que depende del sitio y la gravedad del daño. Síntomas comunes incluyen ataxia y temblores de intención.

   a. **Ataxia:** este término se refiere a una falta general de coordinación muscular. La marcha puede tornarse lenta, de base amplia y bamboleante. El cerebro consciente ahora se ve forzado a pensar en la posición corporal, pero el lapso entre la recepción de la información propioceptiva y la ejecución de las órdenes motoras significa que las extremidades rebasan los blancos y fallan en alcanzarlos. El cerebro ejecuta entonces un movimiento compensatorio mal controlado, de lo que resulta un patrón conductual llamado **dismetria**.

   b. **Temblores de intención:** dado que el cerebro consciente debe guiar y actualizar de manera continua los movimientos, tareas simples como tomar un objeto se vuelven lentas y la trayectoria seguida hasta el objetivo oscila de un lado a otro (**temblor de intención**). Los temblores de intención se diagnostican con facilidad mediante la prueba simple de dedo a nariz (fig. 11-12).

D. Tronco encefálico

Circuitos neuronales simples en la médula espinal producen conductas estereotipadas que facilitan la caminata y otros movimientos rítmicos. El tronco encefálico pone estas vías en ejecución y las coordina al hacer referencia a información sensitiva recibida desde los ojos y el sistema vestibular. También controla el movimiento de los ojos para estabilizar las imágenes visuales durante el movimiento de la cabeza y el cuerpo. El tronco encefálico

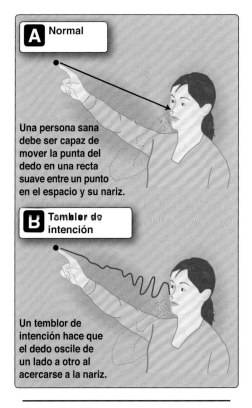

A Normal

Una persona sana debe ser capaz de mover la punta del dedo en una recta suave entre un punto en el espacio y su nariz.

B Temblor de intención

Un temblor de intención hace que el dedo oscile de un lado a otro al acercarse a la nariz.

Figura 11-12.
Temblor de intención.

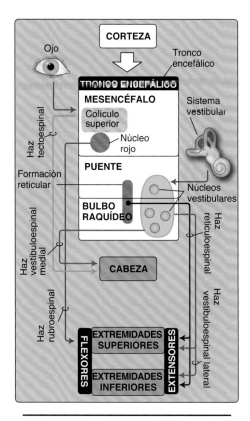

Figura 11-13.
Centros de control motor del tronco encefálico.

contiene cuatro áreas de control motor importantes: el **colículo superior** (**techo**), el **núcleo rojo**, los **núcleos vestibulares** y la **formación reticular** (fig. 11-13).

1. **Colículo superior.** el colículo superior controla los movimientos de cabeza y cuello con referencia a la información visual. Fibras procedentes de esta área se proyectan en la columna cervical vía el **haz tectoespinal**.

2. **Núcleo rojo:** el **núcleo rojo** se localiza en el mesencéfalo. Controla músculos flexores de las extremidades superiores vía el **haz rubroespinal**.

3. **Núcleos vestibulares:** existen cuatro **núcleos vestibulares**: uno en el puente (**núcleo vestibular superior**) y tres en el bulbo raquídeo (los **núcleos vestibulares medial**, **lateral** e **inferior**). Reciben e integran información procedente del oído interno acerca del movimiento de la cabeza y el cuerpo. La salida de estas regiones controla el movimiento ocular vía el **nervio motor ocular común** (NC III). También ayudan a coordinar los movimientos de cabeza, cuello y cuerpo vía los **haces vestibuloespinales**. El haz vestibuloespinal medial surge en el núcleo vestibular medial, que ayuda a estabilizar la cabeza durante los movimientos corporales. El haz vestibuloespinal lateral se proyecta a todos los niveles de la médula espinal, donde estimula la contracción de los músculos extensores e inhibe los flexores, para ayudar a controlar la postura durante los movimientos corporales.

4. **Formación reticular:** la **formación reticular** también participa en muchas conductas motoras complejas. Fibras que surgen de esta área se proyectan vía el **haz reticuloespinal** a todos los niveles de la médula espinal. Influyen en la actividad tanto de las motoneuronas α como de las γ para facilitar movimientos corporales voluntarios que se originan en la corteza y son iniciados a través del haz corticoespinal.

Resumen del capítulo

- Los **músculos esqueléticos** facilitan la locomoción y la manipulación del ambiente externo. La ejecución de movimientos complejos, como caminar, requiere múltiples niveles de coordinación, en los que intervienen **la médula espinal, el tronco encefálico, el cerebelo, los núcleos basales** y áreas motoras de la **corteza cerebral**.

- Los centros de control motor reciben datos sensitivos de miofibrillas especializadas contenidas en los músculos esqueléticos (**fibras intrafusales**) y de los tendones (**órganos tendinosos de Golgi [OTG]**). Las fibras intrafusales envían información acerca de la longitud y los cambios de longitud de los músculos. Los OTG son sensores de tensión.

- La médula espinal contiene **generadores centrales de patrón** que sostienen los movimientos rítmicos de las extremidades, por ejemplo, durante la caminata. Circuitos raquídeos simples permiten respuestas reflejas rápidas a estímulos nocivos y a cambios no previstos en la longitud de los músculos.

- El **reflejo miotático** hace que los músculos se contraigan cuando están estirados, al mismo tiempo que inhibe los músculos opositores para permitir el libre movimiento de la extremidad. El **reflejo miotático inverso** limita la contracción muscular y de manera simultánea activa un músculo opositor. Los **reflejos de flexión** y **extensión cruzada** preparan la extremidad opuesta para afirmarla en previsión de la transferencia de peso al pisar un objeto afilado, por ejemplo.

- Las decisiones acerca de cómo y cuándo moverse comienzan en la corteza. Las principales áreas motoras de la corteza incluyen la **corteza motora primaria**, la **corteza premotora** y el **área motora complementaria**.

- El momento apropiado y la secuencia de las órdenes motoras son responsabilidad de los **ganglios basales**. Las órdenes motoras se someten a una serie de ciclos de retroalimentación que afinan las secuencias y aseguran la exactitud y suavidad de los movimientos.

- El **cerebelo** afina los movimientos durante su ejecución, con base en información recibida de propioceptores y otros sistemas sensitivos.

- El **tronco encefálico** ejecuta órdenes motoras y ayuda a coordinar los movimientos con base en datos sensitivos enviados desde los ojos y el sistema vestibular.

Preguntas de estudio

Elija la MEJOR respuesta.

II.1. Enfermedades autoinmunitarias, como la esclerosis múltiple, causan deterioro neurológico al afectar la velocidad de conducción axónica. ¿Cuál de los siguientes procesos reduciría en mayor medida la velocidad de propagación de señales axónicas?

A. Incrementar el diámetro axónico

B. Aumentar la longitud axónica

C. Incrementar el espesor de la mielina

D. Reducir la densidad de canales porosos

E. Disminuir la frecuencia de despolarización

Mejor respuesta = E. La velocidad de conducción axónica depende de la rapidez de despolarización de la membrana durante un potencial de acción, lo que, a su vez, depende de la cinética de control de los canales (*véase* 5·III·B). La velocidad de conducción también se reduciría por disminución (no aumento) del diámetro axónico o por desmielinización, lo que incrementaría la pérdida de corriente a través de canales porosos. También podría esperarse que incrementar la densidad de canales porosos redujera la velocidad de conducción axónica. La velocidad de conducción es independiente de la longitud del axón.

II.2. La epilepsia es un trastorno neurológico común caracterizado por disparo neuronal episódico espontáneo y convulsiones. La investigación indica que podría estar implicado un deterioro de la amortiguación espacial de la glía. La función de amortiguación espacial incluye uno de los siguientes puntos:

A. Limitación de la acumulación de K^+ y la hiperexcitabilidad nerviosa

B. Prevención de la acidificación del líquido extracelular encefálico

C. Incremento de la velocidad de conducción axónica

D. Reciclaje de neurotransmisor sináptico

E. Transferencia de nutrimentos de la sangre a las neuronas

Mejor respuesta = A. La glía capta K^+ del intersticio neuronal y lo transfiere por uniones estrechas a células adyacentes para su eliminación en un sitio remoto (o en la circulación; *véase* 5·V·B). El funcionamiento neural es muy sensible a las concentraciones locales de K^+ y su acumulación podría causar hiperexcitabilidad y actividad de espigas inapropiada. En condiciones normales la amortiguación espacial no tiene un cometido importante en el equilibrio del pH. La velocidad de conducción axónica se ve favorecida por la mielinización, que también es una función de la glía (*véase* 5·V·A). La glía participa, asimismo, en el reciclaje de neurotransmisor por captación sináptica y retorno a las neuronas (*véase* 5·V·C), pero esto no es una función del amortiguamiento espacial. La transferencia de nutrimentos vía células gliales se conoce como "lanzadera de lactato", que no guarda relación con el amortiguamiento espacial (*véase* 5·V·D).

II.3. La pérdida de líquido cefalorraquídeo (LCR) reduce la flotación, lo cual permite que el encéfalo se hunda e induzca "cefalea por baja presión del LCR" a causa de la pérdida de flotación. Además de la flotación, ¿cuáles otras características protectoras tiene el LCR?

A. Contiene mucina que lubrica el encéfalo

B. Forma una película cohesiva entre encéfalo y cráneo

C. Es rico en HCO_3^-, que amortigua los cambios de pH

D. Carece de K^+, lo cual favorece el eflujo neuronal de K^+

E. Drena a lo largo del nervio olfatorio para humectar el epitelio olfatorio

Mejor respuesta = C. A diferencia de la mayoría de los otros líquidos corporales, el LCR carece de proteínas (es decir, no contiene mucinas). Las proteínas suelen constituir una defensa importante contra los cambios de pH, de modo que el LCR es rico en HCO_3^- para compensar (*véase* 6·VII·D). Alrededor de 120 mL de LCR bañan el sistema nervioso central y en él flota el encéfalo para prevenir la compresión de los vasos sanguíneos encefálicos y formar un colchón protector entre el encéfalo y el hueso (*véase* 6·VII·B). El LCR contiene ~3 mmol/L de K^+, un poco menos que el plasma. El LCR drena en el sistema venoso por medio de un seno intracraneal.

II.4. Una mujer de 45 años de edad informa dolor en las puntas de los dedos de manos y pies con la exposición al frío o el estrés. Este "fenómeno de Raynaud" se debe a la vasoconstricción simpática exagerada en las extremidades que causa dolor isquémico. ¿Cuál de los siguientes enunciados se aplica mejor a su trastorno?

A. Los ganglios simpáticos que sirven a los dedos se localizan en la mano

B. El nervio posganglionar simpático está mielinizado

C. La paciente puede obtener alivio con un inhibidor adrenérgico α

D. El dolor puede aliviarse con un inhibidor de acetilcolinesterasa

E. La unión neuromuscular vascular contiene receptores nicotínicos de acetilcolina

Mejor respuesta = C. La vasoconstricción es mediada por la liberación de noradrenalina desde terminaciones nerviosas simpáticas. La noradrenalina se une a receptores adrenérgicos α en células de músculo liso vascular, de modo que el vasoespasmo de la paciente puede aliviarse con un inhibidor adrenérgico α (*véase* 7·IV). En la señalización neuromuscular vascular no participan receptores nicotínicos de acetilcolina. Los ganglios simpáticos se localizan cerca de la columna vertebral, no de forma periférica, y las neuronas posganglionares son no mielinizadas. La transmisión sináptica dentro de los ganglios simpáticos es colinérgica y, por tanto, un inhibidor de acetilcolinesterasa incrementaría la actividad eferente simpática y empeoraría los síntomas.

II.5. Una mujer de 38 años de edad tiene náusea después de recibir citoxano, un antineoplásico que se administra para el cáncer de mama. La náusea medicamentosa es mediada por el área postrema, un órgano periventricular (OPV) sensitivo. ¿Cuál de los siguientes enunciados describe mejor el funcionamiento de los OPV?

A. Aldosterona y tiroxina se liberan vía OPV

B. El hipotálamo vigila la composición del plasma vía órganos OPV

C. Los OPV permiten la mezcla de sangre y líquido cefalorraquídeo

D. Los procesos sensitivos de los OPV se extienden a través de la barrera hematoencefálica (BHE)

E. El quimiorreceptor central que vigila la PCO_2 es un órgano periventricular

Mejor respuesta = B. El hipotálamo usa OPV sensitivos para vigilar la composición del plasma, lo cual facilita el control homeostásico de Na^+, agua y otros parámetros sanguíneos (*véase* 7·VII·C). La BHE se interrumpe en los OPV y los capilares son porosos, lo cual permite que el líquido se filtre desde la sangre para la detección por neuronas de los OPV. Las neuronas sensitivas de los OPV no penetran la pared capilar y se extienden a través de la BHE. Aldosterona y tiroxina se liberan desde las glándulas suprarrenal y tiroidea, de modo respectivo, y estas no contienen OPV. Los quimiorreceptores centrales se localizan atrás de la BHE. Aunque los capilares de los OPV son porosos, la sangre permanece contenida en la vasculatura por las paredes de los capilares, lo cual impide que la sangre y el líquido extracelular encefálico o el líquido cefalorraquídeo se mezclen.

II.6. Un varón de 32 años de edad acude al departamento de urgencias con traumatismo cefálico tras caer de una escalera. El médico que lo atiende hace incidir la luz de una linterna en cada ojo y observa reflejos pupilares normales ¿Cuál de los siguientes enunciados describe mejor tales reflejos?

A. Son un ejemplo de reflejo vagovagal

B. La luz causa despolarización de los receptores denominados conos

C. La miosis refleja afecta el músculo ciliar

D. La miosis se debe a aumento de la estimulación simpática del músculo liso

E. Los reflejos pupilares son mediados por células ganglionares de la retina

Mejor respuesta = E. El reflejo pupilar a la luz es inducido por la luz que incide en células ganglionares fotosensibles de la retina (*véase* 8·II·C). La pupila se constriñe de manera refleja por estimulación parasimpática de los músculos esfínteres del iris. La luz que incide en los conos hiperpolariza las células receptoras mediante un decremento del influjo de Na^+ a través de canales activados por nucleótido cíclico. El reflejo pupilar a la luz es mediado por el nervio óptico y el nervio motor ocular común, no por el nervio vago (neumogástrico).

II.7. Un conductor que viaja de noche por un oscuro camino rural es cegado de forma temporal por las luces altas de un vehículo que se aproxima. ¿Cuál de las siguientes observaciones describe mejor el funcionamiento de la retina del conductor cegado?

A. En la recuperación de la visión interviene la desfosforilación de la rodopsina

B. El canal que media la visión nocturna también transduce el olfato

C. Las luces altas causan ceguera por despolarización de los bastones

D. La luz inhibe proteínas activadoras de la guanilato ciclasa en los bastones

E. La ceguera temporal es causada por internalización de canales de Na^+

Mejor respuesta = A. La activación de la rodopsina por la luz inicia una cascada de señales que causa la señalización de los bastones, pero también inicia vías que limitan la señalización (*véase* 8·V·C). Entre estas se incluye la fosforilación de la rodopsina por rodopsina cinasa, de modo que la recuperación necesariamente implica la desfosforilación de la rodopsina. En la estimulación y desensibilización de los bastones interviene la hiperpolarización de membrana, mediada por un canal de Na^+ dependiente de GMPc, que difiere del canal controlado por nucleótido cíclico olfatorio (*véase* 10·III·C). La internalización de canales de Na^+ no es parte del proceso de desensibilización. Las proteínas activadoras de guanilato ciclasa son estimuladas por la luz.

II.8. Una mujer de 62 años de edad con antecedente de arteritis temporal sufre pérdida unilateral de la visión por oclusión de arteria retiniana y posterior isquemia de células ganglionares. ¿Cuál de los siguientes enunciados describe mejor el funcionamiento de las células ganglionares retinianas?

A. Se dedican a bastones individuales

B. La luz siempre causa despolarización de las células

C. Señalizan vía el nervio motor ocular común

D. Generan potenciales de acción

E. Ayudan al reciclaje de fotorreceptores

Mejor respuesta = D. Las células ganglionares transmiten información visual al encéfalo por medio de potenciales de acción y sus axones forman el nervio ocular (el nervio motor ocular común controla el movimiento de los ojos). La mayoría de las células restantes de la retina reacciona a la luz con potenciales graduados en vez de hacerlo con potenciales de acción (*véase* 8·VII). Las células ganglionares comparan datos procedentes de grupos de fotorreceptores (no bastones individuales), lo que les da un amplio campo receptivo. Las células ganglionares se activan cuando las luces se encienden o apagan, lo que depende de la parte de la retina en que incide la luz respecto a su campo receptivo. Las células pigmentarias, no las ganglionares, ayudan al reciclaje de fotorreceptor.

II.9. A un niño con sordera congénita se le diagnostica atresia (ausencia) de la ventana redonda mediante tomografía computarizada. La atresia afecta la audición por el siguiente mecanismo:

A. La presión a ambos lados del tímpano no puede ecualizarse

B. Impide el movimiento de la cadena de huesecillos

C. Afecta la igualación de la impedancia

D. Impide el movimiento de perilinfa

E. Endurece la base de la membrana basilar

Mejor respuesta = D. La ventana redonda permite el movimiento de la perilinfa dentro de las cámaras cocleares cuando la ventana oval es desplazada por el estribo (*véase* 9·IV). El caracol está encastrado en el hueso, lo que impide la expansión de la cámara cuando la ventana oval está desplazada. Por lo tanto, en ausencia de ventana redonda, no son posibles el movimiento de perilinfa ni la flexión de la membrana basilar. La igualación de la impedancia es una función de la cadena de huesecillos y la ecualización de las presiones depende de la trompa de Eustaquio; ninguno de esos procesos debe ser afectado por la atresia. El endurecimiento de la membrana basilar afectaría la discriminación de frecuencias, pero no debe causar sordera.

II.10. En modelos animales se ha observado un raro trastorno hereditario que impide la síntesis de proteínas de enlaces de punta. ¿Podría esperarse que la expresión génica tuviera el siguiente efecto en la transducción auditiva?

A. El potencial endococlear se colapsa

B. Las células ciliadas pierden su funcionamiento sensitivo

C. Se inhibe el reciclaje de K^+

D. Los estereocilios no son desplazados por el sonido

E. Sólo el funcionamiento vestibular se ve afectado

Mejor respuesta = B. Los sonidos son transducidos por células ciliadas, que se excitan cuando los enlaces de punta entre estereocilios adyacentes se tensan y un canal de transducción mecanoeléctrica (TME) permeable para K^+ se abre (*véase* 9·IV·C). Los enlaces de punta se tensan cuando los estereocilios son desplazados por ondas sónicas que atraviesan el caracol. Si no hubiera enlaces de punta, los estereocilios aún serían desplazados por el sonido, pero las células ciliadas serían incapaces de generar un potencial de receptor. Las células ciliadas auditivas y vestibulares se afectarían de modo similar. El potencial endococlear y el reciclaje de K^+ dependen de la estría vascular para concentrar K^+ en la endolinfa, lo cual no debería ser afectado por un trastorno de los enlaces de punta.

II.11. ¿Cuál de los siguientes enunciados describe mejor las propiedades del órgano de Corti?

A. La punta está afinada para sonidos de alta frecuencia

B. La membrana basilar es más ancha en la punta

C. La escala media está llena de perilinfa

D. Las células ciliadas internas son amplificadoras de sonido

E. Los estereocilios no se flexionan hacia el cinocilio

Mejor respuesta = B. La membrana basilar resuena a diferentes frecuencias en distintos puntos de su longitud (*véase* 9·IV·D). La membrana es más ancha en la punta y resuena a bajas frecuencias. La base de la membrana basilar y las células ciliadas que sostiene están afinadas a altas frecuencias. Las señales nerviosas auditivas son dominadas por la salida de las células ciliadas internas, que señalizan cuando los estereocilios se flexionan hacia el cinocilio. Se piensa que las células ciliadas externas ayudan a amplificar estas señales. La escala media está llena de endolinfa, no perilinfa.

II.12. El oído derecho de un paciente comatoso se irriga con agua fría para valorar el reflejo vestíbulo-ocular (RVO) ¿Cuál de los siguientes enunciados describe mejor el RVO o sus componentes?

A. El canal semicircular horizontal detecta movimiento vertical

B. El RVO es iniciado por el desplazamiento de otolitos

C. El enfriamiento del oído causa influjo de K^+ mediado por receptor

D. El RVO es mediado por nervios termosensitivos.

E. Los núcleos vestibulares del RVO se localizan en el tálamo

Mejor respuesta = C. El gradiente de temperatura que se crea al irrigar el conducto auditivo con agua fría hace que la endolinfa se mueva dentro del canal semicircular horizontal (*véase* 9·V·E). El movimiento es transducido por canales mecanosensitivos situados en células ciliadas sensitivas, que se abren para permitir el influjo de K^+ y la despolarización. En el RVO no intervienen termorreceptores. El canal horizontal suele detectar movimientos rotacionales de la cabeza en un plano horizontal y envía información sensitiva a núcleos vestibulares del tronco encefálico, no del tálamo. Por lo regular, los otolitos se encuentran en los órganos de los otolitos, no en los canales semicirculares.

II.13. Una mujer de 23 años de edad con complejo sindromático de glutamato monosódico (GMS) experimenta náusea, palpitaciones y diaforesis tras ingerir alimentos que contienen GMS. El GMS es un aditivo alimenticio que intensifica el sabor umami ¿Cuál de los siguientes enunciados describe mejor el mecanismo de transducción sensitiva del GMS?

A. Es percibido por células receptoras gustativas tipo I

B. El receptor de GMS es un canal de Na^+

C. Las células umami liberan ATP

D. El GMS se une a un dominio en los receptores "dulces"

E. El GMS activa células receptoras tipo III

Mejor respuesta = C. El GMS se une a un receptor acoplado a proteína G (no un canal de Na^+) en las células tipo II específicas para umami (véase 10·II·A·2). La unión a receptor inicia la liberación de Ca^{2+} desde reservas intracelulares, lo que causa despolarización de membrana y apertura de los canales de los moduladores de la homeostasis del calcio 1 (CALHM1). El CALHM1 permite que el ATP se difunda fuera de la célula y estimula un nervio gustativo. Es posible que el GMS tenga efectos indirectos menores en las células tipo I (sal) y tipo III (ácido), pero es detectado ante todo por células tipo II.

II.14. Un varón de 32 años de edad presenta anosmia (pérdida del sentido del olfato) después de la inhalación accidental de una sustancia química volátil en el trabajo. ¿Cuál de los siguientes enunciados describe mejor el funcionamiento de las neuronas olfatorias?

A. No se regeneran, por lo que la anosmia es permanente

B. No generan potenciales de acción

C. El olfato es mediado por guanilato ciclasa

D. Sus axones forman el nervio craneal (NC) II

E. Es probable que el sentido del gusto del paciente esté intacto

Mejor respuesta = E. Los sentidos del gusto y del olfato son mediados por dos tipos distintos de células sensitivas. Los receptores del gusto son células epiteliales, mientras que los receptores del olfato son neuronas sensitivas primarias (véase 10·III·B). Las neuronas olfativas se renuevan cada ~48 días, de modo que es probable que el déficit sensitivo sea temporal. La unión del receptor olfatorio causa un cambio en la actividad de la adenilato ciclasa, no en la actividad de la guanilato ciclasa. Si es lo bastante intenso, un estímulo hará que la neurona dispare un potencial de acción, que se transmite al encéfalo a través del NC I, el nervio olfatorio (el NC II es el nervio óptico).

II.15. Un varón de 83 años de edad con miastenia grave no puede comer alimentos, como un filete, por fatiga del músculo bulbar. Los estudios de los músculos bulbares del paciente durante la contracción podrían revelar la siguiente variación respecto a lo normal:

A. Menor actividad de motoneuronas α

B. Disminución en la actividad de motoneuronas γ

C. Menor actividad de aferentes sensitivas Ia

D. Disminución en la actividad de aferentes sensitivas Ib

E. Menor actividad de aferentes sensitivas II

Mejor respuesta = D. Los anticuerpos producidos en pacientes con miastenia grave destruyen el receptor nicotínico de acetilcolina, que interfiere en la excitación y el desarrollo de fuerza normales (véase aplicación clínica 12-2). El desarrollo de tensión muscular durante la contracción es percibido por los órganos tendinosos de Golgi, que señalizan vía aferentes sensitivas del grupo Ib (véase sección·II·A). La contracción es iniciada por motoneuronas α, las cuales podría esperarse que señalizaran de modo normal, lo mismo que las motoneuronas γ que inician la contracción de fibras intrafusales. Las aferentes de los grupos Ia y II envían información sensitiva desde los husos musculares cuando se estira un músculo.

II.16. Un cocinero distraído toma una espátula de metal muy caliente y la suelta de inmediato. ¿Cuál de los siguientes enunciados describe mejor tales reflejos?

A. Son mediados por circuitos raquídeos locales

B. Los estímulos dolorosos son transducidos por terminaciones de Ruffini

C. Los estímulos dolorosos son transmitidos vía motoneuronas α

D. No serían afectados por la desmielinización

E. Son mediados por generadores de patrón centrales

Mejor respuesta = A. Los movimientos reflejos inducidos por estímulos dolorosos son mediados por circuitos reflejos espinales (o "arcos"; véase sección·III·A). Los estímulos del dolor son mediados por receptores de dolor y transmitidos vía fibras aferentes sensitivas mielinizadas hacia la médula espinal. La corta trayectoria de la señal y las fibras adaptadas para la alta velocidad de conducción reducen el tiempo de reacción. Las motoneuronas también están mielinizadas, lo cual hace a ambos brazos susceptibles a enfermedad desmielinizante. Las terminaciones de Ruffini perciben estimulación mecánica de la piel (véase 15·VII·A; véase también sección·II·C), mientras que los generadores centrales de patrón participan en el establecimiento de movimientos rítmicos (véase sección·III·F).

Músculo esquelético

12

I. GENERALIDADES

Los diversos órganos del cuerpo están alojados en compartimentos (tórax y abdomen) rodeados y transportados por un esqueleto óseo (la estructura y las funciones del hueso se consideran en el cap. 14). Los huesos también definen las extremidades, que se usan para manipular objetos y en la locomoción. El movimiento de los huesos es facilitado por los músculos estriados o esqueléticos, que suelen estar dispuestos en pares antagonistas para crear palancas articuladas. Por ejemplo, el brazo contiene tres huesos largos que forman una palanca, misma que se articula en el codo. Un par de grupos musculares antagonistas permite la **extensión** del antebrazo (tríceps) y su **flexión** (bíceps), como se muestra en la figura 12-1, pero en todo el arco de movimiento del brazo se usan cerca de 40 músculos más. Los músculos esqueléticos permiten al cuerpo sostenerse para la caza y la recolección de alimentos, y también se utilizan durante distintas actividades relacionadas con la locomoción, por ejemplo, así como mantener la postura erecta y expandir los pulmones. El músculo esquelético representa alrededor de 40% de la masa corporal total en una persona promedio, pero otro 10% de la masa corporal está constituido por el músculo cardiaco y el músculo liso. Los tres tipos musculares se basan en los mismos principios moleculares para generar fuerza. La contracción es iniciada por un aumento en las concentraciones intracelulares de Ca^{2+} libre, que facilita la interacción entre filamentos de actina y miosina, a través de la unión y su activación con un complejo regulador dependiente de Ca^{2+}. Ambos filamentos se deslizan entonces entre sí con consumo de ATP para generar fuerza. El deslizamiento hace que los miofilamentos y las células musculares (**miocitos**) se contraigan y acorten. Aunque el mecanismo por el cual se genera fuerza es similar en los tres tipos musculares, existen diferencias significativas en su organización y en la manera en que inician y controlan la fuerza contráctil. Estas diferencias reflejan sus funciones únicas en el cuerpo humano y se exploran con más detalle en el capítulo 13 y la unidad IV. El músculo esquelético consume cantidades significativas de energía (ATP) durante su actividad máxima y libera una cantidad igual de importante de calor como subproducto. Es responsabilidad del tegumento (la piel) disipar este calor al transferirlo al ambiente externo (*véase* cap. 38).

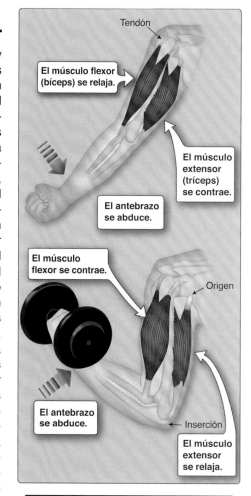

Figura 12-1.
Antagonismo entre los músculos que extienden y flexionan el antebrazo.

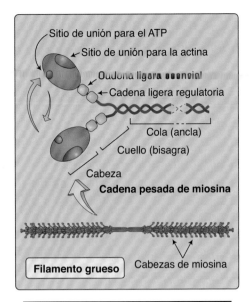

Figura 12-2.
Estructura de la miosina y el filamento
grueso. ATP = trifosfato de adenosina.

II. ESTRUCTURA

Tanto el músculo esquelético como el cardiaco están organizados en subunidades contráctiles denominadas **sarcómeras**, que contienen matrices ordenadas de filamentos interdigitantes gruesos y delgados. Los filamentos gruesos se componen en gran parte de **miosina** y los delgados de **actina**. Durante la contracción muscular, la miosina se adhiere a un filamento delgado y tira de él, lo que deriva en que los dos filamentos se deslicen uno sobre otro.

A. Miosina

La miosina es una proteína hexamérica grande (PM = 52 kDa). El cuerpo principal está formado por dos **cadenas pesadas**; cada una es un polipéptido en forma de palo de golf con cabeza, cuello y una larga cola enrollada (fig. 12-2). La cabeza tiene actividad de ATPasa y contiene el sitio de interacción con la actina. El cuello actúa como una bisagra que permite que la cabeza pivotee y tire durante la contracción. La cola ancla la proteína dentro de un ensamblaje filamentoso más grande. Cada región de cabeza se asocia con dos cadenas ligeras: una **cadena ligera regulatoria** y una **cadena ligera esencial**. Las colas de dos cadenas pesadas se entrelazan para formar una espiral y luego alrededor de 100 ensamblajes se reúnen como palos de golf en su bolsa, con las cabezas proyectadas en distintas direcciones. Dos de determinados grupos se reúnen cola con cola para formar un **filamento grueso** de 1.6 μm de longitud.

B. Actina

La actina forma una "cuerda" molecular de la cual tira la miosina durante la contracción. La actina se sintetiza como una proteína globular (**actina G**) que luego se polimeriza para formar **actina F** (fig. 12-3), misma que contiene dos polímeros en forma de sartas de cuentas trenzadas entre sí en una conformación helicoidal. La actina expresa sitios de unión a la miosina, pero deben permanecer ocultos hasta que se reciba una señal para contraerse o, de lo contrario, la fibra muscular podría quedar trabada en un estado de **rigidez**. El acceso al sitio de unión es controlado por la **tropomiosina** y la **troponina** (**Tn**), dos proteínas reguladoras que se encuentran en los surcos de la hélice de actina cerca del sitio de unión. Actina, tropomiosina y Tn constituyen, en conjunto, un **filamento delgado** de 1.0 μm de longitud.

1. **Tropomiosina:** la tropomiosina consiste en dos subunidades filamentosas idénticas trenzadas en una hélice. Las moléculas de tropomiosina yacen extremo con extremo a lo largo del filamento de actina y ocultan en el interior los sitios de unión a miosina.

2. **Troponina:** la Tn es una proteína sensible a Ca^{2+} que descubre el sitio de unión a miosina, cuando las concentraciones intracelulares de Ca^{2+} aumentan. La Tn es un ensamblaje de tres proteínas distintas: **TnC**, **TnI**, and **TnT**. La Tn**C** es una proteína de unión a **Ca**$^{2+}$ que percibe un aumento en el Ca^{2+} intracelular. Dos de sus cuatro sitios de unión a Ca^{2+} suelen estar ocupados, lo que permite a Tn unirse al filamento delgado. Cuando el Ca^{2+} intracelular aumenta, los dos sitios de unión vacantes se ocupan y Tn cambia su conformación y empuja la tropomiosina a una mayor profundidad en el surco del filamento de actina. Este movimiento descubre el sitio de unión a miosina y de inmediato se une a la miosina. La Tn**I** ayuda a inhibir la interacción entre actina y miosina hasta el momento apropiado. También enmascara los sitios de unión a miosina. La Tn**T** adhiere el complejo de Tn a la tropomiosina.

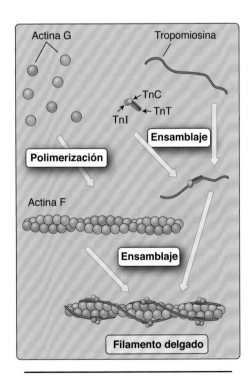

Figura 12-3.
Ensamblaje del filamento delgado.
TnC = troponina C; TnI = troponina I;
TnT = troponina T.

C. Sarcómera

Durante la contracción, los grupos cabeza de la miosina se extienden a lo largo del filamento de actina desde un sitio de unión hasta el siguiente y luego tiran. Esto hace que el filamento delgado se deslice sobre el grueso y el músculo se acorta. Un músculo en contracción concentra la energía de millones de estos pequeños movimientos; pero para que esto ocurra las cuerdas de actina deben adherirse extremo con extremo y en última instancia a los extremos de la fibra muscular. Además, los dos filamentos deben mantenerse con firmeza uno contra el otro dentro de una armazón de proteínas estructurales que aseguran la interacción entre actina y miosina. El resultado es una unidad contráctil llamada **sarcómera** (fig. 12-4).

En muchos términos descriptivos se usa el prefijo "sarco", derivado de la palabra griega para carne, *sarx*. Por carne se entiende, en el habla coloquial, los tejidos blandos que cubren el hueso y que están constituidos, sobre todo, de músculo y grasa.

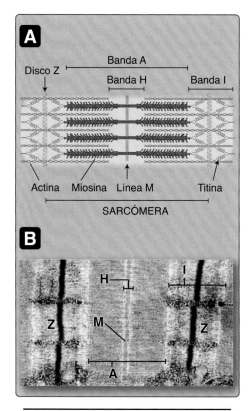

Figura 12-4.
Estructura filamentosa y patrón de bandas de una sarcómera muscular.
A. Esquema. B. Miografía electrónica.

1. **Estructura sarcomérica:** una sarcómera está delineada por dos **discos Z**, placas proteináceas que anclan (fijan) grupos de filamentos delgados (fig. 12-4 A). Los filamentos se proyectan desde los discos como las cerdas de un cepillo. Entre los filamentos delgados se insertan filamentos gruesos, de modo que cada filamento grueso está rodeado por seis cuerdas de actina y puede tirar de forma simultánea de ellas (fig. 12-5). Los filamentos gruesos son 60% más voluminosos que los delgados. Esto les permite insertarse en un arreglo idéntico de filamentos delgados que se extiende desde el disco Z, que delinea el extremo lejano de la sarcómera. Esta región de superposición es donde ocurrirán las interacciones, o **puentes cruzados**, entre los dos tipos de filamentos. La superposición entre filamentos gruesos y delgados produce distintos patrones de bandas cuando se ven con luz polarizada (*véase* fig. 12-4 B), los cuales se repiten a lo ancho de un músculo para darle aspecto **estriado**.

2. **Proteínas estructurales:** numerosas proteínas citoesqueléticas especializadas restringen de manera rígida los filamentos gruesos y delgados dentro del armazón de una sarcómera y ayudan a su ensamblaje, así como a su mantenimiento.

   a. **Actinina:** la **actinina** ∝ une los extremos de los filamentos delgados a los discos Z (estos se ven como líneas en forma de Z en las micrografías).

   b. **Titina:** la **titina** es una proteína masiva (PM > 3 millones Da). Un extremo está unido a un disco Z y el otro a los filamentos gruesos. Forma un resorte que limita el estiramiento de la sarcómera. También centra los filamentos gruesos dentro de la sarcómera.

   c. **Distrofina:** la **distrofina** es una proteína grande (427 000 PM) relacionada con los discos Z. Ayuda a anclar el grupo contráctil al citoesqueleto y la membrana superficial. También alinea el disco Z con los discos de miofibrillas y fibras musculares adyacentes.

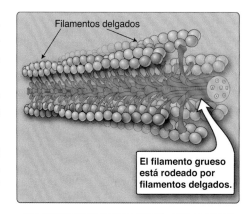

Figura 12-5.
Relación espacial entre filamentos gruesos y delgados en el músculo esquelético.

Aplicación clínica 12-1: distrofia muscular

El término **distrofia muscular (DM)** se refiere a un grupo heterogéneo de trastornos hereditarios que causan adelgazamiento muscular. El más común es la **distrofia muscular de Duchenne**, que se debe a una mutación recesiva ligada a X (vinculada al cromosoma X) en el gen de la distrofina (*DMD*). La pérdida de actividad de la distrofina impide que el citoesqueleto y su maquinaria contráctil incrustada en él se fijen a la sarcómera, por lo que la fibra muscular se necrosa y causa emaciación gradual. La DM afecta todos los músculos voluntarios. Los pacientes no suelen sobrevivir más allá de los 35 años de edad y terminan por sucumbir debido a insuficiencia de los músculos respiratorios.

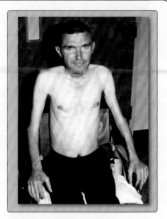

Emaciación muscular en un paciente con distrofia muscular.

d. **Nebulina:** la **nebulina** se une a un filamento de actina y lo alarga. Se piensa que actúa como una regla molecular que determina la longitud de los filamentos delgados durante en ensamblaje.

D. Músculo esquelético

La estructura de la sarcómera se repite muchas veces a lo largo de un músculo para formar una **miofibrilla** (fig. 12-6). Así, se reúnen muchos cientos o incluso miles de miofibrillas y son envueltas por una vaina de **sarcolema**, que consta de membrana plasmática cubierta por una delgada capa extracelular que contiene numerosas fibras de colágeno para darle resistencia. El resultado es una **fibra muscular**. En el tejido conjuntivo, múltiples fibras están reunidas y envueltas para formar un **fascículo**, y estos a su vez se agrupan para formar un músculo esquelético. Una **fibra tendinosa** se fusiona a los extremos de las fibras musculares individuales para establecer un vínculo mecánico entre músculo y hueso. Las fibras tendinosas están hechas de colágena y son muy capaces de soportar la tensión generada por la contracción muscular. Las fibras se reúnen en haces paralelos entrelazados para formar tendones, que se adhieren al hueso. En anatomía se dice que los extremos de un músculo son su **inserción** y su **origen** (fig. 12-1). La inserción se une al hueso que se mueve cuando el músculo se contrae, y suele estar más lejos que su origen fijo.

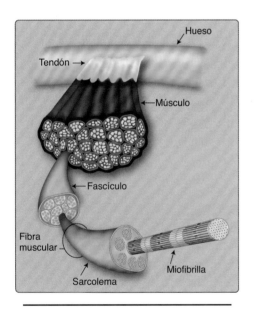

Figura 12-6.
Estructura del músculo esquelético.

E. Sarcoplasma

El sarcoplasma es el citoplasma de las células musculares, con alto contenido en Mg^{2+}, fosfatos y gránulos de glucógeno. También contiene altas concentraciones de **mioglobina**, una proteína de unión a oxígeno relacionada con la hemoglobina. El sarcoplasma tiene además abundantes mitocondrias, dispuestas apretadamente a lo largo de las miofibrillas, con objeto de aportarles las grandes cantidades de ATP que se usan para alimentar la contracción.

F. Sistema de membrana

Para que un músculo esquelético trabaje con eficiencia, sus sarcómeras deben contraerse de manera concertada. El estímulo para la contracción es un aumento de las concentraciones sarcoplásmicas de Ca^{2+}. A fin de asegurar que cada sarcómera reciba una señal de manera simultánea se requieren dos especializaciones de la membrana: una externa (**túbulos transversos [T]**) y otra interna (**retículo sarcoplásmico [RS]**) (fig. 12-7).

1. **Túbulos transversos:** los **túbulos T** son invaginaciones tubulares del sarcolema que se extienden de forma profunda en el centro de una fibra muscular, se ramifican de manera repetida *en su camino* y hacen contacto con cada miofibrilla. Los túbulos se alinean con los extremos de los filamentos gruesos, dos por sarcómera, y las miofibrillas son alineadas por sus discos Z, de modo que los túbulos tienen un tramo recto a través de la fibra. Los túbulos T llevan señales (potenciales de acción [PA]) desde la superficie celular hasta los depósitos de Ca^{2+}.

2. **Retículo sarcoplásmico:** el RS constituye un extenso sistema de sacos membranosos que envuelven las miofibrillas. La función de los sacos es impregnar las miofibrillas de Ca^{2+} y de este modo iniciar la contracción. El RS recupera Ca^{2+} del sarcoplasma mediante la bombas de ATPasa de Ca^{2+} del retículo sarco(endo)plásmico (SERCA) cuando el músculo está relajado, para después almacenar y unir de manera temporal con la **calsecuestrina**, una proteína fijadora de Ca^{2+} que actúa como una esponja de Ca^{2+}. Los túbulos se comunican con el RS en una estructura de unión llamada **tríada**. Esta comprende un túbulo T más las **cisternas terminales** de ER de dos sarcómeras contiguas. En las tríadas se localizan canales iónicos especializados con un cometido clave en el **acoplamiento entre la excitación y la contracción** (*véase* sección III).

G. Unión neuromuscular

Todos los músculos esqueléticos están bajo control voluntario. Las decisiones para iniciar contracciones se toman en la corteza cerebral y son enviadas a través de una neurona motora (motoneurona) $\propto$ que hace interfaz con el músculo en una **unión neuromuscular** (**UNM**), como se muestra en la figura 12-8 A. Las motoneuronas están aplanadas en esta región para formar una **placa terminal motora** (fig. 12-8 B). Las terminaciones nerviosas motoras están llenas de vesículas sinápticas que durante la excitación liberan **acetilcolina** (**ACh**) en la sinapsis de una manera dependiente de Ca^{2+}. El sarcolema está muy plegado en la región de la UNM y las crestas de estos pliegues están tachonadas de **receptores**

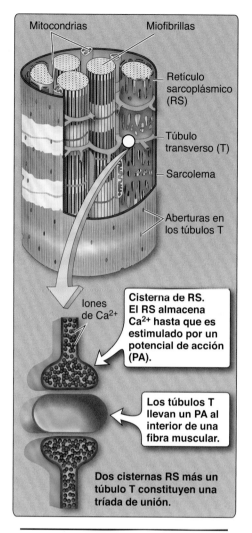

Figura 12-7.
Sistemas de membranas del músculo esquelético. RS = retículo sarcoplásmico; túbulos T = túbulos transversos.

Aplicación clínica 12-2: miastenia grave

El trastorno autoinmunitario **miastenia grave** (**MG**) es la enfermedad más común que afecta la transmisión neuromuscular. Los pacientes producen anticuerpos circulantes contra receptores nicotínicos de ACh que interfieren en la señalización normal en la unión neuromuscular. Los pacientes con una forma más limitada del trastorno, la MG ocular, padecen debilidad muscular en los párpados y los músculos extraoculares. La MG generalizada afecta los músculos oculares además de músculos bulbares, de las extremidades y respiratorios. Si bien la debilidad intensa de músculos respiratorios puede causar insuficiencia respiratoria en potencia letal, lo que se denomina "crisis miasténica", la mayoría de los pacientes con MG experimenta episodios más leves de debilidad, que mejoran con el reposo. Los tratamientos incluyen inhibidores anticolinesterasa (p. ej., piridostigmina), fármacos inmunosupresores, terapias inmunomoduladoras (p. ej.,

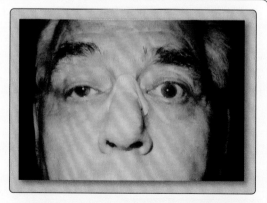

Caída del parpado derecho por miastenia grave.

plasmaféresis) y cirugía (timectomía). Esta última puede ser de utilidad porque muchos pacientes con MG presentan hiperplasia tímica (~60%) o timomas (~15%) y muestran mejoría sintomática con la timectomía.

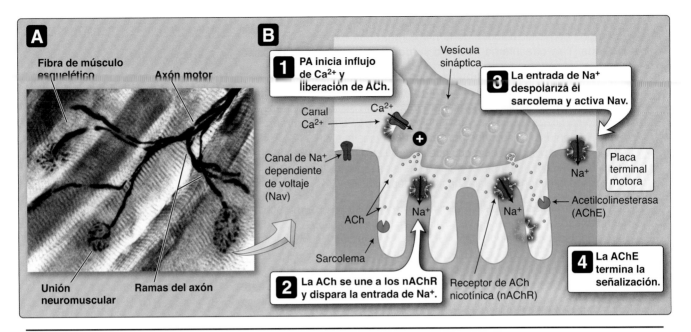

Figura 12-8.
Excitación neuromuscular. ACh = Acetilcolina; AChE = acetilcolinesterasa; nAChR = receptor nicotínico de acetilcolina;
Nav = canales de sodio dependientes de voltaje; PA = potencial de acción.

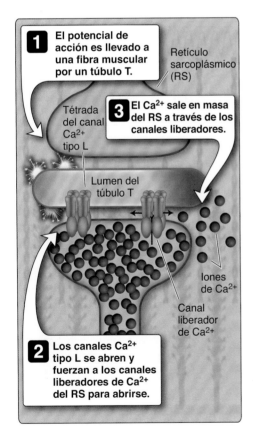

Figura 12-9.
Estructura y excitación de la tríada.
RS = retículo sarcoplásmico; túbulo
T = túbulo transverso.

nicotínicos de ACh (nAChR). La unión entre la ACh y los nAChR inicia
la contracción.

1. **Receptores nicotínicos de acetilcolina:** los nAChR son canales iónicos que se abren en respuesta a la unión de dos moléculas de ACh para mediar el flujo conjunto de Na^+ y K^+ de un lado a otro del sarcolema. La entrada de Na^+ domina el intercambio, y la membrana se despolariza, una respuesta conocida como **potencial de la placa terminal motora**.

2. **Canales de sodio:** los lados de las hendiduras creadas por el plegamiento del RS tienen gran concentración de canales de Na^+ dependientes del voltaje (Nav). La despolarización local inducida por el nAChR abre los canales e inicia un potencial de acción (PA) que se propaga desde las hendiduras por la superficie de la fibra muscular.

3. **Terminación de la señal:** la hendidura sináptica contiene acetilcolinesterasa (AChE), una enzima que escinde ACh con rapidez y termina la señalización.

III. ACOPLAMIENTO DE EXCITACIÓN Y CONTRACCIÓN

El PA desencadenado por la liberación de ACh en la UNM se propaga por el sarcolema de modo similar al descrito para las células nerviosas (*véase* 2·III·C). Los PA son procesos eléctricos, mientras que la contracción es mecánica. La transducción electromecánica ocurre por un proceso conocido como acoplamiento de excitación y contracción, el cual comienza cuando un PA ingresa en los túbulos T y encuentra una tríada.

A. Función de la tríada

La membrana del túbulo T en la región de una tríada está llena de **canales de Ca^{2+} tipo L (receptores de dihidropiridina)** dispuestos en cuadrupletas (**tétradas**), como se muestra en la figura 12-9. Son sensibles a voltaje, de modo que cuando llega el PA se abren y fluye Ca^{2+} hacia el sarcoplasma desde el exterior de la célula (es decir, el lumen del túbulo). La cantidad de Ca^{2+} que ingresa en el miocito a través de estos canales es diminuta, comparada con la necesaria para la contracción, pero el cambio conformacional que acompaña a la apertura del canal fuerza la apertura de los **canales liberadores de Ca^{2+}** en el RS (llamados **receptores de rianodina**, o **RyR**). El Ca^{2+} sale en masa de las reservas y satura el aparato contráctil.

B. Ciclo de formación de puentes cruzados

El vaciamiento de las reservas de Ca^{2+} del RS hace que, en fracción de segundo, las concentraciones sarcoplásmicas de este ion aumenten de 0.1 a ~10 µmol/L. La Tn se une al Ca^{2+} y tira de la tropomiosina con más profundidad dentro del surco del filamento de actina. Con los sitios de unión de la miosina ahora expuestos, el ciclo de formación de puentes cruzados comienza (fig. 12-10).

1. **Unión de la miosina:** la cabeza de miosina se fija de inmediato al filamento de actina y los dos filamentos se inmovilizan en un **estado de rigidez**. Este paso es breve en un músculo activo, pero se vuelve permanente en ausencia de ATP.

2. **Unión del ATP:** el ATP se une a la cabeza de miosina y reduce su afinidad por la actina, por lo que la libera.

3. **Hidrólisis del ATP:** la hidrólisis del ATP libera energía que hace que la molécula de miosina desplace a la bisagra del cuello, lo que adelanta la cabeza ~10 nm. La hidrólisis del ATP revierte el cambio de afinidad que ocurrió en el paso previo y la miosina se une de nuevo a la actina de inmediato en esta nueva posición. El grupo cabeza se tensa ahora para actuar como un gatillo amartillado, con la energía potencial procedente de la hidrólisis del ATP almacenada en mayor medida en la región del cuello.

4. **Fase de potencia:** el fosfato inorgánico se disocia y el gatillo se libera, lo que inicia un cambio conformacional que tira de la cabeza de vuelta a su posición anterior. La cabeza permanece unida a la actina durante este tiempo, de modo que la totalidad de la cuerda de actina es desplazada respecto al filamento grueso a una distancia de ~10 nm.

5. **Liberación del ADP:** el difosfato de adenosina se disocia de la miosina y el ciclo de formación de puentes cruzados vuelve al estado de rigidez. El ciclo se repite entonces, y hace que la cabeza de miosina tire de la cuerda de actina ~10 nm cada vez.

Aplicación clínica 12-3: rigidez cadavérica

Cuando un organismo muere, las reservas de ATP se agotan con rapidez y las bombas que mantienen los gradientes iónicos de un lado a otro de la membrana dejan de funcionar. Las concentraciones intracelulares de Ca^{2+} aumentan en consecuencia, acción que hace que la actina y la miosina se unan de manera permanente en un estado de **rigidez cadavérica** (llamado también *rigor mortis*). Aunque el momento de inicio varía mucho según la temperatura ambiente, la rigidez cadavérica suele ocurrir en el transcurso de 2-6 h después de la muerte. El estado de rigidez persiste por 1-2 días, hasta que los miocitos se deterioran y las enzimas digestivas liberadas como resultado de lisis lisosómica terminan por romper los puentes cruzados.

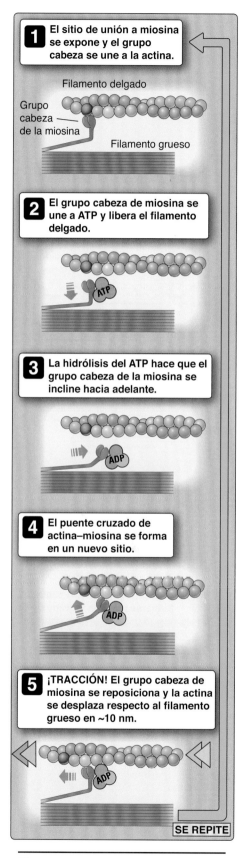

Figura 12-10.
Ciclo de formación de puentes cruzados actina–miosina.

C. Relajación

Una vez que la motoneurona α deja de disparar, el músculo puede relajarse, pero la distensión requiere la interrupción del ciclo de formación de puentes cruzados. Los canales de Ca^{2+} y los canales liberadores se cierran de inmediato una vez que la motoneurona deja de disparar; entonces las Ca^{2+} ATPasa en el RS y el sarcolema eliminan con rapidez el sarcoplasma de Ca^{2+} y lo reintegran a las reservas o lo bombean fuera de la célula. La disminución de las concentraciones libres de Ca^{2+} sarcoplásmicas hacen que la TnC libere sus dos Ca^{2+} lábiles y la tropomiosina se desliza de regreso a su sitio sobre los sitios de unión a miosina. La actina y la miosina ya no pueden interactuar, de modo que el ciclo de formación de puentes cruzados cesa y el músculo se relaja.

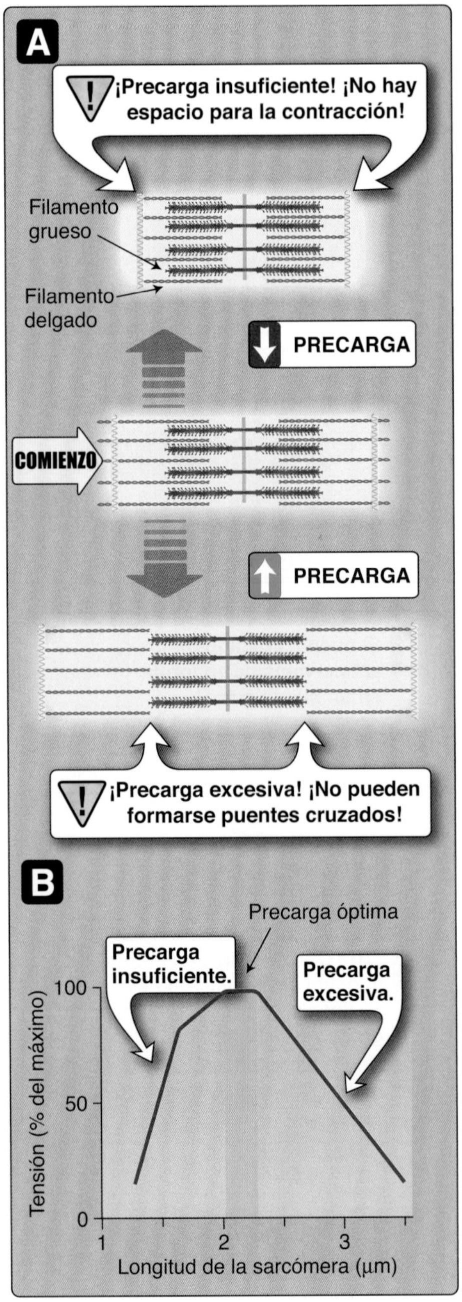

IV. MECÁNICA

Un músculo esquelético es un ensamblaje complejo de elementos contráctiles y elásticos. Cada ciclo de formación de puentes cruzados genera una unidad de fuerza que se transfiere a un tendón y se usa para, por ejemplo, mover un hueso, levantar una carga o tensar el diafragma. Parte de la fuerza generada durante la contracción se desperdicia al tensar elementos contráctiles, de modo muy parecido a una banda elástica cuando debe tensarse antes de comenzar a levantar un peso al que se le une (**tensión pasiva**). La comprensión del modo en que un músculo esquelético funciona *in vivo* comienza al nivel de la sarcómera.

A. Precarga

Los filamentos de actina están firmemente anclados en los extremos de las sarcómeras por los discos Z. La tracción que ejerce la miosina en los filamentos tira de los dos discos Z y los acerca entre sí, de modo que la sarcómera se acorta y el músculo se contrae. El acortamiento continúa hasta que los filamentos gruesos llegan a los discos Z y se detienen. Si ocurre la liberación de Ca^{2+} cuando los filamentos gruesos ya no pueden acercarse más a los discos Z, ya no puede ocurrir un mayor acortamiento (fig. 12-11A). El estiramiento de una sarcómera también puede impedir la contracción si separa físicamente los filamentos gruesos y delgados para evitar que interactúen. El rendimiento muscular es máximo cuando el potencial para la formación de puentes cruzados alcanza un nivel elevado (*véase* fig. 12-11B). El estiramiento de un músculo para optimizar las interacciones de actina y miosina se conoce como **precarga**. La longitud de la sarcómera es optima en el músculo esquelético en reposo, pero en el músculo cardiaco incrementar la precarga elevará aún más la producción de fuerza (*véase* 17·IV·D).

B. Poscarga

Aunque la contracción muscular implica innumerables ciclos de formación de puentes cruzados, la cantidad de fuerza que estos generan es finita. Como todo el mundo sabe por experiencia personal, algunas cargas son demasiado pesadas para poder levantarlas. La carga que un músculo debe levantar determina cuánta **tensión** debe desarrollar ese músculo para moverla o levantarla y se conoce como **poscarga**. La poscarga también deter-

Figura 12-11.
Efectos de la precarga en la producción de fuerza por el músculo esquelético.

Desde el punto de vista funcional existen dos tipos de contracción. Una contracción **isométrica** ocurre cuando un músculo no puede acortarse debido a una poscarga excesiva, aunque el ciclo de formación de puentes cruzados continúe. Un músculo sometido a contracción **isotónica** se acorta, pero mantiene una tensión constante. En la práctica, la mayoría de las contracciones es una combinación de ambos tipos.

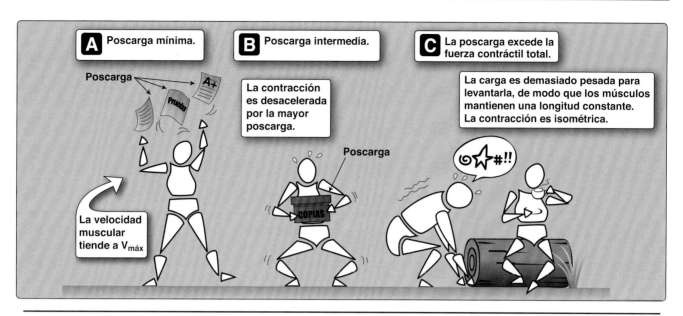

Figura 12-12.
Efectos de la poscarga en la velocidad de acortamiento del músculo esquelético. V máx = velocidad máxima.

mina la rapidez con que el músculo se contrae durante un levantamiento. Las cargas mínimas permiten al músculo contraerse a velocidad máxima, mientras que las cargas muy pesadas se levantan con lentitud (fig. 12-12).

C. Frecuencia de estimulación

Las motoneuronas suelen enviar señales de contracción por medio de andanadas de PA en vez de sólo uno. El número y la frecuencia de PA dentro de una andanada determina cuánta fuerza desarrolla el músculo durante la contracción (fig. 12-13).

1. **Fasciculación:** un PA individual dispara una respuesta mínima denominada **fasciculación** (fig. 12-13A). Los espasmos son breves y el desarrollo de tensión es mínimo. Al nivel celular, una sola PA desencadena una ligera oleada de Ca^{2+} desde el RS que se depura del sarcoplasma casi antes de que la contracción se haya iniciado.

2. **Sumatoria de frecuencias:** la contracción plena requiere PA adicionales. Los procesos eléctricos son muy rápidos comparados con los mecánicos, de modo que puede enviarse una segunda espiga unos pocos milisegundos después de la primera, aunque esté saliendo Ca^{2+} del RS. La segunda oleada de Ca^{2+} se suma a la primera, y la concentración de Ca^{2+} aumenta más; una tercera espiga la eleva incluso en mayor magnitud. Dado que la concentración de Ca^{2+} se relaciona con el ciclo de formación de puentes cruzados, la contracción y la tensión muscular aumentan en paralelo con el Ca^{2+}, un efecto conocido como **sumatoria de frecuencias** (fig. 12-13B).

3. **Tetania:** una contracción máxima requiere una descarga continua de espigas. Las concentraciones sarcoplásmicas de Ca^{2+} permanecen altas y el músculo no tiene oportunidad de relajarse. La tensión producida también alcanza niveles máximos y permanece así, una condición conocida como **tetania** (*véase* fig. 12-13C).

D. Reclutamiento

La sumatoria de frecuencias es un método impreciso para controlar la tensión muscular. Algunas tareas requieren un grado más fino de control,

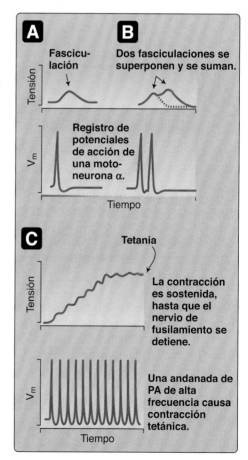

Figura 12-13.
Sumatoria y tetania del músculo esquelético. PA = potencial de acción; V_m = potencial de membrana.

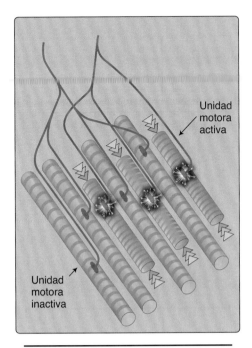

Figura 12-14.
Unidades motoras de músculo
esquelético.

y ello es posible al dividir los músculos en **unidades motoras**. Una unidad motora comprende un grupo de fibras que pueden estar separadas de forma espacial, pero están inervadas por la misma motoneurona α (fig. 12-14). Los músculos esqueléticos forman hasta 2 000 de dichas unidades motoras. El enfoque multiunitario permite que algunas unidades entren en tetania, incluso mientras otras se relajan. Ello hace posible que la fuerza contráctil se mantenga a un nivel constante y luego se incremente con suavidad (sumatoria de **múltiples fibras**). Permite además que el sistema nervioso central elija cuáles unidades musculares activar con base en su velocidad y la tarea por realizar.

V. TIPOS

El cuerpo plantea muchas demandas al músculo esquelético. Algunos músculos deben mantener una contracción por periodos prolongados (p. ej., músculos que controlan la postura), pero la latencia de respuesta no es un problema. A la inversa, otros músculos deben reaccionar con rapidez, pero sólo se usan para oleadas breves de actividad (p. ej., los músculos que controlan el movimiento ocular). Para enfrentar estas necesidades variadas, el organismo utiliza diversas clases de miocitos que difieren en la cantidad de fuerza que pueden desarrollar, su velocidad de contracción, la rapidez para fatigarse y su metabolismo. De manera tradicional, las fibras musculares se han dividido en dos grupos (*véase* la tabla 12-1). En la práctica, la mayoría de los músculos es una combinación de los tipos de fibras lentas y rápidas.

A. Lentas (tipo I)

Las fibras lentas expresan una isoforma de cadena pesada de miosina (CPM-I) que se contrae con lentitud, pero estas fibras tardan en fatigarse. Se usan, por ejemplo, para mantener la postura. Su energía proviene en mayor medida del metabolismo oxidativo, facilitado por un rico sistema vascular, las concentraciones elevadas de enzimas oxidativas, así como de mioglobina y mitocondrias en abundancia. La mioglobina da a las fibras lentas su color rojo.

B. Rápidas (tipo II)

Las fibras rápidas o de contracción rápida expresan isoformas CPM-II especializadas en el movimiento rápido, pero se fatigan pronto. Dependen

---

Aplicación clínica 12-4: trismo

El microorganismo del suelo *Clostridium tetani* produce la toxina tetánica. La bacteria suele ingresar en el cuerpo por un corte o una punción profunda y entonces es llevada por transporte axónico retrógrado en neuronas periféricas hasta la médula espinal. Aquí se encuentran las **células de Renshaw**, neuronas inhibitorias que constituyen un componente vital de un ciclo de retroalimentación, que en condiciones normales limita las contracciones musculares (*véase* 11·III·E). La toxina interfiere en la liberación del neurotransmisor por las células de Renshaw y de este modo se contraen los músculos de manera no regulada hasta el punto de tetania. El trismo es un síntoma inicial común en la intoxicación por toxina tetánica, que termina por provocar la enfermedad llamada tétanos. Las contracciones derivadas pueden

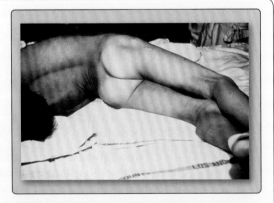

Opistótonos inducido por tétanos.

ser lo suficientemente intensas para fracturar los huesos. Todos los músculos esqueléticos se ven afectados, incluidos los respiratorios, lo cual explica la alta incidencia de muerte en esta enfermedad. El paciente que se ilustra presenta opistótonos, causado por la contracción tetánica de los músculos de la espalda.

Sexo biológico y envejecimiento 12-1: músculo esquelético

Las diferencias entre las musculaturas masculina y femenina aparecen tras la pubertad. Después de los 13 años de edad, los hombres desarrollan masa muscular y fuerza mayores en comparación con las mujeres, en especial en la parte superior del cuerpo (su masa muscular de la parte superior del cuerpo es ~30% mayor y ~25% mayor en la parte inferior). Estas diferencias se deben, ante todo, a la influencia de la testosterona y se efectúan mediante el incremento del diámetro de la fibra muscular. En los hombres las fibras tipo IIa parecen dominar, mientras que en las mujeres las fibras tipo I superan a las tipo IIa en los músculos como el cuádriceps vasto lateral. Esto conduce a velocidades de contracción más rápidas y una mayor susceptibilidad a la fatiga en el grupo predominante tipo IIa, mientras que la capacidad oxidativa y la resistencia a la fatiga son mayores en aquellos predominantes al tipo I.

El envejecimiento normal está acompañado de una reducción de 10% por década en la masa muscular (**sarcopenia**) y el rendimiento, que comienza después de los 30 años de edad, y deriva en una disminución de la masa de 30 a 50% y una reducción de 60% en la fuerza muscular (**dinapenia**) para los 80 años de edad. La mayor pérdida de fuerza en comparación con la masa indica un cambio en la calidad muscular relacionado con la edad. Los hombres y las mujeres se ven afectados de manera similar, pero ellas comienzan con menos masa muscular que los hombres y, por lo tanto, son más vulnerables a los efectos del envejecimiento. La masa muscular de la parte superior del cuerpo se ve afectada en mayor medida que aquella de la parte inferior, aunque esto puede deberse a un desuso y no a un envejecimiento saludable. La disminución se debe sobre todo a la reducción del diámetro de las miofibrillas, aunque el número de miocitos también decrece. Las fibras tipo II parecen estar más afectadas que las fibras tipo I. Las disminuciones en la fuerza se deben a cambios en el cerebro (corteza motora, corteza premotora y cerebelo) y las motoneuronas. En años posteriores la cantidad de motoneuronas también se reduce. Los grupos musculares denervados son reinervados por las motoneuronas sobrevivientes, lo que lleva a una remodelación extensa de la unidad motora con la edad. Los cambios relacionados con la edad en el acoplamiento de excitación-contracción incluyen sensibilidad disminuida a los estímulos motores; reducción del número de receptores de dihidropiridina, que lleva a un decremento en la liberación de Ca^{2+}; y descenso de la fuerza contráctil. De manera sorprendente, aunque la declinación progresiva de la función muscular no se puede detener, los individuos mantienen la capacidad de aumentar la masa muscular en ~200% con el entrenamiento físico, incluso en la novena década de vida.

más de la glucólisis como fuente de ATP que las fibras lentas. Las fibras rápidas son un grupo diverso que puede subdividirse en fibras **tipo IIa** y **tipo IIx** con base en la isoforma de miosina.

1. **Tipo IIa:** las fibras tipo IIa expresan CPM-IIa, un producto del gen *MYH2*. Estas se parecen a las fibras lentas en que dependen en mayor medida del metabolismo oxidativo, sostenido por grandes cantidades de mitocondrias y la presencia de mioglobina (que les da su color rojo), aunque también tienen vías glucolíticas bien desarrolladas. Estas propiedades permiten una amplia gama de actividades.

2. **Tipo IIx:** las fibras tipo IIx expresan una isoforma CPM-IIb (gen *MYH1*). Las fibras tipo IIx se especializan en contracciones de alta velocidad, como las que se utilizan en la carrera rápida (*sprint*). Son sobre todo glucolíticas y se fatigan con facilidad.

VI. PARÁLISIS

La UNM es un componente crítico de la vía de control motor porque funciona como un interruptor. Si una orden motora se interrumpe, el músculo se paraliza. La naturaleza ha diseñado varias toxinas potentes que atacan la UNM a fin de ayudar a los depredadores a inmovilizar a sus presas. De modo similar, la industria farmacéutica ha diseñado muchos fármacos que actúan en la UNM. Dos blancos primarios tanto de toxinas como de fármacos son el nAChR y la AChE.

A. Agentes que afectan a los receptores nicotínicos de acetilcolina

La señalización por nAChR puede ser bloqueada por agonistas y antagonistas, aunque el mecanismo de acción es distinto.

1. **Agonistas:** la succinilcolina está formada por dos moléculas de ACh unidas entre sí y que se juntan con facilidad al nAChR e inician la con-

Tabla 12-1: Tipos de fibras musculares y sus propiedades

	Lentas	Rápidas
Sinónimos	Rojas	Blancas
Actividad de miosina ATPasa	Lenta	Rápida
Resistencia a la fatiga	Alta	Baja
Capacidad oxidativa	Alta	Baja
Capacidad glucolítica	Baja	Alta
Contenido de mioglobina	Alto	Bajo
Volumen mitocondrial	Alto	Bajo
Densidad capilar	Alta	Baja

tracción. Sin embargo, la succinilcolina es resistente a la degradación por la AChE, lo cual permite que persista en la hendidura sináptica y continúe la estimulación al receptor. El resultado es la desensibilización del nAChR y la desactivación del canal de Na^+. En la práctica, esto significa que la señalización es bloqueada tras una contracción inicial. La succinilcolina se usa a menudo en clínica para paralizar el músculo traqueal y permitir la inserción del tubo endotraqueal. Sus efectos son bastante cortos, debido a que es degradada por la colinesterasa plasmática.

2. **Antagonistas:** dos toxinas naturales se unen con fuerza al nAChR e impiden que la ACh interactúe con el receptor. La **α-bungarotoxina** es un potente antagonista de nAChR que se encuentra en los venenos de serpientes elápidas (como el krait rayado y la cobra). El **curare** es sintetizado por algunas plantas en la región del Amazonas, en Sudamérica, y su ingrediente activo es la d-tubocurarina. Los cazadores tribales nativos aplican curare a las puntas de sus flechas para paralizar y abatir a sus presas. Los anestesiólogos usan fármacos similares (relajantes musculares) para limitar el movimiento de los pacientes durante algunos procedimientos quirúrgicos.

B. Agentes que afectan la actividad de la acetilcolinesterasa

La fisostigmina es un alcaloide natural que inhibe de manera reversible la AChE, lo cual posibilita que las concentraciones sinápticas de ACh aumenten y paralicen el músculo por estimulación prolongada. Los derivados sintéticos de la fisostigmina se usan para tratar los síntomas de la enfermedad autoinmunitaria **miastenia grave** (*véase* aplicación clínica 12-2).

Resumen del capítulo

- La mayoría de los **músculos esqueléticos** se une a huesos y trabaja en conjunto con ellos. Todos ellos constituyen un sistema de palancas articuladas que permiten al organismo moverse y manipular objetos.

- La fuerza tensil que permite a un músculo contraerse es generada por **grupos cabeza de miosina** con gasto de ATP. Dichos grupos inducen el acortamiento de los músculos al unirse a **filamentos de actina** y tirar de ellos.

- Las interacciones actina-miosina son iniciadas por la liberación de Ca^{2+} vía **troponina**. La troponina es una proteína sensible al Ca^{2+} que despeja los sitios de unión a miosina en el filamento de actina, al cambiar de posición la **tropomiosina**.

- Los monómeros de actina y miosina se ensamblan en **filamentos delgados** y **gruesos**, de manera respectiva. La superposición entre estos filamentos dentro de una sarcómera crea el patrón de bandas característico del **músculo estriado**.

- El músculo esquelético está bajo control voluntario. Una señal de contracción es enviada al músculo por una **motoneurona** ∝. La neurona libera **acetilcolina (ACh)** en la unión neuromuscular, y la ACh se une a un **receptor nicotínico de ACh** en la membrana postsináptica. La unión inicia un **potencial de acción** que se propaga por la superficie de la fibra muscular.

- El potencial de acción se distribuye a las sarcómeras individuales a través de los **túbulos transversos**. El acoplamiento de excitación–**contracción** comienza en las **tríadas**, uniones especializadas dentro de los túbulos en sitios en que el **sarcolema** y el **retículo sarcoplásmico (RS)** están en aposición estrecha.

- El RS contiene altas concentraciones de Ca^{2+} unido a **calsecuestrina**. La apertura de los **canales liberadores de Ca^{2+}** en la membrana del RS permite que las reservas se viertan en el sarcoplasma. El aumento derivado de la concentración sarcoplásmica de Ca^{2+} inicia el ciclo de **formación de puentes cruzados** y la **contracción**.

- La fuerza que un músculo genera depende de la longitud de la sarcómera (**precarga**). La generación de fuerza máxima ocurre cuando la superposición de filamentos gruesos y delgados es óptima. La precarga excesiva o insuficiente reduce la capacidad para generar fuerza.

- La máxima velocidad de contracción se observa cuando un músculo se descarga. Aumentar la **poscarga** reduce la velocidad de contracción.

- Los potenciales de acción individuales producen **fasciculaciones** y fuerza mínima. Aumentar la frecuencia de los potenciales de acción incrementa la fuerza por **sumatoria**. La estimulación constante deriva en **tetania**.

- La mayoría de los músculos esqueléticos es una combinación de **fibras lentas** y **rápidas**. Las fibras lentas se contraen con lentitud, pero pueden hacerlo de manera sostenida. Las fibras rápidas son capaces de respuesta rápida y fuerza contráctil elevada, pero se **fatigan** pronto.

- La interferencia en uno o más pasos del acoplamiento de excitación–contracción puede ocasionar **parálisis** muscular. Los fármacos y toxinas naturales que paralizan los músculos suelen hacerlo al interrumpir las señales en la unión neuromuscular.

Músculo liso

13

I. GENERALIDADES

El músculo esquelético está diseñado para contraerse con rapidez con el fin de facilitar actividades como correr, saltar y lanzar, además de estar bajo control voluntario. Sin embargo, el cuerpo humano desempeña innumerables actividades involuntarias que requieren un tipo de músculo capaz de una rápida contracción para regular, por ejemplo, la cantidad de luz que cae sobre la retina (esto es, los músculos que controlan el diámetro de la pupila), pero que también pueda sostener una contracción durante 1 h o más (p. ej., el esfínter anal interno). Estas y otras funciones fisiológicas son responsabilidad del músculo liso. La tarea más común del músculo liso implica ajustar el diámetro luminal de las estructuras huecas. Por ejemplo, el músculo liso está dispuesto en capas dentro de las paredes de los vasos sanguíneos, las vías respiratorias y los intestinos (fig. 13-1). En vasos sanguíneos y vía aérea, el estado contráctil del músculo liso regula el flujo sanguíneo y el respiratorio, de forma respectiva. En el tubo digestivo (GI), las contracciones del músculo liso secuenciadas se utilizan para mover los alimentos y productos digestivos por toda su longitud. Algunas de las funciones del músculo liso se resumen en la tabla 13-1. Las distintas funciones han necesitado adaptaciones en su estructura y función que dificultan las generalizaciones. De igual manera, mientras el músculo esquelético se activa a través de la acetilcolina (ACh) liberada de una terminal nerviosa somática, el músculo liso puede ser activado por estímulos químicos, eléctricos o mecánicos, y el estado contráctil puede modularse mediante cientos de ligandos (neurotransmisores, hormonas y paracrinas). Muchos de los detalles de la estructura y función del músculo liso permanecen bajo investigación activa, pero su función central es generar fuerza, la cual se logra a través de los mismos principios aplicados para el músculo esquelético. La contracción comienza cuando la concentración intracelular de Ca^{2+} aumenta, y la fuerza se genera cuando los grupos cabeza extendidos desde un filamento grueso de **miosina** se fijan y jalan a los filamentos más delgados de **actina**

II. ESTRUCTURA

El músculo liso, al igual que el estriado, desarrolla fuerza por medio de las interacciones actina–miosina. Las concentraciones de miosina son mucho menores en el músculo liso en comparación con otros tipos de músculos, pero los niveles de actina son similares.

A. Unidades contráctiles

Células individuales de músculo liso contienen pequeñas unidades contráctiles de filamentos gruesos y delgados yuxtapuestos (**minisarcómeros**). Debido a que estos sarcómeros no se encuentran alineados por

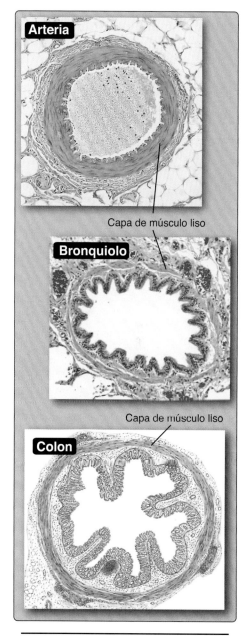

Figura 13-1.
Músculo liso arterial, de vías respiratorias y de colon.

Tabla 13-1: Funciones del músculo liso

Localización	Función
Vasos sanguíneos	Control del diámetro, regulación del flujo sanguíneo
Vías respiratorias	Control del diámetro, regulación del flujo de aire
Tubo digestivo	Tono, motilidad, esfínteres
Sistema urinario	Impulsa la orina hacia el uréter, tono de la vejiga, esfínter interno
Aparato reproductor masculino	Secreciones, impulsa el semen
Aparato reproductor femenino	Propulsión (trompas de Falopio), parto (miometrio uterino)
Ojo	Control del diámetro pupilar (músculo del iris) y curvatura del cristalino (músculo ciliar)
Riñón	Regulación glomerular (células del mesangio)
Piel	Erección del vello (músculos erectores)

los discos Z adyacentes, como es el caso en los músculos esquelético y cardiaco, no hay estrías visibles bajo luz polarizada. La falta de estrías da al "músculo liso" su nombre.

1. **Filamentos gruesos:** la miosina del músculo liso posee una estructura terciaria similar a la del músculo estriado, pero su secuencia de aminoácidos es distinta. La miosina del músculo liso es hexamérica, al igual que otros tipos musculares, y contiene dos **cadenas pesadas de miosina** (**MHC**) que incluyen las regiones de cabeza y cuello, y dos pares de **cadenas ligeras de miosina** (**MLC**; una **cadena ligera esencial** de 17–kDa y otra **cadena ligera reguladora** de 20–kDa, también conocida como **MLC$_{20}$**). Las cabezas de miosina contienen actividad de ATPasa y un sitio de fijación a actina. Existen isoformas rápidas y lentas de cadenas pesadas y ligeras. Los filamentos gruesos tienen una longitud de ~1.6 μm.

2. **Filamentos delgados:** tienen una longitud promedio de 4.5 μm y pueden contener dos isoformas diferentes de **actina del músculo liso** (**SMA**): α SMA y γ SMA. La α SMA es dominante en el músculo liso vascular, mientras que la γ SMA está restringida en gran medida al tubo GI. Los filamentos delgados en el músculo estriado están relacionados con la troponina, por lo cual la contracción depende del Ca^{2+}. El músculo liso no contiene troponina, pero la SMA sí está relacionada con dos inhibidores de miosina ATPasa dependientes de Ca^{2+}, **caldesmona** y **calponina**, que pueden tener una función similar a la troponina. Sus propiedades se han estudiado en gran medida *in vitro*, pero su papel *in vivo* aún es motivo de debate.

B. Ensamblaje

Para que un miocito ejerza una cantidad de fuerza útil, sus unidades contráctiles deben alinearse *grosso modo* con la dirección en la que tiran. Las unidades contráctiles individuales de músculo liso están ancladas por **cuerpos densos** con alto contenido en actinina-α (**desmosomas**) que se encuentran diseminados en todo el sarcoplasma (fig. 13-2), los cuales se cree que son el equivalente funcional de los discos Z en el músculo estriado (*véase* 12·II·C·1). Las matrices contráctiles se alinean dentro del sistema citoesquelético mediante una red de filamentos intermedios que comprenden a la **vimentina** y la **desmina**; sus cantidades relativas dependen del tipo de músculo liso. Las matrices están sujetas al sarcolema por **adhesiones focales** (también conocidas como **placas densas**; *véase* fig. 13-2), que son conjuntos complejos de proteínas de unión a actina, integrinas y ~80 proteínas que enlazan el citoesqueleto a las células adyacentes y la matriz extracelular. Las adherencias focales ayudan a la transmisión directa de fuerza durante la contracción.

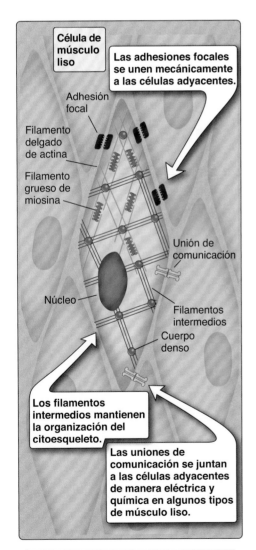

Célula de músculo liso

Las adhesiones focales se unen mecánicamente a las células adyacentes.

Adhesión focal

Filamento delgado de actina

Filamento grueso de miosina

Unión de comunicación

Núcleo

Filamentos intermedios

Cuerpo denso

Los filamentos intermedios mantienen la organización del citoesqueleto.

Las uniones de comunicación se juntan a las células adyacentes de manera eléctrica y química en algunos tipos de músculo liso.

Figura 13-2.
Organización del músculo liso.

C. Sistemas de membrana

La contracción en cualquier tipo de músculo se inicia cuando la concentración intracelular de Ca^{2+} se eleva sobre las de reposo (0.1 μmol/L). En el músculo estriado esto involucra el influjo de Ca^{2+} a través del sarcolema mediante tétradas concentradas de **canal de Ca^{2+} tipo-L** en los túbulos transversos (T) y la **liberación de Ca^{2+}** desde el **retículo sarcoplásmico** (**RS**; *véase* 12·III). Las contracciones del músculo liso se desencadenan de manera similar por la entrada de Ca^{2+} a través del sarcolema y la liberación de Ca^{2+} desde el RS.

1. **Sarcolema:** las células del músculo liso no contienen túbulos T, sino que presentan matrices lineales de **caveolas** que tal vez tengan una función relacionada (fig. 13-3). Las caveolas son sacos sarcolémicos en forma de matraz, de 50 a 100 nm, que forman uniones estrechas (15-30 nm) con el RS subyacente. Las caveolas contienen concentraciones de **balsas lipídicas**, que son pequeñas plataformas lipídicas enriquecidas con colesterol y esfingolípidos. Las balsas de **lípidos** son densas con moléculas de señalización, incluidos los **receptores acoplados a proteína G** (**RAPG**) y sus diversos intermediarios posteriores. También contienen grupos de canales, incluidos los de Ca^{2+} tipo-L.

2. **Retículo sarcoplásmico:** las células del músculo liso presentan extensas redes tubulares de RS que almacenan el Ca^{2+} a ~1 mM para su liberación a la contracción. El RS del músculo liso también contiene dos tipos de canales de liberación de Ca^{2+}. Ambos son estructuras tetraméricas con un poro en el centro. Los canales de **liberación de calcio inducida por el calcio** (**LCIC**) son abiertos por el Ca^{2+} que ingresa al miocito a través de los canales de Ca^{2+} dependientes del voltaje en el sarcolema. El RS del músculo liso también presenta un **canal de Ca^{2+} dependiente de IP_3**. El IP_3 es un segundo mensajero que comunica la unión de una o más señales químicas, que incluyen múltiples hormonas y neurotransmisores (p. ej., noradrenalina y ACh) a la superficie celular de los RAPG (*véase* 1·VII·B).

D. Unión neuromuscular

El músculo liso es regulado por **el sistema nervioso autónomo** (**SNA**). Según la función y localización en el cuerpo, el músculo liso puede recibir impulsos del **sistema nervioso simpático**, el **sistema nervioso parasimpático** y el **sistema nervioso entérico**. La unión neuromuscular del SNA está menos desarrollada que la del músculo esquelético, pero sus estructuras pre y postsinápticas están dispuestas de modo similar. Los eferentes del SNA pueden entrar en contacto con las células del músculo liso a través de una serie de **varicosidades** (tumefacciones) espaciadas a lo largo de un axón, cada una de las cuales es un sitio de unión neuromuscular (*véase* fig. 7-6).

III. EXCITACIÓN – ACOPLAMIENTO DE CONTRACCIÓN

El número de señales que compiten entre sí por el control de las funciones en el músculo liso es inmenso (cientos). Algunas de estas señales promueven la contracción y otras la relajación, pero, al final, la mayoría converge en el Ca^{2+} al igual que en otros tipos musculares. La diferencia fundamental entre los músculos liso y esquelético consiste en que el paso sensible a Ca^{2+} se ha transferido desde el filamento delgado (mediante la troponina y la tropomiosina) al filamento grueso (vía la fosforilación de la miosina).

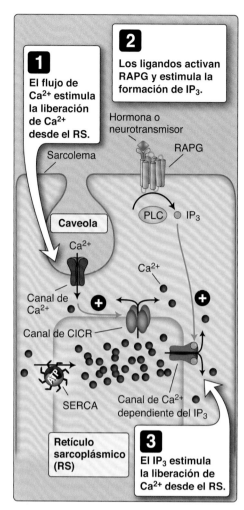

Figura 13-3.
Fuentes de Ca^{2+}. CICR = liberación de calcio mediada por calcio; IP3 = trifosfato de inositol; LCIC 5 liberación de Ca^{2+} inducida por Ca^{2+}, PLC = fosfolipasa C; RAPG = receptor acoplado a proteína G; RS = retículo sarcoplásmico; SERCA = bomba de calcio de retículo sarcoplásmico.

Aplicación clínica 13-1: síndrome de intestino irritable

El síndrome de intestino irritable es un trastorno GI asociado con cólicos intestinales, aumento de la flatulencia y alteración de los hábitos intestinales. Se desconoce su causa o tratamiento. Las opciones de tratamiento son limitadas, e incluyen antiespasmódicos orales como la hioscamina-L, un análogo de la atropina.[1] La atropina es un alcaloide colinérgico antagonista del receptor que bloquea el aumento en la contractilidad del músculo liso del tubo digestivo y la vejiga urinaria inducido por el sistema nervioso parasimpático. El músculo se relaja y alivia el dolor cólico. Los remedios naturales incluyen el aceite de menta, que genera un efecto relajante similar en el músculo liso. Debido a que este aceite también relaja los esfínteres, está contraindicado para individuos con enfermedad del reflujo gastroesofágico (ERGE). La ERGE está relacionada con la disfunción del esfínter esofágico inferior (EEI). El aceite de menta aumenta la contractilidad de dicho esfínter y, por tanto, exacerba los síntomas de la ERGE.

A. Fuentes de calcio

La contracción comienza cuando las concentraciones de Ca^{2+} sarcoplásmico se elevan. Tres posibles fuentes de Ca^{2+} en el músculo son el flujo de Ca^{2+} dentro del sarcolema, la LCIC del RS y la liberación de Ca^{2+} mediado por IP_3 desde el RS. Las contribuciones relativas de estas vías a la elevación neta en la concentración intracelular de Ca^{2+} varían según el tipo de músculo liso, su localización e inervación.

1. **Entrada de calcio:** las células del músculo liso expresan al menos dos clases de canales de Ca^{2+} que median la entrada de Ca^{2+}: los canales de Ca^{2+} tipo-L y los **canales de Ca^{2+} operados por receptores (CCOR)**.

   a. **Canales de Ca^{2+} tipo-L:** canales dependientes del voltaje que se abren en respuesta a la despolarización de la membrana. La despolarización de la membrana puede ocurrir debido al estiramiento de la membrana y la activación de los mecanorreceptores (p. ej., en el músculo liso vascular, donde el estiramiento activa una respuesta miogénica; *véase* 19·II·A), la llegada de una onda de excitación de células adyacentes a través de **uniones de comunicación** o la activación de CCOR.

   b. **Canales de Ca^{2+} operados por receptores:** la mayoría de las células del músculo liso expresa uno o más CCOR. Por ejemplo, el músculo liso visceral expresa CCOR muscarínicos, en tanto el músculo liso vascular expresa CCOR adrenérgicos. A pesar de que los flujos de Ca^{2+} mediados por CCOR son un tanto menores e insuficientes para sostener la contracción por sí mismos, sí despolarizan células para potenciar (o iniciar) el influjo de Ca^{2+} y la contracción mediante los canales de Ca^{2+} tipo-L.

2. **Liberación de calcio inducida por calcio:** los canales de LCIC están agrupados dentro del RS. Los flujos a través de canales individuales se pueden visualizar como "**chispas de Ca^{2+}**" en estudios de imagen fluorescente. La LCIC amplifica pequeños cambios en la concentración sarcoplásmica de Ca^{2+}, lo que provoca que los niveles intracelulares aumenten a concentraciones que inicien o potencien la contracción muscular o activen otros canales sensibles a Ca^{2+} o moléculas reguladoras. Así, en algunos tipos de músculo liso la LCIC potencializa la contracción, mientras que en otros la liberación de Ca^{2+} relaja el músculo al abrir canales K^+ dependientes de Ca^{2+} que hiperpolarizan la membrana y disminuyen la probabilidad de apertura de canales Ca^{2+} tipo-L.

3. **Liberación de Ca^{2+} mediada por IP_3:** la mayoría de los tipos de músculo liso expresa una rica variedad de **RAPG** que inicia la contracción a través de la formación de IP_3. Cuando las concentraciones intracelulares de IP_3 se elevan, el canal de Ca^{2+} dependiente del IP_3 se abre en el RS y se liberan las reservas de Ca^{2+} (*véase* fig. 13-3). La liberación de Ca^{2+} mediada por IP_3 y la contracción del músculo liso pueden (y con frecuencia lo hacen) suceder de manera independiente de un potencial de acción (PA) u otro cambio en el potencial de membrana (V_m), y esto se conoce como **acoplamiento farmacoquímico**. La vía de IP_3 es un medio principal para iniciar la contracción en el músculo liso. Otros RAPG pueden modular la contracción al potenciar o inhibir esta vía.

[1]Para un mayor análisis sobre los espasmódicos, *véase LIR Farmacología*, 7.ª ed., pp. 63-64.

B. Contracción

En el músculo estriado la elevación de las concentraciones intracelulares de Ca^{2+} provocan que la troponina se aleje de la tropomiosina de los sitios de fijación de miosina dentro del filamento actina (*véase* 12·III·B). La miosina del músculo estriado tiene una elevada actividad intrínseca de ATPasa y, con los sitios de fijación expuestos, la contracción procede con rapidez. En el músculo liso, la ATPasa permanece inactiva hasta que se fosforila la cadena ligera reguladora de MLC_{20}. La **calmodulina (CaM)** percibe un aumento en el Ca^{2+} sarcoplásmico, el cual a su vez activa la **cinasa de cadena ligera de miosina (MLCK)** como se ilustra en la figura 13-4. La MLCK fosforila al MLC_{20} y, en presencia del ATP, el grupo de la cabeza de la miosina es capaz de adelantarse y adherirse a un sitio de fijación en el filamento delgado de actina. Procede entonces el ciclo de puentes transversales mediante idéntico mecanismo al descrito para el músculo estriado (*véase* 12·III·B).

C. Relajación

La relajación muscular ocurre cuando las concentraciones sarcoplásmicas de Ca^{2+} se renormalizan. Debido a que la contracción del músculo liso implica la acción de una cinasa y un paso de fosforilación, la relajación requiere una fosfatasa.

1. **Renormalización del calcio:** cuando la señalización excitatoria finaliza, las ATPasas del Ca^{2+} y los intercambiadores de Na^+-Ca^{2+} expulsan al Ca^{2+} hacia el exterior de la célula, para más adelante devolverlo al RS mediante una **ATPasa del Ca^{2+} del retículo sarco(endo)plásmico (RSECA)** (fig. 13-5). Enseguida se desactiva la MLCK.

2. **Recarga de las reservas:** los transportadores de Ca^{2+} del sarcolema y el RSECA renormalizan con rapidez las concentraciones sarcoplásmicas de Ca^{2+}. Debido a que cantidades variables de Ca^{2+} pueden extraerse de la célula, es posible que las reservas de RS necesiten recargarse al máximo con Ca^{2+} proveniente del exterior de la célula mediante un **canal de Ca^{2+} operado por las reservas (COR)**. La recarga ocurre en regiones especializadas donde el RS entra en contacto con el sarcolema. Los depósitos agotados son detectado por **Stim1**, lo que provoca su cambio de conformación y señal a **Orai**. Orai es una subunidad del COR sarcolómico. El COR luego se abre, lo que admite un influjo sostenido de Ca^{2+} para la captación por el RS (*véase* fig. 13-5).

3. **Desfosforilación:** cuando el regulador de miosina de cadenas ligeras (MLC_{20}) es fosforilado, el ciclo de puentes transversales continúa mientras se disponga de ATP para generar la contracción. La relajación del músculo liso es, por tanto, dependiente de la **fosfatasa cinasa de cadena ligera de miosina (MLCP)**, que es activa desde el punto de vista constitutivo y se encuentra siempre deshaciendo el trabajo de MLCK. La MLCP es una cortadora de proteínas que comprende un dominio catalítico de proteína fosfatasa 37-kDa (PP1c), una subunidad de 110 a 130-kDa de fijación de miosina (fosfatasa de miosina subunidad 1 [MIPT1]) y una subunidad 20-kDa. Cuando las concentraciones sarcoplásmicas de Ca^{2+} disminuyen y los MLCK se desactivan, la fosfatasa de miosina elimina con rapidez los grupos fosfato de MLC_{20} y el músculo se relaja.

D. Formación del puente del estado contráctil

Si se desfosforila la miosina cuando aún se encuentra adherida a la actina, se asegura o "pega" en su lugar. Los puentes del estado contráctil poseen un ciclo intrínseco lento que permite a los vasos sanguíneos, esfínteres y

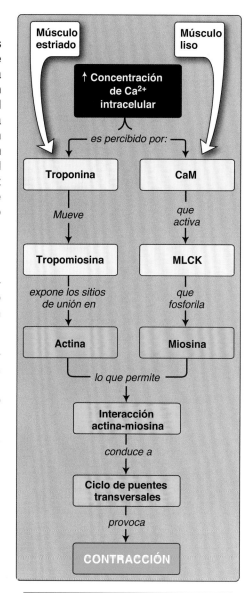

Figura 10-4.
Diferencias entre los eventos que facilitan el ciclo de puentes transversales en los músculos liso y estriado. MLCK = cinasa de la cadena ligera de miosina.

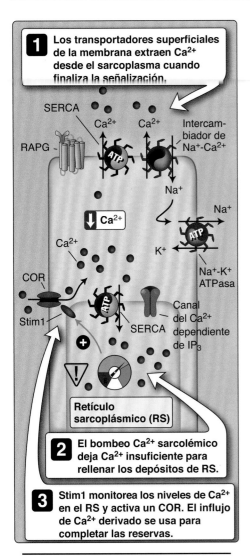

1 Los transportadores superficiales de la membrana extraen Ca²⁺ desde el sarcoplasma cuando finaliza la señalización.

SERCA

Ca²⁺   Ca²⁺   Intercambiador de Na⁺-Ca²⁺

RAPG

Na⁺

Ca²⁺

Na⁺

Ca²⁺

K⁺

Na⁺-K⁺ ATPasa

COR

Stim1

SERCA

Canal del Ca²⁺ dependiente de IP₃

Retículo sarcoplásmico (RS)

2 El bombeo Ca²⁺ sarcolémico deja Ca²⁺ insuficiente para rellenar los depósitos de RS.

3 Stim1 monitorea los niveles de Ca²⁺ en el RS y activa un COR. El influjo de Ca²⁺ derivado se usa para completar las reservas.

Figura 13-5.
Manejo de Ca²⁺ durante la relajación del músculo liso. COR = canal de Ca²⁺ operado por las reservas; GPRC = receptor acoplado a proteína G; SERCA = bomba de calcio del retículo sarcoplásmico

órganos huecos mantener contracciones durante largos periodos con un uso mínimo de ATP (~1% de la cantidad requerida para que el músculo esquelético realice la misma función). Debido a que los puentes del estado contráctil son eventos de la contracción, sólo pueden tener lugar si los niveles intracelulares de Ca²⁺ permanecen elevados de forma mínima con respecto al medio circundante. Aunque se desconocen muchos detalles de la formación, terminación y regulación de los puentes de estado contráctil, la capacidad para formarlos resulta una propiedad única y fundamental del músculo liso.

E. Regulación

En el músculo estriado, la regulación de fuerza suele ocurrir a través del control en la concentración de Ca²⁺ intracelular. En el músculo liso, la fuerza se regula mediante cambios en el estado de fosforilación del MLC₂₀. El desarrollo de la fuerza depende de la formación de puentes transversales, que sólo ocurre cuando se fosforila el MLC₂₀. Debido a que el estado de fosforilación de MLC₂₀ depende de Ca²⁺, MLCK y MLCP, existen múltiples posibles puntos de control. Tres vías reguladoras principales implican **ROCK** (una superhélice asociada con Rho que contiene proteína cinasa, or **cinasa-Rho**), la **proteína cinasa C** (**PKC**), y, en algunos tejidos, **proteína cinasa G** (**PKG**), como se muestra en la figura 13-6.

1. **Cinasa-Rho:** ROCK es una cinasa proteínica serina-treonina regulada por RhoA, una proteína G. RhoA se activa de manera indirecta y después de la fijación de RAPG con, por ejemplo, noradrenalina, angiotensina II, endotelina o cualquier otro ligando. ROCK tiene varios objetivos, que incluyen MYPT1. La fosforilación inhibe MLCP y como resultado promueve la contracción. ROCK también presenta una actividad similar a MLCK y estimula la contracción a través de efectos directos sobre el MLC₂₀. Nótese que esta vía actúa de manera independiente a cualquier variación en la concentración sarcoplásmica de Ca²⁺.

2. **Proteína cinasa C:** los agonistas encargados de activar la fosfolipasa C y promover la contracción mediante IP₃ activan al mismo tiempo la PKC. La PKC también fosforila a muchas proteínas reguladoras de la contracción, que incluyen **CPI-17** (proteína inhibidora potenciada por PKC de 17 kDa). La IFP-17 es una proteína endógena que se une al dominio catalítico MLCP PP1c y lo inhibe, por tanto promueve la contracción. ROCK también fosforila a la CPI-17 *in vitro*, pero no se ha resuelto del todo la posible importancia para la función contráctil *in vivo* del músculo liso.

‖ La contractilidad mediada por ROCK y PKC aumenta a causa de un fenómeno conocido como **"sensibilización al Ca²⁺"**. La sensibilización al Ca²⁺ se refiere a un cambio observado en la dependencia del Ca²⁺ de la contractilidad hacia valores inferiores de Ca²⁺ intracelular libre después de fijarse a una hormona o un transmisor.

3. **Proteína cinasa G:** PKG es activada por GMPc, que es producto de la guanilil ciclasa (GC). En el músculo liso vascular, el óxido nítrico (NO) activa una GC soluble, que estimula la actividad de una isoforma PKG común al músculo liso (PKG1α). La PKG-1α se une a un dominio de cremallera de leucina carboxiterminal en MYPT1, lo que lo activa y promueve la relajación del músculo liso. La expresión del MLCP sensible a PKG puede estar limitada al músculo liso vascular porque el NO no tiene efecto en gran parte de los otros tipos de músculo liso.

Aplicación clínica 13-2: disfunción eréctil

La erección del pene durante la excitación sexual del varón es resultado de un incremento del flujo sanguíneo y la consiguiente congestión de tres cavidades sinusoidales dentro del pene (los **cuerpos cavernosos** y el **cuerpo esponjoso**). El flujo sanguíneo hacia estas cavidades está regulado, al menos en parte, por los nervios colinérgicos que señalizan a través de la liberación de óxido nítrico (NO). El NO relaja las trabéculas intracavernosas, lo cual comprime las células del músculo liso revestidas por el endotelio. La relajación permite al tejido eréctil llenarse de sangre en preparación a la actividad sexual. El NO es una molécula de señalización de corta vida que desencadena sus efectos a través de la activación de la guanilato ciclasa, la formación de GMPc y la fosforilación de proteínas reguladas por la proteína cinasa G. Los varones con dificultad para lograr o mantener la erección se han beneficiado al disponer de fármacos como el sildenafil y tadalafil, que son inhibidores[1] de la fosfodiesterasa (PDE). Las PDE degradan el GMPc y terminan la señalización. La inhibición de PDE aumenta las concentraciones locales de NO, lo cual permite que se mantenga la erección.

IV. REMODELADO CITOESQUELÉTICO

Además de la unidad contráctil tradicional (minisarcómero), el citoesqueleto también desempeña un papel en la producción de fuerza lisa. Esta producción de fuerza es menor a la comparada del minisarcómero, pero dos beneficios de los cambios del citoesqueleto son adaptarse a los cambios en la longitud y alterar la rigidez.

A. Adaptación de longitud

El músculo liso regula el tono de la pared en un gran número de órganos huecos, cuya dimensión luminosa es variable. Por ejemplo, el volumen del lumen de la vejiga urinaria aumenta de ~6 a ~500 mL en su máxima capacidad, y aun así el músculo detrusor dentro de sus paredes es capaz de contraerse y expulsar la orina en cualquier punto del ciclo de llenado. Durante el llenado de la vejiga puede esperarse que los minisarcómeros se estiren hasta sus límites fisiológicos. El estiramiento del músculo estriado reduce el grado de superposición actina–miosina y limita la contractilidad, pero el músculo liso es único en cuanto a que se puede adaptar a este esfuerzo y retiene una contractilidad completa incluso con una mayor longitud. Cuando las arteriolas se estimulan para contraerse, los monómeros de actina G se incorporan a la actina F filamentosa, mientras que la relajación y dilatación arteriolar se acompañan de una desarticulación de actina F (fig. 13-7). Los filamentos de miosina se ven afectados de manera similar.

B. Isoformas de actina y miosina alternas

El músculo liso contiene múltiples isoformas de actina y miosina, sólo un subconjunto de las cuales se incorporan a los minisarcómeros. Durante la

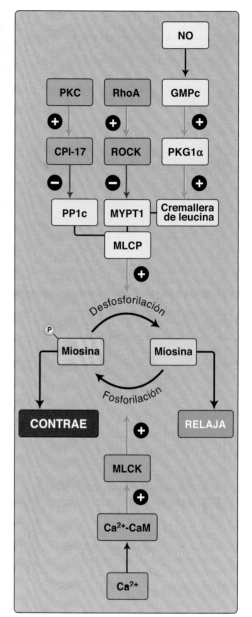

Figura 13-6.
Vías que regulan la contracción del músculo liso. MLCK = cinasa de miosina de cadena ligera; MLCP = fosfatasa cinasa de miosina de cadena ligera; MYPT1 = subunidad unidora de miosina MLCP; NO = óxido nítrico; PKC = proteína cinasa C; PKG-1α = proteína cinasa G1α; PP1c = subunidad de proteína fosfatasa MLCP; ROCK = cinasa-Rho.

[1]Para un análisis de inhibidores de la *fosfodiesterasa, véase LIR Farmacología*, 7.ª ed., p. 245.

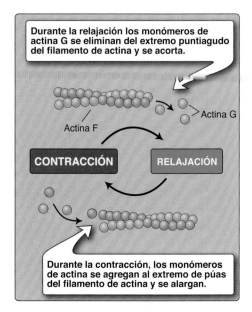

Durante la relajación los monómeros de actina G se eliminan del extremo puntiagudo del filamento de actina y se acorta.

Actina G

Actina F

CONTRACCIÓN   RELAJACIÓN

Durante la contracción, los monómeros de actina se agregan al extremo de púas del filamento de actina y se alargan.

Figura 13-7.
Remodelado citoesquelético.

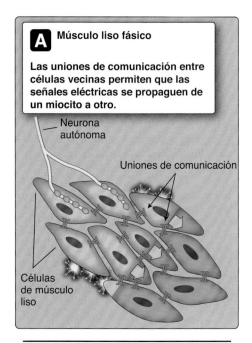

A Músculo liso fásico

Las uniones de comunicación entre células vecinas permiten que las señales eléctricas se propaguen de un miocito a otro.

Neurona autónoma

Uniones de comunicación

Células de músculo liso

Figura 13-8.
Control de la contractilidad en el músculo liso fásico y tónico.

unión del agonista, las isoformas alternadas de miosina pueden interactuar con la actina y la matriz extracelular. Esta interacción puede desarrollar una pequeña cantidad de fuerza y proporcionar a los minisarcómeros una estructura más acanalada de la cual tirar.

V. TIPOS

El músculo liso es un tipo de tejido diverso que puede ser difícil de catalogar. Una de las clasificaciones más útiles se basa en la función. **El músculo liso fásico** se contrae en forma transitoria cuando se le estimula. Sus ejemplos incluyen músculos que forman las paredes del tubo digestivo (estómago, intestino delgado, intestino grueso) y las vías urogenitales (uréteres, vejiga urinaria, vasos deferentes, trompas de Falopio, útero). El **músculo liso tónico** es capaz de contracciones sostenidas, una competencia a menudo útil para mantener constante el tono muscular. Los ejemplos incluyen grandes venas, esfínteres GI (p. ej., el esfínter esofágico inferior, esfínter pilórico) y los músculos oculares ciliares y del iris. La mayoría de los órganos suele contener una combinación de músculo liso fásico y tónico adaptado a necesidades funcionales específicas, como en el caso del tracto GI anterior (es decir, paredes *versus* esfínteres).

A. Fásico

El músculo liso fásico funciona como una sola unidad, con todos los miocitos dentro de la unidad interconectados por uniones de comunicación (fig. 13-8A). Los cambios en el potencial de acción (V_m) de una célula se propagan a través de uniones de comunicación hasta que afectan a todas las células dentro de la unidad. Las contracciones del músculo esquelético son eventos de todo o nada, pero el músculo liso puede responder a la despolarización con una contracción gradual; un PA y una contracción más fuerte; o no mostrar respuesta, lo que depende de la ubicación. El músculo liso fásico suele contraerse y reaccionar mucho más rápido que el músculo liso tónico. Esto es posible por la expresión de un programa genético de contracción rápida. El programa incluye isoformas rápidas de MLC, MHC y la expresión aumentada de MLCK y MYPT1. Las isoformas MLC y MHC rápidas incrementan la velocidad de acortamiento muscular, pero suelen ser 10 a 20 veces más lentas que las isoformas de la miosina del músculo esquelético. Los PA del músculo liso pueden iniciarse mediante nervios o marcapasos.

1. **Potenciales de acción:** los PA del músculo liso se caracterizan por ser lentos, y su forma y curso temporal son muy variables. El potencial de acción está mediado por los canales Ca^{2+} tipo-L, al igual que el PA "lento" de la célula nodal cardiaca (*véase* 16 V·B). El influjo del Ca^{2+} inicia la contracción de manera simultánea y abre los grandes canales de conductancia de K^+ activados por Ca^{2+} (canales BK). Juntos, la desactivación del canal Ca^{2+} y el flujo de salida del K^+ mediado por BK, ayudan en la repolarización de la membrana y dan paso al PA descendente. La actividad de BK también se puede modular para aumentar o disminuir la probabilidad de formación del PA. Por ejemplo, en el músculo liso vascular el NO aumenta la actividad de BK, lo que causa hiperpolarización de la membrana, relajación y disminución de la probabilidad de formación de PA.

2. **Marcapasos:** algunas células del músculo liso son capaces de generar cambios espontáneos del V_m. Por ejemplo, en el tubo digestivo las células intersticiales de Cajal son marcapasos que generan "ondas lentas"

eléctricas con una periodicidad de ~3 a 20 ciclos por minuto, según la localización. Estas ondas se diseminan a través de las uniones de comunicación a las células de músculo liso adyacentes y después a todo el cuerpo del músculo. Una onda de contracción puede entonces seguir su estela.

B. Tónico

El músculo liso tónico se asemeja al músculo esquelético en que los miocitos individuales o los grupos de miocitos funcionan de manera independiente de sus vecinos (*véase* fig. 13-8B). Esta característica permite un control más fino de los movimientos, lo cual es una ventaja para el control preciso del diámetro pupilar y la forma del cristalino, por ejemplo. El control multiunidad también permite que la fuerza se incremente mediante el reclutamiento, al igual que la fuerza del músculo esquelético se controla mediante combinaciones de unidades motoras aisladas (*véase* 12·IV·D). Por lo regular, el músculo liso tónico no genera PA y, de hecho, la contracción en ocasiones ocurre en ausencia de cualquier cambio en el V_m a través de las vías descritas en la sección III. El músculo liso tónico suele expresar las isoformas más lentas de MLC, MHC y las enzimas reguladoras asociadas, que son bastante adecuadas para la producción de fuerza sostenida.

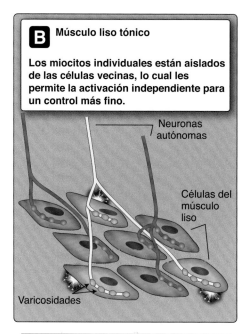

B Músculo liso tónico

Los miocitos individuales están aislados de las células vecinas, lo cual les permite la activación independiente para un control más fino.

Neuronas autónomas

Células del músculo liso

Varicosidades

Figura 13-8.
(continuación)

Resumen del capítulo

- El **músculo liso** desempeña muchas funciones diferentes en casi todas las áreas del cuerpo. Se encuentra en las paredes de muchos órganos huecos, que incluyen **vasos sanguíneos, vías respiratorias, intestinos** y **vías urogenitales.** El músculo liso se contrae con lentitud en comparación con el músculo estriado, pero es capaz de mantener un tono constante.

- La contracción del músculo liso comprende la interacción entre la actina y la miosina, dispuesta en minisarcómeros. Los minisarcómeros están unidos por **cuerpos densos** y se sujetan al citoesqueleto en las **adhesiones focales**.

- La contracción suele iniciarse cuando las concentraciones intracelulares de Ca^{2+} se elevan. El Ca^{2+} puede entrar a las células a través de los canales del Ca^{2+}, o liberarse de las reservas de Ca^{2+} en el **retículo sarcoplásmico (RS)**. La liberación de las reservas de Ca^{2+} ocurre como respuesta a un influjo del Ca^{2+} proveniente del espacio extracelular (liberación de Ca^{2+} inducida por Ca^{2+}) o por una elevación en la concentración intracelular del trifosfato de inositol (IP_3). Esto último ocurre como resultado de la fijación del receptor de superficie y actúa a través de un **canal de Ca^{2+} dependiente del IP_3** en el RS.

- El control de los puentes transversales es a través de la fosforilación de miosina. La elevación de las concentraciones intracelulares de Ca^{2+} causa una activación de la **cinasa de miosina de cadena ligera (MLCK)** dependiente del complejo Ca^{2+}-CaM. La MLCK fosforila el grupo de la cabeza de la miosina y se inicia el ciclo de los puentes transversales.

- La relajación del músculo liso ocurre cuando las concentraciones de Ca^{2+} disminuyen y se desactiva la MLCK. La **fosfatasa de miosina de cadena ligera (MLCP)** entonces desfosforila la miosina y permite que ocurra la relajación. Cuando las concentraciones de Ca^{2+} están un poco por arriba de la basal, el músculo liso entra en un **estado contráctil** en el cual se mantiene el tono muscular durante periodos prolongados con un gasto mínimo de energía.

- El estado contráctil del músculo liso suele representar un equilibrio entre la actividad de la MLCK y la MLCP, y los ligandos externos son capaces de modular la contractilidad mediante la manipulación de este equilibrio. La MLCP está regulada por las vías que incluyen la **proteína cinasa C** y la **Rho-cinasa**, las cuales potencian la contracción, y la proteína cinasa G, que facilita la relajación.

- El músculo liso muestra una **adaptación de longitud,** proceso que permite que la relación longitud-tensión cambie en paralelo con la expansión o contracción del órgano. La adaptación de la longitud implica el remodelado del citoesqueleto.

- El músculo liso puede clasificarse de forma general como **fásico** o **tónico**. El músculo liso fásico funciona como una unidad. Los miocitos adyacentes se conectan mediante las uniones de comunicación, lo cual permite que las ondas de excitación se propaguen de una célula a la otra. Los miocitos en el músculo liso tónico están controlados de forma independiente unos de otros.

14 Hueso

I. GENERALIDADES

El encéfalo y muchos otros tejidos blandos del cuerpo están contenidos dentro de un armazón protector de hueso. El hueso también forma parte de las extremidades y, junto con los músculos esqueléticos, facilita la locomoción y permite manipular objetos. Los 206 huesos que constituyen el **esqueleto** humano trabajan junto con cartílagos, ligamentos, tendones y músculo esquelético. Estos tejidos ayudan a mantener las estructuras esqueléticas y controlan el movimiento óseo. El hueso es un tejido conjuntivo (o conectivo) (*véase* 4·IV·A) que se ha mineralizado para adquirir resistencia al esfuerzo mecánico y al traumatismo. El componente mineral del hueso persiste mucho tiempo después de que el organismo ha muerto y los tejidos blandos se han descompuesto, sin embargo los huesos no son componentes inanimados. Tienen estructura en forma de panal de abeja, con túneles y cavidades en los que pululan células y que constituyen conductos por los cuales los vasos sanguíneos y las fibras nerviosas permean la matriz. Muchos huesos también contienen una cámara central llena de médula ósea que produce células sanguíneas y almacena grasa (fig. 14-1). Por último, el hueso es un tejido bastante dinámico que se desgasta (**remodelación catabólica**) y reforma (**remodelación anabólica**) de forma continua, de manera que el esqueleto se renueva una vez cada década. El equilibrio entre la remodelación anabólica y catabólica determina la masa ósea (fig. 14-2). La remodelación anabólica es una respuesta adaptativa al estrés mecánico. La remodelación catabólica se produce cuando las concentraciones plasmáticas de calcio o fosfato caen por debajo de las óptimas. El hueso tiene inmensos depósitos de ambos minerales (> 99 y 80% del total corporal, en ese orden), que se pueden movilizar y disponer de ellos en cualquier parte del cuerpo según se requiera.

II. FORMACIÓN

La estructura ósea refleja dos necesidades antagónicas. Los huesos deben ser fuertes para proteger los tejidos blandos contra traumatismos y soportar el peso durante la locomoción. Su resistencia se debe, en parte, a los minerales, que hacen que los huesos sean pesados. Por otro lado, los huesos deben ser lo suficientemente ligeros para permitir respuestas rápidas a las amenazas externas (p. ej., los depredadores). Sin embargo, los huesos ligeros son propensos a las fracturas. La rotura ósea es un suceso en potencia letal (en la forma de depredación, hemorragia o choque circulatorio) y, por tanto, debe evitarse a toda costa. Así, el diseño óseo representa una solución intermedia entre fortaleza y peso. En la práctica, los huesos contienen sólo los minerales suficientes para soportar los límites normales de esfuerzo mecánico, más un margen de seguridad.

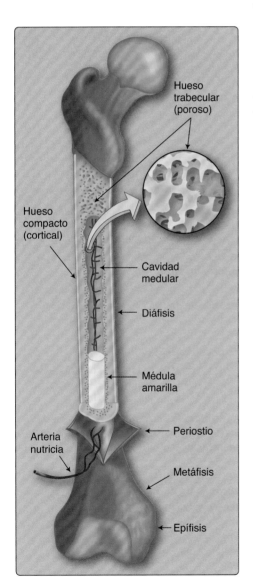

Figura 14-1.
Estructura ósea.

Hueso trabecular (poroso)

Hueso compacto (cortical)

Cavidad medular

Diáfisis

Médula amarilla

Arteria nutricia

Periostio

Metáfisis

Epífisis

Los huesos de las extremidades suelen fracturarse cuando se someten a esfuerzos que los deforman el triple o el cuádruple de lo que experimentan durante la actividad fisiológica normal. Si los niveles de esfuerzo aumentan de manera crónica (p. ej., durante el entrenamiento con peso), el hueso se remodela de manera anabólica para compensar el esfuerzo adicional (ley de Wolff) y restablecer los márgenes de seguridad normales.

La mayor parte del contenido mineral y la resistencia se concentran en una delgada capa externa de tejido muy compacto. Esta construcción es similar a la propia de los tubos de acero (huecos) usados en las patas de sillas y mesas. Pero el hueso no está lleno de aire, sino que contiene una matriz ligera muy porosa. La resistencia a la compresión y a las fuerzas cortantes (o cizallantes) mecánicas se obtiene mediante una mezcla resistente de minerales y proteínas (tabla 14-1).

A. Componente mineral

La resistencia a la compresión se logra mediante diminutos cristales planos de **hidroxiapatita** que miden ~50 nm de largo. La hidroxiapatita es un mineral formado por calcio y fosfato ($Ca_{10}[PO_4]_6 [OH]_2$), que existe de manera natural en estalagmitas y otras rocas.

B. Andamiaje proteínico

Los cristales de hidroxiapatita no se comprimen con facilidad, pero en cambio son susceptibles al esfuerzo cortante. Para aprovechar sus propiedades naturales es necesario fijarlos con fibras de colágeno (fig. 14-3). El cemento está compuesto de mucopolisacáridos y es rico en Mg^{2+} y Na^+ (~25% del peso total de Na^+ del cuerpo está contenido en el hueso). El colágeno es el principal componente de los tendones, tejidos notables por su flexibilidad y elevada resistencia al esfuerzo tensil (de estiramiento) y cortante. Cuando las fibras de colágeno con sus cristales de hidroxiapatita embebidos son envueltos entre sí por la **sustancia fundamental** (*véase* 4·IV·B·3), constituyen un material capaz de soportar grandes cargas y resistir el impacto mecánico, que al mismo tiempo puede torcerse y flexionarse sin sufrir fractura. Se utilizan técnicas de construcción similares para formar el adobe (mezcla de arcilla y paja) y el concreto reforzado (combinación de varillas de acero y concreto).

C. Ensamble

El hueso está formado por **osteoblastos**, relacionados con los fibroblastos (*véase* 4·IV·B). La formación del hueso puede dividirse en cuatro pasos: depósito de colágeno, secreción de sustancia fundamental, siembra de cristales y, por último, mineralización y maduración.

1. **Depósito de colágeno:** la formación del hueso comienza con un andamiaje de **colágeno**. Las moléculas de colágeno forman cadenas de subunidades de tropocolágeno, cada una de las cuales consta de tres cadenas polipeptídicas trenzadas en una hélice. Los monómeros se unen extremo con extremo, y luego de manera espontánea se ensamblan en **fibrillas de colágeno**, que son los equivalentes celulares de las varillas de acero en el concreto reforzado. Los monómeros de las fibrillas forman extensos enlaces cruzados y se traslapan como los ladrillos de un muro para dar estabilidad y resistencia adicionales.

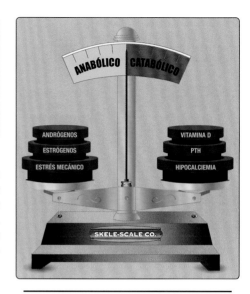

Figura 14-2.
Balance entre el remodelamiento óseo anabólico y catabólico. PTH = hormona paratiroidea.

Tabla 14-1: Composición ósea

Componente (% en peso)	Composición
Orgánico (30%)	Células (~2%)
	Colágeno tipo I (~93%)
	Sustancia fundamental (~5%)
Inorgánico (70%)	Cristales de Ca^{2+} y PO_4^{3-}

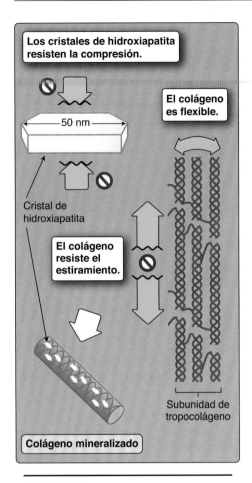

Figura 14-3.
Formación de colágeno mineralizado.

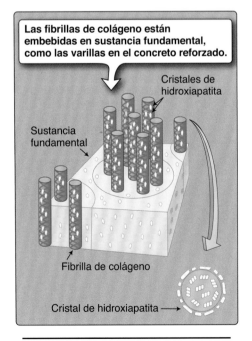

Figura 14-4.
Osteoide.

Aplicación clínica 14-1: osteogénesis imperfecta

La **osteogénesis imperfecta**, o "enfermedad de los huesos quebradizos", se debe a un grupo de defectos hereditarios en dos genes que codifican el colágeno tipo I. El defecto más común es una mutación puntual que sustituye glicina por un aminoácido más voluminoso en un sitio en el que suelen reunirse las tres cadenas de la hélice. El resultado es una "ampolla" molecular que interfiere en la forma-

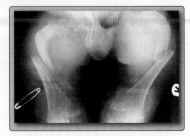

Fracturas en un lactante con osteogénesis imperfecta.

ción normal de la fibrilla y el empaque de los cristales de hidroxiapatita. Los huesos formados por ese colágeno son débiles y propensos a fracturarse.[1]

2. **Sustancia fundamental:** la sustancia fundamental es una matriz amorfa con consistencia gelatinosa, que contiene glucosaminoglucanos, proteoglucanos, glucoproteínas, sales y agua, que llena el espacio entre las células de todos los tejidos. La sustancia fundamental ósea difiere de la presente en otros tejidos en la saturación de Ca^{2+} y PO_4^{3-}. La combinación de fibrillas de colágeno y sustancia fundamental se denomina **osteoide** (fig. 14-4).

3. **Siembra de cristales:** los osteoblastos continúan la secreción de Ca^{2+} y PO_4^{3-} en la sustancia fundamental hasta que esta se sobresatura, punto en el que los minerales comienzan a precipitar como cristales de fosfato de calcio. Los osteoblastos también secretan cristales de siembra que se cementan a las fibrillas de colágeno para constituir sitios de nucleación para el crecimiento continuo. Las fibrillas se incrustan poco a poco de depósitos de mineral amorfo.

4. **Mineralización y maduración:** en los meses sucesivos, el hueso experimenta mineralización y maduración para producir una matriz mineralizada. Los cristales de fosfato de calcio son remodelados por los osteoblastos para formar hidroxiapatita madura. Los cristales de hidroxiapatita, planos, son adheridos a las fibrillas de colágeno por proteoglucanos, y las fibrillas mismas se entrelazan de manera extensa para dar al hueso una resistencia tensil cercana a la del acero estructural.

D. Hueso inmaduro

El depósito de hueso es por naturaleza un proceso muy lento, que plantea un problema cuando el hueso se daña y debe ser reparado. La rotura de una falange proximal es dolorosa y complicada de reparar, pero la fractura de un hueso largo de las extremidades (p. ej., un fémur) es más grave porque afecta la locomoción. En la vida silvestre, la rotura de una extremidad puede dejar a un animal en extremo vulnerable ante los depredadores, por lo que el depósito de hueso nuevo suele ocurrir de modo que se favorezca la rapidez más que la fortaleza. El resultado es el **hueso entrelazado** (no laminado o primitivo) que, si bien es más débil que la forma madura, permite que las fracturas sanen en semanas y no en meses (fig. 14-5A). En su momento, el hueso entrelazado es sustituido mediante remodelación por la forma **la-**

[1]Véase una exposición adicional de la osteogénesis imperfecta en *LIR Bioquímica*, 7.ª ed., p. 73.

Aplicación clínica 14-2: enfermedad de Paget

La **enfermedad de Paget** es el segundo trastorno óseo más común después de la osteoporosis. La causa subyacente se desconoce. La afección se manifiesta como niveles elevados anormales de actividad osteoclástica, que a menudo dañan huesos solitarios. En condiciones normales los osteoclastos digieren hueso durante la remodelación catabólica. Los osteoblastos compensan la pérdida ósea resultante al depositar nuevo hueso (entrelazado), pero la rapidez de recambio en los huesos afectados es tan alta que dicho hueso nunca tiene tiempo de madurar y fortalecerse. La mayoría de los pacientes con la enfermedad de Paget permanece asintomática. Otros acuden a la clínica con deformidades óseas, artritis, dolor óseo, síntomas causados por compresión de nervios periféricos y mayor incidencia de fracturas.

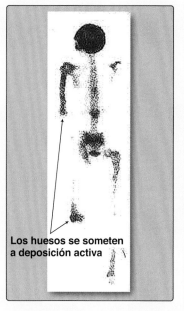

Los huesos se someten a deposición activa

Gammagrafía ósea de un paciente con enfermedad de Paget.

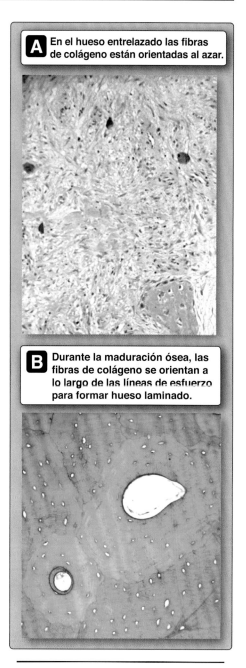

A En el hueso entrelazado las fibras de colágeno están orientadas al azar.

B Durante la maduración ósea, las fibras de colágeno se orientan a lo largo de las líneas de esfuerzo para formar hueso laminado.

Figura 14-5.
Hueso entrelazado y laminado.

minada (o **laminar**) madura (*véase* fig. 14-5 B). El hueso entrelazado tiene el aspecto de una tela cuando se ve en corte, lo cual refleja el hecho de que los osteoblastos depositan fibrillas de colágeno al azar dentro del osteoide. La orientación al azar da resistencia al esfuerzo en todas direcciones y, por tanto, es un excelente parche multiusos para un hueso roto. El hueso entrelazado también se encuentra en las placas de crecimiento óseo.

E. Hueso maduro

El hueso tarda hasta 3 años en madurar por completo. Durante este tiempo, las fibras de colágeno se disponen a lo largo de las líneas de estrés predominantes para dar resistencia máxima. El hueso laminado se deposita en 10 a 30 anillos concéntricos que forman cilindros de ~200 μm de ancho y unos pocos milímetros de largo (~1-3 mm) conocidos como osteonas, o **sistemas de Havers** (fig. 14-6). En el centro de cada cilindro hay un **conducto de Havers** que constituye una trayectoria para vasos sanguíneos y fibras nerviosas. Pueden distinguirse dos tipos de hueso laminado con base en densidad y porosidad: el **hueso compacto** y el **hueso trabecular**.

1. **Hueso compacto:** el hueso compacto es en extremo denso y su composición le confiere gran resistencia para soportar el estrés asociado con la carga, la torsión y el impacto. También conocido como hueso **cortical**, se encuentra en la periferia de todos los huesos.

2. **Hueso trabecular:** el hueso trabecular (**poroso** o **esponjoso**) recubre la cavidad medular en el centro de un hueso. Tiene una estructura porosa parecida al encaje, que le da una gran superficie. Cuando las concentraciones plasmáticas de Ca^{2+} descienden, el hueso trabecular es el primero en ser resorbido para liberar su contenido mineral en la circulación. Cuando los valores de Ca^{2+} y PO_4^{3-} vuelven a normalizarse, el hueso se reconstruye. El hueso trabecular también da soporte mecánico crítico, en particular en las vértebras.

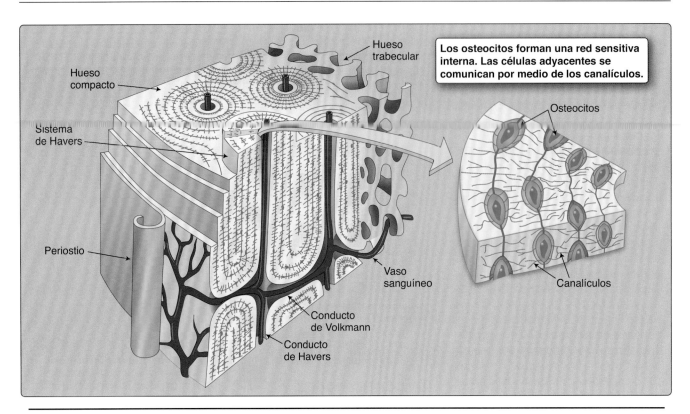

Figura 14-6.
Sistemas de Havers en el hueso compacto.

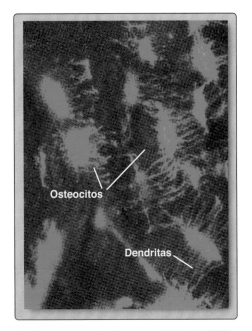

Figura 14-7.
Osteocitos con tinción fluorescente.

F. Vasculatura

El hueso es un tejido vivo que debe ser irrigado. Los vasos sanguíneos llegan al hueso a través del **periostio**, una membrana fibrosa que cubre las superficies no articulares de los huesos, y sirve como punto de inserción para vasos sanguíneos y nervios. Las arterias nutricias penetran en la corteza ósea y terminan en la médula. Los vasos arteriales más pequeños cursan por la cavidad medular y reingresan en el hueso para nutrir las células de su interior. Los vasos viajan de modo longitudinal por los **conductos de Havers** y salen hacia la corteza por los **conductos de Volkmann** (fig. 14-6).

G. Sistema de vigilancia de esfuerzo

Una vez que la formación de hueso se completa, los osteoblastos sufren apoptosis o persisten como **osteocitos** o **células del recubrimiento óseo**. Juntos, estos dos tipos celulares forman una vasta red sensitiva que vigila el esfuerzo y la integridad del hueso.

1. **Osteocitos:** algunos osteoblastos quedan sepultados en el osteoide que ellos mismos produjeron durante la formación ósea y persisten, quizá por años, como osteocitos. Los osteocitos residen en pequeñas cavidades ($\sim$10-20 μm) llamadas **lagunas**, donde permanecen para monitorear los niveles de esfuerzo del hueso y señalizar la necesidad de remodelación si se producen microfracturas (*véase* fig. 14-6). Cada célula se extiende por 50 a 60 delgadas prolongaciones (**dendritas**) en todas direcciones a través de conductos microscópicos (**canalículos**) que permean toda la matriz ósea (fig. 14-7). Los canalículos permiten a los osteocitos comunicarse con las células del revestimiento óseo (a través de paracrinas, como la esclerostina, y uniones de comunicación en los sitios de contacto celular).

2. **Células del recubrimiento óseo:** las células del recubrimiento óseo forman una monocapa que cubre todas las superficies óseas. Se comunican con los osteocitos y el exterior del hueso, y forman una interfaz con ellos.

3. **Aporte de nutrimentos:** los canalículos son demasiado pequeños (diámetro < 0.5 μm) para transportar vasos sanguíneos, sin embargo, constituyen vías para el flujo de líquido extracelular (LEC), que lleva O_2 y nutrimentos a los osteocitos. El flujo es impulsado por presión hidrostática que se origina en la vasculatura. Los osteocitos pueden detectar niveles de esfuerzo óseo al percibir cambios en el gasto (velocidad de flujo) del LEC causados por deformación ósea.

III. ANATOMÍA Y CRECIMIENTO

Los huesos que comprenden el esqueleto humano tienen diferentes formas y tamaños. Suelen clasificarse con base en su forma.

A. Clasificación

Los huesos pueden dividirse en cinco grupos a partir de su anatomía: largos, cortos, planos, irregulares y sesamoideos. Los huesos largos se encuentran en brazos (húmero, radio, cúbito) y piernas (fémur, tibia, peroné). El cuerpo óseo (**diáfisis**) es un tubo largo y delgado de hueso cortical con hueso trabecular en el centro (fig. 14-1). Por lo común se ensanchan (**metáfisis**) hacia el extremo (**epífisis**) para formar un sitio de articulación con otro hueso. Los extremos se expanden para repartir la carga y están llenos de hueso trabecular que actúa como amortiguador de impactos durante la locomoción. En los niños la región entre la metáfisis y la epífisis contiene una placa de crecimiento (fisis o **placa epifisiaria**), que es el sitio activo de formación de nuevo hueso.

B. Crecimiento

El crecimiento óseo (a lo ancho y a lo largo) durante el desarrollo fetal y la niñez corre a cargo de los **condrocitos**. Los condrocitos provienen de la misma línea de células madre mesenquimatosas que da origen a los osteoblastos y se disponen en 10 a 20 columnas dentro de una placa de crecimiento. Los condrocitos más cercanos a los extremos del hueso se dividen con rapidez (fig. 14-8). A medida que la columna crece, los condrocitos se expanden y empujan los extremos del hueso hacia fuera. Los condrocitos también secretan cartílago, que es mineralizado por los osteoblastos y forma un molde para su posterior osificación. Con el tiempo, los condrocitos más viejos sufren apoptosis y dejan espacios dentro de la matriz que son invadidos por nervios, vasos sanguíneos y más osteoblastos, que completan la tarea de la maduración ósea. Cuando el crecimiento del esqueleto se completa, la placa epifisiaria se difumina, y las dos epífisis se unen con el cuerpo del hueso o diáfisis (**cierre epifisiario**).

C. Médula ósea

La médula ósea es un tejido blando situado en el centro de algunos huesos. La médula ósea es la fuente de casi todas las células sanguíneas, incluidos eritrocitos (glóbulos rojos), la mayoría de los leucocitos (glóbulos blancos) y plaquetas. Las células sanguíneas se originan a partir de células madre pluripotenciales. La médula ósea es también el sitio de las células madre mesenquimatosas, que dan origen a osteoblastos y condrocitos, entre otros. La médula ósea en los neonatos es roja con células

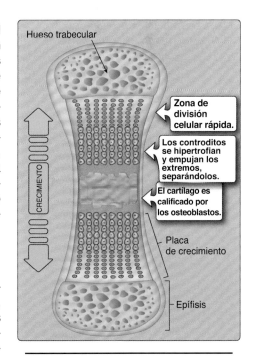

Figura 14-8.
Crecimiento óseo.

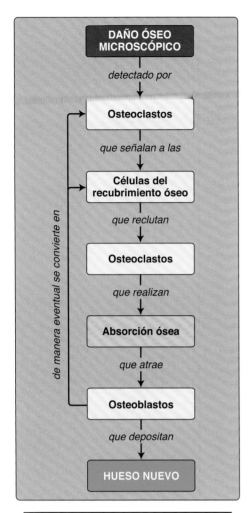

Figura 14-9.
Mapa conceptual para la unidad
multicelular básica.

hematopoyéticas, pero en los adultos es amarillenta debido a la deposición de grasa. Para los 30 años de edad, la médula ósea consta de 40% de tejido adiposo y hasta 70% de grasa a los 70 años. La médula amarilla puede volver a médula roja cuando se requiere una mayor producción de células sanguíneas.

IV. REMODELACIÓN

El hueso es un tejido dinámico en constante recambio a un ritmo aproximado de 20% al año en adultos jóvenes, con todo el esqueleto renovado cada década. En la remodelación intervienen cuatro tipos de células óseas que, juntas, constituyen una **unidad multicelular básica (UMB)**. Los osteocitos indican la necesidad de remodelar, las células del recubrimiento óseo facilitan y coordinan este proceso, mientras que los **osteoclastos** digieren hueso antiguo, y los osteoblastos depositan hueso nuevo (fig. 14-9). Las UMB son cuadrillas itinerantes de demolición y construcción que reponen hueso de forma constante durante toda la vida del individuo. Alrededor de 1 000 000 de UMB están activas en cualquier momento.

A. Causas

Existen tres fuerzas principales que impulsan la remodelación ósea: esfuerzo mecánico, daños microscópicos y necesidades homeostásicas de Ca^{2+} y PO_4^{3-}.

1. **Esfuerzo mecánico:** muchos huesos son sometidos a esfuerzo mecánico repetitivo al levantar y llevar peso. Por ejemplo, los huesos de los brazos forman un sistema de palancas impulsado por músculos esqueléticos. Cuando los músculos se contraen para levantar un peso, las palancas se someten a esfuerzo. Los huesos están diseñados para soportarlo dentro de un intervalo fisiológico normal, pero un músculo que se ejercita de modo repetido se hace más fuerte y aumenta el esfuerzo sobre las palancas. Así, los huesos también están diseñados para detectar esfuerzo mecánico y depositar masa ósea adicional mediante remodelado anabólico, a fin de compensar en caso necesario. A la inversa, cuando se reduce el esfuerzo en los huesos, estos pierden masa (remodelación catabólica).

> El brazo dominante de los tenistas profesionales es sometido a años de esfuerzo mecánico repetido. Los huesos del antebrazo reaccionan con remodelación anabólica, que incrementa la densidad, el diámetro y la longitud óseas. Los individuos que se liberan de la gravedad y sus esfuerzos mecánicos asociados pierden masa ósea mediante remodelación catabólica. Los astronautas que permanecen en el espacio por lapsos prolongados se ejercitan a diario para ayudar a contrarrestar los efectos de la descarga de los huesos, pero aun así pierden masa ósea de la pierna y pélvica a un ritmo de entre 1 a 1.5% al mes.

2. **Daño óseo microscópico:** los huesos sufren daño microscópico constante como resultado de esfuerzo mecánico, ya sea agudo o debido a las acciones normales que se realizan de manera repetida. El componente orgánico del hueso también se deteriora, e incrementa la probabilidad de formación de microfisuras y grietas microscópicas. Dado que las fisuras y grietas pueden terminar en fracturas, las zonas lesionadas son sustituidas por hueso nuevo mediante remodelación.

Aplicación clínica 14-3: trastornos de la remodelación ósea

En ausencia de influencias externas, como estrés mecánico o enfermedad, la masa ósea total permanece estable a pesar de la remodelación anabólica y catabólica continua. La concordancia exacta entre depósito y resorción óseos requiere un estrecho **acoplamiento** funcional entre osteoblastos y osteoclastos. Una perturbación en el equilibrio entre las actividades de los dos tipos celulares causa pérdida de masa ósea o depósito anormal de hueso.

Osteoporosis es un término común para un grupo de trastornos en los cuales el equilibrio entre resorción y formación de hueso se inclina en favor de los osteoclastos y la remodelación catabólica. Los osteoblastos dejan de seguir el paso de la actividad osteoclástica, y como resultado el hueso se hace cada vez más poroso y frágil. Son comunes las fracturas en los pacientes con osteoporosis. La pérdida ósea derivada de la remodelación catabólica relacionada con el envejecimiento (osteoporosis tipo II) es frecuente en ambos sexos, pero las mujeres posmenopáusicas tienen un riesgo particular. El estrógeno limita la actividad de los osteoclastos, de modo que cuando los valores circulantes de esta hormona disminuyen después de la menopausia, los osteoclastos se hacen cada vez más activos, y el hueso se resorbe más rápido de lo que se repone. La osteoporosis afecta todos los huesos, pero los efectos son más impresionantes en el hueso trabecular, que es el principal sitio de remodelación en individuos sanos. La resorción excesiva adelgaza todas las trabéculas y trunca muchas de ellas, lo que destruye la plantilla necesaria para el ulterior depósito de hueso. También amenaza de forma grave su actividad mecánica e incrementa, en gran medida, la probabilidad de fractura. Las opciones terapéuticas para mujeres y varones incluyen los bisfosfonatos orales, que inhiben la degradación de los minerales óseos, y una forma recombinante de hormona paratiroidea que estimula la actividad de los osteoblastos y la deposición ósea.[1]

La **osteopetrosis** (que significa "hueso de piedra") se deriva de un grupo heterogéneo de trastornos hereditarios poco comunes que afectan la actividad osteoclástica. La forma más común (~60%) ocurre por mutación en una subunidad de la ATPasa tipo V que secreta ácido, desde el borde festoneado de un osteoclasto hacia la superficie ósea, pero otras mutaciones afectan genes que codifican canales de Cl^-, bombas de H^+ intracelulares, y RANK (del inglés *receptor activator of Nuclear factor κB*, receptor activador del factor nuclear κB); el objetivo de estas proteínas en la actividad osteoclástica normal se aborda en la sección IV C. Las mutaciones inclinan el equilibrio entre resorción y depósito de hueso a favor de los osteoblastos, de lo que resultan huesos densos pero quebradizos. Los individuos afectados pueden presentar deformidades esqueléticas, mayor probabilidad de fracturas, así como efectos secundarios relacionados con la incursión del hueso en el espacio medular y el suministro vascular y nervioso de la matriz ósea.

Los cambios en la tasa de remodelación ósea pueden indicar enfermedad, por lo que se han desarrollado varios ensayos con **marcadores de recambio óseo** para ayudar a monitorear la salud ósea. Los marcadores de deposición ósea incluyen fosfatasa alcalina (ALP) específica de hueso y un fragmento de procolágeno terminal liberado durante la deposición de colágeno. La ALP se expresa en la superficie de los osteoblastos. Ambos marcadores se pueden detectar en suero durante la remodelación anabólica. La remodelación catabólica se asocia con aumento de las concentraciones urinarias de reticulación de N-telopéptido y de aquellas de reticulación de C-telopéptido. Ambas son fragmentos de digestión de colágeno liberados durante la reabsorción del hueso por los osteoclastos.

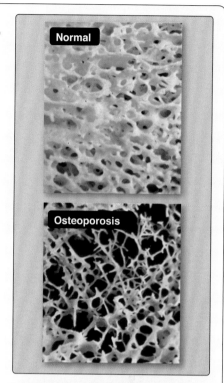

Comparación de hueso trabecular normal y osteoporósico.

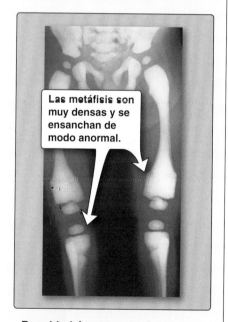

Las metáfisis son muy densas y se ensanchan de modo anormal.

Densidad ósea anormal en un lactante con osteopetrosis.

[1]Véase una exposición de los fármacos usados para tratar la osteoporosis en *LIR Farmacología*, 7.ª ed., p 348.

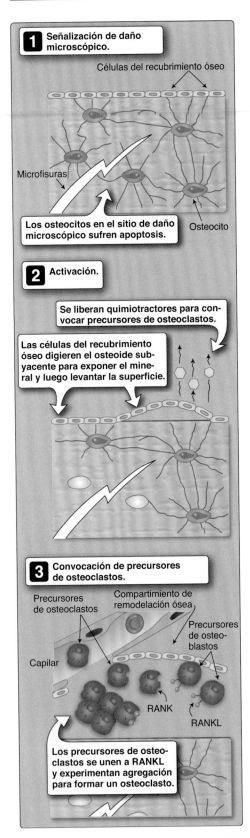

1 Señalización de daño microscópico.

Células del recubrimiento óseo

Microfisuras

Los osteocitos en el sitio de daño microscópico sufren apoptosis.

Osteocito

2 Activación.

Se liberan quimiotractores para convocar precursores de osteoclastos.

Las células del recubrimiento óseo digieren el osteoide subyacente para exponer el mineral y luego levantar la superficie.

3 Convocación de precursores de osteoclastos.

Precursores de osteoclastos

Compartimiento de remodelación ósea

Precursores de osteoblastos

Capilar

RANK

RANKL

Los precursores de osteoclastos se unen a RANKL y experimentan agregación para formar un osteoclasto.

Figura 14-10.
Ciclo de remodelación ósea. RANK = receptor activador de factor nuclear κB; RANKL = ligando de RANK.

(continúa)

3. **Hormonas:** el hueso contiene inmensas reservas de Ca^{2+} y PO_4^{3-} que pueden movilizarse y enviarse a la circulación si las concentraciones plasmáticas disminuyen. El equilibrio entre resorción y depósito óseos es controlado por la hormona paratiroidea (PTH) y la vitamina D. Las vías implicadas se analizan en el capítulo 35. La masa ósea también se ve afectada por el estrógeno, los andrógenos, la hormona tiroidea y los corticoesteroides.

B. Señalización

La remodelación ósea implica extensa señalización entre los diversos participantes celulares. Pocas de las vías o señales participantes se han caracterizado por completo, aunque existen muchos candidatos. Cuando ocurre daño microscópico, los osteocitos del sitio de la fisura sufren apoptosis, y las células del recubrimiento óseo inician entonces la secuencia de remodelación (fig. 14-10; paso 1).

C. Secuencia de remodelación

La secuencia de remodelación ósea dura ~200 días en total y puede dividirse en cuatro fases: activación, resorción, reversión y formación.

1. **Activación:** durante la fase de activación las células del recubrimiento óseo convocan precursores de osteoclastos al sitio de remodelación, exponen el mineral subyacente y luego forman un dosel sobre el sitio de trabajo de la UMB.

   a. **Precursores de osteoclastos:** el hueso es absorbido por osteoclastos, una línea de células sanguíneas relacionada con los macrófagos (el sufijo "clasto" proviene de la palabra griega *klastos*, que significa "roto"). Los osteoclastos son células fagocíticas multinucleadas grandes que se forman por la fusión de muchos precursores hematopoyéticos. Los precursores son convocados a la acción desde la vasculatura por quimiocinas como el factor estimulante de colonias de macrófagos (*véase* fig. 14-10; paso 2).

   b. **Exposición del mineral:** los osteoclastos digieren el osteoide con gran lentitud, de modo que las células del recubrimiento óseo ayudan al liberar colagenasa y otras enzimas en la superficie del hueso para exponer el mineral.

   c. **Formación del dosel:** las células del recubrimiento óseo desprenden entonces la superficie del hueso como una sola lámina y forman un dosel sobre el sitio de trabajo. Este dosel crea un **compartimiento de remodelación ósea (CRO)**, cuyo ambiente puede optimizarse para la remodelación. El dosel se torna muy vascularizado, lo que permite la convocación de precursores de osteoclastos y de osteoblastos desde la vasculatura y la médula ósea (*véase* fig. 14-10; paso 3).

2. **Resorción:** la fase de resorción tarda alrededor de 2 semanas en completarse una vez que inicia. Los precursores de osteoclastos se fusionan para formar osteocitos maduros, y comienzan la digestión y la resorción.

   a. **Fusión:** los precursores de osteoclastos expresan un receptor en su superficie, que se relaciona con el receptor de factor de necrosis tumoral (**RANK** [receptor activador de factor nuclear κB]). Cuando los precursores llegan al CRO se encuentran con precursores de osteoblastos (células estromáticas de la médula ósea), que expresan **RANKL** (ligando de RANK) en su superficie. El contacto entre los dos conjuntos de precursores permite la unión de RANK con su ligando, y entonces se inicia una cascada intracelular dentro de los precursores de osteoclastos, que culmina en la síntesis de diversas proteínas de fusión. Entonces se fusionan 4 o 5 precursores de osteoclastos para formar grandes osteoclastos multinucleados (*véase* fig. 14-10, paso 4).

b. **Digestión:** los osteoclastos se fijan a la matriz ósea expuesta en su periferia y se polarizan. La superficie de la membrana apical se incrementa para formar un **borde festoneado**, que bombea ácido a la superficie del hueso al usar una H^+-ATPasa de tipo vacuolar. Los lisosomas se fusionan con la membrana apical y vierten su contenido en la superficie ósea. Entre los componentes se incluyen ácido y catepsina K, una proteasa que digiere colágeno y otros osteoides componentes del tejido conjuntivo. El ácido degrada la hidroxiapatita y libera Ca^{2+} y HPO_4^{3-} para su transferencia a la circulación. Los osteoclastos suelen crear una sola foseta en la superficie del hueso trabecular, pero en el hueso cortical trabajan muy por debajo de la superficie y crean túneles de varios milímetros en la matriz. Estos túneles al final son reemplazados por un nuevo sistema de Havers.

3. **Inversión:** una vez que se completa la fase de resorción, la digestión ósea cesa y el sitio de trabajo debe volver a llenarse. La fase de reversión implica varios pasos concurrentes, incluidos los de apoptosis de osteoclastos, limpieza de la superficie y reclutamiento de los precursores de osteoclastos.

a. **Apoptosis:** los osteoblastos determinan cuándo se ha eliminado suficiente hueso, y en este punto liberan **osteoprotegerina (OPG)**. La OPG es un receptor señuelo que se une a RANKL y lo enmascara en la superficie del osteoblasto, con lo cual impide la activación de más precursores de osteoclastos. Los osteoclastos se desprenden y sufren apoptosis.

b. **Limpieza:** al sitio de trabajo llegan células mononucleares y lo limpian con proteasas en preparación para un nuevo depósito de hueso.

c. **Reunión de precursores de osteoblastos:** la resorción ósea libera numerosos factores de crecimiento desde la matriz, incluido el factor de crecimiento insulinoide 1 (IGF-1). Los factores de crecimiento convocan precursores de osteoblastos de la sangre y la médula ósea. Dichos factores son incorporados en la matriz ósea por osteoblastos durante la formación ósea. Los precursores que llegan al sitio de trabajo migran al CRO y se diferencian en osteoblastos (*véase* fig. 14-10, paso 5).

4. **Formación:** el crecimiento del hueso nuevo es muy lento, y se requieren varios meses para que la cavidad vuelva a llenarse. Los pasos implicados en el depósito de osteoide y la mineralización se delinearon en la sección II C. Una vez que la cavidad se ha llenado de osteoide, los osteoblastos dejan de trabajar y mueren, se diferencian en células del recubrimiento óseo, o permanecen en su lugar como osteocitos (*véase* fig. 14-10; paso 6). Los osteocitos inhiben el ulterior depósito de hueso al liberar **esclerostina** en el sistema canalicular. La esclerostina es un receptor antagonista Wnt que inhibe la diferenciación de osteoblastos. Wnt es un factor de crecimiento.

D. Regulación

El equilibrio de la remodelación anabólica-catabólica es controlado, sobre todo, por los osteocitos y las concentraciones de la expresión del gen de la esclerostina (SOST). Las vías implicadas son complejas y aún no se definen por completo. Los factores reguladores locales incluyen óxido nítrico (NO),

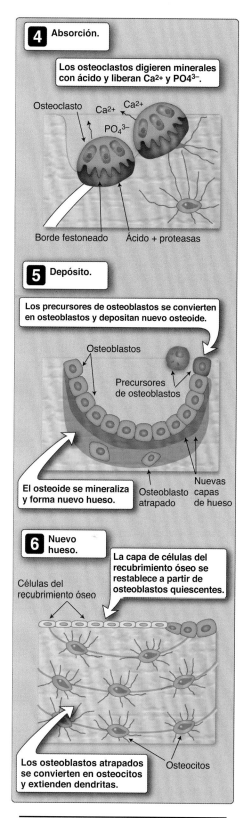

Figura 14-10.
(continuación)

prostaglandinas e IGF-1. Se cree que el NO indica aumento del estrés óseo. El ciclo de resorción y formación también es influido por hormonas que participan en la homeostasis de Ca^{2+} y PO_4^{3-}. Las concentraciones plasmáticas de Ca^{2+} y PO_4^{3-} se regulan a través de las acciones concertadas de vitamina D, calcitonina y hormona paratiroidea (PTH) (cap. 35). Vitamina D y calcitonina tienen efectos directos mínimos en la remodelación ósea. La elevación crónica de los valores plasmáticos de PTH causan resorción ósea, por lo que incrementan la disponibilidad de Ca^{2+} y PO_4^{3-}. La PTH se une a los osteoblastos y estimula la liberación de factores que convocan y activan precursores de osteoclastos.

Sexo biológico y envejecimiento 14-1: masa ósea

El envejecimiento inclina el equilibrio de la remodelación anabólica-catabólica en favor de una masa ósea reducida. El hueso pierde ~5% de la masa total por década, la corteza se adelgaza, el número trabecular disminuye, la cavidad medular se agranda y se llena de tejido adiposo, y el riesgo de fractura aumenta de modo significativo. A nivel microscópico, aunque los números de osteoclastos no cambian durante el envejecimiento, aquellos de osteoblastos y osteocitos disminuyen, y sus lagunas vacías se llenan de hueso.

Se requieren tanto estrógenos como andrógenos para el desarrollo esquelético normal y para mantener una masa esquelética estable. Los valores circulantes de estas hormonas declinan con la edad en uno y otro sexos, por lo que pueden sufrir osteoporosis a edad avanzada (*véase* aplicación clínica 14-3). Sin embargo, dado que en general los varones adquieren mayor masa ósea durante el desarrollo que las mujeres, los efectos relacionados con la edad tienen menor impacto en la integridad esquelética de estos. Tales hormonas estimulan la síntesis de osteoprotegerina y reducen la expresión del ligando RANK (receptor activador del factor nuclear κB, RANKL) por los osteoblastos, lo que limita la activación de precursores de osteoclastos y la resorción ósea. El estrógeno también incrementa de manera directa la apoptosis de osteoblastos y favorece aún más la retención de masa ósea.

Resumen del capítulo

- El hueso es un tejido conjuntivo que consta de **fibras de colágeno mineralizadas**, cementadas dentro de una **sustancia fundamental amorfa**. Los cristales de fosfato de calcio (de manera predominante hidroxiapatita) dan al hueso fortaleza, mientras que el colágeno imparte flexibilidad y resistencia al esfuerzo tensil, que permite a los huesos torcerse y flexionarse sin fracturarse.

- El hueso es producido por los **osteoblastos**. Se forma por la inclusión de fibras de colágeno dentro de una matriz supersaturada de Ca^{2+} y PO_4^{3-}. Los osteoblastos siembran las fibrillas con **cristales de hidroxiapatita**, que entonces se convierten en sitios de nucleación para el ulterior crecimiento de cristales.

- El hueso recién formado (hueso "**entrelazado**", no laminado o primitivo) es desorganizado y tarda varios años en madurar. Es sustituido de manera gradual por una forma **laminar** en donde las fibras de colágeno se realinean a lo largo de líneas de esfuerzo predominantes para maximizar la resistencia.

- Una vez que la formación del hueso se completa, los osteoblastos sufren apoptosis o persisten como **osteocitos** y **células del recubrimiento óseo**. Los osteocitos residen en cavidades pequeñas (**lagunas**) localizadas en toda la matriz ósea, mientras que las células del recubrimiento óseo cubren la superficie. Osteocitos y células del recubrimiento óseo se comunican a través de las **dendritas**, que juntas forman una **red sensitiva** que vigila los niveles de esfuerzo óseo y la integridad.

- La remodelación es iniciada por las células del recubrimiento óseo, que convocan **precursores de osteoclastos** en un sitio de trabajo, para después levantar un dosel sobre el sitio y crear un compartimiento cuyo microambiente puede optimizarse para la remodelación.

- Los precursores de osteoclastos se fusionan para convertirse en **osteoclastos** multinucleados. La formación de osteoclastos es iniciada por los precursores de osteoblastos a través de la vía de señalización **RANK** (receptor activador del factor nuclear κB,)–**RANKL** (ligando RANK).

- Los osteoclastos digieren hueso mediante ácidos y proteasas. La cavidad erosionada es sometida entonces a limpieza por células mononucleares, y los osteoblastos depositan nuevo hueso.

- El ciclo de remodelación es regulado en mayor medida por la **hormona paratiroidea** (**PTH**), una hormona clave para la homeostasis de Ca^{2+} y PO_4^{3-}. La PTH estimula la resorción ósea cuando los valores circulantes de Ca^{2+} son bajos.

Piel

15

I. GENERALIDADES

Las células individuales crean una membrana en su periferia para establecer una barrera entre los ambientes extracelular e intracelular, que les permite regular su composición citoplásmica. De modo similar, el organismo rodea sus tejidos de piel mediante una barrera con múltiples capas que separa los órganos internos del mundo exterior y hace posible la homeostasis. La piel también protege los tejidos subyacentes de lesiones mecánicas, agentes químicos, patógenos y radiación ultravioleta (UV). La función de la piel como barrera también ayuda al cuerpo a retener líquidos vitales, y además esta tiene varias funciones adicionales. El papel de la piel en la termorregulación se analiza en el capítulo 38. La piel contiene glándulas exocrinas que secretan diversos fluidos en su superficie y participa en la síntesis de vitamina D (*véase* 35·IV·D). De igual manera participa de forma activa en la vigilancia inmunitaria. La piel también contiene nervios y receptores que permiten detectar el entorno externo y manipular objetos. La piel (el **tegumento**) y sus estructuras asociadas (pelos, uñas y glándulas) forman el **sistema tegumentario**.

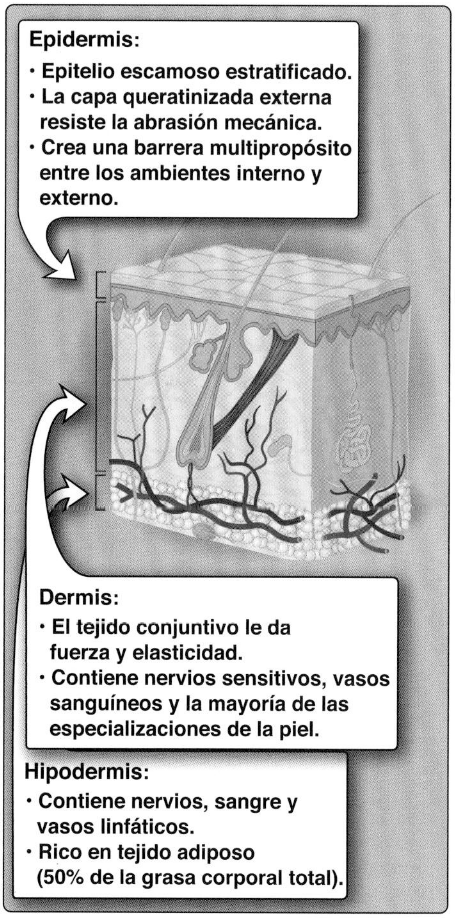

II. ANATOMÍA

La piel comprende dos capas anatómicas: una **epidermis** superficial y una **dermis** vascularizada profunda (fig. 15-1). Su grosor combinado varía con la ubicación del cuerpo. Las plantas de los pies y las palmas de las manos están sujetas a una abrasión mecánica constante, por lo que la piel aquí es más gruesa (~5 mm). Otras regiones están cubiertas con una piel delgada (~0.5 mm de grosor). La piel es el órgano más grande del cuerpo, pues representa entre 15 y 20% de la masa corporal total. Desde el punto de vista funcional, es útil distinguir entre la piel **velluda** o **cabelluda** y la piel lisa (piel **lampiña**).

A. Piel velluda o cabelluda

La mayor parte del cuerpo está cubierta de piel velluda, que tiene una importante función en la termorregulación. La piel velluda también contiene receptores que detectan tacto, presión, temperatura y dolor, aunque en menor número de aquellos en la piel lampiña.

B. Piel lampiña

Las áreas del cuerpo cubiertas de piel lampiña incluyen labios, plantas de los pies, palmas de las manos y puntas de los dedos. La epidermis de la piel lampiña es mucho más gruesa para resistir la abrasión y la fuerza de fricción.

Epidermis:
- **Epitelio escamoso estratificado.**
- **La capa queratinizada externa resiste la abrasión mecánica.**
- **Crea una barrera multipropósito entre los ambientes interno y externo.**

Dermis:
- **El tejido conjuntivo le da fuerza y elasticidad.**
- **Contiene nervios sensitivos, vasos sanguíneos y la mayoría de las especializaciones de la piel.**

Hipodermis:
- **Contiene nervios, sangre y vasos linfáticos.**
- **Rico en tejido adiposo (50% de la grasa corporal total).**

Figura 15-1.
Estructura de la piel.

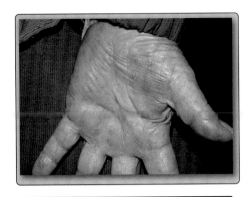

Figura 15-2.
Eritema palmar.

Las palmas y plantas son puntos de contacto para sujeción y locomoción. En estos sitios el pelo interferiría en las actividades motoras y reduciría la capacidad de discernir la textura y temperatura de las superficies. La piel lampiña tiene una alta densidad de fibras que aumentan la sensibilidad al tacto; no participa mucho en la termorregulación, pero el flujo sanguíneo está regulado y puede volverse eritémico en el embarazo (debido al aumento de los valores de estrógeno) y la hepatopatía alcohólica crónica (fig. 15-2).

III. EPIDERMIS

El ambiente externo es hostil por naturaleza. Contiene varios elementos capaces de causar daño tisular, de modo que el organismo debe crear una barrera para protegerse. Esta barrera se conoce como **epidermis**, una capa de piel reforzada que se localiza en la interfaz con el mundo externo.

A. Estructura

La epidermis es un epitelio escamoso estratificado que se elimina y renueva de manera constante. Carece de vasos sanguíneos, de modo que obtiene nutrimentos por difusión desde capas más profundas. Está constituida sobre todo por **queratinocitos**, pero también contiene **melanocitos**, **células de Langerhans** y **células de Merkel** (fig. 15-3).

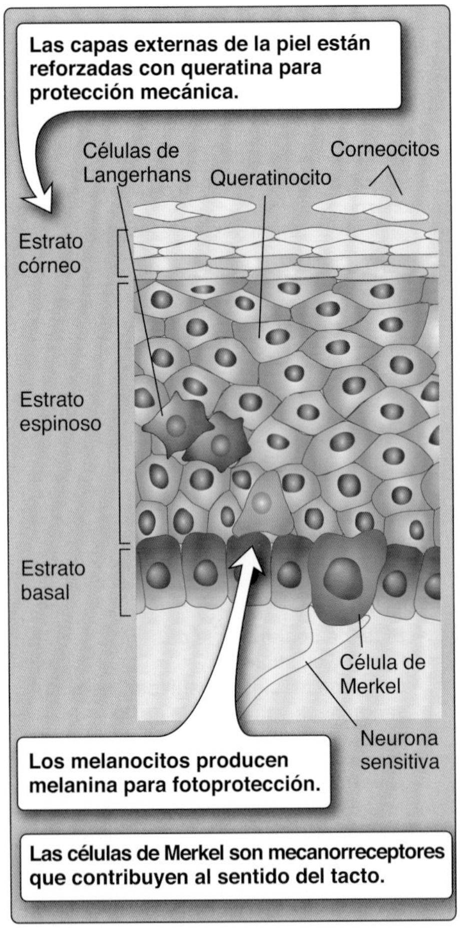

1. **Queratinocitos:** los queratinocitos son las células más abundantes en la epidermis. Están formados por la división de células progenitoras localizadas en el **estrato basal**. Las células recién formadas son empujadas hacia arriba a través del **estrato espinoso**, y se diferencian a medida que progresan. Durante la diferenciación sintetizan grandes cantidades de **queratinas** (un grupo de > 50 proteínas relacionadas) que se ensamblan en filamentos (tonofilamentos). Una vez que los queratinocitos alcanzan la superficie (**estrato córneo**) se someten a apoptosis, mueren y se aplanan para formar los **corneocitos**. La transición implica la descomposición del núcleo y otros orgánulos, además del ensamblaje de los tonofilamentos en tonofibrillas de queratina empaquetadas de gran densidad. Los corneocitos tienen una cubierta celular gruesa de 15 nm compuesta de proteínas estructurales insolubles, en mayor medida queratina y loricrina. Las proteínas están bastante reticuladas para dar mayor fuerza. Los corneocitos se separan de manera mecánica y se desprenden de la superficie del cuerpo tras ~14 días (un proceso denominado **descamación** o **exfoliación**).

2. **Melanocitos:** los melanocitos producen **melanina**, un pigmento fotoprotector sintetizado en orgánulos derivados de Golgi llamados **premelanosomas.** La melanina pasa entonces a queratinocitos y células adyacentes por un proceso llamado **donación de pigmento**. La biosíntesis de melanina es regulada por la unión de la hormona estimulante de melanocitos a los receptores de melanocortina. La cantidad y el tipo de melanina determinan el tono de piel.

3. **Células de Langerhans:** las células de Langerhans son células presentadoras de antígeno que forman parte integral de las respuestas inmunitarias adaptativas. Ingieren materia extraña, la digieren y luego presentan fragmentos del material en la superficie celular. La presentación del antígeno permite que otras células inmunitarias reconozcan los fragmentos. Las células de Langerhans también son importantes en las reacciones de hipersensibilidad tardía (tipo IV).

Las capas externas de la piel están reforzadas con queratina para protección mecánica.

Células de Langerhans   Corneocitos
Queratinocito

Estrato córneo

Estrato espinoso

Estrato basal

Célula de Merkel

Neurona sensitiva

Los melanocitos producen melanina para fotoprotección.

Las células de Merkel son mecanorreceptores que contribuyen al sentido del tacto.

Figura 15-3.
Estructura epidérmica.

4. **Células de Merkel:** las células de Merkel son mecanorreceptores de adaptación lenta, localizados en zonas de la piel con alta sensibilidad táctil, y también se encuentran en la base de los folículos pilosos. Estas células se asocian con una terminación nerviosa para constituir un receptor llamado disco de Merkel (*véase* la sección VII).

B. Funciones de barrera

La epidermis forma una barrera que protege los tejidos contra el daño y minimiza la pérdida de agua por evaporación. La epidermis tiene cuatro funciones de barrera principales: **física**, **fotoprotectora**, **antimicrobiana** y **repelente al agua** (fig. 15-4).

1. **Barrera física:** las capas queratinizadas superficiales de la epidermis crean una resistente barrera física de múltiples capas. La resistencia de la barrera se debe a la envoltura de células de corneocito y los complejos de unión intercelulares fuertes (desmosomas, uniones adherentes y uniones estrechas). Las tonofibrillas de queratina empacadas, que cuentan con una gran densidad, ayudan a resistir la abrasión mecánica y las agresiones leves y penetrantes que ocurren de manera inevitable durante el contacto físico con objetos sólidos. La barrera también soporta químicos y previene la exposición del tejido a toxinas y alergenos.

2. **Barrera fotoprotectora:** la radiación UV puede ser muy nociva para los tejidos biológicos porque rompe enlaces químicos, lo que interrumpe la estructura del ADN y las proteínas. Los melanocitos sintetizan melanina y la donan a células adyacentes de forma específica para crear una barrera fotoprotectora que absorbe radiación UV y la disipa de manera segura como calor. La exposición repetida al sol u otras fuentes de dicha radiación estimula la proliferación de melanocitos y la producción de melanina, lo que aumenta el nivel de fotoprotección y oscurece la piel.

3. **Barrera antimicrobiana:** las capas queratinizadas superficiales constituyen una barrera física contra los microorganismos, pero las glándulas sebáceas y las glándulas sudoríparas también secretan una variedad de péptidos antimicrobianos (PAM) e inmunoglobulinas en la superficie epidérmica. Los PAM incluyen dermcidina, catelicidinas y defensinas. Si la barrera es superada, las células de Langerhans y otros componentes inmunitarios montan una respuesta rápida a la invasión microbiana, que contiene la infección hasta que la barrera pueda repararse.

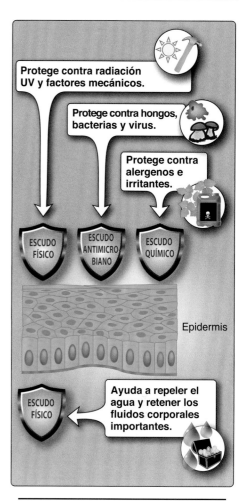

Figura 15-4.
Funciones de barrera de la piel.

Aplicación clínica 15-1: abrasiones y quemaduras

Abrasiones y quemaduras por radiación UV, calor y fuego pueden afectar una o más funciones de barrera de la piel. Por ejemplo, los pacientes quemados tienen mayor pérdida transepitelial de agua a través de la piel, lo que puede poner en riesgo la homeostasis de líquido si está afectada una superficie corporal lo bastante grande. Los pacientes quemados también están en mayor riesgo de sufrir infecciones, y este es el motivo por el que las zonas quemadas a menudo se cubren con apósitos para reforzar la barrera física y por el que se aplican antibióticos tópicos como escudo antimicrobiano.

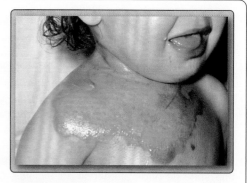

Escaldadura.

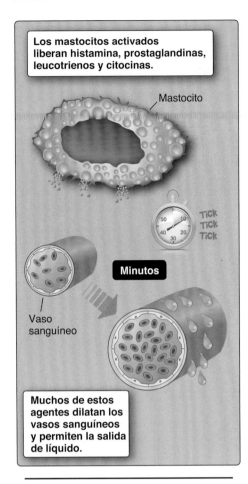

Los mastocitos activados liberan histamina, prostaglandinas, leucotrienos y citocinas.

Mastocito

Minutos

Vaso sanguíneo

Muchos de estos agentes dilatan los vasos sanguíneos y permiten la salida de líquido.

Figura 15-5.
Efectos de la activación de los mastocitos.

4. **Barrera impermeable:** los queratinocitos sintetizan y secretan una mezcla de lípidos (ceramidas, colesterol y ácidos grasos libres) en su superficie, que se extiende para formar una capa repelente al agua de 5 nm de espesor. La capa lipídica está unida a la envoltura celular subyacente para evitar que se disipe. La capa funciona de forma muy similar a la cera para auto. Hace que el agua forme perlas en la superficie epitelial, y por lo tanto impide que los solutos se laven de las capas subyacentes. La cubierta cerosa también ayuda a minimizar la pérdida evaporativa desde tejidos subyacentes.

IV. DERMIS

La dermis soporta y mantiene la epidermis, que no tiene su propio suministro de sangre. También contiene células inmunitarias que reaccionan a los patógenos que pudieran haber superado la barrera epidérmica. De igual manera contribuye a la fuerza y elasticidad de la piel.

A. Estructura

La dermis comprende una malla de tejido conjuntivo. Las fibras de colágeno tipo 1 dan soporte estructural a la piel, mientras que las fibras de elastina le dan elasticidad (*véase* 4·IV·B·2). Dentro de esta matriz se encuentran raíces nerviosas y receptores sensitivos, la vasculatura cutánea, y la mayoría de las especializaciones de la piel.

B. Componentes celulares

Los principales componentes celulares de la dermis son mastocitos, macrófagos y células dendríticas dérmicas, además de los fibroblastos. Los **mastocitos** intervienen en las respuestas inmunitarias e inflamatorias. Una vez activados liberan histamina, prostaglandinas, leucotrienos, citocinas y quimiocinas (fig. 15-5), que incrementan el flujo sanguíneo cutáneo y la permeabilidad capilar. Los **macrófagos** son fagocíticos y participan

---

Aplicación clínica 15-2: triple reacción

La reacción de línea roja, eritema y roncha (conocida como "**triple reacción**") describe la respuesta clásica a la abrasión o a un estímulo liberador de histamina. Primero se produce un punto eritematoso (rojo) que se propaga hacia fuera por unos cuantos milímetros y alcanza su tamaño máximo en alrededor de 1 min. Después un rubor más intenso se propaga con lentitud en una línea roja irregular alrededor del origen. En tercer lugar se forma una roncha edematosa sobre el sitio de la agresión. La liberación de histamina por los mastocitos puede explicar la triple reacción, que media la vasodilatación y el paso de líquido al espacio intersticial y la estimulación de terminaciones nerviosas para producir la sensación de prurito. La triple reacción a la histamina se usa a menudo como testigo positivo para la prueba de punción para alergia. Se pincha la piel con una aguja impregnada de histamina seguida de una serie de otros alérgenos potenciales, como caspa de mascotas, ácaros del polvo y pólenes.

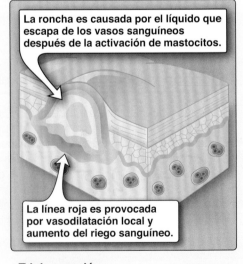

La roncha es causada por el líquido que escapa de los vasos sanguíneos después de la activación de mastocitos.

La línea roja es provocada por vasodilatación local y aumento del riego sanguíneo.

Triple reacción.

en varias respuestas inmunitarias. Las **células dendríticas dérmicas** son células presentadoras de antígeno similares a las células de Langerhans de la epidermis. Son parte integral de las respuestas inmunitarias adaptativas cutáneas. Los **fibroblastos** sintetizan y degradan proteínas de tejido conjuntivo fibroso y no fibroso y están implicadas en la reparación funcional y cicatricial de heridas.

V. HIPODERMIS

La hipodermis yace bajo la dermis (fig. 15-1). Contiene grasa subcutánea, vasos sanguíneos y linfáticos, además de nervios. Alrededor de 50% de la grasa corporal total se localiza dentro de la hipodermis. Así, se pueden utilizar medidas para calibrar el espesor de los pliegues cutáneos a fin de estimar las reservas de grasa periféricas. La hipodermis acolcha la piel, permite que se deslice sobre estructuras subyacentes y la fija al tejido.

VI. ESTRUCTURAS CUTÁNEAS ESPECIALIZADAS

La piel contiene estructuras especializadas, como pelo (vello y cabello), uñas, glándulas sebáceas y glándulas sudoríparas.

A. Pelo

Un pelo se forma a partir de tres capas de células queratinizadas fusionadas (fig. 15-6). La capa protectora más externa (**cutícula**) es incolora. Una capa intermedia (**corteza**) imparte resistencia y contiene dos tipos de melanina, cuyas proporciones relativas dan al pelo su color natural. Los pelos más largos contienen además una **médula** interna. La porción que sobresale más allá de la epidermis se conoce como **tallo**. El tallo emerge desde un **folículo piloso**, una estructura cutánea especializada que contiene el bulbo piloso, los queratinocitos y glándulas asociadas.

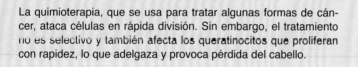

La quimioterapia, que se usa para tratar algunas formas de cáncer, ataca células en rápida división. Sin embargo, el tratamiento no es selectivo y también afecta los queratinocitos que proliferan con rapidez, lo que adelgaza y provoca pérdida del cabello.

1. **Ciclo capilar:** el ciclo del folículo piloso consiste en crecimiento, reposo, regresión y caída. La duración de la fase de crecimiento determina la longitud del cabello, que puede variar según la localización corporal. Por ejemplo, en el cuero cabelludo 85 a 90% de los pelos está creciendo, 10 a 15% está en la fase de descanso y 1% se está desprendiendo.

2. **Estructuras relacionadas:** la base de cada pelo se une a un músculo piloerector bajo el control del sistema nervioso simpático. Cuando son excitados, los músculos piloerectores los yerguen y causan la llamada "piel de gallina". Los folículos contienen asimismo una red de fibras nerviosas sensitivas (**plexo radicular**) que proporciona información sobre tacto, presión y dolor (se describe en la sección VII). Los folículos también pueden estar asociados con glándulas sudoríparas sebáceas y apocrinas.

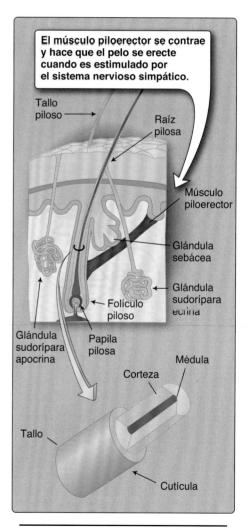

Figura 15-6.
Folículo piloso y estructuras relacionadas.

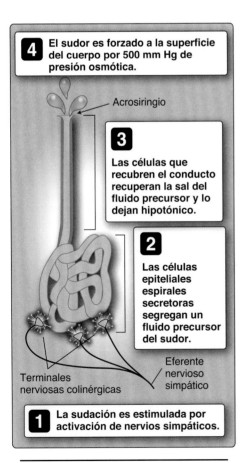

Figura 15-7.
Activación de una glándula sudorípara apocrina.

B. Uñas

Las uñas son extensiones epidérmicas escamosas y duras que protegen la parte posterior de las puntas de los dedos. La uña propiamente dicha (llamada **placa ungueal**) es una estructura queratinizada endurecida que da protección mecánica a la piel subyacente (**lecho ungueal**). La queratina ungueal contiene muchos enlaces disulfuro, que le dan su resistencia y rigidez. La queratina cutánea es más blanda, lo que refleja su menor contenido de enlaces disulfuro.

C. Glándulas sebáceas

Las glándulas sebáceas comprenden queratinocitos y **sebocitos**, que producen **sebo**. Esta es una secreción rica en lípidos que se libera en el folículo piloso cuando los sebocitos maduros se someten a apoptosis, se lisan y derraman su contenido celular en el conducto de la glándula. El sebo recubre el tallo del cabello y se desplaza sobre la superficie epidérmica. El contenido de lípidos del sebo ayuda a sellar la humedad y previene la desecación de la piel. El sebo también cuenta con propiedades antioxidantes y antimicrobianas. La secreción de sebo es continua, pero la producción glandular está modulada por hormonas sexuales. Andrógenos y hormona del crecimiento elevan la tasa de secreción, mientras que los estrógenos la reducen.

D. Glándulas sudoríparas

Las glándulas sudoríparas secretan fluido seroso en la superficie epidérmica (*véase* fig. 15-6). Existen dos clases de glándulas sudoríparas: ecrinas y apocrinas.

1. **Glándulas sudoríparas ecrinas:** estas producen secreciones para la evaporación, hidratación y protección de la piel, así como para aumentar la fricción en superficies lampiñas como las manos. Son numerosas y están esparcidas, y su concentración es máxima en palmas y plantas. Secretan un líquido hipotónico de forma directa en la superficie cutánea, donde este se evapora y, por lo tanto, transfiere el calor del cuerpo al ambiente. La piel es capaz de producir abundantes cantidades de sudor (por lo regular ~1.0 L/h, pero individuos aclimatados al calor pueden producir > 3 L/h). Niveles tan altos de pérdida de líquidos del organismo pueden poner en riesgo el equilibrio hídrico y el funcionamiento cardiovascular.

   a. **Estructura:** las glándulas sudoríparas ecrinas son tubos de 3 a 5 mm de longitud que comprenden una **espiral secretora** de 50 a 100 μm de diámetro, un **conducto** recto y una abertura en espiral sobre la superficie del cuerpo (**acrosiringio**; fig. 15-7).

      i. **Espiral secretora:** contiene **células oscuras**, **células claras** y **células mioepiteliales** de histología distinta. Las células oscuras son densas con gránulos secretores y producen PAM. Las células claras producen un sudor líquido precursor que consta de un filtrado plasmático libre de proteínas. Los nervios colinérgicos posganglionares del sistema nervioso simpático inician la sudoración (fig. 15-8). La acetilcolina (ACh) se une a receptores muscarínicos M_3, lo que incrementa el Ca^{2+} citosólico y activa la proteína cinasa C a través de la vía de señalización IP_3. La formación de sudor implica una mayor captación basolateral de Cl^- por un cotransportador de Na^+-K^+-$2Cl^-$ (NKCC1). El Cl^- atraviesa la membrana apical a través de un canal de Cl^- activado por Ca^{2+} como la anoctamina 1 (ANO1), y el Na^+ sigue al Cl^- en el lumen de forma paracelular, impulsado por la acumulación de cargas negativas. El aumento combinado de Na^+ y Cl^- en el lumen de la espiral lleva agua de manera osmótica hacia el lumen a través de los canales de acuaporina (AQP)-5. La presión osmótica que se desarrolla (la cual puede superar los 500 mm Hg) impulsa el líquido a la superficie de la piel. La estimulación colinérgica también causa la contracción de las células mioepiteliales, que refuerza la espiral durante el incremento de la presión.

ii. **Conducto:** las células del conducto reabsorben Na$^+$ y Cl$^-$ del líquido precursor. Na$^+$ se reabsorbe a través de la membrana apical mediante ENaC, un canal de sodio epitelial, y el Cl$^-$ se reabsorbe vía el regulador de conductancia transmembrana de la fibrosis quística (CTFQ). La Na$^+$-K$^+$ ATPasa basolateral transfiere Na$^+$ al intersticio, y el Cl$^-$ sale a través de un canal de Cl$^-$. El epitelio ductal tiene una baja permeabilidad al agua, por lo que la reabsorción de NaCl deja al sudor hipotónico.

> La fibrosis quística (FQ) se asocia con mutaciones de CTFQ que previenen la reabsorción ductal de Cl$^-$. Por lo regular, el sudor contiene < 30 mmol/L Cl$^-$, pero los valores son mucho más altos en pacientes con FQ ($\geq$ 60 mmol/L). Una prueba de cloruro en sudor se usa de manera rutinaria para detectar la FQ en recién nacidos.

b. **Secreciones:** las glándulas sudoríparas ecrinas son capaces de producir secreciones copiosas en toda la superficie de la piel (por lo general, ~1 L/h, pero las personas aclimatadas al calor pueden producir > 3 L/h). Niveles tan altos de pérdida de fluidos del cuerpo pueden comprometer el equilibrio de líquidos y electrolitos y la función cardiovascular. Además de los PAM, que contribuyen a la función de barrera antimicrobiana, las secreciones ayudan a la hidratación capilar. El contenido de agua del estrato córneo suele ser de ~30%. Si este cae por debajo de ~10%, la epidermis es propensa a agrietarse, lo que crea una brecha en la barrera protectora. El sudor contiene factores naturales de hidratación, como la urea y el lactato. Estos, junto con los aminoácidos liberados de los queratinocitos apoptósicos y el sebo de las glándulas sebáceas, ayudan a mantener la hidratación de la piel.

2. **Glándulas sudoríparas apocrinas:** las glándulas sudoríparas apocrinas ayudan en la hidratación y protección de la piel y, tal vez, en aspectos de exhibición social a través de las feromonas. Están en gran parte restringidos a axilas y perineo. Las glándulas se activan en respuesta a estímulos emocionales y están reguladas por compuestos adrenérgicos. Las secreciones se dirigen hacia el folículo piloso y son más viscosas, ya que contienen partículas celulares y componentes del folículo. La acción bacteriana sobre estas secreciones puede producir olores, que son la causa por la que se desarrollaron los desodorantes para las axilas. El mal olor patológico del sudor en estas zonas se conoce como **bromhidrosis**.

VII. NERVIOS CUTÁNEOS

Los sentidos cutáneos son parte del **sistema somatosensitivo**. Cada milímetro cuadrado de piel representa una oportunidad para interactuar con el ambiente externo y analizarlo y, por tanto, está densamente cubierto por fibras nerviosas sensitivas. Estos nervios no sólo proveen el sentido del **tacto**, sino también el del dolor (**nocicepción**), el prurito (**pruritocepción**) y la temperatura (**termorrecepción**; *véase* 38·II·A·2).

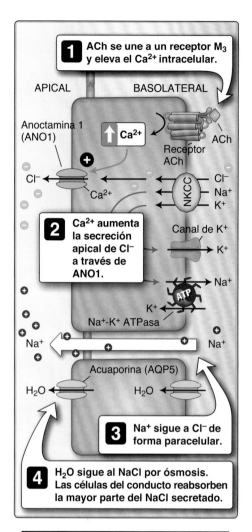

Figura 15-8.
Formación de sudor por las células claras. NKCC = cotransportador Na$^+$-K$^+$-2Cl$^-$.

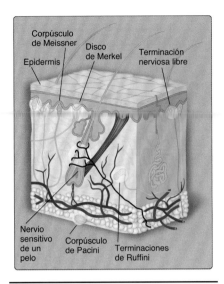

Figura 15-9.
Receptores táctiles cutáneos.

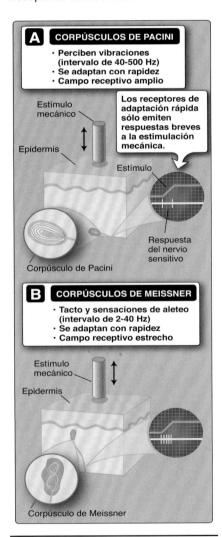

Figura 15-10.
Receptores táctiles cutáneos de
adaptación rápida.

A. Tacto

El contacto físico puede asumir varias formas. A veces es un contacto ligero, como al arrastrar una pluma por la piel. Otras veces es la presión intensa de sostener en una mano una bolsa de plástico de supermercado llena de cajas y latas de conserva. La capacidad de advertir esos estímulos tan dispares requiere mecanorreceptores afinados según diversos aspectos de intensidad, frecuencia y duración del estímulo. Su profundidad bajo la superficie de la piel determina, en parte, el tamaño de su **campo receptivo**. Un campo receptivo define el área que un receptor sensitivo monitorea. Los receptores que captan estímulos en un amplio campo receptivo tienen mayor oportunidad de registrar sucesos, sin embargo son incapaces de localizar, de manera precisa, la fuente del estímulo. Los receptores con campos receptivos pequeños pueden ubicar la fuente del estímulo con gran exactitud y suelen hacinarse en grandes cantidades, lo que asegura una cobertura adecuada en una superficie extensa.

1. **Receptores táctiles:** la piel contiene varios tipos distintos de mecanorreceptores que transducen estímulos táctiles (fig. 15-9). La transducción ocurre cuando una terminación nerviosa sensitiva se deforma. Las terminaciones pueden estar desnudas o contenidas en estructuras accesorias que modifican su sensibilidad y reactividad a diferentes tipos de estímulos. La piel lampiña contiene **corpúsculos de Pacini** y **de Meissner**, de adaptación rápida. La piel velluda contiene **discos de Merkel** y **terminaciones de Ruffini**, de adaptación lenta, así como neuronas de rápida adaptación del plexo piloso.

   a. **Corpúsculos de Pacini:** mecanorreceptores de adaptación rápida de ~1 mm de largo, que perciben vibraciones de alta frecuencia en la piel lampiña (fig. 15-10A). Se encuentran a gran profundidad en la piel y su campo receptivo es amplio. Los corpúsculos consisten en una terminación nerviosa sensitiva enterradas bajo numerosas capas de tejido fibroso con líquido gelatinoso intermedio, de modo que al corte transversal parecen cebollas. Entonces la totalidad de la estructura es envuelta en una cápsula de tejido conjuntivo. Las capas gelatinosas acolchan el nervio, de modo que sólo estímulos transitorios pueden deformar y excitar la membrana nerviosa. Los nervios aferentes están mielinizados en la mayor parte de su longitud, lo que permite una rápida transmisión de la señal sensorial.

   b. **Corpúsculos de Meissner:** los corpúsculos de Meissner también se adaptan con rapidez (fig. 15-10B). Son en extremo sensibles al tacto y a las vibraciones de baja frecuencia, que producen una sensación de aleteo. Son más pequeños que los corpúrsculos de Pacini, pero su construcción y distribución en la piel son similares, debido a que una terminación nerviosa sensitiva serpentea entre capas apiladas de células de soporte planas, todas envueltas en una cápsula.

   c. **Terminaciones de Ruffini:** estos aferentes son receptores de adaptación lenta (fig. 15-11A) localizados en las capas más profundas de la piel. Las terminaciones nerviosas se ramifican y ondulan entre haces de fibras de colágeno para formar una estructura ahusada larga y delgada. Las fibras están contenidas dentro de una cápsula de tejido conjuntivo adherida con firmeza a los tejidos circundantes. Cuando la piel se estira, la cápsula y las estructuras en su interior también se distorsionan.

d. **Discos de Merkel:** también son receptores de adaptación lenta (*véase* fig. 15-11B) que reaccionan mejor a la estimulación de baja frecuencia y el tacto ligero. Se encuentran apenas debajo de la superficie cutánea, lo cual les da un campo receptivo muy estrecho. Las puntas de los dedos están provistas de muy grandes cantidades de discos de Merkel, lo que permite la discriminación fina de forma y textura.

e. **Pelo:** el plexo nervioso sensorial que envuelve el folículo piloso permite que un pelo o cabello funcione como mecanorreceptor (*véase* fig. 15-9). Cuando el pelo se dobla, la terminación nerviosa se distorsiona y emite una señal. Para comprender qué tan sensibles son los pelos a la estimulación mecánica, use la punta de un bolígrafo o un alfiler para desviar un solo vello del brazo, ¡quedará impresionado!

f. **Terminaciones nerviosas libres:** las terminaciones nerviosas libres pueden encontrarse en toda la piel. También contribuyen al tacto, dolor, prurito y sensación de temperatura.

2. **Transducción mecanosensitiva:** la deformación de un nervio táctil abre un canal de Na^+, lo que causa un potencial de receptor despolarizante (también llamado **potencial generador**).

3. **Fibras nerviosas sensitivas:** los aferentes nerviosos sensitivos se clasifican con base en la rapidez con que envían señales al sistema nervioso central (SNC; tabla 15-1). Todos los aferentes sensitivos táctiles son mielinizados (tipo $A\beta$) y conducen a una velocidad un tanto alta. Dichas señales viajan entonces por la médula espinal al SNC para su procesamiento (*véase* 6·II). La zona percibida por un mecanorreceptor específico depende del tipo de receptor y de la zona del cuerpo. Por ejemplo, las manos discriminan más que los brazos (fig. 15-12).

B. Dolor

Los estímulos mecánicos y térmicos que resultan innocuos, o incluso placenteros cuando su intensidad es baja, pueden causar daño celular significativo a niveles más altos. La función del dolor es alertar al SNC sobre daño local e iniciar un reflejo motor que hace que el organismo evite la fuente de estimulación o se aparte de ella (*véase* 11·III·D).

1. **Nocicepción:** varios tipos de nociceptores transducen (convierten) estímulos dolorosos en un cambio de potencial de membrana.

a. **Estímulos mecánicos:** los nociceptores mecánicos reaccionan a la presión o la deformación mecánica intensas de la piel. También reaccionan a objetos agudos que la puncionen o corten. Es probable que estos receptores sean mecanorreceptores de umbral muy alto que sólo reaccionan a estímulos mecánicos cuando alcanzan niveles nocivos.

b. **Estímulos térmicos:** los extremos de temperatura (frío congelante y calor quemante) causan daño tisular. Los estímulos fríos se hacen nocivos a ~20 °C, y la intensidad del dolor percibido aumenta de manera lineal hasta ~0 °C. Las reacciones al frío también dependen de la rapidez de enfriamiento; cuando este es rápido las reacciones son más intensas. El umbral para la sensación de calor nociva es ~43 °C.

c. **Estímulos químicos:** dado que las fibras nociceptivas son terminaciones nerviosas libres, están accesibles a los agentes químicos que cruzan la barrera epidérmica o que son liberados por

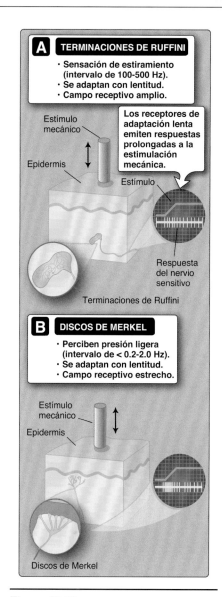

Figura 15-11.
Receptores táctiles cutáneos de adaptación lenta.

Tabla 15-1: Clasificación de fibras nerviosas aferentes sensitivas

Clase de nervio	Tipo de receptor	Velocidad de conducción (m/s)
$A\alpha$	Huso muscular y órgano tendinoso de Golgi	80–120*
$A\beta$	Receptores táctiles cutáneos	33–75*
$A\delta$	Receptores de dolor y temperatura cutáneos	5–30*
C	Receptores de dolor, temperatura y prurito cutáneos	0.5–2.0

*Mielinizados.

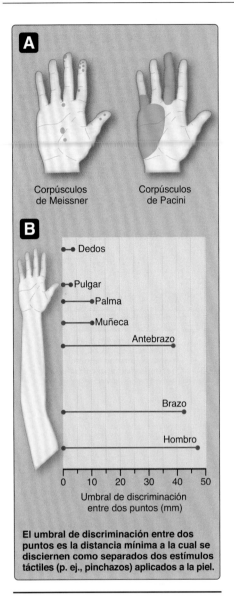

Figura 15-12.
Campos receptivos de dos tipos de receptores de la mano y discriminación sensitiva a lo largo del brazo.

Tabla 15-2: Sustancias químicas que activan nociceptores

Fuente	Sustancia
Mastocitos	Histamina
Mastocitos, células cutáneas traumatizadas	Prostaglandinas
Células cutáneas estresadas	K^+ Bradicinina H^+
Aferentes sensitivos	Sustancia P
Eferentes colinérgicos	ACh

tejidos dañados (tabla 15-2). La capsaicina, el ingrediente activo del chile, produce una sensación quemante por activación de nociceptores cuando se aplica de manera tópica.

d. **Estímulos polimodales:** los miembros de una subpoblación de nociceptores son sensibles a dos o más estímulos y se denominan **polimodales**.

2. **Transducción de estímulos nociceptivos:** no se comprenden del todo los mecanismos precisos por los cuales los estímulos nociceptivos son captados y transmitidos, pero en la transducción de muchos estímulos nocivos intervienen múltiples miembros de la familia del canal receptor de potencial transitorio (TRP) (*véase* 2·VI·D).

a. **Receptores:** el calor activa TRPV1, al igual que la capsaicina. El enfriamiento cutáneo activa TRPM8. La activación de cualquier clase de TRP deriva en el ingreso (influjo) de Na^+ y Ca^{2+} y excitación. Los iones hidrógeno excitan neuronas nociceptivas al permear a un miembro de la familia de ENaC sensible al ácido. Es posible que también participen otros canales en la percepción del dolor.

b. **Fibras nociceptivas:** la activación de nociceptores es transmitida al SNC por fibras $A\delta$ mielinizadas (rápidas) y por fibras C, más lentas. Las fibras $A\delta$ median las sensaciones de dolor penetrante o de piquete intenso (**primer dolor**), seguido de un dolor sordo, palpitante o quemante más prolongado que se relaciona con activación de fibras C (**segundo dolor**).

Las fibras C son en particular sensibles a la lidocaína, un anestésico local que se aplica de manera tópica para aliviar prurito y dolor cutáneos. Bloquea el canal de Na^+ que media el potencial de acción nervioso. La lidocaína también se inyecta a menudo para anestesiar antes de cirugía dental, o se combina con prilocaína (un antagonista de canales de Na^+ emparentado) en un ungüento. La lidocaína a veces se combina con un vasoconstrictor para reducir el riego sanguíneo local, y de este modo reducir los efectos de lavado del fármaco. En consecuencia, la anestesia local se prolonga.

3. **Sensibilización:** el daño tisular inicia una cadena de sucesos que sensibiliza terminaciones nerviosas aferentes circundantes a estímulos inocuos, de modo que se perciben como dolorosos (**hiperalgesia**). Al principio la sensibilización permanece localizada en el sitio de daño (**hiperalgesia primaria**), pero se propaga en minutos para afectar zonas circundantes (**hiperalgesia secundaria**). La sensibilización sigue el avance de la tumefacción e inflamación e implica muchos de los mediadores inflamatorios comunes. Sus efectos pueden persistir por meses después de que la persona se recupera de la lesión inicial.

C. Prurito

El **prurito** (un término derivado de *prurire*, la palabra latina para "comezón") aparece designado para inducir el reflejo de rascarse o frotarse para alejar un insecto u otro irritante. La sensación es mediada por dos poblaciones de fibras nerviosas tipo C. Un tipo reacciona de manera óptima a la histamina, mientras que el otro tipo (no histamínico) es activado por

Sexo biológico y envejecimiento 15-1: piel

Los efectos fisiológicos del envejecimiento en el tejido son más evidentes debido a los cambios en la apariencia de la piel y a la respuesta más lenta al traumatismo. [**Nota**: el fotoenvejecimiento causado por la radiación ultravioleta es un proceso patológico distinto. Los efectos del fotoenvejecimiento son más evidentes en personas de piel clara con exposición crónica al sol.]

La piel pierde su grosor a una tasa de ~7% por década. El adelgazamiento se debe en gran medida a los cambios en la composición de la matriz extracelular y a la pérdida de grasa subdérmica, lo que hace que la piel se arrugue y cuelgue. Hay una disminución acompañante en la vascularización de la piel, que altera el suministro de nutrientes y potencia cambios relacionados con la edad en la función de la piel. La pérdida de grasa y vascularidad, junto con la disminución de la sensibilidad vascular a los comandos neuronales y una disminución de 70% en la producción de glándulas sudoríparas a la edad de 70 años, deteriora de modo significativo la capacidad de respuesta al desafío térmico.

La tasa de división de células progenitoras de queratinocitos disminuye ~50% a los 70 años de edad, lo que hace que el tiempo de renovación del estrato córneo aumente de 20 días a > 30 días en adultos mayores. Los tiempos de reparación de heridas se ven afectados de manera similar. Una reducción en los números de receptores sensoriales (corpúsculos de Meissner y Pacini, receptores del dolor) con la edad aminora la sensibilidad de la piel a los estímulos externos y, por tanto, aumenta la probabilidad de traumatismo mecánico y daño en la piel.

Otras funciones de barrera de la piel se ven afectadas de manera similar. Una disminución de 50% en el número de células de Langerhans a los 70 años de edad afecta la capacidad de respuesta al desafío inmunológico. La reducción de las tasas de secreción de lípidos incrementa la pérdida de agua de la piel y la hidratación de la piel disminuye. La función de la barrera fotoprotectora se debilita en paralelo con la caída de los números de melanocitos. La actividad deteriorada de los melanocitos del pelo vuelve los cabellos grises. Sin embargo, es alentador observar que muchos de estos cambios relacionados con la edad en la estructura y función de la piel pueden revertirse mediante la aplicación tópica diaria de ácido *trans* retinoico (tretinoína).

una amplia gama de pruritógenos, como prostaglandinas, interleucinas, proteasas y ACh. Las sensaciones pruríticas pueden ser suprimidas por estímulos dolorosos (como el rascado) y por antihistamínicos, y ser potenciadas por analgésicos. No se comprenden del todo los mecanismos por los cuales las sensaciones dolorosas y pruríticas interactúan.

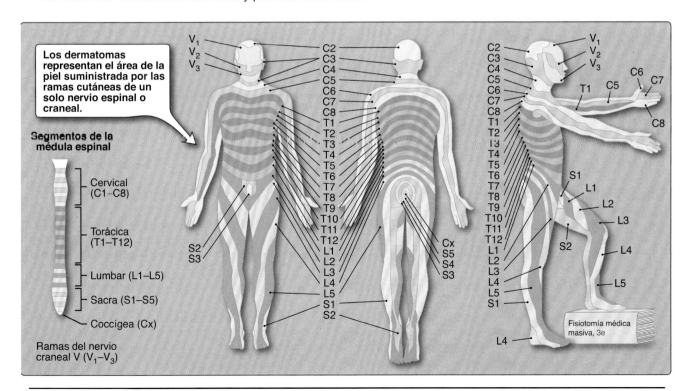

Figura 15-13.
Mapas de dermatomas.

D. Dermatomas

La información sensitiva procedente de receptores cutáneos es transmitida por el SNC a través de nervios aferentes. Los nervios tienen un área limitada de cobertura, que puede mapearse en la superficie corporal como una serie de bandas bien delimitadas que reciben el nombre de **dermatomas** (fig. 15-13). Cada banda corresponde a un solo segmento raquídeo. Existe superposición en la cobertura entre bandas, de modo que cortar un par de raíces nerviosas posteriores no deriva en la pérdida sensitiva completa en el dermatoma correspondiente. El dolor que se localiza en un dermatoma específico puede ser útil para identificar el sitio de una lesión de la médula espinal.

Aplicación clínica 15-4: herpes zóster

El virus varicela zóster causa varicela, cuyos síntomas incluyen una erupción cutánea vesicular. Los virus de las vesículas rotas infectan las terminaciones nerviosas sensitivas de la piel y luego migran hacia el cuerpo de las células nerviosas, donde pueden permanecer latentes por décadas. Tras la reactivación, los virus infectan otras neuronas dentro del ganglio de la raíz dorsal y luego se diseminan a la piel. La reactivación provoca dolores punzantes, palpitantes o ardientes profundos y una sensibilidad extrema de la piel, seguida de exantema y erupción vesicular. El exantema suele delinear el dermatoma suministrado por el ganglio infectado, como se muestra. El herpes zóster suele afectar a los adultos mayores (> 60 años de edad), aunque los síntomas pueden aparecer a cualquier edad. Por lo general, la enfermedad se resuelve de manera espontánea en 1 semana, pero los antivíricos y analgésicos pueden ser útiles para atenuar la intensidad y duración del dolor.

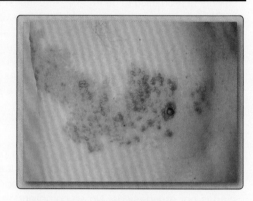

Exantema y vesículas con distribución dermatómica.

Resumen del capítulo

- La **epidermis** realiza la mayoría de las funciones de barrera de la piel. Está queratinizada para resistir la abrasión física, y las **capas lipídicas** son resistentes al agua. La **melanina** absorbe la radiación ultravioleta y es fotoprotectora. Los **antimicrobianos** secretados retrasan la colonización bacteriana.

- La **dermis** alberga a las estructuras de piel más especializadas y a los **mastocitos**, que participan en respuestas inflamatorias locales.

- Los **folículos pilosos** están asociados con las glándulas sudoríparas sebáceas y apocrinas. El crecimiento del pelo es cíclico, e implica crecimiento activo, regresión y caída del pelo.

- Las **glándulas sebáceas** producen **sebo**, una secreción rica en lípidos que ayuda a la piel a retener la humedad. Las **glándulas sudoríparas ecrinas** son termorreguladoras. Un fluido precursor isotónico formado por la espiral secretora es modificado por las células ductales para producir una solución hipotónica que se segrega en la superficie epidérmica. Las **glándulas sudoríparas apocrinas** producen feromonas.

- Los **sentidos cutáneos** son parte del **sistema somatosensitivo**, que vigila los sucesos que ocurren dentro del organismo o en su superficie.

- Los **receptores táctiles** se activan mediante el contacto y las sensaciones se transducen por deformación mecánica de una neurona sensitiva. Los **corpúsculos de Pacini** y las **terminaciones de Ruffini** reaccionan mejor a vibración de alta frecuencia o estiramiento. Los **corpúsculos de Meissner** y los **discos de Merkel** son más sensibles a la presión y estimulación de baja frecuencia.

- Los receptores táctiles de aferentes sensitivos están mielinizados y conducen impulsos a gran velocidad.

- Los receptores de dolor se activan en respuesta a estímulos mecánicos, térmicos o químicos intensos y nocivos.

Preguntas de estudio

Elija la MEJOR respuesta.

III.1. ¿Cuál de las siguientes proteínas citoesqueléticas funciona como un resorte y limita la magnitud en que la sarcómera puede estirarse?

A. α-actinina
B. Distrofina
C. Nebulina
D. Titina
E. Disco Z

Mejor respuesta = D. La titina es una proteína estructural masiva asociada con los filamentos gruesos que limita la longitud de la sarcómera cuando un músculo se estira (*véase* 12·II·C). Las proteínas asociadas con filamentos delgados no actúan como resortes, sino que dan integridad estructural. Por ejemplo, la α-actinina une los extremos de filamentos delgados a los discos Z (placas estructurales que sirven como puntos de inserción para los filamentos delgados); la distrofina fija el arreglo contráctil dentro del armazón citoesquelético; y se piensa que la nebulina, que se extiende a lo largo del filamento de actina, establece la longitud del filamento delgado.

III.2. Una mujer de 22 años de edad recibe inyecciones de toxina botulínica tipo A (un inhibidor de la liberación presináptica colinérgica) para tratar la hiperhidrosis (sudoración excesiva) palmar. Su prensión se debilita con los tratamientos por disminución de las concentraciones sinápticas de:

A. Acetilcolinesterasa
B. ACh
C. Calsecuestrina
D. Mioglobina
E. Receptores nicotínicos

Mejor respuesta = B. La toxina botulínica es una proteasa que impide la exocitosis y la liberación de neurotransmisores desde las terminaciones nerviosas (*véase* 5·IV·C). La toxina botulínica tipo A es de uso común en clínica para inhibir la liberación de ACh en la unión neuromuscular, lo que aminora las concentraciones sinápticas de ACh. Reduce la actividad de las glándulas sudoríparas ecrinas por un mecanismo similar. La acetilcolinesterasa, que en condiciones normales degrada ACh y termina la señalización neuromuscular (*véase* 12·II·G), no sería afectada por la toxina. La mioglobina es una molécula sarcoplásmica de almacenamiento y transporte de O_2, mientras que la calsecuestrina es una proteína fijadora de Ca^{2+} que se encuentra en el retículo sarcoplásmico. Ninguna participa de modo directo en la transmisión neuromuscular.

III.3. ¿Qué tipo de canal de Ca^{2+} del músculo liso se encuentra en las caveolas de la membrana plasmática y es controlado en mayor medida por el cambio del potencial de membrana?

A. Canales liberadores de Ca^{2+} inducidos por Ca^{2+}
B. Canales de Ca^{2+} operados por receptor
C. Canales de Ca^{2+} operados por reserva
D. Canales de Ca^{2+} controlados por IP_3
E. Canales de Ca^{2+} tipo-L

Mejor respuesta = E. Los canales de Ca^{2+} tipo-L son controlados por voltaje, y se abren en respuesta a la despolarización de la membrana. Se encuentran en muchos tipos celulares, donde se concentran dentro de bolsillos de la membrana plasmática llamados caveolas o vesículas plasmalémicas (*véase* 13·II·C). Los canales de Ca^{2+} operados por receptor se abren cuando un ligando se une al receptor asociado, en vez de hacerlo cuando ocurre un cambio de voltaje. Los canales liberadores de Ca^{2+} inducidos por Ca^{2+} y los canales de Ca^{2+} controlados por IP_3 se localizan en la membrana del retículo sarcoplásmico y median la liberación de reservas de Ca^{2+}. Los canales de Ca^{2+} operados por reserva se usan para nivelar las reservas intracelulares de Ca^{2+} con el Ca^{2+} extracelular durante la relajación muscular (*véase* 13·III·C). La apertura de los canales es controlada por un sensor de Ca^{2+} en reserva (Stim1).

III.4. ¿Cuáles son los cristales minerales que resisten la compresión y dan a los huesos su resistencia y elasticidad?

A. Urato
B. Hidroxiapatita
C. Glucosaminoglucano
D. Creatinina
E. Oxalato de calcio

Mejor respuesta = B. La hidroxiapatita es un mineral cristalino que contiene calcio y fosfato (*véase* 14·II·A). Los cristales de hidroxiapatita están cementados con fibras de colágeno y luego haces de fibras mineralizadas embebidas en sustancia fundamental para crear un material con alta resistencia a la compresión y al esfuerzo tensil. Urato, creatinina y oxalato de calcio se encuentran a altas concentraciones en la orina. Cuando están lo bastante concentrados forman cristales que pueden observarse en sedimentos urinarios. El glucosaminoglucano es un mucopolisacárido presente en la sustancia fundamental que llena los espacios entre todas las células, incluidas las óseas.

III.5. ¿Qué tipo de células precursoras presentes en el hueso expresa RANKL (ligando del receptor activador de factor nuclear κB) en su superficie para facilitar la resorción ósea?

A. Osteoblasto
B. Osteoclasto
C. Osteocito
D. Célula del recubrimiento óseo
E. Célula hematopoyética

Mejor respuesta = A. En la resorción y la remodelación óseas intervienen varios tipos celulares que trabajan juntos dentro de un compartimiento de remodelación ósea (*véase* 14·IV·C). Los precursores de osteoblastos expresan RANKL en su superficie. RANKL se une a RANK, un receptor expresado en la superficie de precursores de osteoclastos (estos son precursores hematopoyéticos), y con ello hace que varias células se fusionen en grandes osteoclastos multinucleados. Los osteoclastos digieren hueso y liberan su contenido mineral de vuelta a la sangre. Los osteocitos son células embebidas en la matriz ósea que vigilan la integridad y en busca de esfuerzo. Las células del revestimiento óseo se encuentran en la superficie ósea y, en su caso, señalan la necesidad de remodelar.

III.6. Una mujer de 36 años de edad tiene un tumor secretor de hormona paratiroidea (PTH). ¿Cuál de los siguientes procesos podría esperarse que aumentara como resultado de la elevación crónica de PTH?

A. Resorción ósea
B. Depósito de hueso
C. Excreción intestinal de Ca^{2+}
D. Absorción intestinal de PO_4^{3-}
E. Reabsorción renal de PO_4^{3-}

Mejor respuesta = A. En condiciones normales, la liberación de PTH por las glándulas paratiroides es regulada por las concentraciones plasmáticas de Ca^{2+} (*véase* 35·V·B). Cuando los valores plasmáticos de Ca^{2+} (o de Mg^{2+}) disminuyen, se secreta PTH para estimular la resorción ósea de Ca^{2+}. Los efectos de la PTH son mediados por receptores de PTH en los osteoblastos, que conducen a los osteoclastos hacia un sitio de remodelación ósea. La PTH no estimula el depósito de hueso. Induce la reabsorción de Ca^{2+} (no su excreción) por el túbulo distal renal (*véase* 27·III·C). La PTH también inhibe la reabsorción de PO_4^{3-} por el túbulo proximal renal, con lo que incrementa las tasas de excreción (*véase* 26·VI·A).

III.7. Un varón de 4 años de edad con antecedente familiar de fibrosis quística (FQ) ha presentado signos y síntomas respiratorios y digestivos leves. Si se sospecha FQ, su sudor, comparado con el de un chico saludable de su edad, podría describirse mejor como:

A. Hipotónico
B. Isotónico
C. Hipertónico
D. Abundante
E. Escaso

Mejor respuesta = C. La CTFQ es un transportador estuche de unión a ATP que funciona como canal de Cl^- en muchos epitelios. Los defectos de CTFQ impiden la secreción de Cl^- por los epitelios respiratorio y digestivo. La secreción crea un gradiente osmótico que se usa para llevar agua a la superficie apical, de modo que los pacientes con FQ suelen formar moco espeso difícil de expulsar de los pulmones, por ejemplo. En las glándulas sudoríparas, la CTFQ se usa para reabsorber Cl^- del lumen del conducto durante el paso del sudor a la superficie de la piel, lo cual hace que el sudor se torne hipotónico (*véase* sección VI·D·2). En los pacientes con FQ, un defecto de la CTFQ impide la reabsorción de Cl^- (y de Na^+), de modo que su sudor es hipertónico. Los defectos de CTFQ no causan cambios importantes en el volumen de sudor.

III.8. Un operador de martillo neumático de 42 años de edad presenta decremento de la sensibilidad a la vibración de alta frecuencia en la piel lampiña de las manos. ¿Qué receptor es más probable que esté afectado?

A. Terminaciones de Ruffini
B. Discos de Merkel
C. Terminaciones nerviosas libres
D. Corpúsculos de Pacini
E. Fibras sensitivas pilosas

Mejor respuesta = D. Los corpúsculos de Pacini son receptores táctiles de adaptación rápida responsables de percibir vibraciones en el intervalo de 40 a 500 Hz (*véase* sección·VII·A). Es evidente que la piel lampiña no tiene pelo y, por lo tanto, tampoco fibras sensitivas pilosas. Las terminaciones de Ruffini son receptores táctiles de adaptación lenta que perciben estiramiento de la piel más que vibraciones. Los discos de Merkel captan presión de contacto ligero. La piel lampiña también contiene terminaciones nerviosas libres, pero estas son menos sensibles a la vibración que los corpúsculos de Pacini.

Estimulación cardiaca

16

I. GENERALIDADES

Los organismos unicelulares (p. ej., los paramecios; *véase* fig. 5-1) están encerrados por una membrana de plasma delgada, a través de la cual los gases como el O_2 y el CO_2 se pueden difundir con facilidad. Esto significa que las necesidades de O_2 de un paramecio se pueden satisfacer con la absorción del fluido circundante. Sin embargo, la distancia a la que el O_2 puede difundirse a través de estructuras multicelulares es limitada (< 100 μm), de modo que los organismos más complejos desarrollaron extensos ensamblajes de tuberías para transportar el fluido oxigenado a unas pocas micras de cada célula. En animales como el *Homo sapiens* los conjuntos de tuberías comprenden vasos sanguíneos, y la fuerza motriz para el flujo de fluido oxigenado (sangre) a través de estos vasos es la presión hidrostática generada por el corazón. Los vasos sanguíneos, la sangre y el corazón forman el sistema cardiovascular (fig. 16-1). El corazón está compuesto de músculo cardiaco, que está dispuesto en capas para formar cuatro cámaras internas. Cuando el músculo se contrae, dismlnuye el diámetro de la cámara y la sangre es forzada de una cámara a otra y sale a través de la vasculatura. El diseño y función únicos del corazón tienen el propósito de que la contracción de sus diversas partes posea una secuencia para lograr la eficiencia del gasto cardiaco. La secuencia es realizada mediante una onda de excitación, cuya velocidad de progresión está modulada para permitir el movimiento de la sangre entre las cámaras. El movimiento de esta onda a través del tiempo y el espacio crea gradientes eléctricos dentro de los tejidos circundantes que pueden detectarse y registrarse en la superficie del cuerpo como un electrocardiograma (ECG). En vista de que el momento y el patrón de la excitación varían un poco de una persona a otra, es posible utilizar un ECG para detectar anomalías en la vía de excitación y en la estructura general del corazón.

II. SISTEMA DE CIRCUITOS CARDIOVASCULARES

El sistema cardiovascular es un circuito cerrado por el que la sangre circula de manera continua a lo largo de la vida de una persona. El circuito incorpora dos circulaciones de estructura y función distintas. La **circulación sistémica**

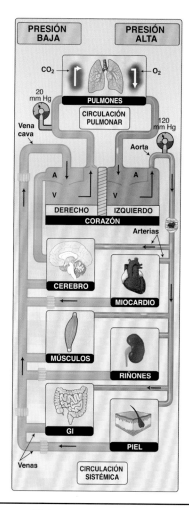

Figura 16-1.
Sistema de circuitos vasculares.
A = aurícula; GI = gastrointestinal;
V = ventrículo.

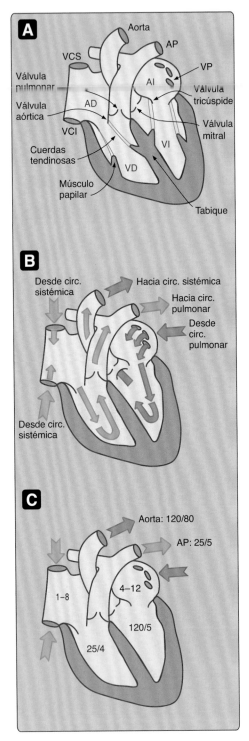

Figura 16-2.
Anatomía cardiaca y patrones de flujo.
Las presiones se dan en mm Hg.
AD = aurícula derecha; AI = aurícula
izquierda; AP = arteria pulmonar; VCI
= vena cava inferior; VCS = vena cava
superior; VD = ventrículo derecho;
VI = ventrículo izquierdo; VP = vena
pulmonar.

suministra O_2 y otros nutrientes esenciales a todos los tejidos del cuerpo, recoge los productos de desechos metabólicos (incluido el calor) y distribuye mensajes químicos y células del sistema inmunológico. La **circulación pulmonar** transporta el contenido de la vasculatura a través de los pulmones para el intercambio de CO_2 y O_2.

A. Estructura del corazón

Dos bombas musculares, una a cada lado del corazón, impulsan la sangre alrededor de la vasculatura (fig. 16-2A). Cada bomba contiene dos cámaras: una **aurícula** y un **ventrículo**. El lado izquierdo del corazón bombea la sangre a través de la **aorta** hacia los órganos de la circulación sistémica (fig. 16-2B). La sangre regresa al corazón por la **vena cava**. El lado derecho del corazón perfunde la circulación pulmonar. La sangre sale del ventrículo derecho (VD) a través de la **arteria pulmonar**, pasa a través de los pulmones y después entra al hemicardio izquierdo a través de la **vena pulmonar**.

B. Cámaras cardiacas

Las aurículas y los ventrículos tienen diferentes funciones, lo que se refleja en la cantidad de músculo cardiaco contenido en sus paredes.

1. **Aurículas:** las aurículas actúan como depósitos de retención para la sangre proveniente del sistema venoso durante la contracción ventricular. La sangre acumulada es transferida a los ventrículos mediante la contracción auricular al principio de cada ciclo cardiaco. Debido a que se necesita una cantidad mínima de presión para empujar la sangre hacia los ventrículos cuando están relajados, las aurículas contienen cantidades pequeñas relativas de músculo y sus paredes son delgadas.

2. **Ventrículos:** los ventrículos conducen la sangre a alta presión a través de una amplia red de vasos, lo que es posible debido a que las paredes de las cámaras están formadas, sobre todo, de músculo cardiaco. El ventrículo izquierdo (VI) suele generar presiones máximas de 120 mm Hg (fig. 16-2C). El VD bombea sangre a través de un sistema de vasos con relativa baja resistencia y, por lo tanto, sus paredes tienen menor cantidad de músculo que las del VI. El VD genera presiones máximas de cerca de 25 mm Hg.

C. Válvulas

Las válvulas de flujo en un solo sentido situadas entre las aurículas y los ventrículos (**válvulas auriculoventriculares [AV]**) y entre los ventrículos y sus salidas (**válvulas semilunares**) ayudan a asegurar que el flujo en el sistema cardiovascular sea unidireccional (*véase* fig. 16-2B).

1. **Auriculoventriculares:** las válvulas **tricúspide** (lado derecho) y **mitral** (lado izquierdo) permiten que la sangre pase de la aurícula al ventrículo y se cierran cuando inicia la contracción ventricular. Las **cuerdas tendinosas** son filamentos unidos a los bordes de las hojas de la válvula. Las cuerdas funcionan en conjunto con los **músculos papilares** para apuntalar las válvulas e impedir su eversión por las altas presiones generadas dentro de los ventrículos durante la contracción (*véase* fig. 16-2A).

2. **Semilunares:** las válvulas **pulmonar** (lado derecho) y **aórtica** (lado izquierdo) evitan el flujo retrógrado del sistema arterial hacia los ventrículos. Las válvulas semilunares están sujetas a un gran esfuerzo de cizallamiento asociado con el flujo de alta velocidad en la salida ventricular, de manera que son más gruesas y más elásticas que las valvas de las válvulas AV.

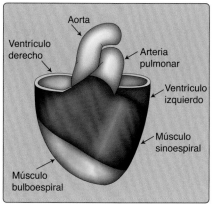

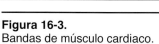

Figura 16-3.
Bandas de músculo cardiaco.

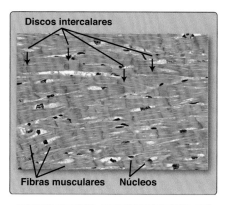

Figura 16-4.
Estructura del músculo cardiaco.

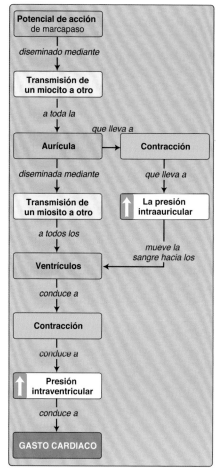

Figura 16-5.
Mapa conceptual para la función
cardiaca.

III. MÚSCULO CARDIACO

Las cuatro cámaras del corazón están formadas por bandas anchas de músculo cardiaco (fig. 16-3). El músculo cardiaco es un músculo estriado que tiene mucho en común con el músculo esquelético. Sus sarcómeros están organizados de manera parecida, y los músculos cardiaco y esquelético presentan patrones en banda similares al ser observados bajo luz polarizada (fig. 16-4). Estos presentan diferencias clave, ya que las tareas requeridas de los dos músculos son singulares. El músculo cardiaco es rico en mitocondrias que confieren una mayor capacidad aeróbica y, por lo tanto, es muy resistente a la fatiga. La contracción de las fibras del músculo esquelético es independiente, responde a órdenes individualizadas provenientes de la corteza motora. En contraste, el funcionamiento del músculo cardiaco es independiente del control somático motor y las fibras tienen una amplia interconexión de manera que forman unidades funcionales.

A. Vías de comunicación

Las fibras del músculo esquelético están bajo control voluntario y se contraen cuando son estimuladas por una neurona motora α. El músculo cardiaco está *regulado* por el sistema nervioso, pero lo normal es que se origine un estímulo contráctil dentro del **nodo senoauricular (SA)**, un área del miocardio especializada para funcionar como **marcapaso**. Las células marcapaso generan señales eléctricas en forma periódica que se diseminan de un miocito a otro hasta que abarcan todas las fibras dentro del órgano (fig. 16-5), lo que es posible mediante uniones comunicantes y una amplia ramificación celular.

1. **Uniones comunicantes:** matrices densas de uniones comunicantes se unen a los miocitos adyacentes y proporcionan vías para la comunicación eléctrica y química directa (*véase* 4·II·F). La alta densidad de unión asegura que las señales eléctricas se propagan con rapidez de un miocito a otro. Las matrices de unión están localizadas en regiones de contacto sarcolémicas especializadas conocidas como **discos intercalares** (fig. 16-6), los cuales también contienen elementos estructurales (**desmosomas** y **fascia de adhesión**) que fusionan las células de una forma mecánica y les permiten soportar la tensión generada durante la contracción muscular.

2. **Ramificación celular:** cuando el marcapaso envía una orden de contracción, esta debe diseminarse con rapidez a través de todo el corazón. Mientras que las fibras de músculo esquelético son largas,

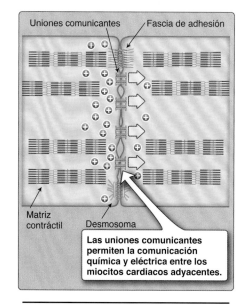

Figura 16-6.
Estructura de los discos intercalares.

Aplicación clínica 16-1: miocardiopatía hipertrófica

Los trastornos hereditarios de la función sarcomérica que causan atrofia del músculo esquelético en ocasiones pueden llevar a la muerte cardiaca súbita (MCC) cuando el músculo cardiaco está afectado. La **miocardiopatía hipertrófica (MCH)** es un crecimiento inadecuado del miocardio, que es la principal causa de MCS en los atletas jóvenes. Más de la mitad de estas muertes se debe a mutaciones en 15 o más genes que codifican las proteínas sarcoméricas. La mayoría se localiza en los genes que codifican la proteína C de unión a miosina cardiaca (*MYBPC3*) y la isoforma cardiaca de la miosina de cadena pesada (*MYC7*). Los alelos de la MCH trastornan la organización normal de los miocitos dentro del miocardio, lo que causa la desorganización del miocito, la hipertrofia de la fibra y la distorsión de la estructura celular (compárese la micrografía de la derecha con la fig. 16-4). La gran cantidad de tejido conjuntivo depositado dentro del intersticio contribuye al engrosamiento de la pared ventricular relacionada con la MCH. Los pacientes con MCH son propensos a presentar arritmias auriculares y ventriculares, lo que coloca a las personas afectadas en un alto riesgo de MCS.

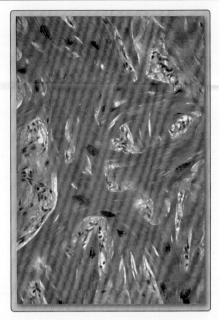

Desorganización de los miocitos.

delgadas y sin ramificaciones, los miocitos cardiacos tienen amplias ramificaciones. La combinación de células ramificadas y las uniones de comunicación crean una amplia red celular interconectada que funciona como una unidad (**un sincicio**).

IV. SECUENCIACIÓN DE LAS CONTRACCIONES

Si el corazón ha de funcionar de forma efectiva como una bomba, sus cámaras deben contraerse en una secuencia ordenada. La secuenciación se logra mediante una onda de despolarización diseminada de un miocito a otro hasta que abarca el corazón completo. Una vez que se inicia la onda de despolarización, esta incluye y engloba de manera inevitable los miocitos adyacentes, igual que una línea de fichas de dominó que caen empujándose una a otra (fig. 16-7). La onda de despolarización que conduce la contracción miocárdica y el ciclo de la bomba suele comenzar en el **nodo SA** (fig. 16-8).

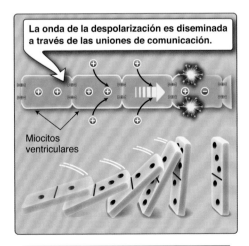

La onda de la despolarización es diseminada a través de las uniones de comunicación.

Miocitos ventriculares

Figura 16-7.
Propagación de la señal en el miocardio.

El récord actual de número de fichas caídas en una cascada de dominó es un poco menor de 4.5 millones, un récord impuesto en Holanda en el Día del Dominó, 2009. Al equipo de constructores le tomó 2 meses colocarlo. Debido a que un pie o dedo mal colocado podía desencadenar con facilidad el sistema completo, este se diseñó con espacios vacíos que se completaron justo antes de iniciada la competencia. Debido a que el miocardio no tiene estas características de seguridad, cada célula cardiaca tiene el potencial de transformarse en el marcapaso primario en el caso de que su membrana se volviera inestable. Los marcapasos "ectópicos" son responsables de los percances que conducen a las contracciones ventriculares prematuras, que suelen ser eventos aislados en corazones jóvenes y sanos. En corazones envejecidos se pueden establecer marcapasos ectópicos, lo que es una amenaza constante y en potencia mortal para la función cardiaca.

A. Nodo sinoauricular

El marcapaso cardiaco se localiza en la parte superior de la pared de la aurícula derecha, cerca de la vena cava superior (*véase* fig. 16-8; paso 1). Las células del nodo SA son miocitos auriculares especializados que han perdido la mayor parte de sus fibras contráctiles, así como sus reservas de Ca^{2+} y, por lo tanto, no participan en el desarrollo de la presión. Las células del nodo tienen un potencial de membrana (V_m) inestable que cambia con lentitud hacia lo positivo. Una vez que el V_m cruza el **potencial de umbral** (V_u; *véase* 2·III·B·1), se inicia un potencial de acción (PA). El PA se propaga de manera regenerativa por ambas aurículas y, en última instancia, afecta a los ventrículos, con una contracción que sigue a su paso. La velocidad a la que las células del nodo se despolarizan e inician las espigas es modulada por las ramas del sistema nervioso **autónomo (SNA)** como una forma de controlar la frecuencia cardiaca (FC). El **sistema nervioso simpático (SNS)** aumenta la FC, mientras que el **sistema nervioso parasimpático (SNPS)** la disminuye.

B. Aurículas

Las células nodales están vinculadas de forma eléctrica a través de las uniones de comunicación a los miocitos auriculares circundantes. Una vez iniciada, la onda de despolarización es diseminada hacia afuera en todas direcciones con una velocidad de conducción de ~1 m/s, por lo que le toma cerca de 100 ms englobar ambas aurículas (*véase* fig. 16-8; paso 2).

C. Nodo auriculoventricular

La diseminación de la onda de despolarización es detenida antes de alcanzar los ventrículos mediante una placa de cartílago y material fibroso localizada en la unión AV. La placa proporciona el soporte estructural para las válvulas del corazón, pero también actúa como un aislante eléctrico. Al detener la onda da tiempo para la transducción de los eventos eléctricos de movimiento rápido hacia eventos mecánicos más lentos y para que la sangre pase de las aurículas hacia los ventrículos. Sin embargo, la onda de excitación no se apaga por completo porque existe un puente eléctrico entre las aurículas y los ventrículos. A la entrada de este puente está el nodo AV, una placa de cardiomiocitos no contráctiles especializados en la conducción lenta de señales (0.01–0.05 m/s). Toma alrededor de 80 ms para que la "chispa" eléctrica atraviese el nodo AV, tiempo suficiente para que la sangre impulsada por la contracción auricular pase a través de las válvulas AV.

D. Sistema His-Purkinje

Una vez que la onda de excitación migra a través del nodo AV, las paredes ventriculares deben estimularse para que se contraigan en una secuencia que exprima la sangre hacia arriba hasta las salidas: **tabique → ápex → paredes libres → base**. Esto es posible por los trayectos de tejido que comprenden miocitos especializados en transportar la onda de despolarización a alta velocidad a diferentes regiones de los ventrículos. La vía hacia los ventrículos comienza con el **haz de His,** una vía de miocitos especializados que surge del nodo AV y después se amplía hacia abajo dentro del tabique interventricular (*véase* fig. 16-8; paso 3). Aquí se separa en rama izquierda y derecha, las cuales a su vez están ramificadas para llevar la señal de excitación a todas las regiones de los VI y VD, de forma respectiva. Las **fibras de Purkinje** de alta velocidad (velocidad de conducción ~2–4 m/s) llevan la onda de despolarización hasta los miocitos contráctiles (*véase* fig. 16-8; paso 4).

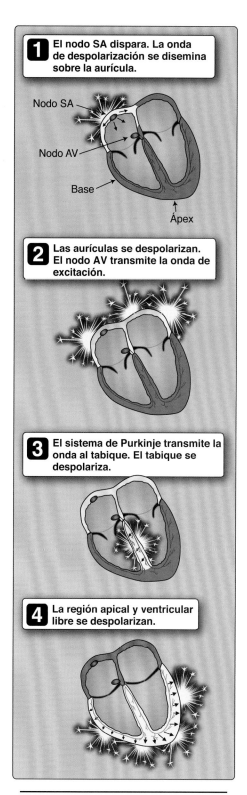

1 El nodo SA dispara. La onda de despolarización se disemina sobre la aurícula.

Nodo SA
Nodo AV
Base
Ápex

2 Las aurículas se despolarizan. El nodo AV transmite la onda de excitación.

3 El sistema de Purkinje transmite la onda al tabique. El tabique se despolariza.

4 La región apical y ventricular libre se despolarizan.

Figura 16-8.
Ciclo de excitación cardiaca. AV = auriculoventricular; SA = sinoauricular.
(continúa)

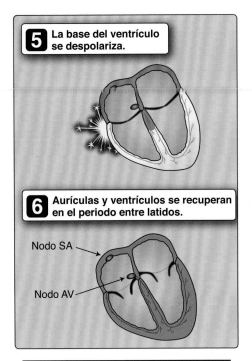

5 La base del ventrículo se despolariza.

6 Aurículas y ventrículos se recuperan en el periodo entre latidos.

Nodo SA

Nodo AV

Figura 16-8.
(continuación)

El sistema His-Purkinje a menudo es comparado con un sistema de carreteras interestatales o autovías que permiten que los vehículos viajen a alta velocidad a través del corazón de la ciudad hasta un sitio remoto. La conducción miocito a miocito más lenta es equivalente a tomar las calles para regresar al mismo punto, una ruta que por lo general es mucho más lenta.

E. Ventrículos

Los miocitos ventriculares son similares a los miocitos auriculares, conducen la onda de despolarización de una célula a otra a través de las uniones de comunicación a 1 m/s. La excitación de ambos ventrículos está casi completa dentro de los primeros 100 ms (véase fig. 16-8; paso 5), aunque los eventos mecánicos más lentos toman otros 300 ms para terminar.

V. ELECTROFISIOLOGÍA

El mecanismo de aceleración o retraso de la onda de excitación durante su viaje a través de diversas regiones del corazón es refinado en su sencillez. El corazón es, en esencia, un músculo esculpido. La velocidad a la cual los diferentes miocitos dentro del músculo conducen una señal eléctrica depende de qué tan rápido se despolarizan, lo cual a su vez está regido por la mezcla relativa de los canales de iones contenidos dentro del sarcolema.

A. Canales y corrientes iónicos

Todos los miocitos cardiacos son células excitables sin importar su localización o función. Todos expresan Na^+-K^+ ATPasa, que genera y mantiene los gradientes de Na^+ y K^+ a través de la membrana y establece el V_m. Entonces los canales selectivos de iones se abren y cierran para manipular el V_m. La función cardiaca depende de cuatro principales corrientes de iones: una **corriente de Na^+** (I_{Na}), una **corriente de Ca^{2+}** (I_{Ca}), una **corriente de K^+** (I_K) y una **corriente de marcapasos** (I_f) que es común a aquellos miocitos capaces de la automaticidad (fig. 16-9). Por debajo de estas corrientes hay numerosas clases individuales de canales iónicos (tabla 16-1).

1. **Corriente de sodio:** la I_{Na} está mediada por el mismo canal de Na^+ dependiente de voltaje que proporciona una rápida aceleración ascendente al PA neuronal (*véase* fig. 5-3). Este se abre en respuesta a la despolarización de la membrana y es muy rápido en su activación (0.1-0.2 ms). El influjo de Na^+ derivado lleva al V_m hasta cero y varias décimas de milivoltios positivos (**sobredisparo**). Entonces la I_{Na} se desactiva con rapidez ($\sim$2 ms) y permanece desactivado hasta que el V_m regresa a –90 mV. La I_{Na} es responsable de la elevación del PA en los miocitos auriculares, los miocitos ventriculares y el sistema de Purkinje. No obstante, no se observa en las células nodales.

2. **Corriente de calcio:** la I_{Ca} se observa en todas las clases de miocitos cardiacos, incluidas las células nodales. Está mediada en mayor medida por canales de Ca^{2+} tipo-L. Estos canales están regulados por voltaje, pero con una activación más lenta que los canales del Na^+ ($\sim$1 ms). Una vez abiertos, permiten un influjo de Ca^{2+} que despolariza la célula e inicia la contracción. Los canales del Ca^{2+} también se desactivan, pero con lentitud ($\sim$20 ms).

3. **Corriente de potasio:** el tejido cardiaco contiene diferentes tipos de canales de K^+ que ayudan a repolarizar los miocitos tras la excitación, regular la FC o son cardioprotectores (*véase* tabla 16-1).

a. **Repolarización de la membrana:** se activan tres clases de canales de K^+ durante la excitación cardiaca. La primera media una corriente de salida transitoria menor (I_{to}) que se activa con rapidez después de la despolarización y luego se inactiva. En gran medida, la repolarización de la membrana es el resultado de una corriente de K^+ controlada por voltaje que se activa de una forma muy lenta (~100 ms) y tras un retraso considerable enseguida de la despolarización de la membrana. Al menos dos clases de canales de K^+ subyacen a I_K; la primera produce una corriente de K^+ temprana y un tanto rápida (I_{KR}), mientras que la segunda admite una corriente de K^+ más lenta (I_{KS}). La I_K no inactiva.

b. **Frecuencia cardiaca:** las células del nodo expresan una corriente de K^+ regulada por la proteína G ($I_{K,ACh}$) que enlentece la FC en respuesta a la activación del SNPS (*véase* sección V·C·3). El canal está cerrado por subunidades $\beta\gamma$ de proteína G tras la unión de acetilcolina (ACh) a un receptor muscarínico de ACh (un receptor acoplado a proteína G [GPCR]). La activación del receptor hiperpolariza a la membrana y disminuye la velocidad de formación de PA.

c. **Cardioprotección:** los miocitos cardiacos también expresan un canal K^+ que se activa cuando los valores de ATP caen. La corriente derivada reduce la excitabilidad y se cree que protege a los miocitos de los efectos tóxicos de la sobrecarga de Ca^{2+} durante la isquemia, por ejemplo.

4. **Corriente de marcapaso:** las células nodales y las fibras de Purkinje expresan un canal de cationes no específico (NCH) activado por hiperpolarización dependiente de nucleótidos cíclicos que media una "**corriente inusual**" (I_f) cuando se activa. La corriente se denomina así porque tiene propiedades peculiares. El canal es activado por la hiperpolarización que apoya de manera simultánea el flujo de salida del K^+ y el influjo del Na^+. El Na^+ domina el intercambio y la membrana se despolariza. La I_f es una corriente marcapaso, analizada con más detalle en la siguiente sección.

B. Potenciales de acción

La velocidad a la cual los miocitos conducen las señales eléctricas depende de la mezcla de los canales de iones implicados. La excitación de los miocitos contráctiles está dominada por los canales de Na^+ controlados por voltaje. La excitación de la célula del nodo está controlada por los canales del Ca^{2+} tipo-L. Las consecuencias son más aparentes en la forma de los PA registrados a partir de las dos clases de miocitos. Los miocitos auriculares y ventriculares emiten un PA rápido que aumenta con rapidez durante la activación de la I_{Na}. Las células del nodo emiten PA lentos que dependen de la I_{Ca} para proporcionar la elevación del PA.

1. **Rápido:** un PA rápido tiene cinco fases claras (fig. 16-10). Las corrientes que subyacen las diferentes fases se traslapan en el tiempo, pero los fármacos utilizados para tratar las arritmias y otros trastornos cardiacos a menudo están agrupados según la fase del PA que afecten de manera primordial, y por ello se identifican en seguida.

a. **Fase 0: la fase 0**, la elevación del PA, es causada por la I_{Na}. El sarcolema de los miocitos auriculares y ventriculares es abundante en canales de Na^+, y estos se abren con rapidez una vez que llega la onda de excitación. El resultado es un influjo masivo de Na^+ que lleva al V_m hacia el potencial de equilibrio para Na^+ (+60 mV).

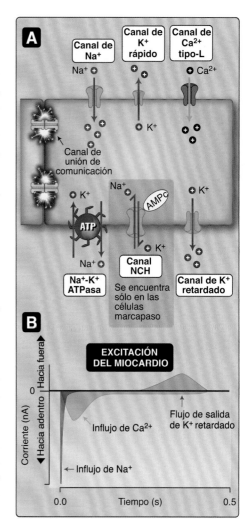

Figura 16-9.
Canales de iones y corrientes principales en los miocitos cardiacos. NCH = canal de Na^+ dependiente del nucleótido cíclico activado por la hiperpolarización.

Tabla 16-1: Principales corrientes de iones cardiacos

Corriente		Función	Proteína	Modo de activación	Gen	Inhibidor	Enfermedades cardiacas hereditarias
Célula completa	Subtipo						
I_{Na}		Potencial de acción ascendente (ECG fase 0)	$Na_v1.5$	Despolarización	SCN5A	Tetrodotoxina, lidocaína	SQTL, SB, SSE
I_K	$I_{to,rápida}$	Repolarización fase 1	$K_v4.3$	Despolarización	KCND3	4-aminopiridina	
	$I_{to,lenta}$	Repolarización fase 1	$K_v1.4$	Despolarización	KCNA4	4- aminopiridina	
	I_{KR}	Repolarización fase 3	$K_v11.1$	Despolarización, rectificador rápido retrasado	KCNH2	Sotalol, E-4031, quinidina, dofetilida, Ba^{2+}, Cs^+, TEA	Síndrome de Romano-Ward, SQTL, SQTC, FAF
	I_{KS}	Repolarización fase 3	$K_v7.1 +$ minK	Despolarización, rectificador lento retrasado	KCNQ1 + KCNE1	Cromanol 293B	Síndrome de Romano-Ward, SQTL, FAF, SQTC, síndrome de Jervell y Lange-Nielsen
	I_{K1}	Repolarización fase 3 (tardía), fase 4	Kir2.1	Despolarización, rectificador retrasado	KCNJ2	Ba^{2+}	Síndrome de Andersen-Tawil, SQTL, SQTC, FAF
	I_{K1}	Repolarización fase 3	Kir2.2	Despolarización, rectificador retrasado	KCNJ12	Ba^{2+}	
	I_{Kur}	Repolarización fase 3 (aurícula)	$K_v1.5$	Despolarización, rectificador retrasado	KCNA5	4-aminopiridina	FAF
I_{Ca}	I_{Ca} tipo-L	Despolarización fase 2	$Ca_v1.2$	Despolarización	CACNA1C	Dihidropiridi-nas, fenilalqui-laminas, ben-zotiacepines, cationes divalentes	Síndrome de Timothy, SB
	I_{Ca} tipo-L	Despolarización fase 2	$Ca_v3.2$	Despolarización	CACNA1H		
I_f		Marcapaso	HCN4	Hiperpolarización, nucleótidos cíclicos	HCN4	Ivabradina	SSE, SB
I_K	$I_{K,Ach}$	Control de la frecuencia cardiaca	Kir3.4	Proteína G	KCNJ5		
I_K	$I_{K,ATP}$	Protección	Kir6.2	Concentraciones de ATP intracelular	KCNJ11		

ECG = electrocardiograma; FAF = fibrilación auricular familiar; I_{Ca} = corriente de Ca^{2+}; IK = corriente de K^+; $I_{K,ACh}$ = corriente de K^+ regulada por proteína G; $I_{K,ATP}$ = canal de K^+ sensible a ATP; I_{KR} = corriente rápida de K^+; I_{KS} = corriente más lenta de K^+; I_{Kur} = corriente ultrarrápida de K^+; I_{to} = corriente de K^+ hacia afuera; SB = síndrome de Brugada; SQTL = síndrome QT largo; SQTC = síndrome QT corto; SSE = síndrome del seno enfermo; TEA = tetraetilamonio.

b. **Fase 1:** la **fase 1** refleja la desactivación del canal de Na^+, la cual trae al V_m más cerca de 0 mV. La repolarización de la fase 1 es auxiliada por la I_{to}.

c. **Fase 2:** la meseta del PA se mantiene mediante I_{Ca}. La I_{Ca} se desactiva durante el PA, pero unos cuantos canales de Ca^{2+} quedan abiertos para prolongar la meseta y asegurar que la liberación de Ca^{2+} y la contracción finalicen antes de que termine la excitación.

d. **Fase 3:** la repolarización de la membrana está mediada por la activación retardada de la I_K.

e. **Fase 4:** el intervalo entre los PA es utilizado para regresar el Ca^{2+} a las reservas intracelulares y bombear el Na^+ hacia afuera de la célula, intercambiándolo por K^+. El regreso a un V_m de reposo (–90 mV) también permite a los canales de Na^+ y Ca^{2+} recuperarse desde su estado de desactivación, un proceso que toma varias decenas de milisegundos.

2. **Muy rápidos:** las células de Purkinje están diseñadas para conducir la onda de excitación a alta velocidad. Sus membranas contienen más canales de Na^+ y menos de Ca^{2+} que los miocitos ventriculares, lo que significa que la fase 0 sigue muy de cerca a la I_{Na}. Es la velocidad de despolarización de la fase 0 la que determina la velocidad de conducción. Las células de Purkinje son también 3 a 4 veces más gruesas que los miocitos ventriculares, lo cual permite velocidades de conducción más rápidas (*véase* 5·III·B·2).

3. **Lentos:** las células del nodo emiten PA lentos dominados por I_{Ca} (fig. 16-11). La razón principal es que las células del nodo tienen un V_m de reposo que es en mayor medida más positivo que los miocitos contráctiles (–65 mV frente a –90 mV). Los canales de Na^+ están desactivados y no pueden abrirse a –65 mV, lo que obliga a las células del nodo a depender de los canales de Ca^{2+} tipo-L, que son más lentos, para proporcionar el PA.

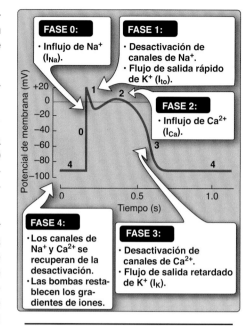

Figura 16-10.
Potencial de acción rápido. I_{Ca} = corriente de Ca^{2+}; I_K = corriente de K^+; I_{Na} = corriente de Na^+; I_{to} = corriente transitoria de salida.

|| Las membranas de las células del nodo contienen canales de Na^+ funcionales que apoyarán una corriente de Na^+ si se les permite recuperarse de la desactivación. La recuperación comprende mantener el V_m en –90 mV bajo condiciones controladas.

a. **Fase 0:** el disparo de un PA lento lo conduce la I_{Ca}, que activa una orden de magnitud más lenta que I_{Na}. Como resultado, los PA lentos se propagan con mucha lentitud.

b. **Fase 3:** la repolarización de la fase 3 está mediada por la I_K.

c. **Fase 4:** la fase 4 corresponde a un periodo de recuperación, pero las células del nodo son notables en que la fase 4 cambia con lentitud hacia lo positivo con el tiempo. Este cambio lo causa la I_f y es la clave del automatismo y la función del marcapaso.

C. Marcapasos

El NCH confiere a las células la capacidad de marcapaso. Cuando están abiertos, los canales NCH hacen que el V_m se deslice en forma gradual hacia el umbral para la formación del PA. La dependencia de este canal del AMPc proporciona al SNA una forma de regulación de la velocidad de despolarización de la fase 4, lo cual a su vez, regula la FC. Cuando las concentraciones intracelulares de AMPc aumentan, la probabilidad de

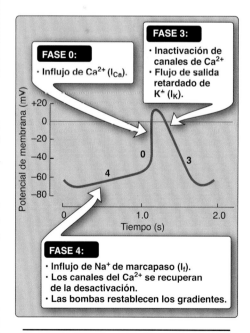

Figura 16-11.
Potencial de acción lento. I_{Ca} = corriente de Ca^{2+}; I_f = corriente inusual; I_K = corriente de K^+.

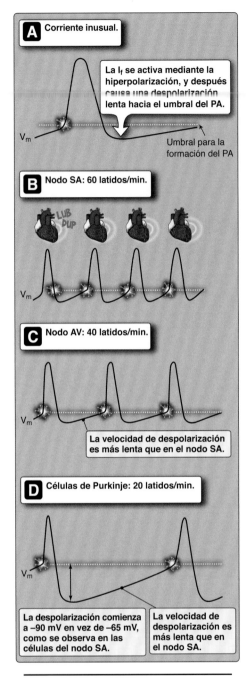

Figura 16-12.
Marcapasos. AV = auriculoventricular;
I_f = corriente de marcapaso; PA =
potencial de acción; SA = senoauricular;
V_m = potencial de membrana.

apertura del NCH se incrementa y el V_m se despolariza a una alta velocidad. La reducción de las concentraciones del AMPc disminuyen la apertura de NCH, y la velocidad de la despolarización de la fase 4 se hace más lenta. Debido a que el mantenimiento de un latido cardiaco regular reviste gran importancia para la supervivencia, tres tipos diferentes de células tienen la capacidad de marcapaso: las células del nodo SA, las células del nodo AV y las fibras de Purkinje.

1. **Corriente inusual:** NCH se activa mediante la hiperpolarización que ocurre al final de la fase 3 (fig. 16-12A). La despolarización que sigue suele llevarse varios cientos de milisegundos para alcanzar el potencia umbral o voltaje umbral (V_u), punto en el cual se dispara un potencial de acción e inicia una nueva onda de excitación. El potencial de acción desactiva a NCH hasta el final de la fase 3, momento en el que el ciclo se repite.

2. **Otros marcapasos:** el nodo SA es el marcapaso primario del corazón. Tiene una frecuencia intrínseca de ~100 latidos/min, pero la FC suele ser menor debido a que el SNPS reduce la frecuencia cardiaca cuando la necesidad imperante de gasto cardiaco (GC) es baja (fig. 16-12B). En caso de daño en el nodo SA y que este quede desactivado, el nodo AV toma el lugar de marcapaso. Lo normal es que el nodo AV esté subordinado al nodo SA debido a que su frecuencia intrínseca es de 40 latidos/min. Le toma ~1.5 s para la fase 4 del nodo AV alcanzar el V_U (*véase* fig. 16-12C), pero la nueva onda de excitación originada en el nodo SA suele llegar mucho antes de este lapso (la tendencia de un marcapasos rápido a inhibir uno más lento se conoce como **supresión por sobreestimulación**). Las células de Purkinje son marcapasos terciarios. Su frecuencia intrínseca es muy baja (~20 latidos/min), en parte debido a que su V_m es alrededor de 25 mV más negativo en las células de Purkinje que en las células del nodo y, por ello, toma mucho más tiempo para que el V_m alcance y cruce el umbral desde este nivel más negativo (*véase* fig. 16-12D).

3. **Regulación:** debido a que la FC es un determinante primario del GC, el nodo SA está en gran medida regulado por el SNA. El SNS aumenta la FC mediante la liberación de noradrenalina hacia los receptores adrenérgicos β_1 de las células del nodo. Estos son GPCR que aumentan la actividad de la adenilato ciclasa (AC) y la concentración intracelular de AMPc. El AMPc se fija a y aumenta la probabilidad de abrir el NCH y acelera la velocidad de la despolarización de la fase 4 (fig. 16-13). La FC por ello aumenta (**cronotropia positiva**). Las terminaciones del SNPS liberan ACh hacia las células del nodo. La ACh se une a los receptores muscarínicos tipo 2, los cuales son también GPCR que disminuye la actividad de la ACh y la formación del AMPc. La velocidad de la despolarización de la fase 4 es más lenta y la FC disminuye (**cronotropia negativa**).

4. **Otras corrientes:** la velocidad de la despolarización de la fase 4 también está influida por I_{Ca} y $I_{K,Ach}$, ambas reguladas por el SNA (fig. 16-13).

   a. **Corriente de calcio:** los aumentos en la concentración intracelular de AMPc, inducidos por catecolaminas, aumentan la actividad del canal del Ca^{2+} a través de la fosforilación dependiente de la proteína cinasa A (PKA). Esto contribuye al aumento de la velocidad de la despolarización de la fase 4 en las células del nodo SA y también mueve el V_u más cerca al V_m. La activación del SNPS disminuye la actividad de la ACh y la PKA y por ello aleja la I_{Ca} del V_u. El SNA tiene efectos similares sobre los canales de Ca^{2+} en el nodo AV, pero aquí se manifiestan como un cambio en la velocidad de conducción (**dromotropia**).

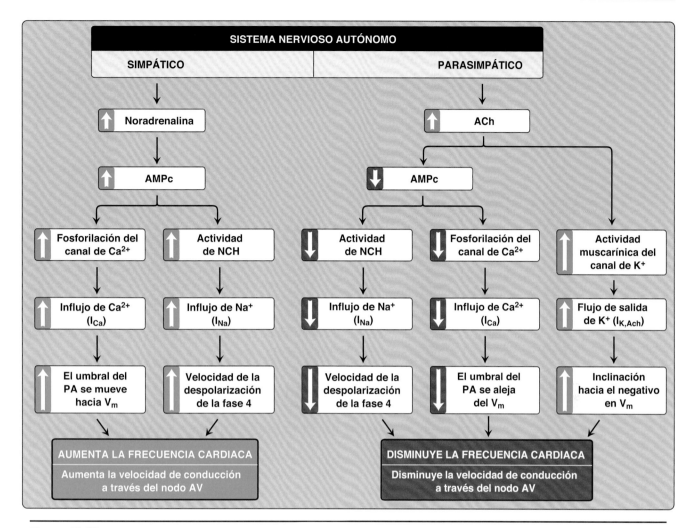

Figura 16-13.
Regulación autónoma de las células del nodo. AV = auriculoventricular; I_{Ca} = corriente de Ca^{2+}; IK,ACh = corriente de K^+ regulada por proteína G; I_{Na} = corriente de Na^+; NCH = hiperpolarización activada por el canal de Na^+ dependiente del nucleótido cíclico; PA = potencial de acción; V_m = potencial de membrana.

    b. Corriente de potasio: el SNPS tiene un nivel adicional de control a través de la $I_{K,ACh}$, lo que hace que las membranas de las células del nodo se vuelvan más negativas cuando se activan. Debido a que la fase 4 comienza a un nivel más hiperpolarizado, toma más tiempo alcanzar el V_U y la FC se hace más lenta.

D. Periodos refractarios y arritmias

Debido a que todas las células en el miocardio están conectadas de forma eléctrica a través de las uniones de comunicación, el corazón es vulnerable a los marcapasos localizados dentro de las porciones contráctiles del miocardio (**marcapasos ectópicos**). Estos tienen frecuencias intrínsecas tan rápidas que el corazón no es capaz de funcionar como una bomba. Por fortuna, la I_{Na} está desactivada durante la despolarización, lo que disminuye la posibilidad de crear un **periodo refractario absoluto** (**PRA**), tiempo durante el cual un miocito es insensible a una nueva onda de excitación (fig. 16-14). Una vez que la corriente empieza a recuperarse de la desactivación, el miocito progresa a un **periodo refractario relativo** (**PRR**), tiempo durante el cual es posible producir una pequeña respuesta de la célula, pero no una que se propague. El PRA y el PRR juntos constituyen un **periodo refractario efec-**

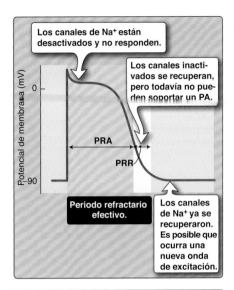

Figura 16-14.
Periodos refractarios. PA = potencial
de acción; PRA = periodo refractario
absoluto; PRR = periodo refractario
relativo.

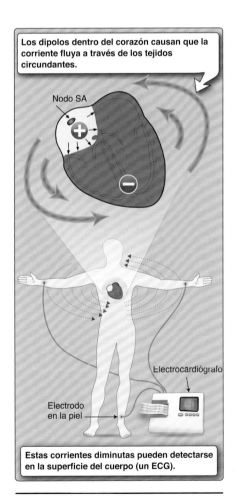

Figura 16-15.
Electrocardiografía.
ECG = electrocardiograma; SA =
senoauricular.

Sexo biológico y envejecimiento 16-1: frecuencia cardiaca

La frecuencia cardiaca (FC) tiende a ser más rápida en las mujeres que en los
hombres y suele depender de la edad. Aunque la FC en reposo no cambia de
modo significativo en el transcurso de la vida, la frecuencia cardiaca maxima
($FC_{máx}$) disminuye 5 a 6 latidos/min por década. Para los hombres, la $FC_{máx}$ se
puede estimar al restar la edad en años a 220 (220 - edad en años = $FC_{máx}$).
Al calcular la $FC_{máx}$ en las mujeres es necesario un factor de corrección de
0.85. Esta disminución progresiva se debe en gran parte a la reducción de la
sensibilidad nodal a los agonistas adrenérgicos. La menor capacidad de respuesta del sistema nervioso simpático limita el grado en que la FC aumenta
durante el ejercicio, por ejemplo, y hace a la influencia parasimpática cada vez
más obsoleta (aunque esto también disminuye). Junto con los cambios en la
FC ocurre la atrofia nodal. A los 70 años de edad el número de células nodales
sinoauriculares se ha reducido ~10% de aquellas presentes al nacer, y estas
se han reemplazado en gran parte por tejido adiposo.

tivo. Los periodos refractarios también aseguran que no exista la posibilidad
de una contracción tetánica.

VI. ELECTROCARDIOGRAFÍA

El corazón es un órgano tridimensional. A las diversas regiones les toma cerca de
una tercera parte de segundo activarse por completo; durante este tiempo existen
ondas de actividad eléctrica que corren a través de sus estructuras internas. El
ECG captura una serie de tomas instantáneas de estos eventos eléctricos en una
dimensión, lo que hace posible crear un cuadro bastante detallado del momento
en que se presentan, su dirección y la masa de los tejidos implicados.

A. Teoría

Un electrocardiograma registra los potenciales extracelulares mediante
electrodos adheridos a la superficie del cuerpo. Los potenciales se generan
mediante la corriente que fluye a través de los tejidos circundantes desde
las áreas despolarizadas del corazón hacia las regiones polarizadas (**dipolo eléctrico**) como aparece en la figura 16-15. La intensidad de la corriente es directamente proporcional al tamaño del dipolo. Tres electrodos
del ECG son colocados para formar un triángulo (**triángulo de Einthoven**)
alrededor del corazón y son conectados al electrocardiógrafo. El electrocardiógrafo compara de manera sistemática las diferencias de voltaje entre
pares de electrodos y genera un registro en un papel en movimiento. Estas
comparaciones, posibles mediante el cambio rápido dentro del electrocardiógrafo, se conocen como **derivaciones del ECG** (figura 16-16). Cada
cable de ECG tiene un polo positivo y otro negativo que corresponden a un
electrodo adherido en la piel. Existen dos tipos generales de derivaciones:
las derivaciones de las extremidades y las derivaciones precordiales.

1. **Derivaciones bipolares de las extremidades:** existen tres **derivaciones bipolares de extremidades** que comparan las diferencias de voltaje
   entre cada uno de los tres electrodos del ECG (fig. 16-16A). La derivación
   I registra las diferencias de voltaje entre los hombros derecho e izquierdo,
   la derivación II compara el hombro derecho con el pie izquierdo y la derivación III compara el hombro izquierdo con el pie izquierdo. Por convención,
   el hombro izquierdo es designado como el polo positivo de la derivación I,
   mientras que el pie lo es como el polo positivo en las derivaciones II y III.

2. **Derivaciones de extremidades aumentadas:** tres **derivaciones unipolares** comparan las diferencias de voltaje entre los electrodos de la piel y un punto de referencia común (**terminal central**), el cual se mantiene con un potencial cercano a cero (*véase* fig. 16-16B). Las derivaciones **aVL**, **aVR** y **aVF** miden las diferencias de voltaje entre este punto y el hombro izquierdo, hombro derecho y pie, de forma respectiva. Los electrodos en la piel se consideran el polo positivo en cada caso.

3. **Derivaciones precordiales:** las derivaciones **precordiales** o del **tórax** comparan las diferencias de voltaje entre el punto de referencia común y seis electrodos adicionales de la piel, colocados en una línea directa por encima del corazón (V_1-V_6).

B. Electrocardiograma

Todos los registros de ECG están estandarizados de manera que, para un ojo entrenado, su interpretación sea el simple reconocimiento de un patrón. Por convención, cuando una onda de despolarización se mueve a través del corazón hacia el polo positivo de una derivación, causa una deflexión hacia arriba (positiva) en el registro del ECG. El movimiento hacia el polo negativo causa una deflexión hacia abajo (negativa). La despolarización de una masa muscular grande genera un dipolo más grande que una masa más pequeña, de manera que genera una mayor deflexión en el registro.

C. Electrocardiograma normal

Un registro típico de ECG comprende cinco ondas, P a T, que corresponden a la excitación y recuperación secuenciales de las diferentes regiones del corazón (fig. 16-17).

1. **Onda P:** el miocardio reposa entre latidos y la pluma del ECG reposa en la **línea isoeléctrica**. La excitación inicia con el nodo SA, pero la corriente que genera es demasiado pequeña para que se registre en la superficie del cuerpo. La onda de despolarización diseminada a través de las aurículas se registra como la **onda P**. Cuando ambas aurículas se han despolarizado por completo, la pluma regresa a la basal. Una onda P normal tiene una duración de 80 a 100 ms.

2. **Complejo QRS:** la onda P va seguida de un breve periodo de silencio durante el cual la onda de excitación avanza con lentitud a través del nodo AV y cruza desde las aurículas a los ventrículos mediante el del haz de His. Esta progresión no se registra en el papel. La despolarización ventricular produce el **complejo QRS**. Los tres componentes reflejan excitación del tabique interventricular (**onda Q**), el ápex y las paredes libres (**onda R**), y por último las regiones cercanas a la base (**onda S**). El registro regresa a la basal cuando el miocardio ventricular completo está despolarizado, que más o menos coincide con la fase 2 del PA ventricular. El complejo completo dura 60 a 100 ms.

3. **Onda T:** la repolarización ventricular se registra en el ECG como la **onda T**. En raras ocasiones la onda T va seguida de una pequeña **onda U**, que se cree representa la repolarización del músculo papilar.

Los intervalos de tiempo entre las ondas también reciben nombres y proporcionan datos importantes de la función cardiaca (tabla 16-2).

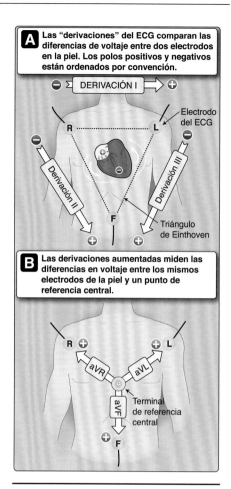

Figura 16-16.
Derivaciones de las extremidades en el electrocardiograma (ECG).

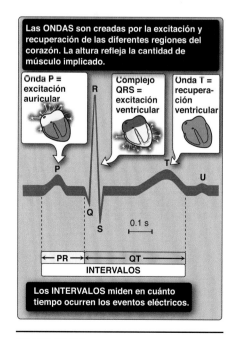

Figura 16-17.
El electrocardiograma.

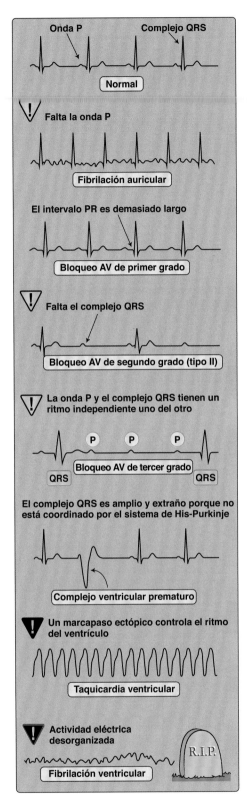

Figura 16-18.
Ritmos cardiacos normales y
anormales. AV = auriculoventricular.

Tabla 16-2: Tiempos de las ondas del electrocardiograma

Nombre	Cómo se mide	Significancia	Tiempo
Intervalo PR	Desde el inicio de la onda P hasta el inicio del complejo QRS	Tiempo que le toma a la onda de excitación atravesar las aurículas y el nodo AV	120–200 ms
Segmento PR	Desde el final de la onda P hasta el inicio del complejo QRS	Tiempo que le toma a la onda de excitación atravesar el nodo AV	50–120 ms
Intervalo QT	Desde el inicio del complejo QRS hasta el final de la onda T	Duración de la excitación y recuperación del miocardio	300–430 ms

AV = auriculoventricular.

D. Ritmos

El corazón de un individuo sano en reposo late con un **ritmo sinusal normal** de 60 a 100 latidos/min. Algunas personas tienen frecuencias normales que caen debajo de este margen (**bradicardia sinusal**), mientras que la actividad de ejercicio vigoroso causa que la frecuencia normal supere los 100 latidos/min (**taquicardia sinusal**). La palabra "sinusal" en ambos ritmos indica que el nodo SA establece la frecuencia. Los ritmos anómalos (**arritmias**) pueden originarse en casi cualquier parte del miocardio (fig. 16-18).

1. **Arritmias auriculares:** la **fibrilación auricular** (**FA**) es una arritmia causada por uno o más marcapasos auriculares extranodales que suelen tener ciclos de varios cientos de veces por minuto. La FA es frecuente, en especial entre los adultos mayores y en pacientes con insuficiencia cardiaca. La pérdida de la función de bombeo auricular reduce el GC, y por lo regular los pacientes se presentan con fatiga, disnea y lipotimias. El nodo AV actúa como filtro que suele proteger los ventrículos de las arritmias de origen auricular. El nodo vuelve a excitarse por la actividad eléctrica caótica que corre a través de las aurículas cada vez que sale de su periodo refractario, de manera que la FC es irregular y taquicárdica, pero el QRS es normal porque la onda de excitación sigue coordinada por el sistema His-Purkinje.

2. **Bloqueo auriculoventricular:** los defectos funcionales y anatómicos en el nodo AV retrasan o interrumpen la transmisión de las señales a los ventrículos, un padecimiento conocido como **bloqueo del nodo AV**. El bloqueo ocurre durante el intervalo PR, ya que este es el momento cuando la onda de excitación se propaga desde las aurículas hasta los ventrículos. El bloqueo AV suele describirse como de primero, segundo o tercer grado, lo que depende de la gravedad.

   a. **Primer grado:** el **bloqueo de primer grado** se caracteriza por la prolongación del intervalo PR (> 0.2 s). Suele ser benigno y asintomático.

   b. **Segundo grado:** se reconocen dos tipos de **bloqueo de segundo grado**. **Möbitz tipo I** (conocido también como **bloqueo de Wenckebach**) describe un ritmo en el cual el intervalo PR se alarga en forma gradual hasta que ocurre un bloqueo completo, punto en el cual los ventrículos dejan de excitarse y el registro del ECG omite

Aplicación clínica 16-2: síndrome QT largo

El síndrome del QT largo (SQTL) se refiere a un conjunto de trastornos relacionados, hereditarios y adquiridos que retrasan la repolarización de la membrana en la fase 3 y aparecen como una prolongación del intervalo QT en el electrocardiograma. Los pacientes con SQTL están en riesgo de desarrollar **taquicardia helicoidal** o **torsades de pointes** (también conocida como "ondas en entorchado"), una característica de la taquicardia ventricular en la cual el complejo QRS rota alrededor de la línea isoeléctrica. El entorchado es preocupante porque a menudo precipita muerte cardiaca súbita (MCS). La fase 3 se puede retrasar mediante la reducción del eflujo K^+ (I_K) o al prolongar el influjo de Na^+ (I_{Na}) o Ca^{2+} (I_{Ca}). La forma más frecuente de SQTL (LQT tipo 1) es causada por la mutación del gen *KCNQ1*, el cual reduce la corriente de K^+ (I_{KS}). El LQT tipo 3 se debe a mutaciones genéticas de *SCN5A* que previenen que el I_{Na}

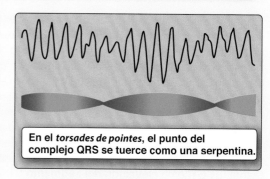

En el *torsades de pointes*, el punto del complejo QRS se tuerce como una serpentina.

Taquicardia helicoidal.

se inactive por completo durante la despolarización y es una forma de SQTL en particular letal. Los eventos arrítmicos pueden precipitarse por muchos factores, que incluyen el ejercicio y los sonidos repentinos. Como resultado los pacientes suelen sufrir palpitaciones, síncope, convulsiones o MCS.

un complejo QRS. El **bloqueo Möbitz tipo II** se caracteriza por registros de ECG en los cuales el complejo QRS es omitido sin aviso previo. El tipo I suele ser benigno. El tipo II en ocasiones progresa con rapidez a bloqueo de tercer grado.

c. **Tercer grado:** el **bloqueo de tercer grado** es causado por un defecto en el nodo AV o el sistema de conducción que evita por completo que las señales eléctricas lleguen a los ventrículos. En ausencia de guía del nodo SA, los marcapasos localizados en el haz de His o la red de Purkinje a menudo toman la responsabilidad de dirigir la contracción ventricular. El ECG suele mostrar una onda P y complejo QRS regulares y normales que es posible que sean regulares pero se desconecten de forma temporal del ritmo sinusal.

3. **Arritmias ventriculares:** las arritmias también tienen origen ventricular. Los **ritmos ventriculares ectópicos** se originan en las porciones contráctiles del miocardio y se propagan a través de las uniones de comunicación hasta que todo el corazón está afectado. Debido a que la onda de excitación se disemina a través del miocardio, equivalente

Sexo biológico y envejecimiento 16-2: arritmias cardiacas

El envejecimiento está acompañado de una reducción en los miocitos cardiacos, y las células perdidas se remplazan con colágeno y otros tejidos fibrosos. Los miocitos restantes se agrandan. Estos cambios distorsionan e impiden las vías de conducción y aumentan la susceptibilidad a marcapasos ectópicos y arritmias. Más de 80% de las personas mayores de 80 años de edad experimenta latidos auriculares prematuros, y la fibrilación auricular es frecuente. El envejecimiento también aumenta la vulnerabilidad a fármacos que prolongan el intervalo QT y desencadenan torsades de pointes (véase aplicación clínica 16-2), incluidos varios antiarrítmicos, vasodilatadores, antimicrobianos, antihistamínicos y medicamentos psiquiátricos. Las mujeres tienen un riesgo mucho mayor de torsades de pointes inducido por fármacos porque su intervalo QT suele ser prolongado comparado con el de los hombres.

Aplicación clínica 16-3: infarto del miocardio

Si una región del miocardio queda privada de flujo sanguíneo adecuado se torna **isquémica**. La isquemia prolongada o extrema causa muerte del musculo, un evento conocido como **infarto del miocardio (IM)**. El IM suele precipitarse por la estenosis u oclusión completa de una arteria coronaria por una placa ateroesclerótica. Según la gravedad del deterioro del flujo, el IM llega a ser mortal o tal vez esté limitado a necrosis de un área limitada del ventrículo. Los pacientes que sufren un IM agudo suelen presentarse con dolor torácico intenso. El diagnóstico de IM puede confirmarse al medir las concentraciones circulantes de biomarcadores cardiacos, como troponinas, y a menudo aparecen en un electrocardiograma (ECG) como **elevación del segmento ST.**

La elevación del segmento ST se debe a que las células lesionadas y moribundas derraman K^+ hacia el espacio extracelular. Todas las células mantienen sus concentraciones intracelulares elevadas de K^+ al utilizar la siempre presente Na^+-K^+ ATPasa. Cuando las células mueren, sus membranas se desintegran y se libera el K^+. Todas las células dependen también de un gradiente transmembrana de K^+ elevado para mantener el potencial de membrana (V_m) en niveles normales de reposo, de manera que la aparición del K^+ en el espacio extracelular hace que los miocitos sanos en la periferia del evento isquémico se despolaricen. Por ello el área isquémica crea un dipolo eléctrico dentro del miocardio en reposo que genera una **corriente de lesión**. La corriente fluye en el periodo entre latidos y causa una desviación de la basal en el registro del ECG. Un observador sólo aprecia la desviación durante el segmento ST, en el momento durante el cual el miocardio completo está despolarizado y el dipolo y la corriente dependiente desaparecen. En la práctica, la corriente de lesión *engaña* al ojo y lo hace creer que el segmento ST está elevado. Las áreas dañadas con el tiempo se necrosan y son remplazadas por tejido de cicatrización, punto en el cual el dipolo y la corriente de lesión desaparecen.

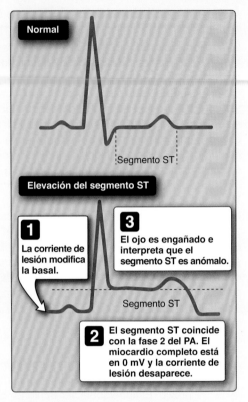

Normal

Segmento ST

Elevación del segmento ST

1 La corriente de lesión modifica la basal.

3 El ojo es engañado e interpreta que el segmento ST es anómalo.

Segmento ST

2 El segmento ST coincide con la fase 2 del PA. El miocardio completo está en 0 mV y la corriente de lesión desaparece.

Elevación del segmento ST. PA= potencial de acción.

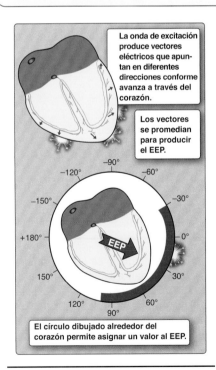

La onda de excitación produce vectores eléctricos que apuntan en diferentes direcciones conforme avanza a través del corazón.

Los vectores se promedian para producir el EEP.

−90°
−120°   −60°
−150°   −30°
+180°   0°
EEP
150°   30°
120°   60°
90°

El círculo dibujado alrededor del corazón permite asignar un valor al EEP.

Figura 16-19.
Eje eléctrico promedio (EEP).

a las calles en vez del sistema de carreteras de Purkinje, los complejos QRS resultantes son amplios. La secuencia de excitación también es anómala, de manera que el complejo QRS es muy atípico. Las **contracciones ventriculares prematuras (CVP)** ocasionales (< 6/min) de origen ectópico son frecuentes y suelen ser benignas (fig. 16-18). Las CVP frecuentes (> 6/min) o aquellas que se presentan en salvas pueden ser un signo de patología miocárdica subyacente o isquemia. Los marcapasos ectópicos tienen la posibilidad de marcar el paso del miocardio a frecuencias elevadas (~300 latidos/min), un ritmo conocido como **taquicardia ventricular (TV)**. El inicio de la TV es un evento grave porque el ritmo del corazón a una frecuencia tan alta trastorna la función de bomba al punto hasta cero. Un miocardio privado del suministro de O_2 degenera con rapidez hacia **fibrilación ventricular (FV)** y muerte cardiaca súbita.

E. Eje eléctrico promedio

El **eje eléctrico promedio (EEP)**, como su nombre lo indica, es la suma de los vectores eléctricos generados por la onda de excitación conforme avanza a través del corazón. Proporciona un valor único que indica qué región del corazón domina los eventos eléctricos (fig. 16-19). En una persona normal, el VI domina, ya que tiene la masa de tejido más grande. Por convención se dibuja un círculo alrededor del corazón en el plano de las derivaciones de las extremidades, y se asigna el 0° al lado izquierdo, el lado derecho es 180°, los pies son +90°, y la cabeza es −90°. En una persona sana, normal, el EEP queda entre −30° y +105°. Si el EEP es menor de −30°, el lado izquierdo del corazón debe contibuir al EEP en un grado mayor de lo normal. Esto se conoce como **desviación del eje a la izquierda** y suele ser indicación de crecimiento ventricular izquierdo. Un EEP mayor de +105° (**desviación del eje a la derecha**) indica crecimiento ventricular derecho.

Resumen del capítulo

- El sistema cardiovascular contiene dos circuitos vasculares que están conectados en serie para formar un circuito cerrado. La sangre fluye alrededor del circuito en respuesta a la presión generada por dos bombas ubicadas dentro del corazón.

- El **lado izquierdo del corazón** bombea la sangre a alta presión a través de la **circulación sistémica**. El lado derecho impulsa la sangre a una presión un tanto baja a través de la **circulación pulmonar**.

- Cada una de las dos bombas contiene dos cámaras: una **aurícula** y un **ventrículo**. En la entrada ventricular existen válvulas en un solo sentido para ayudar a mantener el flujo unidireccional a través de los circuitos.

- El **músculo cardiaco** comparte muchas características con el músculo esquelético. Ambos tienen sarcómeros bastante organizados y alineados que les dan el **aspecto estriado** bajo la luz polarizada.

- Aunque el músculo esquelético está bajo control voluntario, el músculo cardiaco funciona de manera **autónoma**. Un **marcapaso** especializado genera potenciales de acción (PA) diseminados de un miocito a otro hasta abarcar todo el corazón. El **sistema nervioso autónomo** (**SNA**) regula el momento y la fuerza de contracción, pero no la inicia.

- La contracción de las diferentes regiones y cámaras dentro del corazón está coordinada de manera muy organizada por la onda de despolarización. La onda es diseminada de un miocito a otro del miocardio a través de las **uniones de comunicación**. Los miocitos también tienen numerosas ramificaciones para maximizar las interacciones con las células adyacentes.

- Un latido inicia en el marcapaso del corazón, el **nodo senoauricular**, localizado en la pared de la aurícula derecha. Las aurículas se contraen primero, lo que fuerza su contenido a través de las **válvulas auriculoventriculares** (**AV**) hacia los ventrículos. El **nodo AV** retrasa la excitación de los ventrículos, la que después se coordina mediante las **fibras de Purkinje** de alta velocidad.

- La velocidad de conducción a través de las diferentes regiones del corazón está relacionada con la forma del PA. Los miocitos contráctiles y las fibras de Purkinje expresan **PA rápidos** que comprenden cinco fases. La **fase 0** (la elevación del potencial de acción) se debe a la corriente de entrada de Na^+ de activación rápida, la cual después se **desactiva** (**fase 1**). La meseta (**fase 2**) se debe a la **corriente de Ca^{2+}**, de activación lenta, mientras la repolarización de la membrana (**fase 3**) es efectuada por una **corriente de salida de K^+**. El intervalo entre latidos se denomina **fase 4**.

- Las células de los nodos tienen una conducción lenta debido a la falta de la corriente de Na^+ de la fase 0 que impulse la elevación del potencial de acción.

- La desactivación de la corriente del Na^+ y el Ca^{2+} durante la despolarización hace que los miocitos se vuelvan **refractarios** a otra estimulación, lo cual asegura que no exista la posibilidad de una contracción tetánica.

- Las células del nodo expresan una corriente de marcapaso (**corriente inusual**) activada durante la fase 4 que causa una despolarización lenta hacia el umbral y la formación de otro potencial de acción.

- La corriente inusual está regulada por el **SNA**. La rama **simpática** aumenta la corriente, incrementa la velocidad de la despolarización de la fase 4 y acelera la frecuencia cardiaca. La estimulación del nervio **parasimpático** tiene el efecto opuesto.

- Las ondas de excitación que se mueven a través del corazón generan corrientes eléctricas que se pueden registrar en la superficie del cuerpo al tomar un **electrocardiograma** (**ECG**). Un registro de ECG típico comprende varias ondas diferentes que corresponden a la excitación de las aurículas (**onda P**), el tabique ventricular, el ápex y las paredes libres (**Q, R y S**), y después la repolarización de los ventrículos (**onda T**).

- El momento en que se presenta, la magnitud y la forma de estas ondas se pueden utilizar para diagnosticar defectos en la función cardiaca. Cuando existe un deterioro en las vías de conducción normal, el tiempo entre la onda P y el complejo QRS aumenta ("**bloqueo**"). Un incremento en la altura de la onda P o el complejo QRS indica **crecimiento de las cavidades**. El ensanchamiento del complejo QRS en ocasiones indica un marcapaso ectópico. El desplazamiento de un segmento señala **isquemia** o **infarto**.

17 Mecánica cardiaca

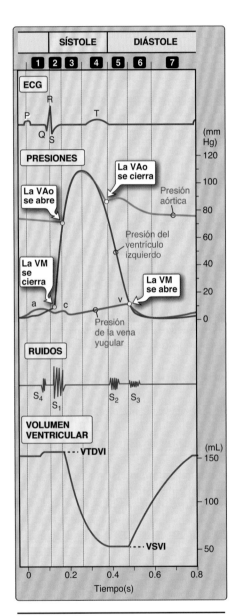

Figura 17-1.
ECG = electrocardiograma;
VAo = válvula aórtica; VM = válvula
mitral; VSVI = volumen sistólico del
ventrículo izquierdo; VTDVI = volumen
telediastólico del ventrículo izquierdo.

I. GENERALIDADES

La principal función del corazón es generar presión dentro del compartimiento arterial. La presión es necesaria para impulsar el flujo de sangre a través de la vasculatura y, de este modo, suministrar O_2 y nutrimentos a todas las células del organismo. La cantidad de sangre que el corazón expulsa es ajustada de manera precisa a las necesidades corporales. En el reposo, los requerimientos de los diversos tejidos disminuyen, y el gasto cardiaco (GC) se aproxima a 5 a 6 L/min en una persona promedio. Cualquier aumento en la actividad tisular (digestión de una comida, caminata, ascenso de escaleras) hace necesario que el GC se eleve para satisfacer el aumento en las necesidades del tejido activo. El incremento del GC se logra, en parte, al elevar la frecuencia del ciclo (frecuencia cardiaca, FC), pero el corazón, a diferencia de una bomba ordinaria, tiene la capacidad singular de incrementar la cantidad de sangre que impulsa en cada latido, y de hacerlo con mayor fuerza y eficiencia. Estas características permiten al corazón de un atleta elevar el gasto hasta 5 o 6 veces durante el ejercicio intenso. Ajustar el GC a las necesidades tisulares es una de las responsabilidades del sistema nervioso autónomo (SNA) o sistema neurovegetativo, que regula la frecuencia cardiaca, la magnitud del llenado ventricular antes de la contracción, así como la fuerza contráctil.

II. CICLO CARDIACO

El ciclo cardiaco consiste en periodos alternos de contracción (**sístole**) y relajación (**diástole**). Al describir el ciclo, es útil correlacionar cuatro tipos de actividad: sucesos eléctricos que inician y coordinan la contracción (y que es posible registrar en un **electrocardiograma [ECG]**), la presión dentro de las diversas partes del sistema, los cambios en el volumen, así como los ruidos asociados con el flujo sanguíneo y la función valvular. Estos cuatro índices se reúnen en la figura 17-1. Dicho diagrama se concentra en el ventrículo izquierdo (VI), pero el ventrículo derecho (VD) funciona de modo similar, aunque con menores presiones de expulsión y de llenado.

A. Fases

El ciclo cardiaco puede subdividirse en siete fases discretas (los números correspondientes a las fases se encuentran en la parte superior de la fig. 17-1).

1. **Sístole auricular:** el ciclo cardiaco comienza con la sístole auricular, que es iniciada por la excitación de la aurícula y es representada por la cresta de la onda P en el ECG.

2. **Contracción ventricular isovolumétrica:** la sístole ventricular comienza con el cierre de la válvula mitral, que ocurre durante el complejo QRS. Se requieren alrededor de 50 ms para que el ventrículo desarrolle suficiente presión, a fin de forzar la apertura de la válvula aórtica, tiempo en el que los miocitos se contraen en torno a un volumen fijo de sangre. Por tanto, esta fase se conoce como **contracción isovolumétrica**.

3. **Expulsión ventricular rápida:** la válvula aórtica se abre al fin y la sangre sale del ventrículo para entrar al sistema arterial a gran velocidad (**expulsión rápida**).

4. **Expulsión ventricular reducida:** la velocidad de expulsión disminuye a medida que la sístole ventricular se aproxima a su final (**expulsión reducida**). El cierre de la válvula aórtica marca el final de esta fase.

5. **Relajación ventricular isovolumétrica:** con el ventrículo de nuevo sellado, sigue un periodo de **relajación isovolumétrica.**

6. **Llenado ventricular rápido:** cuando la válvula mitral se abre, la sangre que había estado contenida en la aurícula durante la sístole sale en una oleada hacia el ventrículo. La fase de **llenado pasivo rápido** indica el comienzo de la diástole.

7. **Llenado ventricular reducido:** el ciclo cardiaco termina con el llenado reducido. Esta fase, también llamada **diastasis**, suele desaparecer cuando aumenta la FC, debido a que la duración del ciclo se acorta, en gran medida a expensas de la diástole.

B. Presión y volumen ventriculares

La figura 17-2 es una representación esquemática de la mitad izquierda del corazón (hemicardio izquierdo) que ilustra las siguientes descripciones del flujo sanguíneo y el desarrollo de presión durante un ciclo cardiaco. Las fases numeradas en la figura 17-2A-F se correlacionan con las fases indicadas en la figura 17-1.

1. **Diástole:** el VI vuelve a llenarse con sangre procedente de la vena pulmonar a través de la aurícula izquierda durante la diástole. Hacia el final de ésta, el ventrículo casi se ha llenado a su máxima capacidad; sin embargo, la contracción auricular fuerza un pequeño bolo adicional de sangre hacia el lumen de la cámara ("**contrapresión auricular**"; *véanse* figs. 17-1 y 17-2A), y la presión del ventrículo izquierdo (PVI) aumenta hasta alrededor de 10 a 12 mm Hg. El **volumen telediastólico (VTD)** del VI entonces se establece en ~120 mL en un individuo en reposo, aunque el intervalo de valores considerados normales es amplio (70-240 mL).

> En una persona sana en reposo, la sístole auricular refuerza el volumen del VI en alrededor de 10%, pero esta cantidad puede aumentar a 30 a 40% cuando la FC es alta y el tiempo disponible para el llenado se reduce. Los pacientes con insuficiencia cardiaca pueden hacerse tan dependientes de la contribución auricular al cardiaco en reposo, que la pérdida de la sístole auricular por fibrilación puede afectar el GC y la presión arterial.

2. **Sístole:** la PVI aumenta a las velocidades máximas durante la contracción isovolumétrica (fig. 17-2B). Una vez que la PVI alcanza y excede la presión aórtica, la válvula aórtica se abre y la sangre es expulsada a las

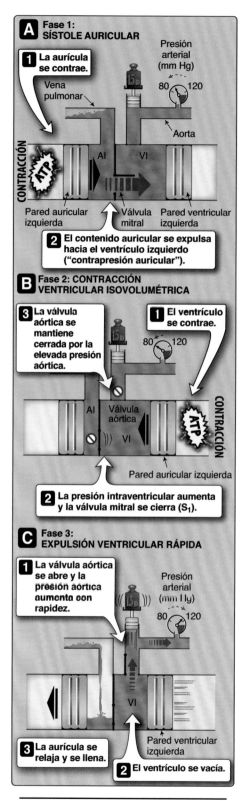

A Fase 1: SÍSTOLE AURICULAR

1 La aurícula se contrae.

Presión arterial (mm Hg)

80 — 120

Vena pulmonar

Aorta

CONTRACCIÓN ATP

AI · VI

Pared auricular izquierda · Válvula mitral · Pared ventricular izquierda

2 El contenido auricular se expulsa hacia el ventrículo izquierdo ("contrapresión auricular").

B Fase 2: CONTRACCIÓN VENTRICULAR ISOVOLUMÉTRICA

3 La válvula aórtica se mantiene cerrada por la elevada presión aórtica.

1 El ventrículo se contrae.

80 — 120

AI · Válvula aórtica

VI

CONTRACCIÓN ATP

Pared auricular izquierda

2 La presión intraventricular aumenta y la válvula mitral se cierra (S_1).

C Fase 3: EXPULSIÓN VENTRICULAR RÁPIDA

1 La válvula aórtica se abre y la presión aórtica aumenta con rapidez.

Presión arterial (mm Hg)

80 — 120

VI

3 La aurícula se relaja y se llena.

Pared ventricular izquierda

2 El ventrículo se vacía.

Figura 17-2.
El ciclo cardiaco en un modelo de corazón. AI = aurícula izquierda; PVI = presión del ventrículo izquierdo; VI = ventrículo izquierdo.

(continúa)

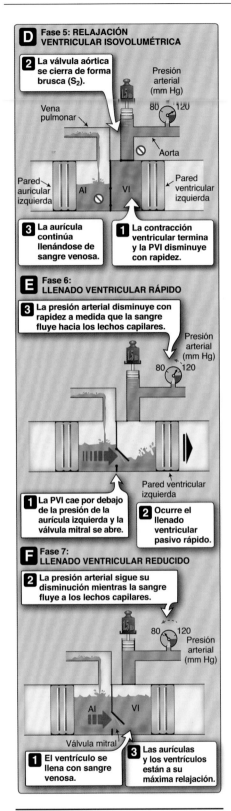

Figura 17-2.
(continuación)

arterias (*véase* fig. 17-2C). Las presiones continúan su aumento aunque se expulsa sangre, porque los miocitos del VI aún se contraen de manera activa (fig. 17-1). La fase de expulsión rápida explica ~70% de la forma activa total y lleva la presión aórtica a un máximo de ~120 mm Hg. Los miocitos ventriculares ahora comienzan a repolarizarse, la contracción se desvanece y la PVI disminuye con rapidez. La energía cinética impartida a la sangre por la contracción del VI sigue impulsando el flujo de salida del ventrículo por un breve periodo, pero el descenso rápido en la PVI pronto hace que el gradiente de presión de un lado a otro de la válvula aórtica se revierta, y esta válvula se cierra de golpe (*véase* fig. 17-2D).

3. **Diástole:** una vez que la presión intraventricular disminuye por debajo de la presión auricular, la válvula mitral se abre y comienza el llenado (*véase* fig. 17-2E). Las bandas helicoidales de músculo del VI hacen que este se acorte y tuerza, y exprimen sangre a través de las válvulas durante la sístole. Con la relajación, el miocardio rebota por elasticidad natural y la presión continúa su disminución con rapidez, aunque la sangre entra en una oleada desde la aurícula (llenado pasivo rápido), como se muestra en la figura 17-2F. El ciclo se repite desde este punto.

4. **Eficiencia ventricular:** el VI no se vacía por completo durante la sístole, y el **volumen telesistólico (VTS)** suele ser de alrededor de 50 mL. Al restar el VTS del VTD se obtiene el **volumen sistólico (VS)**, que se define como la cantidad de sangre que se transfiere hacia el sistema arterial durante la sístole. El VS debe ser > 60 mL en una persona sana. Al dividir el VS entre el VTD se obtiene la **fracción de expulsión del ventrículo izquierdo (FEVI)**, que suele ser de ~55 a 75%. La FEVI es una medición importante de la eficiencia y la salud cardiacas, y por tanto se usa en la práctica clínica para valorar el estado de salud del corazón en pacientes con insuficiencia cardiaca, por ejemplo.

> La FEVI suele estimarse de manera no invasiva por ecocardiografía bidimensional o tridimensional. Un ecocardiógrafo puede medir el VTS y el VTD, el espesor de la pared, la velocidad de acortamiento del músculo y los patrones de flujo durante la contracción y la relajación.

C. Presión aórtica

El sistema arterial está formado por vasos de pequeño calibre que no se estiran con facilidad (*véase* 18·II·C). En la práctica, esto significa que la presión arterial aumenta de manera aguda cuando el VI fuerza sangre hacia el sistema, pero esta presión se disipa con facilidad cuando la sangre sale del sistema y pasa a los lechos capilares.

1. **Sístole:** la presión aórtica es insensible a los sucesos intraventriculares siempre que la válvula aórtica esté cerrada. Una vez que la PVI aumenta por arriba de la presión aórtica y la válvula aórtica se abre, la presión aórtica se eleva y disminuye en sincronía estrecha con la PVI (*véanse* figs. 17-1 y 17-2C).

Aplicación clínica 17-1: soplos cardiacos

El movimiento de la sangre entre las aurículas, los ventrículos y el sistema arterial suele ser suave y silencioso. Los cambios fisiológicos en la composición de la sangre y los cambios congénitos o patológicos en la estructura de las válvulas pueden causar **soplos cardiacos**, que son ruidos asociados con el flujo sanguíneo turbulento (*véase* 18·V·A·4). El endurecimiento y la estenosis de las válvulas aórtica y pulmonar obstruyen el flujo sanguíneo y causan **soplos de expulsión** sistólica. Las válvulas que se cierran de manera incompleta también causan soplos asociados con el flujo retrógrado de sangre. La **insuficiencia** mitral y tricúspide permite a la sangre fluir de manera retrógrada desde el ventrículo hacia la aurícula durante la sístole, mientras que las válvulas aórtica y pulmonar incompetentes causan soplos diastólicos. La figura a la derecha muestra un chorro de sangre (*flecha*) causado por el contraflujo de alta presión desde la aorta (Ao) hacia el ventrículo izquierdo (VI) y la aurícula izquierda (AI) a través de una válvula aórtica insuficiente durante la diástole. El chorro se visualiza por ecocardiografía. El registro a continuación muestra el ruido causado por la insuficiencia aórtica.

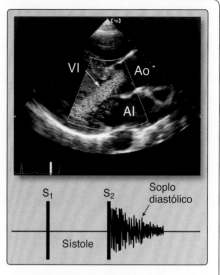

Insuficiencia aórtica. S_1 y S_2 son el primer y el segundo ruidos cardiacos.

---

2. **Diástole:** la presión aórtica desciende por un breve lapso justo después del cierre de la válvula aórtica, lo que crea una **muesca** o **escotadura dicrótica** característica en la curva de presión aórtica. La muesca es causada por la protrusión de la válvula aórtica hacia atrás dentro del VI cuando se cierra, lo que crea una caída de presión transitoria local. Esta presión disminuye con lentitud durante la diástole, que refleja la salida de sangre del sistema arterial hacia los lechos capilares (rama vascular distal diastólica; figs. 17-1 y 17-2E y 17-2F).

D. Presión venosa

La ausencia de válvulas entre las aurículas y el sistema venoso permite la transmisión retrógrada de los cambios de presión intraauricular hacia las venas cercanas al corazón. La presión de la vena yugular interna (una vena prominente del cuello) exhibe tres ondas de presión bien definidas durante el ciclo cardiaco (*véase* fig. 17-1).

1. **Onda a:** la contracción de la aurícula derecha genera una onda de presión que fuerza el avance de sangre hacia el VD y también crea una **onda a** en un registro de presión de la vena yugular.

2. **Onda c:** la contracción ventricular hace que la presión intraventricular aumente de manera aguda, y las válvulas auriculoventriculares (AV), en consecuencia, protruyen hacia atrás dentro de las aurículas. La desviación hacia atrás de la válvula tricúspide genera un pulso de presión en la vena yugular conocido como **onda c** (la pendiente descendente de la onda c se conoce como "descendente x").

3. **Onda v:** durante la sístole ventricular, la sangre continúa su flujo desde el sistema venoso hacia la aurícula derecha y se repliega contra la válvula tricúspide cerrada. Se acumula presión a medida que la aurícula se llena, misma que se registra como la pendiente positiva (ascendente) de la **onda v** en un registro de la vena yugular. La pendiente negativa (la "descendente y") se correlaciona con el vaciado auricular rápido cuando la válvula tricúspide se abre, y la sangre es expulsada hacia el VD (ocurre una oleada similar en el lado izquierdo del corazón; *véase* fig. 17-2E).

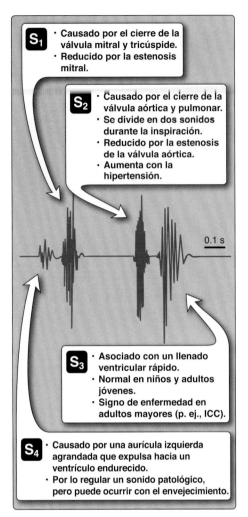

Figura 17-3.
Sonidos cardiacos. ICC = insuficiencia cardiaca congestiva.

E. Ruidos cardiacos

Existen cuatro **ruidos cardiacos** asociados con el ciclo cardiaco (fig. 17-3). Los dos primeros son sucesos de cierre de válvulas y los otros dos se asocian con la entrada de sangre en el VI.

1. **Primero:** el primer ruido cardiaco (S_1) ocurre al principio de la sístole ventricular. En este lapso la PVI se incrementa con rapidez, lo que hace que la sangre comience a moverse en sentido retrógrado hacia las aurículas. El movimiento de inmediato desplaza las valvas de las válvulas AV y hace que se cierren de golpe (*véase* fig. 17-2B). El cierre de las válvulas y las reverberaciones dentro de la pared del VI se registran como un rumor bajo que suena "**lub**" y dura ~150 ms.

2. **Segundo:** el cierre de las válvulas aórtica y pulmonar se relaciona con el segundo ruido cardiaco (S_2), que puede oírse como un breve "**dup**". S_2 a menudo se separa en dos componentes bien definidos, uno aórtico (A_2) y otro pulmonar (P_2), que reflejan el cierre ligeramente asincrónico de las dos válvulas. La separación es mayor durante la inspiración, cuando una caída de la presión intratorácica favorece el gradiente de presión que impulsa el flujo sanguíneo desde las venas sistémicas hacia el VD. En consecuencia, este recibe más sangre que el VI. Un gran volumen de sangre tarda más tiempo en ser expulsado que uno pequeño y, por lo tanto, la sístole del VD es prolongada en comparación con la del VI. El cierre de la válvula pulmonar se demora al grado de que puede oírse como un sonido separado (P_2).

3. **Tercero:** la auscultación de niños y adultos delgados puede revelar un ruido cardiaco de baja intensidad parecido a un murmullo (S_3) al principio de la diástole. S_3 es causado por la sangre que se precipita hacia el VI (es decir, el llenado pasivo rápido) y produce una turbulencia que hace que las paredes del VI reverberen y retumben. S_3 se intensifica cuando el flujo transvalvular aumenta y cuando el VI se dilata.

4. **Cuarto:** el cuarto ruido cardiaco (S_4) se asocia con la contracción auricular. La fuerza de la sístole auricular es demasiado reducida para detectarse sin instrumentos en personas jóvenes y sanas. Sin embargo, un ventrículo que requiere ayuda para el llenado puede inducir hipertrofia auricular y entonces S_4 puede hacerse audible como un ruido breve de tono bajo. Este refleja que la sangre es forzada hacia un ventrículo menos compatible a alta presión, lo que causa reverberaciones dentro de la pared ventricular.

Sexo biológico y envejecimiento 17-1: tamaño y función cardiacos

Varias diferencias significativas en el tamaño y la función cardiacos entre hombres y mujeres se manifiestan en la pubertad y persisten hasta la vejez. En los hombres, la masa cardiaca es 15 a 30% mayor que en las mujeres, la pared del ventrículo izquierdo (VI) es más gruesa y los volúmenes diastólicos finales son más grandes. Esto se traduce en mayores tasas de expulsión inicial y mejora del llenado diastólico. Los corazones envejecidos se endurecen tanto en hombres como en mujeres, y la pérdida de elasticidad refleja un aumento doble en la deposición de colágeno, la reticulación del colágeno por productos finales de glucación avanzada (*véase* Sexo biológico y envejecimiento 4-1) y la fuga de Ca^{2+} en el retículo sarcoplásmico que crea un estado de contracción parcial crónica. En la práctica, esto significa que la relajación y el llenado diastólicos están deteriorados y el VI es cada vez más dependiente de la aurícula izquierda. Los hombres muestran cambios deletéreos adicionales que no se notan en las mujeres. La cantidad de miocitos disminuye en > 60 millones por año, y los miocitos sobrevivientes se agrandan. Esto lleva a una disfunción sistólica y a un aumento en el tamaño de la cámara del VI, cambios que tienen un impacto significativo en la forma en que los corazones de hombres y mujeres se comportan durante el estrés cardiovascular y la insuficiencia cardiaca.

III. ACOPLAMIENTO DE LA EXCITACIÓN – CONTRACCIÓN

Los principios subyacentes a la contracción y la generación de fuerza en el músculo cardiaco son parecidos a aquellos del músculo esquelético (*véase* 12·III), aunque existen algunas diferencias en la organización del sistema de membrana, el acoplamiento de la excitación-contracción (EC) del Ca^{2+}, así como en la detección y el manejo del Ca^{2+}.

A. Organización del sistema de membrana

Los potenciales de acción (PA) inician la contracción al desencadenar la liberación de Ca^{2+} desde el retículo sarcoplásmico (RS). Los PA que atraviesan la membrana de la superficie se canalizan hacia el núcleo de cada fibra muscular mediante los túbulos transversos (T) (fig. 17-4). Los túbulos T se comunican con y activan la liberación de Ca^{2+} desde el RS. Aunque este último provee la mayor parte del Ca^{2+} necesario para la contracción, el sistema de túbulos T es menos extenso en el músculo cardiaco que en el esquelético. Existen otras dos diferencias notables en el diseño del túbulo T cardiaco y el RS comparados con el músculo esquelético.

1. **Localización:** en el músculo esquelético los túbulos T se alinean con los extremos de los filamentos gruesos, dos por sarcómero. En el músculo cardiaco hay menos túbulos y se extienden a lo largo de las líneas Z. Los túbulos T tienden a ser más anchos en el músculo cardiaco y se ramifican menos.

2. **Díadas:** en el músculo esquelético los túbulos T se interconectan con dos cisternas del RS en complejos de unión conocidos como **tríadas**. En el músculo cardiaco los túbulos se asocian con una única extensión del RS en una estructura análoga llamada **díada**.

B. Dependencia del calcio

Cuando un PA llega a una díada se encuentra y activa los canales de Ca^{2+} tipo-L (receptores de dihidropiridina) en la membrana del túbulo T (véase fig. 17-4). En el músculo esquelético este evento de apertura fuerza de modo mecánico que los canales de liberación de Ca^{2+} del RS se abran, lo que permite que el Ca^{2+} fluya hacia el sarcoplasma e inicie la contracción. En el músculo cardiaco la apertura del canal de Ca^{2+} tipo-L crea un **flujo de activación** de Ca^{2+} que es el único responsable de estimular la **liberación de Ca^{2+} inducida por Ca^{2+} (LCIC)** del RS. El tamaño del flujo de activación y la LCIC está regulada por el SNA. Una relación aproximada de 1:1 entre el número de canales de Ca^{2+} tipo-L y los canales de liberación dependientes permite ajustes precisos en la concentración y contractilidad sarcoplásmicas de Ca^{2+}.

C. Detección y manejo del calcio

La troponina es un heterotrímero sensible al Ca^{2+} asociado con el filamento delgado de actina. Los aumentos en la concentración sarcoplásmica de Ca^{2+} provocan un cambio conformacional en la troponina que aleja a la tropomiosina de los sitios de unión a la miosina en el filamento delgado, lo que facilita la interacción actina-miosina. En el músculo esquelético la troponina debe unirse a dos iones Ca^{2+} antes de que la contracción pueda comenzar. En el músculo cardiaco solo se requiere un ion Ca^{2+} para la contracción.

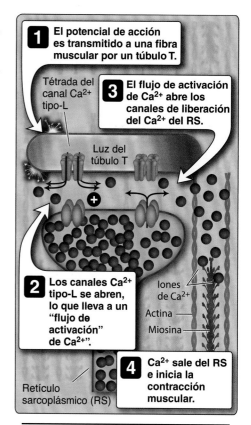

Figura 17-4.
Liberación de Ca^{2+} inducida por Ca^{2+}.
Túbulo T = túbulo transverso.

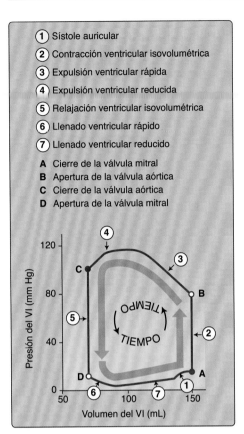

① Sístole auricular
② Contracción ventricular isovolumétrica
③ Expulsión ventricular rápida
④ Expulsión ventricular reducida
⑤ Relajación ventricular isovolumétrica
⑥ Llenado ventricular rápido
⑦ Llenado ventricular reducido

A Cierre de la válvula mitral
B Apertura de la válvula aórtica
C Cierre de la válvula aórtica
D Apertura de la válvula mitral

Figura 17-5.
Ciclo presión-volumen. VI = ventrículo
izquierdo.

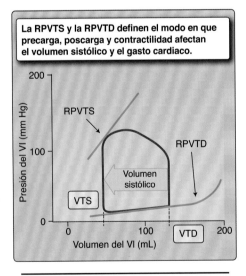

La RPVTS y la RPVTD definen el modo en que
precarga, poscarga y contractilidad afectan
el volumen sistólico y el gasto cardiaco.

Figura 17-6.
Relación presión-volumen telesistólicos
(RPVTS) y relación presión-volumen
telediastólicos (RPVTD).
VI = ventrículo izquierdo; VTD =
volumen telediastólico; VTS = volumen
telesistólico.

Aplicación clínica 17-2: marcadores cardiacos

La troponina I (cTnI) y la troponina T (cTnT) cardiacas son isoformas de troponina únicas del músculo cardiaco. Tanto cTnI como cTnT aparecen en la circulación dentro de las 3 h posteriores al infarto de miocardio (IM) agudo, y alcanzan un máximo después de 10 a 24 h. Su aparición en la sangre indica necrosis inducida por isquemia y pérdida de la integridad de los miocitos cardiacos; por lo tanto, pueden usarse en la clínica para detectar un IM agudo. Los análisis de sangre también miden los niveles de creatina cinasa (CK), pero esta no es específica del músculo cardiaco. Las concentraciones elevadas de CK plasmática pueden deberse al uso de cocaína o a un traumatismo muscular esquelético inducido por el ejercicio en ausencia de daño cardiaco.

IV. GASTO CARDIACO

La necesidad de O_2 y nutrimentos en el organismo cambia de manera constante con el nivel de actividad. Para asegurar la satisfacción de estas necesidades se requiere que el GC se ajuste en paralelo. A fin de apreciar el modo y la causa de la regulación del GC *in vivo*, es importante comprender los diversos factores que influyen en el gasto del VI.

A. Determinantes

El GC (L/min) se calcula como el producto de FC (latidos/min) y VS (mL):

$$GC = FC \times VS$$

1. **Frecuencia cardiaca:** la FC es determinada por el nodo sinoauricular (SA), que es el marcapasos cardiaco. La FC depende del SNA, que controla el ritmo al que el marcapasos genera una onda de excitación. La activación del sistema nervioso simpático (SNS) eleva la FC, mientras que la estimulación parasimpática la reduce.

2. **Volumen sistólico:** el VS depende de la **precarga**, la **poscarga** y la **contractilidad**.

   a. **Precarga:** el término precarga se refiere a la carga que se aplica a un miocito y establece la longitud muscular antes de que comience la contracción. En el VI, la precarga es igual al volumen de sangre que ingresa en la cámara durante la diástole (VTD), que depende de la presión telediastólica (PTD).

   b. **Poscarga:** la poscarga es la carga contra la cual debe acortarse un miocito. Determina la velocidad máxima de acortamiento: la velocidad de acortamiento disminuye cuando la poscarga aumenta. En un individuo sano, el componente principal de la poscarga del VI es la presión aórtica.

   c. **Contractilidad:** la contractilidad es una medida de la capacidad de un músculo para acortarse contra una poscarga. En la práctica, la contractilidad depende de la concentración sarcoplásmica de Ca^{2+} libre.

B. Ciclo presión-volumen

El ciclo **presión-volumen (PV)** (figs. 17-5 y 17-6) examina la relación entre el volumen sanguíneo y la presión dentro del VI durante un solo ciclo

Aplicación clínica 17-3: bloqueadores β y antagonistas de los canales de calcio

Los **bloqueadores ß** y los **antagonistas de los canales de Ca^{2+}** son dos clases de fármacos importantes utilizados para controlar la función cardiaca y la presión arterial.[1] Los bloqueadores β (p. ej., propranolol) son antagonistas de los receptores adrenérgicos β que previenen el aumento de la concentración miocárdica de Ca^{2+} mediado por adrenalina y noradrenalina, lo que reduce la frecuencia y contractilidad cardiacas, así como la presión arterial. Los antagonistas de los canales de Ca^{2+} evitan el influjo de este a través de los canales de Ca^{2+} tipo-L. Verapamilo y diltiazem son específicos del miocardio y reducen la contractilidad. La nifedipina es un antagonista de los canales de Ca^{2+} de tipo dihidropiridina que reduce la presión arterial al relajar el músculo liso vascular.

cardiaco. Es en particular útil para demostrar el modo en que precarga, poscarga y contractilidad influyen en el desempeño cardiaco. El ciclo establece el trazo de la PVI de la figura 17-1 y regresa sobre sí mismo en el tiempo. Las siete fases se reproducen en la figura 17-5, y los cuatro puntos rotulados A-D representan los movimientos de las válvulas.

C. Relaciones presión-volumen

El ciclo presión-volumen (PV) está limitado por dos curvas, la **relación presión-volumen telediastólica** (**RPVTD**) y la **relación presión-volumen telesistólica** (**RPVTS**), que definen el modo en que un ventrículo se desempeña cuando se le presentan una precarga, una poscarga o un estado contráctil determinados (*véase* fig. 17-6).

1. **Relación presión-volumen telediastólicos:** la RPVTD describe el desarrollo pasivo de presión durante el llenado ventricular. Al principio de la diástole, el ventrículo se llena de sangre con relativa facilidad. El drástico cambio en la RPVTD entre los 150 y 200 mL refleja que el ventrículo llega a su máxima capacidad. Cualquier incremento adicional en el volumen hace necesario aplicar presión significativa para estirar el miocardio.

2. **Relación presión-volumen telesistólicos:** la RPVTS define la máxima presión que el VI desarrolla a un volumen de llenado dado (PVI$_{máx}$). PVI$_{máx}$ es un valor experimental, que se determina al iniciar una contracción después de que se ha pinzado la aorta para impedir el flujo de salida durante el desarrollo de presión (fig. 17-7). La RPVTS demuestra una de las propiedades clave del miocardio, esto es, que al incrementar el volumen de llenado cardiaco aumentan la fuerza contráctil y el desarrollo de presión.

D. Precarga

La precarga del VI es determinada por la PTD, pero algunos sustitutos de uso común son la **presión de la aurícula derecha** y la **presión venosa central**.

1. **Efecto en la sarcómera:** en ausencia de precarga (es decir, un corazón vacío), la longitud de la sarcómera es mínima (~1.8 μm) y la posibi-

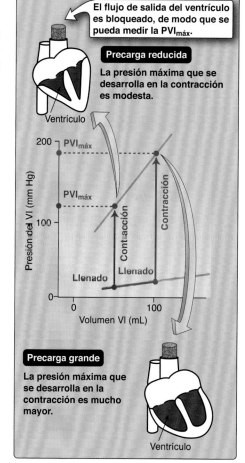

Figura 17-7.
Efectos de la precarga en el desarrollo de la presión máxima del ventrículo izquierdo (PVI$_{máx}$). VI = ventrículo izquierdo.

[1]Para un análisis de los betabloqueadores y los antagonistas de los canales de Ca^{2+}, *véase LIR Farmacología,* 7.ª ed., pp. 262-263.

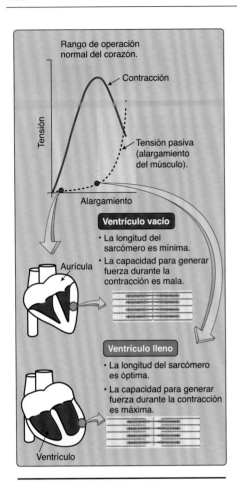

Figura 17-8.
Efectos de la precarga en el miocardio ventricular.

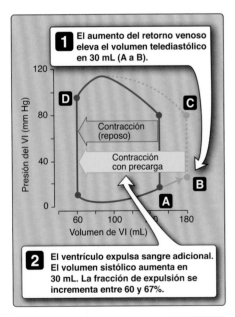

Figura 17-9.
Efectos del aumento de la precarga en el ciclo de presión-volumen. VI = ventrículo izquierdo.

lidad de mayor acortamiento y desarrollo de fuerza es muy limitada (fig. 17-8). La precarga (llenado) del VI estira sus paredes y separa los filamentos de actina y miosina. Al hacer esto, el estiramiento optimiza el potencial para formar puentes cruzados y aumenta de modo considerable la cantidad de tensión que se puede desarrollar durante la contracción. Los elementos elásticos fuertes dentro del miocardio (elastina y colágeno) resisten el alargamiento más allá de uno óptimo de ~2.2 μm y explican el cambio abrupto de la RPVTD para todo el corazón analizado con anterioridad.

> Por lo regular, la relación entre precarga y fuerza se explica en términos de optimización de la superposición entre filamentos gruesos y delgados. Sin embargo, la precarga también provoca la **activación dependiente de la longitud** del aparato contráctil. La activación sensibiliza el ciclo de puente cruzado al Ca^{2+}, lo que permite una mayor generación de fuerza. La velocidad de contracción también aumenta. Los mecanismos moleculares de la activación dependiente de la longitud aún se desconocen.

2. **Efecto en el ciclo de presión-volumen:** el aumento de la precarga ventricular incrementa el VTD del VI (A se desplaza a B en la fig. 17-9). La precarga no tiene un efecto directo en la presión arterial, por lo que el punto en el cual la válvula aórtica se abre no cambia (*véase* fig. 17-9, punto C). Los miocitos se contraen en la misma longitud absoluta sin importar la precarga, de modo que el VTS permanece igual (*véase* fig. 17-9, punto D). Sin embargo, tanto el VS como la FE se incrementan debido a que la precarga genera la activación sarcomérica dependiente de la longitud.

3. **La precarga en la práctica:** la relación entre la longitud y la tensión sarcoméricas que se muestra en la figura 17-8 proporciona al corazón una forma casi perfecta de emparejar la fuerza contráctil con el volumen de sangre que contiene su cámara. Por lo tanto, si la cantidad de sangre que regresa de la vasculatura entre latidos es alta, las paredes de la cámara y los sarcómeros se estiran en mayor medida. El estiramiento aumenta la cantidad de fuerza que el músculo puede generar en el siguiente latido, pero esta fuerza de hecho se *necesita* para expulsar el volumen de sangre adicional en el siguiente latido. Este fenómeno se conoce como **ley de Starling del corazón** o **relación de Frank-Starling**. En la práctica los cambios en la precarga se usan para realizar ajustes a corto y largo plazos en el GC. En los cambios a corto plazo interviene el SNS, que produce una venoconstricción para forzar su contenido hacia el ventrículo. La modificación a largo plazo del GC se realiza a través de aumentos sostenidos en el volumen sanguíneo circulante y la precarga a través de la retención renal de líquidos (*véase* 19·IV).

E. Poscarga

La poscarga es la fuerza contra la que debe trabajar el ventrículo a fin de expulsar sangre hacia el sistema arterial. En circunstancias normales, la poscarga es igual a la presión arterial media (PAM).

1. **Efectos en el sarcómero:** los efectos del incremento de la poscarga en el funcionamiento del sarcómero se demuestran con más facilidad al utilizar una sola fibra muscular y una serie de pesas o cargas (fig. 17-10).

La pesa más ligera será levantada con poca dificultad y a la velocidad máxima. A medida que aumenta la carga, la velocidad de contracción disminuye. En el extremo más pesado de la escala, el acortamiento es muy lento y la altura a la que se eleva la pesa es escasa.

2. **Efectos de la poscarga en un ciclo de presión-volumen:** incrementar la presión arterial no tiene efecto directo en la precarga, de modo que el VTD permanece sin cambios (fig. 17-11). Sin embargo, aumentar la PAM sí eleva la cantidad de presión que el VI debe desarrollar para forzar la válvula aórtica a abrirse, como lo indica el movimiento ascendente del punto A al punto B en la figura 17-11. Se requiere tiempo para que se desarrolle presión adicional, de modo que la contracción isovolumétrica es prolongada (lo que no es evidente en el ciclo porque no hay una proporción). La expulsión se interrumpe (*véase* fig. 17-11, puntos B a C) porque el grado en que los miocitos pueden acortarse a esas altas presiones es limitado, como lo define la RPVTS. En términos más simples, los miocitos tienen una cantidad limitada de ciclos de Ca^{2+} y puentes cruzados disponibles para desarrollar fuerza durante cada contracción. Si utilizan más ciclos para desarrollar las presiones necesarias a fin de forzar la válvula aórtica contra una mayor poscarga, habrá menos ATP disponible después para mantener la expulsión. El resultado neto es que la válvula aórtica se cierra de manera prematura (fig. 17-11, punto C). Por lo tanto, aunque el VTD no cambia, tanto el VS como la FE disminuyen.

3. **La poscarga en la práctica:** la presión arterial cambia todo el tiempo, pero el sistema cardiovascular puede compensar estas variaciones mediante modificaciones paralelas en la contractilidad miocárdica. A corto plazo, en ello participan el SNS y la modulación de la liberación de Ca^{2+}, que aumenta el ciclo de puentes cruzados (analizado en la siguiente sección). Los cambios crónicos en la poscarga promueven la remodelación miocárdica y la hipertrofia.

F. Inotropismo

El término **inotropismo** se refiere a la capacidad de una célula muscular para desarrollar fuerza y es sinónimo de contractilidad. El miocardio ventricular, a diferencia del músculo esquelético, es singular en que su estado contráctil puede modificarse como un mecanismo para modificar el desempeño cardiaco. Los agentes con efecto inotrópico positivo (p. ej., epinetrina, norepinefrina, digoxina) hacen que el miocardio se contraiga más rápido, desarrolle mayores presiones sistólicas máximas, y después se relaje más rápido. Los agentes inotrópicos negativos (p. ej., los blo-

> Es posible ayudar a un corazón insuficiente con glucósidos cardiacos como los digitálicos.[1] Estos fármacos inhiben la Na^+-Ca^{2+} ATPasa y elevan la concentración intracelular de Na^+. Esto, a su vez, reduce la fuerza que impulsa la salida del Ca^{2+} por el intercambiador de Na^+-Ca^{2+}, lo que deja más Ca^{2+} disponible para la siguiente contracción. Como resultado, la contractilidad aumenta.

[1]Es posible ver una exposición de las acciones y los efectos secundarios de los glucósidos digitálicos en *LIR Farmacología*, 7.ª ed., pp. 242-245.

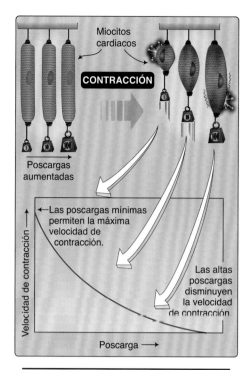

Figura 17-10.
Efectos de la poscarga en la velocidad de contracción de los miocitos cardiacos.

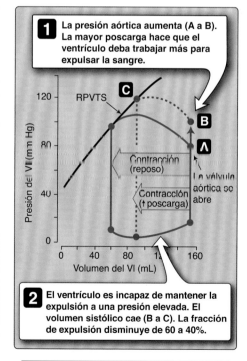

1 La presión aórtica aumenta (A a B). La mayor poscarga hace que el ventrículo deba trabajar más para expulsar la sangre.

RPVTS

Contracción (reposo)

La válvula aórtica se abre

Contracción (↑ poscarga)

Presión del VI (mm Hg)

Volumen del VI (mL)

2 El ventrículo es incapaz de mantener la expulsión a una presión elevada. El volumen sistólico cae (B a C). La fracción de expulsión disminuye de 60 a 40%.

Figura 17-11.
Efectos de incrementar la poscarga en el ciclo de presión-volumen. RPVTS = relación presión-volumen telesistólicos; VI = ventrículo izquierdo.

queadores β y los antagonistas de los canales de Ca^{2+}) tienen el efecto opuesto.

1. **Efectos en el sarcómero:** la contractilidad se modifica con la concentración intracelular de calcio libre. El Ca^{2+} se une a la troponina y la activa en la actina para exponer sitios de unión a miosina (véase sección III·C). La miosina se une entonces al filamento de actina y tira de él, con consumo de una molécula de ATP. Así, un ion individual de calcio libre equivale a una unidad de fuerza contráctil. Al haber más Ca^{2+} disponible aumenta el inotropismo, mientras que su disminución reduce el desempeño y rendimiento cardiacos. La disponibilidad de Ca^{2+} y la contractilidad están reguladas por el SNS.

2. **Regulación:** el SNS se suele activar cuando cambios en la demanda tisular de O_2 y nutrientes incrementan la necesidad de el gasto cardiaco (GC). El GC aumenta al elevarse la FC y hacer al corazón una bomba más efectiva (es decir, hay mayor contractilidad). Terminaciones posganglionares del SNS liberan noradrenalina en la unión neuromuscular cardiaca, mientras que las terminaciones preganglionares estimulan la liberación de adrenalina desde la médula suprarrenal. La adrenalina viaja a través de la circulación hacia el corazón. Tanto el neurotransmisor como la hormona se unen a los receptores adrenérgicos $β_1$ en el sarcolema cardiaco, que son receptores acoplados a la proteína G. La ocupación del receptor activa la ruta de señalización de AMPc y la proteína cinasa A (PKA). La PKA tiene tres objetivos principales: **canales de Ca^{2+} tipo-L**, **canales de LCIC** en el RS y una **bomba de Ca^{2+}** que repone las reservas (fig. 17-12).

   a. **Canales de calcio:** la fosforilación del canal Ca^{2+} tipo-L por la PKA aumenta la probabilidad de apertura del canal y, por tanto, aumenta el tamaño del flujo de activación de Ca^{2+}

   b. **Canales liberadores de calcio:** el flujo desencadenante de Ca^{2+} abre los canales de LCIC en el RS, lo que permite que el Ca^{2+} salga a raudales de las reservas hacia el sarcoplasma. Un aumento del tamaño de los promotores del flujo de Ca^{2+} incrementa la liberación de Ca^{2+} desde las reservas. La PKA amplifica aún más este efecto

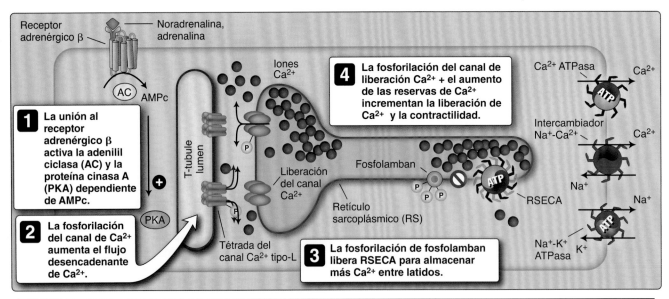

Figura 17-12.
Modulación de la contractilidad por el sistema nervioso simpático. PKA = proteína cinasa A; RSECA = ATPasa de calcio del retículo sarcoplásmico.

al sensibilizar los canales liberadores a un aumento en la concentración sarcoplásmica de Ca^{2+}.

c. Bomba de calcio: durante la diástole, el Ca^{2+} es devuelto al RS por una bomba RSECA (ATPasa de calcio del retículo sarco[endo] plásmico), mientras que un intercambiador de Na^+-Ca^{2+} en el sarcolema transporta Ca^{2+} fuera de la célula. RSECA se asocia con una pequeña proteína de membrana integral del RS llamada **fosfolamban**, que limita la velocidad de la bomba. La fosforilación del fosfolamban lo desactiva, lo que permite que la bomba funcione más rápido. Dos consecuencias importantes incluyen tiempos de relajación más rápidos y mayores cantidades de Ca^{2+} almacenadas para liberarse en el siguiente latido cardiaco.

i. Relajación: cuando la bomba funciona más rápido, la concentración de Ca^{2+} intracelular desciende a niveles de reposo (0.1 μmol/L) con mayor rapidez. Una pronta disminución en la concentración sarcoplásmica de Ca^{2+} permite que la maquinaria contráctil se relaje más rápido, lo que prolonga el tiempo disponible para el llenado ventricular durante los aumentos de la FC (*véase* 39·V·B).

ii. Liberación del calcio: cuando la bomba del RS funciona más rápido se almacena más Ca^{2+} en el RS, y se devuelve menos al espacio extracelular comparado con el momento previo. Almacenar los depósitos con Ca^{2+} adicional hace que haya más disponible para su liberación en la próxima contracción, y como resultado la fuerza contráctil aumenta.

3. Efecto del inotropismo en un ciclo de presión-volumen: incrementar la disponibilidad de Ca^{2+} permite al miocardio contraerse con mayor rapidez y fuerza cualquier presión de llenado dada. La RPVTS se desplaza hacia arriba y a la izquierda (fig. 17-13). Los cambios en el inotropismo no tienen un efecto inmediato sobre la precarga o PAM, de modo que durante las fases de llenado y de contracción isovolumétrica del ciclo PV permanecen en mayor medida sin cambio. Sin embargo, dado que ahora el miocardio trabaja de modo más eficiente, se expulsa un mayor volumen de sangre desde el ventrículo que antes, y el VTS desciende (*véase* fig. 17-13, puntos A a D). Tanto el VS como la FE aumentan.

4. Inotropismo en la práctica: los cambios en el inotropismo son un mecanismo importante por el cual se regulan el GC y la presión arterial. Los cambios bioquímicos subyacentes ocurren con rapidez, lo que significa que puede ejercerse control sobre una base latido a latido. En la práctica, los cambios en el inotropismo no ocurren de manera aislada, porque el SNS incrementa la FC y la precarga al mismo tiempo (fig. 17-14). Las tres variables actúan de manera sincronizada para asegurar que el GC corresponda a la demanda (*véase* 19·III·D).

El estado inotrópico es un indicador vital del bienestar cardiaco, por lo que es importante poder medir la contractilidad en un ambiente clínico. El mejor indicador es el ritmo al que la PVI aumenta al principio de la contracción isovolumétrica, pero ello debe medirse de manera invasiva con un manómetro en la punta de un catéter que se inserta en el ventrículo a través de una vena periférica. Entre las alternativas no traumáticas están las técnicas ecográficas Doppler que estiman la velocidad de acortamiento miocárdico o la velocidad de expulsión sanguínea a través de la válvula aórtica.

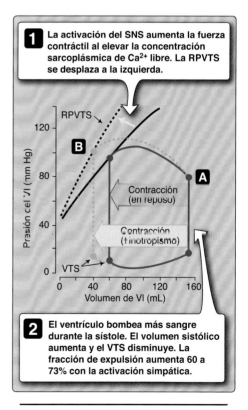

1 La activación del SNS aumenta la fuerza contráctil al elevar la concentración sarcoplásmica de Ca^{2+} libre. La RPVTS se desplaza a la izquierda.

RPVTS

B

Contracción (en reposo)

A

Contracción (↑inotropismo)

VTS

2 El ventrículo bombea más sangre durante la sístole. El volumen sistólico aumenta y el VTS disminuye. La fracción de expulsión aumenta 60 a 73% con la activación simpática.

Figura 17-13.
Efectos del incremento en la contractilidad sobre el ciclo de presión-volumen. RPVTS = relación presión-volumen telesistólicos; SNS = sistema nervioso simpático; VI = ventrículo iquierdo; VTS = volumen telesistólico.

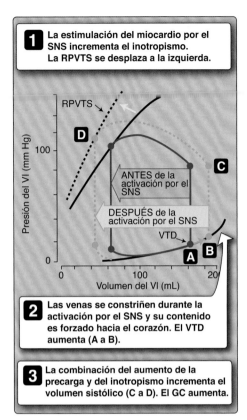

1 La estimulación del miocardio por el SNS incrementa el inotropismo. La RPVTS se desplaza a la izquierda.

2 Las venas se constriñen durante la activación por el SNS y su contenido es forzado hacia el corazón. El VTD aumenta (A a B).

3 La combinación del aumento de la precarga y del inotropismo incrementa el volumen sistólico (C a D). El GC aumenta.

Figura 17-14.
Efectos combinados de la activación del sistema nervioso simpático sobre el ciclo de presión-volumen.
RPVTS = relación presión-volumen telesistólico; SNS = sistema nervioso simpático; VI = ventrículo izquierdo; VTD = volumen telediastólico.

V. FUENTE DE ENERGÍA

El músculo cardiaco se contrae alrededor de una vez por segundo a lo largo de la vida, con contracciones siempre breves (< 1 s). Esto contrasta con el músculo esquelético, en el que las contracciones isométricas pueden durar minutos y mantenerse hasta el punto de fatiga, o con el músculo liso donde los esfínteres pueden permanecer constreñidos durante horas. ¡Un corazón capaz de siquiera una contracción prolongada (tetánica) mataría con rapidez a su dueño! Por lo tanto, el músculo cardiaco ha perdido la capacidad de sostener la producción y contracción de ATP por más de unos pocos segundos. Mantiene reservas modestas de ATP que soportan contracciones cortas y luego las regenera mediante las vías aeróbicas cuando se relaja. La capacidad anaeróbica limitada crea una alta dependencia del O_2. Si el suministro de O_2 es limitado por la reducción del suministro de sangre arterial, un grupo de fosfato de creatina puede mantener la concentración de ATP durante varias decenas de segundos y luego el ácido láctico comienza a producirse. La privación prolongada de O_2 (minutos) causa daño muscular hipóxico irreversible e **infarto miocárdico**.

VI. TRABAJO CARDIACO

El corazón realiza trabajo al llevar sangre de las venas a las arterias y, por tanto, cualquier cambio en el desempeño cardiovascular que perjudique el gasto (esto es, cambios en precarga, poscarga, inotropismo o en la FC) por necesidad también afectará la carga de trabajo del corazón. Los diversos determinantes del GC son desiguales en el modo en que imponen demandas en esa carga de trabajo.

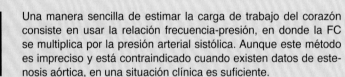

Una manera sencilla de estimar la carga de trabajo del corazón consiste en usar la relación frecuencia-presión, en donde la FC se multiplica por la presión arterial sistólica. Aunque este método es impreciso y está contraindicado cuando existen datos de estenosis aórtica, en una situación clínica es suficiente.

A. Componentes

El corazón realiza dos tipos de trabajo: **trabajo interno** y **trabajo externo**.

1. **Trabajo interno:** el trabajo interno constituye $> 90\%$ de la carga de trabajo total del corazón. Este trabajo se invierte en la contracción isovolumétrica, que genera la fuerza necesaria para abrir las válvulas aórtica y pulmonar. La cantidad de energía consumida en el trabajo interno puede cuantificarse al multiplicar el tiempo consumido en la contracción isovolumétrica por la tensión de la pared ventricular (*véase* siguiente sección).

2. **Trabajo externo:** el trabajo externo, **trabajo de presión-volumen** o **trabajo minuto**, es el trabajo que se invierte en transferir sangre al sistema arterial contra una resistencia. Representa $< 10\%$ de la carga de trabajo cardiaco total, incluso al máximo nivel de gasto. Puede determinarse como sigue:

Trabajo minuto $=$ PAM $\times$ GC

El trabajo externo se representa de forma gráfica como el área contenida dentro de un ciclo PV. En reposo, alrededor de 1% de este trabajo se invierte en impartir energía cinética a la sangre, pero el componente cinético puede aumentar hasta en 50% del total a los niveles elevados de gasto (p. ej., durante ejercicio extenuante).

B. Tensión de la pared ventricular

La tensión de la pared es un determinante significativo de la carga de trabajo cardiaco. La tensión es una fuerza que se desarrolla dentro de las paredes de cámaras presurizadas (fig. 17-15) y es contraproducente porque tira de los extremos y los lados de los miocitos y contribuye a la poscarga. La tensión de la pared puede cuantificarse mediante la **ley de Laplace**:

$$\sigma = PVI \times \frac{r}{2h}$$

donde σ es el esfuerzo en la pared, r es el radio del ventrículo y h es el espesor de la pared del miocardio. La ley de Laplace ayuda a ilustrar los distintos modos en que los cambios en precarga, poscarga y FC influyen en el desempeño miocárdico.

1. **Precarga:** el volumen de una esfera es proporcional al radio al cubo, $V = 4/3 \times \pi \times r^3$. Por tanto, si el VTD (precarga) se duplicara, el radio intraventricular aumentaría en ~26% y la tensión de la pared lo haría en una cantidad equivalente. En la práctica, precargar el corazón es una manera bastante eficiente de incrementar el GC sin aumentar de manera sustancial la carga de trabajo del corazón.

2. **Poscarga:** si la presión aórtica se duplicara, la PVI tendría que aumentar en una cantidad parecida para expulsar sangre. La tensión de la pared se incrementaría 100%. Los cambios en la poscarga esfuerzan el miocardio e intensifican el trabajo cardiaco en mucho mayor magnitud que los cambios en la precarga.

3. **Frecuencia cardiaca:** si la FC se duplica, el tiempo transcurrido en la sístole y la contracción isovolumétrica también se duplica. En efecto, duplicar la FC incrementa la tensión de la pared y la carga de trabajo en ~100%.

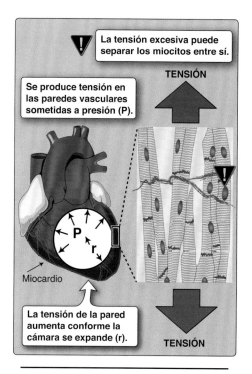

La tensión excesiva puede separar los miocitos entre sí.

TENSIÓN

Se produce tensión en las paredes vasculares sometidas a presión (P).

P

r

Miocardio

La tensión de la pared aumenta conforme la cámara se expande (r).

TENSIÓN

Figura 17-15.
Tensión de la pared del ventrículo izquierdo causada por un aumento de la presión intraventricular.

Aplicación clínica 17-4: hipertrofia miocárdica hipertensiva

La hipertensión arterial (HTA) es un factor de riesgo importante para numerosos trastornos, como infarto miocárdico, insuficiencia cardiaca, hemorragia intracerebral y nefropatía crónica. Los estudios sugieren que > 90% de la población desarrollará HTA en en la quinta década de vida, con el aumento de la presión arterial (PA) como una respuesta fisiológica a un incremento de la poscarga del ventrículo izquierdo causado por la rigidez arterial relacionada con la edad (*véase* Sexo biológico y envejecimiento 18-1). La HTA se define como una PA sistólica $\geq$ 130 mm Hg y una PA diastólica $\geq$ 80 mm Hg. La HTA representa un aumento de la poscarga para el ventrículo izquierdo (VI), lo que genera mayores presiones a fin de expulsar sangre hacia el sistema arterial. Los aumentos crónicos en la poscarga inician vías compensatorias que remodelan el miocardio del VI para incrementar su fuerza contráctil. Se depositan nuevas fibrillas a lo largo de las existentes, lo que hace que el VI se aumente su grosor. El aumento del espesor de la pared ventricular reduce la capacidad del lumen y hace al miocardio menos distensible y difícil de llenar, lo que incrementa la probabilidad de insuficiencia diastólica (*véase* 40·V·A).

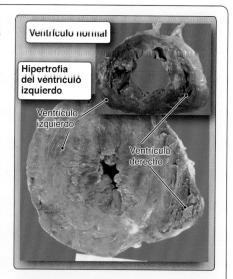

Ventrículo normal

Hipertrofia del ventrículo izquierdo

Ventrículo izquierdo

Ventrículo derecho

Hipertrofia ventricular hipertensiva.

Resumen del capítulo

- El corazón se contrae (**sístole**) de manera repetida y luego se relaja y se llena (**diástole**).

- El ciclo cardiaco puede dividirse en varias fases bien delimitadas. Comienza con la **sístole auricular**, que impulsa sangre hacia el ventrículo y completa la precarga.

- La **sístole ventricular** sigue a la **sístole auricular**. La presión intraventricular aumenta con rapidez y fuerza el cierre de la válvula mitral (se explica la situación para el hemicardio izquierdo, pero el derecho funciona de modo similar). Al principio la contracción es **isovolumétrica**, pero una vez que la presión luminal excede la presión aórtica, la válvula aórtica se abre y comienza la **expulsión rápida**. La presión aórtica, que había declinado durante la diástole, aumenta cuando la sangre es forzada al sistema arterial.

- La expulsión rápida da paso a la **expulsión reducida**. El ventrículo comienza entonces a relajarse, y la presión luminal desciende con rapidez. La **relajación isovolumétrica** comienza cuando la válvula aórtica es forzada a cerrarse por las altas presiones aórticas.

- Cuando la presión ventricular cae por debajo de la presión auricular, la válvula mitral vuelve a abrirse y ocurre el **llenado ventricular pasivo rápido**, auxiliado por el flujo de sangre que se embalsa contra la válvula mitral durante la diástole.

- Los registros de presión venosa exhiben una **onda a** durante la contracción auricular, una **onda c** durante la contracción ventricular y una **onda v** causada por la acumulación de sangre venosa dentro de la aurícula durante la diástole.

- Existen cuatro **ruidos cardiacos**: S_1 se correlaciona con el cierre de la válvula auriculoventricular. S_2 se asocia con el cierre de las válvulas semilunares. S_3 es un sonido de llenado ventricular que suele oírse en niños y en adultos con insuficiencia ventricular. S_4 es un ruido patológico vinculado con la contracción de una aurícula hipertrófica.

- El **gasto cardiaco** es el producto del **volumen sistólico** y la **frecuencia cardiaca**. El volumen sistólico es determinado por la **precarga**, la **poscarga** y la **contractilidad (inotropismo)** ventriculares. Todos estos parámetros son regulados por el sistema nervioso autónomo (sistema neurovegetativo).

- La **precarga** es determinada por la presión y el volumen telediastólicos. La precarga incrementa el volumen sistólico a través de activación dependiente de longitud del sarcómero (el **mecanismo de Frank-Starling**). La **poscarga** es la fuerza que debe vencerse para que un ventrículo expulse sangre, y suele ser igual a la **presión arterial**. Los aumentos en la poscarga reducen el volumen sistólico.

- El **inotropismo** (contractilidad) guarda correlación directa con la **concentración sarcoplásmica de Ca^{2+}**. Los agentes inotrópicos positivos, como la adrenalina y la noradrenalina, incrementan la contractilidad cardiaca al aumentar tanto el ritmo de desarrollo de presión como la presión sistólica máxima.

- La generación de fuerza está regulada por el sistema nervioso autónomo mediante los **receptores β-adrenérgicos** y la fosforilación dependiente de AMPc por la **proteína cinasa A**. Los objetivos de cinasa incluyen el **canal de Ca^{2+} tipo-L** en el sarcolema y la **Ca^{2+} ATPasa del retículo sarcoplásmico**.

- El músculo cardiaco depende de las vías aeróbicas para suministrar el ATP necesario para la contracción. La capacidad anaeróbica limitada hace al músculo cardiaco vulnerable a la disminución de la disponibilidad de O_2 durante las interrupciones en el suministro de sangre.

- El corazón debe desarrollar trabajo tanto interno como externo. El desplazamiento de sangre del ventrículo al sistema arterial se denomina **trabajo externo**, trabajo de **presión-volumen**.

- La mayor parte de la energía utilizada por el corazón durante el ciclo cardiaco se consume en la contracción isovolumétrica (**trabajo interno**). Una parte significativa de este trabajo se usa para vencer la tensión de la pared.

Sangre y vasculatura

18

I. GENERALIDADES

Las funciones y el diseño del sistema cardiovascular son, en muchos sentidos, similares a los del servicio de aguas de una ciudad moderna. Un servicio de aguas tiene la tarea de distribuir agua limpia a sus consumidores. La red de distribución es vasta y son necesarias estaciones de bombeo para asegurar que el agua llegue a una presión suficiente para un flujo adecuado de grifos y regaderas (fig. 18-1). El agua de desecho se colecta y se envía a plantas de tratamiento a baja presión por un elaborado sistema de drenaje. De modo parecido, el sistema cardiovascular distribuye sangre a alta presión para asegurar el flujo adecuado a sus consumidores (células). La sangre con desechos (sangre venosa) viaja de regreso al corazón a baja presión para ser "tratada" por los pulmones. Los servicios de agua distribuyen agua, un líquido newtoniano cuyas características de flujo a presión son predecibles. Por el sistema cardiovascular circula sangre, un líquido viscoso no newtoniano que contiene agua, solutos, proteínas y células. Debe aplicarse una presión considerable a fin de hacer fluir la sangre por la vasculatura a velocidades suficientes para satisfacer las necesidades de los tejidos. Los capilares usados para llevar sangre a las células individuales son muy porosos, a diferencia del tubo de cobre usado en los sistemas de distribución de agua a los hogares. Esa porosidad significa que la presión usada para impulsar el flujo por el sistema también expulsa líquido de la vasculatura y lo lleva a los espacios intercelulares. Por último, la tubería empleada para distribuir y colectar sangre de las células consiste en tejido biológico que se estira y hace que los vasos se distiendan al aplicar presión. La distensibilidad representa una amenaza para el funcionamiento del sistema porque siempre existe la posibilidad de que todo el contenido vascular quede atrapado en los tubos de grande y mediano calibre, de modo que no llegue a los capilares.

II. VASCULATURA

La vasculatura sistémica comprende una vasta red de vasos sanguíneos que canalizan sangre rica en O_2 hasta a unos pocos micrómetros de cada célula del cuerpo. Aquí O_2 y nutrimentos son intercambiados por CO_2 y otros productos de desecho metabólicos, y entonces la sangre se regresa al corazón para ser reoxigenada por los pulmones y vuelta a llevar a los tejidos. La figura 18-2 presenta un panorama general de la vasculatura sistémica y sus diversos componentes.

A. Organización

El cuerpo humano contiene ~100 000 000 000 000 células, cada una de las cuales debe recibir un aporte de sangre. Crear una red de distribu-

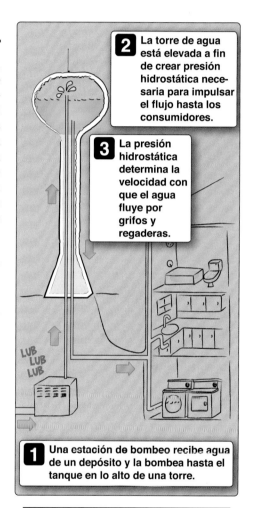

2 La torre de agua está elevada a fin de crear presión hidrostática necesaria para impulsar el flujo hasta los consumidores.

3 La presión hidrostática determina la velocidad con que el agua fluye por grifos y regaderas.

1 Una estación de bombeo recibe agua de un depósito y la bombea hasta el tanque en lo alto de una torre.

Figura 18-1.
La presión hidrostática impulsa el flujo por el sistema de tuberías.

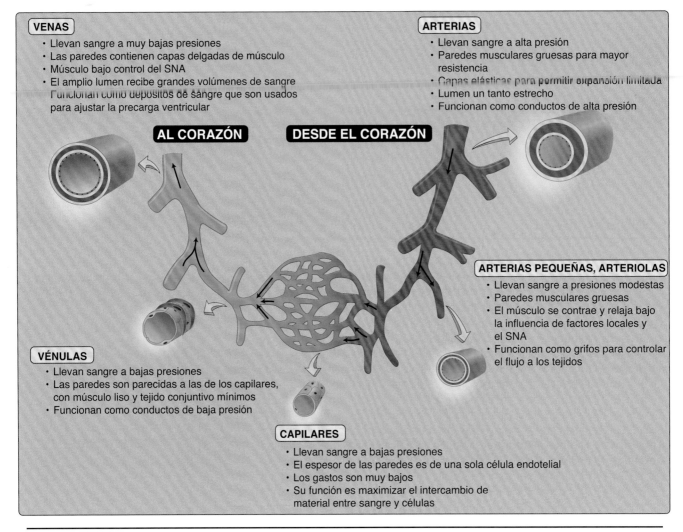

Figura 18-2.
Propiedades y funciones de los vasos que comprenden la vasculatura sistémica. SNA = sistema nervioso autónomo.

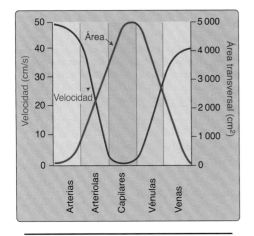

Figura 18-3.
Velocidad sanguínea y área transversal de los vasos en la vasculatura sistémica.

ción vascular capaz de tal tarea requiere una extensa ramificación del árbol vascular. Así, la sangre sale del ventrículo izquierdo (VI) por un solo vaso de gran diámetro (la aorta), que entonces se ramifica hasta ~10 000 000 000 diminutos capilares. El patrón de ramificación aumenta en gran medida el área de corte transversal vascular, de ~4 cm^2 (aorta) hasta un total de ~4 000 cm^2 al nivel de los capilares (fig. 18-3). La velocidad del flujo sanguíneo cae de manera proporcional. La sangre sale del VI hasta a ~50 cm/s, pero la velocidad ha caído a < 1 mm/s hacia el momento en que la sangre llega a los capilares. Un gasto bajo incrementa en gran medida el tiempo disponible para el intercambio de materiales entre la sangre y los tejidos durante el paso de la sangre por los lechos capilares. Obsérvese que mientras que arterias y venas están dispuestas en serie entre sí, los capilares están organizados en circuitos en paralelo (*véase* fig. 18-2). Esta disposición vascular tiene importantes consecuencias fisiológicas, como se expone en la sección IV. La sangre viaja de regreso al corazón por las vénulas, que se unen y fusionan para formar venas. Las venas más pequeñas se fusionan para formar venas más grandes, y cada fusión reduce el área transversal total del sistema. La velocidad de la sangre aumenta de manera proporcional.

B. Anatomía

Todos los vasos sanguíneos tienen una estructura en común, aunque el espesor y la composición de la pared vascular varían con la función del vaso y su sitio en la vasculatura. El recubrimiento de todos los vasos sanguíneos consiste en una sola capa de **células endoteliales** (la **túnica íntima**), como aparece en la figura 18-4. Arterias y venas también contienen capas de **células de músculo liso vascular** (**CMLV**; la **túnica media**), que modifican el diámetro del vaso cuando se contraen o relajan. Extensas redes de **fibras elásticas** con enlaces cruzados permiten que todos los vasos (excepto capilares y vénulas) puedan estirarse como una banda elástica cuando la presión arterial aumenta. Las fibras elásticas tienen un centro de **elastina** enrollada y una cubierta externa de **microfibrillas** compuestas de **glucoproteínas**. Los vasos sanguíneos también contienen **fibras de colágeno** que resisten el estiramiento y limitan la expansión del vaso cuando la presión interna aumenta. Una delgada capa externa de tejido conjuntivo (la **túnica adventicia**) mantiene la integridad y forma de los vasos.

C. Vasos

La función principal de un vaso sanguíneo es constituir un conducto para el flujo de sangre hacia y desde las células. Las diferentes clases de vasos (arterias, capilares, venas) tienen importantes funciones adicionales que reflejan su sitio en la vasculatura. Las arterias son conductos de alta presión, las arteriolas son reguladoras del flujo, los capilares facilitan el intercambio de materiales entre la sangre y los tejidos, y las vénulas y venas tienen función de reservorio.

1. **Grandes arterias:** el sistema arterial comprende una red de vasos de distribución de calibre estrecho (fig. 18-2). Las arterias deben llevar sangre a alta presión (fig. 18-5), de modo que sus paredes son gruesas y su lumen es estrecho, lo que limita la capacidad del sistema arterial. Las paredes de las arterias más grandes (también llamadas **arterias elásticas**) contienen capas de músculo liso y son ricas en fibras de elastina. Las capas de músculo tienen tono de reposo, lo cual limita la distensibilidad arterial y ayuda a mantener la presión de la sangre que contienen.

2. **Arterias pequeñas y arteriolas:** las paredes de las arterias más pequeñas y las arteriolas están dominadas por sus capas de músculo liso. Se conocen en conjunto como **vasos de resistencia**, y actúan como grifos o canillas que controlan el flujo hacia los capilares (fig. 18-6). Cuando la demanda tisular de O_2 y nutrimentos es alta, las CMLV se relajan, y el flujo a los tejidos aumenta. Una menor demanda de sangre o la intervención del sistema nervioso central constriñen los "grifos" musculares y el flujo a los tejidos se reduce (*véase* 19·II).

3. **Capilares:** los capilares llevan sangre hasta a menos de 30 μm de virtualmente cada célula del organismo. Su función es mantener la sangre dentro de la vasculatura al mismo tiempo que maximizan la oportunidad de intercambio de materiales entre sangre, intersticio y tejidos. Sus paredes tienen el espesor de una sola célula endotelial más la **lámina basal**. Según el tipo del tejido, los capilares permiten la comunicación directa entre la sangre y las células por **hendiduras** de unión entre células adyacentes, **fenestraciones** (poros transmurales de 50-80 nm comunes al intestino, el glomérulo renal y los órganos exocrinos; fig. 18-7), o incluso grandes huecos en la pared capilar (p. ej., sinusoides hepáticos).

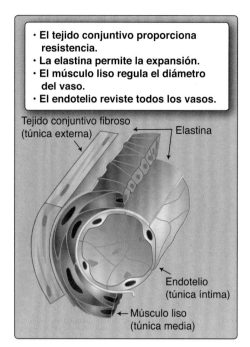

- **El tejido conjuntivo proporciona resistencia.**
- **La elastina permite la expansión.**
- **El músculo liso regula el diámetro del vaso.**
- **El endotelio reviste todos los vasos.**

Tejido conjuntivo fibroso (túnica externa)
Elastina
Endotelio (túnica íntima)
Músculo liso (túnica media)

Figura 18-4.
Estructura de un vaso sanguíneo.

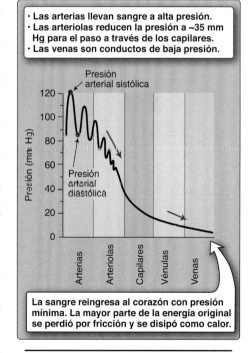

- **Las arterias llevan sangre a alta presión.**
- **Las arteriolas reducen la presión a ~35 mm Hg para el paso a través de los capilares.**
- **Las venas son conductos de baja presión.**

Presión arterial sistólica
Presión arterial diastólica
Presión (mm Hg)
Arterias · Arteriolas · Capilares · Vénulas · Venas

La sangre reingresa al corazón con presión mínima. La mayor parte de la energía original se perdió por fricción y se disipó como calor.

Figura 18-5.
Presiones de perfusión en los componentes de la vasculatura sistémica.

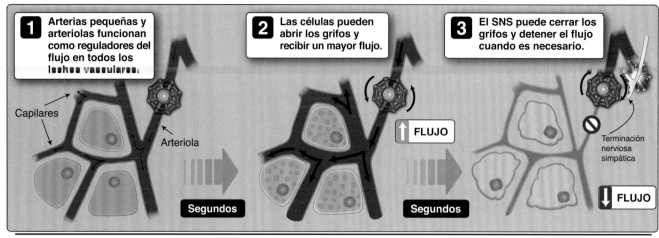

Figura 18-6.
Los grifos vasculares regulan el flujo sanguíneo. SNS = sistema nervioso simpático.

> ‖ Aunque los capilares promedian sólo 1 mm de longitud y 8 a 10 μm de diámetro, constituyen una superficie total de intercambio de 500-700 m² en un adulto promedio.

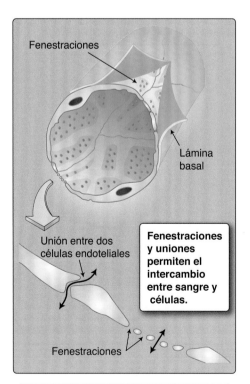

Figura 18-7.
Estructura de la pared capilar.

4. **Vénulas y venas:** vénulas y venas son conductos de baja presión para la sangre que regresa al corazón. Las vénulas más pequeñas son casi indistinguibles de los capilares, lo cual les permite participar en el intercambio de líquidos y metabolitos. Las vénulas se ensanchan y fusionan entre sí a medida que avanzan hacia el corazón. Las vénulas más grandes contienen CMLV en sus paredes, pero muchas menos que los vasos de tamaño equivalente del sistema arterial. La escasez de músculo significa que las paredes de las venas son delgadas (*véase* fig. 18-2), lo cual las hace muy distensibles y capaces de recibir grandes volúmenes de sangre. En condiciones de reposo, ~65% del volumen sanguíneo total reside en el compartimiento venoso, lo cual crea un reservorio que se usa para impulsar la precarga ventricular y el gasto cardiaco (GC) cuando surge la necesidad (*véase* 19•V). Las venas más grandes contienen válvulas que ayudan a mantener el flujo unidireccional por todo el sistema y contrarrestan la tendencia de la sangre a descender bajo la influencia de la gravedad.

III. DETERMINANTES DEL FLUJO SANGUÍNEO

La sangre no fluirá por la vasculatura a menos que sea forzada a hacerlo a través de la aplicación de presión, lo cual es necesario para vencer una **resistencia** al flujo. Comprender los orígenes de esta resistencia es primordial en la clínica porque es un indicador importante del estado y la salud cardiovasculares. Por ejemplo, mientras que la resistencia suele aumentar durante una insuficiencia circulatoria, la insuficiencia séptica está asociada con un profundo deterioro en la resistencia vascular (*véase* 40·III·C). La fuente de la resistencia se considera en la **ley de Poiseuille**:

$$Q = \frac{\Delta P \times \pi r^4}{8L\eta}$$

donde Q denota flujo, ΔP es el gradiente de presión entre los extremos del vaso, r es el radio interno, L es la longitud del vaso, y η es la viscosidad de la sangre. Mientras que la presión impulsa el flujo, radio, longitud y viscosidad contribuyen a la resistencia al flujo.

A. Radio del vaso

El radio del vaso es el principal determinante de la resistencia vascular. El radio es también una variable porque las CMLV que constituyen las paredes de las arterias pequeñas y arteriolas se contraen y relajan como un modo de controlar el flujo. Dado que el flujo es proporcional a r^4, un cambio del radio en un factor de 2 causa un cambio de 16 veces en el flujo. La potencia del efecto del radio en el flujo se relaciona con una capa de plasma adherida a la superficie interna de todos los vasos. La capa se forma por interacciones entre la sangre y el endotelio vascular y, al hacerlo, impide el flujo. Aunque la profundidad de la capa de cubierta es en esencia la misma en todos los vasos sin importar el diámetro, su contribución al área transversal total es mucho mayor en un vaso de diámetro pequeño que en uno de diámetro grande y, por lo tanto, la resistencia al flujo en un vaso pequeño es mayor (fig. 18-8).

B. Longitud del vaso

El flujo sanguíneo en un vaso es proporcional de forma inversa a la longitud del vaso, lo que una vez más refleja la tendencia de la sangre a interactuar con el endotelio vascular. Los cambios en la longitud del vaso durante el desarrollo y el envejecimiento sólo son consideraciones teóricas y no se tratan más en este texto.

C. Viscosidad de la sangre

La sangre es un líquido complejo, cuya viscosidad varía con el flujo. La viscosidad de un líquido es medida respecto a la del agua. Agregar electrolitos y moléculas orgánicas (incluidas proteínas) al agua eleva la viscosidad de 1.0 a ~1.4 cp. Las células —en especial los eritrocitos o glóbulos rojos— tienen el mayor impacto, y la viscosidad aumenta en proporción mayor que la exponencial con el hematocrito (Hct; fig. 18-9).

1. **Hematocrito:** el Hct mide el porcentaje de volumen de toda la sangre que es ocupado por los eritrocitos. Este se determina en clínica al centrifugar un tubo que contenga una pequeña muestra de sangre a fin de separar las células del plasma. Entonces es posible estimar el Hct a partir del peso de la capa comprimida de eritrocitos ("paquete celular") en el tubo, que depende del número y el volumen de los eritrocitos. Los valores normales de Hct varían entre 41 a 53% en varones y 36 a 46% en mujeres.

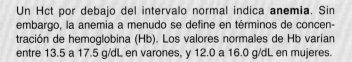

Un Hct por debajo del intervalo normal indica **anemia**. Sin embargo, la anemia a menudo se define en términos de concentración de hemoglobina (Hb). Los valores normales de Hb varían entre 13.5 a 17.5 g/dL en varones, y 12.0 a 16.0 g/dL en mujeres.

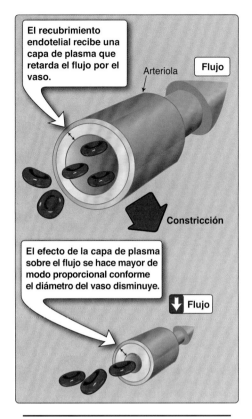

Figura 18-8.
Efectos de la constricción sobre el flujo por un vaso de resistencia.

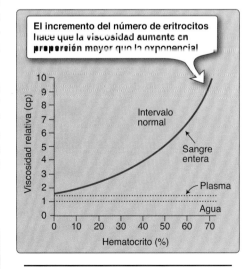

Figura 18-9.
Relación entre hematocrito y viscosidad de la sangre. cp = centipoise.

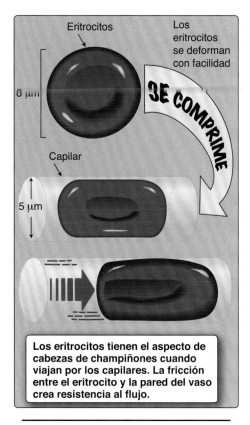

Los eritrocitos tienen el aspecto de cabezas de champiñones cuando viajan por los capilares. La fricción entre el eritrocito y la pared del vaso crea resistencia al flujo.

Figura 18-10.
Flexibilidad de los eritrocitos.

2. **Resistencia al flujo:** los eritrocitos incrementan la resistencia al flujo al rozar contra la pared del vaso. Esas células viajan por capilares que miden sólo 2.8 μm de diámetro, lo cual es sorprendente dado que estas células suelen representarse como discos de 8 μm de diámetro (fig. 18-10). Sin embargo, se distorsionan con facilidad, lo cual les permite deslizarse por vasos estrechos. También viajan en el centro del vaso, lo cual minimiza las interacciones con el endotelio. Aun así, las interacciones entre los eritrocitos y la pared del vaso crean una resistencia al flujo que el corazón percibe como poscarga y requiere trabajo superarla.

Las células pueden compararse con bolsas de plástico llenas de agua. Como las bolsas, la mayoría de las células se rompe cuando sufre deformación mecánica. Los eritrocitos son más parecidos a bolsas de plástico llenas de agua de forma parcial. Se deforman con facilidad, lo que les permite apretujarse por los vasos y poros estrechos. Los eritrocitos se hinchan y deforman con menor facilidad a medida que envejecen, de modo que el organismo puede localizarlos y destruirlos. La eliminación ocurre en el bazo, donde los eritrocitos son forzados a pasar por un filtro hecho de fibrillas de tejido conjuntivo (**cuerdas esplénicas**). Los eritrocitos jóvenes, flexibles, pasan por el filtro con relativa facilidad, pero los eritrocitos más viejos y menos distensibles quedan atrapados y son fagocitados.

3. **Anemia:** la anemia se asocia con decremento en el número de eritrocitos. La viscosidad y la resistencia al flujo también disminuyen. Las **anemias fisiológicas** ocurren cuando el volumen sanguíneo se expande más rápido que la producción de eritrocitos, como en el embarazo (*véase* 37·IV·C) o el ejercicio.

4. **Policitemia:** el aumento en el número de eritrocitos incrementa la viscosidad y la resistencia al flujo de la sangre. Las personas que viven a grandes altitudes tienen **policitemia** fisiológica estimulada por las bajas concentraciones de O_2 en la atmósfera (*véase* 24·V·A). Aunque el aumento en la producción de eritrocitos ayuda a contrarrestar la menor disponibilidad de O_2, la compensación es un incremento del trabajo cardiaco, lo cual limita a ~5 000 m la altitud a la que los humanos pueden llevar una vida cómoda.

IV. LEY DE OHM HEMODINÁMICA

La resistencia vascular representa la poscarga para el VI y determina la intensidad con que este debe trabajar para generar gasto. Si la resistencia aumenta, el corazón es forzado a trabajar más para compensar. Un corazón sano está bien equipado para satisfacer las demandas que se le imponen por medio de cambios en la resistencia vascular en condiciones normales, pero el aumento de la resistencia puede imponer un esfuerzo excesivo en un corazón enfermo. Por esta y otras razones, en un entorno clínico es importante poder cuantificar la resistencia vascular. No es factible identificar y sumar todos los componentes individuales que constituyen la resistencia vascular en un humano típico. Como alternativa, la resistencia

Aplicación clínica 18-1: policitemia vera

La **policitemia vera** es un trastorno neoplásico que afecta a los precursores mielocíticos de eritrocitos. Causa producción descontrolada de estos y, en consecuencia, el hematocrito (Hct) aumenta. La policitemia se define como un Hct de > 48% en mujeres y > 52% en varones.

Una vez que el Hct llega a alrededor de 60%, los eritrocitos están tan cerca unos de otros que chocan entre sí y comienzan a formar agregados y coágulos. La cohesión depende del fibrinógeno y otras grandes proteínas del plasma que recubren la superficie de los eritrocitos. Viscosidad y resistencia vascular aumentan a tal grado que el VI es incapaz de generar presión suficiente para mantener siquiera los gastos basales. Los pacientes suelen presentar cefalea, debilidad y mareo asociados con el menor riego encefálico. Una queja común es prurito (comezón) incoercible después de tomar un baño caliente.

Sin tratamiento, la media de supervivencia es de 6 a 18 meses. Se eleva a > 10 años si se realiza flebotomía en serie, que en casos óptimos reduce el Hct a < 42% en mujeres y < 45% en varones. Los principales factores de riesgo son episodios trombóticos (esto es, accidente cerebrovascular, trombosis venosas profundas, infarto miocárdico y oclusión de arterias periféricas).

vascular puede estimarse con relativa facilidad mediante una versión modificada de la **ley de Ohm** (fig. 18-11A). La ley de Ohm describe los efectos de la resistencia eléctrica (R) sobre el flujo de corriente (I) en un circuito de corriente directa:

$$I = \frac{V}{R}$$

donde V es la caída de voltaje de un lado a otro de la resistencia. La forma hemodinámica de la ley de Ohm es por tanto:

$$Q = \frac{P}{R}$$

donde Q es el flujo sanguíneo, P es el gradiente de presión a través de un circuito vascular y R es la resistencia vascular (*véase* fig. 18-11B). Como se expuso antes, R es definida por radio y longitud del vaso y viscosidad de la sangre ($R = 8L\eta \div \pi r^4$). La forma hemodinámica de la ley de Ohm hace posible calcular R para cualquier vaso o circuito vascular, sin importar su tamaño, a partir de mediciones de presión y flujo.

A. Resistencia vascular sistémica

La circulación más grande en el organismo y la que tiene la mayor resistencia es la circulación sistémica. El valor de la **resistencia vascular sistémica** (**RVS**; también llamada **resistencia periférica total**) se calcula como sigue:

$$RVS = \frac{PAM - PVC}{GC}$$

donde PAM − PVC representa la diferencia de presión entre la aorta (**presión arterial media, PAM**) y la vena cava (**presión venosa central, PVC**). La PAM es un valor promediado en tiempo que reconoce que la presión arterial aumenta y disminuye con el ciclo cardiaco (fig. 18-12). La PAM se calcula como sigue:

$$PAM = PAD + \frac{(PAS - PAD)}{3}$$

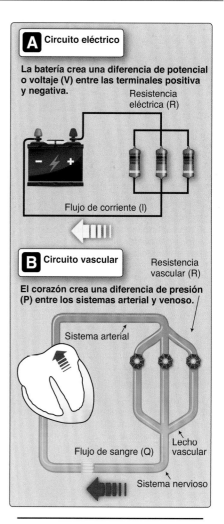

Figura 18-11.
Aplicación vascular de la ley de Ohm.

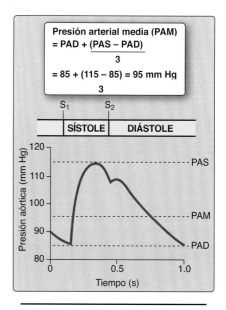

Figura 18-12.
Deducción de la presión arterial media.
PAD = presión arterial diastólica;
PAS = presión arterial sistólica.

donde **PAS = presión arterial sistólica** y **PAD = presión arterial diastólica** (PAS – PAD también se conoce como **presión del pulso**). Al usar valores normales típicos de PAM (95 mm Hg), PVC (5 mm Hg) y GC (6 L/min), se calcula que la RVS es de 15 mm Hg·min·L^{-1}.

> La RVS suele variar entre 11 y 15 mm Hg·min·L^{-1} en una persona promedio. También puede expresarse en clínica en unidades de din·s·cm^{-5}, y se calcula al multiplicar los valores anteriores por 80. Así, un intervalo normal de RVS es entre ~900 y 1 200 din·s·cm^{-5}.

La **resistencia vascular pulmonar** (**RVP**) puede calcularse de modo parecido (al usar las presiones arterial pulmonar media y de la aurícula izquierda), y asciende a ~2 a 3 mm Hg·min·L^{-1} (150 a 250 din·s·cm^{-5}) en una persona promedio.

B. Circuitos en serie y paralelos

Los circuitos hemodinámicos se analizan del mismo modo que los circuitos eléctricos al calcular la resistencia combinada de múltiples componentes individuales (fig. 18-13). La resistencia total (R$_T$) de un circuito que contiene tres resistores (R$_1$-R$_3$) dispuestos en serie es igual a la suma de los componentes individuales. Si cada uno de los resistores siguientes tiene resistencia de 10 unidades, entonces R$_T$ = 30 unidades.

$$R_T = R_1 + R_2 + R_3 = 10 + 10 + 10 = 30$$

Para calcular la resistencia total de los mismos tres resistores dispuestos en paralelo es necesario sumar los recíprocos de cada componente (*véase* fig. 18-13):

$$\frac{1}{R_T} = \frac{1}{R_1} + \frac{1}{R_2} + \frac{1}{R_3} = \frac{1}{10} + \frac{1}{10} + \frac{1}{10} = 0.3$$

Nótese que a 3.3 unidades, la R$_T$ del circuito en paralelo es mucho menor que la de cualquier componente individual. Así, aunque la circulación sistémica contiene alrededor de 10^{10} capilares que de manera individual tienen muy alta resistencia al flujo, su disposición en paralelo significa que su resistencia *combinada* es un tanto baja.

> La adición de capilares a un circuito capilar hace que la RVS disminuya en vez de aumentar, porque aportan vías adicionales para que la sangre fluya (*véase* fig. 18-13).

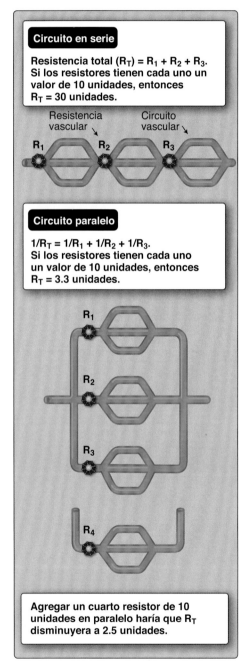

Circuito en serie

Resistencia total (R$_T$) = R$_1$ + R$_2$ + R$_3$. Si los resistores tienen cada uno un valor de 10 unidades, entonces R$_T$ = 30 unidades.

Resistencia vascular → R$_1$ R$_2$ Circuito vascular → R$_3$

Circuito paralelo

1/R$_T$ = 1/R$_1$ + 1/R$_2$ + 1/R$_3$. Si los resistores tienen cada uno un valor de 10 unidades, entonces R$_T$ = 3.3 unidades.

R$_1$
R$_2$
R$_3$
R$_4$

Agregar un cuarto resistor de 10 unidades en paralelo haría que R$_T$ disminuyera a 2.5 unidades.

Figura 18-13.
Cálculo de la resistencia de circuitos vasculares.

V. LÍMITES DE LA LEY DE POISEUILLE

La ley de Poiseuille ayuda a identificar las fuentes de resistencia al flujo en el sistema cardiovascular, pero la complejidad del sistema limita su aplicación a vasos arteriales y capilares más pequeños. Entre las características confusas del diseño cardiovascular se incluyen la predilección de flujo turbulento, el hecho de que la viscosidad de la sangre depende de la velocidad y la distensibilidad de los vasos sanguíneos.

A. Turbulencia

Cuando la sangre fluye por la vasculatura experimenta arrastre causado por la interacción de sus diversos componentes con la pared del vaso. Como se expuso antes, el endotelio vascular está cubierto por una capa de plasma inmovilizado. Esta cubierta ejerce arrastre en la sangre que fluye un poco más cerca del centro del vaso, lo que crea otra capa frenada que ejerce su propio arrastre, y así de forma sucesiva hacia el centro del vaso. De este modo, el flujo a través de vasos ocurre en capas concéntricas que se deslizan una sobre la otra, con el flujo más rápido en el centro y el más lento contra las paredes del vaso. Este patrón de flujo se conoce como **flujo laminar** o **hidrodinámico** (fig. 18-14). El flujo laminar está en la mayoría de las regiones del sistema cardiovascular, y la ley de Poiseuille es válida mientras aquel se mantenga. Cuando el flujo hidrodinámico se interrumpe, la energía cinética se disipa en movimiento caótico, un patrón conocido como **turbulencia** (fig. 18-15).

1. **Ecuación de Reynolds:** la probabilidad de que ocurra turbulencia puede predecirse por medio de la **ecuación de Reynolds**:

$$N_R = \frac{v \times d \times \rho}{\eta}$$

donde N_R es el número de Reynolds, v es la velocidad media de la sangre, d es el diámetro del vaso, ρ es la densidad de la sangre y η es su viscosidad. La densidad de la sangre no cambia con los parámetros de la fisiología humana normal. Muchos vasos sanguíneos se constriñen y relajan y de aquí que su diámetro interno cambie de manera constante, pero no al grado de causar turbulencia *in vivo*. Sin embargo, velocidad y viscosidad son variables de importancia fisiológica.

2. **Efectos de la velocidad de la sangre:** es más probable observar turbulencia dentro de las cámaras cardiacas o dentro de los vasos que entran y salen del corazón. Estas son regiones en que se mueven grandes volúmenes de sangre a altas velocidades de flujo. Ocurre turbulencia una vez que se alcanza determinada velocidad crítica, lo que hace que el flujo laminar ordenado se torne caótico e ineficiente.

3. **Ecuación de continuidad:** los defectos congénitos y patológicos de las válvulas cardiacas son causas comunes de turbulencia. La válvula aórtica está localizada en una región de presión y velocidad altas del sistema cardiovascular, donde está sujeta a constante desgaste y desgarro. No es raro que sus valvas se calcifiquen y se hagan rígidas con la edad, o quizá se fusionen a lo largo de las comisuras debido a la inflamación repetida. Tales cambios reducen el área transversal del orificio valvular y obstruyen el flujo de salida. Dado que el GC debe mantenerse en un valor basal (de referencia) de 5 a 6 L/min sin importar las circunstancias, la presión del VI aumenta e impulsa el flujo a mayor velocidad a través de la salida estrechada (fig. 18-16). El grado en que

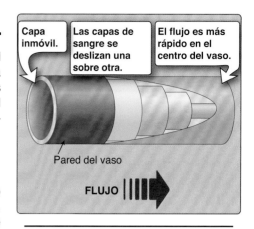

Figura 18-14.
Flujo laminar de sangre.

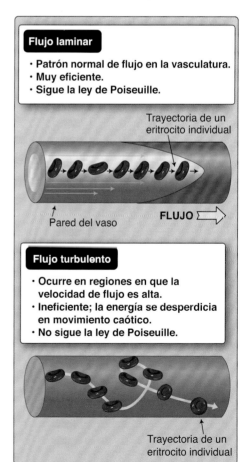

Figura 18-15.
Flujo laminar y flujo turbulento.

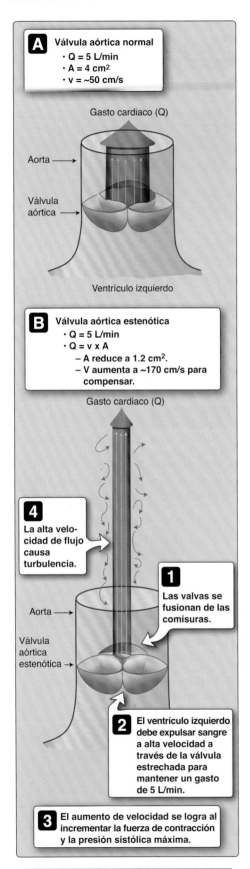

A Válvula aórtica normal
- Q = 5 L/min
- A = 4 cm²
- v = ~50 cm/s

Gasto cardiaco (Q)

Aorta

Válvula aórtica

Ventrículo izquierdo

B Válvula aórtica estenótica
- Q = 5 L/min
- Q = v x A
  - A reduce a 1.2 cm².
  - V aumenta a ~170 cm/s para compensar.

Gasto cardiaco (Q)

4 La alta velocidad de flujo causa turbulencia.

Aorta

Válvula aórtica estenótica

1 Las valvas se fusionan de las comisuras.

2 El ventrículo izquierdo debe expulsar sangre a alta velocidad a través de la válvula estrechada para mantener un gasto de 5 L/min.

3 El aumento de velocidad se logra al incrementar la fuerza de contracción y la presión sistólica máxima.

Figura 18-16.
Efecto de la estenosis aórtica en la velocidad de expulsión ventricular. A = área; Q = flujo; v = velocidad de expulsión.

la velocidad aumenta a causa de la estenosis es definido por la **ecuación de continuidad**:

$$Q = v_{nl} \times A_{nl} = v_s \times A_s$$

donde Q es el flujo, v_{nl} y v_s son las velocidades de flujo a través de válvulas normal y estenótica, de modo respectivo, y A_{nl} y A_s son las áreas transversales de las válvulas. Si Q es constante y A se reduce, la velocidad debe incrementarse para compensar.

4. **Ruidos:** el flujo turbulento crea corrientes transversales y remolinos, y hace que se pierda energía cinética cuando la sangre golpea la pared del vaso. Los impactos causan vibraciones que viajan a la superficie del cuerpo, donde pueden percibirse como ruidos. Entre los ejemplos comunes en clínica se incluyen **soplos, murmullos** y **ruidos de Korotkoff**.

   a. **Soplos:** cuando la sangre es forzada a alta velocidad por una arteria aórtica o pulmonar estenótica produce un **soplo sistólico**. Las válvulas que no se cierran por completo también producen soplos. Estos soplos son causados cuando se fuerza a la sangre a retroceder por una válvula incompetente e impacta la sangre contenida en las aurículas o los ventrículos (*véase* aplicación clínica 17-1).

   b. **Murmullo:** por lo regular, el término "murmullo" se refiere a un sonido patológico asociado con el flujo sanguíneo arterial turbulento. Por ejemplo, una reverberancia carotídea suele indicar un estrechamiento de los vasos debido a la ateroesclerosis.

   c. **Ruidos de Korotkoff:** es posible inducir una turbulencia artificial con fines diagnósticos. La oclusión parcial de la arteria braquial con un manguito de presión provoca soplos que reflejan la expulsión de sangre a alta velocidad a través del área comprimida que impacta la columna de sangre más allá. Estos soplos (ruidos de Korotkoff) pueden auscultarse con un estetoscopio colocado corriente abajo del manguito. Los ruidos comienzan a oírse cuando la presión en el manguito cae apenas por debajo de la PAS, lo que permite que pequeñas cantidades de sangre pasen en un chorro por la arteria ocluida. Los soplos suelen desaparecer cuando la presión en el manguito disminuye por debajo de la PAD y la arteria está por completo permeable. Por lo tanto, esos ruidos constituyen un medio conveniente de aproximar a PAS y a PAD.

5. **Hematocrito:** dado que la velocidad de la sangre guarda relación inversa con su viscosidad y el Hct, la anemia también puede incrementar la probabilidad de turbulencia. Por ejemplo, la anemia fisiológica que acompaña al embarazo causa **soplos funcionales**, ruidos asociados con la expulsión de sangre a alta velocidad por una válvula normal (*véase* 37·IV·C).

6. **Turbulencia *in vivo*:** en un sistema ideal puede esperarse que ocurra turbulencia cuando el N_R es mayor de 2 000. Cuando es menor de 1 200, el flujo laminar prevalece. Pero el sistema cardiovascular no es ideal. Muchos factores, en especial la extensa ramificación que es inherente al árbol vascular, reducen el umbral para la turbulencia a alrededor de 1 600. Las ramas de los vasos interrumpen el flujo laminar y crean focos para la formación de remolinos locales.

B. Efectos de la velocidad

Cuando la sangre permanece estacionaria o con poco movimiento, los eritrocitos tienen tiempo de adherirse entre sí y formar agregados parecidos a pilas de monedas. Los agregados requieren más esfuerzo para moverse

Aplicación clínica 18-2: trombos y tratamiento anticoagulante

La combinación de estasis sanguínea, hipercoagulabilidad y daño endotelial (tríada de Virchow) predispone a los pacientes a **tromboembolismo venoso**. Los **trombos** son agregados de fibrina y plaquetas adheridos a la pared de un vaso. Los trombos pueden reabsorberse, agrandarse o desprenderse para formar **émbolos**. Estos últimos se transportan por la vasculatura hasta que encuentran un vaso demasiado pequeño para atravesar, donde se alojan y lo ocluyen. En una persona sana, los trombos pueden formarse durante periodos prolongados de inmovilidad, por ejemplo, durante viajes largos en avión. Las cabinas hacinadas y los asientos duros restringen la movilidad y comprimen la vasculatura que lleva la sangre de regreso desde las extremidades inferiores. La sangre que queda atrapada en las venas profundas de las piernas puede sufrir **trombosis venosa profunda**. Al abandonar el avión el flujo se restablece, y los émbolos se pueden mover por las venas hasta el lado derecho del corazón y alojarse en la vasculatura pulmonar (**embolia pulmonar**). Los trombos se pueden tratar con trombolíticos específicos de fibrina, como la alteplasa, que activan el plasminógeno y, por tanto, disuelven el coágulo.

La fibrilación auricular (FA) y el remplazo de válvula cardiaca también colocan a los pacientes en riesgo de formación de trombos. La FA impide la contracción y el flujo ordenados por las aurículas, lo que crea regiones de estasis de sangre en las cámaras afectadas. Las válvulas cardiacas protésicas ("mecánicas") también pueden permitir la formación de bolsillos de estancamiento atrás de sus valvas, lo que eleva la incidencia de formación de trombos. Si la válvula está en el lado izquierdo del corazón, un émbolo liberado podría llegar a la vasculatura encefálica y causar un accidente cerebrovascular. El riesgo de tromboembolia puede reducirse en los pacientes con FA y en los que reciben una válvula mecánica de remplazo por medio de anticoagulantes orales como warfarina,[1] un antagonista de la vitamina K que impide la formación de varios factores de la coagulación necesarios para el desarrollo de coágulos.

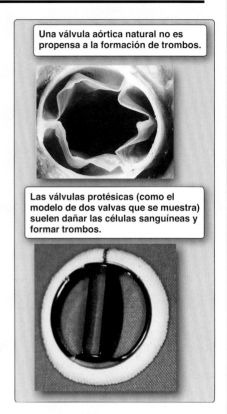

Una válvula aórtica natural no es propensa a la formación de trombos.

Las válvulas protésicas (como el modelo de dos valvas que se muestra) suelen dañar las células sanguíneas y formar trombos.

Válvulas aórticas natural y protésica.

con la circulación que las células individuales, por lo que incrementan la resistencia al flujo. Estos comienzan a separarse cuando la velocidad de flujo aumenta y la viscosidad disminuye de modo paralelo (fig. 18-17).

C. Distensibilidad vascular

En la ley de Poiseuille se supone que los vasos sanguíneos son tubos rígidos. Aunque los vasos más pequeños (capilares, arteriolas y arterias pequeñas) son un tanto no distensibles, la mayoria de las venas y las arterias más grandes se expande cuando la presión interna aumenta (fig. 18-18). La distensibilidad imposibilita la aplicación de la ley de Poiseuille, pero tiene beneficios cardiovasculares.

1. **Reservorio venoso:** la distensibilidad define la facilidad con que un vaso se expande cuando la presión de llenado aumenta. Cabe recordar que las venas tienen paredes más delgadas que las arterias. Así, aunque un aumento de presión de 1 mm Hg pudiera causar un aumento de 1 mL en el volumen arterial, haría que una vena de tamaño similar se expandiera en 6 a 10 mL. Esta expansibilidad de las venas significa que el sistema venoso en su conjunto tiene mayor **distensi-**

[1]Para más información sobre anticoagulantes y trombolíticos, *véase LIR Farmacología* 7.ª ed., pp. 276-282.

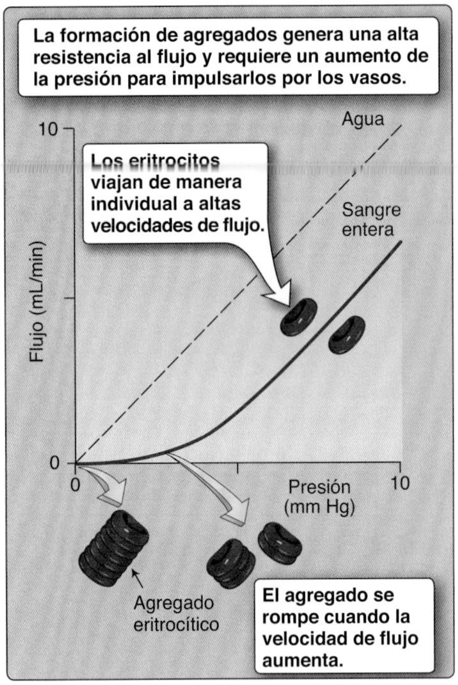

La formación de agregados genera una alta resistencia al flujo y requiere un aumento de la presión para impulsarlos por los vasos.

Figura 18-17.
Efectos de la formación de agregados eritrocíticos sobre la presión necesaria para inducir el flujo sanguíneo.

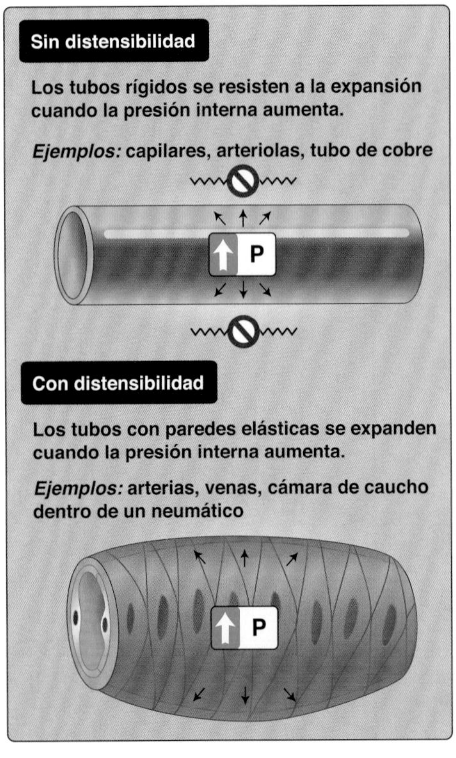

Figura 18-18.
Distensibilidad relativa de los vasos sanguíneos. P = presión.

bilidad o **capacidad** que el sistema arterial, y ello le permite funcionar como depósito o reservorio de sangre. La distensibilidad es una medida de la capacidad de un vaso de recibir volumen (V) cuando la presión de llenado (P) aumenta:

$$\text{Distensibilidad} = \frac{\Delta V}{\Delta P}$$

2. **Bomba arterial:** durante la sístole, el ventrículo expulsa sangre hacia el árbol arterial más rápido de lo que la sangre puede pasar a los capilares. La distensibilidad de las grandes arterias les permite expandirse para recibir todo el volumen sistólico ventricular (fig. 18-19) y luego transmitirlo a los lechos capilares cuando el ventrículo se relaja y la válvula aórtica está cerrada (**escape diastólico**). La energía que impulsa el flujo durante la diástole fue almacenada en los elementos elásticos de la pared arterial por el ventrículo durante la sístole. Este efecto de almacenamiento y escape (conocido como efecto de **cámara de aire** o *windkessel*) es ventajoso porque nivela la presión y el flujo en toda la vasculatura y en el tiempo, aunque la expulsión ventricular es fásica.

El término "cámara de aire" (del alemán *Windkessel*) se refiere a una característica del diseño de las primeras bombas contra incendios. Antes de la invención de los motores de combustión interna, las bombas contra incendios eran tiradas por caballos y operadas a mano. En caso de incendio, el agua era bombeada a la cámara de aire, lo que generaba presión en el interior. El agua presurizada de la cámara de aire se dirigía entonces con una manguera hacia el fuego. La inclusión de la cámara de aire en el diseño aseguraba un chorro uniforme continuo de agua en la manguera, incluso cuando los bomberos no podían bombear.

Sexo biológico y envejecimiento 18-1: distensibilidad arterial

El envejecimiento está acompañado de cambios en la matriz extracelular (MEC) que derivan en una disminución aproximada de cuatro veces la distensibilidad arterial para la octava década de vida (*véase* Sexo biológico y envejecimiento 4-1). En resumen, la elastina se descompone y se reemplaza por colágeno, que es una fibra no elástica. La calcificación de la elastina, el colágeno y la MEC, junto con la formación de puentes cruzados entre las fibras de colágeno adyacentes, contribuyen al aumento de la rigidez arterial relacionada con la edad (**arterioesclerosis**). El envejecimiento de las arterias también se caracteriza por un cambio en el fenotipo de las células musculares lisas vasculares, de una célula contráctil inactiva a una célula migratoria que invade a la íntima y secreta factores proinflamatorios que aceleran los cambios en la MEC antes descritos. La rigidez del árbol arterial reduce la cantidad de sangre que puede almacenarse en el sistema arterial durante la sístole para el ulterior aflujo diastólico. El ventrículo izquierdo es forzado a compensar este déficit mediante la generación de presiones mayores a fin de impulsar un mayor flujo durante la sístole. Esta presión se manifiesta como hipertensión esencial, común en ancianos. En los hombres, la presión arterial sistólica (PAS) aumenta 5 mm Hg por década hasta los 60 años de edad y luego incrementa 10 mm Hg por década; en las mujeres esta suele ser más baja en un inicio, pero aumenta a un ritmo acelerado tras la menopausia.

VI. INTERCAMBIO ENTRE SANGRE Y TEJIDOS

La función principal del sistema cardiovascular es suministrar O_2 y nutrimentos a todas las células del organismo. La sangre es distribuida por los capilares, vasos con paredes excepcionalmente delgadas (~0.5 μm, que es la anchura de una célula endotelial) para facilitar el intercambio por difusión entre la sangre y las células. La sangre viaja con mucha lentitud en los capilares (~1 mm/s), lo cual maximiza la oportunidad para el intercambio durante ese recorrido. En las exposiciones sobre el modo en que ocurre el intercambio a nivel celular es útil reconocer cuatro mecanismos generales: pinocitosis, flujo masivo, difusión por poros y difusión por células (fig. 18-20).

A. Pinocitosis y endocitosis

Las vesículas **pinocitósicas** y endocitósicas se forman cuando la membrana plasmática se invagina y desprende una muestra de líquido extracelular para capturar e interiorizar. Las células endoteliales capilares también contienen numerosas marcas revestidas (**caveolas**) que funcionan de manera similar. Las vesículas migran entonces a través de la pared del vaso y liberan su contenido en el lado opuesto (transcitosis). La pinocitosis y la endocitosis no son las vías principales para el intercambio, pero proporcionan el tránsito de moléculas grandes con carga, como los anticuerpos.

B. Flujo masivo

Los capilares suelen ser muy porosos. Según el tipo de tejido, las brechas transmurales, las **fenestraciones** y las **hendiduras** entre células adyacentes pueden proveer vías accesibles para el intercambio de iones y solutos. La sangre que ingresa en los capilares está presurizada, de modo que estas mismas vías permiten que el agua y cualquier cosa que esté disuelta en ella se impulse desde la vasculatura hacia el intersticio. Sin embargo, este **flujo masivo** no está del todo exento de regulación. Las uniones intercelulares suelen contener barreras proteicas (uniones adherentes y unio-

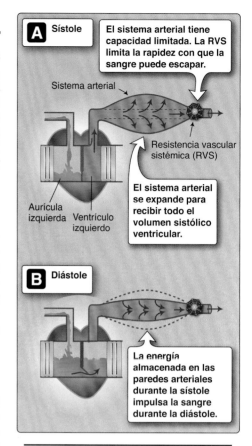

Figura 18-19.
Las paredes arteriales se expanden durante la sístole y luego impulsan el flujo durante la diástole.

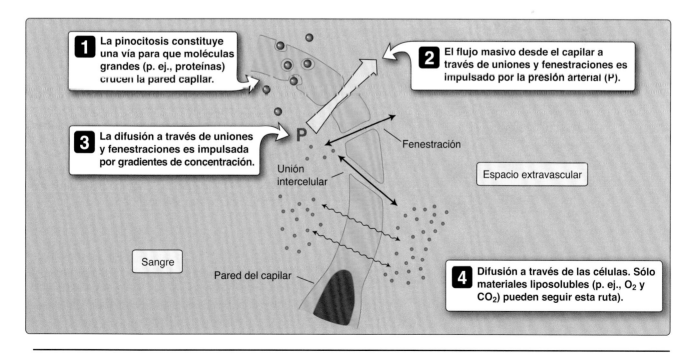

Figura 18-20.
Cuatro mecanismos generales por los cuales se intercambian materiales de un lado a otro de la pared capilar.

nes estrechas) que cementan las células entre sí y filtran el líquido que sale de la sangre. Las proteínas son demasiado grandes para escapar por las uniones o los poros y permanecen atrapadas dentro de la vasculatura.

C. Difusión a través de fenestraciones y poros

Las mismas vías que permiten el flujo masivo también constituyen vías para la **difusión** simple de agua y otras moléculas pequeñas. El movimiento es impulsado por gradientes químicos de concentración entre sangre, intersticio y células.

D. Difusión de un lado a otro de células endoteliales

Los materiales liposolubles cruzan de la sangre al intersticio por difusión simple a través de las células endoteliales y sus membranas plasmáticas. Este es el principal medio de intercambio de O_2 y CO_2.

VII. MOVIMIENTO DE LÍQUIDO

La porosidad de los capilares es problemática. La sangre debe ingresar en ellos a presión a fin de asegurar que haya suficiente energía para recorrer los capilares y venas y regresar al corazón, aunque esta misma presión también impulsa líquido hacia fuera de la vasculatura (fig. 18-21). La gravedad del problema es tal que, en ausencia de cualquier medida en contra, ¡una persona podría perder todo su volumen sanguíneo hacia el intersticio en 1 o 2 h!

A. Retención de agua en la vasculatura

La principal fuerza que retiene agua en la sangre es un potencial osmótico generado por proteínas atrapadas en el torrente sanguíneo a causa de su tamaño. La **albúmina** (60 kDa) es la principal proteína del plasma (~80% del total), aunque las **globulinas** (54 a 725 kDa) también son importantes. Las proteínas ayudan a la sangre a retener agua por efectos osmóticos directos, pero sus numerosos grupos con carga negativa atraen de manera secundaria cationes con actividad osmótica como Na^+ y K^+ y los concentran (**efecto Donnan**).

B. Retención de agua en el intersticio

El espacio entre vasos y células sanguíneos (el **intersticio**) contiene fibras de colágeno que dan soporte estructural a los tejidos, pero el grueso del espacio es ocupado por una densa red de finos filamentos de proteoglucano (*véase* 4·IV·B·3). El líquido filtrado desde el torrente sanguíneo es atrapado por estos filamentos, al igual que el agua queda atrapada por los filamentos de gelatina (fig. 18-22). El gel intersticial suele contener ~25% del agua corporal total, lo que crea un invaluable reservorio de agua que puede utilizarse para reforzar el volumen vascular en caso necesario.

C. Sistema linfático

La sangre pierde varios litros de líquido hacia el intersticio en un día normal, mucha más de la que el gel de proteoglucano puede absorber. Es responsabilidad del sistema linfático recuperar el exceso de líquido y devolverlo a la circulación, junto con las proteínas que pudieran haber escapado de la vasculatura.

1. **Estructura:** los capilares linfáticos son tubos ciegos simples de células endoteliales proyectados en el intersticio (fig. 18-23). Las células endo-

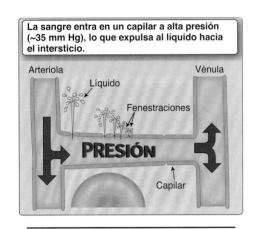

Figura 18-21.
Pérdida de líquido desde la vasculatura inducida por presión.

La sangre entra en un capilar a alta presión (~35 mm Hg), lo que expulsa al líquido hacia el intersticio.

Arteriola   Vénula

Líquido

Fenestraciones

PRESIÓN

Capilar

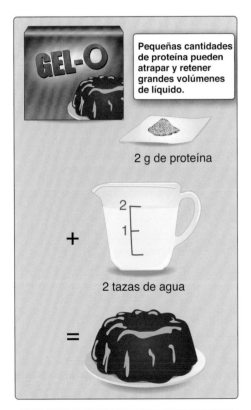

Figura 18-22.
Contenido de una gelatina.

GEL-O

Pequeñas cantidades de proteína pueden atrapar y retener grandes volúmenes de líquido.

2 g de proteína

+

2 tazas de agua

=

teliales adyacentes se superponen para crear válvulas de gozne que permiten la entrada de líquido pero impiden el flujo retrógrado, y los filamentos de proteína adheridos a los márgenes de las células mantienen la permeabilidad de los vasos.

2. **Flujo:** los vasos linfáticos más grandes tienen estructuras similares a las venas. Contienen válvulas que ayudan a mantener el flujo unidireccional, y sus paredes contienen capas de músculo liso que se contraen de manera espontánea en respuesta al aumento de la presión del líquido en su interior. La contracción impulsa la linfa hacia el frente y al mismo tiempo crea una ligera presión negativa dentro de los capilares linfáticos que les permite aspirar líquido y proteína desde el intersticio. En última instancia, los linfáticos drenan en las venas subclavias izquierda y derecha.

D. Fuerzas de Starling

Mantener el equilibrio entre las fuerzas que rigen la filtración y la reabsorción de líquido desde la vasculatura es vital para el mantenimiento de la salud. La filtración excesiva causa edema, mientras que la incapacidad de recuperar líquido filtrado puede afectar la precarga del ventrículo izquierdo (VI) y la presión arterial media (PAM). Existen cuatro **fuerzas de Starling** principales que rigen el movimiento de líquido, las cuales se relacionan con la **ley de Starling del capilar:**

$$Q = K_f \left[(P_c - P_{if}) - (\pi_c - \pi_{if}) \right]$$

donde Q es el flujo neto de líquido de un lado a otro de la pared del capilar, K_f es un coeficiente de filtración que reconoce que el área superficial total y la permeabilidad de los lechos capilares varían de un tejido a otro, P_c es la presión hidrostática del capilar, P_{if} es la presión del líquido intersticial, π_c es la presión coloidosmótica del plasma, y π_{if} es la presión coloidosmótica intersticial.

1. **Presión hidrostática del capilar:** la sangre entra en los capilares a una presión de ~35 mm Hg; sale de los capilares y entra en las venas a una presión de ~15 mm Hg (fig. 18-24). Por lo regular, la presión hidrostática media del capilar (P_c) es más cercana a la presión venosa que a la presión arteriolar, pero aún así suele ser una presión positiva que impulsa líquido desde el capilar hacia el intersticio.

2. **Presión coloidosmótica del plasma:** la principal fuerza opuesta a P_c es la presión osmótica creada por las proteínas plasmáticas (presión osmótica coloide, también conocida como presión oncoide). Los valores de π_c suelen promediar ~25 mm Hg.

3. **Presión del líquido intersticial:** la P_{if} suele estar entre 0 y –3 mm Hg en condiciones normales, debido en gran medida a aspiración linfática. Sin embargo, el sistema linfático tiene capacidad finita de extracción de líquido, y si el líquido es filtrado desde la vasculatura más rápido de lo que puede extraerse, el tejido se hinchará. Los tejidos rodeados por piel, hueso u otra frontera física tienen oportunidad limitada de expandirse, de modo que P_{if} aumenta y puede convertirse en una fuerza significativa que impulsa líquido de regreso al capilar.

4. **Presión coloidosmótica intersticial:** el intersticio siempre contiene una pequeña cantidad de proteína que crea una presión osmótica < 5 mm Hg, lo cual favorece el movimiento de líquido hacia fuera del capilar. El sistema linfático extrae proteínas junto con líquido, pero los capilares de manera continua dejan escapar proteínas a través de fenestraciones y hendiduras intercelulares, más grandes.

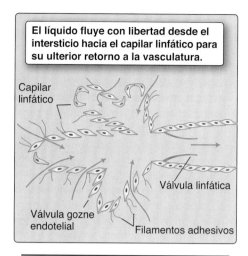

El líquido fluye con libertad desde el intersticio hacia el capilar linfático para su ulterior retorno a la vasculatura.

Capilar linfático

Válvula linfática

Válvula gozne endotelial

Filamentos adhesivos

Figura 18-23.
Vasos linfáticos.

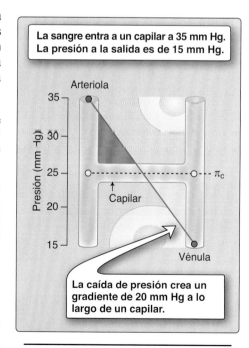

La sangre entra a un capilar a 35 mm Hg. La presión a la salida es de 15 mm Hg.

Arteriola

Presión (mm Hg)

Capilar

π_c

Vénula

La caída de presión crea un gradiente de 20 mm Hg a lo largo de un capilar.

Figura 18-24.
Gradiente de presión hidrostática a lo largo de un capilar. π_c = presión coloidosmótica del plasma.

Aplicación clínica 18-3: filariasis linfática

La **filariasis linfática** resulta de la infección por uno de tres nematodos parásitos, más a menudo *Wuchereria bancrofti* (> 90% del total). También llamada **elefantiasis**, esta infección puede causar grave deformación de piernas, brazos y genitales. Se ha sugerido que afecta hasta a 120 millones de individuos en todo el mundo, y es endémica en las regiones en vías de desarrollo de Asia, África y Sudamérica. La infección ocurre por la picadura de un mosquito, que inyecta larvas del nematodo al hospedador. Las larvas migran a los vasos linfáticos y se establecen ahí, donde maduran, se aparean y se desarrollan para producir microfilarias (larvas). La presencia de larvas en los vasos linfáticos interfiere en el drenaje y causa edema depresible. Los pacientes suelen infectarse en la niñez pero no presentan síntomas sino hasta la edad adulta, cuando han acumulado grandes cantidades de parásitos en infecciones repetidas. El tratamiento consiste en el uso prolongado (> 1 año) de antihelmínticos como la ivermectina.

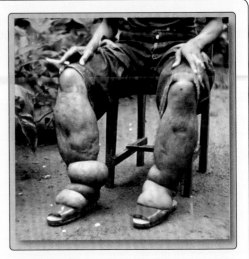

Elefantiasis.

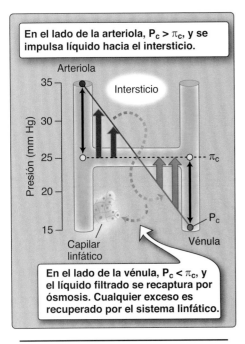

En el lado de la arteriola, P_c > π_c, y se impulsa líquido hacia el intersticio.

En el lado de la vénula, P_c < π_c, y el líquido filtrado se recaptura por ósmosis. Cualquier exceso es recuperado por el sistema linfático.

Figura 18-25.
Equilibrio de Starling. P_c = presión hidrostática del capilar; π_c = presión coloidosmótica del plasma.

E. Equilibrio de Starling

El equilibrio de las fuerzas que rigen el movimiento de líquido a través de la pared del capilar es tan perfecto, que el flujo neto es cercano a cero en la mayoría de los tejidos. Cualquier exceso de filtrado es devuelto a la circulación por los linfáticos, que colectan < 4 L diarios. Esta cifra oculta el hecho de que todos los días salen otros 16 a 18 L y luego son reabsorbidos por los capilares. Este recambio de líquido ocurre por desequilibrios locales entre P_c y π_c. En el extremo arteriolar del capilar, la P_c excede la π_c en ~10 mm Hg, lo cual causa filtración de líquido del capilar hacia el intersticio. Cuando la sangre ha atravesado el capilar, la P_c ha caído por debajo de π_c. Ahora se favorece la absorción, y la mayor parte del líquido filtrado es recuperado. El balance casi perfecto entre filtración y reabsorción de un lado al otro de la pared del capilar se ha denominado **equilibrio de Starling** (fig. 18-25).

Las membranas de células endoteliales capilares contienen una acuaporina (AQP1) que permite que el agua se difunda entre la sangre y el intersticio. Se ha estimado que una sola molécula de agua sale y regresa a un capilar ~80 veces antes de que la sangre al final se drene en una vénula, ¡lo que creará un flujo difusional neto de 80 000 L/día!

VIII. TRASTORNOS DEL EQUILIBRIO DE STARLING

Dado que el agua atraviesa con gran facilidad la pared del capilar, los trastornos en el equilibrio de Starling pueden hacer que grandes cantidades de líquido pasen con rapidez del torrente sanguíneo al intersticio, o viceversa. Esta característica es aprovechada en varios aspectos del diseño cardiovascular.

A. Circulación renal

Los riñones depuran la sangre del exceso de agua y electrolitos y de diversos productos de desecho. Como aparece en la figura 18-26, la sangre entra y sale del glomérulo, una red capilar renal especializada, a una presión que excede la π_c (P_c = ~50 mm Hg; *véase* 25·III·A). El exceso de presión hace que 180 L/día de líquido libre de proteínas y células se filtren al espacio de Bowman. La mayor parte del agua y de los iones esenciales y otros solutos se recupera más tarde, lo que deja los productos de desecho concentrados en la orina.

B. Circulación pulmonar

Las presiones vasculares pulmonares medias son mucho menores que en la circulación sistémica. La P_c para los capilares pulmonares promedia 7 mm Hg (en comparación con los ~25 mm Hg de la circulación sistémica). π_{if} tiende a ser mayor (~14 mm Hg), pero la fuerza impulsora neta para el movimiento de líquido aún se dirige hacia dentro (fig. 18-27). Esto es ventajoso porque asegura que los pulmones permanezcan un tanto libres de líquido. La acumulación de líquido en el intersticio pulmonar y los sacos alveolares interfiere en el intercambio de O_2 y CO_2 y hace a los pulmones rígidos y difíciles de expandir.

C. Disminución del volumen sanguíneo

El intersticio contiene en promedio 10 L de líquido. Esto representa un reservorio de líquido de fácil acceso que puede ser utilizado por la vasculatura para soportar el GC cuando el volumen sanguíneo circulante disminuye. Las causas incluyen deshidratación y hemorragia. El corazón mantiene la PAM al recurrir al reservorio de sangre venosa. Como resultado, la presión hidrostática en el lado venular del capilar disminuye, y hace que el gradiente de presión de un lado a otro del capilar se haga más abrupto. Dado que ahora π_c domina gran parte de la longitud del capilar, las fuerzas de Starling favorecen la recuperación de líquido desde el intersticio. En consecuencia, el volumen de sangre circulante aumenta (fig. 18-28).

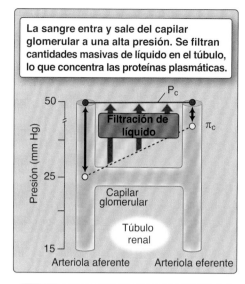

Figura 18-26.
Filtración del líquido en los capilares del glomérulo renal. P_c = presión hidrostática del capilar; π_c = presión coloidosmótica del plasma.

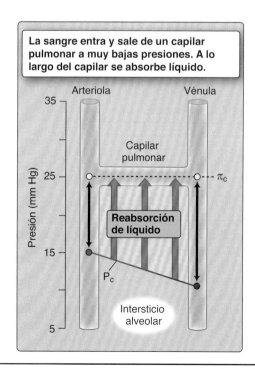

Figura 18-27.
Absorción de líquido por los capilares pulmonares. *Véase* el texto para más detalles.

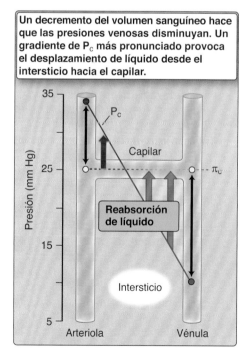

Figura 18-28.
Uso de las fuerzas de Starling para atraer líquido del intersticio. *Véase* el texto para más detalles.

Aplicación clínica 18-4: insuficiencia cardiaca congestiva

Es frecuente observar edema en el ambiente clínico, que tiene muchas causas. Una de las más comunes es la **insuficiencia cardiaca congestiva**. La insuficiencia ventricular izquierda se presenta como incapacidad de mantener la presión arterial en niveles que aseguren una adecuada perfusión tisular. El organismo compensa al retener líquido (*véase* 19·IV) para incrementar el volumen sanguíneo circulante y elevar la presión venosa central (PVC). La mayor precarga ayuda a compensar el decremento en el gasto cardiaco inducido por la insuficiencia a través del mecanismo de Frank-Starling, pero elevar la PVC aumenta la presión hidrostática capilar media. El sistema linfático ayuda a compensar las grandes cantidades de líquido que ahora son filtradas desde la vasculatura hacia el intersticio, pero la tendencia al edema (**congestión tisular**) aumenta en gran medida. Al principio puede manifestarse como hinchazón de pies y tobillos, pero en las etapas avanzadas de la insuficiencia también puede ocurrir edema pulmonar.

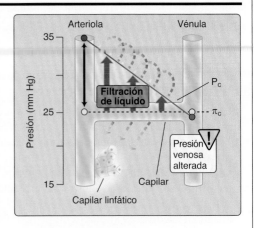

La filtración excesiva de líquido causa edema durante la insuficiencia cardiaca congestiva.
P_c = presión hidrostática del capilar;
π_c = presión coloidosmótica del plasma.

Resumen del capítulo

- **Arterias y arteriolas** son vasos de pequeño calibre y pared gruesa diseñados para llevar sangre a alta presión. Las arterias más pequeñas y las arteriolas se contraen y relajan para modular el flujo hacia los capilares.

- Los **capilares** son tubos simples de células endoteliales diseñados para facilitar el intercambio de materiales entre la sangre y los tejidos.

- Las **venas** son vasos de drenaje de baja presión con paredes delgadas y alta capacidad que les permite funcionar como reservorio de sangre.

- El corazón bombea sangre a alta presión para vencer varios factores que se oponen al flujo. Estos se resumen en la **ley de Poiseuille**, la cual establece que el flujo es proporcional al gradiente de presión que impulsa el flujo, el radio del vaso a la cuarta potencia y el inverso de la longitud del vaso y de la viscosidad sanguínea.

- El radio del vaso es el principal determinante de la resistencia vascular, lo cual explica por qué las arterias y arteriolas más pequeñas (**vasos de resistencia**) controlan el flujo de manera tan eficaz mediante contracción y relajación. La viscosidad de la sangre es en gran medida un reflejo del **hematocrito**.

- Las estimaciones de la resistencia al flujo reconocen que varios factores pueden invalidar la ley de Poiseuille, incluido el hecho de que la **viscosidad de la sangre cambia** con la velocidad de flujo, la presencia de **turbulencia** y la **capacitancia** del vaso.

- La viscosidad aumenta cuando la densidad de eritrocitos es alta o los gastos son bajos, y las células tienen la oportunidad de agregarse. Los agregados incrementan la resistencia al flujo. El **flujo turbulento** es menos eficiente que el **flujo laminar** o hidrodinámico porque la energía cinética se disipa en forma de movimiento caótico. Sólo suele ocurrir en regiones del sistema cardiovascular en que las velocidades de flujo son altas, como cuando la sangre es forzada a través de una válvula cardiaca. La **capacitancia del vaso** está relacionada con la tendencia a distenderse cuando aumenta la presión de llenado. La **distensibilidad** permite a las arterias almacenar sangre a presión durante la sístole y luego liberarla a los lechos capilares durante la diástole (**aflujo diastólico**). La alta capacitancia de las venas les permite funcionar como reservorio de sangre para su uso cuando el gasto cardiaco aumenta o para ayudar a sostener las presiones arteriales cuando el volumen sanguíneo circulante disminuye.

- Los capilares dejan escapar líquido de forma continua a través de poros, fenestraciones y uniones entre células endoteliales adyacentes, con el impulso de la presión hidrostática. Parte de este líquido es atrapado por un **gel de proteoglucano** que llena el intersticio. El gel libera líquido para mantener el volumen sanguíneo circulante cuando es necesario. La mayor parte del líquido filtrado es devuelto a la circulación por fuerzas osmóticas asociadas con proteínas plasmáticas (**albúmina** y **globulinas**) atrapadas en la vasculatura a causa de su gran tamaño. El exceso de filtrado es devuelto a la vasculatura por el **sistema linfático**.

- Los trastornos en las fuerzas que controlan el movimiento de líquido de un lado a otro de la pared capilar pueden tener graves repercusiones. El aumento de la presión venosa puede elevar la presión hidrostática capilar neta hasta el punto en que el líquido filtrado hincha los linfáticos. El resultado es **edema**.

- Los decrementos en la presión hidrostática capilar permiten extraer líquido del intersticio. Esto constituye un medio para apoyar el gasto cardiaco durante una urgencia circulatoria.

Regulación cardiovascular

19

I. GENERALIDADES

El volumen de sangre contenido en el sistema cardiovascular solo representa cerca de 20% de su capacidad total. El transporte de un volumen limitado de sangre tiene claras ventajas energéticas, pero tal frugalidad requiere que el flujo a los diferentes órganos se mida en forma cuidadosa, de manera que considere las necesidades del sistema como un todo si desea evitarse una catástrofe cardiovascular. La amenaza proviene de la absoluta dependencia del sistema cardiovascular para conducir el flujo. Igual que una tubería rota en una infraestructura de la ciudad puede privar a los consumidores de agua fresca, el flujo no controlado a través de un circuito de resistencia baja (p. ej., un músculo durante el ejercicio) puede hacer que la presión de perfusión y el flujo a través de la vasculatura disminuyan de manera precipitada (fig 19-1). En vista de que algunos tejidos (como el cerebro y el corazón) son muy dependientes del flujo sanguíneo arterial sostenido para la función normal, la pérdida de la presión arterial es un evento en potencia fatal. En consecuencia, si bien el sistema cardiovascular incluye los reguladores del flujo (**vasos de resistencia**), que pueden ser operados desde los mismos tejidos si se requiere el incremento de los nutrientes, también incorpora mecanismos mediante los cuales el sistema nervioso central (SNC) pueda vigilar y mantener la presión arterial al volver a aportar el flujo para beneficio del sistema como un todo.

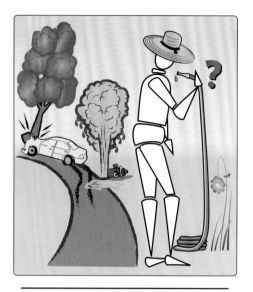

Figura 19-1.
La presión se requiere para mover el flujo a través de los vasos.

II. CONTROL VASCULAR

Las funciones del sistema cardiovascular son muy parecidas al sistema público de abasto de agua. En las estaciones de bombeo se asegura que siempre haya el volumen y la presión suficientes en las tuberías para suministrar las necesidades del consumidor. Por lo general, los consumidores no dejan abiertas las llaves de agua, sino que las abren o cierran según puedan satisfacer su necesidad para bañarse o llenar la cafetera. Los consumidores reconocen que el agua fresca es un bien valioso y que su suministro es limitado. En forma similar, los vasos de resistencia permiten a los tejidos (los consumidores) extraer sangre arterial del sistema cardiovascular según la necesidad metabólica. Los vasos de resistencia se localizan en posiciones clave dentro de la vasculatura y, en consecuencia, están sujetos a una multitud de controles. Es posible reconocer cuatro mecanismos de control general: **local, central** (neural), **hormonal** y **endotelial**.

A. Local

Todos los tejidos pueden regular su irrigación a través del control local de los vasos de resistencia. El flujo está unido a la necesidad de los tejidos. Al aumentar la actividad se provoca la dilatación de los vasos de resisten-

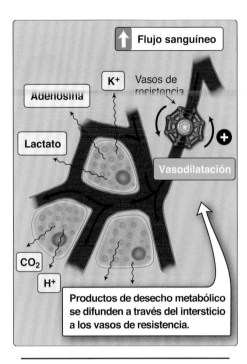

Figura 19-2.
Control metabólico de los vasos de resistencia.

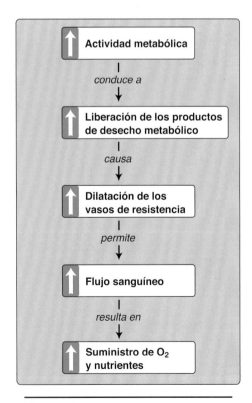

Figura 19-3.
Mapa conceptual del control metabólico.

cia y el flujo sanguíneo se incrementa en forma proporcional. Si la irrigación excede las necesidades prevalecientes, los vasos de resistencia se contraen en forma refleja. Hay dos clases amplias de mecanismos de control local: **metabólico** y **miogénico**.

1. **Metabólico.** las células liberan diversos productos metabólicos de ma nera continua, que incluyen adenosina, lactato, K^+, H^+ y CO_2. Cuando la actividad tisular se incrementa, los metabolitos se producen en mayores cantidades y las concentraciones intersticiales se elevan (fig. 19-2). Las concentraciones locales de O_2 caen de forma simultánea. Los vasos de resistencia se sitúan cerca de las células a las que sirven y son sensibles a la aparición de estos metabolitos en el líquido extracelular (LEC) y a PO_2. Algunos metabolitos actúan de manera directa sobre **las células de músculo liso vascular (CMLV)**, mientras que otros lo hacen a través de las células endoteliales, pero todos favorecen la relajación de CMLV y esto hace que los vasos se dilaten. Como resultado, el flujo sanguíneo se incrementa, lo que de manera simultánea proporciona los nutrientes que se necesitan y también se eliminan los metabolitos (fig. 19-3). Cuando cesa la actividad, la concentración de los metabolitos desciende, y una vasoconstricción refleja una vez más permite aparear el flujo con la necesidad.

2. **Miogénico:** los vasos de resistencia en muchos circuitos circulatorios se contraen de manera refleja cuando las presiones intraluminales se elevan. La contracción está mediada por canales de Ca^{2+} activados por el estiramiento en las membranas de las CMLV y pueden proteger a los capilares de aumentos repentinos de la presión arterial. Los cambios posturales pueden provocar picos de presión > 200 mm Hg inducidos, por ejemplo, por la gravedad en la vasculatura podálica.

B. Consecuencias fisiológicas

Los mecanismos de control local y miogénico operan de manera independiente a la influencia externa, que libera al SNC del control circulatorio absoluto. Esta autonomía se manifiesta en numerosas formas, que incluyen la **autorregulación** del flujo y la **hiperemia**.

1. **Autorregulación:** la autorregulación es la capacidad intrínseca de un órgano para mantener el flujo sanguíneo estable frente a las presiones de perfusión cambiantes (fig. 19-4). Si la presión arterial aumenta de manera súbita (p. ej., durante un aumento súbito de la presión), también se incrementa el flujo. Los metabolitos se eliminan con mayor rapidez de la que se producen y los vasos de resistencia se contraen en forma refleja. La respuesta miogénica potencia este efecto, de manera que en el curso de varios segundos la tasa de flujo se restaura a niveles que se aproximan a los observados antes del cambio de presión. Por el contrario, una caída súbita en la presión arterial conduce a una vasoconstricción refleja, y el flujo se recupera dentro de los siguientes segundos. Cuando se presenta en forma gráfica (*véase* fig. 19-4B) se observa que los extremos de la presión sobrepasan la capacidad autorreguladora de los vasos de resistencia, pero el flujo permanece bastante estable en un amplio intervalo de presiones.

2. **Hiperemia:** la **hiperemia activa** es una respuesta vasodilatadora normal al incremento de la actividad tisular y a las concentraciones de metabolitos (fig. 19-5). Los músculos también muestran **hiperemia posejercicio**, un periodo de incremento del flujo sanguíneo que persiste incluso cuando ha cesado la actividad. Esto refleja un momento durante el cual la concentración de metabolitos todavía es alta, y los músculos están pagando las deudas de oxígeno que se acumularon durante el ejercicio (*véase* 39·VI·C). La **hiperemia reactiva** es un periodo de aumento del flujo sanguíneo que sigue a la isquemia transitoria, causada por la oclusión arterial, por ejemplo.

C. Control central

Todos los vasos de resistencia están inervados por el sistema nervioso simpático (SNS). Cuando la presión arterial disminuye, las terminaciones nerviosas del SNS liberan adrenalina dentro de las CMLV, lo que causa su contracción. La contracción es medida por los receptores α_1 adrenérgicos a través de la vía de señalización de IP_3, que provoca la liberación de Ca^{2+} a partir del retículo sarcoplásmico (*véase* 1·VII·B·3).

D. Control hormonal

Muchas hormonas circulantes modulan los vasos de resistencia, que incluyen **hormona antidiurética (ADH)**, **angiotensina II (Ang-II)**, **adrenalina** y **péptido natriurético auricular (PNA)**.

1. **Hormona antidiurética:** la ADH, también conocida como **vasopresina arginina**, se libera de la hipófisis posterior cuando se eleva la osmolaridad tisular o disminuye el volumen sanguíneo (*véase* 28·II·C). Su papel principal es la regulación del volumen del LEC mediante el control de la retención renal de agua, pero si las concentraciones circulantes son lo bastante elevadas (p. ej., durante una hemorragia), también puede producir vasoconstricción. La ADH se une a los receptores de vasopresina V_{1a} en las CMLV. Los receptores V_{1a} se acoplan a la vía de señalización de trifosfato de inositol (IP_3).

2. **Angiotensina II:** Ang-II es un potente vasoconstrictor. Aparece en el torrente sanguíneo cuando disminuye la presión arterial renal, aunque la actividad simpática también puede disparar la liberación de Ang-II (*véase* sección IV·C). La Ang-II se une a los receptores de angiotensina AT_1 en las CMLV, y se acoplan a la vía de señalización de del trifosfato de inositol (IP_3).

3. Adrenalina: la adrenalina se produce y libera a partir de la médula suprarrenal durante la activación del SNS. Su efecto primario es incrementar la contractilidad miocárdica y la frecuencia cardiaca (FC), pero también se une a los receptores α_1 adrenérgico en las CMLV para potenciar la vasoconstricción directa mediada por SNS. Los vasos de resistencia en algunos vasos sanguíneos (p. ej., esqueléticos) expresan un receptor β_2 adrenérgico que favorece la vasodilatación mediada por adrenalina. En la vasculatura esquelética esta vía puede facilitar el incremento en el flujo hacia los músculos durante las respuestas de "pelear o huir".

4. **Péptido natriurético auricular:** el PNA se libera de los miocitos auriculares cuando es presionado por altos volúmenes de sangre (*véase* 28·III·C). Actúa como una válvula de seguridad que limita el aumento de presión arterial derivado de la retención de volumen del LEC. Es un vasodilatador que se une a los receptores de péptidos natriuréticos (NPR1) en las CMLV. NPR1 es una guanilil ciclasa que relaja las CMLV al activar la proteína cinasa G (PKG).

E. Control endotelial

La capa endotelial de los vasos de resistencia actúa como un intermediario para diversos compuestos vasoactivos, que incluyen al **óxido nítrico (NO)**, **prostaglandinas (PG)**, **factor de hiperpolarización derivado del endotelio (FHDE)** y **endotelinas (ET**; fig. 19-6).

1. **Óxido nítrico:** NO es un vasodilatador potente que actúa sobre arterias y venas. También conocido como **factor relajante derivado de endotelio (FRDE)**, es sintetizado por una sintasa NO endotelial constitutiva (eNOS, o NOS3), después de una elevada concentración de Ca^{2+}. El NO es un gas con una vida media de menos de 10 s *in vivo*, lo cual

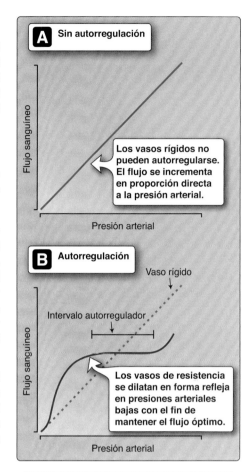

Figura 19-4.
Autorregulación del flujo sanguíneo.

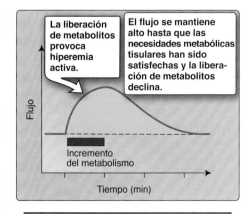

Figura 19-5.
Hiperemia activa.

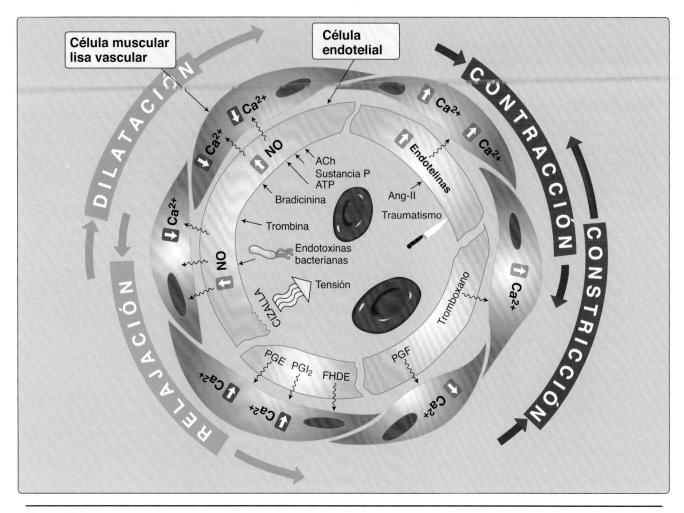

Figura 19-6.
Papel del endotelio para controlar los vasos de resistencia. ACh = acetilcolina; Ang-II= angiotensina II; FHDE= factor de hiperpolarización derivado de endotelio; NO = óxido nítrico; PGE = prostaglandina E; PGF = prostaglandina F; PGI_2= prostaglandina I_2.

significa que sus acciones se mantienen de manera muy localizada. Se difunde a través de la membrana celular a las CMLV adyacentes y después se une y activa una guanilil ciclasa soluble. Como resultado, las concentraciones de GMPc aumentan, lo que, a su vez, activa las PKG. La PKG entonces se fosforila y, por lo tanto, inhibe la **cinasa de cadena ligera de miosina**. Asimismo, fosforila e incrementa la actividad de una **bomba de Ca^{2+} del RSECA** (*ATPasa* de calcio del retículo

La nitroglicerina y los nitratos relacionados suelen utilizarse para aliviar el dolor por **angina de pecho**. La angina se produce por el suministro inadecuado de O_2 miocárdico, que por lo general se debe a que las arterias coronarias se han estrechado por la presencia de placas (**ateroesclerosis**). Los nitratos se metabolizan para liberar NO *in vivo*, lo que provoca vasodilatación arterial y venosa con el fin de disminuir la poscarga y precarga ventricular, de modo respectivo. La reducción de la sobrecarga cardiaca restablece el equilibrio entre la demanda y el suministro de O_2 y alivia la angina.

sarco[endo]plásmico) y provoca la disminución de la concentración de Ca^{2+} intracelular. El resultado neto es vasodilatación e incremento del flujo sanguíneo. El NO media las acciones de muchos vasodilatadores, que incluyen **moduladores locales, neurotransmisores**, como acetil-colina (ACh), sustancia P y ATP, **bradicinina, trombina, tensión de cizallamiento** por flujo, así como **endotoxinas** bacterianas que provocan **choque séptico**.

2. **Prostaglandinas (PG):** el endotelio es una fuente importante de algunas PG vasoactivas, que se sintetizan a partir del ácido araquidónico. PGE (PGE$_1$, PGE$_2$ y PG E$_3$) y PGI$_2$ (prostaciclina) relajan las CMLV en muchos lechos vasculares, mientras que PGF (PGF$_1$, PGF$_{2\alpha}$,PGF$_{3\alpha}$) y tromboxano A$_2$ son vasoconstrictores.

3. **Factor de hiperpolarización derivado de endotelio:** el FHDE abre los canales de K$^+$ en las membranas plasmáticas de las CMLV. La hiperpolarización de la membrana derivada reduce la permeabilidad de la membrana al Ca^{2+}, lo que causa una caída en la concentración del Ca^{2+} intracelular y la vasodilatación. Varias moléculas candidatas (por ejemplo, los ácidos epoxieicosatrienoicos y el péptido natriurético tipo C) y vías del FHDE pueden contribuir al fenómeno en distintos grados.

4. **Endotelinas:** las ET pertenecen a un grupo de péptidos sintetizados y liberados por las células endoteliales en respuesta a muchos factores, que incluyen Ang-II, traumatismo mecánico e hipoxia. ET-1 es un vasoconstrictor potente que se une a los receptores ET$_A$ en las membranas de las CMLV y dispara la liberación de Ca^{2+} intracelular a través de la vía IP$_3$ (*véase* fig. 19-6).

F. Jerarquía circulatoria

El análisis anterior muestra los numerosos mecanismos mediante los que se regula el flujo a los lechos vasculares individuales. En la práctica, el mayor control momento a momento conlleva una simple ponderación del monto del flujo que un tejido requiere para apoyar la actividad preponderante frente al monto disponible del SNC basado en las necesidades del organismo como un todo. Por lo tanto, si hay una amenaza a la presión arterial, el SNC tiene la capacidad de privar a algunos lechos vasculares del gasto cardiaco (GC) para preservar el flujo hacia los órganos más importantes. Al revisar la capacidad relativa de los diferentes órganos a la demanda y recepción del flujo surge una jerarquía circulatoria. Al inicio de la lista se encuentran las circulaciones que irrigan cerebro, miocardio y musculatura esquelética (durante el ejercicio). Aquí dominan los mecanismos de control local, y los controles centrales tienen poco o ningún efecto. Al final de la jerarquía se encuentran órganos como el intestino, los riñones y la piel que reciben flujo sanguíneo bajo condiciones óptimas, pero este se sacrifica si hay necesidad de preservar la presión arterial.

La justificación para tal jerarquía puede entenderse mejor en términos evolutivos. Uno de los retos más grandes que enfrenta el sistema cardiovascular conlleva la actividad física intensa, del tipo que puede requerirse para ir detrás de la presa o correr fuera del alcance de los depredadores (fig. 19-7). Mantener el flujo óptimo a los tres órganos en la parte más alta de la jerarquía es crítico para sostener dichas actividades. Satisfacer el reto requiere que el SNC derive el flujo fuera de los órganos en la parte más baja de la jerarquía de forma temporal, con el fin de apoyar las necesidades de la musculatura esquelética (*véase* 39·V). Por fortuna, estos órganos también tienen metabolismos un tanto bajos, de manera que su privación temporal no amenaza la supervivencia.

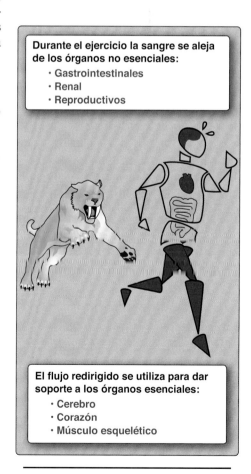

Durante el ejercicio la sangre se aleja de los órganos no esenciales:
- Gastrointestinales
- Renal
- Reproductivos

El flujo redirigido se utiliza para dar soporte a los órganos esenciales:
- Cerebro
- Corazón
- Músculo esquelético

Figura 19-7.
Redistribución del flujo sanguíneo durante el ejercicio.

III. CONTROL DE LA PRESIÓN ARTERIAL

La supervivencia del individuo requiere que la presión se mantenga en el sistema arterial en todo momento. Debido a que todos los órganos del cuerpo poseen la capacidad para demandar un flujo creciente, con facilidad podrían ocasionar que la presión arterial se caiga si los vasos de irrigación arteriolar no se regulan de manera estricta. El sistema cardiovascular incluye dos vías distintas de vigilancia y mantenimiento de la presión arterial. La primera es la activación rápida y ayuda a compensar los cambios de presión a corto plazo. Conocido como **reflejo barorreceptor** (**barorreflejo**), utiliza un circuito de retroalimentación negativa que incluye **sensores** para vigilar la presión y el flujo, un **integrador** con el fin de comparar los valores habituales y prestablecidos de la presión, y **mecanismos efectores** que realizan cualquier ajuste necesario. Un segundo sistema de activación lenta manipula la **presión arterial media** (**PAM;** *véase* 18·IV·A) a través de cambios en el volumen de sangre circulante al modificar la función renal (que se revisa en la sección IV).

A. Sensores

Dos grupos principales de sensores proporcionan al integrador (localizado en la médula oblonga) la información de la presión y el flujo en el sistema cardiovascular: **los barorreceptores arteriales de alta presión** localizados en el **seno carotídeo** y el **arco aórtico**, y los **receptores cardiopulmonares** de baja presión.

1. **Barorreceptores arteriales:** los barorreceptores aórticos y carotídeos son los medios primarios de detección de los cambios en la PAM. Estos barorreceptores vigilan la presión de manera indirecta al responder al estiramiento de la pared arterial.

   a. **Anatomía:** los barorreceptores son racimos de terminaciones nerviosas sensoriales desnudas insertas en las capas elásticas del seno carotídeo y la aorta (fig. 19-8A). La información de los primeros se transmite hacia el cerebro a través de aferentes sensoriales que viajan en el **nervio sinusal**, que se une con el **nervio glosofaríngeo** (**nervio craneal [NC] IX**) hacia al tronco cerebral. Los aferentes de la **aorta viajan** en el nervio aórtico y el **nervio vago** (**NC X**).

   b. **Función:** en ausencia de estiramiento, los barorreceptores se mantienen inactivos. Cuando se incrementa la PAM, las paredes de la aorta y el seno carotídeo se expanden, y las terminaciones nerviosas incrustadas se estiran. Los nervios responden con potenciales graduados en los receptores. Si el grado de deformación es lo bastante elevado, los potenciales de los receptores disparan picos en el nervio sensitivo (*véase* fig. 19-8B). Los barorreceptores son en especial sensibles a los *cambios* en la presión, al responder a la elevación aguda en la presión que se presenta durante la eyección rápida con despolarización intensa y una cadena de picos de alta frecuencia. Durante la eyección reducida y la diástole, la despolarización se abate y la frecuencia de los picos disminuye a un nuevo nivel estable que refleja la presión diastólica.

   c. **Sensibilidad:** la sensibilidad al estiramiento varía de una terminación nerviosa a la siguiente, por lo que se permite una respuesta en un amplio intervalo de presión (*véase* fig. 19-8B). Los barorreceptores carotídeos tienen un umbral de respuesta cercano a 50 mm Hg y se saturan a 180 mm Hg. Los barorreceptores aórticos operan en un intervalo de 100 a 300 mm Hg, lo que significa que suelen estar inactivos en condiciones de reposo. En la práctica, esto quiere decir que los barorreceptores carotídeos son los más afectados por las respuestas a los cambios a cada momento en la presión arterial.

2. Receptores cardiopulmonares: un segundo grupo de barorreceptores se encuentra en las regiones de presión baja del sistema cardiovascular. Proporcionan información al SNC acerca del "llenado" del
sistema vascular, y su papel principal se encuentra en la modulación
de la función renal. Sin embargo, debido a que el llenado se correlaciona con la precarga ventricular, también tiene un papel en el mantenimiento de la presión arterial media (PAM).

  a. Anatomía: los receptores son similares a los encontrados en el
  sistema arterial: las terminaciones nerviosas sensoriales desnudas
  metidas en las paredes de las venas cavas, la arteria y vena pulmonares, y las aurículas. Estos retransmiten información de regreso al
  SNC a través del tronco nervioso vagal.

  b. Función: las aurículas contienen dos poblaciones de barorreceptores distintas desde el punto de vista funcional. Los **receptores A**
  responden a la tensión que se desarrolla en la pared auricular durante la contracción. Los **receptores B** son sensibles al estiramiento
  de la pared auricular durante el llenado. Los receptores B también
  participan en la elevación de la FC cuando la presión venosa central
  (PVC) es alta, una respuesta conocida como **reflejo Bainbridge**.

B. Integrador central

Los aferentes sensoriales convergen en la **médula oblonga**. En este
lugar, las presiones arteriales se comparan con los valores prestablecidos
y luego se toman decisiones sobre la naturaleza y la intensidad de una
respuesta compensadora.

1. Centros de control: la médula contiene una colección de núcleos
que, en conjunto, comprenden el **centro cardiovascular**. Algunas
células en esta área causan vasoconstricción cuando se activan y se
conocen como **centro vasomotor**. Otro grupo comprende un **centro
cardioacelerador**, que incrementa la FC y la inotropia miocárdica al
activarse. Un tercer grupo disminuye la FC cuando se activa (el **centro cardioinhibidor**). Los tres centros de control se entrelazan de
forma extensa, de tal manera que se genera una respuesta unificada
a los cambios en la presión arterial (fig. 19-9).

2. Circuitos de retroalimentación: la presión arterial es un producto del
GC y **la resistencia vascular sistémica (RVS)** (PAM = GC × RVS),
y los centros de control ajustan ambos parámetros de manera simultánea. El control se ejerce mediante circuitos simples de retroalimentación
(fig. 19-10). Los aferentes sensoriales se proyectan al **núcleo del tracto
solitario** dentro de la médula y las sinapsis con interneuronas que, a su
vez, se proyectan hacia los tres centros de control (*véase* fig. 19-9). Los
aferentes sensoriales son excitatorios, pero las interneuronas pueden
ser excitatorias (glutamatérgicas) o inhibidoras (ácido γ-aminobutírico
[GABA]érgicas). El centro cardioinhibidor, que incluye el núcleo motor
dorsal del vago y el núcleo ambiguo, recibe información de las interneuronas excitatorias, por lo que esta área se estimula cuando la PAM es
alta (un **bucle de retroalimentación positiva**). Los centros cardioacelerador (médula dorsal) y vasomotor (médula ventrolateral rostral) están
inervados por interneuronas inhibidoras. Cuando la PAM es alta estos
suprimen la actividad de los nervios que inervan. Se requiere inhibición
debido a que los centros cardioacelerador y vasomotor controlan los
nervios simpáticos que son activos en forma tónica en ausencia de la
información externa. Este arreglo genera un estímulo de **retroalimentación negativa** entre la PAM y la información de salida del SNS.

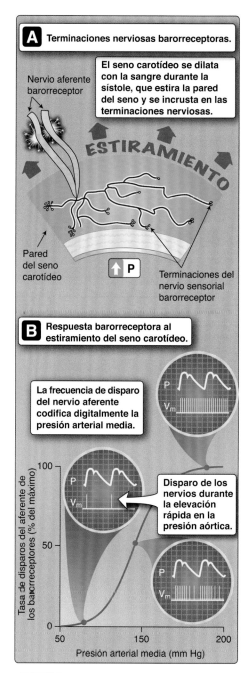

Figura 19-8.
Barorreceptores arteriales. P = presión;
V_m = potencial de membrana.

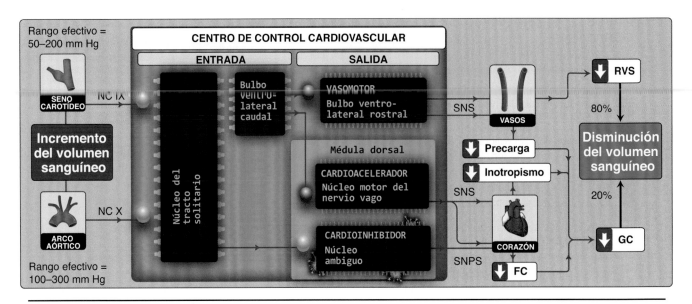

Figura 19-9.
Organización y salida del centro del control cardiovascular medular. FC= frecuencia cardiaca; GC = gasto cardiaco; NC = nervio craneal; RVS= resistencia vascular sistémica; SNPS = sistema nervioso parasimpático; SNS = sistema nervioso simpático.

3. **Integración con otras vías centrales y periféricas:** hay cuantiosa información que ingresa al centro cardiovascular de otras regiones del cerebro y la periferia. El tronco encefálico también contiene un **centro respiratorio** que controla la inhalación. El centro respiratorio monitorea el O_2 y el CO_2 arteriales mediante quimiorreceptores centrales y periféricos (*véase* 24·III). Los centros cardiovascular y respiratorio trabajan en mutua cooperación para optimizar la oxigenación tisular y el flujo sanguíneo. Los **centros de control hipotalámico** ayudan a coordinar las respuestas vasculares a los cambios en las temperaturas corporales externas e internas. Los **centros de control cortical** se encargan de los cambios en el desempeño cardiovascular inducido por emociones (como desmayo o cambios anticipatorios asociados con el ejercicio). Los **centros del dolor** pueden precipitar cambios profundos en la presión arterial al manipular la información de salida del centro cardiovascular.

C. Vías efectoras

Los centros cardiovasculares ajustan la función cardiaca y vascular vía el sistema nervioso autónomo (SNA). El centro cardioinhibidor deprime la FC (fig. 19-9). Actúa vía las fibras parasimpáticas que viajan en el nervio vago, que tienen como objetivo los nodos senoauricular (SA) y auriculoventricular (AV). Los centros cardioacelerador y vasomotor actúan a través de los nervios simpáticos. El centro cardioacelerador aumenta la FC al manipular la excitabilidad de los nodos SA y AV e incrementar la contractilidad miocárdica. El centro vasomotor controla los vasos de resistencia, venas y glándulas suprarrenales.

D. Respuesta

Con el fin de comprender cómo funcionan las diversas vías efectoras de manera conjunta hacia un objetivo común, es de utilidad la explicación, la integración o la disección de la respuesta del SNA a una caída súbita de la presión arterial. Tales eventos se disparan de manera rutinaria al levantarse de la cama y asumir una posición erecta (una **respuesta ortostática**). Cuando una persona se pone de pie, 600 a 800 mL de sangre fluyen hacia abajo por la in-

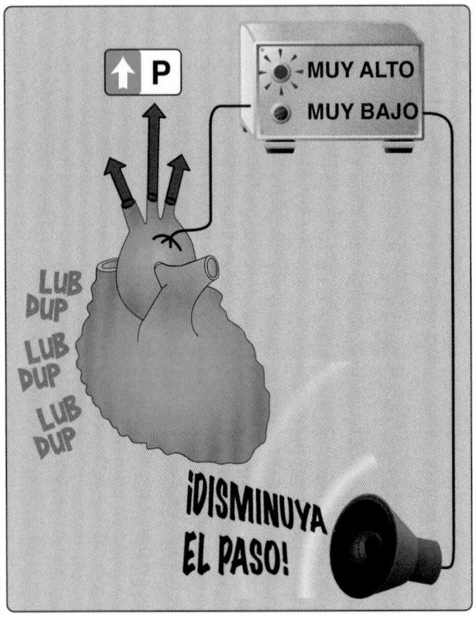

Figura 19-10.
Bucle de retroalimentación cardiovascular.

fluencia de la gravedad y comienzan a estancarse en las piernas y los pies (fig. 19-11). En consecuencia, el retorno venoso (RV) y la PVC caen. La caída en la precarga reduce el volumen sistólico (VS) del ventrículo izquierdo, lo que hace que el GC descienda. El resultado neto es que la PAM cae ~40 mm Hg (fig. 19-12). Las terminaciones nerviosas barorreceptoras se estiran a un menor grado y disminuye la frecuencia de los picos en el brazo aferente de la vía refleja. Dentro del centro cardioinhibidor, la pérdida de la información excitatoria causa una suspensión o interrupción de la información que sale del parasimpático hacia el nodo SA y el miocardio. Dentro de las dos regiones del centro cardiovascular, el decremento de información que sale de los barorreceptores debilita la influencia de las interneuronas inhibidoras sobre las vías efectoras del SNS. Al quitar los frenos, los nervios simpáticos ahora conducen la presión arterial al provocar una constricción de los vasos de resistencia de las venas, lo que incrementa la contractilidad miocárdica e incrementa la FC.

1. **Vasos de resistencia:** todos los vasos de resistencia están inervados por las terminaciones nerviosas del SNS que causan vasoconstricción cuando se activan. Como resultado, la RVS se incrementa y el flujo a partir del árbol arterial se reduce. El aumento de la RVS representa ~80% de la respuesta compensatoria a una caída en la PAM en condiciones de reposo (es decir, el componente cardiaco contribuye ~20%).

2. **Venas:** las venas y las vénulas de mayor tamaño se contraen cuando el SNS está activo, lo que reduce la capacidad del reservorio venoso y aumenta las presiones intravenosas. Las válvulas aseguran este incremento de flujo de sangre hacia el corazón. Aquí, la precarga ventricular izquierda (presión diastólica final) aumenta y en el siguiente latido el VS se intensifica.

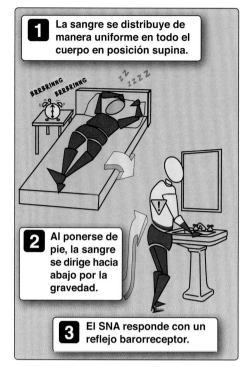

1 La sangre se distribuye de manera uniforme en todo el cuerpo en posición supina.

2 Al ponerse de pie, la sangre se dirige hacia abajo por la gravedad.

3 El SNA responde con un reflejo barorreceptor.

Figura 19-11.
Reflejo ortostático. SNA = sistema nervioso autónomo.

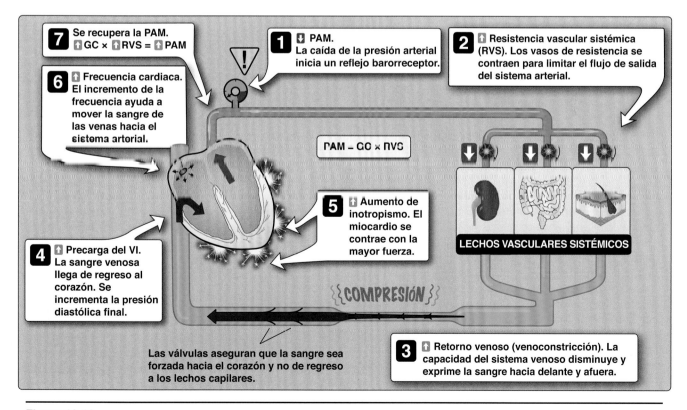

7 Se recupera la PAM.
↑GC × ↑RVS = ↑PAM

6 ↑ Frecuencia cardiaca. El incremento de la frecuencia ayuda a mover la sangre de las venas hacia el sistema arterial.

1 ↓ PAM.
La caída de la presión arterial inicia un reflejo barorreceptor.

2 ↑ Resistencia vascular sistémica (RVS). Los vasos de resistencia se contraen para limitar el flujo de salida del sistema arterial.

PAM = GC × RVS

5 ↑ Aumento de inotropismo. El miocardio se contrae con la mayor fuerza.

LECHOS VASCULARES SISTÉMICOS

4 ↑ Precarga del VI. La sangre venosa llega de regreso al corazón. Se incrementa la presión diastólica final.

{{COMPRESIÓN}}

Las válvulas aseguran que la sangre sea forzada hacia el corazón y no de regreso a los lechos capilares.

3 ↑ Retorno venoso (venoconstricción). La capacidad del sistema venoso disminuye y exprime la sangre hacia delante y afuera.

Figura 19-12.
Reflejo barorreceptor. GC= gasto cardiaco; PAM= presión arterial media; RVS = resistencias vasculares sistémicas; VI= ventrículo izquierdo.

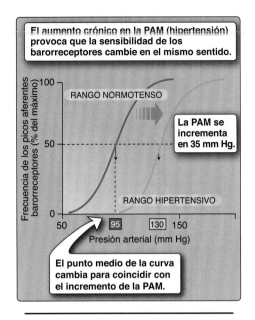

El aumento crónico en la PAM (hipertensión) provoca que la sensibilidad de los barorreceptores cambie en el mismo sentido.

El punto medio de la curva cambia para coincidir con el incremento de la PAM.

Figura 19-13.
Cambios en la sensibilidad de los barorreceptores. PAM = presión arterial media.

3. **Miocardio:** la activación del SNS incrementa la contractilidad miocárdica al aumentar la liberación de Ca^{2+} intracelular. El miocardio ahora funciona con mayor eficiencia y contribuye al incremento del VS causado por la precarga. El SNS también acelera la velocidad de relajación miocárdica al aumentar la velocidad con la cual el Ca^{2+} se libera del aparato contráctil y después se elimina del sarcoplasma. Los tiempos de relajación más rápidos hacen que haya más tiempo disponible para la precarga durante la diástole y por lo tanto facilita un incremento concurrente de la FC.

4. **Nodos:** los nodos SA y AV son inervados por terminaciones nerviosas parasimpáticas y simpáticas, ambas activas en reposo. Una caída en la PAM causa de forma simultánea la suspensión de la actividad parasimpática y un incremento de la actividad simpática, lo que acelera la velocidad en la que el potencial de membrana celular del nodo SA se mueve hacia el umbral para la formación del potencial de acción (despolarización fase 4; *véase* 16·V·C). En consecuencia, la FC y el GC se incrementan.

5. **Glándulas suprarrenales:** la activación del SNS causa que las glándulas suprarrenales secreten adrenalina hacia la circulación. La adrenalina se une a los mismos receptores en los vasos sanguíneos y el miocardio al igual que la noradrenalina derivada de modo neural.

E. Limitaciones del reflejo barorreceptor

El reflejo barorreceptor es un mecanismo de control a corto plazo muy eficaz, pero los cambios de la presión sostenidos por más de unos cuantos minutos causan un cambio paralelo en la sensibilidad del sistema

---

Aplicación clínica 19-1: hipotensión ortostática

La hipotensión ortostática o postural es una queja frecuente de los adultos mayores. El trastorno describe el descenso en la presión arterial que acompaña al cambio de la posición sentada a la posición de pie. La disminución resultante de la presión de la perfusión cerebral puede llevar a un mareo momentáneo, debilidad y visión obnubilada. En casos extremos, los pacientes no pueden ponerse de pie desde una posición supina sin desmayarse (**síncope**). La hipotensión ortostática puede originarse por un volumen sanguíneo circulante bajo, pero se asocia con más frecuencia con una disminución en la sensibilidad de los barorreceptores debido al endurecimiento de las arterias (**arterioesclerosis**). La arterioesclerosis es una consecuencia inevitable del envejecimiento (*véase* Sexo biológico y envejecimiento 18-1) que se debe al depósito de colágeno y otros materiales fibrosos en la pared arterial, por lo que disminuye su elasticidad. La ateroesclerosis es una forma de arterioesclerosis que se relaciona con depósitos de lípidos y formación de placa, que engrosa la pared arterial e invade el lumen arterial. El reflejo barorreceptor depende de la distensibilidad arterial aórtica y carotídea con el fin de transformar los cambios en la presión arterial. La ateroesclerosis evita que las terminaciones nerviosas sensoriales detecten la caída en la presión que acompaña la translocación de la sangre a las extremidades inferiores al ponerse de pie y, por lo tanto, las respuestas se retrasan algunos segundos.

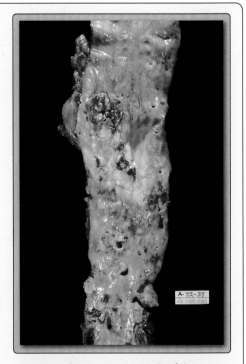

Imagen de una aorta esclerótica marcada por lesiones.

(fig. 19-13). La ventaja del cambio es que permite al sistema mantener su capacidad de respuesta en un amplio intervalo de presiones, incluso si la PAM se incrementa a un nivel que hubiera estado saturado de forma previa. La desventaja es que aunque el reflejo es ideal para los ajustes momento a momento en la presión arterial, su contribución al control de la presión a largo plazo (>1-2 días) es limitado.

 La hipertensión no es la única alteración que provoca el reinicio de un barorreceptor. También se producen cambios en la sensibilidad durante el ejercicio, la termorregulación, el sueño, el embarazo y el envejecimiento.

IV. VÍAS DE CONTROL A LARGO PLAZO

Una caída en la presión arterial activa el reflejo barorreceptor antes mencionado, pero también inicia las vías que requieren 24 a 48 h para ser totalmente eficaces. Estas vías convergen en el riñón, que a largo plazo es responsable del control de la presión arterial a través de la regulación del llenado vascular (**volumen sanguíneo circulante**). Debido a que la sangre se compone sobre todo de agua, es necesario regular el egreso e ingesta de agua, y también las concentraciones de Na^+ debido a que este ion gobierna la distribución del agua en los compartimientos intracelular y extracelular. Estos conceptos se revisan con mayor detalle en 3·III·B y 28·II y III.

A. Diuresis

La diuresis está controlada por la ADH, un péptido que se sintetiza en el hipotálamo y después se transporta a la hipófisis posterior, donde se libera. Estimula la reabsorción acuosa en el túbulo colector renal y los conductos colectores. A concentraciones elevadas, la ADH también incrementa la RVS al contraer los vasos de resistencia (fig. 19-14). Numerosos sensores y vías regulan la liberación de ADH, que incluye a los **osmorreceptores**, barorreceptores y Ang-II.

1. **Osmorreceptores:** el cerebro contiene diversas regiones con potencial para vigilar la osmolalidad plasmática, incluidas las áreas que rodean al tercer ventrículo en proximidad cercana al hipotálamo (*véase* 7·VII·C). La osmolalidad tisular es un reflejo del agua corporal total y la concentración de sal. Cuando la osmolalidad excede 280 mOsm/kg H_2O, los receptores provocan que se libere ADH en la circulación.

2. **Barorreceptores:** una disminución en el volumen sanguíneo circulante provoca la caída de la PVC, que es percibida por los receptores cardiopulmonares. La pérdida de la precarga también ocasiona la caída de la presión arterial y dispara un reflejo barorreceptor. Los centros de control cardiovascular del SNC responden al incrementar la actividad simpática y favorecer la liberación de ADH.

3. **Angiotensina II:** la activación del **sistema renina-angiotensina-aldosterona (SRAA)** eleva la concentración de Ang-II circulante. La lista de los órganos blanco para la Ang-II incluye al hipotálamo (*véase* tabla 28-2), donde estimula la liberación de ADH.

Sexo biológico y envejecimiento 19-2: control central de la presión arterial

Las mujeres más jóvenes muestran una mayor incidencia de intolerancia ortostática y síncope (incapacidad para controlar la presión arterial de forma adecuada durante cualquier cambio en la postura) en comparación con los hombres, lo que refleja los efectos de las hormonas sexuales en los mecanismos reguladores cardiovasculares locales y centrales (*véase* también Sexo biológico y envejecimiento 19-1). Las vías involucradas no están bien definidas pero, en modelos animales, el estrógeno aminora el gasto simpático de los centros de control cardiovascular y reduce la presión arterial. Esto concuerda con las observaciones de que el tono simpático en reposo disminuye en las mujeres premenopáusicas en comparación con los hombres. Los efectos netos de las diferencias de control central y local son que la sensibilidad barorrefleja se desplaza hacia la derecha, lo que reduce la sensibilidad del sistema a cambios repentinos en la presión arterial.

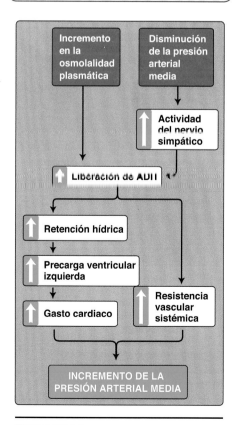

Figura 19-14.
Efectos sobre la presión arterial de la hormona antidiurética (ADH).

B. Ingesta de agua

El agua entra al cuerpo junto con los alimentos, pero la mayor parte de la ingesta del líquido se produce por el estímulo de la sed. La sensación se dispara al disminuir el volumen sanguíneo y la presión arterial, así como por el aumento de la osmolalidad plasmática (*véase* 28·II). La sensación de sed es aumentada por la Ang-II y también por la relaxina en ciertos momentos durante el ciclo menstrual y el embarazo.

C. Natriuresis

Los osmorreceptores controlan la retención y excreción de agua, pero perciben la "salinidad" de los líquidos corporales en lugar del agua *per se*. Por lo tanto, si la osmolalidad tisular se mantiene alta, estos osmorreceptores promoverán la retención de agua sin importar el volumen total acumulado. El principal determinante del volumen sanguíneo circulante es la concentración de Na^+, que es regulada a través del SRAA, como sigue (fig. 19-15).

1. **Sistema renina-angiotensina-aldosterona:** la renina es una enzima proteolítica que se sintetiza en las células granulares (también conocidas como células yuxtaglomerulares) en la pared de las arteriolas aferentes glomerulares (*véase* 25·IV·C). Las células forman una parte del aparato yuxtaglomerular (AYG), que vigila el flujo de Na^+ y Cl^- mediante el túbulo renal. Cuando se estimula al AYG de manera adecuada, este libera renina al torrente circulatorio. Aquí, la renina rompe al **angiotensinógeno** (una proteína plasmática circulante que se forma en el

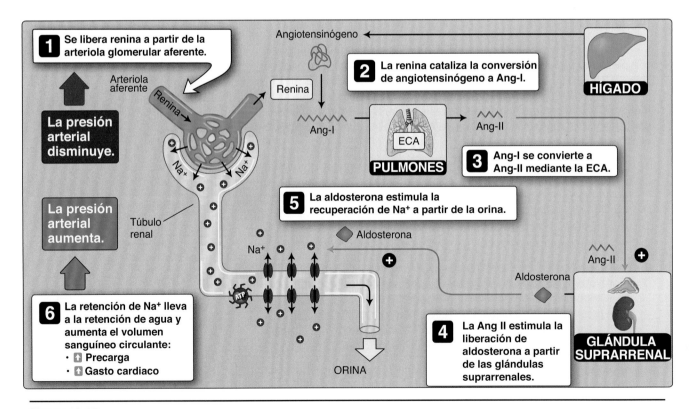

Figura 19-15.
Sistema renina-angiotensina-aldosterona. ECA = enzima convertidora de angiotensina; Ang-I = angiotensina I; Ang-II = angiotensina II.

hígado) para liberar **angiotensina I**. Esta última sirve como un sustrato para la **enzima convertidora de angiotensina (ECA)**. La ECA se expresa en muchos tejidos, incluido el riñón, pero la conversión ocurre en mayor medida durante el tránsito a través de los pulmones. El producto es Ang-II, que contrae los vasos de resistencia, estimula la liberación de ADH a partir de la hipófisis posterior, provoca sed y favorece la liberación de aldosterona a partir de la corteza suprarrenal.

2. **Aldosterona:** la aldosterona actúa sobre todo en las **células principales** de los segmentos del túbulo renal distal (*véase* 27·IV·B). Tiene múltiples acciones, las cuales favorecen la recuperación de Na^+ y el agua obligada osmóticamente a partir del túbulo. La aldosterona regula la expresión de genes que codifican los canales y bombas de Na^+, razón por la que a esta vía de control de la presión le toma 48 h para llegar al punto de eficacia máxima.

3. **Renina:** la arteriola aferente del glomérulo renal tiene propiedades barorreceptivas. Cuando la presión de perfusión renal disminuye, la arteriola aferente libera renina, lo que inicia SRAA. La liberación se potencia mediante el SNS, que se activa tras una caída en la PAM.

4. **Péptido natriurético auricular:** los miocitos auriculares sintetizan y almacenan el **PNA**, y lo liberan cuando son estirados por los volúmenes de llenado. El PNA tiene múltiples sitios de acción a lo largo del túbulo renal, que están dirigidos hacia la excreción de Na^+ y agua. Los ventrículos liberan un compuesto relacionado, el **péptido natriurético cerebral** (PNC), que tiene características similares de liberación y acciones del PNA.

D. Ingesta de sodio

Así como la sed estimula la ingesta de agua, el deseo por la sal dispara una necesidad de NaCl. El apetito por la sal se controla a través del núcleo accumbens en el prosencéfalo (un área asociada con conductas de búsqueda de recompensa) y es estimulado por la aldosterona y la Ang-II.

V. RETORNO VENOSO

Todas las vías de control de la presión arterial a largo plazo están orientadas al incremento del volumen sanguíneo circulante. El volumen adicional encuentra su camino hacia el compartimiento venoso, donde eleva la PVC e incrementa la precarga ventricular izquierda. La precarga produce resultados amplios en términos de la capacidad para generar y sostener la PAM. La sangre se localiza en el compartimiento venoso porque las venas son vasos de paredes delgadas que se distienden con facilidad para acomodar el volumen. En contraste, el sistema arterial comprime una serie de tubos de perforaciones estrechas, de alta-presión, que poseen una capacidad muy limitada ($\sim$11% del volumen sanguíneo total) como se muestra en la figura 19-16. Los capilares son numerosos, pero retienen menos sangre que las arterias ($\sim$4% del total). El sistema cardiopulmonar también tiene una capacidad muy limitada. El sistema venoso en reposo contiene $>$ 65% del volumen sanguíneo total (el **volumen sanguíneo sin tensión**), lo que crea un reservorio invaluable que puede movilizarse por venoconstricción y utilizarse donde surja cualquier necesidad. Sin embargo, las características que hacen que las venas sean un buen reservorio también les permiten atrapar la sangre y limitar el RV bajo ciertas circunstancias. Cuando el RV se reduce, también disminuye el GC. Por lo tanto, cualquier consideración de las funciones del sistema cardiovascular como una unidad debe incluir una descripción del papel y las limitaciones del sistema venoso.

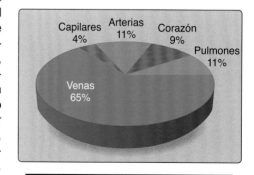

Figura 19-16.
Distribución de la sangre dentro del sistema cardiovascular.

Aplicación clínica 19-2: injertos para derivación de las arterias coronarias

La enfermedad cardiaca coronaria (ECC) es una de las principales causas de muerte en el hemisferio occidental. El paciente suele presentarse con angina o infarto del miocardio por oclusión de las arterias coronarias, que por lo general es consecuencia de ateroesclerosis. Las opciones de tratamiento pueden incluir la cirugía de revascularización con injerto para derivación de las arterias coronarias (IDAC). Si bien las paredes de las venas son mucho más delgadas y menos musculares que las de las arterias, tienen una fuerza considerable. Esto hace posible utilizarlas como vasos de irrigación coronaria secundarios durante el IDAC. La cirugía conlleva el retiro de la vena donadora (por lo regular la vena safena mayor de la pierna) y se injerta un segmento entre la aorta y un sitio distal a la oclusión. Una vena injertada se revierte en orientación para permitir que la sangre fluya con libertad a través de las válvulas.

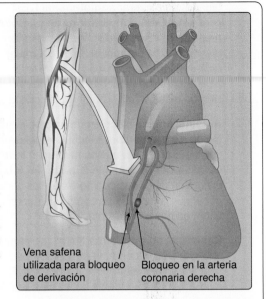

Vena safena utilizada para bloqueo de derivación

Bloqueo en la arteria coronaria derecha

Uso de las vena para injerto de _bypass_ de arteria coronaria.

A. Reservorio venoso

Las paredes delgadas de las venas permiten que estas se colapsen con facilidad cuando las presiones intraluminales caen (fig. 19-17). Por el contrario, el incremento en las presiones venosas por unos cuantos mm Hg provoca que las venas se distiendan con resistencia mínima. Una vez que el sistema alcanza su capacidad, las venas deben estirarse para acomodar el volumen adicional. Las presiones requeridas para hacer esto no se logran de manera fisiológica.

B. Venoconstricción

Las paredes de las venas contienen capas de CMLV que están inervadas por y se contraen durante la actividad simpática. Sin embargo, mientras que las arterias son capaces de contraerse casi al punto de oclusión, la venoconstricción está limitada por la microanatomía única de las venas.

1. **Anatomía de las venas:** las CMLV contenidas en las paredes de las venas se unen en series con filamentos de colágeno. Los filamentos se pliegan y enrollan en una vena relajada, y poco a poco se desenrollan y tensionan conforme el vaso se llena (fig. 19-18). Los filamentos limitan de manera eficaz la extensión en la que puede reducirse el diámetro interno mediante venoconstricción. Es importante resaltar que las venas también contienen válvulas que evitan el flujo retrógrado durante la venoconstricción.

2. **Efectos de la venoconstricción:** la venoconstricción tiene tres efectos principales: moviliza el reservorio sanguíneo, reduce la capacidad global y disminuye el tiempo de tránsito. Tiene efectos mínimos sobre la resistencia del flujo.

   a. **Movilización:** la venoconstricción eleva la presión venosa en pocos mm Hg y lleva la sangre fuera del reservorio. Las válvulas aseguran que la sangre sea forzada a moverse hacia adelante al corazón, donde precarga el ventrículo izquierdo e incrementa el GC a través del mecanismo de Frank-Starling (_véase_ 17·IV·D).

PVC (mm Hg)

−10 Las venas se colapsan con facilidad en respuesta a presiones luminales negativas.

0

Intervalo operacional de la PVC normal.

1 Variaciones pequeñas en la PVC provocan cambios dramáticos en la capacidad venosa.

2

5 Las venas no se estiran con facilidad cuando están llenas. Las presiones requeridas a nivel de la PVC serían fatales.

10

Figura 19-17.
Efectos de la presión de llenado sobre la capacidad venosa. PVC = presión venosa central.

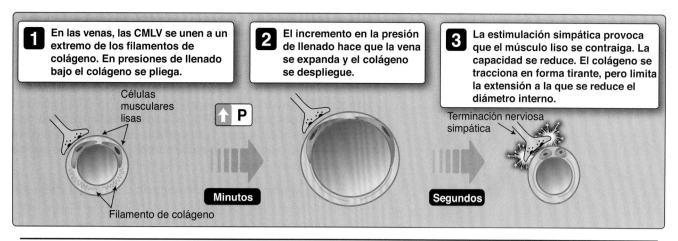

1 En las venas, las CMLV se unen a un extremo de los filamentos de colágeno. En presiones de llenado bajo el colágeno se pliega.

2 El incremento en la presión de llenado hace que la vena se expanda y el colágeno se despliegue.

3 La estimulación simpática provoca que el músculo liso se contraiga. La capacidad se reduce. El colágeno se tracciona en forma tirante, pero limita la extensión a la que se reduce el diámetro interno.

Células musculares lisas

↑ P

Minutos

Filamento de colágeno

Terminación nerviosa simpática

Segundos

Figura 19-18.
Reservorio venoso y su movilización. CMLV= célula muscular lisa vascular; P = presión.

b. **Capacidad:** la venoconstricción disminuye el diámetro interno de las venas y, en consecuencia, reduce la capacidad sistémica. La sangre que antes se encontraba en las venas se transfiere a los lechos capilares que irrigan los tejidos activos.

c. **Tiempo de tránsito:** la reducción de la capacidad del sistema disminuye el tiempo que le toma a la sangre atravesar el sistema y, en consecuencia, incrementar la velocidad en la que puede reoxigenarse y enviarse a los tejidos activos.

d. **Resistencia:** el sistema venoso mantiene una vía de baja resistencia incluso tras la activación simpática, y no hay un efecto significativo sobre la resistencia del flujo.

C. Bomba venosa

La elevada capacidad de las venas y su tendencia a aumentar de tamaño en respuesta a presiones incluso mínimas de llenado significa que grandes volúmenes de sangre pueden llegar a atraparse con facilidad en las extremidades inferiores bajo la influencia de la gravedad. La venoconstricción puede reducir la capacidad del sistema, pero en ausencia de cualquier fuerza motriz adicional, la pérdida derivada de RV puede arriesgar el GC a la larga y la capacidad para mantener la presión arterial. El estancamiento de sangre en las venas suele prevenirse mediante una **bomba venosa** (o **bomba de músculo** esquelético). Siempre que los músculos esqueléticos se contraen, comprimen los vasos sanguíneos que corren entre las fibras. Las presiones intravenosas son bajas, de manera que la compresión colapsa las venas con facilidad y expele su contenido. Las válvulas aseguran que el flujo resultante vaya en dirección del corazón (fig. 19-19). La contracción y relajación rítmica de los músculos de las piernas bombea la sangre de manera eficaz hacia arriba contra la gravedad, "ordeñando" de forma simultánea la sangre desde la vasculatura podálica y asegurando el RV continuo.

D. Gasto cardiaco y retorno venoso

El ejemplo anterior demuestra que el GC está limitado por la velocidad con la que la sangre atraviesa la vasculatura. El movimiento a través de los vasos sanguíneos es, a su vez, dependiente del GC. Por lo tanto, el

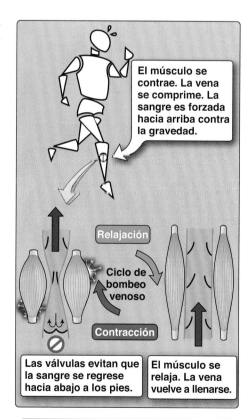

El músculo se contrae. La vena se comprime. La sangre es forzada hacia arriba contra la gravedad.

Relajación

Ciclo de bombeo venoso

Contracción

Las válvulas evitan que la sangre se regrese hacia abajo a los pies.

El músculo se relaja. La vena vuelve a llenarse.

Figura 19-19.
Bomba venosa.

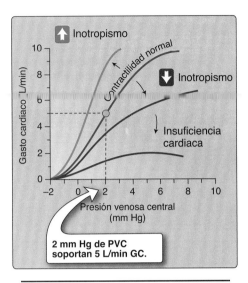

Figura 19-20.
Curvas de función cardiaca. GC= gasto
cardiaco; PVC= presión venosa central.

conocimiento real sobre cómo funciona el sistema cardiovascular *in vivo*
requiere que se aprecie la interdependencia entre el GC y el RV.

1. **El retorno sustenta el gasto:** la dependencia de la precarga del GC
   se define por la **curva de función cardiaca** (fig. 19-20). El incremento
   en la presión de llenado ventricular izquierdo aumenta el GC a través de
   la activación dependiente de la extensión (*véase* 17·IV·D), y la presión
   de llenado es dependiente de la PVC. Cambios en el inotropismo ventricular modifican esta relación: el inotropismo positivo cambia la curva
   hacia arriba y la izquierda, mientras que el inotropismo negativo cambia
   la curva hacia abajo y a la derecha (*véase* 17·IV·F).

2. **El gasto crea el retorno:** la cuantificación de cómo el GC afecta a la
   PVC requiere que el corazón y los pulmones sean remplazados con una
   bomba artificial cuya salida pueda controlarse (fig. 19-21A). Antes de
   cambiar la bomba se debe recuperar el volumen sanguíneo circulante
   normal (5 L). La vasculatura se distiende cuando se adapta a este monto
   de sangre, lo que crea una presión de ~7 mm Hg (*véase* fig. 19-21B),
   conocida como **presión sistémica media** (**PSM**). La PSM es la presión
   que existe en la vasculatura cuando el corazón está en paro y todas las
   partes del sistema llegan a un equilibrio. Cuando la bomba se enciende,
   trasloca la sangre de las venas a las arterias. Debido a que el compartimiento arterial tiene un volumen un tanto pequeño y el flujo de salida
   está limitado por los vasos de resistencia, la translocación genera una

> La PSM también se conoce como presión media de llenado circula-
> torio (PMLC). La presión media de llenado sistémico (PMLS) es la
> presión que existe dentro de la circulación sistémica en los humanos
> unos segundos después de un paro cardiaco o tras inhibir el retorno
> venoso mediante presiones positivas en las vías respiratorias
> durante la ventilación mecánica. La PMLS se suele usar como susti-
> tuto de la PSM, aunque la PMLS es más alta (~20 mm Hg).

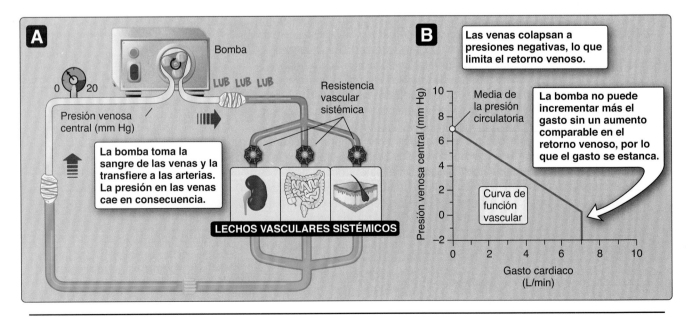

Figura 19-21.
Dependencia de la presión venosa central sobre el gasto cardiaco.

presión significativa dentro del sistema arterial. Esto causa una caída simultánea de la PVC debido a que la sangre se está retirando. Al acelerar la bomba, hay una mayor disminución de la PVC hasta que por último se vuelve negativa (*véase* fig. 19-21B). En este punto, las grandes venas se colapsan y limitan cualquier incremento adicional en el GC. El gráfico mostrado en la figura 19-21B se conoce como una **curva de función vascular**.

3. **Volumen de sangre circulante:** la curva de la función vascular depende del volumen sanguíneo circulante (fig. 19-22). Si el volumen sanguíneo se incrementa, la PSM también aumenta debido a que la vasculatura se dilata a un mayor grado para acomodar el volumen adicional. Cuando la bomba se enciende, la PVC disminuye como antes, pero debido a que la presión global en el sistema es mayor, el colapso de las venas grandes se retrasa. En cambio, si el volumen de sangre circulante se reduce, la PSM disminuye y el colapso de las venas grandes se presenta en niveles menores de salida.

4. **Capacidad venosa:** la venoconstricción y la venodilatación causadas por cambios en la actividad del SNS producen efectos similares a los cambios en el volumen sanguíneo circulante. Al iniciar un barorreflejo se reduce la capacidad del sistema venoso y se eleva la PSM. La venodilatación decrece la capacidad del sistema y disminuye la PSM.

5. **Resistencia vascular sistémica:** la constricción y relajación de los vasos de resistencia tienen poco o ningún efecto sobre la PSM porque la contribución de las arterias pequeñas y arteriolas a la capacidad vascular global es pequeña. Sin embargo, los cambios en la RVS impactan a la PVC. Cuando los vasos de resistencia se contraen, reducen el flujo a través de los lechos capilares. Esto se traduce en menos RV y la caída de la PVC (fig. 19-23). Por el contrario, la vasodilatación permite que la sangre ingrese a través de los lechos capilares y al sistema venoso, que eleva la PVC.

E. Interdependencia entre el corazón y las venas

Las curvas de función cardiaca y vascular pueden combinarse para crear una sola **curva de función cardiovascular** (fig. 19-24). Las dos gráficas

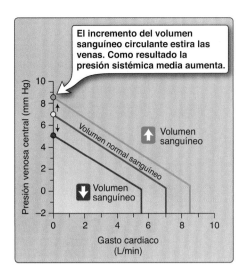

Figura 19-22.
Curvas de función vascular.

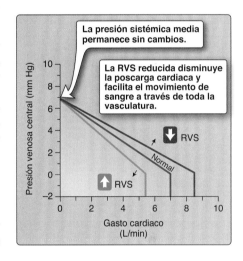

Figura 19-23.
Efectos de la resistencia vascular sistémica (RVS) sobre las curvas de función vascular.

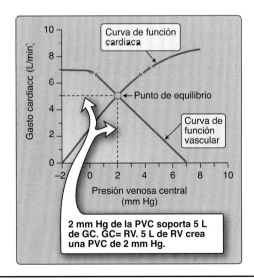

Figura 19-24.
Curva de función cardiovascular. GC= gasto cardiaco; PVC= presión venosa central; RV= retorno venoso.

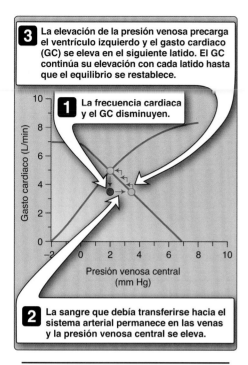

3 La elevación de la presión venosa precarga el ventrículo izquierdo y el gasto cardiaco (GC) se eleva en el siguiente latido. El GC continúa su elevación con cada latido hasta que el equilibrio se restablece.

1 La frecuencia cardiaca y el GC disminuyen.

2 La sangre que debía transferirse hacia el sistema arterial permanece en las venas y la presión venosa central se eleva.

Figura 19-25.
Los cambios en la salida no pueden mantenerse fuera del equilibrio.

se sobreponen en un punto de equilibrio que define cuánto GC puede ser soportado por la vasculatura ante cualquier contractilidad y volumen sanguíneos dados. En el ejemplo mostrado, el punto de equilibrio reside en una PVC de 2 mm Hg y un GC de 5 L/min. En ausencia de cualquier cambio, el sistema no puede estar ajeno de forma permanente a este punto de equilibrio debido a que se requieren 2 mm Hg de presión para soportar los 5 L/min de salida, y cualquier incremento en el GC disminuiría la PVC debajo de 2 mm Hg (fig. 19-25). Si la FC disminuyera de modo súbito para reducir el GC, la menor cantidad de sangre que se traslocara de las venas a las arterias podría causar su contención en la aurícula derecha y la PVC se elevaría. La PVC se iguala a la precarga, de tal manera que el VS y el GC se incrementarían en el siguiente latido. Es posible que volver al equilibrio requiera numerosos latidos para lograrlo, pero a la larga también el GC y la PVC se establecerían de nuevo en 5 L/min y 2 mm Hg.

F. Moviendo el punto de equilibrio

Incrementos y disminuciones sostenidos en el GC requieren que la curva de la función cardiaca o curva de la función vascular se modifique para establecer un nuevo punto de equilibrio. Lo primero se logra a través de cambios en la inotropismo y lo último mediante adecuaciones en el volumen sanguíneo circulante en el inotropismo.

1. **Inotropismo:** el incremento del inotropismo miocárdico permite que el ventrículo bombee más sangre en cada latido, aunque la PVC disminuya en consecuencia. Se crea un nuevo punto de equilibrio, como se muestra en la figura 19-26. Los incrementos en el inotropismo se suelen observar durante el ejercicio, por ejemplo. A la inversa, en un infarto del miocardio se transporta menos sangre de la aurícula derecha al sistema arterial en cada latido. El nuevo punto de equilibrio se establece en una mayor presión venosa central.

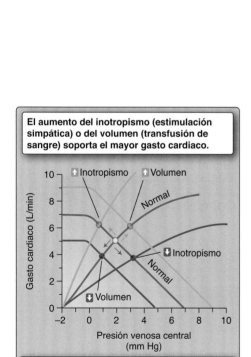

El aumento del inotropismo (estimulación simpática) o del volumen (transfusión de sangre) soporta el mayor gasto cardiaco.

Una caída del volumen (por hemorragia) o inotropismo (infarto del miocardio) reduce el gasto cardiaco.

Figura 19-26.
Curvas de función cardiovascular.

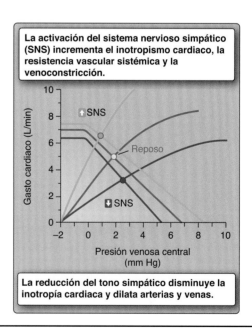

La activación del sistema nervioso simpático (SNS) incrementa el inotropismo cardiaco, la resistencia vascular sistémica y la venoconstricción.

La reducción del tono simpático disminuye la inotropía cardiaca y dilata arterias y venas.

Figura 19-27.
Efectos de los cambios en el tono simpático en las curvas de función cardiovascular.

2. **Volumen sanguíneo circulante:** la transfusión sanguínea de un sujeto, por ejemplo, eleva la precarga, lo que permite un mayor GC en ausencia de cualquier cambio en el inotropismo. Por el contrario, la hemorragia reduce la precarga y el punto de equilibrio cambia a un valor más bajo de GC (*véase* fig. 19-26). Efectos similares pueden lograrse en forma aguda con la venoconstricción y venodilatación, de manera respectiva.

3. **Activación simpática:** la figura 19-26 muestra los efectos de los cambios aislados en la inotropía cardiaca y la PVC. Sin embargo, en la práctica, cuando la PAM cae y el SNS se activa, ambos parámetros cambian de forma simultánea, junto con la RVS. La figura 19-27 muestra cómo estos cambios pueden afectar la curva de la función cardiovascular. Es importante notar que los efectos en la venoconstricción o venodilatación en la PSM se compensan en parte por cambios simultáneos en la RVS.

Resumen del capítulo

- La capacidad del sistema cardiovascular excede en gran medida su contenido. El flujo de sangre a los órganos debe medirse en forma cuidadosa para mantener la presión arterial y el flujo a través de todo el sistema. El flujo sanguíneo a los tejidos está regulado por los **vasos de resistencia** (pequeñas arterias y arteriolas).

- Todos los tejidos pueden demandar flujo adicional para soportar una mayor actividad. El control se efectúa de modo local a través de la liberación de **metabolitos** y **paracrinas**, que constriñen o dilatan los vasos de resistencia. Estos últimos también son **sensibles al estiramiento**, lo que permite la vasocontricción refleja durante los picos de presión arterial. La capacidad de los tejidos a igualar su propia irrigación con respecto a las necesidades prevalecientes se denomina **autorregulación**.

- Los vasos de resistencia también son inervados por el **sistema nervioso simpático (SNS)**, que produce vasoconstricción cuando se activa. La inervación simpática permite que el SNS invalide los controles locales cuando la presión arterial es baja.

- La presión arterial se mantiene a través del **reflejo barorreceptor**, una vía de retroalimentación neural simple que vigila la presión arterial y ajusta el gasto cardiaco (GC) y la resistencia vascular en respuesta a los cambios en la presión arterial.

- La presión arterial se detecta ante todo por **barorreceptores**, localizados en el seno carotídeo y la pared de la aorta. Los sensores de presión secundaria incluyen los **barorreceptores cardiopulmonares**, que se localizan dentro de las aurículas y en la circulación pulmonar.

- El **centro de control cardiovascular** se localiza en el tronco encefálico. Los **centros cardioinhibidores** y **cardioaceleradores** controlan la frecuencia cardiaca y el inotropismo, mientras que el **centro vasomotor** controla los vasos sanguíneos y las glándulas suprarrenales. Una disminución en la presión arterial inicia un aumento reflejo en la frecuencia cardiaca, la contractilidad miocárdica, la resistencia vascular y la precarga ventricular (mediante **venoconstricción**). En consecuencia, la presión de la sangre se eleva.

- El reflejo barorreceptor se utiliza para ajustes a corto plazo en la presión arterial. El control de la presión a largo plazo conlleva la modulación del agua corporal total (ACT) y del Na^+.

- El ACT está controlada por la liberación de la **hormona antidiurética (ADH)** a partir de la **hipófisis posterior**. La retención de Na^+ del riñón está controlada de manera local. Las arteriolas aferentes glomerulares renales liberan **renina** cuando la presión arterial es baja. La renina proteolisa al **angiotensinógeno** para formar **angiotensina I**, que se convierte a **angiotensina II (Ang-II)** mediante la **enzima convertidora de angiotensina**. La Ang-II favorece la recuperación de Na^+ a partir del túbulo renal, estimula la liberación de la ADH y contrae los vasos de resistencia.

- La retención de Na^+ y agua incrementa el **volumen sanguíneo circulante** y eleva la **presión venosa central (PVC)**. La mayor PVC incrementa la precarga ventricular izquierda y el GC.

- Las venas contienen válvulas que aseguran el flujo sanguíneo unidireccional y ayudan a mover la sangre hacia arriba contra la gravedad. La compresión rítmica de las venas por músculos activos ordeña de forma eficaz la sangre fuera de las extremidades inferiores (**bomba venosa**) al caminar o correr.

- La dependencia del GC sobre el **retorno venoso** quiere decir que el GC sólo puede aumentarse si la PVC es suficiente para soportar el nuevo nivel de salida.

20 Circulación especial

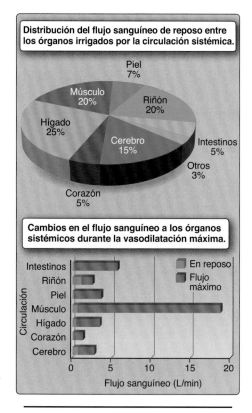

Distribución del flujo sanguíneo de reposo entre los órganos irrigados por la circulación sistémica.

Piel 7%
Músculo 20%
Riñón 20%
Hígado 25%
Cerebro 15%
Intestinos 5%
Otros 3%
Corazón 5%

Cambios en el flujo sanguíneo a los órganos sistémicos durante la vasodilatación máxima.

Circulación: Intestinos, Riñón, Piel, Músculo, Hígado, Corazón, Cerebro

En reposo
Flujo máximo

0   5   10   15   20
Flujo sanguíneo (L/min)

Figura 20-1.
Flujo sanguíneo a los órganos de la circulación sistémica.

I. GENERALIDADES

La vasculatura periférica sirve a una variedad de órganos cuya diversidad funcional requiere la especialización del diseño y control circulatorio (fig. 20-1). El corazón y el cerebro tienen capacidades anaeróbicas mínimas, que los hacen bastante dependientes de su irrigación para la actividad normal. Por lo tanto, el control vascular coronario y cerebral está dominado por mecanismos reguladores locales, que facilitan la comparación certera del suministro de O_2 con la demanda tisular. En contraste, el control circulatorio esplácnico está dominado por los mecanismos reguladores centrales. Cuando los órganos que comprenden al sistema gastrointestinal (GI) se activan, estos requieren cantidades significativas de sangre para soportar sus funciones digestivas y de absorción (*véase* fig. 20-1). La digestión conlleva la secreción de grandes cantidades de líquido dentro del lumen GI. Este líquido proviene de la sangre que debe ser suministrada por la vasculatura esplácnica. Los órganos digestivos son capaces de comunicar su requerimiento de mayor flujo sanguíneo a través de mecanismos de control local, sin embargo el sistema nervioso central (SNC) retiene la capacidad para aislar el flujo sanguíneo por completo si existiera una necesidad urgente de sangre en cualquier parte del sistema cardiovascular. El control de la irrigación a los músculos esqueléticos se utiliza poco con respecto a los cambios de control local y central, según las demandas del músculo, al tomar como referencia al resto del cuerpo como un todo.

II. CIRCULACIÓN CEREBRAL

La circulación cerebral irriga al cerebro, un órgano que sólo representa 2% del peso corporal y dispone de 15% del gasto cardiaco (GC) en reposo. Esta demanda de flujo sanguíneo refleja la elevada tasa del metabolismo cerebral. El tejido cerebral tiene poco almacenamiento metabólico y es muy dependiente de vías oxidativas para la producción de energía. En la práctica, esta dependencia significa que, para su funcionamiento normal, el cerebro requiere de la circulación cerebral en gran medida.

A. Anatomía

Cuatro ramas arteriales principales son las que irrigan al cerebro: las arterias vertebrales izquierda y derecha, así como las arterias carótidas izquierda y derecha (fig. 20-2). Las arterias vertebrales se unen para formar la arteria basilar, que viaja a través del tronco encefálico hacia la base del cerebro; después se divide una vez más, para unirse vía las arterias comunicantes con las carótidas internas, lo que crea el **círculo de Willis**. Las interconexiones extensas entre las arterias adyacentes permiten el flujo continuo alrededor de sitios potenciales de bloqueo. Debido a que la gravedad suele ayudar en lugar de obstaculizar el retorno de la sangre venosa cerebral al corazón, las venas cerebrales no contienen válvulas.

B. Barrera hematoencefálica

La sangre contiene una variedad de sustancias que pudieran afectar al cerebro de manera adversa. Estas incluyen diversas hormonas y neurotransmisores, como adrenalina, glicina, glutamato y ATP. El cerebro está protegido de estas y otras sustancias por la **barrera hematoencefálica** (**BHE**) que proporciona tres capas de defensa: física, química y celular.

1. **Barrera física:** los capilares, en la mayoría de las circulaciones, son un tanto porosos, lo que permite que los materiales se intercambien a través de sus paredes mediante cuatro mecanismos generales (*véase* 18·VI). Los capilares cerebrales están modificados de forma única para que eviten el paso en la mayoría de estas vías. Las células endoteliales de los capilares cerebrales rara vez forman vesículas pinocíticas, mismas que constituyen una vía importante para el transporte en la vasculatura del músculo esquelético, por ejemplo. Las paredes capilares cerebrales no tienen fenestraciones y las células endoteliales adyacentes se fusionan entre sí mediante uniones estrechas impermeables (fig. 20-3A). Esto bloquea de manera eficaz el flujo masivo y difusión de iones y agua. Las moléculas liposolubles como O_2 y CO_2 pueden difundirse con facilidad a través de la pared capilar, pero todos los sustratos nutrientes deben transportarse por otra vía. Las membranas endoteliales cerebrales contienen abundantes transportadores que llevan glucosa, aminoácidos, colina, ácidos monocarboxílicos, nucleótidos y ácidos grasos al cerebro. El movimiento de iones y protones a través de la BHE está regulado por canales, intercambiadores y bombas. No obstante, las acuaporinas (AQP) permiten que el agua migre con libertad entre la sangre y el cerebro en respuesta a cambios en la osmolaridad. Las roturas notables ocurren en la BHE. Los órganos circunventriculares (OCV) son especializaciones del SNC que se encargan de tomar muestras de la composición sanguínea o las hormonas secretoras (*véase* 7·VII·C). Ambas funciones requieren un fácil acceso neuronal a la sangre, por lo que los capilares cerebrales en estas regiones están fenestrados y tienen fugas para facilitar el intercambio de iones y proteínas pequeñas.

2. **Barrera química:** las células endoteliales capilares cerebrales contienen monoamina oxidasa, peptidasa, hidolasa ácida, así como una diversidad de otras enzimas que pueden degradar hormonas, transmisores y otras moléculas biológicamente activas. Proporcionan una barrera química a los factores transportados por la sangre. La membrana apical (luminal), de las células endoteliales capilares cerebrales, contiene la glucoproteína P, también conocida como "transportador de resistencia a multifármacos", que se descubrió primero en células cancerosas. Cabe mencionar que también protege al cerebro contra fármacos lipofílicos con potencial tóxico al devolverlos a la sangre.

3. **Estructuras de soporte:** los capilares cerebrales tienen una lámina basal gruesa y están sostenidos en forma mecánica por los astrocitos (*véase* fig. 20-3B). Los astrocitos también mantienen la integridad de las uniones estrechas y regulan el intercambio de sustancias entre la sangre y el cerebro (*véase* 5·V)

> La impenetrabilidad de la BHE presenta un problema logístico cuando se intenta el tratamiento de infecciones o tumores intracraneales. En tales casos, puede ser necesario chocar osmóticamente el endotelio, con el fin de crear una brecha temporal que permita el paso de antibióticos y fármacos quimioterapéuticos.

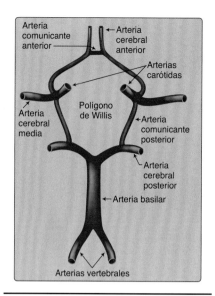

Figura 20-2.
Arterias principales que suministran la circulación cerebral.

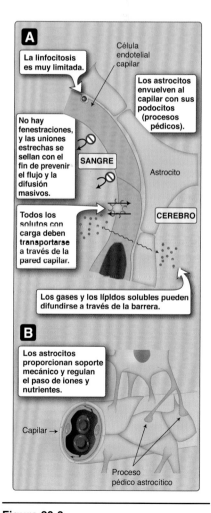

Figura 20-3.
Barrera hematoencefálica.

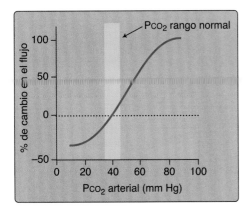

Figura 20-4.
Dependencia del flujo sanguíneo
cerebral a la P_{CO2}.

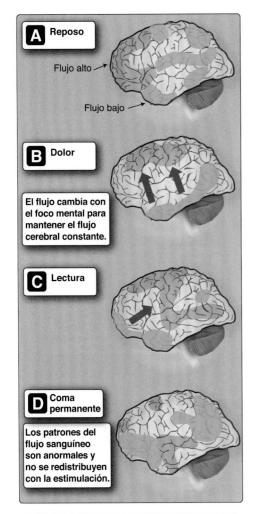

Figura 20-5.
Cambio de los patrones del flujo
cerebral regional.

C. Regulación

La circulación cerebral se mantiene en tasas de flujo uniformes cuando la presión arterial media varía entre ~60 a 130 mm Hg. Esto es un margen mucho más amplio de presión que el observado en otros lechos vasculares. La autorregulación se efectua en mayor medida a través de los mecanismos de control local.

1. **Controles locales:** los vasos de resistencia cerebral se dilatan en respuesta a los mismos factores metabólicos que permiten el control local en otras circulaciones, pero son sensibles en especial a los cambios en la P_{CO2} (fig. 20-4). Pequeños incrementos en la P_{CO2} causan vasodilatación profunda, mientras que sus disminuciones provocan vasoconstricción. La sensibilidad a la P_{CO2} explica por qué la hiperventilación puede causar pérdida del conocimiento. Cuando una persona respira a una frecuencia más allá de sus necesidades fisiológicas, la P_{CO2} en la sangre disminuye. La pérdida de la influencia vasodilatadora hace que los vasos de resistencia cerebrales se contraigan y la persona presente mareo. El flujo cerebral normal puede restablecerse al reciclar el aire espirado a fin de incrementar el contenido de CO_2 del aire alveolar. La P_{CO2} arterial en consecuencia se eleva, los vasos cerebrales se dilatan y el flujo se vuelve a normalizar.

2. **Controles centrales:** los vasos cerebrales de resistencia están inervados por una y otra ramas del sistema nervioso autónomo (SNA). Los nervios son activos, pero sus efectos sobre las células musculares lisas vasculares casi siempre son menores, en comparación con las respuestas a los metabolitos.

D. Patrones de flujo regional

El cráneo ofrece protección mecánica al cerebro, pero también limita el flujo y el volumen sanguíneos. Todos los tejidos del cuerpo se inflaman cuando aumenta la actividad metabólica, mientras se incrementa el volumen de sangre que fluye a través de la vasculatura. En el cerebro, la demanda de flujo sanguíneo se acrecienta de manera similar y disminuye conforme cambia el foco mental, y las neuronas se vuelven más o menos activas. El cerebro reside dentro del cráneo; sin embargo, también evita cualquier cambio en el volumen intracraneano. De igual manera, los tejidos cerebrales resisten los cambios en el volumen debido a que están compuestos en gran medida por líquido que no puede comprimirse. Por lo tanto, los aumentos regionales en el flujo cerebral que presentan mayor actividad se corresponden, de manera característica, con los cambios opuestos en un área cerebral diferente (fig. 20-5).

E. Interrupción del flujo

El cerebro tiene una tolerancia muy baja a la isquemia. La disminución de entre 20 y 30% en el flujo cerebral provoca mareos. La depresión entre 40 a 50% origina desmayo (**síncope**). La interrupción completa del flujo durante > 4 a 5 minutos puede causar falla orgánica y muerte. Los vasos cerebrales que se estrechan con el paso de la edad, o la presencia de una enfermedad, pueden provocar **isquemia cerebral transitoria**, una reducción localizada en el flujo y la pérdida de la función cerebral que dura minutos u horas. Las interrupciones en el flujo cerebral (**enfermedad vascular cerebral [EVC]**) se presentan cuando se ocluye un vaso cerebral. Estos fenómenos evolucionan a infartos y se asocian a alteraciones neurológicas permanentes.

Aplicación clínica 20-1: respuesta isquémica del sistema nervioso central

El tronco encefálico aloja al centro de control cardiovascular, una región que tiene las conexiones autónomas al corazón y la vasculatura periférica (*véase* 7·VI). La pérdida del flujo sanguíneo al centro cardiovascular hace que las neuronas se despolaricen y se activen de manera espontánea conforme las bombas de iones fallan y se disipan los gradientes de los mismos. El resultado es una **respuesta isquémica del sistema nervioso central (SNC)**, un efecto simpático masivo que corta el flujo a los órganos periféricos y provoca que la presión arterial se eleve a valores máximos. Esto representa el esfuerzo desesperado del cerebro para preservar su propia irrigación. La **reacción de Cushing** es un tipo especial de respuesta isquémica del SNC causada por un incremento en la presión intracraneana. El hipotálamo responde al activarse el sistema nervioso simpático y al elevarse la presión arterial, pero esto inicia la disminución de la frecuencia cardiaca mediada por barorreflejo. La bradicardia suele acompañarse por hipertensión sistólica y depresión respiratoria (**tríada de Cushing**), lo que indica que la presión intracraneana extrema se encuentra muy elevada y la muerte es inminente.

III. CIRCULACIÓN CORONARIA

La circulación coronaria irriga al miocardio, un tejido que rivaliza con el cerebro en términos de sus demandas nutricionales y de la importancia crítica de flujo continuo para la función normal.

A. Anatomía

La vasculatura cardiaca es notable por sus extensas conexiones cruzadas, la densidad de los capilares coronarios y el drenaje venoso.

1. **Arterias:** el miocardio está irrigado por las arterias coronarias izquierda y derecha que se originan a partir de la raíz de la aorta ascendente justo por arriba de la válvula aórtica (fig. 20-6). La arteria coronaria derecha suele irrigar al hemicardio derecho, mientras que la arteria coronaria izquierda irriga al hemicardio izquierdo. Las arterias corren sobre la superficie del corazón y después se profundizan a través de las capas musculares, una organización que tiene consecuencias funcionales (*véase* sección C). Las arterias adyacentes están muy interconectadas por numerosos vasos colaterales de 100 µm de diámetro.

2. **Capilares:** el músculo cardiaco cuenta con una densidad capilar de $\sim3\,300/mm^2$, más de ocho veces mayor que aquella del músculo esquelético ($\sim400/mm^2$). La relación fibra capilar-músculo es la misma en ambos tipos de músculo (1:1), y la diferencia de densidad refleja la delgadez de las fibras musculares cardiacas en comparación con sus contrapartes esqueléticas (< 20 µm contra 50 µm, de forma respectiva). La alta densidad maximiza la eficiencia con la que se pueden suministrar O_2 y nutrientes al músculo cardiaco.

3. **Venas:** la vena cardiaca mayor y las venas cardiacas anteriores se drenan hacia la aurícula derecha a través del seno coronario. Las venas de Tebesio se drenan de modo directo en las cuatro cámaras cardiacas a través de los orificios pequeños, pero su contribución al drenaje general es menor. Las venas cardiacas también están interconectadas de forma extensa mediante colaterales.

B. Regulación

En reposo, la circulación coronaria recibe $\sim5\%$ del GC. El músculo cardiaco extrae $> 70\%$ del O_2 disponible de la sangre y tiene una capacidad muy baja para el metabolismo anaeróbico, muy parecido al del cerebro.

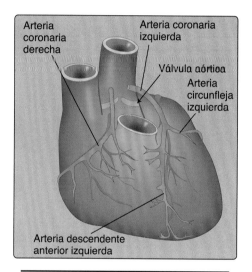

Figura 20-6.
Principales vasos sanguíneos coronarios.

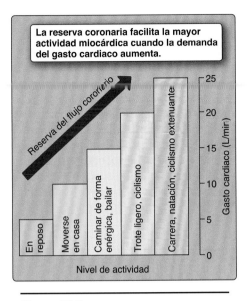

La reserva coronaria facilita la mayor actividad miocárdica cuando la demanda del gasto cardiaco aumenta.

Figura 20-7.
Reserva coronaria.

Esta dependencia al O_2 significa que cualquier incremento en el trabajo debe ajustarse mediante un incremento en el flujo coronario, que se obtiene por completo a través de mecanismos de control local.

1. **Controles locales:** los vasos de resistencia coronaria son sensibles a la adenosina de forma excepcional. Los mecanismos de control local permiten un incremento de cuatro a cinco veces del flujo coronario cuando el GC aumenta, un fenómeno llamado **reserva coronaria** (fig. 20-7).

2. **Controles centrales:** los vasos de resistencia coronarios están inervados por ambas ramas del SNA, pero su influencia es anulada por controles locales. Algunos individuos tienen vasos de resistencia que son anormalmente susceptibles a la influencia vasoconstrictora simpática, lo que hace que las arterias coronarias tengan un espasmo durante una acción simpática alta. La isquemia que resulta de estas interrupciones temporales del flujo se experimenta como dolor, conocido como **angina vasoespástica** (antes denominado **angina variante o de Prinzmetal**).

C. Compresión extravascular

El flujo sanguíneo a través de la mayoría de lechos vasculares sistémicos sigue la curva de presión aórtica, que se eleva durante la sístole y disminuye durante la diástole. El flujo a través de la arteria coronaria izquierda cae de modo abrupto durante la sístole y después se eleva de manera aguda con el inicio de la diástole (fig. 20-8). Este patrón único del flujo se presenta porque los miocitos ventriculares colapsan los vasos de irrigación arterial conforme se contraen (**compresión extravascular**), como se muestra en la figura 20-9. El efecto es máximo durante la sístole temprana debido a que la presión aórtica, la principal fuerza de mantenimiento de la permeabilidad vascular, está en su punto más bajo. Durante la diástole, las fuerzas de compresión se eliminan y el flujo de sangre aumenta de modo repentino a través de la musculatura a sus valores máximos (*véase* fig. 20-8).

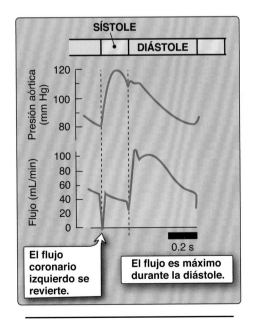

Figura 20-8.
Flujo sanguíneo coronario izquierdo.

Aplicación clínica 20-2: angina

La angina es una forma específica de molestia o dolor en el pecho que se relaciona con la isquemia miocárdica, que suele aparecer durante las actividades o los eventos que incrementan la carga de trabajo miocárdico. Por lo regular, la **angina típica** (**estable**) no pone en peligro la vida y sus síntomas pueden revertirse con fármacos que reducen la carga de trabajo cardiaco.[1] La **angina inestable** indica que hay un riesgo de que el vaso llegue a bloquearse por completo. Las intervenciones comunes pudieran incluir angioplastia de balón o la implantación de una **endoprótesis** (o stent) para abrir el vaso estenótico, o la cirugía del injerto de derivación del vaso estenótico (*véase* Aplicación clínica 19-2).

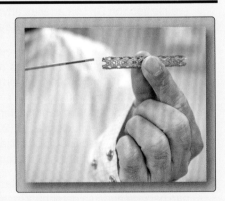

Endoprótesis metálica.

---

[1]Para una revisión sobre fármacos antianginosos, *véase LIR Farmacología*, 7.ª ed., Capítulo 20.

D. Interrupción del flujo

Debido a que los miocitos ventriculares extraen dichas concentraciones elevadas de O_2 de la sangre, existe un equilibrio delicado entre la carga de trabajo del miocardio y la irrigación coronaria. Si el equilibrio se altera, los miocitos sufren isquemia o necrosis, o se presenta el infarto, que es una entidad clínica. Casi siempre esto ocurre debido a **ateroesclerosis** y **enfermedad coronaria**.

1. **Ateroesclerosis:** las lesiones ateroescleróticas aparecen a edades tempranas en las poblaciones de la mayoría de los países occidentales. Evolucionan hasta ser placas complejas de lípidos, miocitos hipertrofiados y material fibroso. Las placas aumentan de tamaño a expensas del lumen vascular y alteran el flujo sanguíneo. Esto causa un desequilibrio entre la irrigación coronaria y la demanda miocárdica, que resulta en isquemia. Los miocitos isquémicos liberan grandes cantidades de compuestos vasoactivos, como adenosina, pero los vasodilatadores no tienen efecto sobre la placa. Conforme el déficit de O_2 continúa, los miocitos liberan ácido láctico, el cual estimula a las fibras de dolor dentro del miocardio y provoca la angina de pecho.

2. **Colaterales:** por lo general, los colaterales se contraen en un corazón sano, pero si los vasos sanguíneos se ocluyen estos vasos colaterales se dilatan como respuesta al aumento de las concentraciones de los metabolitos. El flujo a través de los vasos colaterales puede evitar el **infarto** si el vaso ocluido es pequeño. Con el tiempo, estos conductos aumentan para proporcionar el flujo casi normal al área isquémica.

IV. CIRCULACIÓN ESPLÁCNICA

La circulación esplácnica irriga a hígado, vesícula biliar, bazo, páncreas y todo el intestino. Es la circulación sistémica más extensa y ocupa entre 20 y 30% del GC, incluso en reposo (fig. 20-1).

A. Anatomía

La circulación esplácnica incluye dos características notables: un circuito en serie y dos especializaciones microcirculatorias mesentéricas.

1. **Irrigación arterial:** la sangre llega a la circulación esplácnica vía las arterias celiaca y mesentérica. Después pasa a través del bazo, páncreas, estómago e intestino delgado y grueso, y drena vía la vena porta en el hígado (fig. 20-10). Esta es una de las pocas regiones corporales donde dos órganos se disponen en serie entre sí, pero el diseño circulatorio es funcional debido a que permite que el hígado filtre y comience a procesar los nutrientes absorbidos antes de que la sangre regrese a la circulación general.

2. **Especializaciones:** los intestinos son irrigados por la circulación mesentérica, que es una subdivisión de la circulación esplácnica. El flujo a través de los capilares mesentéricos individuales está regulado por células musculares lisas únicas envueltas alrededor de su entrada. Estos **esfínteres precapilares** no están inervados, pero responden a cambios en las concentraciones de metabolitos locales, que funcionan como interruptores de encendido/apagado para el flujo. Cuando las concentraciones de metabolitos son bajas, los esfínteres se contraen ("apagan") y el flujo se inhibe. Estos se relajan de manera intermitente (se "encienden") a medida que las concentraciones de metabolitos locales aumentan, lo que permite que la sangre fluya a través del capilar. En reposo, solo una

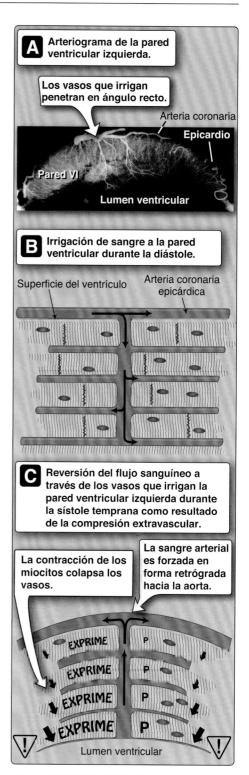

Figura 20-9.
Compresión extravascular en la pared ventricular izquierda. P = Presión; VI = ventrículo izquierdo.

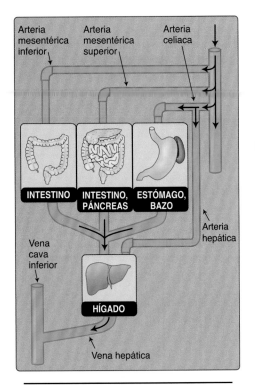

Figura 20-10.
Circulación esplácnica.

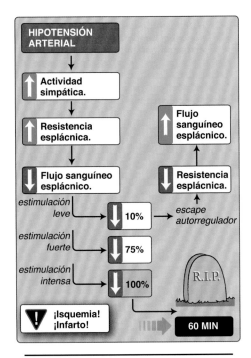

Figura 20-11.
Dominio simpático sobre el flujo
sanguíneo esplácnico.

pequeña proporción de los esfínteres está relajada, pero el patrón de flujo capilar cambia de modo continuo (**vasomoción**). Cuando la carga de trabajo intestinal aumenta tras una comida, los esfínteres pasan un porcentaje mucho mayor de tiempo en la posición "encendida". Al bajar la demanda de flujo intestinal, la sangre puede evitar los capilares no perfundidos a través de las **metarteriolas**, que proveen conexiones cruzadas entre las arteriolas mesentéricas y las vénulas.

B. Regulación

El flujo sanguíneo en la circulación esplácnica está controlado de manera local y por el SNA, pero el sistema nervioso entérico también participa.

1. **Controles locales:** los mecanismos por los cuales el intestino se autorregula están poco delineados. Los incrementos en el flujo durante una comida pueden dispararse por metabolitos, hormonas GI, quininas vasodilatadoras liberadas a partir del epitelio intestinal, ácidos biliares, aumentos en la osmolalidad y por los productos de la digestión.

2. **Controles centrales:** la vasculatura esplácnica está regulada por ambas divisiones del SNA. El sistema nervioso parasimpático incrementa el flujo sanguíneo de manera anticipada y mientras se digiere un alimento (una respuesta clásica de "reposo y digestión"). El sistema nervioso simpático (SNS) contrae todos los lechos vasculares esplácnicos durante las respuestas "pelear o huir", por lo que se deriva el flujo del tracto GI para utilizarlo en cualquier otra parte en la circulación.

C. Reservorio esplácnico

En reposo, la circulación esplácnica mantiene ~15% del volumen circulante total, que representa un reservorio significativo que puede utilizar el SNS, si hubiera una necesidad urgente de sangre en cualquier otra parte del cuerpo. Las consecuencias de la activación simpática en el flujo esplácnico dependen de la intensidad de la estimulación.

1. **Activación simpática leve:** la activación leve del SNS restringe el flujo esplácnico, pero la circulación vuelve a normalizarse dentro de los siguientes minutos mediante dilatación refleja de los vasos de resistencia causada por la elevación de la concentración de los metabolitos, un fenómeno conocido como **escape autorregulador** (fig. 20-11). La activación moderada del SNS (p. ej., como se observa durante el ejercicio moderado) produce una reducción más persistente del flujo esplácnico.

2. **Activación simpática máxima:** el ejercicio vigoroso provoca una demanda intensa sobre el sistema cardiovascular. La estimulación intensa del SNS de los vasos de resistencia esplácnicos reduce el flujo total a < 25% de los valores basales, mientras que la venoconstricción fuerza 200 a 300 mL de la sangre a partir de la vasculatura esplácnica. Los tejidos dependientes compensan la reducción del flujo al incrementar la extracción de O_2 a partir de la irrigación residual.

D. Choque circulatorio

Hemorragia grave y otras formas de choque circulatorio precipitan concentraciones extremas de la actividad simpática que reducen el flujo esplácnico a niveles mínimos por periodos prolongados (*véase* fig. 20-11). Si el flujo no se restablece dentro de la primera hora aproximada, el revestimiento epitelial del intestino delgado se infarta y la barrera sangre-intestino se desintegra. La rotura permite que los materiales tóxicos del intestino (enterotoxinas y endotoxinas bacterianas) entren al torrente sanguíneo, lo que provoca toxemia y choque séptico (*véase* 40·IV·C).

V. CIRCULACIÓN MUSCULAR ESQUELÉTICA

El flujo sanguíneo al músculo esquelético en reposo es modesto si se considera la masa de tejido a la que sirve ($\sim$20% del GC). Sin embargo, tal modestia contradice las capacidades vasodilatadoras intrínsecas profundas del músculo durante el ejercicio.

A. Anatomía

Cuando los músculos esqueléticos están activos, son muy dependientes de la vasculatura para liberar O_2 y nutrientes, así como para eliminar calor, CO_2, además de otros productos de desecho metabólico. Estas funciones están facilitadas por una red capilar inusualmente densa. La vasculatura esquelética es suministrada por las arterias de alimentación superficial que se ramifican múltiples veces dentro de los grupos musculares hasta que se transforman en arteriolas terminales. Cada arteriola da origen a numerosos capilares que viajan paralelos a las fibras musculares individuales dentro de un fascículo. Cada fibra se relaciona de manera característica con tres o cuatro capilares, que reduce el margen en el que el O_2 debe difundirse para alcanzar las miofibrillas más internas a $\sim$25 μm (fig. 20-12).

B. Regulación

Los mecanismos locales y centrales afectan la vasculatura esquelética con potencia similar. Estos mecanismos pueden producir dramáticos extremos del flujo según la circunstancia.

1. **Controles locales:** en el músculo en reposo, sólo una pequeña proporción de los capilares perfunden de manera activa debido a que las arteriolas terminales (vasos de resistencia) que las nutren están contraídas. Cuando el músculo se vuelve activo, las concentraciones de metabolitos se elevan, las arteriolas se dilatan y los capilares antes inactivos ahora transportan sangre (**reclutamiento capilar**).

2. **Controles centrales:** los vasos de resistencia esqueléticos están inervados de manera abundante por las fibras del SNS, cuyo tono de reposo mantiene el flujo a niveles mínimos que dependen, sobre todo, de las necesidades metabólicas de un músculo. Cuando la presión arterial cae, la actividad del SNS se incrementa como una parte de un reflejo barorreceptor. Las consecuencias dependen de que el músculo se ejercite o no en ese momento.

   a. **En reposo:** la activación del SNS disminuye el flujo a un músculo en reposo. La mayor resistencia contribuye a la elevación de la resistencia vascular sistémica que acompaña al reflejo barorreceptor.

   b. **Durante el ejercicio:** durante el ejercicio, las concentraciones de metabolitos locales dominan el control vascular. La potencia de estos mecanismos es tal que el flujo a través de la vasculatura esquelética puede elevarse hasta 25 L/min durante el ejercicio intenso, que asciende a ¡500% del GC de reposo!

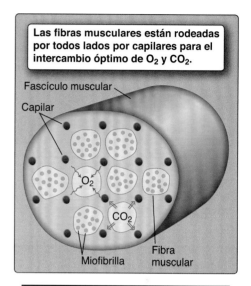

Las fibras musculares están rodeadas por todos lados por capilares para el intercambio óptimo de O_2 y CO_2.

Fascículo muscular

Capilar

O_2

CO_2

Miofibrilla

Fibra muscular

Figura 20-12.
Relación entre las fibras musculares esqueléticas y su irrigación.

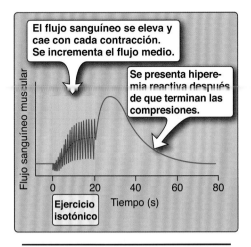

Figura 20-13.
Fases del patrón del flujo sanguíneo en la vasculatura esquelética durante el ejercicio aeróbico.

C. Compresión extravascular

La contracción muscular comprime los vasos sanguíneos que corren entre las fibras y causan interrupciones temporales en el flujo. Las contracciones isométricas (p, ej., las que se inducen al levantar un peso considerable) pueden inhibir el flujo por varias decenas de segundos y aparece **hiperemia reactiva** vigorosa durante la relajación. Los ejercicios isotónicos, como trotar y nadar, conllevan ciclos rítmicos de contracción y relajación que producen un patrón de flujo físico (fig. 20-13). Es de observarse que el flujo oscila entre ambos extremos en cada contracción, pero el flujo se incrementa en forma global (**hiperemia activa**).

Resumen del capítulo

- La **circulación cerebral** irriga al cerebro, un tejido notable por su extensa demanda de O_2 y su dependencia en el flujo sanguíneo continuo para el funcionamiento. En un inicio la pérdida del flujo provoca síncope, con cambios celulares irreversibles que se presentan en los siguientes minutos.

- El cerebro está protegido de los agentes transmitidos por la sangre mediante la **barrera hematoencefálica**. Las **uniones estrechas** entre las células endoteliales adyacentes crean una barrera física a los iones y otras sustancias hidrosolubles. Las enzimas endoteliales, que degradan las moléculas en potencia riesgosas, proporcionan una barrera química y los **astrocitos** un soporte mecánico. Todos los sustratos requeridos para el metabolismo cerebral deben transportarse a través de la barrera.

- El flujo a través de la vasculatura cerebral está regulado por las concentraciones locales de metabolitos. Los vasos cerebrales de resistencia tienen una sensibilidad excepcional a P_{CO2}. El volumen del flujo está limitado por el cráneo, así que los incrementos del flujo en un área del cerebro se equilibran por disminuciones en otra área para mantener el volumen global constante.

- De manera similar, la **circulación coronaria** irriga a los tejidos que dependen en una gran medida del O_2 para la función continua, y cualquier incremento en la carga de trabajo miocárdica debe coincidir con un mayor flujo. Los vasos de resistencia coronarios están regulados por factores locales, sobre todo **adenosina**. Las terminaciones de los nervios simpáticos no tienen ningún efecto fisiológico.

- El flujo a través de la arteria coronaria izquierda disminuye durante la sístole temprana, que refleja los efectos de la **compresión extravascular** durante la contracción ventricular. El ventrículo izquierdo recibe la mayor parte de su irrigación durante la diástole. Si el flujo a través de la vasculatura coronaria llega a estar limitado, la concentración de ácido láctico se eleva y provoca dolor (**angina**). Las interrupciones en el flujo coronario causan isquemia y es posible que se evolucione a un **infarto de miocardio**.

- La circulación esplácnica irriga todos los órganos que participan en la digestión, incluido el hígado, que se **dispone en series** con los otros órganos esplácnicos.

- La **vasculatura esplácnica** contiene 15% del volumen sanguíneo circulante total en reposo. Los órganos GI tienen bajos requerimientos de O_2, de tal manera que el flujo puede dirigirse a cualquier parte durante una crisis hipotensiva sin el riesgo de isquemia a corto plazo.

- El sistema nervioso simpático domina el control vascular esplácnico. La vasoconstricción esplácnica prolongada (> 1 h) puede causar la muerte del epitelio intestinal y abre una brecha en la barrera que separa la sangre del contenido intestinal.

- La **vasculatura esquelética** está controlada por factores centrales y locales. Cuando la actividad muscular se incrementa, la elevación de las concentraciones de metabolitos puede aumentar el flujo 25 veces. Cuando el músculo está inactivo, la influencia simpática constrictora puede desviar el flujo para utilizarse en cualquier otro lado.

Preguntas de estudio

Elija la MEJOR respuesta.

IV.1. A un hombre de 65 años de edad con antecedente de hipertensión se le prescribe un antagonista de canales de Ca^{2+} no dihidropiridínico para ayudar a reducir su presión arterial. ¿Cuál es el efecto probable de este medicamento en el miocardio ventricular?

A. No tendrá efecto

B. Aumentará la contractilidad

C. Aumentará la frecuencia cardiaca

D. La fase 2 se reducirá

E. La fase 1 se prolongará

Mejor respuesta = D. Los antagonista de canales de Ca^{2+} reducen el influjo de Ca^{2+} a través de los canales Ca^{2+} tipo-L durante la fase 2 del potencial de acción ventricular, lo que reduce la fase 2 y disminuye la contractilidad (*véase* 16·V·A). La fase 1 está mediada por los canales de Na^+ y K^+ (*véase* 16·V·B) y no se verá afectada por un antagonista de los canales de Ca^{2+}. La frecuencia cardiaca está determinada por la velocidad de despolarización de la fase 4 en las células sinoauriculares del nodo, que se rige en parte por los canales de Ca^{2+} tipo-L (*véase* 16·V·C·4). Se esperaría que los antagonistas de los canales de Ca^{2+} no dihidropiridínico reduzcan la frecuencia cardiaca.

IV.2. Es más probable que un valor medio del eje eléctrico de $-60°$ se asocie con ¿cuál de las siguientes condiciones?

A. Hipertensión pulmonar

B. Contracciones ventriculares prematuras

C. Estenosis aórtica

D. Edema pulmonar

E. Infarto del ventrículo izquierdo

Mejor respuesta = C. La estenosis aórtica hace que el ventrículo izquierdo (VI) trabaje más y genere mayores presiones sistolicas máximas para sostener el gasto cardiaco (*véase* 40·V·A). Con el tiempo, esto causa hipertrofia del VI, que se manifiesta en un electrocardiograma como desviación del eje a la izquierda (rango normal − +105° a −30°; *véase* 16·VI·E). La hipertensión y el edema pulmonares promueven la hipertrofia del ventrículo derecho. Es probable que un infarto de miocardio ventricular izquierdo desplace el eje a la derecha, no hacia la izquierda, porque la masa muscular del VI viable se reduce. Las contracciones ventriculares prematuras no alteran el eje eléctrico medio de forma directa.

IV.3. Una mujer de 50 años de edad reporta sensaciones de "golpeteo" en el pecho. Un electrocardiograma registra complejos QRS prematuros y anchos ocasionales. ¿Cuál de los siguientes explica el origen de estos complejos?

A. Fibrilación auricular

B. Fibrilación ventricular

C. Un foco cctópico irritablo

D. Bloqueo cardiaco de primer grado

E. Isquemia miocárdica

Mejor respuesta = C. Las contracciones ventriculares prematuras se caracterizan por complejos QRS anchos y de apariencia anormal. Estos reflejan ondas de excitación que viajan a través del miocardio por la ruta lenta miocito a miocito en lugar del sistema de His-Purkinje de conducción rápida (*véase* 16·VI·D·3). Las contracciones ventriculares prematuras suelen ser activadas por focos irritables ubicados en el miocardio ventricular (es decir, ectópico) más que en el nodo sinoauricular. La fibrilación auricular se manifiesta como pérdida de una onda P, mientras que el bloqueo cardiaco de primer grado prolonga el intervalo PR. Un ventrículo en fibrilación no muestra formas de onda de electrocardiograma organizadas. La isquemia puede afectar el segmento ST, pero los complejos QRS aún ocurren en posición normal.

IV.4. ¿Cuál de los siguientes eventos en un electrocardiograma coincide con la fase de «expulsión ventricular reducida» del ciclo cardiaco?

A. Onda P

B. Intervalo PR

C. Complejo QRS

D. Segmento ST

E. Onda T

Mejor respuesta = E. La onda T corresponde a la repolarización ventricular (*véase* 16·VI·C), que ocurre durante la eyección reducida (*véase* 17·II). La onda P coincide con la sístole auricular, que continúa durante el intervalo PR. El complejo QRS es provocado por la estimulación ventricular, que es seguida por la contracción isovolumétrica y la eyección rápida. El segmento ST abarca la contracción isovolumétrica y persiste a través de la eyección rápida.

IV.5 Un niño de 7 años de edad, de estatura y constitución normales para su edad, es sometido a un examen de rutina. El médico familiar observa un tercer ruido cardiaco (S_3) durante la auscultación. ¿Cuál de las siguientes aseveraciones describe mejor la causa de S_3 en este niño?

A. Coincide con la eyección ventricular rápida

B. Indica hipertrofia ventricular

C. Un electrocardiograma mostraría la desviación del eje a la derecha

D. Se debe a regurgitación de la válvula aórtica

E. Es el sonido del llenado ventricular

Mejor respuesta = E. El tercer ruido cardiaco (S_3) se presenta durante el llenado ventricular y se debe a la tensión y reverberación súbita de las paredes ventriculares (véase 17·II·E). Aunque suele ser un signo de patología subyacente en los adultos, es normal encontrarlo en los niños. El llenado ventricular y S_3 se presentan durante la diástole, no en la eyección rápida. La hipertrofia auricular produciría un S_4, mientras que la desviación del eje a la derecha no necesariamente se correlaciona con un ruido cardiaco. Las válvulas regurgitantes producen soplos, no ruidos cardiacos (véase aplicación clínica 17-1).

IV.6 Una mujer de 44 años de edad es diagnosticada con miocardiopatía dilatada, una patología causada por la alteración de la contractilidad ventricular y una sobrecarga compensatoria de agua. ¿Cuál es la ventaja de la retención hídrica y la precarga?

A. Incrementa la tensión de la pared ventricular

B. Incrementa el volumen sistólico ventricular

C. Disminuye la poscarga ventricular

D. Reduce la carga de trabajo cardiaca

E. Reduce la necesidad del gasto cardiaco de reposo

Mejor respuesta = B. El aumento de la precarga distiende el miocardio, por lo que se incrementa el monto de la fuerza desarrollada en la contracción a través de la activación del sarcómero dependiente de longitud (véase 17·IV·D). La precarga incrementa el volumen sistólico y la fracción de eyección, que ayuda a compensar la contractilidad ventricular reducida. La desventaja de la mayor precarga es que incrementa el radio ventricular y la tensión de la pared, lo que aumenta la poscarga y la carga de trabajo global (ley de Laplace; véase 17·VI·B). El gasto cardiaco en reposo está determinado por las necesidades metabólicas de los tejidos, no por la precarga.

IV.7. A un paciente se le administra un agonista α_1 adrenérgico durante una intervención quirúrgica. Tiene catéteres conectados en serie con transductores de presión en la arteria radial y la vena cava. Se realiza una ecocardiografía durante la administración en bolo del fármaco. ¿Cuál de los siguientes es probable que aumente durante el primer latido del corazón tras la administración del medicamento?

A. Precarga del ventrículo izquierdo

B. Fracción de eyección

C. Relación presión-volumen telediastólicos

D. Volumen sistólico del ventrículo izquierdo

E. Velocidad de acortamiento ventricular

Mejor respuesta = D. Un agonista α_1 adrenérgico incrementaría la resistencia vascular sistémica (RVS) y la poscarga del ventrículo izquierdo (VI), lo que aumenta la presión necesaria para abrir la válvula aórtica durante la sístole (véase 17·IV·E). El volumen sistólico (VS) y la fracción de eyección disminuyen, lo que incrementa el VS final del VI. Un aumento de la RVS disminuye la presión venosa central en cualquier gasto cardiaco dado (véase 19·V·D). La relación presión-volumen telediastólicos no se altera por cambios agudos en la RVS. Es probable que el inotropismo cardiaco y la velocidad de acortamiento del VI se eleven poco después del cambio en la RVS para mantener el VS, pero esto tomará varios latidos para establecerse (véase 19·V·E).

IV.8. La contracción del músculo cardiaco depende del aumento en la concentración sarcoplásmica de Ca^{2+}. ¿La mayor parte del Ca^{2+} que se requiere para la generación de fuerza completa fluye a través de cuál de los siguientes tipos de canales de Ca^{2+}?

A. Receptores de dihidropiridina

B. Receptores de rianodina

C. Canales cerrados por IP_3

D. Canales receptores de potencial transitorio

E. Canales activados por estiramiento

Mejor respuesta = B. El desarrollo de fuerza total por un miocito cardiaco depende de la liberación de Ca^{2+} de las reservas en el retículo sarcoplásmico (RS; 17·III·A). La liberación está mediada por los canales de liberación de Ca^{2+} inducida por Ca^{2+} (LCIC), también conocidos como receptores de rianodina. Los receptores de dihidropiridina son canales de Ca^{2+} tipo-L que median los flujos de Ca^{2+} regulados por voltaje a través de la membrana del túbulo T. La entrada de Ca^{2+} por esta vía actúa como un disparador para la LCIC. IP_3 media la liberación de Ca^{2+} del RS en el músculo liso. Los canales receptores de potencial transitorio se encuentran en muchos tejidos, a menudo en la mediación de la transducción del estímulo sensorial celular (2·VI·D). Los canales activados por estiramiento también están muy extendidos, pero los receptores de rianodina son la vía principal para la salida de Ca^{2+} durante la contracción.

IV.9. Fosfolamban es una proteína reguladora asociada con el retículo sarcoplásmico cardiaco Ca^{2+} ATPasa. Es probable que la fosforilación de fosfolamban aumente la tasa de:

A. Relajación
B. Influjo de Ca^{2+}
C. Ciclo de puentes cruzados
D. Conducción eléctrica
E. Despolarización de la célula del nodo

Mejor respuesta = A. Fosfolamban suele actuar como un limitador de la velocidad en la función Ca^{2+} ATPasa del retículo sarcoplásmico (RS) (RSECA) (17·IV·F). La fosforilación de fosfolamban reduce sus efectos inhibitorios, lo que permite que la bomba se acelere. Por lo regular, RSECA ayuda a eliminar el Ca^{2+} del sarcoplasma tras la estimulación. Aumentar la velocidad de la bomba hace que los niveles de Ca^{2+} sarcoplásmico libre caigan más rápido de lo normal, lo que promueve un menor tiempo de relajación. La entrada de Ca^{2+} ocurre durante la estimulación y es probable que no se vea afectada por los cambios en RSECA. La tasa del ciclo de puentes cruzados depende de las interacciones actina-miosina. La conducción eléctrica entre los miocitos depende de la función de la unión de comunicación. Si bien los tiempos de relajación más rápidos facilitan el aumento de la frecuencia cardiaca, la tasa de despolarización de las células del nodo está controlada por la modulación del canal iónico.

IV.10 El dentista de un niño de 11 años de edad le administró óxido nitroso (N_2O) a través de una mascarilla facial para anestesiarlo. ¿Cuál de las siguientes opciones es la principal ruta por la que el N_2O llega al cerebro?

A. Endocitosis a través de la pared capilar
B. Transportadores endoteliales especializados
C. Flujo masivo a través de las fenestraciones
D. Difusión a través de las uniones intercelulares
E. Difusión a través de las células endoteliales

Mejor respuesta = E. El N_2O es una molécula pequeña, altamente soluble que, al igual que O_2 y CO_2, se difunde con facilidad a través de las membranas celulares endoteliales (véase 18·VI). La endocitosis se utiliza sobre todo como un medio para mover proteínas grandes entre el torrente circulatorio y los tejidos, mientras que los transportadores suelen usarse para transportar moléculas con carga en contra de un gradiente de concentración. Las fenestraciones y las uniones intercelulares proporcionan vías para el paso de agua y de cualquier ion disuelto.

IV.11 Kwashiorkor es una forma grave de desnutrición infantil que se observa sobre todo en países en desarrollo. Los síntomas incluyen hepatomegalia y edema en fóvea de las extremidades inferiores. ¿Cuál es la causa del edema con fóvea con mayor frecuencia?

A. Un déficit de las proteínas plasmáticas
B. Gasto cardiaco inadecuado
C. Retención excesiva de líquido
D. Presión intersticial reducida
E. Disminución del hematocrito

Mejor respuesta = A. Las proteínas plasmáticas crean un potencial osmótico (presión coloidosmótica del plasma) que mantiene al líquido en la vasculatura (véase 18·VII·D). El Kwashiorkor resulta de la ingesta inadecuada de proteínas, que altera la capacidad hepática para sintetizar proteínas. El líquido se filtra dentro del intersticio y causa edema como una consecuencia. La disminución del gasto cardiaco y de la presión reduciría la filtración de líquido. La retención excesiva de agua exacerbaría el edema causado por el déficit de proteínas plasmáticas. La presión intersticial se incrementa por y en contra de la filtración de líquido, en tanto que no hay un efecto sobre el hematocrito.

IV.12 El metabolismo muscular esquelético se incrementa de manera dramática durante la actividad física, sostenida por incrementos de la perfusión igual de dramáticos. ¿Cuál de los siguientes mecanismos facilita los incrementos inducidos por la actividad en el flujo sanguíneo muscular?

A. Liberación de óxido nítrico inducido por el flujo
B. Vasodilatación inducida por noradrenalina
C. Elevación de la concentración de metabolitos
D. Liberación de hormona antidiurética
E. Liberación de histamina

Mejor respuesta = C. El incremento del flujo sanguíneo a los tejidos activos ("hiperemia activa") está mediado por la acumulación local de subproductos metabólicos, que incluyen CO_2, H^+ y adenosina, que causan dilatación refleja de los vasos de resistencia (véase 19·II·A). Tanto la noradrenalina (proveniente de las terminaciones nerviosas simpáticas) como la hormona antidiurética (de la hipófisis posterior) provocan constricción de los vasos de resistencia. La liberación de óxido nítrico inducido por el flujo puede contribuir al incremento en el flujo a niveles elevados ante un GC elevado (véase 19·II·E), pero este efecto es secundario a la influencia de subproductos metabólicos. La histamina puede provocar vasodilatación, pero por lo general sólo como parte de una reacción alérgica.

IV.13 Una niña de 11 años de edad, que juega a las luchas con su hermano menor, provoca el desmayo de este cuando de manera inadvertida le aplica presión en el seno carotídeo izquierdo. ¿Cuál de los siguientes es la causa más probable del síncope?

A. Oclusión de la arteria carótida

B. Oclusión de la vena yugular

C. Vasoconstricción de la vasculatura cerebral

D. Estimulación del barorreceptor carotídeo

E. Estimulación del quimiorreceptor carotídeo

Mejor respuesta = D. La aplicación de presión en el área del seno carotídeo estimula a los barorreceptores dentro de las paredes vasculares, por lo que simula los efectos del incremento de la presión arterial (*véase* 19·III·A). Esto favorece la disminución refleja del gasto cardiaco y de la resistencia vascular sistémica (RVS). Como resultado la presión arterial cae, lo que causa hipotensión cerebral y síncope. La oclusión de sólo una de las arterias o venas cerebrales es poco probable que disminuya la perfusión cerebral o cambie lo suficiente la concentración de CO_2 cerebral para causar síncope. Los quimiorreceptores del cuerpo carotídeo no perciben la presión arterial de forma directa, pero al estimularse incrementan la RVS y la presión arterial.

IV.14 Una mujer de 45 años de edad se desmaya al estar de pie después de una conferencia de fisiología médica de 90 min. ¿Cuál de las siguientes variables se incrementa en una persona sana compensada después de erguirse?

A. Resistencia vascular sistémica

B. Precarga ventricular izquierda

C. Precarga ventricular derecha

D. Presión venosa central

E. Frecuencia de disparo del barorreceptor aórtico

Mejor respuesta = A. Cuando una persona se pone de pie, la sangre se estanca en las extremidades inferiores (*véase* 19·III·D). La disminución del retorno venoso provoca la caída de la precarga ventricular derecha e izquierda, lo que reduce el volumen sistólico ventricular y el gasto cardiaco. En consecuencia, la presión arterial comienza a caer, que es percibida vía una disminución en la velocidad del estímulo barorreceptor arterial (seno carotídeo y aórtico). Si la caída de la presión es intensa puede comprometer el flujo sanguíneo cerebral. En condiciones normales los individuos compensados toleran la posición erecta al iniciar un reflejo barorreceptor, que incluye incremento en la resistencia vascular sistémica.

IV.15. Una mujer de 60 años de edad está semirrecostada en una cama de hospital. Uno de sus objetivos funcionales es retener la masa muscular durante su estadía en el hospital. La fisioterapia que se prescribe incluye series cuádruples (contracciones isométricas de cuádriceps) y flexiones de tobillo (contracciones rítmicas de los músculos del sóleo y el gastrocnemio) como parte de su plan de rehabilitación. Su presión venosa central aumenta durante estos ejercicios. ¿Cuál de los siguientes es el mecanismo más probable?

A. Bomba venosa

B. Frecuencia cardiaca aumentada

C. Efecto de Frank-Starling

D. Disminución en el volumen sistólico

E. Autorregulación cardiaca

Mejor respuesta = A. Las contracciones musculares activan la bomba venosa, que lleva la sangre desde las extremidades inferiores hacia el corazón derecho (*véase* 19·V·C). Las válvulas venosas evitan el flujo retrógrado entre contracciones. El volumen de sangre que se mueve hacia la vena cava aumenta la presión venosa central (PVC). El incremento de la PVC aumenta el volumen sistólico a través de la relación Frank-Starling (*véase* 17·IV·D). La frecuencia cardiaca aumenta durante el ejercicio, por ejemplo, y tiende a disminuir la PVC. La autorregulación cardiaca ayuda a emparejar el flujo sanguíneo coronario con las necesidades del miocardio, no el flujo sanguíneo venoso (*véase* 20·III·B).

IV.16 Un varón de 55 años de edad con angina grave es programado para cirugía de derivación cuádruple. Lo más probable es que el torrente circulatorio de las arteriolas coronarias esté dilatado por completo en las regiones estenóticas durante los episodios de angina. ¿Cuál es la causa primaria de esta vasodilatación?

A. Actividad parasimpática

B. Noradrenalina

C. Adenosina

D. Ácido láctico

E. Flujo de alta velocidad

Mejor respuesta = C. Los vasos de resistencia coronaria son controlados por las necesidades del miocardio a través de los cambios en las concentraciones de metabolitos locales, en especial adenosina (*véase* sección·III·B). El ácido láctico también causa vasodilatación, pero en un menor grado que la adenosina. La tensión de cizallamiento provocada por el flujo de alta velocidad puede causar vasodilatación mediante la liberación de óxido nítrico, pero es improbable en el escenario de la disminución de la perfusión y angina. El sistema parasimpático no tiene una función significativa en la regulación de los vasos coronarios, mientras que la noradrenalina provoca constricción de los vasos sanguíneos.

Mecánica pulmonar

21

I. GENERALIDADES

Todas las células generan ATP para impulsar sus numerosas actividades. La vía preferida para la formación de ATP es la glucólisis aeróbica, que requiere un suministro constante de carbohidratos y oxígeno molecular (O_2), que se consumen en el proceso de **respiración interna**. Los carbohidratos deben buscarse y recolectarse, pero el O_2 está en libertad en la atmósfera y entrará con facilidad en la sangre por difusión si esta y la atmósfera están próximas. El principal desafío para la captación por difusión es que satisfacer las demandas de O_2 de todos los tejidos dependientes requiere una **interfase hematogaseosa** con una superficie aproximada a la mitad del tamaño de una cancha de tenis individual. Este desafío de ingeniería se ha logrado mediante el desarrollo de un sistema de tubos ramificados (**vías aéreas**) que terminan en ~300 000 000 de sacos de pared delgada llamados **alveolos** (fig. 21-1). Las paredes alveolares contienen la interfase hematogaseosa, y de superficie combinada (~80 m²) es más que adecuada para satisfacer las necesidades de O_2 del cuerpo, incluso durante el ejercicio intenso. El segundo desafío para garantizar una adecuada absorción de O_2 es la renovación constante del contenido de gas alveolar. El aire, como la sangre o el agua, requiere presión para moverse. La solución ha sido crear una bomba de aire que comprenda la pared torácica y el diafragma. Esta bomba crea presiones negativas y positivas dentro del tórax de manera alternada, que hacen que el aire fluya dentro y fuera de las vías respiratorias (**ventilación**). El O_2 se disuelve rápido en la sangre y luego es secuestrado dentro de los glóbulos rojos para el transporte a diversos tejidos. La respiración aeróbica consume O_2 pero genera CO_2, que debe excretarse. Por fortuna, el CO_2 también se introduce con facilidad en la sangre por difusión, lo que permite que este salga por las venas junto con otros productos de desecho. Al llegar a los pulmones la sangre libera CO_2 al aire alveolar, que luego se bombea fuera del cuerpo durante la espiración (**respiración externa**). Este capítulo considera las características de la interfase aire-gas y la bomba de aire. Los últimos capítulos de esta unidad del sistema respiratorio analizan los factores que afectan el intercambio de gases a través de la interfase hematogaseosa (*véase* cap. 22), los mecanismos de transporte de sangre y gas (*véase* cap. 23) y la regulación respiratoria (*véase* cap. 24).

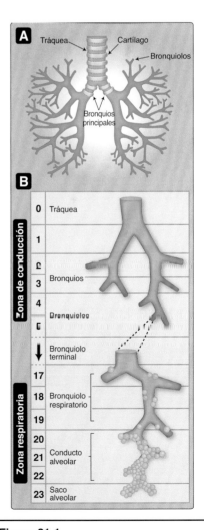

Figura 21-1.
Estructura ramificada de las vías respiratorias pulmonares.

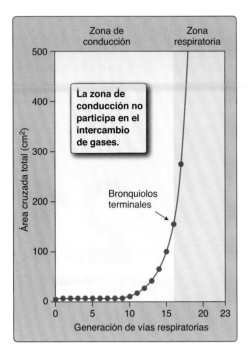

Figura 21-2.
Amplificación del área superficial
pulmonar.

II. ANATOMÍA DE LAS VÍAS RESPIRATORIAS

Cada pulmón alberga un elaborado sistema de **vías respiratorias** y **sacos alveolares**, como se muestra en la figura 21-1A. Las vías respiratorias conducen al aire desde la atmósfera externa hasta la interfase hematogaseosa. Dichas vías inician con la tráquea (generación 0) y después se dividen en forma repetida, para originar un árbol bronquial. El árbol contiene ~23 **generaciones** de ramificaciones (*véase* fig. 21-1B) y comprende dos zonas con funciones distintas: una zona de conducción y una zona respiratoria.

A. Zona de conducción

Las vías respiratorias en la zona de conducción no participan en el intercambio gaseoso, tan solo conducen el flujo de aire. Las vías respiratorias de mayor tamaño (generaciones 0 a ~10) tienen un soporte estructural de cartílago para ayudar a mantener la permeabilidad. Las generaciones 10 a 16 se denominan **bronquiolos**, con los bronquiolos terminales (~generación 16) como los que demarcan el fin de la zona de conducción. Esta zona está revestida por un epitelio ciliado secretor de moco. Los cilios se mueven en forma constante, los cuales barren el moco y atrapan particulados a fin de expulsarlos de los pulmones (el **escalador mucociliar**).

> El humo del tabaco daña la función de los cilios respiratorios. La parálisis ciliar permite que las bacterias y otras partículas inhaladas se acumulen en los pulmones, lo que causa irritación local e inflamación epitelial. Como consecuencia, los fumadores padecen episodios frecuentes de tos y bronquitis. La función ciliar suele restablecerse al dejar de fumar.

B. Zona respiratoria

La **zona respiratoria** (generaciones 17–23) se caracteriza por una extensa amplificación del área transversal, incluso cuando los conductos se estrechan (fig. 21.2). En la zona respiratoria se encuentra la separación hematogaseosa. La transición comienza con los **bronquiolos respiratorios**, que conducen vías respiratorias con paredes tan delgadas que participan de manera activa en el intercambio de gases. Los conductos alveolares son vías respiratorias alargadas que se distinguen por la presencia de una célula muscular lisa ocasional. Sus paredes se comparten con una sucesión de sacos alveolares, como un largo pasillo de hotel en el que las puertas de las habitaciones permanecen abiertas.

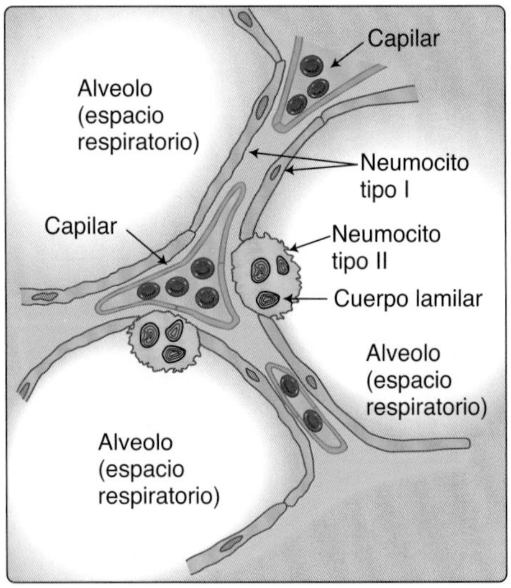

C. Sacos alveolares

Los **alveolos** corresponden a sacos poliédricos, de paredes delgadas, con diámetros internos de 75 a 300 μm (fig. 21-3), interconectados vía 2 a 3 μm con los **poros de Kohn**. El revestimiento alveolar separa el aire atmosférico de la vasculatura. Abarca dos tipos de células epiteliales respiratorias o **neumocitos**.

1. **Neumocitos tipo I:** los **neumocitos tipo I** son delgados y planos. Conforman el volumen del área alveolar superficial (~90%).

2. **Neumocitos tipo II:** los **neumocitos tipo II** o **granulares** se presentan en números similares, sin embargo, son más compactos y, en consecuencia, ocupan menos espacio. Están llenos de numerosos **cuerpos**

Figura 21-3.
Estructura de la pared alveolar.

de inclusión laminares, que contienen **surfactante pulmonar**. Las células tipo II pueden dividirse con rapidez, lo que les permite reparar el daño en la pared alveolar. De manera subsecuente, se transforman en células tipo I, que rara vez se dividen.

3. **Interfase hematogaseosa:** los capilares pulmonares serpentean entre los sacos alveolares adyacentes. Su densidad es tan extensa que crean una hoja casi continua de sangre que cubre las superficies alveolares. La distancia que separa a los eritrocitos del aire atmosférico se aproxima al ancho de una célula endotelial capilar más un neumocito ($\sim$300 nm total).

III. IRRIGACIÓN

El pulmón es irrigado a partir de dos fuentes distintas: las circulaciones **pulmonar** y **bronquial**.

A. Circulación pulmonar

La **circulación pulmonar** conduce la sangre venosa desoxigenada (baja en O_2) del ventrículo derecho a través de las arterias pulmonares hacia la separación hematogaseosa para efectuar el intercambio gaseoso. Después, las venas pulmonares portan la sangre rica en O_2 hacia el lado izquierdo del corazón para su suministro a la circulación sistémica. La circulación pulmonar tiene una resistencia vascular baja y, en consecuencia, la media de las presiones arteriales pulmonares también lo son ($\sim$16 mm Hg; *véase* fig. 16-2C). La circulación pulmonar recibe todo el gasto cardiaco ($\sim$5 L/min en reposo, $\sim$25 L/min durante el ejercicio enérgico).

B. Circulación bronquial

La **circulación bronquial** es un lecho vascular sistémico que irriga las vías respiratorias de conducción con O_2 y nutrientes. Las arterias bronquiales se originan desde la aorta y alimenta a los capilares que drenan hacia las venas bronquiales o a través de anastomosis, con los capilares pulmonares hacia las venas de la circulación pulmonar. Estas conexiones permiten que pequeñas cantidades de sangre desoxigenada se desvíen a la interfase hematogaseosa y vuelva a entrar a la circulación sistémica sin estar oxigenada. Esta **mezcla venosa** representa una **derivación fisiológica** que disminuye la saturación de O_2 en la vena pulmonar de entre 1 y 2%.

IV. TENSIÓN SUPERFICIAL Y SURFACTANTE

La subdivisión del pulmón en 300 millones de alveolos crea una gran superficie para el intercambio de gases, pero existe un compromiso significativo. Cada alveolo está humectado con una película delgada de **líquido de recubrimiento alveolar**. El líquido genera **tensión superficial**, que tiene consecuencias para el desempeño pulmonar.

A. Tensión superficial

Las moléculas de agua son atraídas con mucha mayor fuerza entre sí que al aire. Dicha atracción crea la tensión superficial en la medida que las moléculas individuales dentro del líquido de recubrimiento alveolar corren entre ellas y lejos de la interfase aire-agua. La tensión superficial siempre minimiza el área de una superficie expuesta, que es la razón por la que las burbujas de jabón o las gotas de lluvia tienen una forma casi esférica (fig. 21-4). La película de humedad dentro de un alveolo se comporta como

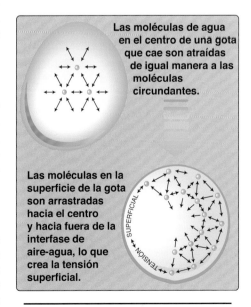

Las moléculas de agua en el centro de una gota que cae son atraídas de igual manera a las moléculas circundantes.

Las moléculas en la superficie de la gota son arrastradas hacia el centro y hacia fuera de la interfase de aire-agua, lo que crea la tensión superficial.

Figura 21-4.
Orígenes de la tensión superficial.

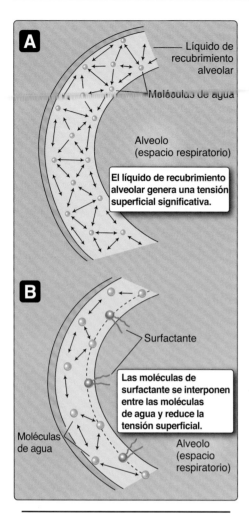

Figura 21-5.
Efectos surfactantes sobre la tensión superficial creados por la capa líquida alveolar.

una burbuja, incluso aunque mantenga una conexión con el lumen pulmonar durante la respiración normal. La tensión superficial es una fuerza tan poderosa que los alveolos (de hecho, todo el pulmón) podrían colapsarse a menos que se proporcione un medio para disminuir sus efectos (fig. 21-5A).

B. Surfactante

Los neumocitos tipo II, de manera específica sintetizan y liberan surfactante pulmonar para contrarrestar los efectos de la tensión superficial. El surfactante es una mezcla compleja de lípidos y proteínas.

1. **Composición:** el componente principal del surfactante es un fosfolípido, la dipalmitoil fosfatidilcolina (DPFC). Otros componentes alteran la tasa de secreción, ayudan a su distribución dentro de la película superficial o defienden al pulmón contra los patógenos. El surfactante se almacena en los cuerpos laminares y mediante exocitosis pasa a la superficie alveolar según se requiera.

2. **Efectos sobre la tensión superficial:** DPFC y otros fosfolípidos surfactantes tienen grupos hidrofílicos en la cabeza e hidrofóbicos en las colas. Cuando se secretan en la superficie alveolar, las moléculas localizan la interfase de aire-agua, en donde se diseminan para formar una monocapa (*véase* fig. 21-5B). Los grupos en la cola se orientan hacia el lumen alveolar lleno de aire, mientras que los grupos en la cabeza permanecen inmersos en la capa acuosa superficial. La naturaleza polar de los grupos de la cabeza les permite interactuar e interponerse entre las moléculas adyacentes de agua, de manera que se debilita la tensión superficial. La intensidad de los efectos del surfactante se incrementa en proporción directa con la densidad de las moléculas en la película superficial.

3. **Funciones:** la importancia del surfactante en la función pulmonar no puede exagerarse. Hay tres principales funciones: estabilizar el tamaño alveolar, aumentar la distensibilidad y mantener la sequedad de los pulmones.

   a. **Estabilización del tamaño alveolar:** cuando se conectan dos burbujas de tamaño desigual, la burbuja de menor tamaño se colapsa y la de mayor tamaño se infla (fig. 21-6A). Este fenómeno se explica mediante la **Ley de Laplace**:

   $$P = \frac{2T}{r}$$

   donde P es presión, T es tensión superficial y r es el radio de la burbuja.

   La ley de Laplace predice que la presión dentro de una burbuja sellada se eleva cuando su radio se reduce. Si la burbuja colapsada se comunica con una burbuja de mayor tamaño, las mayores presiones dentro de la burbuja pequeña liberan el aire dentro de la burbuja más grande. Los alveolos se aproximan a las burbujas (aunque su forma exacta es más poliédrica), y todos los alveolos están interconectados a través del lumen pulmonar. La ley de Laplace predice el colapso secuencial de todos excepto ¡un alveolo! Si bien el colapso alveolar (**atelectasia**) se presenta con regularidad *in vivo*, el surfactante acorta su extensión. Al disminuir el volumen alveolar, también se reduce la superficie que concentra a las moléculas de surfactante dentro de la película que está en contacto con el aire (*véase* fig. 21-6B). La concentración de las moléculas debilita aún más las fuerzas que crean la tensión superficial, por lo que se evita el colapso. Por el contrario, la expansión alveolar aminora la densidad molecular del surfactante y

Aplicación clínica 21-1: síndrome de insuficiencia respiratoria del lactante

Los lactantes que nacen de manera prematura presentan subdesarrollo de los pulmones que son incapaces de producir suficiente cantidad de surfactante necesario para estabilizar el volumen alveolar. La atelectasia es frecuente, debido a que son regiones hiperexpandidas del pulmón. Los alveolos colapsados no pueden participar en el intercambio gaseoso y en consecuencia el lactante presenta cianosis. Los pulmones del lactante también tienen poca distensibilidad, que incrementa el trabajo respiratorio. El **síndrome de insuficiencia respiratoria del lactante** (SIRL) se caracteriza por hipoxia, taquipnea, taquicardia y movimientos respiratorios exagerados. La insuficiencia ventilatoria es un resultado probable en ausencia de intervención médica. A los lactantes con SIRL se les proporciona soporte con ventilación mecánica y mediante el suministro de surfactante a los pulmones hasta que estos estén lo bastante desarrollados para producir el surfactante adecuado.

permite que la tensión superficial domine el control del volumen alveolar. El surfactante mantiene el diámetro alveolar relativamente estable en todo el pulmón.

b. **Aumento en la distensibilidad:** la distensibilidad pulmonar es una medida de la cantidad de presión que se requiere para inflar a los pulmones a un volumen dado ($\Delta V/\Delta P$; *véase también* 18·V·C). La tensión superficial disminuye la distensibilidad pulmonar y, en consecuencia, incrementa el esfuerzo requerido para la inflación. El surfactante reduce el efecto adverso de la tensión superficial sobre la distensibilidad y, por lo tanto, hace que los pulmones se inflen con más facilidad.

c. **Mantenimiento de la sequedad pulmonar:** el colapso de la burbuja de líquido dentro de un alveolo ejerce una presión negativa sobre el recubrimiento alveolar. Esta presión crea una fuerza de dirección del movimiento del líquido del intersticio a la superficie alveolar. La presencia de líquido dentro de un saco alveolar interfiere con el intercambio gaseoso e impacta en forma negativa el desempeño pulmonar. El surfactante reduce el gradiente de presión y, por lo tanto, ayuda a que los pulmones se mantengan libres de líquido.

V. MECÁNICA DE LA RESPIRACIÓN

La interfase hematogaseosa está separada de la atmósfera externa por una distancia de ~30 cm (es decir, la longitud de la tráquea y de otras vías respiratorias que participan). El O_2 no puede difundirse en esa distancia con suficiente rapidez para satisfacer las demandas de la respiración interna, de tal manera que el aire debe dirigirse hacia los pulmones mediante una bomba de aire.

A. Estructura de la bomba

La bomba funciona de una forma muy parecida a un acordeón, un instrumento musical que consta de un fuelle que se opera con dos asideros ("agarraderas"), como se muestra en la figura 21-7. Cuando las agarraderas se separan, el fuelle se expande y la presión dentro de él desciende. Esto crea un gradiente de presión que envía el flujo de aire a un grupo de cañas, que dan al instrumento su sonido familiar. El tejido pulmonar (el

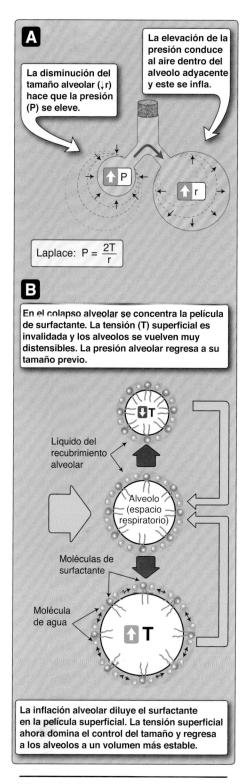

A

La disminución del tamaño alveolar ($\downarrow r$) hace que la presión (P) se eleve.

La elevación de la presión conduce al aire dentro del alveolo adyacente y este se infla.

Laplace: $P = \dfrac{2T}{r}$

B

En el colapso alveolar se concentra la película de surfactante. La tensión (T) superficial es invalidada y los alveolos se vuelven muy distensibles. La presión alveolar regresa a su tamaño previo.

Líquido del recubrimiento alveolar

Alveolo (espacio respiratorio)

Moléculas de surfactante

Molécula de agua

La inflación alveolar diluye el surfactante en la película superficial. La tensión superficial ahora domina el control del tamaño y regresa a los alveolos a un volumen más estable.

Figura 21-6.
El surfactante estabiliza el tamaño alveolar.

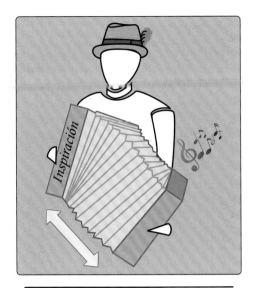

Figura 21-7.
La expansión y contracción del fuelle del acordeón crea el flujo de aire y las notas musicales.

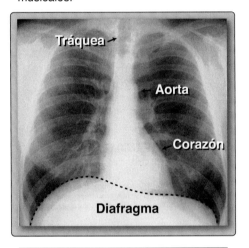

Figura 21-8.
Radiografía torácica posteroanterior normal.

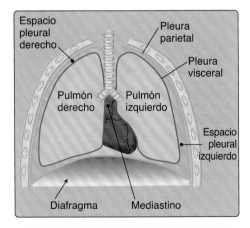

Figura 21-9.
Pleuras.

equivalente pulmonar al fuelle) es demasiado frágil para estar unido a los músculos y tendones que pudieran funcionar como agarraderas. En lugar de esto, están sellados de manera hermética al recubrimiento de la cavidad torácica. Esto permite que la pared torácica y el diafragma expandan el fuelle mientras mantienen a un nivel mínimo la fuerza por unidad de área aplicada a los pulmones (fig. 21-8). El sello está en la **pleura** y el líquido pleural.

B. Pleuras

Las pleuras son membranas serosas, delgadas, que cubren los pulmones. Membranas similares cubren al corazón (el **pericardio**) y las vísceras (el **peritoneo**). Las pleuras tienen dos funciones esenciales en el bombeo de aire: crear el sello hermético y secretar líquido pleural.

1. **Sello hermético:** los pulmones están envueltos en la **pleura visceral** (fig. 21-9). Cada pulmón está envuelto de manera individual dentro de su propia pleura y no hay conexión entre los dos. La pared torácica, el diafragma y el mediastino (corazón, grandes vasos, vías respiratorias y estructuras asociadas) están cubiertos por la **pleura parietal**. Las pleuras visceral y parietal están unidas físicamente a sus estructuras subyacentes respectivas, pero no entre sí, y las dos membranas están separadas por el **espacio pleural**. Las pleuras excluyen el aire de manera eficaz a partir del espacio pleural, con el fin de sellar de modo hermético los pulmones al diafragma y la parrilla costal.

2. **Líquido pleural:** la pleura parietal tiene inervación e irrigación. Se cree que es la fuente del **líquido pleural** viscoso que se secreta hacia el espacio intrapleural. El líquido pleural tiene dos funciones importantes: lubricación y cohesión.

   a. **Lubricación:** el líquido pleural lubrica las superficies pleurales y permite que los pulmones se deslicen con libertad sobre la pared torácica y el diafragma durante los movimientos normales de la respiración.

   b. **Ayuda para la inspiración:** el líquido pleural se secreta y reabsorbe de manera constante. El volumen contenido dentro del espacio intrapleural en un momento dado es de ~10 mL en total, sin embargo, se disemina para crear una película delgada que cubre todas las superficies, lo que hace que las dos pleuras sean casi inseparables en circunstancias fisiológicas. La misma fuerza cohesiva hace que dos portaobjetos de vidrio sean difíciles de separar cuando una gota de agua queda atrapada entre ellos. La cohesión permite que las fuerzas generadas por el movimiento de la pared torácica y el diafragma se transfieran de manera directa a la superficie pulmonar.

C. Ciclo de bombeo

La respiración involucra ciclos repetidos de inspiración y espiración. La inspiración lleva al aire dentro de los pulmones e incrementa la disponibilidad del O_2 a la interfase hematogaseosa.

1. **Inspiración:** la bomba de aire está operada por los músculos esqueléticos (tabla 21-1); el más importante de estos es el diafragma (fig. 21-9), un músculo en forma de domo que separa a las cavidades torácica y abdominal que está inervado por el nervio frénico. Cuando el músculo se contrae, el volumen intratorácico aumenta.

   a. **Dimensiones verticales:** la contracción del diafragma empuja hacia abajo el contenido abdominal e incrementa las dimensiones de la cavidad torácica entre 1 y 10 cm, lo que depende del nivel de actividad (fig. 21-10A).

Tabla 21-1: Músculos utilizados en la respiración

Inspiración	
Diafragma	Las fibras costales se unen a las costillas; las fibras crurales cursan alrededor del esófago y se adhieren mediante ligamentos a las vértebras. La contracción desciende sobre el contenido abdominal y eleva la pared torácica.
Intercostales externos	Conectan las costillas adyacentes y están angulados hacia delante, de tal manera que su contracción eleva la pared torácica.
Músculos accesorios	Los músculos accesorios se utilizan durante la inspiración forzada y el ejercicio. Los escalenos elevan las primeras dos costillas, los esternomastoideos levantan el esternón y los músculos en la parte superior del tracto respiratorio dilatan las vías respiratorias superiores.
Espiración	
Músculos abdominales	Los músculos de la pared abdominal (recto abdominal, transverso abdominal y oblicuos interno y externo) se contraen durante la espiración forzada para comprimir la cavidad abdominal y empuja al diafragma hacia arriba. Estos músculos también se activan al vomitar, toser y defecar.
Intercostales internos	Conectan las costillas adyacentes. Jalan a las costillas hacia arriba y adentro cuando se contraen.

b. **Área transversa:** la contracción del diafragma también incrementa el área transversa al jalar hacia arriba las costillas inferiores (fig. 21-10B). Las costillas se elevan como si fuera el asa de una cubeta para aumentar las dimensiones, un movimiento que es ayudado por la contracción de los músculos intercostales externos. Las costillas superiores están unidas al esternón, que se eleva para aumentar las dimensiones anterior-posterior del tórax (acción bomba-mango).

2. **Espiración:** la espiración suele ser pasiva y conducida por los efectos de la tensión superficial sobre el volumen alveolar y la energía almacenada en los elementos elásticos del pulmón durante la inspiración (**retracción elástica**). La elasticidad refleja abundancia de fibras de elastina y colágeno tanto en las vías respiratorias como en los alveolos. Los músculos espiratorios suelen utilizarse durante el ejercicio o, por ejemplo, cuando la resistencia respiratoria se incrementa por enfermedad (tabla 21-1).

VI. MECÁNICA DEL PULMÓN ESTÁTICO

El surfactante atenúa la influencia de la tensión superficial sobre el volumen pulmonar, pero dicha rigidez todavía mantiene una fuerza significativa que impacta la conducta pulmonar durante la respiración normal.

A. Fuerzas que actúan en el pulmón estático

El pulmón sano en reposo está sujeto a dos fuerzas iguales y opuestas, una dirigida hacia adentro y otra hacia afuera.

1. **Hacia adentro:** como se revisó antes, la elasticidad y tensión superficial del pulmón generan un efecto de fuerza dirigida hacia adentro, que favorece volúmenes pulmonares más pequeños (fig. 21-11A).

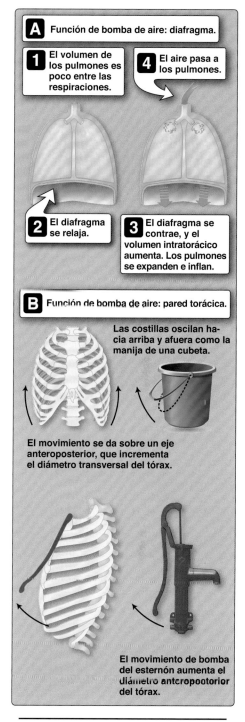

A Función de bomba de aire: diafragma.

1 El volumen de los pulmones es poco entre las respiraciones.

4 El aire pasa a los pulmones.

2 El diafragma se relaja.

3 El diafragma se contrae, y el volumen intratorácico aumenta. Los pulmones se expanden e inflan.

B Función de bomba de aire: pared torácica.

Las costillas oscilan hacia arriba y afuera como la manija de una cubeta.

El movimiento se da sobre un eje anteroposterior, que incrementa el diámetro transversal del tórax.

El movimiento de bomba del esternón aumenta el diámetro anteroposterior del tórax.

Figura 21-10.
Cambios del volumen torácico durante la inspiración.

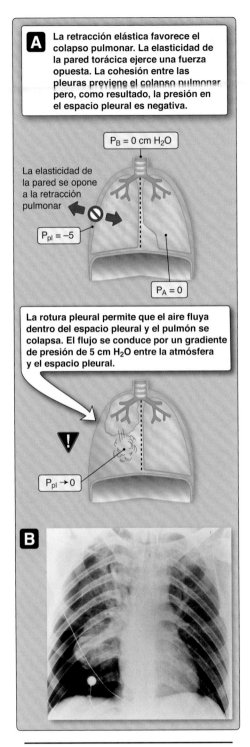

A La retracción elástica favorece el colapso pulmonar. La elasticidad de la pared torácica ejerce una fuerza opuesta. La cohesión entre las pleuras previene el colapso pulmonar pero, como resultado, la presión en el espacio pleural es negativa.

$P_B = 0$ cm H_2O

La elasticidad de la pared se opone a la retracción pulmonar

$P_{pl} = -5$

$P_A = 0$

La rotura pleural permite que el aire fluya dentro del espacio pleural y el pulmón se colapsa. El flujo se conduce por un gradiente de presión de 5 cm H_2O entre la atmósfera y el espacio pleural.

$P_{pl} \rightarrow 0$

B

Figura 21-11.
Neumotórax. P_A = presión alveolar; P_B = presión barométrica; P_{pl} = presión intrapleural.

2. **Hacia afuera:** los músculos y los diversos tejidos conjuntivos asociados con la parrilla costal también tienen elasticidad. En reposo, los elementos elásticos favorecen el movimiento hacia afuera de la pared torácica.

3. **Efecto neto:** las dos fuerzas opuestas crean presión negativa dentro del espacio intrapleural (**presión intrapleural**, o P_{pl}). La P_{pl} se mide con respecto a la atmósfera y los promedios de los centímetros de agua, lo que depende de la posición vertical dentro del pulmón (que se revisa más adelante). Si alguna de las pleuras tuviera una solución de continuidad, el aire corre hacia dentro del espacio pleural, lo que conduce a una diferencia de presión entre la atmósfera y el espacio pleural (**neumotórax**), como se muestra en la figura 21-11B. Cuando la P_{pl} cae a cero, el pulmón colapsa y los elementos elásticos de la pared torácica hacen que salte hacia afuera.

> El tórax humano contiene dos cavidades pleurales. En la práctica, esto significa que la lesión que resulta en un neumotórax suele afectar sólo a uno de los pulmones al mismo tiempo; por lo tanto, si bien el neumotórax es un problema serio, no es fatal de inmediato. En contraste, el búfalo americano (bisonte) cuenta con una sola cavidad pleural que es un tanto fácil de lesionar con un disparo de arma de fuego o con una flecha. Hacia finales del 1800, este inmenso animal alguna vez deambuló las planicies de Norteamérica en gran número, pero su vulnerabilidad al neumotórax permitió a los cazadores y granjeros acabar con los rebaños de manera sistemática.

B. Curvas de presión–volumen

Un pulmón colapsado puede ayudar al lector a comprender el esfuerzo que se requiere para inflarlo durante la respiración normal.

1. **Inflación:** es posible inflar un pulmón colapsado en una de dos formas, que modifican la **presión transpulmonar** (P_L). P_L es la diferencia entre la **presión intraalveolar** (P_A) y la P_{pl}:

$$P_L = P_A - P_{pl}$$

Puede utilizarse un ventilador mecánico de presión positiva para elevar la presión dentro del pulmón ($P_A > P_{pl}$), que se infla del mismo modo que un globo. De manera alterna, el aire puede sacarse del espacio pleural para crear una presión negativa fuera del pulmón ($P_{pl} < P_A$). Ambas maniobras elevan la P_L. El colapso del pulmón permite que las vías respiratorias se cierren y sellen con líquido. Restablecer la permeabilidad precisa que el sello de la tensión superficial sea roto, que a su vez requiere esfuerzo considerable. La PL debe incrementarse en varios cm H_2O antes de que se presente un incremento significativo en el volumen (fig. 21-12, fase 1). Una vez que la PL excede ~7 a 10 cm H_2O, las vías respiratorias se abren de manera súbita, y el volumen se incrementa en forma lineal con la presión de inflación (*véase* fig. 21-12, fase 2). En ~20 cm H_2O, el pulmón alcanza su volumen máximo, conocido como **capacidad pulmonar total** (**CPT**), como se muestra en la figura 21-12, fase 3.

2. **Deflación:** al permitir que el pulmón se desinfle a partir de la CPT, produce una curva de presión–volumen diferente de la que se observa

durante la inflación (un fenómeno conocido como **histéresis**). Esto se debe a que el surfactante se recluta desde los neumocitos a la película de la superficie alveolar cuando el pulmón se infla. El surfactante disminuye la retracción elástica y en consecuencia resiste la deflación pulmonar. Obsérvese que el **bucle de histéresis** inicia y termina en un volumen positivo (por lo regular ~500 mL; *véase* fig. 21-12). Esto se debe a que las vías respiratorias más grandes se colapsan en la presión cero y atrapan el aire dentro de las regiones más distales.

3. **Respiración normal:** la respiración normal conlleva cambios en el volumen pulmonar que son sólo una fracción del total, pero la histéresis todavía es evidente (*véase* fig. 21-12). Obsérvese también que la inspiración suele comenzar en ~50% de la CPT. Cuando el pulmón está en reposo entre las respiraciones, la pared torácica evita que se colapse y, a 50% de la CPT, todos los alveolos están permeables. La pared torácica también coloca al pulmón en reposo en la porción más pronunciada de la curva de presión-volumen, que significa que el incremento en la P_L durante la inspiración está en su nivel máximo de eficacia al incrementar el volumen alveolar.

4. **Efectos de la tensión superficial:** la influencia de la tensión superficial sobre el bucle de presión–volumen puede estimarse al llenar los pulmones con líquido para eliminar las interfaces gaseosas-acuosas (fig. 21-13). Los pulmones llenos de líquidos son más distensibles y la histéresis asociada con la tensión superficial desaparece.

C. Efectos gravitacionales

Los pulmones y la sangre tienen masa y, en consecuencia, están sujetos a la influencia de la gravedad. La gravedad causa diferencias regionales significativas en la P_L y el volumen alveolar.

1. **Ápex:** cuando el tórax está en posición vertical, como cuando un individuo está sentado o en posición erecta, es posible imaginar al pulmón suspendido por su pleura apical. La suspensión crea una P_{pl} fuertemente negativa (y P_L fuertemente positiva) en forma local y provoca que los alveolos apicales se inflen ~60% de su volumen máximo (fig. 21-14). La gravedad estira de manera similar las espirales de la parte superior de un juguete de resorte (el famoso gusano), muy separado de las espirales en la base (fig. 21-15). En la práctica, las influencias gravitacionales fuerzan al ápex pulmonar a funcionar casi en la parte más alta de la curva de presión–volumen, donde es muy limitada la oportunidad para una mayor expansión durante la inspiración.

2. **Base:** la base pulmonar sostiene la masa del tejido pulmonar por arriba de él. Los alveolos en esta región están comprimidos, muy parecido a las espirales en la base del juguete de resorte. El peso del tejido en la parte superior también empuja hacia abajo contra el tórax. P_{pl} y P_L se aproximan a cero (*véase* fig. 21-14). En la práctica, esto significa que los alveolos en la base pulmonar responden a incrementos en la P_L con cambios extensos en el volumen debido a que se presentan sobre la parte más baja y pronunciada de la curva de presión-volumen.

D. Elasticidad pulmonar

El volumen pulmonar que se incrementa como respuesta a los cambios en la P_L es una medida de su **distensibilidad**. Los pulmones son órganos muy distensibles, que incrementan su volumen en ~200 mL por cada cm de H_2O en P_L. La distensibilidad depende de la tensión superficial y las propiedades elásticas de los pulmones y la pared torácica.

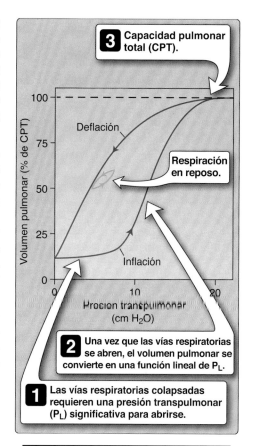

Figura 21-12.
Bucle de presión–volumen pulmonar.

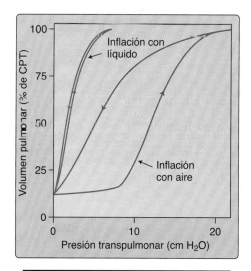

Figura 21-13.
Bucle de presión-volumen para el pulmón lleno de líquido.
CPT = capacidad pulmonar total.

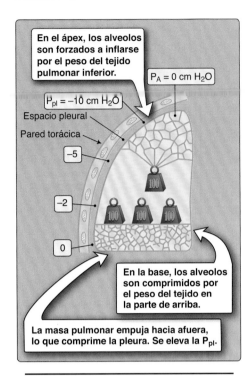

En el ápex, los alveolos son forzados a inflarse por el peso del tejido pulmonar inferior.

$P_A = 0$ cm H_2O

$P_{pl} = -10$ cm H_2O

Espacio pleural

Pared torácica

−5

−2

0

En la base, los alveolos son comprimidos por el peso del tejido en la parte de arriba.

La masa pulmonar empuja hacia afuera, lo que comprime la pleura. Se eleva la P_{pl}.

Figura 21-14.
Efectos gravitacionales sobre el volumen alveolar. P_A = presión intraalveolar; P_{pl} = presión intrapleural.

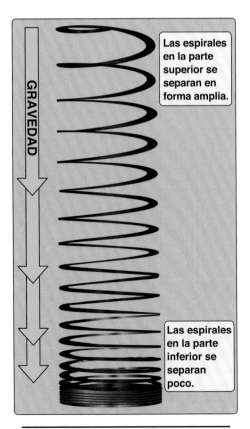

GRAVEDAD

Las espirales en la parte superior se separan en forma amplia.

Las espirales en la parte inferior se separan poco.

Figura 21-15.
Efectos de la gravedad sobre un juguete de resorte.

Sexo biológico y envejecimiento 21-1: mecánica pulmonar

La capacidad de los pulmones para funcionar como una bomba de aire depende de los músculos respiratorios y las propiedades elásticas de los pulmones y la pared torácica. El rendimiento del pulmón aumenta y alcanza un máximo cerca de los 20 años de edad en las mujeres y 25 años en los hombres, y luego disminuye de forma un tanto lineal. Los músculos intercostales pierden masa y fuerza, lo que limita la expansión del tórax. El diafragma se aplana y se debilita ~25% a la edad de 70 años. Los cambios en la matriz extracelular analizados con anterioridad (*véase* Sexo biológico y envejecimiento 4-1) son en particular perjudiciales para el desempeño de la bomba de aire. La degradación de la elastina y los enlaces cruzados de colágeno endurecen el pulmón y hacen que la retracción elástica disminuya 1-2 cm de H_2O por década. Los cambios cifóticos en la columna vertebral y el remodelado de la pared torácica cambian la forma del tórax en detrimento de la función de la bomba. La calcificación y los enlaces cruzados de colágeno también endurecen la pared torácica y aumentan la carga de los músculos respiratorios. Juntos, estos cambios en la estructura de la bomba de aire relacionados con la edad aumentan el trabajo respiratorio ~30% a los 75 años de edad.

VII. ENFERMEDADES PULMONARES

Las **enfermedades pulmonares obstructivas** y **restrictivas** son dos grupos amplios de trastornos que causan cambios significativos en las propiedades pulmonares estáticas. Los dos grupos se tipifican, de manera respectiva, por **enfisema** y **fibrosis pulmonar**. Con frecuencia se hará referencia a estas enfermedades, a fin de ilustrar los principios mecánicos que participan en la respiración normal.

A. Enfermedad pulmonar obstructiva

El enfisema, la bronquitis crónica y el asma representan a las **enfermedades pulmonares obstructivas**, que incrementan la resistencia de las vías respiratorias para el flujo de aire. Debido a que los dos primeros ejemplos suelen coexistir y diferenciarlos resulta difícil, estos suelen agruparse y revisarse como **enfermedad pulmonar obstructiva crónica** (**EPOC**). La EPOC es muy frecuente y se ha convertido en la cuarta causa más importante de muerte en EUA (véase tabla 40-1). Existen tres mecanismos obstructivos generales: oclusión de las vías respiratorias, engrosamiento de la pared y pérdida de la unión mecánica.

1. **Oclusión de las vías respiratorias:** secreciones excesivas o de difícil expulsión pueden ocluir las vías respiratorias (fig. 21-16B). Las enfermedades oclusivas incluyen **bronquitis crónica, asma** y **broncoectasia** (dilatación de las vías respiratorias asociada con inflamación y formación de esputo abundante).

2. **Engrosamiento de la pared:** cuando la pared de las vías respiratorias se hipertrofia o presenta edema, se invade el lumen y reduce su área transversal (fig. 21-16B).

3. **Pérdida de la unión mecánica:** todas las estructuras pulmonares están unidas de forma mecánica. En conjunto forman una red dependiente, muy parecida al tejido de una media de nylon (**interdependencia**). La interdependencia mantiene la permeabilidad de las vías respiratorias cuando fuerzas externas pudieran favorecer su colapso. El **enfisema** se desarrolla cuando las paredes alveolares (el tejido del pulmón) se erosionan y permite que las vías respiratorias circundantes se colapsen y obs-

truyan el flujo de aire durante la respiración normal (*véase* fig. 21-16C). El enfisema suele ser consecuencia de tabaquismo intenso.

> **Enfisema** denota pérdida de tejido anatómico, aunque en algunas ocasiones el término se utiliza para describir la enfermedad pulmonar afín al tabaquismo. Este es un hallazgo evidente en las imágenes pulmonares por tomografía computarizada. También es un descubrimiento patológico que se observa en la necropsia o la biopsia del tejido pulmonar. La evaluación posmortem de un pulmón enfisematoso muestra espacios respiratorios quísticos aumentados que remplazan al pulmón normal. La pérdida alveolar reduce la retracción elástica, incrementa la distensibilidad pulmonar y reduce la superficie disponible para la captación de O_2.

B. Enfermedad pulmonar restrictiva

La **fibrosis pulmonar** es una **enfermedad pulmonar restrictiva**. Otras incluyen las enfermedades pleurales y los problemas que afectan los músculos respiratorios; todos estos limitan la expansión pulmonar. La fibrosis (cicatrización) pulmonar es resultado de cualquiera de las **enfermedades pulmonares intersticiales**. La cicatrización suele iniciar con una lesión en el epitelio alveolar. Las causas incluyen cualquiera de los numerosos compuestos que se inhalan en el lugar de trabajo (p. ej., asbestos, polvo de carbón, aserrín), fármacos circulantes (p. ej., antibióticos y quimioterapéuticos), enfermedades sistémicas (p. ej., artritis reumatoide, lupus, esclerodermia y sarcoidosis), o puede ser idiopática. El daño inicial hace que la pared alveolar se engrose y el espacio alveolar se llene con un exudado que contiene linfocitos, plaquetas y otras células efectoras inmunitarias (*véase* fig. 21-16D). A continuación, el espacio es infiltrado por fibroblastos, que producen haces de colágeno y otras fibras entre los sacos alveolares. El tejido cicatrizal es no distensible de manera relativa, de tal suerte que el pulmón se vuelve rígido y se expande con dificultad durante la inspiración. La cicatrización también disminuye la captación de O_2, y puede presentarse hipoxemia conforme la enfermedad progresa.

VIII. MECÁNICA PULMONAR DINÁMICA

Durante la inspiración el aire se mueve desde el ambiente externo a través de un grupo de tubos ramificados de diámetro cada vez más pequeño. El flujo se conduce mediante una diferencia de presión entre la atmósfera externa (presión barométrica; P_B) y el alveolo ($\Delta P = P_B - P_A$). El flujo es inversamente proporcional a la resistencia de las vías respiratorias (R):

$$\dot{V} = \frac{\Delta P}{R}$$

donde $\dot{V}$ es el flujo de aire (volumen ÷ unidad de tiempo).

A. Presiones que conducen el flujo de aire

El flujo de aire se presenta en respuesta a los gradientes de presión establecidos entre los alveolos y la atmósfera externa. El cuerpo no tiene manera de controlar la P_A de manera directa. En su lugar, el diafragma y otros músculos respiratorios manipulan la P_{pl}. Cuando la P_{pl} cae, se eleva la P_L y los alveolos se expanden. La P_A se vuelve negativa debido a que el producto de la presión y el volumen de un número fijo de moléculas de aire permanecen constantes (como para la **ley de Boyle**).

$$P_{A1}V_{A1} = \downarrow P_{A2} \uparrow V_{A2}$$

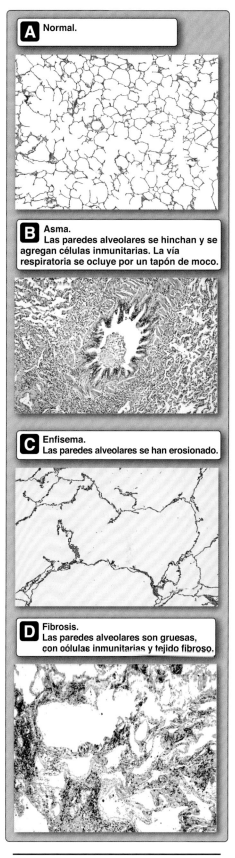

A Normal.

B Asma.
Las paredes alveolares se hinchan y se agregan células inmunitarias. La vía respiratoria se ocluye por un tapón de moco.

C Enfisema.
Las paredes alveolares se han erosionado.

D Fibrosis.
Las paredes alveolares son gruesas, con células inmunitarias y tejido fibroso.

Figura 21-16.
Pulmones normales y con patología.

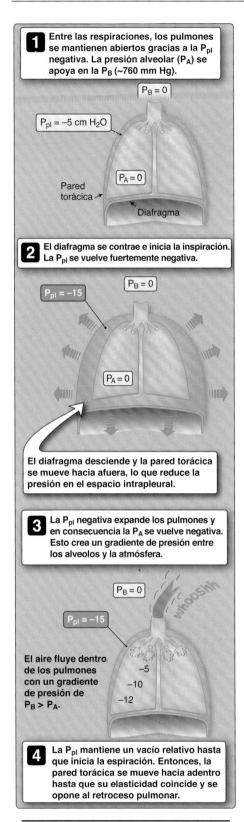

Figura 21-17.
Gradientes de presión que conducen el flujo de aire durante la inspiración. Todos los valores se dan en cm H_2O. PB = presión barométrica; P_{pl} = presión intrapleural.

Donde P_{A1} y P_{A2} denotan presión alveolar antes y después de la expansión alveolar (V_{A1} y V_{A2}). Por lo tanto, la expansión alveolar crea un gradiente de presión $P_B > P_A$ que conduce el flujo de aire hacia los pulmones (fig. 21-17). En vista de que el flujo ocurre contra una resistencia, lleva tiempo que el aire se mueva dentro o fuera de los pulmones y para que disipe el gradiente de presión, en particular a los puntos eliminados más lejanos a partir del sitio de mayor resistencia.

B. Resistencia al flujo de aire

En un individuo sano la respiración suele ser un acto sin esfuerzo e inconsciente, de manera que parece sorprendente que las vías respiratorias puedan ofrecer resistencia al flujo. La resistencia tiene diversos orígenes; es proporcional a la longitud de la vía respiratoria (L) y la viscosidad (η) del gas que se mueve a través de ella es proporcional de manera inversa a la cuarta potencia del radio (r) de la vía respiratoria, como se establece en la **ley de Poiseuille**:

$$R = \frac{8L\eta}{\pi r^4}$$

La ley de Poiseuille fue derivada con tubos de vidrio rígidos. Las vías respiratorias son distensibles, por lo que la ley no se puede aplicar de forma rigurosa, pero ayuda a comprender las variables que influyen en el flujo de aire en los pulmones (*véase* también 18·III). El radio de la vía respiratoria es el principal factor determinante de la resistencia pulmonar, aunque también deben considerarse la viscosidad y la turbulencia del aire.

1. **Radio de la vía respiratoria:** el radio de la vía respiratoria disminuye con cada generación sucesiva dentro del árbol bronquial. La disminución del radio incrementa la resistencia, pero el impacto negativo sobre el flujo de aire neto a través del pulmón es más que compensar por la ganancia en el número de vías respiratorias con cada generación sucesiva. En otras palabras, si bien los bronquiolos individuales tienen una resistencia muy elevada, su resistencia combinada es casi insignificante (que se calcula de la suma de recíprocos; *véase* 18·IV·B). El sitio de mayor resistencia en el pulmón es en la faringe y las vías respiratorias más grandes (generaciones 0 a ~7), como se muestra en la figura 21-18.

2. **Viscosidad del aire:** la viscosidad del aire depende de la densidad del aire. La densidad del aire se incrementa cuando se comprime, como ocurre durante un buceo profundo en el mar. Al incrementar la densidad aumenta la resistencia del flujo y el **trabajo respiratorio**. La respiración de una mezcla de O_2/helio compensa, de modo parcial, su incremento en la densidad. El helio tiene una fracción de la densidad del aire atmosférico (~14%) y, en consecuencia, se reduce el trabajo respiratorio.

3. **Turbulencia:** la ley de Poiseuille asume que el flujo de aire a través de los pulmones es aerodinámico, pero este no suele ser el caso. Cada punta de la rama en el árbol bronquial crea una corriente de remolino que rompe el flujo aerodinámico e incrementa la resistencia de la vía respiratoria. En la práctica, las corrientes de remolino hacen que el flujo a través de las vías respiratorias sea proporcional a ($\Delta P + \sqrt{\Delta P}$) en lugar de ΔP solo.

C. Cambios en la resistencia de las vías respiratorias

Los cambios en el radio de las vías respiratorias pueden impactar de manera significativa la función pulmonar. El radio de las vías respiratorias depende de la musculatura de las vías respiratorias y el volumen pulmonar.

1. **Músculo liso:** los bronquiolos están recubiertos por células musculares lisas. Cuando los músculos se contraen, el radio de las vías respiratorias disminuye y la resistencia a las vías respiratorias se incrementa. La relajación del músculo liso y la dilatación bronquiolar reducen la resistencia

y aumentan el flujo de aire. Los músculos de las vías respiratorias están regulados por el sistema nervioso autónomo (SNA) y por factores locales.

a. **Control autónomo:** las vías respiratorias están controladas por ramas parasimpáticas (SNPS) y simpáticas (SNS) del SNA.

   i. **Parasimpático:** cuando se activan las fibras nerviosas del SNPS del nervio vago liberan acetilcolina (ACh) de sus terminaciones. La ACh se une a los receptores M_3 muscarínicos y provoca broncoconstricción, que reduce el flujo de aire.

   ii. **Simpático:** la activación del SNS provoca broncodilatación, sobre todo al inhibir la liberación de ACh, en lugar de que sea a través de efectos directos sobre la musculatura. Las terminaciones del SNS liberan noradrenalina, que se une a los receptores β_2 adrenérgicos presinápticos. Este receptor también es activado por la liberación de adrenalina de la médula suprarrenal durante la activación del SNS. La broncodilatación mediada por el SNS facilita el flujo de aire durante el ejercicio, por ejemplo.

b. **Factores locales:** los irritantes locales y los alérgenos provocan constricción de los bronquiolos y obstruyen las vías respiratorias. La contracción de los músculos de las vías respiratorias es una respuesta a la histamina y otros mediadores inflamatorios.

2. **Volumen pulmonar:** la resistencia de las vías respiratorias es bastante dependiente del volumen pulmonar. La disminución en la P_{pl} que infla los alveolos durante la inspiración también se transmite a las vías respiratorias. Estas se dilatan, y como consecuencia la resistencia disminuye. Las vías respiratorias también se dilatan mediante la **tracción radial**, que resulta de un encadenamiento mecánico entre los alveolos y todas las estructuras circundantes. Por tanto, cuando los pulmones se expanden, la tracción radial incrementa la permeabilidad de la vía aérea y disminuye su resistencia (fig. 21-19). A volúmenes pulmonares bajos, la tracción radial se reduce y la resistencia de las vías respiratorias aumenta.

D. Colapso de las vías respiratorias durante la espiración

Las vías respiratorias tienden a colapsarse y limitar el flujo durante la espiración, un efecto conocido como **compresión dinámica de las vías respiratorias**. Las razones y consecuencias del colapso son las más fáciles de apreciar durante una espiración forzada, después de una inspiración profunda (fig. 21-20). La espiración forzada inicia con la contracción de los músculos abdominales e intercostales internos, que fuerzan a la pared torácica hacia abajo y arriba, acción que provoca que la P_{pl} se vuelva positiva. La presión positiva se transfiere y comprime a los alveolos, lo que disminuye su volumen y provoca que la P_A se eleve arriba de la P_B. Por lo tanto, la compresión establece el gradiente de presión que dirige el flujo espiratorio. Las vías respiratorias de mayor tamaño tienen una resistencia un tanto alta al flujo que limita la tasa de vaciamiento pulmonar, así que hay un periodo durante el cual los alveolos se mantienen llenos de aire presurizado. La P_A elevada mantiene la permeabilidad, incluso aunque la P_{pl} pueda ser positiva y favorecer el colapso alveolar. La presión de las vías respiratorias disminuye con la distancia desde los alveolos y la proximidad al sitio principal de resistencia (bronquios y tráquea). En consecuencia, mientras que la P_A puede ser bastante positiva (con respecto a la P_B), la presión dentro de las vías respiratorias de mayor tamaño pueden ser más cercanas a cero (es decir, la P_B) y, por lo tanto, son más susceptibles de colapsarse por la P_{pl} (*véase* fig. 21-20[3]). Las vías respiratorias de mayor tamaño tienen cartílago, mismo que ayuda a mantener la permeabilidad durante la espiración forzada, pero pueden ser inadecuadas para evitar el colapso. Conforme el aire deja los pulmones y la P_A cae, la zona de colapso se mueve en forma distal e involucra a las vías respiratorias cada vez más pequeñas. La compresión y el colapso de las vías respiratorias de

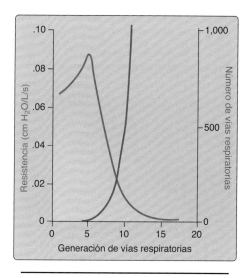

Figura 21-10.
Resistencia al flujo de aire dentro del árbol bronquial.

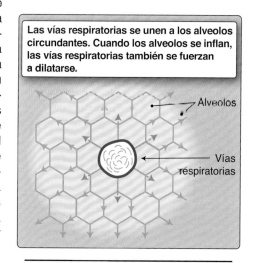

Figura 21-19.
Tracción radial en las vías respiratorias al inflar el pulmón.

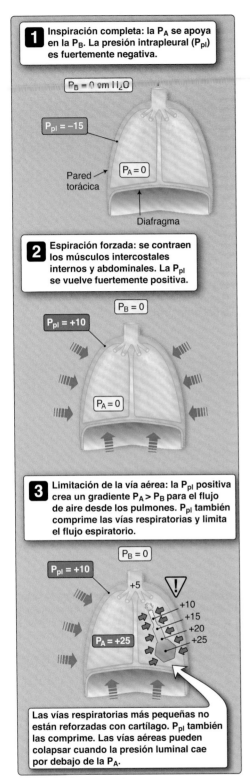

1 Inspiración completa: la P_A se apoya en la P_B. La presión intrapleural (P_{pl}) es fuertemente negativa.

$P_B = 0$ cm H_2O

$P_{pl} = -15$

Pared torácica

$P_A = 0$

Diafragma

2 Espiración forzada: se contraen los músculos intercostales internos y abdominales. La P_{pl} se vuelve fuertemente positiva.

$P_B = 0$

$P_{pl} = +10$

$P_A = 0$

3 Limitación de la vía aérea: la P_{pl} positiva crea un gradiente $P_A > P_B$ para el flujo de aire desde los pulmones. P_{pl} también comprime las vías respiratorias y limita el flujo espiratorio.

$P_B = 0$

$P_{pl} = +10$

+5
+10
+15
+20
+25

$P_A = +25$

Las vías respiratorias más pequeñas no están reforzadas con cartílago. P_{pl} también las comprime. Las vías aéreas pueden colapsar cuando la presión luminal cae por debajo de la P_A.

Figura 21-20.
Colapso de la vía respiratoria durante la espiración forzada. Todos los valores se dan en cm H_2O. PA = presión intraalveolar; PB = presión barométrica; P_{pl} = presión intrapleural.

conducción es el factor autorregulador limitante, que determina qué tan rápido escapa el aire de los pulmones durante la espiración. Si un sujeto intenta acelerar el flujo de aire que sale con una contracción muscular más forzada, el gradiente de presión que conduce el flujo de aire hacia afuera se eleva, pero esto hace que las fuerzas que favorecen el colapso de las vías respiratorias se colapsen con una suma neta de ganancia cero (fig. 21-21).

E. Trabajo respiratorio

La respiración requiere que los músculos respiratorios se contraigan para expandir la resistencia contra los pulmones. Por lo general, el trabajo respiratorio representa ~5% de la energía total utilizada en reposo, pero puede elevarse a > 20% del total durante el ejercicio. Tales cargas de trabajo suelen ser insignificantes en los individuos sanos, pero algunos pacientes con enfermedades pulmonares tienen la dificultad de expandir sus pulmones, e incluso los movimientos respiratorios pueden fatigar a los músculos respiratorios y precipitar insuficiencia respiratoria (*véase* 40·VI).

1. **Componentes del esfuerzo:** muchos factores contribuyen al trabajo respiratorio. Los dos factores principales son el trabajo elástico y el trabajo de resistencia. El **trabajo elástico** incluye el esfuerzo requerido para contrarrestar la retracción elástica pulmonar durante la inspiración, que es proporcional a su distensibilidad. También se necesita el esfuerzo para desplazar la pared torácica hacia afuera y los órganos abdominales hacia abajo. El **trabajo de resistencia** conlleva el movimiento del aire a través de las vías respiratorias contra la resistencia de las mismas.

Aplicación clínica 21-2: respiración con los labios fruncidos

La enfermedad pulmonar obstructiva crónica (EPOC) se caracteriza por la limitación al flujo de aire (obstrucción). La prueba de espirometría muestra una capacidad vital reducida con un contorno de la curva de flujo-volumen que parece "hacia afuera" (cóncavo hacia arriba). Asimismo, puede haber una cola larga en el extremo espiratorio, que se manifiesta debido a que los pacientes con EPOC pasan dificultades para exhalar debido a la pérdida de la retracción elástica y

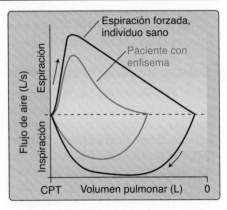

Efectos del enfisema en el flujo de aire.

el colapso del aire. Los pacientes pueden compensar de manera parcial la pérdida del soporte mecánico al fruncir sus labios (como si silbaran) durante la espiración, una conducta conocida como **respiración con los labios fruncidos** o resoplido. Esta conducta es eficaz debido a que mueve el sitio principal de resistencia de las vías respiratorias más cercano a la boca y extiende el tiempo durante el cual la presión de las vías respiratorias se mantiene elevada y las vías respiratorias permeables. Los pacientes con pérdida de tejido anatómico (enfisema), además de la obstrucción del flujo de aire, tienden a hiperventilar y a utilizar los músculos accesorios para ayudarse con la espiración, lo que les da una complexión rosada característica ("sopladores rosados"). Esto contrasta con los pacientes que presentan EPOC, cuya enfermedad se caracteriza por bronquitis crónica y producción excesiva de moco que interfiere con la captación de oxígeno (estos pacientes pueden describirse como "abotargados azules").

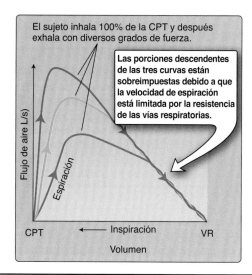

Figura 21-21.
La resistencia de las vías respiratorias limita el flujo durante la espiración forzada. CPT = capacidad pulmonar total, VR = volumen residual.

2. **Medición del esfuerzo:** el esfuerzo se calcula como el monto de fuerza requerida para mover un objeto en una distancia dada. En términos pulmonares, el trabajo respiratorio se calcula del producto de la fuerza requerida para cambiar el gradiente de P_L y el volumen de aire movido por unidad de tiempo. El esfuerzo puede representarse en forma gráfica como el área a la izquierda de la fase inspiratoria del bucle de presión–volumen (fig. 21-22).

3. **Enfermedades pulmonares:** tanto la EPOC como la fibrosis pulmonar incrementan el trabajo respiratorio (*véase* fig. 21-22). Los pacientes con EPOC realizan un mayor esfuerzo para exhalar contra la resistencia de las vías respiratorias (incrementa el trabajo de resistencia). La fibrosis pulmonar endurece el pulmón y requiere que el paciente genere P_L superiores a las normales, para expandir los pulmones durante la inspiración (incremento del trabajo elástico).

IX. VOLÚMENES Y CAPACIDADES PULMONARES

La respiración normal tranquila utiliza menos de 10% de la CPT. El ejercicio incrementa este monto de manera significativa, pero siempre hay un volumen residual pequeño que se comunica con el espacio ventilado, pero no participa en la ventilación, incluso en niveles máximos de ejercicio. En la clínica es importante determinar la contribución de este volumen a la mezcla de gases en los pulmones y evaluar de qué manera el volumen o los volúmenes pueden impactarse por la progresión de diversas enfermedades pulmonares. Además de calcular el flujo de aire mediante **espirometría,** las **pruebas de funcionamiento pulmonar** (PFP) miden de manera característica cuatro **volúmenes pulmonares,** los cuales se combinan para derivar las numerosas **capacidades pulmonares** (fig. 21-23). Las PFP también evalúan la eficiencia de la separación hematogaseosa (la "capacidad de difusión" se revisa en el cap. 22·V).

A. Volúmenes

El volumen de aire inspirado o espirado con cada respiración, que suele ser de ~500 mL en un adulto promedio, se denomina **volumen corriente (VC).** El **volumen de reserva inspiratoria (VRI)** y el **volumen de reserva espiratoria (VRE)** corresponden a los volúmenes que pueden inspirarse o espi-

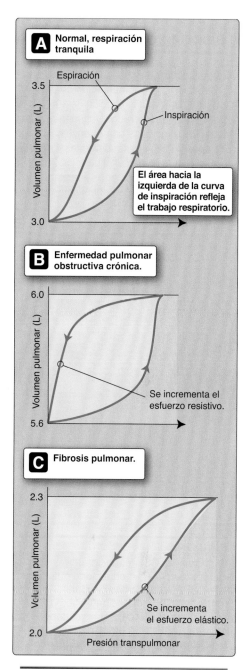

Figura 21-22.
Efectos de la enfermedad pulmonar en el trabajo respiratorio. Los valores usados para el volumen pulmonar son ilustrativos.

Sexo biológico y envejecimiento 21-2: pruebas de función pulmonar

Los alveolos y los conductos alveolares son ricos en elastina (*véase* fig. 4-16), lo que permite ciclos repetidos de inflación y deflación. La fragmentación de la elastina asociada con el envejecimiento causa distensión alveolar y dilatación ductal, lo que lleva a una disminución de 30% en el área de la superficie de la interfase hematogaseosa para los 90 años de edad. Las consecuencias para los volúmenes y capacidades pulmonares no son diferentes a las observadas al fumar, por lo que los cambios asociados con el envejecimiento pueden denominarse "enfisema senil". La pérdida de la tracción radial permite el colapso de las vías respiratorias y el atrapamiento de aire durante la espiración. El volumen residual aumenta ~50% a expensas de la capacidad vital para los 70 años de edad. El VEF_1 disminuye 300 mL por década de modo constante después de los 30 años de edad, y luego se acelera a los 65 años. La extremidad espiratoria del bucle flujo-volumen adquiere un aspecto de vacío, como se ve con el enfisema (*véase* Aplicación clínica 21-2).

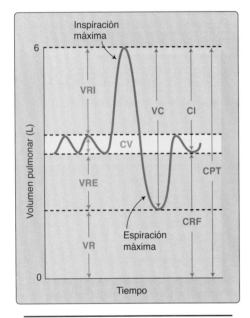

Figura 21-23.
Espirometría.CI = capacidad inspiratoria; CPT = capacidad pulmonar total; CRF = capacidad residual funcional; CV = capacidad vital; VC = volumen corriente; VR = volumen residual; VRE = volumen de reserva espiratoria; VRI = volumen de reserva inspiratoria.

rarse, de manera respectiva, por encima del VC. El **volumen residual** (**VR**) es el volumen de aire remanente en el pulmón después de una espiración máxima (~1.2 L en un individuo normal). No es posible obtener información del VR mediante una espirometría, de manera que las pruebas de funcionamiento pulmonar suelen incluir valoraciones más especializadas como pletismografía corporal o técnicas que vigilen las concentraciones intrapulmonares de los gases con el tiempo (es decir, ensayos de dilución de helio y de lavado de nitrógeno).

B. Capacidades

La suma de los cuatro volúmenes pulmonares (CPT) corresponde a ~6 L en un individuo normal (fig. 21-23). La **capacidad residual funcional** (**CRF**) es el volumen remanente en los pulmones tras expeler una respiración corriente. La **capacidad inspiratoria** (**CI**) es la suma de CV y VRI. La **capacidad vital** (**CV**) es la suma de VC, VRI y VRE, y es la VC máxima que puede obtenerse (es decir, la mayor inhalación que uno pueda hacer). La **capacidad vital forzada** (**CVF**) es el volumen de aire que puede espirarse *de manera forzada* tras una inspiración máxima.

C. Volumen espiratorio forzado

El volumen espiratorio forzado en 1 s (VEF_1) es el volumen de aire que puede espirarse de manera forzada *en 1 segundo* tras una inspiración máxima y es una medida clínica importante del funcionamiento pulmonar (*véase* aplicación clínica 21-3). El VEF_1 suele expresarse como una función de la CVF (VEF_1/CVF) para corregir las diferencias en el tamaño y capacidad pulmonares.

X. ESPACIO MUERTO Y VENTILACIÓN

El intercambio gaseoso se presenta en la superficie alveolar. Al momento en que el aire inspirado se pone en contacto con la separación de intercambio gaseoso, su concentración de O_2 y CO_2 se ha modificado a través de la mezcla con los gases que permanecen en el VR, que depende de la frecuencia con que se refresquen los contenidos pulmonares (es decir, la ventilación). La concentración de gas alveolar también depende del monto del aire inhalado que no participa en el intercambio gaseoso debido a que llena el **espacio muerto**.

A. Espacio muerto

El pulmón contiene dos tipos de espacio muerto: anatómico y fisiológico.

1. **Anatómico:** faringe, tráquea, bronquios y otras vías respiratorias de conducción contienen ~150 mL de aire que se inspira pero nunca alcanza la interfase hematogaseosa. Esto representa el **espacio muerto anatómico**

Aplicación clínica 21-3: pruebas de funcionamiento pulmonar

Las pruebas de funcionamiento pulmonar son de utilidad para detectar la presencia de fisiopatología pulmonar obstructiva y restrictiva. La enfermedad pulmonar obstructiva crónica (EPOC) se identifica mejor mediante la medición del flujo de aire con espirometría y al documentar la obstrucción (reducción del volumen espiratorio forzado en 1 s [VEF$_1$] en un escenario de una relación de VEF$_1$/CVF [capacidad vital forzada] de < 70%). Los pacientes con EPOC suelen presentar volúmenes pulmonares muy elevados debido a que la exhalación está alterada por la obstrucción de las vías respiratorias. Los pacientes con fibrosis pulmonar funcionan a volúmenes bajos debido a que el pulmón no es distensible y es difícil que se expanda; por lo tanto, la capacidad pulmonar se reduce. Estos pacientes suelen tener una respiración superficial y rápida.

	VEF$_1$	CVF	VEF$_1$:CVF (%)
Normal	~4.0	~5.0	> 70
Obstructivo	~1.3	~3.1	< 70
Restrictivo	~2.8	~3.1	> 70

VEF$_1$ = volumen de aire que se expulsa en forma forzada en 1 s; CVF = capacidad vital forzada. Los valores de VEF$_1$ y de la CVF están en litros. La CVF suele ser un poco menor que la capacidad vital, de ahí el término que se utiliza para distinguirlos.

2. **Fisiológico:** en un pulmón enfermo es posible que una proporción de los alveolos esté ventilada pero no participe en el intercambio gaseoso debido al daño en la separación hematogaseosa o a que se interrumpió el flujo pulmonar sanguíneo a estas regiones. Tales regiones representan el espacio muerto. El término espacio muerto fisiológico considera el espacio muerto anatómico y las contribuciones de estos alveolos no funcionales. En una persona sana, los espacios muertos fisiológico y anatómico son casi iguales. En un pulmón enfermo el espacio muerto puede ser > 1 500 mL.

3. **Cálculo del espacio muerto:** el volumen del espacio muerto (V$_D$) puede calcularse al medir el monto de CO_2 contenido en el aire espirado (P$_E$$CO_2$). El espacio muerto no participa en el intercambio gaseoso y, en consecuencia, contiene cantidades insignificantes de CO_2. La cantidad de CO_2 en el aire, que se origina a partir de las regiones pulmonares que participan en el intercambio gaseoso, iguala a la de la sangre arterial (P$_a$$CO_2$), debido a que los gases sanguíneos se equilibran con los gases alveolares durante el tránsito a través de los pulmones (es decir, P$_A$$CO_2$ = P$_a$$CO_2$). Por lo tanto, V$_D$ puede determinarse a partir del grado on que ha disminuido la cantidad de CO_2 en el aire espirado por el aire libre de CO_2 que se origina del espacio muerto:

$$V_D = VC \times \frac{P_aCO_2 - P_ECO_2}{P_aCO_2}$$

B. Ventilación:

La ventilación puede expresarse como **ventilación por minuto (V$_E$)** o **ventilación alveolar** (V$_A$). La V$_E$ es el volumen total de aire inhalado y exhalado por minuto:

$$\text{Ventilación por minuto} = CV \times \text{respiraciones/min}$$

La V$_A$ es el volumen de aire por minuto que entra a las áreas participantes en el intercambio gaseoso:

$$V_A = (VC - V_D) \times \text{respiraciones/min}$$

Donde V$_A$ representa la ventilación alveolar y V$_D$ es el espacio muerto.

Resumen del capítulo

- Los pulmones facilitan el intercambio de O_2 y CO_2 entre la sangre y el aire. La **interfase hematogaseosa** se localiza dentro de los **alveolos**, sacos de paredes delgadas que sirven para amplificar la separación del área superficial y transportar la circulación pulmonar hacia la proximidad del aire inhalado.

- Los alveolos están humedecidos con una película delgada de líquido que genera tensión superficial. La tensión superficial favorece que el pulmón se colapse. El epitelio alveolar produce **surfactante** con el fin de contrarrestar esta tensión superficial. El surfactante es un complejo **fosfolipídico** que ayuda a estabilizar el tamaño alveolar e incrementa la distensibilidad pulmonar.

- La respiración conlleva ciclos repetidos de **inspiración** y **espiración**. El aire se conduce dentro de los pulmones mediante la contracción del **diafragma** y otros **músculos respiratorios**. La contracción incrementa el volumen de la cavidad torácica y los pulmones.

- El diafragma, la pared torácica y los pulmones se mueven como una sola unidad. Están unidos por una película delgada de **líquido pleural,** que lubrica las **pleuras visceral** y **parietal,** para proporcionar la fuerza de cohesión que se requiere para expandir los pulmones.

- En reposo, un pulmón está sujeto a dos fuerzas opuestas. La tensión superficial y los elementos elásticos en el tejido pulmonar favorecen el colapso (**retracción elástica**). Los elementos elásticos en la pared torácica promueven la expansión y, en consecuencia, evitan el colapso. La introducción de aire entre las dos pleuras (**neumotórax**) rompe la conexión entre los pulmones y la pared torácica, al permitir el colapso pulmonar.

- La gravedad provoca diferencias regionales significativas en el tamaño alveolar en un pulmón en posición vertical. La base del pulmón está comprimida por su propia masa, mientras que los alveolos en el ápex pueden expandirse hasta 60% de su volumen máximo.

- El flujo de aire entre los alveolos y la atmósfera externa es conducido por los **gradientes de presión**. El flujo se presenta contra una **resistencia** que depende en gran medida del radio interno de la vía respiratoria.

- La resistencia de las vías respiratorias está modulada por el **sistema nervioso autónomo,** sin embargo también cambia en forma pasiva con el volumen pulmonar. Durante la expansión pulmonar, las vías respiratorias son forzadas a dilatarse al activar las estructuras circundantes vía las **uniones mecánicas,** y la dilatación provoca que caiga la resistencia de las vías respiratorias. Cuando los volúmenes pulmonares son bajos, las vías respiratorias se comprimen por la masa del tejido circundante y su resistencia es alta.

- Las vías respiratorias también son sensibles a las presiones transmurales que se desarrollan durante la espiración, de tal manera que su resistencia se convierte en un factor dependiente de la presión limitante del flujo de salida.

- El movimiento del aire entre los pulmones y la atmósfera se mide con la **espirometría,** una de las diversas **pruebas de funcionamiento pulmonar** (**PFP**) que se utilizan para evaluar la salud pulmonar. De las PFP se derivan cuatro volúmenes pulmonares (es decir, **volumen corriente, volumen de reserva inspiratoria, volumen de reserva espiratoria** y **volumen residual**) y capacidades (es decir, **capacidad pulmonar total, capacidad residual funcional, capacidad inspiratoria** y **capacidad vital**).

- El aire que está comprendido dentro de las regiones de los pulmones que no participan en el intercambio gaseoso se conoce como **espacio muerto**.

Intercambio gaseoso

22

I. GENERALIDADES

Los pulmones facilitan el intercambio de O_2 y CO_2 entre la sangre y el aire. El O_2 se requiere para ayudar a la producción celular del combustible ATP, mientras que el CO_2 se forma como un producto secundario del metabolismo aeróbico. Los pulmones facilitan el intercambio al conducir a la sangre hacia la proximidad del aire atmosférico, en una separación hematogaseosa. Cuando el diafragma y otros músculos inspiratorios se contraen, los pulmones se insuflan. El aire fluye hacia los pulmones, y se vuelve a llenar de O_2 en la separación hematogaseosa para aportar los elevados gradientes de presión de O_2 y CO_2 que se requieren para el intercambio gaseoso óptimo. El intercambio se presenta con rapidez, gracias a la delgada división que existe entre la sangre y el aire (< 1 μm), así como por el área extensa de la superficie de la separación. La eficiencia del intercambio depende en gran medida de la circulación pulmonar, la cual lleva CO_2 a los pulmones para su desecho y se lleva O_2 (fig. 22-1). Los cambios fisiológicos y patológicos en la ventilación o la perfusión de la separación hematogaseosa pueden impactar en forma negativa el desempeño pulmonar.

II. PRESIONES ARTERIALES

Los gases se mueven entre el aire y la sangre mediante difusión pasiva. Los principios básicos que rigen la difusión gaseosa son similares a los descritos para solutos (*véase* 1·IV): los gases tienden a moverse desde áreas de alta concentración de gas a baja concentración de gas. Sin embargo, cuando se analiza el transporte de gas por la sangre, el tema se complica porque es necesario tomar en consideración qué tan soluble pudiera ser un gas en el agua (fig. 22-2). Si un gas es insoluble en agua no puede entrar a la circulación, excepto a presiones extremas (no fisiológicas). De igual manera, las concentraciones de gas se discuten en términos de **presiones parciales** en lugar de moles/l

A. Presiones gaseosas

El movimiento aleatorio de las moléculas de gas ejerce presión sobre las paredes del vaso que lo contiene. La cantidad de presión es proporcional de forma directa al número de moléculas dentro del vaso (es decir, la concentración de moléculas de gas), como se describe por la **ley del gas ideal**:

$$P = \frac{nRT}{V}$$

donde P = presión, n = número de moléculas, R = constante universal de gas, T es temperatura, y V es el volumen del contenedor.

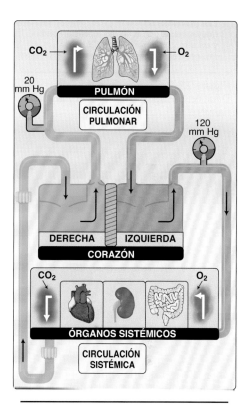

Figura 22-1.
Circulación pulmonar y sistemática.

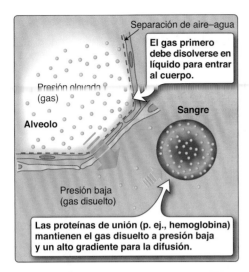

Figura 22-2.
Difusión gaseosa entre el aire y la
sangre.

B. Presión parcial

El término "presión parcial" reconoce que el aire atmosférico es una mezcla de diversos gases diferentes. La presión total ejercida por las mezclas de gases es igual a la suma de las presiones parciales de cada uno de los componentes individuales (**ley de Dalton**).

1. **Composición del aire atmosférico:** el aire atmosférico está compuesto por 78.09% N_2, 20.95% O_2, 0.93% argón (Ar), 0.03% CO_2 y cantidades ínfimas de otros diversos gases inertes y contaminantes. La composición fraccionada no cambia con la altura sobre el nivel del mar ni con la temperatura.

2. **Composición del aire inspirado:** la composición del aire no cambia durante la inspiración debido a que las membranas mucosas que recubren la nariz y la boca agregan vapor. Al momento en que el aire llega a los alveolos, este se satura con 6.18% de agua por volumen (100% de humedad relativa). La composición fraccionada de otros gases se reduce de manera correspondiente: 73.26% N_2, 19.65% O_2, 0.87% Ar y 0.03% CO_2.

3. **Presión parcial del aire inspirado:** la presión atmosférica a nivel del mar es de 760 mm Hg, que refleja la masa de las moléculas de aire acumuladas arriba. La presión parcial de los gases individuales que conforman el aire inspirado refleja su composición fraccionada. Por lo tanto, la presión parcial de O_2 en la membrana alveolar (P_iO_2) es el producto de la presión atmosférica (760 mm Hg) y de la composición fraccionada (19.65%):

$$P_{AO_2} = 760 \times 0.197 = 150 \text{ mm Hg}$$

La presión parcial de CO_2 en el aire inspirado (P_ico_2) es 0.21 mm Hg. Este último es insignificante en términos fisiológicos y, en consecuencia, suele redondearse a 0 mm Hg (tabla 22-1).

C. Gases sanguíneos

La ventilación alveolar lleva el aire atmosférico a la separación hematogaseosa. El monto de O_2 y otros constituyentes del aire que se disuelven en la sangre es proporcional a sus presiones parciales y su solubilidad en la sangre (**ley de Henry**). O_2 y CO_2 son gases solubles que se equilibran con rapidez a través de la separación hematogaseosa durante la inspiración. La P_{O_2} en el gas alveolar (P_{AO_2}) necesariamente cae conforme la composición fraccionada de CO_2 aumenta y las moléculas de O_2 cruzan la separación y se disuelven en la sangre: cuando los dos compartimientos se equilibraron, la P_{AO_2} disminuye de 150 a 100 mm Hg. En equilibrio, la concentración de O_2 disuelto en la sangre puede calcularse a partir de:

$$[O_2] = P_{AO_2} \times s = 100 \text{ mm Hg} \times 0.0013 \text{ mmol/L/mm Hg} = 0.13 \text{ mmol/L}$$

donde [O_2] se disuelve la concentración de O_2, y s es la solubilidad de O_2 en sangre.

Por lo tanto, la ley de Henry predice que si la concentración de O_2 en la sangre es de 0.13 mmol y está en equilibrio con un compartimiento gaseoso, el P_{O_2} en dicho compartimiento debe ser de 100 mm Hg. Por lo tanto, se considera que la presión parcial de O_2 en sangre es de 100 mm Hg, lo que permite revisar los gradientes de presión que conducen el movimiento del gas entre las fases gaseosa y líquida.

Tabla 22-1: Presiones parciales de oxígeno y dióxido de carbono

Localización	O_2 (mm Hg)	CO_2 (mm Hg)
Aire externo	160	0
Vías respiratorias de conducción (durante la inhalación)	150	0
Alveolos	100	40
Capilar pulmonar	100	40
Arteria sistémica	95*	40
Arteria pulmonar	40	45

*El valor es ligeramente menor que aquel de los capilares pulmonares debido a las derivaciones fisiológicas.

Las presiones parciales, por ejemplo, reflejan el monto del gas libre disuelto en líquido y no proporcionan información acerca de qué tanto gas adicional pudiera unirse a la hemoglobina (Hb).

III. CIRCULACIÓN PULMONAR

La circulación pulmonar, al igual que la circulación sistémica, recibe 100% del gasto cardiaco (GC), pero hasta ahí terminan las semejanzas. Numerosas características hacen que la vasculatura pulmonar sea única, pues reflejan su localización dentro de la circulación general y un número de adaptaciones diseñadas para facilitar el intercambio de gas.

A. Generalidades

La circulación pulmonar tiene una resistencia de 2 a 3 mm Hg·min·L^{-1}, o cerca de cinco veces menor que la circulación sistémica. La media de las presiones arteriales pulmonares se reduce en forma proporcional (10-17 mm Hg), al igual que el grosor de la pared de las arterias de suministro. Las arterias pulmonares contienen una fracción del músculo liso que caracteriza a los vasos de resistencia periférica y hacen difícil distinguirlas de las venas. La escasez del músculo en la vasculatura pulmonar significa que los vasos se distienden con facilidad en respuesta a cambios menores en la presión de llenado. La vasculatura, como un todo, puede contener hasta 20% del volumen sanguíneo circulante, y los cambios en la postura provocan modificaciones inducidas por la gravedad de ~400 mL entre las circulaciones pulmonar y sistémica.

B. Interfase hematogaseosa

Los eritrocitos están separados del gas atmosférico por el espesor de una célula endotelial capilar más una célula epitelial alveolar (-0.15–0.30 μm). La densidad de los capilares pulmonares es tan extensa que la superficie alveolar está bañada por una capa casi continua de sangre, que optimiza el intercambio gaseoso. Los capilares pulmonares tienen una longitud promedio de 0.75 mm, que da una amplia oportunidad para el equilibrio gaseoso entre la sangre y el aire, incluso a tasas elevadas de flujo. En reposo, un solo eritrocito atraviesa la longitud de un capilar y fluye 5 a 7 alveolos en ~0.75 s.

C. Volumen pulmonar

La elasticidad elevada de los vasos sanguíneos pulmonares significa que estos pueden colapsarse con facilidad cuando son comprimidos por los tejidos circundantes. En la práctica, esto implica que los cambios en la presión de las vías respiratorias durante el ciclo respiratorio tienen un impacto mayor sobre las tasas de perfusión alveolar. La naturaleza y el momento del cambio dependen de la localización del vaso dentro del árbol bronquial.

1. **Vasos de irrigación:** el flujo a través de arterias y arteriolas pulmonares es muy sensible a los cambios en la presión intrapleural (P$_{pl}$). La P$_{pl}$ se vuelve muy negativa durante la inspiración para inflar los alveolos y extraer aire de la atmósfera (fig. 22-3; *véase también* 21·VIII para más detalles). La presión negativa también dilata los vasos sanguíneos que

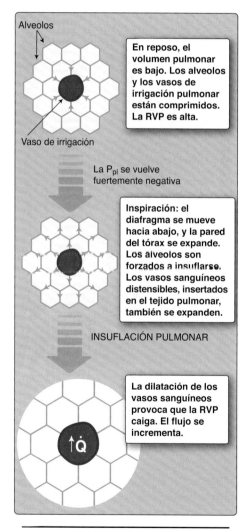

Alveolos

Vaso de irrigación

En reposo, el volumen pulmonar es bajo. Los alveolos y los vasos de irrigación pulmonar están comprimidos. La RVP es alta.

La P$_{pl}$ se vuelve fuertemente negativa

Inspiración: el diafragma se mueve hacia abajo, y la pared del tórax se expande. Los alveolos son forzados a insuflarse. Los vasos sanguíneos distensibles, insertados en el tejido pulmonar, también se expanden.

INSUFLACIÓN PULMONAR

La dilatación de los vasos sanguíneos provoca que la RVP caiga. El flujo se incrementa.

Figura 22-3.
Efectos de la inspiración sobre los vasos de irrigación pulmonar. P$_{pl}$ = presión pleural; RVP = resistencia vascular pulmonar; Q = flujo sanguíneo pulmonar.

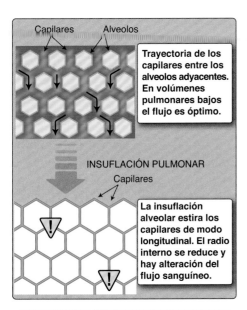

Figura 22-4.
Permeabilidad capilar pulmonar durante
la inspiración.

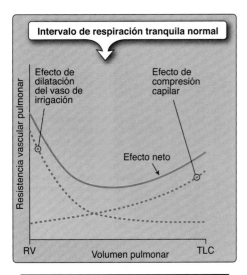

Figura 22-5.
Efectos del volumen pulmonar sobre
la resistencia vascular pulmonar.
CPT = capacidad pulmonar total;
VR = volumen residual.

están incrustados en el parénquima pulmonar. Debido a que la resistencia vascular es inversamente proporcional al radio vascular ($R \propto 1/r^4$), la dilatación del vaso de irrigacion durante la inspiración disminuye la resistencia vascular pulmonar (RVP; *véase también* 18·IV).

2. **Capilares:** los capilares pulmonares corren entre los alveolos adyacentes. Cuando los alveolos se expanden durante la inspiración, sus paredes se estiran. Los capilares incrustados se estrechan de forma longitudinal y su diámetro interno disminuye (fig. 22-4). El mismo efecto hace que la piel palidezca al estirarse. El estiramiento de los capilares incrementa su resistencia al flujo y aumenta la RVP.

3. **Dependencia de la resistencia vascular pulmonar del volumen:** los efectos diferenciales de la inspiración sobre los vasos de irrigación y la resistencia capilar se suman para producir un gráfico en forma de U de la RVP contra el volumen pulmonar (fig. 22-5). La RVP es muy elevada en volúmenes pulmonares bajos (los vasos de irrigación están comprimidos) y la capacidad pulmonar total (los capilares se estiran), pero la resistencia es más baja durante la respiración en reposo.

D. Gravedad

Debido a que la vasculatura pulmonar tiene una resistencia baja global, las presiones arteriales pulmonares también son muy bajas. Esto hace que el flujo a través de la vasculatura pulmonar sea extremadamente sensible a las influencias gravitacionales.

1. **Presiones sanguíneas pulmonares:** el corazón se localiza dentro del mediastino, anidado entre los pulmones derecho e izquierdo (fig. 21-9). La válvula pulmonar (donde se mide la presión disponible para conducir el flujo a través de la circulación pulmonar) se localiza alrededor de 20 cm bajo el ápex pulmonar. El ventrículo derecho genera una presión arterial pulmonar media (P_{pa}) de ~15 mm Hg, o ~20 cm H_2O. Cuando un individuo está en posición prona, las presiones arteriales en el ápex y la base pulmonar deben aproximarse a 20 cm H_2O. Cuando está de pie, la gravedad ejerce una fuerza descendente que disminuye la presión arterial por arriba del corazón por ~1 cm H_2O por cada centímetro de distancia vertical. La gravedad incrementa las presiones por debajo del corazón en la misma cantidad.

2. **Diferencias regionales:** los efectos de la gravedad sobre la P_{pa} significan que cuando una persona está de pie, el flujo pulmonar es más bajo en el ápex y se incrementa de forma progresiva con una menor altura (fig. 22-6). Aunque hay un flujo continuo del ápex a la base, es posible distinguir tres zonas distintas (1-3) con base en las características del flujo.

   a. **Zona 1–flujo mínimo:** en el ápex, la **presión alveolar** > **presión arterial** > **presión venosa**. En vista de que la P_{pa} cae con la altura por arriba del corazón, la presión dentro de una arteriola localizada ~20 cm por arriba del ventrículo es de cero. La presión venular pulmonar (P_{pv}) es menor a cero a la misma altura (–9 cm H_2O). Esto crea un gradiente de presión de 9 cm H_2O disponible para conducir el flujo a través de los capilares apicales, pero, en la práctica, se colapsan. El colapso se presenta debido a que la presión dentro de un alveolo (P_A) en reposo también es de 0 cm H_2O (es decir, la presión barométrica), que es mayor que la presión de perfusión que mantiene la permeabilidad capilar (*véase* fig. 22-6, panel superior). La zona 1 sólo existe en la parte más superior del ápex pulmonar, cuando las presiones vasculares pulmonares son en extremo bajas (p. ej., durante una hemorragia o alguna otra forma de choque circulatorio) o cuando la presión alveolar se eleva de manera artificial mediante **ventilación con presión positiva**.

b. **Zona 2–flujo moderado:** en la zona 2 la **presión arterial** > **presión alveolar** > **presión venosa**. La zona 2 incluye el ápex y la parte media del pulmón, regiones en que la P_{pa} y la presión capilar media (P_c) son mayores que la P_A. La P_{pv} en la zona 2 todavía es menor que la P_A, así que los capilares tienden a comprimirse en el extremo venular, pero el flujo, no obstante, continúa. La resistencia creada por la compresión extravascular disminuye en forma gradual con la altura pulmonar, que refleja la elevación que coincide tanto en P_{pa} como P_{pv}. (Nota: la P_A sólo responde a la presión barométrica y a los cambios en el volumen intratorácico, y no a la posición.)

c. **Zona 3–flujo máximo:** la base del pulmón se localiza debajo de la válvula pulmonar. La gravedad favorece las presiones de perfusión en esta región, de tal manera que la **presión arterial** > **presión venosa** > **presión alveolar**. Aquí ya no hay colapso vascular. En su lugar, los capilares de la base pulmonar suelen distenderse cuando hay presiones de perfusión elevadas, favorecidas por la gravedad. En la circulación sistémica, los vasos de resistencia controlan de manera estrecha la P_c, a través de la constricción y dilatación refleja de las capas musculares lisas dentro de las paredes vasculares. Las arteriolas pulmonares contienen cantidades tan pequeñas de músculo liso que son reguladores de la presión un tanto ineficaces. Por lo tanto, la P_c se eleva al mismo tiempo que la P_{pa} y la P_{pv}, y los capilares aumentan de tamaño más allá de su capacidad normal. El flujo a través de los vasos sanguíneos es proporcional a la cuarta potencia del radio interno y, en consecuencia, el flujo también es alto de forma desproporcionada (*véase* fig. 22-6, panel inferior).

E. Regulación del flujo

El flujo sanguíneo a través de los vasos de resistencia sistémica está controlado por el sistema nervioso simpático, sustancias transportadas por la sangre, concentraciones elevadas de metabolitos y otros factores. En contraste, los vasos de resistencia pulmonar son insensibles de manera relativa a la actividad simpática o los factores humorales. La vasculatura es ligeramente sensible a la elevación de las concentraciones intersticiales de CO_2 e H^+ y si bien los vasos de resistencia sistémica se dilatarían de manera refleja, los vasos pulmonares se *contraen* cuando las concentraciones de CO_2 y H^+ se elevan. Una fuerza predominante que controla los vasos de resistencia pulmonar es la Po_2. Las concentraciones bajas de O_2 favorecen una **vasoconstricción hipóxica**. Este reflejo es de nuevo el opuesto de cómo los vasos de resistencia sistémica responden a la hipoxia, pero tiene ventajas claras en la optimización de la función pulmonar. La vasoconstricción hipóxica dirige a la sangre fuera de las áreas poco ventiladas y la redirige a las regiones bien ventiladas donde el intercambio gaseoso puede presentarse.

F. Mezcla venosa

En forma ideal, la sangre deja la circulación pulmonar y entra a la circulación sistémica con una saturación de 100%. En la práctica, esto nunca se presenta debido a que siempre hay cierto grado de **mezcla venosa**, o

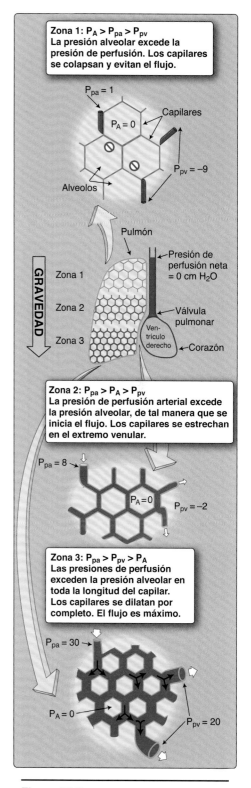

Figura 22-6.
Perfusión regional y patrones del flujo en un pulmón estático en posición vertical. Los valores se dan en cm H_2O. P_A = presión intraalveolar; P_{pa} = presión arterial pulmonar; P_{pv} = presión venosa pulmonar.

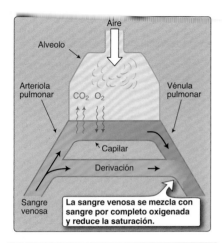

Figura 22-7.
Las derivaciones permiten la mezcla
venosa.

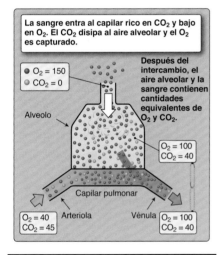

Figura 22-8.
Intercambio de CO_2 y O_2 entre la sangre
pulmonar y el aire alveolar. Las presiones
parciales se presentan en mm Hg.

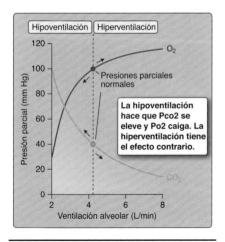

Figura 22-9.
Efecto de la ventilación en la
composición de los gases sanguíneos
alveolar y arterial.

la combinación de sangre desoxigenada (venosa) y oxigenada antes de
entrar al sistema arterial sistémico. Hay dos causas principales: **deriva
ciones** y **relación ventilación/perfusión (V_A/Q) baja**.

1. **Derivaciones:** las **derivaciones** permiten que la sangre venosa eluda
   el proceso normal de intercambio gaseoso (fig. 22-7). Hay dos tipos:
   anatómicas y fisiológicas.

   a. **Anatómicas:** las derivaciones anatómicas tienen una base es-
      tructural, como una fístula o un vaso sanguíneo. Los ejemplos in-
      cluyen un defecto del tabique auricular que permite que la sangre
      pase de la aurícula derecha a la aurícula izquierda o una anas-
      tomosis entre una arteria pulmonar y una vena pulmonar. Estos
      también se conocen como derivaciones de **derecha a izquierda**.

   b. **Fisiológicas: las derivaciones fisiológicas** se presentan cuando
      atelectasia, neumonía o algún otro problema que afecta la venti-
      lación de la separación hematogaseosa evitan el intercambio ga-
      seoso. La vasoconstricción hipóxica redirige el flujo, pero siempre
      existe un grado de perfusión residual o separación no funcional. La
      sangre de estas regiones se escapa a la oxigenación y reduce los
      valores de saturación de O_2 arterial cuando entra a la circulación
      sistémica.

2. **Índices bajos de ventilación/perfusión:** la relación: V_A/Q se revisa
   con mayor detalle en la siguiente sección, pero si la separación hematogaseosa se perfunde a tasas que exceden sus límites disfuncionales,
   la saturación de O_2 no se presenta. El resultado es la mezcla venosa.

IV. RELACIÓN VENTILACIÓN/PERFUSIÓN

En reposo, la circulación pulmonar es perfundida con ~5 L/min de sangre (Q), que
representa el gasto total del corazón derecho. La insuflación pulmonar conduce
~4 L de aire dentro de los sacos alveolares durante este momento (ventilación
alveolar se abrevia como V_A), de tal manera que la V_A/Q pulmonar es = 0.8. En
un pulmón ideal, todos los alveolos estarían ventilados y perfundidos de manera
óptima, pero existen muchas causas fisiológicas de desajuste.

A. Modelo de mecánica pulmonar

La función de la ventilación alveolar es conducir al aire externo en la proximidad cercana a la sangre, de tal manera que pueda cargarse O_2 y eliminarse CO_2. A nivel del mar, el aire atmosférico humidificado que ingresa a
la zona respiratoria contiene 150 mm Hg de O_2 y cantidades insignificantes
de CO_2 (fig. 22-8). La sangre que llega a los alveolos desde las arteriolas
pulmonares (**sangre venosa mixta**) es rica en CO_2 (Pco_2 = 45 mm Hg)
pero baja en O_2 (Po_2 = 40 mm Hg). Durante la respiración tranquila normal,
el equilibrio de ambos gases entre el aire y la sangre se completa antes
de que esta última haya avanzado incluso un tercio del camino a través de
los capilares, lo que eleva la P_ACO_2 a 40 mm Hg y disminuye la P_AO_2 a 100
mm Hg. Los alveolos no tienen la capacidad para modificar aún más estos
valores, por lo que la sangre que sale de un capilar pulmonar también tiene
un Pco_2 de 40 mm Hg y Po_2 de 100 mm Hg O_2. Sin embargo, los cambios
en la ventilación o la perfusión afectarán a estos valores.

1. **Cambios normales en la ventilación:** los cambios fisiológicos en la
   frecuencia respiratoria (rango normal = 12–16 respiraciones/min) modifican las proporciones de gases alveolares (fig. 22-9). La hipoventilación
   permite que el CO_2 se acumule porque se expulsa a un ritmo menor. El

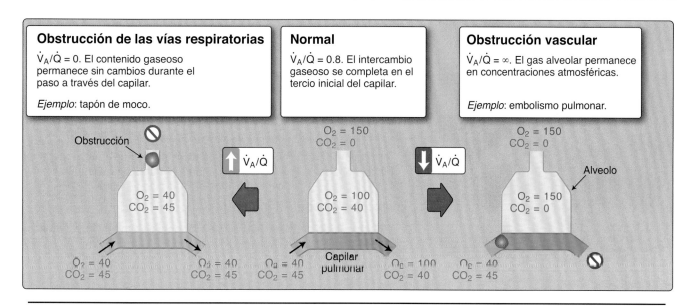

Obstrucción de las vías respiratorias

$\dot{V}_A/\dot{Q} = 0$. El contenido gaseoso permanece sin cambios durante el paso a través del capilar.

Ejemplo: tapón de moco.

Normal

$\dot{V}_A/\dot{Q} = 0.8$. El intercambio gaseoso se completa en el tercio inicial del capilar.

Obstrucción vascular

$\dot{V}_A/\dot{Q} = \infty$. El gas alveolar permanece en concentraciones atmosféricas.

Ejemplo: embolismo pulmonar.

Figura 22-10.
Efecto de la obstrucción en la ventilación o la perfusión sobre P_{O_2} y P_{CO_2} en el pulmón. Todas las presiones parciales se presentan en mm Hg. $\dot{Q}$ = perfusión alveolar; $\dot{V}_A$ = ventilación alveolar.

contenido de O_2 alveolar cae de modo simultáneo. Por el contrario, la hiperventilación refresca el contenido de gas alveolar a un ritmo mayor y, por lo tanto, las concentraciones de CO_2 disminuyen y las de O_2 aumentan.

2. **Obstrucción de la vía respiratoria:** si una vía respiratoria es obstruida por un tapón de moco, por ejemplo, la relación $\dot{V}_A/\dot{Q}$ en el área afectada cae a cero. En ausencia de ventilación, el gas alveolar se equilibra con la sangre venosa mixta en una $P_A{CO_2}$ de 45 mm Hg y una $P_A{O_2}$ de 40 mm Hg. La sangre que se aleja del área de obstrucción no tiene oportunidad de intercambiar O_2 o CO_2 y, en consecuencia, permanece sin cambios durante el tránsito (fig. 22-10, izquierda). Esto crea una derivación fisiológica, como se revisó antes.

3. **Obstrucción del flujo sanguíneo:** si, por ejemplo, un émbolo evita el flujo sanguíneo, la relación $\dot{V}_A/\dot{Q}$ se aproxima al infinito. La composición del gas alveolar permanece sin cambios tras la inspiración, debido a que no hay contacto con la sangre (*véase* fig. 22-10, derecha).

B. Relación ventilación/perfusión en un pulmón vertical

La gravedad afecta de manera significativa la ventilación y perfusión de los alveolos (*véase* figs. 22-6 y 21-14). Esto crea un espectro amplio de relaciones $\dot{V}_A/\dot{Q}$ en el pulmón en posición vertical (fig. 22-11).

1. **Zona 1–relación más elevada:** los alveolos en el ápex pulmonar se ventilan poco, debido a que están insuflados a 60% del volumen máximo incluso en reposo. La perfusión en esta región es mínima, debido a que la vasculatura está comprimida por la presión alveolar que excede la presión de perfusión. En consecuencia, la P_{O_2} y la P_{CO_2} en los volúmenes pequeños de sangre que salen de esta región alcanzan la del aire inspirado ($\dot{V}_A/\dot{Q} \sim \infty$).

2. **Zona 2–relación moderada:** la ventilación mejora de manera gradual a menor altura del pulmón. Sin embargo, la perfusión se incrementa en forma aguda, lo que hace que la relación $\dot{V}_A/\dot{Q}$ caiga con rapidez hacia la base.

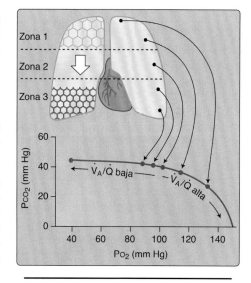

Figura 22-11.
Distribución de las relaciones $\dot{V}_A/\dot{Q}$ en un pulmón en posición vertical. $\dot{Q}$= perfusión alveolar; $\dot{V}_A$= ventilación alveolar.

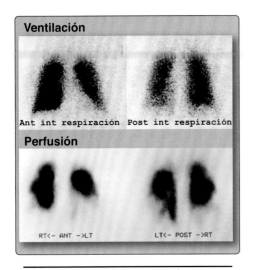

Figura 22-12.
Este análisis de la ventilación (visualizado por medios radiográficos con gas xenón radioactivo) es normal, pero el escaneo de la perfusión (visualizado por radiografía con albúmina radioetiquetada) muestra numerosas áreas desprovistas de radioisótopos, un patrón característico del embolismo pulmonar.

3. **Zona 3–relación más baja:** los alveolos en la base del pulmón se comprimen en reposo y se ventilan muy bien en la inspiración. Las presiones de perfusión pulmonar también son muy elevadas en esta región, de tal manera que las velocidades del flujo son máximas.

4. **Efecto neto:** el grado en el que diferentes regiones contribuyen a la composición de la sangre que deja el pulmón está determinado por sus tasas de perfusión. Por lo tanto, los extremos de la V_A/Q que se observan en el ápex tienen efecto mínimo sobre los valores de saturación total. El contenido de O_2 y CO_2 de la sangre arterial sistémica está determinado en mayor medida por las regiones altamente perfundidas en la base.

C. Discordancia ventilación/perfusión

El flujo sanguíneo a través de la base pulmonar es tan alto que excede la capacidad ventilatoria de la separación hematogaseosa y provoca discordancia de V_A/Q local. La sangre que deja el área tiene una P_{O_2} cercana a 88 mm Hg, o de 12 mm Hg menor a la óptima, mientras que la P_{CO_2} es mayor a $\sim$2 mm Hg. Se presenta cierto grado de derivación fisiológica causado por la discordancia de V_A/Q por lo general incluso en un individuo sano, pero puede llegar a ser grave cuando una vía respiratoria está obstruida, por ejemplo, debido a la aspiración de un cuerpo extraño, crecimiento tumoral o durante una exacerbación de asma. La relación V_A/Q es una medida importante de la función y salud pulmonar. Ambos parámetros pueden visualizarse en forma clínica mediante marcadores radioactivos, pero las técnicas de imagenología sólo suelen utilizarse si se sospechan deficiencias gruesas en la ventilación o perfusión, como aquellas que se producen por embolismo pulmonar (fig. 22-12).

D. Diferencia en el oxígeno alveolar–arterial

Los problemas potenciales con la ventilación o la perfusión también pueden evaluarse de una manera bastante simple a partir de la diferencia en el O_2

Aplicación clínica 22-1: tuberculosis

Los microorganismos que causan tuberculosis (TB) pulmonar, *Mycobacterium tuberculosis*, favorecen regiones pulmonares donde la concentración de O_2 son altas y de manera característica se establecen en los ápices, donde la composición gaseosa semeja en gran medida a la del aire atmosférico. La mayoría de los individuos con sistemas inmunitarios intactos previene la replicación bacteriana posterior a la infección inicial y la afección entra en una fase latente. Cerca de 10% de las personas infectadas muestra enfermedad activa, caracterizada por tos crónica, pérdida de peso y fatiga. En casos avanzados, el tejido pulmonar se destruye y se desarrollan cavidades extensas. Las cavidades son avasculares, lo cual puede hacer que la infección sea difícil de tratar. Es indispensable administrar múltiples fármacos en forma conjunta por un periodo prolongado, para erradicar por completo los organismos tuberculosos del tejido. La incidencia de TB es mayor en las poblaciones de edad avanzada en comparación con los adultos jóvenes, y el riesgo de mortalidad asociada aumenta.

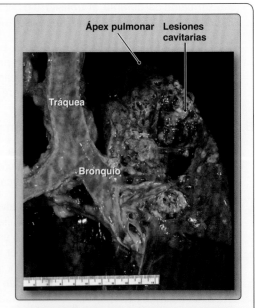

Espécimen *posmortem* que muestra las lesiones pulmonares apicales causadas por tuberculosis.

alveolo–arterial (A–aDO_2), que compara la Po_2 en los alveolos con la de la sangre arterial sistémica. Lo ideal es que los dos valores sean los mismos. En la práctica hay siempre una diferencia de 5 a 15 mm Hg de Po_2 entre el gas alveolar y la sangre, según la edad. La P_AO_2 se evalúa con una forma simplificada de la **ecuación del gas alveolar**:

Ecuación 22.1 $$P_AO_2 = P_iO_2 - \frac{P_ACO_2}{RER}$$

donde P_iO_2 es la presión parcial de O_2 en el aire inspirado, P_ACO_2 es la Pco_2 alveolar y RER es la relación de intercambio respiratorio. La P_ACO_2 se determina mediante el análisis del gas capturado al final de la espiración. "RER" (suele ser 0.8) representa la relación de CO_2 producido a O_2 consumido por la respiración interna. La P_aO_2 puede medirse mediante el análisis de los gases sanguíneos arteriales. La diferencia entre P_AO_2 y P_aO_2 en un individuo sano puede predecirse como:

$$\text{Gradiente A-a} = 2.5 + 0.21 \times \text{edad en años}$$

Una diferencia A-a que es más amplia que la predicha indica que la recaptación de O_2 en la interfase hematogaseosa está alterada (*véase* ej. 22-1).

V. INTERCAMBIO GASEOSO

La velocidad en la que los gases se difunden por la interfase hematogaseosa (es decir, el flujo de gas, o $\dot{V}$) está determinada por la diferencia de presión a través de la separación (ΔP), la superficie disponible para el intercambio (A) y el grosor de la barrera (T):

$$\dot{V} = \frac{\Delta P \times A \times D}{T}$$

donde D es un coeficiente de difusión que toma en cuenta el peso molecular y la solubilidad de un gas. En la práctica, la superficie, el grosor y el coeficiente de difusión pueden combinarse para originar una constante que describe la **capacidad de difusión** (D_L) pulmonar para un gas. El flujo gaseoso a través de la barrera puede estimarse a partir de:

$$\dot{V} = \Delta P \times D_L$$

El diseño de los pulmones maximiza el flujo al proporcionar una superficie extensa para la difusión, así como al restringir el grosor de la barrera al ancho de un neumocito más una célula endotelial capilar. La ventilación y la perfusión mantienen considerables gradientes de presión parcial a través de la separación.

A. Intercambio limitado a la difusión

La sangre corre a todo lo largo de un capilar pulmonar en ~0.75 s en reposo. El equilibrio del O_2 entre el gas alveolar y la sangre se presenta en una fracción de este tiempo, de tal manera que la recaptación no suele estar limitada por la velocidad en la que el O_2 se difunde a través de la barrera de intercambio (fig. 22-13A). Sin embargo, durante el ejercicio máximo el GC se incrementa, y el tiempo de tránsito capilar disminuye a < 0.4 s. La sangre puede salir del capilar antes de saturarse de O_2 por completo (*véase* fig. 22-13B). La recaptación de O_2 ahora se considera **limitada por la difusión**, debido a que el intercambio se ha restringido por la velocidad en la que se difunde el O_2 a través de la separación hematogaseosa. Los efectos

---

Ejemplo 22-1

Una mujer de 50 años de edad con antecedentes de trombosis venosa profunda se presenta en el servicio de urgencias con queja de dificultad respiratoria. Se obtiene una muestra de gas sanguíneo arterial (GSA) del aire ambiental y se le administra O_2 suplementario. De acuerdo con los resultados del GSA, ¿la paciente tiene un gradiente A-a normal o anormal?

¿Cuál es su diagnóstico probable?

Los resultados de GSA mostraron:

$P_aO_2 = 70$ mm Hg

$P_aCO_2 = 32$ mm Hg

pH = 7.47

P_iO_2 (aire ambiental, nivel del mar) = 150 mm Hg

De acuerdo con la edad, el gradiente A-a de la paciente se prediciría:

$2.5 + (0.21 \times 50) = 13$ mm Hg

Con los valores de GSA anteriores y la ecuación 22-1

$$P_AO_2 = P_iO_2 - \frac{P_aCO_2}{RER}$$

$$= 150 - 32/0.8$$

$$= 150 - 40$$

$$= 110 \text{ mm Hg}$$

La diferencia de A-a ($P_AO_2 - P_aO_2$) observada en esta paciente es de 110 − 70 = 40 mm Hg, o 27 mm Hg mayor que la predicha.

El gradiente A-a amplio anormal indica que hay disparidad $\dot{V}_A/\dot{Q}$ que sugiere alteración en la recaptación de O_2 por los pulmones. Estos hallazgos son compatibles con embolismo pulmonar.

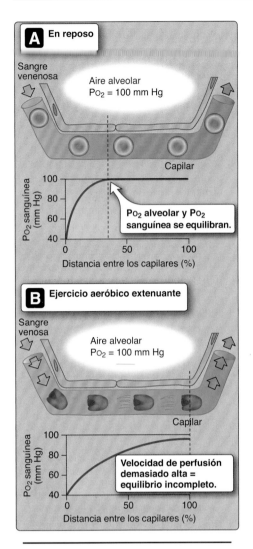

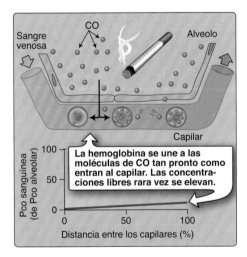

Figura 22-13.
Efecto de la tasa de perfusión capilar sobre la saturación de oxígeno.

Figura 22-14.
Intercambio gaseoso limitado por la difusión. P_{CO} = presión parcial de monóxido de carbono.

de las limitaciones de la difusión pueden apreciarse mejor al estudiar las características de la recaptación de monóxido de carbono (CO), que siempre está limitada por la difusión (fig. 22-11).

 La abreviatura "CO" (en inglés) suele utilizarse para denotar el GC (gasto cardiaco) en la fisiología cardiovascular y otras áreas, pero CO indica monóxido de carbono en la fisiología pulmonar, por lo tanto se sugiere GC para gasto cardiaco.

1. **Recaptación del monóxido de carbono:** la Hb se une al CO con una afinidad que es ~240 veces mayor que la del O_2 (*véase* 23·IV·C·2). En la práctica, esto significa que las moléculas de CO se unen a la Hb tan rápido como puedan difundirse a través de la barrera de intercambio y el CO alveolar nunca tiene la posibilidad de equilibrarse con el CO plasmático. Una limitación en la difusión como esta pudiera compensarse al incrementar el gradiente de presión conducida por la difusión o al aumentar la D_L para CO (D_{LCO}).

2. **Cambio en la velocidad de perfusión:** podría suponerse que al disminuir la velocidad del flujo sanguíneo a través del capilar existe un beneficio en términos del incremento de la recaptación neta. Un flujo más lento permitiría más tiempo para que las fases gaseosa y líquida se equilibren antes de que la sangre salga del capilar. Si bien la disminución en la velocidad de perfusión permite mayor saturación, en realidad la recaptación neta baja, porque el volumen de sangre que abandona el capilar por unidad de tiempo también se reduce.

 Cambiar la velocidad de perfusión carece de efecto neto sobre el transporte gaseoso en un escenario de intercambio limitado por la difusión.

B. Intercambio limitado por la perfusión

La sangre llega a saturarse por completo con O_2 poco después de entrar a los capilares pulmonares (en reposo). Debido a que *pudiera* transferirse más O_2 si el flujo se incrementa (incluso aunque esta transferencia pudiera exceder los requerimientos corporales), se considera que el intercambio está **limitado por la perfusión**. Las características del intercambio gaseoso limitado por la perfusión pueden apreciarse mejor al estudiar la recaptación de N_2O. La Hb no se une al N_2O, de tal manera que las presiones parciales en sangre y alveolos para el N_2O se equilibran en < 100 ms (fig. 22-15). Cambios moderados en la arquitectura de la barrera tienen poco efecto sobre la recaptación neta. En su lugar, la recaptación neta de N_2O está unida al flujo.

 En un sistema limitado de perfusión, el gas se satura sin importar la cantidad de sangre que se presente en un amplio margen de valores.

Sexo biológico y envejecimiento 22-1: intercambio gaseoso

El envejecimiento está acompañado de una disminución progresiva de la P_aO_2. Aunque las estimaciones varían, estudios sugieren que una P_aO_2 de 80 a 85 mm Hg debe considerarse normal después de los 65 años de edad. Múltiples factores contribuyen.

- **Desequilibrios de ventilación/perfusión**: la fragmentación de elastina asociada con el envejecimiento priva a las vías respiratorias pequeñas del soporte mecánico de las estructuras circundantes (es decir, pérdida de tracción radial), lo que puede causar atrapamiento de aire. Además, la rigidez de la vasculatura pulmonar puede conducir a hipertensión pulmonar. En conjunto, estos cambios provocan un aumento neto en la falta incompatibilidad de la ventilación/perfusión alveolar ($\dot{V}_A/\dot{Q}$).

- **Capacidad de difusión pulmonar disminuida:** la fragmentación de elastina también causa la dilatación alveolar y de los conductos alveolares. Esto deriva en una reducción de 30% en el área de superficie de la barrera hematogaseosa y aminora la capacidad de difusión pulmonar de monóxido de carbono (D_{LCO}) a los 90 años de edad. En los hombres la D_{LCO} disminuye 2.0 a 3.2 mL·min^{-1}·mm Hg^{-1} por década. Los estimados son menores para las mujeres (0.6–1.8 mL·min^{-1}·mm Hg^{-1} por década).

- **Densidad capilar disminuida**: el área de la barrera hematogaseosa reducida también disminuye la densidad capilar y el volumen sanguíneo capilar.

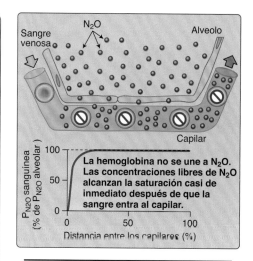

Figura 22-15.
Intercambio gaseoso limitado por la perfusión. P_{N2O} = presión parcial de N_2O.

Resumen del capítulo

- El **intercambio de O_2 y CO_2** se presenta en la **interfase hematogaseosa** dentro del pulmón. El intercambio es favorecido por la superficie extensa y un **ancho mínimo** de la interfase. La ventilación y la perfusión aseguran que los gradientes de presión parcial, que conducen la difusión de O_2 y CO_2 a través de la barrera, se mantengan altos.

- La interfase es perfundida por la sangre a partir de la **circulación pulmonar**. Las presiones pulmonares de perfusión son muy bajas, y los vasos tienen paredes relativamente delgadas. Los vasos pulmonares se expanden y colapsan con facilidad en respuesta a las **fuerzas extravasculares**.

- Los **efectos de la gravedad** sobre los vasos sanguíneos en un pulmón, en posición vertical, crean tres zonas de flujo diferentes. Las **presiones de perfusión y el flujo** en el ápex pulmonar son las más bajas (zona 1). El flujo en la base pulmonar es el más alto (zona 3). La gravedad también afecta la **ventilación alveolar**. Los alveolos en el ápex pulmonar se ventilan poco, mientras que aquellos en la base pulmonar se ventilan muy bien. Los efectos combinados de la gravedad sobre la perfusión y ventilación significan que la mayor parte de la captación de O_2 se presenta en la base de un pulmón en posición vertical.

- En un pulmón ideal, la **ventilación ($\dot{V}_A$) y perfusión (Q) alveolares** deben coincidir perfectamente (relación $\dot{V}_A/\dot{Q}= 1.0$). Se presentan **discordancias** debido a obstrucción de las vías respiratorias o perfusión disminuida.

- El intercambio de O_2 y CO_2 se presenta por difusión, y es conducido por gradientes de presión parcial para ambos gases. La **difusión de gases** a través de la pared alveolar depende del grosor de la barrera y la superficie hematogaseosas, que pueden llegar a estar limitadas en el pulmón enfermo (**intercambio limitado por difusión**). La recaptación neta también puede estar restringida por inadecuación de la perfusión (**intercambio limitado por perfusión**).

23

Transporte de sangre y gas

I. GENERALIDADES

El O_2 se difunde a través de una barrera delgada (~300 nm) que separa el gas alveolar de la sangre con relativa rapidez. Debido a que el O_2 no se puede transportar a los tejidos dependientes en forma gaseosa (las burbujas de gas bloquearían los vasos sanguíneos más pequeños), este se debe transportar en solución. Por desgracia, el O_2 tiene una solubilidad muy baja en el agua en comparación con muchos otros gases, lo que limita el volumen de transporte a ~3 mL de O_2 gaseoso por litro de sangre. Un adulto promedio consume ~250 mL O_2/min en reposo, por lo que el gasto cardiaco en reposo debe mantenerse a 83 L/min ¡y luego tendría ascender a > 1 000 L/min durante el ejercicio si el transporte sólo dependiera de las propiedades de solubilidad de O_2! La solución a este problema ha sido atiborrar la sangre con **hemoglobina** (**Hb**), una proteína diseñada sólo para unir el O_2 en los pulmones y luego liberarla a los tejidos al llegar. La Hb aumenta la capacidad de transporte del O_2 de la sangre a ~200 mL/L, que es más que adecuada para satisfacer todas las necesidades tisulares, incluso durante el ejercicio. Debido a que la Hb es una proteína y los capilares tienden a filtrar proteínas, la Hb se confina con los paquetes unidos a la membrana, también conocidos como **eritrocitos** (o glóbulos rojos). Los eritrocitos comienzan su vida como células madre de la médula ósea (fig. 23-1), pero luego se eliminan todos los orgánulos celulares para permitir el máximo empaquetamiento de la Hb. También están esculpidos para maximizar la superficie para el intercambio de gases y tienen una flexibilidad que les permite deformarse a través de los capilares a un tercio de su tamaño. Su citoplasma tiene alto contenido en **anhidrasa carbónica** (**CA**), una enzima que facilita la interconversión de $CO_2 + H_2O$ y $HCO_3^- + H^+$. La formación de HCO_3^- permite a la sangre transportar grandes cantidades de CO_2 de los tejidos (el CO_2 es un producto metabólico secundario) de vuelta a los pulmones para su liberación a la atmósfera. Casualmente, HCO_3^- es un importante amortiguador que ayuda a mantener el pH extracelular.

II. HEMATOPOYESIS

La sangre es un tejido conectivo. Sus componentes celulares (eritrocitos, leucocitos, plaquetas) se forman en la médula ósea roja. En los fetos y recién nacidos todos los huesos participan en la hematopoyesis.[1] Para los 20 años de edad la producción celular se limita en gran medida a las vértebras, el esternón, las costillas y la pelvis.

[1]Para más información sobre la Hematopoyesis, *véanse LIR Inmunología*, 2.ª ed., p. 34 y *LIR Sistemas integrados*, p. 186.

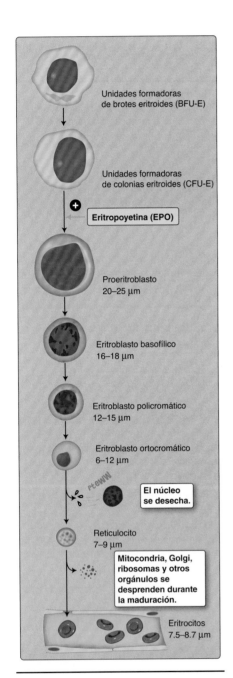

Unidades formadoras de brotes eritroides (BFU-E)

Unidades formadoras de colonias eritroides (CFU-E)

Eritropoyetina (EPO)

Proeritroblasto
20–25 µm

Eritroblasto basofílico
16–18 µm

Eritroblasto policromático
12–15 µm

Eritroblasto ortocromático
6–12 µm

El núcleo se desecha.

Reticulocito
7–9 µm

Mitocondria, Golgi, ribosomas y otros orgánulos se desprenden durante la maduración.

Eritrocitos
7.5–8.7 µm

Figura 23-1.
Eritropoyesis.

A. Eritropoyesis

Los eritrocitos tienen una vida útil promedio de 120 días, por lo que los nuevos eritrocitos deben generarse a una velocidad de cerca de 2×10^{11} al día para mantener un hematocrito estable. La **eritropoyesis** comienza cuando una célula madre pluripotente se compromete con la línea eritroide para formar una unidad formadora de brotes eritroides (BFU-E; *véase* fig. 23-1) que es capaz de generar decenas de miles de células. La maduración de una BFU-E crea una unidad formadora de colonias eritroides (CFU-E) que crea una pequeña colonia de macrófagos y células eritroides. Esta última pasa por una serie de etapas que se clasifican según sus características de tinción (proeritroblasto, eritroblasto basófilico, eritroblasto policromático, eritroblasto ortocromático), durante las cuales el diámetro nuclear disminuye y la concentración de Hb aumenta. La producción de eritrocitos dura alrededor de 1 semana.

1. **Producción de eritrocitos:** los eritroblastos ortocromáticos expulsan su núcleo para formar un **reticulocito**, que luego abandona el seno medular y entra en la circulación. En las siguientes 24 a 48 h el reticulocito madura, un proceso que implica desprenderse de los orgánulos restantes (ribosomas, Golgi, mitocondrias) y estructurar un citoesqueleto para mantener la forma discoide del eritrocito.

> El hematocrito, las concentraciones de Hb, la morfología de los eritrocitos y los recuentos de reticulocitos son importantes para diferenciar las causas de anemia. Por lo general, los reticulocitos comprenden 0.5 a 1.5% del número de eritrocitos, pero este aumenta en la anemia durante la compensación por la pérdida de estos últimos.

B. Regulación de la eritropoyesis

La eritropoyesis está regulada de cerca por diversas hormonas, citocinas y factores de transcripción. La influencia más importante es la hipoxia, que estimula la producción de eritrocitos a través de la activación del factor 1 inducible por hipoxia (HIF-1) y la liberación de **eritropoyetina** (**EPO**) desde el riñón.

1. **Factor 1 inducible por hipoxia:** HIF-1 es un factor de transcripción dimérico que comprende las subunidades HIF-1α y HIF-1β. Se encuentra en todos los tejidos y media las respuestas ante la hipoxia. HIF-1β se expresa de forma constitutiva. En condiciones normales, el HIF-1α se mantiene en concentraciones muy bajas por las prolilhidroxilasas. La hidroxilación se dirige a la subunidad α para una rápida degradación y bloquea la actividad del factor de transcripción HIF-1. Cuando las concentraciones de O_2 son bajas, las prolilhidroxilasas están inactivas, lo que permite que HIF-1α y HIF-1β se dimericen e interactúen con elementos de respuesta a la hipoxia en diversos genes. Los productos genéticos ayudan a las células a sobrevivir a la reducida disponibilidad de O_2, reducen la tasa de formación de especies reactivas de O_2, activan las vías glucolíticas y aumentan la expresión de EPO.

2. **Eritropoyetina:** la EPO es una α-globulina 34 kDa sintetizada por células intersticiales especializadas en la corteza renal y la médula externa (el hígado y el cerebro también son capaces de una producción limitada de EPO). La EPO se produce bajo demanda y luego se libera a la circulación, donde tiene una vida media de 4 a 12 h. La EPO previene la apoptosis de células progenitoras y estimula la división y diferenciación de las células CFU-E.

Sexo biológico y envejecimiento 23-1: eritropoyesis y anemia

Las mujeres adultas cuentan con ~12% menos hematocritos (Hcts) y hemoglobina (Hb) comparadas con los hombres. La disparidad no está relacionada con la pérdida de sangre menstrual, sino con diferencias en el punto de ajuste para la eritropoyesis. La razón fisiológica de esta diferencia no se comprende por completo, pero la causa es claramente hormonal. La eritropoyesis es estimulada por andrógenos e inhibida por estrógenos. El complemento de eritrocitos de las mujeres se estima > 200% de las concentraciones críticas, por lo que estas no se ven en desventaja por la menor cantidad de Hct. A nivel de la microcirculación, las mujeres tienen una capacidad superior para administrar O_2 a los tejidos en comparación con los hombres, un efecto relacionado con la vasodilatación inducida por estrógenos. Si se considera que la producción de eritrocitos y el mantenimiento de Hct requieren una tremenda asignación de recursos, los bajos Hct en las mujeres pueden considerarse una ventaja más que una deficiencia.

Las tasas basales de producción de eritrocitos no se ven afectadas de modo significativo por la edad, aunque las respuestas al estrés eritropoyético (p. ej., hemorragia) pueden estar limitadas en adultos mayores. La anemia es un hallazgo frecuente entre los adultos mayores (edad ≥ 75 años), con una incidencia más alta en los hombres que en las mujeres. Aunque las causas pueden ser multifactoriales, las deficiencias nutricionales representan la mayoría de los casos. La deficiencia de hierro es común entre los adultos mayores, a menudo debido a pérdidas gastrointestinales crónicas.

Aplicación clínica 23-1: anemias nutricionales

La eritropoyesis depende de varios factores, los más importantes son el hierro, el folato (vitamina B_9) y la vitamina B_{12}. Las deficiencias en cualquiera de estos factores conducen a **anemia**, que se caracteriza por la disminución o el aumento del tamaño de los eritrocitos (anemia **microcítica** o **macrocítica**, de modo respectivo). El volumen corpuscular medio (VMC) normal es de 80 a 100 fL.

El **hierro** se require para la síntesis de hemoglobina (Hb). Si la ingesta dietética es inadecuada, o la pérdida de hierro del cuerpo es excesiva (p. ej., debido a la pérdida de sangre), se produce una anemia microcítica e hipocrómica (VMC < 80 fL). Los eritrocitos hipocrómicos destacan por su palidez. Además de contener cantidades reducidas de Hb, los eritrocitos deficientes en hierro son propensos a la hemólisis, lo que disminuye el hematocrito.

El **folato** y la **vitamina B_{12} (cobalamina)** son esenciales para la síntesis de ADN y la maduración de eritrocitos, entre otras funciones. La deficiencia de folato es común en individuos que no reciben suplementos nutricionales. La deficiencia de vitamina B_{12} es rara, excepto en aquellas personas que se adhieren a dietas veganas estrictas. La deficiencia de cualquiera de las dos vitaminas deriva en anemia macrocítica (VMC > 100 fL), que se caracteriza por la acumulación de megaloblastos en la médula ósea y la sangre. Los megaloblastos son eritroblastos agrandados en los que la síntesis de ADN se detiene, incluso cuando el crecimiento citoplásmico y la acumulación de Hb continúan sin disminuir. Las muestras sanguíneas también revelan la presencia de neutrófilos hipersegmentados. Los eritrocitos macrocíticos son grandes, contienen núcleos inmaduros y suelen ser de forma ovalada. Estas células tienen una deformabilidad reducida y membranas frágiles, lo que las predispone a romperse en áreas como el bazo, donde se requiere flexibilidad para atravesar una célula del lecho vascular. La hemólisis conduce a anemia. Una de las principales causas de deficiencia de vitamina B_{12} es la destrucción autoinmunitaria de las células gástricas parietales que secretan ácido (*véase* 30·IV·D) y factor intrínseco (FI). El FI se requiere para la absorción intestinal de vitamina B_{12}. Esta condición se conoce como anemia perniciosa.

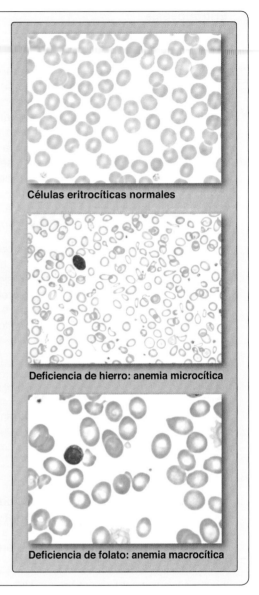

Células eritrocíticas normales

Deficiencia de hierro: anemia microcítica

Deficiencia de folato: anemia macrocítica

III. ERITROCITOS

La forma y composición de los eritrocitos se adaptan de manera única a la vida en la vasculatura, para administrar O_2 a los tejidos y ayudar a mantener la homeostasis acidobásica.

A. Forma

Los eritrocitos son discos delgados y bicóncavos con un diámetro de 7.5 a 8.7 μm (fig. 23-2). La forma aumenta en gran medida la relación área-volumen y, por lo tanto, facilita el intercambio rápido de gases. Los eritrocitos jóvenes y sanos tienen un área de superficie de $\sim$135 μm^2 y un volumen de 90 fL, y se hinchan a esferas de 150 fL en algunas condiciones. La forma única de los eritrocitos les da una gran resistencia y flexibilidad, lo que les permite deslizarse a través de capilares con diámetros internos de 3 μm o menos (*véase* fig. 18-10). La forma de los eritrocitos se mantiene mediante un citoesqueleto complejo ensamblado a partir de subunidades de andamios

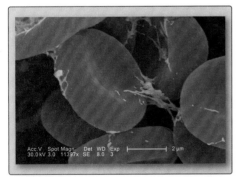

Figura 23-2.
Micrografía electrónica de los eritrocitos.

hexagonales que comprenden, sobre todo, espectrina y actina (fig. 23-3). La anquirina sujeta los andamios resultantes a la membrana plasmática.

B. Composición

Los eritrocitos carecen de un núcleo y otros orgánulos. No tienen capacidad de fosforilación sintética u oxidativa, por lo que deben generar ATP mediante glucólisis. El contenido de proteínas de los eritrocitos está dominado por la Hb (> 98.5% del total). Otras proteínas importantes son un intercambiador de aniones (AE1) que facilita el movimiento de HCO_3^- a través de la membrana plasmática y la CA que facilita la interconversión entre HCO_3^- y CO_2.

1. **Hemoglobina:** Hb es una metaloproteína que comprende dos subunidades diméricas (fig. 23-4). Cada subunidad contiene una cadena de globina vinculada a un grupo hemo. Este grupo se une al O_2, por lo que cada Hb puede transportar cuatro moléculas de O_2.

   a. **Hemo:** "hemo" es un nombre genérico para un ion metálico dentro de un anillo de porfirina (véase fig. 23-4). El grupo hemo Hb contiene un solo átomo de hierro ferroso (Fe^{2+}) coordinado por cuatro nitrógenos. Fe^{2+} permite que el hemo se una a O_2. [**Nota**: la unión al O_2 es oxigenación más que oxidación (a hierro férrico, Fe^{3+}), lo que significa que es reversible.] El grupo hemo confiere su color a la Hb. En el estado sin O_2 tiene el color azul-púrpura característico de la sangre venosa. La forma unida a O_2 es de color rojo brillante (sangre arterial).

   > La oxidación de Fe^{2+} a Fe^{3+} crea metahemoglobina (metHb). Esta no puede unirse a O_2. La metHb se forma continuamente *in vivo*, pero equivale a sólo ~1.5% de la Hb total. Esto se debe a que los glóbulos rojos contienen metHb reductasa, una enzima que reduce el Fe^{3+} a la forma ferrosa.

   b. **Globina:** un tetrámero de Hb contiene dos globinas α (o globinas tipo α, como la globina ζ; *véase* Sexo biológico y envejecimiento 23-2) y dos globinas β (o globinas tipo β, como las globinas δ, ε y γ; *véase* fig. 23-4). Las globinas α son polipéptidos que comprenden 141 residuos de aminoácidos. Las globinas β son un poco más grandes (146 residuos de aminoácidos). La Hb adulta, denominada HbA, contiene dos cadenas de globina α y dos β ($\alpha_2\beta_2$). La sangre adulta también contiene una pequeña proporción de HbA_2, Hb fetal (HbF; *véase* Sexo biológico y envejecimiento 23-2) y HbA_{1c}, que se forma de manera espontánea debido a la glucosilación de HbA (tabla 23-1). Las otras variantes de Hb nombradas (p. ej., HbS; *véase* aplicación clínica 23-2) son formas mutacionales.

   c. **Estructura cuaternaria:** una sola molécula hemo se mantiene mediante enlaces covalentes dentro de una hendidura en la superficie de un monómero de globina plegado. Una globina α y una globina β con sus grupos hemo vinculados se unen con firmeza para formar un dímero αβ. Dos de estos dímeros se asocian para crear el tetrámero Hb $\alpha_2\beta_2$. Sin embargo, los dos dímeros αβ están unidos por enlaces un tanto débiles, lo que permite cambios conformacionales y de afinidad en respuesta a la unión de O_2 (fig. 23-5).

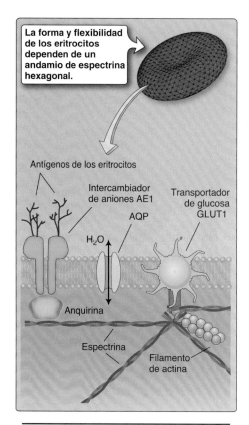

La forma y flexibilidad de los eritrocitos dependen de un andamio de espectrina hexagonal.

Antígenos de los eritrocitos

Intercambiador de aniones AE1

Transportador de glucosa GLUT1

AQP

H_2O

Anquirina

Espectrina

Filamento de actina

Figura 23-3.
Citoesqueleto eritrocítico. AQP = acuaporinas.

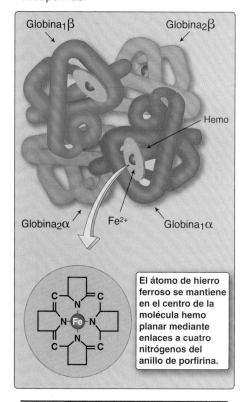

$Globina_1\beta$

$Globina_2\beta$

Hemo

$Globina_2\alpha$

Fe^{2+}

$Globina_1\alpha$

El átomo de hierro ferroso se mantiene en el centro de la molécula hemo planar mediante enlaces a cuatro nitrógenos del anillo de porfirina.

Figura 23-4.
Estructura de la hemoglobina.

Aplicación clínica 23-2: mutaciones genéticas de globina y hemoglobinopatías

Los genes de globina se localizan en dos cromosomas. Los genes de las globinas α y las globinas tipo α están agrupados en el cromosoma 16. Hay dos copias del gen de globina α (*HBA1* y *HBA2*) por cromosoma (es decir, cuatro copias por individuo). El gen de la globina β (*HBB*) y los genes de la globina tipo β se agrupan en el cromosoma 11. Solo hay una copia del gen de globina β (esto es, dos copias por individuo). Se han identificado más de 1 300 mutaciones en el gen de la globina. Algunas aumentan la afinidad de O_2, mientras que otras la reducen. Las mutaciones que ocurren con mayor frecuencia se presentan en la clínica como hemólisis y anemia.

Anemia drepanocítica: se debe a una mutación puntual en el gen *HBB* que hace que una valina para la sustitución de glutamato produzca globina β^S. Este es un trastorno autosómico recesivo. La Hb que contiene una cadena β^S de globina se denomina HbS. Los heterocigotos son portadores del rasgo drepanocítico y, por lo general, no presentan síntomas. Los homocigotos con dos copias del gen defectuoso de la globina β ($\alpha_2\beta^S_2$) desarrollan anemia drepanocítica, que es una condición grave asociada con aumento de la morbilidad. La mutación hace que los tetrámeros de Hb se polimericen cuando se desoxigenan. A continuación, los polímeros se asocian para formar fibras largas y rígidas que se juntan y hacen que los eritrocitos se distorsionen y adopten una forma característica de "hoz". La drepanocitosis disminuye la deformabilidad de los eritrocitos, una característica clave que suele permitir a los eritrocitos deslizarse por pequeños capilares con un diámetro de 3 μm o menos (*véase* fig. 18-10). Los drepanocitos también tienen una mayor tendencia a adherirse al endotelio vascular. Estos se alojan y ocluyen pequeños vasos sanguíneos, lo que provoca un dolor agudo e intenso asociado con isquemia tisular. Los drepanocitos también son propensos a la lisis, lo que disminuye su vida útil de ~120 a ~20 días y conduce a anemia hemolítica. Los episodios vasooclusivos repetidos causan daño isquémico en el bazo, lo que aumenta la susceptibilidad a la infección. El daño a articulaciones y huesos causa dolor crónico. El infarto de médula ósea libera tejido necrótico y émbolos grasos en la vasculatura, que luego causan infarto pulmonar y **síndrome torácico agudo** (dolor torácico y en costillas, brazos y piernas, junto con dificultad para respirar, y las radiografías de tórax muestran infiltrados pulmonares). El síndrome torácico agudo es la principal causa de muerte en pacientes drepanocíticos.

Talasemias: por lo regular, la síntesis de las cadenas globina α y globina β se ajusta a la perfección para garantizar que cada cadena α se asocie con una cadena β sin exceso de ninguna. La talasemia, denominada así por el vocablo griego *thalassa* ("mar") y una referencia a las poblaciones mediterráneas en las que se documentó la enfermedad por primera vez, es una afección anémica derivada de desequilibrios de globina α y β. Las mutaciones puntuales en el gen *HBB* producen talasemias β. Los heterocigotos (**talasemia menor**) tienen cantidades reducidas de globina β, pero los síntomas suelen ser leves. Los homocigotos (**talasemia mayor**) presentan una anemia grave. En ausencia de globina β, la globina α se acumula y forma agregados insolubles que precipitan y dañan la membrana eritrocítica, lo que resulta en hemólisis. Tales individuos dependen de las transfusiones para sobrevivir. Las talasemias α se deben a defectos en uno de los cuatro genes de la globina α. La gravedad de los síntomas depende de la cantidad de alelos defectuosos y de globina α normal producida. Las personas con un único gen defectuoso de globina α son portadores asintomáticos, mientras que los homocigotos con defectos tanto en *HBA1* como en *HBA2* desarrollan una anemia grave que suele ser mortal *in utero*. Un solo gen funcional de la globina α conduce al desarrollo de la enfermedad HbH con anemia moderada. El exceso de cade-

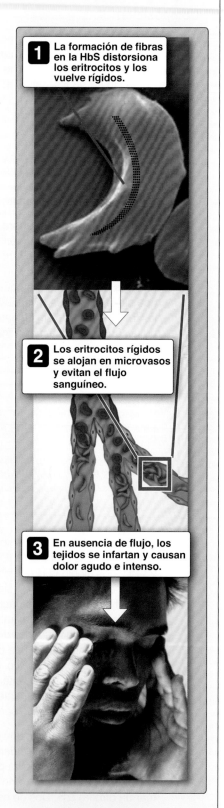

1 La formación de fibras en la HbS distorsiona los eritrocitos y los vuelve rígidos.

2 Los eritrocitos rígidos se alojan en microvasos y evitan el flujo sanguíneo.

3 En ausencia de flujo, los tejidos se infartan y causan dolor agudo e intenso.

Anemia drepanocítica.

Aplicación clínica 23-2: mutaciones genéticas de globina y hemoglobinopatías *(continuación)*

nas de globina β se acumula y forma tetrámeros β$_4$, una forma de Hb conocida como HbH. La HbH es soluble pero ineficaz como portadora de O$_2$; tiene una tendencia a precipitarse cuando se le expone a oxidantes, lo que causa daño a los eritrocitos y hemólisis.

Ventaja selectiva: la anemia drepanocítica y las talasemias se encuentran entre las enfermedades hereditarias más comunes en los humanos. La frecuencia de mutaciones en el gen de la globina es en particular alta entre ciertas poblaciones (p. ej., África, el Mediterráneo, Medio Oriente, Asia), cuya distribución se superpone de manera sorprendente con la incidencia de paludismo por *Plasmodium falciparum*. De hecho, los heterocigotos de drepanocitos y talasemia tienen una resistencia significativa al paludismo por *P. falciparum*, lo que sugiere una ventaja selectiva de estas mutaciones. El medio por el que se confiere la resistencia no se entiende por completo, pero puede estar relacionado con un deterioro del crecimiento del parásito en los eritrocitos que expresan los rasgos, o con una mayor probabilidad de que las células infectadas sean fagocitadas y digeridas.

---

2. **Intercambiador de aniones:** la membrana eritrocítica contiene 1 millón de copias de AE1, un intercambiador de aniones que canjea HCO$_3^-$ por Cl$^-$ y media el "cambio de cloruro" observado durante la carga de CO$_2$ (*véase* más adelante). Por lo regular conocido como "banda 3", AE1 es un producto del gen *SLC4A1* y representa ~25% de la proteína de membrana total, lo que crea una capacidad de transporte de 5×10^{10} iones/s. También sirve como punto de anclaje de membrana para el citoesqueleto mediante la unión a la anquirina (*véase* fig. 23-3). La segunda proteína de membrana de RBC más abundante es la acuaporina 1 (AQP1), que facilita el movimiento de agua y CO$_2$ a través de la membrana.

3. **Anhidrasa carbónica:** los eritrocitos contienen dos CA: CA-I y CA-II. CA-I se expresa a niveles altos inusuales en los eritrocitos. CA-II se expresa en todos los tejidos y es notable por catalizar $> 10^6$ reacciones por segundo. Estos impresionantes números de reacción de CA y transporte de AE1 avalan la eficiencia de los eritrocitos para eliminar el CO$_2$ de los tejidos y transportarlo a los pulmones para su eliminación.

Tabla 23-1: Hemoglobinas adultas normales

Forma	Composición de la cadena	Fracción de la hemoglobina total
HbA	$\alpha_2\beta_2$	90%
HbA$_2$	$\alpha_2\delta_2$	2-3%
HbF	$\alpha_2\gamma_2$	< 1%
HbA$_{1c}$	Glucosa $\alpha_2\beta_2$	4-6%

Hb = hemoglobina.

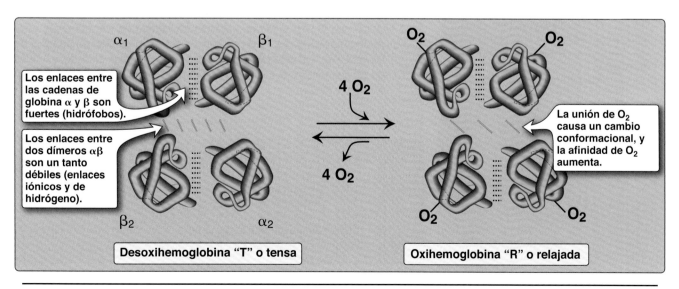

Figura 23-5.
Cambios estructurales derivados de la oxigenación y desoxigenación de hemoglobina.

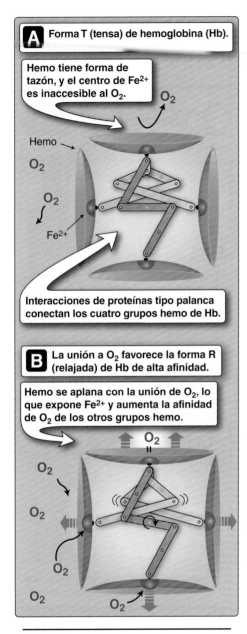

A Forma T (tensa) de hemoglobina (Hb).

Hemo tiene forma de tazón, y el centro de Fe^{2+} es inaccesible al O_2.

O_2

Hemo

O_2

O_2

Fe^{2+}

Interacciones de proteínas tipo palanca conectan los cuatro grupos hemo de Hb.

B La unión a O_2 favorece la forma R (relajada) de Hb de alta afinidad.

Hemo se aplana con la unión de O_2, lo que expone Fe^{2+} y aumenta la afinidad de O_2 de los otros grupos hemo.

O_2

O_2

O_2

O_2

O_2

O_2

Figura 23-6.
Cooperatividad entre los grupos hemo.

IV. TRANSPORTE DE OXÍGENO

La solubilidad limitada de O_2 en el agua significa que suministrar todos los tejidos con el O_2 necesario para soportar la respiración interna depende por completo de la Hb y sus propiedades únicas de unión al O_2.

A. Unión al oxígeno:

La oxigenación hace que la Hb cambie de una forma de baja afinidad a una de alta afinidad (fig. 23-6).

1. **Desoxihemoglobina:** en estado desoxigenado, el movimiento entre las cadenas polipeptídicas dentro del tetrámero de Hb está restringido, y la Hb existe en forma tensa (T). El anillo de porfirina tiene forma de cuenco y el Fe^{2+} en su centro es un tanto inaccesible para el O_2 (*véase* fig. 23-6). La forma T tiene una baja afinidad por O_2.

2. **Oxihemoglobina:** la unión de O_2 a hemo ejerce presión sobre el anillo de porfirina y favorece un cambio de forma de un tazón a una placa. Cuando la transformación ocurre, esta se transmite a través de un residuo de histidina clave (H8) a los otros restos hemo a través de una serie de interacciones tipo palanca dentro de la proteína. La Hb ahora asume una forma relajada (R) (*véase* fig. 23-5). Cuando el anillo de porfirina asume la forma de placa, la accesibilidad de O_2 al hemo aumenta de forma considerable. En la práctica, esto significa que la forma R de Hb tiene una afinidad de O_2 ~300 veces mayor que la forma T.

3. **Unión cooperativa:** un solo evento de unión a O_2 aumenta la probabilidad de que la Hb asuma la forma de alta afinidad, pero no lo garantiza. Cada evento sucesivo de unión a O_2 (hasta un máximo de cuatro) aumenta aún más la probabilidad de un cambio de forma, fenómeno denominado "cooperatividad". La unión cooperativa produce una curva sigmoidal de disociación de O_2. En la práctica, esto significa que, en una P_{O_2} baja, la Hb existe en gran medida en un estado T de baja afinidad. A una alta P_{O_2} (p. ej., 100 mm Hg), la mayor parte de la Hb existe en un estado R de alta afinidad. En las concentraciones intermedias de O_2, la Hb es una mezcla de formas T y R, con el predominio de la forma R (y, por tanto, de la afinidad Hb O_2) que aumenta a medida que la P_{O_2} se incrementa. Nótese que la parte más empinada de la curva de disociación de O_2 coincide con el rango de valores de P_{O_2} comunes a los tejidos (fig. 23-7). La curva se aproxima a la saturación en una P_{O_2} de 60 mm Hg. La **arterialización** sanguínea durante el paso a través de los pulmones eleva la P_{O_2} a 100 mm Hg, pero aumenta la saturación en sólo ~10%.

> El color de la Hb cambia de azul oscuro a rojo brillante cuando el O_2 se une; esto hace posible vigilar los valores de saturación del O_2 arterial al utilizar la oximetría de pulso no invasiva. Una sonda que emite luz se coloca en un dedo o en la oreja; después, la cantidad relativa de Hb saturada y desaturada se calcula a partir del monto de luz absorbida a 660 nm y 940 nm, de manera respectiva.

4. **Concentración de hemoglobina:** la cantidad de O_2 que la sangre puede transportar depende de la concentración de Hb.

   a. **Capacidad del oxígeno:** la sangre contiene ~150 g de Hb/L, o 15 g/dL (el intervalo normal es de 12.0–16.0 g/dL para mujeres y 13.0–17.5 g/dL para varones). Cada molécula de Hb es capaz de unir cuatro moléculas de O_2, que es equivalente a 1.39 mL O_2/g de Hb. Por lo tanto, la **capacidad** teórica de O_2 de la sangre es de 20.8 mL/dL, valor que aumenta y disminuye en proporción directa con la concentración de Hb en la sangre (fig. 23-8).

   b. **Saturación de oxígeno: la saturación de O_2** es una medida del número de los sitios ocupados de unión de O_2 en la molécula de Hb. Cuando la saturación es de 100% (sangre arterial), los cuatro grupos hemo están ocupados. Cuando es de 75% (sangre venosa), tres están ocupados. Sólo dos sitios se ocupan con saturación de 50%. El grado de saturación de O_2 no depende de la concentración de Hb, cuando menos dentro de un intervalo fisiológico.

B. Curva de disociación hemoglobina–oxígeno

La forma de la curva de disociación de O_2 explica la capacidad de la Hb para unirse al O_2 en el pulmón y después liberarlo según los requerimientos de los tejidos.

1. **Asociación:** la sangre venosa mezclada llega a un alveolo con una P_{O_2} de 40 mm Hg, pero con una saturación de O_2 de ~75%. La naturaleza cooperativa de la unión del O_2 a la Hb significa que cualquier grupo hemo desocupado tiene muy alta afinidad por O_2. Esto permite que el sitio capture O_2 tan rápido como pueda difundirse a través de la separación hemato-gaseosa, manteniendo de manera simultánea un gradiente de presión alto para la difusión de O_2, a través de la barrera de intercambio, incluso cuando se presenta el equilibrio con el gas alveolar. Obsérvese que la región de meseta de la curva de disociación de O_2 inicia en una P_{O_2} de alrededor de 60 mm Hg (*véase* fig. 23-7). En la práctica, esto asegura que la saturación todavía se presente si la P_{AO_2} es subóptima (es decir, 60 mm Hg), ya sea porque la ventilación está alterada o cuando el GC se incrementa, al punto donde la perfusión llega a estar limitada (*véase* 22·V·B).

2. **Disociación:** una vez que la sangre llega a un tejido, la Hb debe liberar el O_2 unido y ponerlo a la disposición de las mitocondrias. La transferencia se facilita por lo abrupto del gradiente de presión entre la sangre y las mitocondrias que mantienen una P_{O_2} local de ~3 mm Hg. La Hb comienza a liberar O_2 a una P_{O_2} de 60 mm Hg y libera ~60% del total conforme la P_{O_2} cae a 20 mm Hg. Cada evento de disociación de O_2 disminuye la afinidad de los grupos hemo restantes para unirse al O_2, de tal manera que si la tasa metabólica de un tejido es muy alta y aumenta su necesidad de O_2, la descarga se presenta con mayor eficiencia.

C. Cambios en la curva de disociación

La Hb es sensible sólo a las necesidades tisulares, lo que le permite entregar cantidades crecientes de O_2 cuando el metabolismo se incrementa. Esto es posible a través de los cambios alostéricos que disminuyen la afinidad de la proteína al O_2 y favorece la descarga. Estos cambios se manifiestan como una desviación a la derecha de la curva de disociación de Hb–O_2 (fig. 23-9).

1. **Desviación a la derecha:** el metabolismo genera calor y CO_2, además de acidificar el ambiente local. Estos tres cambios reducen la afinidad

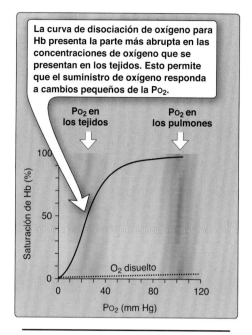

Figura 23-7.
Curva de disociación del O_2 en la hemoglobina (Hb).

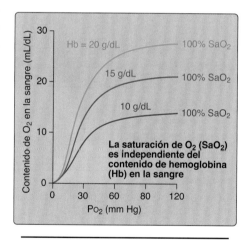

Figura 23-8.
Efectos de la concentración de hemoglobina en la concentración de O_2 en la sangre.

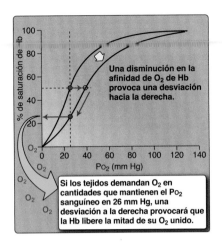

Figura 23-9.
La disminución de la afinidad del O_2 a la hemoglobina (Hb) causa descarga del O_2.

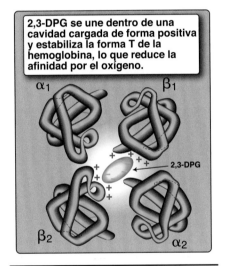

Figura 23-10.
Unión de 2,3-difosfoglicerato (2,3-DPG) por la deoxihemoglobina. Forma T = forma tensa.

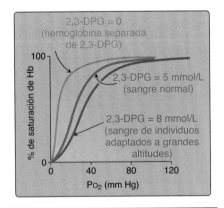

Figura 23-11.
2,3-difosfoglicerato (2,3-DPG) disminuye la afinidad del O_2 por la hemoglobina.

de la Hb al O_2 y provocan que descargue O_2. El O_2 liberado mantiene elevadas las concentraciones de O_2 libre (disuelto) y conserva un gradiente de presión alto entre la sangre y las mitocondrias, incluso en la medida en que los depósitos de O_2 en la sangre se vacían.

a. **Temperatura:** durante el ejercicio vigoroso, la temperatura muscular se eleva hasta en 3 °C. Como resultado, la curva de disociación Hb–O_2 cambia en ~5 mm Hg hacia la derecha, lo que provoca que más O_2 se libere hacia el tejido metabólicamente activo.

b. **Dióxido de carbono:** el metabolismo aeróbico genera CO_2 y provoca la elevación de la PCO_2 tisular. El CO_2 se une a los grupos amino de la globina terminal y disminuye la afinidad de la Hb por O_2. La curva de disociación Hb–O_2 cambia hacia la derecha y se descarga O_2. El CO_2 también se disuelve en agua para producir ácido libre, mismo que favorece una mayor descarga de O_2 vía el efecto Bohr.

c. **Protonación:** la adición de un protón estabiliza la desoxihemoglobina y por tanto disminuye su afinidad por O_2. El metabolismo genera numerosos ácidos diferentes, además del ácido carbónico; así mismo, la cantidad producida es proporcional a la actividad metabólica. La curva de disociación de Hb–O_2 se desvía a la derecha y se libera O_2 (el efecto Bohr).

d. **2,3-difosfoglicerato:** 2,3-difosfoglicerato (2,3-DPG) se sintetiza a partir de un intermediario en la vía glucolítica. El 2,3-DPG es abundante en los eritrocitos, y su concentración rivaliza con la de la Hb. 2,3-DPG se une a la forma T de Hb. Se anida dentro de un bolsillo ubicado en el centro del tetrámero de Hb y lo estabiliza, lo que favorece un estado de baja afinidad (fig. 23-10). La curva de disociación Hb–O_2 se desvía a la derecha (fig. 23-11).

La hipoxemia crónica debida a cambios patológicos en la función pulmonar, o por vivir en grandes altitudes, estimula la producción de 2,3-DPG. La mayor concentración de 2,3-DPG desvía la curva de disociación de Hb–O_2 todavía más a la derecha, lo que incrementa la accesibilidad tisular al O_2 disponible (*véase* fig. 23-11). Si bien 2,3-DPG reduce la eficiencia de la carga de O_2 de la Hb en los pulmones, los efectos son menores y más bien compensan los efectos benéficos al favorecer la liberación de O_2 a los tejidos.

2. **Desviación a la izquierda:** la afinidad de la Hb por el O_2 se incrementa, y la curva de disociación de Hb–O_2 se desvía a la izquierda cuando la temperatura corporal disminuye o la concentración de CO_2 o H^+ baja. Estos cambios reflejan una menor actividad metabólica y poca necesidad de liberación de O_2 a los tejidos. Una curva de disociación de Hb–O_2 a la izquierda también se observa en el feto, o cuando las concentraciones de 2,-DPG disminuyen, o como resultado de la unión de monóxido de carbono (CO) a la Hb.

a. **Hemoglobina fetal:** la HbF contiene cadenas γ en lugar de dos cadenas β ($\alpha_2\gamma_2$; fig. 23-12; *véase también* Sexo biológico y envejecimiento 23-2). Esto provoca que la curva de disociación de HbF–O_2 fetal esté desviada a la izquierda en comparación con la Hb del adulto.

b. **2,3-difosfoglicerato:** si la HbA se separa de 2,3-DPG, su curva de disociación de O_2 semeja la de la HbF. La sangre almacenada provoca la declinación de las concentraciones de 2,3-DPG en el curso de 1 semana, lo que provoca una desviación a la izquierda en la curva de disociación (fig. 23-11). Si bien los eritrocitos recuperan la 2,3-DPG perdida dentro de las siguientes horas o días de transfusión, la administración de volúmenes extensos de sangre con depleción de 2,3-DPG a un paciente enfermo crítico presenta algunas dificultades debido a que dicha sangre no entregará su O_2 con facilidad.

c. **Monóxido de carbono:** el CO se forma por la combustión de los hidrocarburos. Las fuentes comunes de exposición incluyen tubo de escape de un automóvil, sistemas de calefacción mal ventilados y tabaquismo. La Hb se une al CO con gran afinidad para producir carboxihemoglobina (CO-Hb), que es de un color rojo brillante. CO-Hb comprende hasta ~3% de la Hb total en los no fumadores y 10 a 15% de la Hb total en fumadores. La ocupación de CO de los sitios de unión de O_2 reduce de manera importante la capacidad de la Hb para unirse y transportar O_2. La inhalación del gas en una concentración de sólo 0.1% reduce la capacidad para transportar O_2 en 500%. El CO estabiliza de manera simultánea la forma Hb de alta afinidad y cambia la curva de disociación de Hb–O_2 hacia la izquierda (fig. 23-13). Estos cambios reducen en forma dramática la capacidad de la Hb para liberar O_2 hacia los tejidos y hacen que el CO sea un gas en extremo mortal (fig. 23-14). La intoxicación por CO constituye una de las principales causas de muerte por intoxicación en EUA.

V. TRANSPORTE DE DIÓXIDO DE CARBONO

El metabolismo genera ~200 mL de CO_2/min en una persona promedio en reposo. El CO_2 se transporta fuera de los tejidos por la sangre venosa y después es exhalado por los pulmones. El manejo del CO_2 difiere en dos aspectos importantes de la manera en que O_2 se transporta. En primer lugar, el CO_2 es altamente soluble en agua y, en consecuencia, no requiere una proteína transportadora. En segundo lugar, el CO_2 genera cantidades sustanciales de ácido cuando está en solución, lo que requiere la presencia de un sistema de amortiguación.

A. Métodos de transporte

El CO_2 es transportado a través de la vasculatura en tres formas principales: en solución, como HCO_3^-, y asociado con Hb.

1. **Disuelto:** CO_2 es > 20 veces más soluble en sangre que el O_2, y por tanto ~5% del CO_2 total es transportado en solución.

2. **Bicarbonato:** 90% del CO_2 se transporta como HCO_3^-. HCO_3^- se genera mediante la disociación espontánea de H_2CO_3 (*véase* la reacción más adelante), la formación de ácido carbónico a partir de CO_2 y el agua que ha sido facilitada por CA:

Ecuación 23-1

$$H_2O + CO_2 \leftrightarrows H_2CO_3 \leftrightarrows HCO_3^- + H^+$$
$$CA$$

3. **Compuestos carbamino:** 5% del CO_2 sanguíneo total es transportado como compuestos carbamino, que se forman mediante la reacción reversible de CO_2 con los grupos amino de proteínas, en particular Hb. El CO_2 también se une a las proteínas plasmáticas, pero las cantidades implicadas son insignificantes.

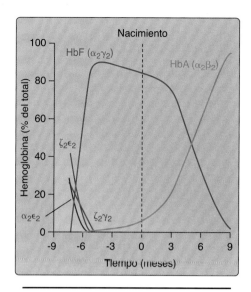

Figura 23-12.
Hemoglobinas fetales. *Véase* Sexo biológico y envejecimiento 23-2 para más detalles.

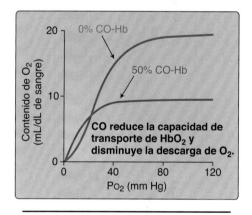

Figura 23-13.
Efectos del monóxido de carbono (CO) sobre la afinidad de O_2 de la hemoglobina (Hb). CO-Hb = carboxihemoglobina.

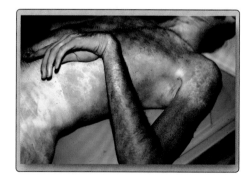

Figura 23-14.
La intoxicación por monóxido de carbono hace que la piel se observe de un rojo cereza brillante, un color que persiste después de la muerte.

Sexo biológico y envejecimiento 23-2: hemoglobinas fetales

En un inicio la responsabilidad de la eritropoyesis durante el desarrollo fetal recae en el saco vitelino. Este primero produce un tetrámero $\zeta_2\varepsilon_2$ de hemoglobina (Hb), que aparece a las semanas 5–6 (*véase* fig. 23-12). Dos formas adicionales de Hb fetal ($\alpha_2\varepsilon_2$ y $\zeta_2\gamma_2$) son evidentes durante el primer trimestre. Ahora la producción de eritrocitos se desplaza al hígado, que sintetiza HbF ($\alpha_2\gamma_2$). HbF es la forma de Hb predominante durante el segundo y tercer trimestres. HbA, que se produce en la médula ósea, aparece por primera vez a las 9 semanas y comprende hasta 45% de la Hb total al término.

HbF tiene una curva de disociación de Hb-O_2 a la izquierda, en comparación con la HbA, debido a que las globinas γ se unen a 2,3-difosfoglicerato (2,3-DPG) de forma muy débil. El 2,3-DPG suele estabilizar la forma desoxigenada de HbA y reduce su afinidad. La incapacidad de HbF para unirse a 2,3-DPG favorece la carga de O_2 a bajas presiones parciales, lo que permite que la sangre fetal logre una saturación de O_2 de 80 a 90% durante el tránsito a través de la placenta, aunque la Po_2 es de solo 30 a 35 mm Hg (*véase* fig. 37-11). Las concentraciones de HbF bajan a $< 1\%$ de la Hb total dentro de los 6 a 12 meses del nacimiento, aunque pueden volver a aumentar cuando la eritropoyesis es estresada por pérdida de sangre aguda, hemólisis o quimioterapia, por ejemplo. Algunos individuos con persistencia hereditaria de HbF continúan la expresión HbF a concentraciones elevadas (hasta 30% de la Hb total) hasta la edad adulta sin efectos aparentes de enfermedad.

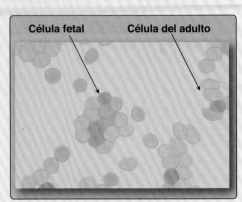

Persistencia hereditaria de hemoglobina fetal (HbF). Los eritrocitos que contienen HbF se observan de color rosa brillante.

B. Carga

La sangre transporta más del doble de la cantidad de CO_2 que de oxígeno (O_2) (~23 mmol/L CO_2 frente a 9.5 mmol/L O_2). Mucho de este CO_2 reside en depósitos sanguíneos, y el paso a través de los lechos capilares sistémicos incrementa su contenido total en sólo 8%. El CO_2 que se ha recogido en forma reciente de los tejidos es transportado a los pulmones sobre todo como HCO_3^- ($\sim60\%$), como se muestra en la figura 23-15. El restante se traslada en forma disuelta ($\sim10\%$) o en asociación con una proteína ($\sim30\%$). La recaptación del CO_2 a partir de los tejidos se presenta por difusión simple, conducida por el gradiente de presión parcial para el CO_2. La recaptación es facilitada por AQP1 y el complejo de proteínas Rh, que funcionan como canales de gas. El destino subsecuente del CO_2 puede dividirse en diversos pasos discretos (fig. 23-16).

1. **Recaptación por los eritrocitos:** los eritrocitos contienen concentraciones elevadas de CA-I que convierte CO_2 a H_2CO_3 tan rápido como entra a las células. Esto ayuda a mantener un fuerte gradiente de presión parcial entre los tejidos y la sangre que conduce la difusión continua de CO_2. Así, H_2CO_3 se disocia con rapidez para formar HCO_3^- y H^+ (*véase* ecuación 23-1).

2. **Transporte de bicarbonato:** HCO_3^- se transporta fuera del eritrocito a cambio de Cl^- mediante el intercambiador AE1 $Cl^- HCO_3^-$. El **cambio de Cl^-** derivado (fenómeno de Hamburger) provoca un leve incremento en la osmolalidad de los eritrocitos y produce una hinchazón leve, pero esta se revierte en los pulmones.

3. **Amortiguación del ion hidrógeno:** el H^+ liberado durante la formación de HCO_3^- permanece atrapado en los eritrocitos en la membrana celular, que es un tanto impermeable a los cationes. Pudiera esperarse que esto disminuya el pH intracelular, pero la acumulación de H^+ se presenta en el momento preciso en el que la Hb está liberando el O_2 y tiene un cambio conformacional que favorece la unión al H^+. Como se

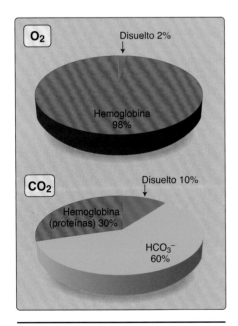

Figura 23.15.
Comparación de las vías en las que se transportan O_2 y CO_2 entre los pulmones y los tejidos.

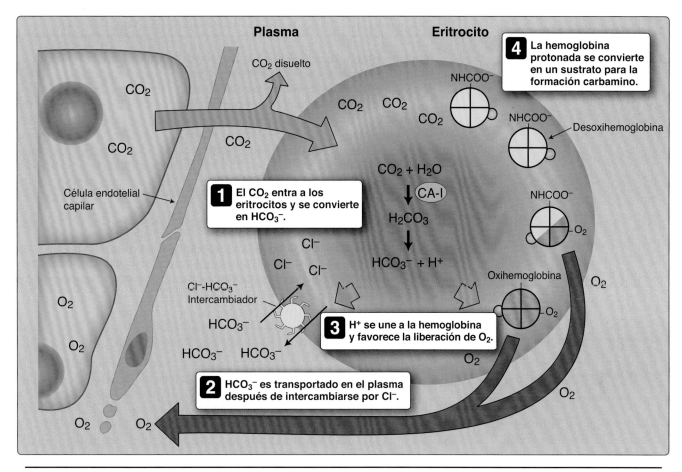

Figura 23-16.
Transporte del CO_2 en sangre. CA = anhidrasa carbónica.

observó antes (es decir, el efecto Bohr), la unión del H^+ en realidad *facilita* la descarga de O_2 al desviar la curva de disociación de Hb–O_2 a la derecha y se reduce la afinidad de la Hb al O_2. De manera virtual, todo exceso de ácido causado por la pérdida de HCO_3^- hacia el plasma es amortiguado por la Hb. Al mantener la concentración de H^+ intracelular baja mediante la Hb y el intercambio de Cl^- que permite que la concentración de HCO_3^- sea baja, la reacción catalizada por la CA permanece sesgada a favor de la mayor formación de H^+ y HCO_3^-. En consecuencia, la capacidad de la sangre para transportar CO_2 se incrementa.

4. **Formación de carbamino:** cuando la Hb se une al H^+, se convierte en un sustrato favorable para la formación del compuesto carbamino (el **efecto Haldane**; fig. 23-17). La Hb transporta cantidades apreciables de CO_2 en la forma carbaminohemoglobina.

C. Descarga

Cuando la sangre llega a los pulmones, los gradientes de presión parcial para O_2 y CO_2 se revierten en comparación con los tejidos. Una PO_2 elevada provoca que el H^+ se disocie de la Hb (el efecto Haldane) y la reacción en la ecuación 23-1 ahora favorece la asociación de H^+ y HCO_3^- para formar H_2O y CO_2. HCO_3^- reingresa a los eritrocitos en intercambio por Cl^- y se combina con H^+ para formar H_2CO_3, que se disocia para liberar CO_2 y H_2O. Después, el CO_2 se difunde fuera de la sangre, dirigida por el gradiente de presión parcial para CO_2 entre la sangre y el lumen alveolar.

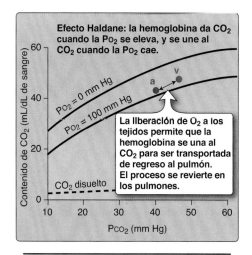

Figura 23-17.
Efecto de la PO_2 sobre la curva de disociación de CO_2 (efecto Haldane). a = sangre arterial; v = sangre venosa.

VI. CONSIDERACIONES ACIDOBÁSICAS

Cuando el CO_2 se disuelve en agua forma ácido carbónico. Si bien es un ácido relativamente débil, se produce en una cantidad tan grande (> 20 mol/día) que pudiera interferir en gran medida con la función tisular normal si sus concentraciones no se vigilaran y regularan de cerca. En la práctica, el sistema nervioso central (SNC) mantiene el pH del plasma dentro de un intervalo muy estrecho (pH 7.35–7.45), en parte al ajustar la ventilación para mantener la P_aco_2 alrededor de 40 mm Hg. Sin embargo, el hecho de que el CO_2 *pueda* tener una influencia tan profunda en el pH plasmático también significa que el SNC puede modular la ventilación como un medio de compensación de los trastornos no respiratorios en el equilibrio del pH del líquido extracelular.

A. Efectos del CO_2 sobre el pH

El CO_2 se disuelve en agua (ayudado por la CA) para formar ácido carbónico, que se disocia con rapidez y produce H^+ y bicarbonato (*véase* ecuación 23-1). El efecto de esta disociación en el pH plasmático está dado por la ecuación de **Henderson-Hasselbalch:**

$$pH = pK + \log \frac{[HCO_3^-]}{[CO_2]}$$

donde pK es la constante de disociación del ácido carbónico (6.1 a 37 °C), y $[HCO^-]$ y $[CO_2]$ denotan las concentraciones de HCO_3^- y CO_2, de manera respectiva. La concentración de CO_2 en sangre puede calcularse a partir de su constante de solubilidad (0.03 mmol/mm Hg) y Pco_2. La sangre arterial tiene una Pco_2 de 40 mm Hg y contiene 24 mM de HCO_3^-. Al insertar estos valores en la ecuación de Henderson-Hasselbalch:

$$pH = 6.1 + \log \frac{24}{0.03 \times 40} = 7.4$$

Obsérvese que cualquier incremento en la Pco_2 causará una caída del pH (**acidosis**), mientras que las disminuciones lo aumentarán (**alcalosis**).

B. Causas de cambios en el pH del líquido extracelular

Los cambios del pH causados por los pulmones se denominan **acidosis respiratoria** o **alcalosis respiratoria**. Los cambios no respiratorios son referidos como **acidosis metabólica o alcalosis metabólica**.

1. **Acidosis respiratoria:** el aumento de la P_aco_2 resulta de hipoventilación, discordancia ventilación (V_A)/perfusión (Q) alveolar, o un incremento en la distancia de difusión entre el saco alveolar y la irrigación pulmonar (p. ej., debido a fibrosis o edema pulmonar).

2. **Alcalosis respiratoria:** la P_aco_2 disminuye con la hiperventilación debido a ansiedad o algún otro estado emocional. También puede ser consecuencia de hipoxemia precipitada por el ascenso a una altitud elevada.

C. Compensación

Las células se defienden contra la acumulación excesiva de ácido a corto plazo mediante el uso de amortiguadores, más notablemente el sistema de amortiguación de HCO_3^- y proteínas intracelulares, como la hemoglobina (*véase* 3·IV·B). Los amortiguadores operan en una escala de tiempo de segundos o menos. La corrección de un estado acidobásico alterado requiere un cambio en la función pulmonar o renal. Los centros de control respiratorio del SNC vigilan de manera continua el pH plasmático (fig. 23-18). Si

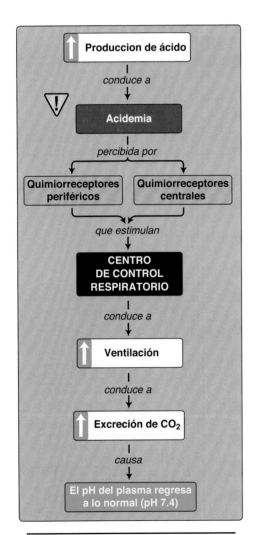

Figura 23-18.
Mapa conceptual de la respuesta ventilatoria a la acidemia.

el pH cae, la ventilación pulmonar se incrementa para transferir CO_2 a la atmósfera y el pH vuelve a la normalidad. Por el contrario, una elevación del pH plasmático inicia una disminución ventilatoria refleja y se retiene CO_2. Las respuestas ventilatorias requieren varios minutos para que tengan efecto y, si la causa subyacente es un trastorno metabólico, quizá nunca sea suficiente para compensar por completo. Las vías de control respiratorio se consideran en el capítulo 24. La función de los riñones en el equilibrio del pH se detalla en la unidad VI, *Sistema urinario*.

Resumen del capítulo

- El transporte de gas a través de la vasculatura es responsabilidad de los eritrocitos (glóbulos rojos), que son producto de la médula ósea (**eritropoyesis**). Los eritrocitos no contienen núcleo u otros orgánulos, pero están enriquecidos con **hemoglobina (Hb).**

- La Hb es una metaloproteína tetramérica de unión a O_2 que contiene dos cadenas globina α y dos globina β ($α_2β_2$). O_2 se une a uno de los cuatro grupos hemo, que contiene un átomo de hierro ferroso (Fe^{2+}).

- La unión al O_2 causa un cambio conformacional en la Hb que aumenta su afinidad por O_2. La naturaleza cooperativa de la unión al O_2 asegura la saturación de O_2 en la sangre durante el paso a través de los pulmones; además facilita la liberación del O_2 conforme la sangre pasa a través de tejidos que son irrigados por la circulación sistémica.

- El **CO_2** es transportado en solución, en asociación con Hb, y como HCO_3^-. El HCO_3^- se forma por disociación del ácido carbónico.

- Debido a que el CO_2 se disuelve en agua para formar ácido carbónico, los cambios ventilatorios que hacen que el CO_2 se excrete en tasas que exceden o dejan de mantener la producción de CO_2 resultan en **alcalosis o acidosis respiratoria**, de manera respectiva.

24 Regulación respiratoria

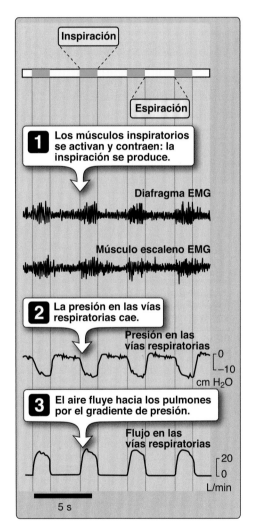

Figura 24-1.
Ciclo rítmico de inspiración–espiración.
EMG = electromiografía.

Dentro de la figura 24-1:

Inspiración

Espiración

1 Los músculos inspiratorios se activan y contraen: la inspiración se produce.

Diafragma EMG

Músculo escaleno EMG

2 La presión en las vías respiratorias cae.

Presión en las vías respiratorias

0
−10
cm H₂O

3 El aire fluye hacia los pulmones por el gradiente de presión.

Flujo en las vías respiratorias

20
0
L/min

5 s

I. GENERALIDADES

La respiración normal (**eupnea**) suele ser un acto inconsciente impulsado por el sistema nervioso autónomo. El patrón cíclico es establecido por un centro de control respiratorio en el encéfalo que coordina la contracción del diafragma y otros músculos implicados en la inspiración y la espiración (fig. 24-1). Debido a que las necesidades de la respiración interna cambian con el nivel de actividad, el generador de patrón también debe cambiar sus señales de conformidad con las necesidades del momento. Sensores localizados en el sistema nervioso central (SNC) y en la periferia vigilan de manera continua los valores de PCO_2, PO_2 y pH de la sangre y los tejidos, y envían esta información al centro de control respiratorio para su procesamiento. El centro de control también recibe información de mecanorreceptores localizados en los pulmones y la pared torácica, y entonces ajusta la ventilación según se requiera, mediante vías motoras eferentes hacia diafragma, intercostales y los otros músculos implicados en la respiración. El objetivo principal de la red neuronal que regula la respiración es mantener la PCO_2 arterial en un nivel estable al mismo tiempo que asegura la idoneidad del flujo de O_2 a los tejidos. La dominancia del CO_2 en el control respiratorio refleja la necesidad del organismo de mantener el pH del líquido extracelular (LEC) dentro de un intervalo estrecho.

II. CENTROS DE CONTROL NERVIOSO

Varias regiones del encéfalo influyen en la respiración. El ritmo respiratorio básico es establecido por un generador de patrones situado en el centro de control respiratorio bulbar.

A. Centro de control bulbar

El bulbo raquídeo contiene varios grupos discretos de neuronas que participan en el control respiratorio (fig. 24-2). Aunque funcionan como una sola unidad, las neuronas del centro de control y sus vías aferentes y eferentes tienen un equivalente del otro lado del bulbo raquídeo. Cada lado es capaz de generar ritmos respiratorios independientes si el tronco encefálico sufre transección. Dentro del centro de control hay dos concentraciones de neuronas que descargan en fase con el ciclo respiratorio y se supone que tienen un cometido clave en el establecimiento del ritmo respiratorio. Estas se denominan **grupo respiratorio dorsal** (**GRD**) y **grupo respiratorio ventral** (**GRV**).

1. **Grupo respiratorio dorsal:** el GRD se localiza en el núcleo del tracto solitario (NTS; fig. 24-3), un área clave involucrada en el procesamiento y la coordinación de la información sensorial recibida a través del siste-

ma nervioso autónomo desde la periferia (*véase* 7•VI•B). Consiste ante todo en neuronas inspiratorias (I).

a. Función: el GRD recibe aferentes de varios sensores a través de los nervios craneales (NC) X y IX, incluidos los quimiorreceptores, los mecanorreceptores pulmonares y de la pared torácica, al igual que los barorreceptores arteriales (*véase* 19•III). Después esta información se procesa por medio de redes interneurales. Si los sensores informan valores subóptimos de CO_2 u O_2, el GRD formula y ejecuta una respuesta apropiada.

b. Eferentes: se pueden distinguir dos poblaciones de neuronas inspiratorias. Durante la inflación pulmonar, un grupo (células Iβ) se activa, mientras que un segundo grupo (células Iα) deja de disparar. Cuando la inflación se suprime, las células Iα se activan y las células Iβ se inactivan. Las neuronas premotoras de GRD se proyectan a grupos de neuronas motoras de la columna vertebral, incluidos el nervio frénico (diafragma) y los nervios intercostales (intercostales externos). Activar estas neuronas provoca inspiración, aunque el marcapaso (generador del ritmo respiratorio o generador central de patrones [GCP]) parece residir en otro lugar (se explica más adelante). Las neuronas GRD también se proyectan al GRV, un área que controla la contracción muscular inspiratoria y espiratoria durante las maniobras de ventilación forzada.

2. Grupo respiratorio ventral: el GRV puede subdividirse en regiones rostral, intermedia y caudal (*véase* fig. 24-3). Estas áreas corresponden de modo anatómico al núcleo ambiguo (rostral-intermedio), al núcleo retrofacial (rostral), al núcleo para-ambiguo (intermedio) y al núcleo retroambiguo (caudal).

a. Función: la función primaria del GRV es la coordinación de los músculos accesorios de la inspiración y la espiración. Permanece inactivo durante la respiración tranquila, pero entra en gran actividad durante el ejercicio y cualquier maniobra de ventilación forzada, como durante las pruebas de función pulmonar.

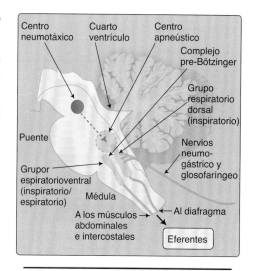

Figura 24-2.
Zonas del tronco encefálico implicadas en el control respiratorio.

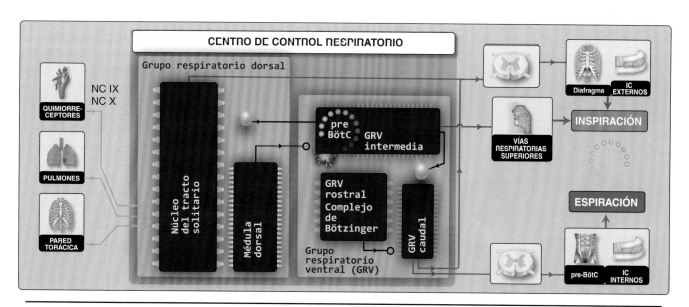

Figura 24-3.
Organización del centro de control de la respiración. BötC = complejo de Bötzinger; IC = músculos intercostales; NC = nervio craneal.

Aplicación clínica 24-1: apnea hípnica

El sueño suele acompañarse de un patrón respiratorio tranquilo normal, pero algunos individuos dejan de respirar por periodos prolongados (decenas de segundos) varias veces en 1 h (**apnea hípnica o del sueño**). No sorprende que la apnea suela manifestarse como **somnolencia diurna excesiva**. Existen múltiples causas. La **apnea hípnica central** resulta de la pérdida completa del impulso respiratorio y es un tanto rara. La **apnea obstructiva del sueño (AOS)** es más frecuente, en especial en individuos obesos. La pérdida de la ventilación se debe a la obstrucción (por tejidos blandos, como lengua y úvula) y el colapso de las vías respiratorias superiores durante el sueño. Por lo regular, las vías respiratorias pierden una influencia dilatadora activa durante el sueño, lo cual las hace más propensas al colapso, incluso en personas sanas. Sin embargo, los depósitos de grasa alrededor de las vías respiratorias incrementan mucho la probabilidad de colapso, y pueden hacer necesario el uso de un auxiliar respiratorio al dormir (es decir, una mascarilla a presión positiva continua) que dé alivio al mantener la forma de las vías respiratorias de manera neumática y por lo tanto su permeabilidad.

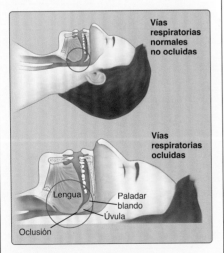

La obstrucción de las vías respiratorias durante el sueño causa apnea obstructiva.

b. Eferentes: la región intermedia del GRV contiene eferentes motoras hacia músculos accesorios en faringe y laringe que dilatan las vías respiratorias superiores durante la inspiración. La región caudal contiene neuronas premotoras que hacen sinapsis dentro de la médula espinal para controlar los intercostales internos y otros músculos accesorios de la espiración. La región rostral (el **complejo de Bötzinger**) se comunica vía interneuronas con el GRD y la región caudal del GRV. Es posible que intervenga en la coordinación de la eferencia del GRV.

3. **Generador central de patrón:** la región rostral del GRV contiene una pequeña zona conocida como **complejo pre-Bötzinger**, formado por células que exhiben actividad tipo marcapasos. La ablación del complejo suprime la respiración rítmica, lo cual sugiere que constituye un GCP respiratorio. Dos corrientes iónicas subyacen a la ritmicidad: una corriente de Na^+ persistente (I_{NaP}) y una corriente de catión no selectiva, activada por Ca^{2+} (I_{CAN}). Cuando están activas, estas corrientes causan despolarización de las neuronas del marcapasos e inician la actividad de explosión espontánea (filas de potenciales de acción) mediada por canales de Na^+ y Ca^{2+} regulados por voltaje. El estallido señala al GRD para iniciar la inspiración.

B. Centros pontinos

El puente contiene dos zonas que influyen la eferencia del bulbo raquídeo, incluidos los **grupos respiratorios pontinos** (antes conocidos como centros neumotáxicos y apnéusticos) ubicados en los núcleos de Kölliker-Fuse y parabraquial. La transección del encéfalo entre la médula y el bulbo raquídeo causa jadeo inspiratorio prolongado (**apneusis**), lo cual sugiere que por lo normal limita la expansión pulmonar. Estimular estas áreas acorta la inspiración e incrementa la frecuencia respiratoria. No se ha establecido la función de los grupos respiratorios pontinos en la respiración normal, pero se cree que afinan el ciclo inspiratorio-espiratorio. Estos grupos también reciben información de los quimiorreceptores y participan en las respuestas a la hipocapnia y la hipoxia.

C. Corteza cerebral y otras regiones del encéfalo

Emociones como miedo, excitación e ira pueden alterar la frecuencia respiratoria, lo cual refleja la capacidad del hipotálamo y el sistema límbico de modular el GCP. La corteza cerebral puede ajustar la salida de GCP para permitir hablar, tocar un instrumento de viento y realizar otras actividades que requieren control consciente fino de los movimientos respiratorios. Una persona también puede superar de manera consciente el GCP para aumentar o disminuir la frecuencia respiratoria (taquipnea y bradipnea, de modo respectivo) o dejar de respirar por completo (apnea). Los efectos de retener la respiración sobre las concentraciones de gases en sangre son tolerados por un corto tiempo antes de que las vías de realimentación del control químico superen al control voluntario.

III. CONTROL QUÍMICO DE LA VENTILACIÓN

Un objetivo primario del aparato respiratorio es optimizar el pH del LEC mediante manipulación de la PCO_2. También debe mantener grandes gradientes de presiones parciales de O_2 y CO_2 para maximizar la transferencia de estos dos gases entre los tejidos y el ambiente externo. Con objeto de realizar esas funciones es necesario que la información acerca de la composición química del LEC sea detectada y enviada al centro de control respiratorio para que la ventilación pueda modificarse de manera acorde. El organismo emplea quimiorreceptores centrales y periféricos con este fin. Los quimiorreceptores centrales son sobre todo sensibles a la Pco2 arterial (P_aco_2) y median 60 a 80% de la respuesta ventilatoria al cambio de las concentraciones de gases en la sangre arterial. Aunque los quimiorreceptores periféricos tienen un papel menor general, son los principales sensores de Po2 (P_ao_2) arterial del cuerpo.

A. Quimiorreceptores centrales

El control ventilatorio en condiciones de reposo es dominado por los quimiorreceptores centrales, que reaccionan a cambios en la PCO_2. Los quimiorreceptores son neuronas del SNC localizadas atrás de la barrera hematoencefálica (BHE; *véase* 20•II•B) en el tronco cerebral, el cerebelo, el hipotálamo y el mesencéfalo. Las regiones quimiorreceptoras conocidas incluyen el núcleo retrotrapezoideo en la médula ventral, que recibe información de los quimiorreceptores periféricos y se proyecta al GRD y el GRV. La BHE es impermeable a casi todos los constituyentes sanguíneos, excepto las moléculas liposolubles, como O_2 y CO_2. Una vez dentro de la barrera, el CO_2 se disuelve para formar ácido carbónico, que acidifica el LEC y el líquido cefalorraquídeo (LCR), como se muestra en la figura 24-4. El LCR contiene cantidades mínimas de proteína para amortiguar el pH. La consecuencia es que incluso cambios modestos de la P_aCO_2 causan acidosis significativa de LCR y LEC. Las neuronas quimiorreceptoras reaccionan al ácido con impulsos excitatorios que inducen al centro respiratorio a incrementar la frecuencia respiratoria. La BHE actúa como un importante filtro de información porque, al excluir iones sanguíneos como H^+, constituye un medio para que los quimiorreceptores distingan los cambios de P_aCO_2 de cualquier cambio de fondo en el pH del líquido extracelular.

> Los cambios sistémicos en el pH en última instancia afectan todos los tejidos, sin importar la causa o la permeabilidad de la BHE a los iones. Los quimiorreceptores centrales tienen un papel importante en la respuesta integrada al cambio en el pH sanguíneo, aunque las reacciones a la acidosis metabólica pueden ser más lentas y menos intensas que las respuestas respiratorias inducidas por cambios en la P_aCO_2.

B. Quimiorreceptores periféricos

Los quimiorreceptores periféricos están localizados dentro de cuerpos carotídeos ubicados en la bifurcación de las dos arterias carótidas comunes (fig. 24-5). Un segundo grupo se encuentra dentro de cuerpos aórticos distribuidos a lo largo del lado inferior del cayado aórtico. Los quimiorreceptores periféricos vigilan P_aO_2, P_aCO_2 y pH arterial.

1. **Estructura:** los cuerpos carotídeos y aórticos son notables por su pequeño tamaño (3-5 mm), alta tasa metabólica, alta densidad capilar ($\sim$6 veces más alta que en el cerebro) y las tasas más altas de flujo sanguíneo respecto a su masa de todos los tejidos (hasta 25 veces mayor que el cerebro). El gasto alto minimiza el efecto de la alta tasa metabólica de los quimiorreceptores sobre el contenido de gas en la sangre y, por lo tanto, permite una lectura más cercana al valor real de O_2 y CO_2. Los cuerpos carotídeos contienen dos tipos de células. Las **células tipo I**, o **células del glomo**, son los quimiosensores (fig. 24-6). Están dispuestas en grupos en estrecha aposición con capilares fenestrados. Las células **tipo II**, o **sustentaculares**, tienen una función de sostén similar a la que realiza la glía. Las células del glomo del cuerpo carotídeo señalizan al centro respiratorio a través del seno carotídeo y los nervios glosofaríngeos (NC IX). Los cuerpos aórticos parecen estar organizados de manera similar. Se comunican con el SNC a través del nervio vago (NC X).

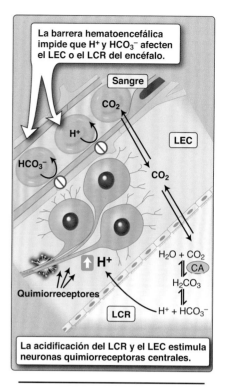

Figura 24-4.
Los quimiorreceptores centrales vigilan la PCO_2 arterial a través de los efectos del CO_2 sobre el pH del LCR y el LEC. CA = anhidrasa carbónica; LCR = líquido cefalorraquídeo; LEC = líquido extracelular.

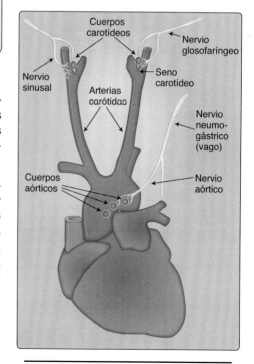

Figura 24-5.
Los quimiorreceptores periféricos están contenidos dentro de cuerpos carotídeos y cuerpos aórticos.

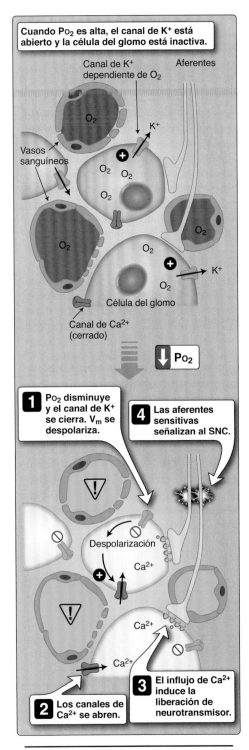

Figura 24-6.
Mecanismo de respuesta de las células del glomo al decremento de PO_2. SNC = sistema nervioso central; V_m = potencial de membrana.

2. **Mecanismo sensitivo:** las membranas de las células del glomo contienen un canal de K^+ tipo BK, cuya probabilidad de apertura depende de la PO_2. Cuando la P_aO_2 es alta, el canal está abierto y permite el eflujo de K^+, que mantiene el potencial de membrana (V_m) de las células del glomo en niveles muy negativos. Cuando la P_aO_2 cae, el canal se cierra y el V_m se despolariza. El cambio en el V_m activa canales de Ca^{2+} tipo-L e induce un influjo de Ca^{2+} que estimula la liberación de neurotransmisor en las aferentes sensitivas (*véase* fig. 24-6). Las células del glomo también se estimulan por los aumentos en P_aO_2 y la concentración de H^+ sin importar los cambios en P_aO_2. Ayudan a la sintonía fina de la información que el centro respiratorio recibe de los quimiorreceptores centrales. Los cambios en P_aCO_2 y pH también parecen influir en la probabilidad de apertura de los canales de K^+ BK a través de los cambios en las concentraciones citoplásmicas de H^+.

3. **Eferente:** los quimiorreceptores del cuerpo carotídeo aumentan la producción cuando la P_aO_2 cae o la P_aCO_2 se eleva por encima de lo normal (100 y 40 mm Hg, de modo respectivo; fig. 24-7). Los cuerpos aórticos responden de manera similar, pero en menor grado y tras un retraso. El papel fisiológico de estos quimiorreceptores durante la ventilación normal, si existe, es incierto.

C. Respuestas ventilatorias integradas

El centro de control respiratorio procesa información sobre P_aO_2, P_aCO_2 y pH arterial. Los cambios en estas variables rara vez ocurren de manera aislada, lo cual fuerza al centro respiratorio a tomar decisiones acerca de una respuesta ventilatoria adecuada (fig. 24-8). En la mayoría de las circunstancias, la señal de salida del centro respiratorio está encaminada a optimizar la P_aCO_2, pero los cambios coincidentes en P_aO_2 y pH influyen en la sensibilidad del sistema a los cambios en P_aCO_2.

1. **Concentraciones cambiantes de dióxido de carbono:** la naturaleza de la respuesta del centro de control a un aumento en P_aCO_2 depende de si el cambio es agudo o crónico.

   a. **Cambio agudo:** cuando el metabolismo tisular aumenta, P_aCO_2 se eleva, y el centro respiratorio compensa al incrementar la ventilación alveolar (*véase* fig. 24-8). El CO_2 es un estímulo ventilatorio en extremo potente (fig. 24-9). Los receptores periféricos actúan con rapidez e inducen una respuesta inmediata. Los receptores centrales tardan varios minutos en activarse por completo, pero en última instancia sus efectos dominan la respuesta ventilatoria. En la práctica, la ventilación aumenta acorde con cualquier incremento de P_aCO_2 por encima de los valores de reposo, mientras que la ventilación disminuye cuando P_aCO_2 cae por debajo de 40 mm Hg.

   b. **Cambio crónico:** los pacientes con neumopatía crónica a menudo no son capaces de ventilar a las concentraciones necesarias para mantener la P_aCO_2 en 40 mm Hg. Al principio la ventilación aumenta cuando la P_aCO_2 comienza a elevarse porque el pH del LCR desciende, pero, como respuesta, el plexo coroides secreta HCO_3^- en el LCR, lo que en un lapso de 8 a 24 h contrarresta en gran medida el efecto de la P_aCO_2 aumentada en el pH plasmático. Así, aunque la P_aCO_2 puede permanecer elevada, los quimiorreceptores medulares dejan de registrar el cambio, y el sistema de control respiratorio se adapta a una nueva P_aCO_2 más alta.

2. **Concentraciones cambiantes de oxígeno:** los quimiorreceptores periféricos promueven un rápido incremento compensatorio en la ventilación si P_aO_2 disminuye a niveles peligrosos (*véase* fig. 24-9). Decremen-

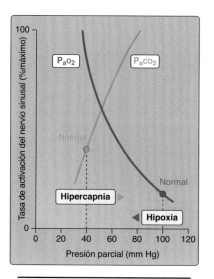

Figura 24-7.
Respuestas de quimiorreceptores periféricos a los cambios en P_{CO_2} y P_{O_2} arteriales (P_aCO_2 y P_aO_2).

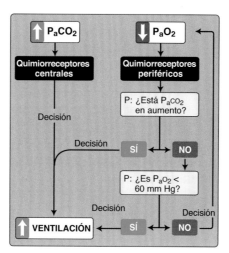

Figura 24-8.
Árbol de decisión que controla las respuestas ventilatorias a los cambios en PCO_2 y PO_2 arteriales (P_aCl_2 y P_aO_2).

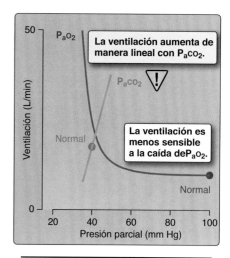

Figura 24-9.
Respuestas ventilatorias a los cambios en la P_{CO_2} y P_{O_2} arteriales (P_aCO_2 y P_aO_2).

Los pacientes que se han adaptado a la hipercapnia suelen depender de los efectos de la hipoxia en los quimiorreceptores periféricos para mantener su impulso ventilatorio. En caso de hipercapnia significativa, la administración de O_2 puede ayudar a normalizar la P_aO_2, pero también puede reducir el impulso respiratorio, lo que potencializa el incremento de la P_aCO_2 aún más e induce acidemia respiratoria aguda debido a la hipoventilación.

tos más modestos en P_aO_2 (entre 60 y 100 mm Hg) tienen escaso efecto en la ventilación, aunque la frecuencia de espigas en los aferentes de quimiorreceptores periféricos aumenta en proporción directa con la caída en P_aO_2 (véase fig. 24-7). La razón es que los quimiorreceptores periférico y central trabajan uno contra el otro por el control del centro respiratorio, y los quimiorreceptores centrales retienen el control hasta que la P_aO_2 cae a 60 mm Hg. [**Nota:** una P_aO_2 de 60 mm Hg marca el punto en el que la hemoglobina (Hb) comienza a desaturarse (es decir, la porción empinada de la curva de disociación; *véase* fig. 23-7). Así, las propiedades de unión a O_2 de la Hb permiten al centro respiratorio ajustar la ventilación en un amplio intervalo de valores para mantener una P_aCO_2 estable con escasos efectos adversos en el suministro de O_2. La salida del centro de control en respuesta a los cambios en P_aO_2 está influenciada por el pH de la sangre y PCO_2.

a. **pH:** cuando la P_aO_2 disminuye, la concentración de desoxihemoglobina aumenta. La desoxigenación hace de la Hb un sustrato más favorable para la unión de H^+ (efecto Bohr), y en consecuencia las concentraciones plasmáticas de H^+ aumentan. El incremento del pH disminuye la sensibilidad del quimiorreceptor a una caída en P_aO_2.

b. **Dióxido de carbono:** cuando la ventilación aumenta, la P_aO_2 también lo hace, y la P_aCO_2 disminuye (*véase* fig. 22-9). Dado que los centros de control respiratorio están diseñados para optimizar la P_aCO_2, la respuesta a la hipoxia leve es superada en favor de una concentración estable de CO_2.

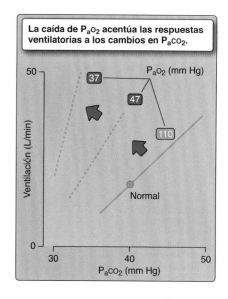

Figura 24-10.
Sensibilización de las respuestas ventilatorias a cambios en la P_{CO_2} arterial (P_aCO_2) al disminuir la P_{O_2} arterial (P_aO_2).

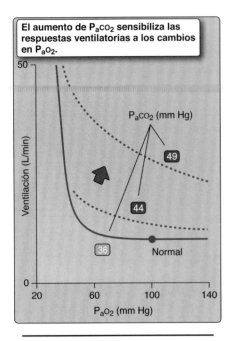

El aumento de P_aCO_2 sensibiliza las respuestas ventilatorias a los cambios en P_aO_2.

Figura 24-11.
Sensibilización de las respuestas ventilatorias a cambios en la P_{O_2} arterial (P_aO_2) al disminuir la P_{CO_2} arterial (P_aCO_2).

3. **Sinergia:** las condiciones que reducen la P_aO_2 suelen causar un aumento concomitante en la P_aCO_2. Dado que esta equivale a la concentración de H^+, el pH también disminuye. Así, no es de sorprender que los cambios en P_aO_2, P_aCO_2 y pH arterial puedan actuar de manera sinérgica para inducir una respuesta ventilatoria que es mayor que la suma de sus acciones individuales. La hipoxia aumenta la sensibilidad del quimiorreceptor a la hipercapnia (fig. 24-10; véase pág. anterior), y la elevación de las concentraciones de P_aCO_2 y H^+ sensibiliza los receptores a la hipoxia (fig. 24-11).

Sexo biológico y envejecimiento 24-1: regulación respiratoria

El envejecimiento se asocia con un aumento de la frecuencia respiratoria y una disminución del volumen corriente, que se debe, al menos en parte, a una mayor rigidez de los pulmones y de la pared torácica. Sin embargo, el envejecimiento también provoca dramáticas disminuciones en la respuesta a la hipoxia e hipercapnia. En comparación con los adultos jóvenes, las respuestas ventilatorias a la hipoxia disminuyen en 75% y las respuestas a la hipercapnia se reducen a la mitad entre los 65 y 73 años de edad. Las presiones de oclusión oral, que son una medida del impulso inspiratorio, se reducen hasta un grado equivalente (disminución de 50% de la respuesta a hipoxia y 60% de la de hipercapnia). Estos cambios reflejan una capacidad deteriorada para sentir los cambios en las concentraciones de gases en la sangre, y para que los centros de control respiratorio respondan a estos. Sin embargo, es importante notar que dichos cambios pueden ser más un reflejo de la adopción de un estilo de vida sedentario y no deberse al envejecimiento fisiológico *per se*, ya que estos pueden compensarse con el ejercicio.

IV. FUNCIÓN DE LOS RECEPTORES PULMONARES

El pulmón y las vías respiratorias contienen una variedad de receptores que ayudan a proteger el aparato respiratorio contra cuerpos extraños y dan al centro respiratorio retroalimentación del volumen pulmonar (fig. 24-12). El flujo de información desde estos receptores viaja por el nervio neumogástrico.

A. Receptores de adaptación rápida (receptores de irritantes)

Los **receptores de adaptación rápida** (**RAR**) son receptores de estiramiento incrustados en las paredes de las vías respiratorias. Durante la inspiración, el pulmón se infla y las vías respiratorias se estiran, lo que estimula a los RAR e inician filas de potenciales de acción en el nervio aferente sensorial. La intensidad del disparo es proporcional a la velocidad y el grado de estiramiento, que transmite información sobre la velocidad y el grado de la expansión pulmonar. No obstante, los RAR se adaptan con rapidez al estiramiento y la actividad de los nervios aferentes desaparece un segundo después de mantener el pulmón en el nuevo volumen. Un subconjunto de RAR también es sensible a la deflación pulmonar. Los RAR también median las respuestas a irritantes y estímulos nocivos, como amoniaco, humo, polen, polvo y aire frío. Los receptores inducen broncoconstricción, secreción de moco y tos, tal vez para prevenir que materiales extraños lleguen a la zona respiratoria. Las respuestas a los irritantes también se han implicado en la broncoconstricción que resulta de la liberación de histamina durante un ataque de asma alérgico.

B. Receptores de adaptación lenta

Incrustadas en las capas de músculo liso de las vías respiratorias de conducción hay fibras sensitivas mielinizadas. Estas reaccionan al estiramiento, y la intensidad de la señal eferente refleja la magnitud de la inflación. En contraste

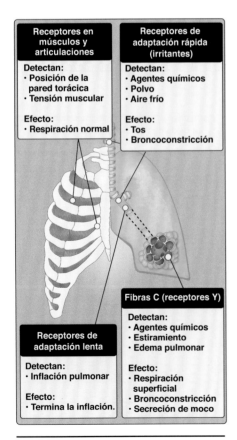

Figura 24-12.
Receptores sensitivos en la pared torácica y los pulmones. Receptores Y = receptores yuxtapulmonares.

con los RAR, se adaptan con mucha lentitud cuando el estímulo es sostenido. Como sucede con los RAR, un subconjunto de estos **receptores de adaptación lenta (RAL)** es sensible a la deflación. Los RAL son en gran medida insensibles a la estimulación química. Si el volumen corriente es lo bastante alto, los RAL pueden terminar la inspiración y prolongar la exhalación que sigue (**reflejo de Hering-Breuer**). Su funcionamiento se desconoce.

> Los receptores de estiramiento que median el reflejo de Hering-Breuer envían señales sensitivas a los centros de control respiratorio a través del nervio neumogástrico. Los pacientes con trasplante pulmonar respiran con normalidad a pesar de haber perdido esta vía, lo cual demuestra que no es necesaria la retroalimentación desde los receptores para mantener el ciclo respiratorio. Sin embargo, el reflejo de Hering-Breuer es predominante en neonatos, lo cual sugiere que puede tener un objetivo fisiológico para prevenir la sobreinflación pulmonar durante la lactancia.

C. Fibras C

Estas son fibras nerviosas no mielinizadas, con funciones y características de respuesta similares a las de los RAR. Son sensibles a inflación pulmonar, lesión, congestión vascular pulmonar y determinados agentes químicos. Cuando se estimulan, las fibras C causan broncoconstricción, secreción de moco y respiración rápida y superficial. Dos tipos de fibras C sirven al árbol bronquial. Las fibras bronquiales C están asociadas con las vías respiratorias conductoras y se perfunden por la circulación sistémica (bronquial). Las fibras C pulmonares, también llamadas receptores yuxtacapilares (receptores Y), se ubican de manera más distal y se exponen a un microentorno diferente influenciado por la circulación pulmonar.

D. Receptores en articulaciones y músculos

Los receptores de estiramiento y tensión localizados en la pared torácica detectan el movimiento de esta y la cantidad de esfuerzo implicado en la respiración. La eferencia de estos receptores permite incrementar la fuerza de la inspiración y espiración cuando el movimiento de la pared está impedido. Las articulaciones de las extremidades contienen receptores similares que contribuyen a una mayor ventilación durante el ejercicio.

V. ADAPTACIÓN RESPIRATORIA AL AMBIENTE

La difusión del O_2 desde la atmósfera hacia las mitocondrias es impulsada por un gradiente de presión parcial. Dado que la presión atmosférica disminuye con la altitud sobre el nivel del mar, viajar a lugares altos fuerza al aparato respiratorio a adaptarse a fin de reducir ese gradiente. En contraste, el buceo aumenta en gran medida el gradiente de presión que impulsa la captación de O_2 y otros gases atmosféricos, lo que puede tener graves consecuencias fisiológicas.

A. Altitud

La composición fraccionaria del aire no cambia con la altitud, pero las presiones parciales de los distintos constituyentes disminuyen al descender la presión barométrica conforme se asciende. La PO_2 del aire en la cima del monte Everest (8 848 m), por ejemplo, es de 43 mm Hg (fig. 24-13). La PO_2 alveolar es menor que en aire seco porque las vías respiratorias añaden agua durante la inspiración, lo cual reduce la composición fraccionaria de los otros componentes. La PO_2 es reducida por la altitud en mayor

Aplicación clínica 24-2: respiración de Cheyne-Stokes

La respiración de Cheyne-Stokes es un patrón respiratorio cíclico caracterizado por periodos de apnea seguidos por una serie de respiraciones realizadas con esfuerzo y flujo de aire tendiente a un máximo, y una vez más disminución hacia la apnea. Aunque la respiración de Cheyne-Stokes se observa de manera ocasional durante el sueño a grandes altitudes, es común en pacientes con accidente cerebrovascular e insuficiencia cardiaca. Esta última se acompaña de alteraciones en la perfusión, que afectan la capacidad del tronco encefálico de vigilar los efectos del cambio en la ventilación sobre la composición de los gases arteriales, y podría explicar el ritmo anómalo. Se ha propuesto que, cuando los centros de control respiratorio incrementan la ventilación para corregir la hipercapnia, ocurre una demora antes de que los centros puedan percibir los resultados de este cambio, durante el que inducen más incrementos en el esfuerzo respiratorio y causan un sobretiro hipocápnico. Los centros compensan al reducir la ventilación, y la misma demora de la hipoperfusión hace que el esfuerzo respiratorio decline de modo inapropiado, con el resultado de apnea. El patrón respiratorio cíclico se repite con periodicidad variable de ~30 a 100 s.

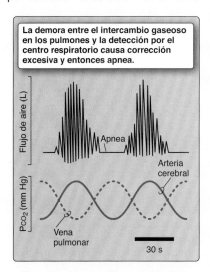

Respiración de Cheyne-Stokes.

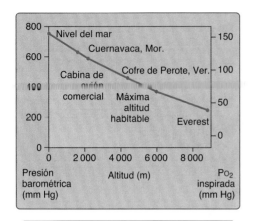

Figura 24-13.
Efectos de la altitud en la presión
barométrica y la Po₂.

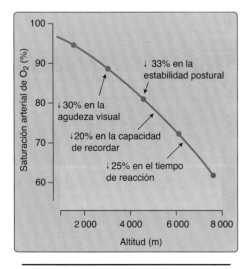

Figura 24-14.
Decremento de las funciones sensitiva
y cognitiva por el descenso de la
saturación arterial de O₂ que ocurre con
el aumento de la altitud.

magnitud de lo que podría predecirse con base en la presión barométrica por sí sola, porque el ritmo al cual los pulmones y las vías respiratorias agregan agua y CO_2 al aire contenido en los pulmones no cambia con la altitud. El decremento de la P_AO_2 reduce el gradiente de presión parcial que impulsa la captación de O_2 y causa hipoxia. En consecuencia, las actividades sensitivas y cognitivas se deterioran de manera rápida con la altitud, lo cual refleja la dependencia aguda de las neuronas del SNC respecto a la disponibilidad de O_2 (fig. 24-14). La respuesta fisiológica a la hipoxia puede dividirse en tres fases: respuestas agudas, respuestas adaptativas y aclimatación a largo plazo (fig. 24-15).

1. **Respuestas agudas (minutos):** la hipoxia es percibida por los quimiorreceptores periféricos. La reacción del centro respiratorio es incrementar el impulso ventilatorio, pero esto hace que la P_aCO_2 disminuya (*véase* fig. 22-9), lo que activa los quimiorreceptores centrales. En consecuencia, el impulso ventilatorio se bloquea. El centro respiratorio también suprime el centro cardioinhibidor (*véase* fig. 19-9) y permite que la frecuencia cardiaca aumente (fig. 24-15A). El gasto cardiaco en reposo se intensifica, lo que facilita una mayor captación de O_2 al incrementar la perfusión pulmonar. De manera coincidente, la hipoxia causa vasoconstricción pulmonar, que eleva la resistencia vascular pulmonar y fuerza el hemicardio derecho a generar mayores presiones con objeto de mantener el gasto.

2. **Respuestas adaptativas (días a semanas):** los quimiorreceptores centrales se adaptan con lentitud en el transcurso de 8 a 24 h, lo cual permite que las tasas de ventilación aumenten a fin de resolver la hipoxia inducida por la altitud (*véase* fig. 24-15B). La caída resultante en la P_aCO_2 causa alcalosis respiratoria, pero los riñones compensan al reducir la excreción de ácido y el pH se renormaliza (*véase* fig. 24-15C). La alcalosis también estimula la producción de 2,3-difosfoglicerato (2,3-DPG). El 2,3-DPG reduce la afinidad de la Hb por el O_2, lo que hace que la curva de disociación de O_2-Hb se desplace a la derecha (*véase* fig. 23-11). Este cambio fomenta la descarga de O_2 en los tejidos.

3. **Aclimatación (meses a años):** la aclimatación a largo plazo a la vida a grandes altitudes implica cambios en las propiedades de la sangre, la vasculatura y el sistema cardiopulmonar.

    a. **Sangre:** la hipoxia estimula la liberación de eritropoyetina por los riñones y promueve la producción de eritrocitos (*véase* 23-II B). La concentración de la Hb aumenta de manera proporcional, de ~15 a ~20 g/dL (*véase* fig. 24-15D). Aumentos concurrentes en el volumen de la sangre circulante pueden inducir un incremento global en la capacidad de transporte de O_2 de la sangre > 50%.

    b. **Vasculatura:** la hipoxia estimula la angiogénesis. La densidad de capilares aumenta en todo el cuerpo, lo cual permite una mejor perfusión tisular.

    c. **Sistema cardiopulmonar:** el aumento de las presiones de la arteria pulmonar, necesario para perfundir los pulmones durante la vasoconstricción hipóxica, promueve la remodelación vascular y ventricular. La proliferación de músculo liso aumenta el espesor de la pared vascular, y el ventrículo derecho se hipertrofia para contrarrestar el aumento en la poscarga. Aunque el aumento de presión impone esfuerzos en la circulación pulmonar, también es benéfico en el sentido de que incrementa el riego de la punta pulmonar y permite que los alveolos de ese sitio participen en la captación de O_2.

4. **Efectos adversos:** muchos individuos desarrollan **mal agudo de montaña** cuando ascienden a grandes altitudes, un trastorno temporal caracterizado por cefalea, irritabilidad, insomnio, disnea, mareo, náusea y vómito. Los síntomas suelen disiparse en un periodo de varios días. El **mal de altura crónico** se desarrolla después de residencia prolongada a gran altitud y refleja las consecuencias cardiovasculares adversas de los ajustes antes mencionados. La policitemia incrementa la viscosidad sanguínea y la resistencia al flujo de sangre, lo que fuerza a ambos ventrículos a operar a mayores presiones (*véase* Aplicación clínica 18-1). La menor P_{AO_2} causa broncoconstricción, que tensa el hemicardio derecho. Si la hipoxia es bastante grave o prolongada, las venas pulmonares también se constriñen y las arterias se estrechan por remodelación vascular. En última instancia, esto puede causar edema pulmonar, insuficiencia cardiaca derecha y la muerte.

B. Buceo

El buceo plantea varios retos para el aparato respiratorio, la mayoría de ellos relacionados con la presión hidrostática externa a mayor profundidad. El agua es más densa que el aire, de modo que la presión aumenta con rapidez con la profundidad respecto a la superficie. Se requiere una columna de agua de sólo $\sim$10 m para ejercer una presión equivalente a la de la atmósfera (760 mm Hg), por lo que un buzo a $\sim$30 m experimenta una presión cercana a cuatro atmósferas.

1. **Efectos de la profundidad:** el agua comprime a un buzo desde todas partes. También comprime los gases dentro de los alveolos, lo que incrementa las presiones parciales que impulsan la captación de todos los gases y reduce el volumen alveolar, lo que crea dos retos significativos.

   a. **Presiones parciales:** al nivel del mar, O_2 y CO_2 son los únicos componentes del aire atmosférico para disolver en la sangre en cualquier grado significativo. El buceo puede incrementar la presión parcial en todos los constituyentes, a tal grado que estos son forzados a disolverse en un exceso letal en alto grado.

   b. **Volumen:** presurizar un gas reduce su volumen (fig. 24-16). A 30 m, 1 L de gas (volumen al nivel del mar) ocupa $\sim$250 mL. A la inversa, 1 L de gas se expande hasta 4 L cuando el buzo sale a la superficie desde una profundidad de 30 m, lo que podría causar daño grave a cualquier tejido que lo contenga.

2. **Toxicidad de los gases:** los principales componentes del aire son N_2 (78%) y O_2 (21%), ambos tóxicos cuando son inhalados a presión. La proporción de CO_2 del aire inspirado es insignificante y no es motivo de preocupación a menos que el regulador del buzo atrape gas exhalado, lo que permitiría el aumento del CO_2.

   a. **Narcosis por nitrógeno:** el N_2 no tiene un efecto significativo en el funcionamiento del organismo al nivel del mar porque no se disuelve en los tejidos. Sin embargo, a profundidades de $\sim$40 m y mayores, la P_{N_2} aumenta hasta el punto en que el nitrógeno es disuelto en las membranas celulares en cantidades suficientes para interrumpir el funcionamiento de canales iónicos. Sus efectos son narcóticos y similares a los del etanol (**narcosis por nitrógeno**). Su toxicidad está relacionada con profundidad y presión, que al principio causa una sensación de bienestar, pero al final pérdida de la homeostasis a $\sim$80 m o más.

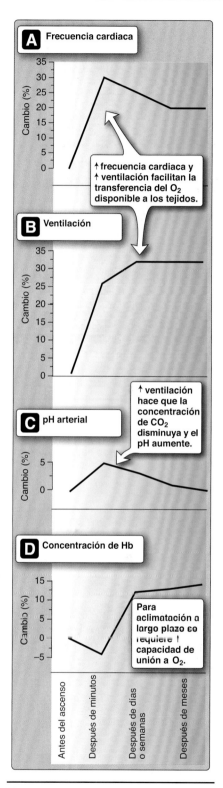

Figura 24-15.
Cambios en frecuencia cardiaca, ventilación, pH arterial y concentración de hemoglobina (Hb) después de ascender a 3 000 m sobre el nivel del mar y adaptarse, como porcentajes respecto a los niveles registrados antes del ascenso.

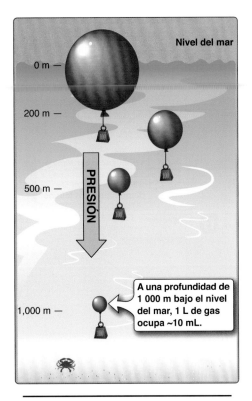

Figura 24-16.
Cambios en el volumen de gas causados por la presión del agua a distintas profundidades bajo el nivel del mar (0 m).

[En la figura: Nivel del mar; 0 m; 200 m; 500 m; PRESIÓN; 1,000 m; A una profundidad de 1 000 m bajo el nivel del mar, 1 L de gas ocupa ~10 mL.]

b. Intoxicación por oxígeno: el O_2 es una molécula inherentemente tóxica debido a su tendencia a formar radicales libres. Al nivel del mar, la cantidad de O_2 suministrada a los tejidos es regulada de cerca por la Hb, que actúa como un vehículo para transportar O_2 en el aparato circulatorio y como un amortiguador para el O_2. El sistema de suministro está saturado en circunstancias normales. Respirar O_2 a alta presión hace que este sea disuelto en la sangre en cantidades que exceden la capacidad amortiguadora de la Hb. Los tejidos son expuestos entonces a una Po_2 que excede el intervalo seguro (20-60 mm Hg), lo que causa una variedad de efectos neurológicos, incluidos trastornos visuales, convulsiones y coma.

c. Buceo profundo: los buzos de grandes profundidades respiran una mezcla de helio y oxígeno (**heliox**), con el porcentaje de O_2 calibrado con cuidado para generar una presión parcial útil y no dañina. El N_2 es sustituido por helio porque este se disuelve en los tejidos corporales con menos facilidad, es menos narcótico y tiene mucha menor densidad que el N_2 (14%). Inhalar la mezcla con helio reduce la resistencia de las vías respiratorias y el trabajo respiratorio.

> El heliox también puede usarse en clínica para apoyar a pacientes con obstrucción anatómica o fisiológica de las vías respiratorias. La menor densidad de la mezcla le permite deslizarse más allá del sitio de la obstrucción con más facilidad que el aire atmosférico y por lo tanto ayuda a mejorar la oxigenación del paciente.

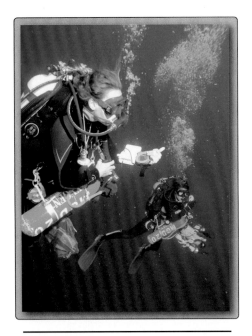

Figura 24-17.
Quienes practican el buceo profundo cronometran con cuidado su ascenso para evitar la enfermedad por descompresión.

3. Enfermedad por descompresión: un buzo que respira aire a presión por periodos prolongados puede acumular cantidades significativas de N_2 en sus tejidos. La cantidad promedio de N_2 contenida en el organismo al nivel del mar es de ~1 L. Una inmersión prolongada a 30 m eleva esta cantidad hasta a 4 L. El N_2 es captado por difusión a través de la interfaz sangre-gas y luego se distribuye por la circulación a todos los tejidos, pero de preferencia es repartido en la grasa corporal. Cuando un buzo asciende a la superficie, el N_2 ya no está sujeto a la presión que lo forzaba a disolverse en la profundidad, de modo que sale de la solución y forma burbujas de N_2 puro. La presencia de burbujas en el torrente sanguíneo causa enfermedad por descompresión. Las burbujas bloquean los vasos sanguíneos y, dado que las burbujas pequeñas se unen para formar burbujas grandes, los vasos sanguíneos más grandes son afectados de forma progresiva. Los tejidos péndulos se tornan isquémicos, lo que suele manifestarse como dolor en las articulaciones y en la musculatura de los miembros. Los síntomas más graves incluyen déficit neurológicos, disnea y la muerte. Reducir la velocidad de ascenso da a los ~3 L de exceso de gas disueltos en la fase acuosa más tiempo para difundirse fuera de los tejidos y hacia la circulación para su transporte a los pulmones, para ser exhalados (fig. 24-17). Sin embargo, la grasa es un tanto avascular. Esto incrementa la distancia a la que el N_2 debe difundirse antes de poder eliminarse por la circulación, lo cual reduce la rapidez con que se puede desechar. La renormalización completa de las concentraciones tisulares de N_2 puede requerir varias horas después del ascenso.

Resumen del capítulo

- Un **generador central de patrón (GCP)** establece y controla un patrón cíclico de inspiración y espiración. El GCP reside en un **centro de control respiratorio del bulbo raquídeo**.

- El bulbo raquídeo contiene dos grupos de células implicadas en el control respiratorio. El **grupo respiratorio dorsal** impulsa la inspiración durante la respiración tranquila. El **grupo respiratorio ventral** coordina los músculos accesorios y se piensa que aloja el GCP.

- Los centros de control superiores son capaces de imponerse a la respiración inconsciente para permitir hablar, toser y realizar otros actos voluntarios que usan la misma musculatura.

- Los quimiorreceptores centrales y periféricos envían información sobre la composición química de la sangre a los centros de control. Los **quimiorreceptores centrales** vigilan la P_aCO_2. Los **quimiosensores periféricos** son sensibles a P_aO_2, P_aCO_2 y pH arterial.

- Cuando la P_aCO_2 aumenta, tanto los quimiorreceptores periféricos como los centrales son excitados y hacen que el centro de control reaccione con un incremento inmediato de la ventilación. Los decrementos de la P_aO_2 son un estímulo menos eficaz para la ventilación, a menos que el CO_2 aumente al mismo tiempo.

- Otros sensores que envían información al bulbo raquídeo son los **receptores de adaptación rápida** y **adaptación lenta** que son sensibles a la inflación y deflación pulmonar. Las **fibras C** son sensibles a estímulos químicos que pudieran dañar los pulmones. Los **receptores articulares** y **musculares** proporcionan información sobre la contracción muscular y el movimiento.

- La presión atmosférica disminuye con la altitud por encima del nivel del mar. La PO_2 también disminuye, lo que causa hipoxia. Los centros de control respiratorios y cardiovasculares ayudan a compensar al incrementar ventilación y perfusión. La aclimatación completa a grandes altitudes requiere meses e implica un incremento de perfusión pulmonar, hematocrito y densidad capilar sistémica.

- El descenso a grandes profundidades incrementa las presiones parciales de los gases inspirados. El N_2 y O_2, que son poco solubles al nivel del mar, se vuelven tóxicos cuando son forzados a disolverse en los tejidos por la presión del agua en la profundidad. El N_2 de preferencia es disuelto en grasa y requiere muchas horas para extraerse al volver a la superficie. El ascenso prematuro permite la formación de burbujas de N_2 gaseoso puro en la sangre, lo que ocluye vasos y causa isquemia grave asociada con dolor conocida como **enfermedad por descompresión**.

Preguntas de estudio

Elija la MEJOR respuesta.

V.1 Un hombre de 55 años de edad con antecedente de fibrosis pulmonar intersticial se somete a una prueba de funcionamiento pulmonar. ¿Cuál parámetro sería más probable que estuviera disminuido en este paciente con neumopatía restrictiva?

A. CVF (capacidad vital forzada)
B. Gasto espiratorio máximo
C. FEV$_1$ (volumen espiratorio forzado durante el primer segundo de exhalación)
D. FEV$_1$/FVC
E. Fracción de O$_2$ espirado

> Mejor respuesta = A. La neumopatía restrictiva se relaciona con rigidez pulmonar, que limita la expansión de los pulmones (*véase* 21•VII•B). Esto se manifiesta como decremento de la CVF en las pruebas de funcionamiento pulmonar. En la práctica, tales pacientes pueden inhalar y exhalar de manera voluntaria un menor volumen de aire que una persona sana de edad, sexo y estatura comparables. El gasto espiratorio máximo y el VEF$_1$ pueden ser normales o no. El cociente VEF$_1$/CVF está aumentado porque la CVF suele estar reducida de forma significativa. La fracción de O$_2$ espirado no cambiaría en la neumopatía restrictiva.

V.2. Los agonistas de receptores adrenérgicos β inducen el siguiente efecto en el funcionamiento pulmonar:

A. Decremento de la capacidad vital forzada
B. Decremento de la capacidad pulmonar total
C. Aumento de la capacidad de difusión
D. Constricción bronquiolar
E. Dilatación bronquiolar

> Mejor respuesta = E. Los agonistas de receptores adrenérgicos β relajan el músculo liso de las vías respiratorias, con lo que promueven la dilatación bronquiolar (*véase* 21•VIII•C). La relajación ocurre, ya que se inhibe la liberación de acetilcolina desde las terminaciones nerviosas parasimpáticas. El aumento del diámetro del lumen de las vías respiratorias mejora el flujo, medido a partir del volumen espiratorio forzado en 1 s (VEF$_1$). Capacidad pulmonar total, capacidad vital forzada (máximo volumen de aire que puede espirarse de manera forzada) y capacidad de difusión (una medida de la capacidad de intercambio a través de la barrera hematogaseosa) no son afectadas por los fármacos adrenérgicos β.

V.3. Un varón de 16 años de edad acude al médico con disnea después de que su familia adoptó una nueva mascota. El neumólogo sospecha un asma inducido por alergia subyacente y ordena una prueba de funcionamiento pulmonar. ¿Cuál de los siguientes parámetros es más probable que tenga disminuido el paciente?

A. Volumen corriente
B. Volumen de reserva espiratoria
C. Capacidad vital forzada
D. Capacidad inspiratoria
E. VEF$_1$ (volumen espiratorio forzado en 1 s)

> Mejor respuesta = E. El asma inducido por alergia está relacionado con estrechamiento y obstrucción de las vías respiratorias (*véase* 22•VII•A), que afectan el volumen de aire que puede espirarse de manera forzada por unidad de tiempo. En la mayoría de los casos, la capacidad vital forzada no sería afectada porque este parámetro no depende del tiempo. El volumen corriente tampoco estaría afectado. Los volúmenes y capacidades pulmonares estáticos (volumen de reserva espiratoria y capacidad inspiratoria) no cambian en grado apreciable con la obstrucción al flujo de aire, aunque el volumen residual puede aumentar a causa de la fisiología constructiva cuando ocurre atrapamiento de aire.

V.4. La resistencia vascular pulmonar (RVP) debe valorarse cuando los efectos del volumen pulmonar en la perfusión pulmonar son mínimos. ¿Cuándo es más probable que ocurra esto?

A. A altas presiones intrapleurales
B. A altas presiones alveolares
C. Al volumen residual
D. A la capacidad residual funcional
E. A la capacidad pulmonar total

> Mejor respuesta = D. Los vasos sanguíneos pulmonares tienen paredes delgadas, lo que los hace susceptibles a la compresión extravascular (*véase* 22•III). La RVP es máxima y la perfusión es mínima cuando los volúmenes pulmonares son muy altos o muy bajos. A la capacidad pulmonar total y cuando las presiones alveolares son altas, la RVP es alta porque los capilares están estirados y comprimidos entre alveolos adyacentes. Al volumen residual y cuando las presiones intrapleurales son altas, las arterias de suministro están colapsadas por la presión externa. El nadir en la curva de RVP-volumen ocurre a la capacidad residual funcional, porque el efecto combinado de la compresión de los vasos capilares y de suministro es mínimo.

V.5. Una paciente femenina de 58 años de edad acude al médico con una derivación de derecha a izquierda causada por una malformación arteriovenosa pulmonar. ¿Cuál de las siguientes variables se predeciría que está aumentada en esta paciente?

A. Contenido de O_2 disuelto arterial
B. Diferencia alveoloarterial de O_2
C. P_{O_2} venosa
D. P_{O_2} arterial
E. Concentración de oxihemoglobina

Mejor respuesta = B. Las derivaciones de derecha a izquierda permiten el paso de sangre no oxigenada del hemicardio derecho al izquierdo (*véase* 22•III•F). La sangre desviada reduce la P_{O_2} de la sangre arterial, con lo que amplía la diferencia alveoloarterial de O_2. La cantidad de O_2 que la sangre lleva en forma disuelta por lo normal es mínima, pero disminuiría aún más con la derivación. Una derivación de derecha a izquierda reduciría la P_{O_2} venosa y la concentración de oxihemoglobina.

V.6. Un varón hipoxémico de 50 años de edad con aumento del gradiente alveoloarterial de O_2 (A–aDO_2) recibe O_2 al 100% por mascarilla, lo cual hace que la P_{O_2} arterial aumente a > 500 mm Hg. Los resultados de una prueba de capacidad de difusión pulmonar fueron normales. ¿Cuál es la causa probable de la hipoxemia?

A. Limitación de la difusión
B. Derivación de derecha a izquierda
C. Discrepancia entre ventilación y perfusión
D. Condiciones ambientales hipobáricas
E. Hipoventilación alveolar

Mejor respuesta = C. Una hipoxemia con aumento del A–aDO_2 podría deberse a discrepancia entre ventilación y perfusión o a limitación de la difusión (*véase* 22•IV•D). Sin embargo, la prueba de capacidad de difusión pulmonar descarta una limitación de la difusión. Las derivaciones de derecha a izquierda también incrementan el A–aDO_2, pero el O_2 al 100% no aumenta la P_{O_2} arterial hasta los niveles observados aquí. Condiciones hipobáricas e hipoventilación pueden causar hipoxemia, pero no cambian el A–aDO_2.

V.7. Un hombre de 75 años de edad con antecedente de fibrosis pulmonar intersticial se queja de aumento de la disnea de esfuerzo. Se ordena una prueba de captación de monóxido de carbono (CO). ¿Cuál de los siguientes enunciados describe mejor la captación pulmonar de CO durante esta prueba?

A. La perfusión es limitada.
B. La difusión es limitada.
C. La ventilación es limitada.
D. La solubilidad es limitada.
E. La unión es limitada.

Mejor respuesta = B. La captación de CO neta por los pulmones es limitada por la rapidez con que dicho gas viaja a través de la barrera hematogaseosa (*véase* 22•V•A). Es un tanto insensible a los cambios en la perfusión pulmonar (a diferencia de la captación de un gas limitado por la perfusión, como el N_2O), motivo por el que la prueba se usa para valorar la capacidad de difusión pulmonar. La captación no es limitada por la ventilación en condiciones fisiológicas. El CO captado se une a la hemoglobina (Hb) con alta afinidad y, por lo tanto, la captación no se ve limitada por la unión. La avidez de la unión entre Hb y CO significa que la sangre rara vez porta cantidades apreciables de gas en forma disuelta.

V.8. Una mujer de 25 años de edad con funcionamiento pulmonar normal se presenta con anemia tras dar a luz (hemoglobina [Hb] = 8.6 g/dL). ¿Cuál de los siguientes parámetros es más probable que esté reducido?

A. P_{O_2} arterial
B. Saturación arterial de O_2
C. Contenido arterial de O_2
D. Gasto del ventrículo derecho
E. Ventilación por minuto

Mejor respuesta = C. La anemia, definida como el contenido de Hb en la sangre (Hb en una mujer normal = 12-16 g/dL), reduce la cantidad total de O_2 que puede ser transportada por la sangre (*véase* 23•IV•A). La P_{O_2} arterial es una medida de la concentración de O_2 disuelto y no es afectada en grado significativo por la concentración de Hb. La saturación arterial de O_2 es una medida del estado de unión a O_2 de la Hb, que es en esencia independiente de la concentración de Hb de la sangre en condiciones fisiológicas. Un decremento del contenido arterial de O_2 estimularía incrementos compensatorios en el gasto ventricular derecho y la ventilación por minuto.

V.9. Un accidente cerebrovascular que afecta las espiraciones forzadas en reposo y ejercicio con más probabilidad dañó la siguiente zona neural:

A. Centro apnéustico
B. Centro neumotáxico
C. Centro del nervio frénico
D. Grupo respiratorio dorsal
E. Grupo respiratorio ventral

Mejor respuesta = E. Las neuronas del grupo respiratorio ventral intervienen en la espiración forzada y en la coordinación de la inspiración y la espiración laboriosas (*véase* sección·II·A). Los centros pontinos limitan la expansión pulmonar (centro apnéustico) e inducen respiración superficial rápida (centro neumotáxico), aunque es incierta la función de cualquiera de esos centros durante la respiración normal. Las neuronas del grupo respiratorio dorsal regulan la inspiración y establecen el ritmo respiratorio en reposo. El nervio frénico contiene neuronas motoras que controlan el diafragma, el principal músculo inspiratorio (*véase* 21·V·C).

V.10. Las células del glomo carotídeo reaccionan a una P_{O_2} arterial baja con un influjo de Ca^{2+}, lo que causa la liberación de neurotransmisores que estimulan aferentes sensitivas. ¿Un incremento en cuál de los siguientes parámetros es más probable que induzca un influjo de Ca^{2+} en las células del glomo?

A. Conductancia de Na^+
B. Potencial de equilibrio de Na^+
C. Conductancia de K^+
D. Despolarización de membrana
E. H^+ intersticial encefálico

Mejor respuesta = D. La P_{O_2} arterial es captada por una conductancia de K^+ dependiente de O_2 en las células del glomo (*véase* sección·III·B). Un descenso de la P_{O_2} arterial lleva al cierre del canal de K^+, lo que reduce el eflujo de K^+ y causa la despolarización de la membrana. La despolarización activa canales de Ca^{2+} controlados por voltaje y el influjo de Ca^{2+}. Las conductancias de Na^+ y los cambios en el potencial de equilibrio de Na^+ no intervienen en esta respuesta. Los cambios en el H^+ intersticial encefálico inician respuestas ventilatorias mediadas por quimiorreceptores centrales (*véase* sección·III·A), no por quimiorreceptores periféricos.

V.11. Una mujer sana de 23 años de edad informa paroxismos de tos cuando la temperatura del aire es menor de 0 °C. ¿Cuáles receptores sensitivos es más probable que hayan inducido esta respuesta?

A. Quimiorreceptores centrales
B. Quimiorreceptores periféricos
C. Receptores de irritantes
D. Receptores de estiramiento pulmonar
E. Receptores capilares yuxtapulmonares

Mejor respuesta = C. Los receptores de irritantes protegen el pulmón de estímulos nocivos, como polvo, agentes químicos y aire frío (*véase* sección IV·A). Estos receptores pueden inducir tos, broncoconstricción y producción de moco cuando son estimulados. Los quimiorreceptores centrales y periféricos reaccionan a cambios en la composición de gases en sangre arterial (*véase* sección III). Los receptores de estiramiento se activan durante la inflación pulmonar (*véase* sección IV·B), mientras que los receptores capilares yuxtapulmonares reaccionan a la ingurgitación de los capilares y al edema intersticial (*véase* sección IV·C).

V.12. Un hombre de 29 años de edad que vive al nivel del mar experimenta cefalea y náusea después de que llega a un sitio para esquiar (base = 2 500 m). Luego de 1 día sus síntomas mejoran y se siente bien para esquiar. ¿Cuál de los siguientes factores explica su ajuste fisiológico?

A. Adaptación de quimiorreceptores centrales
B. Estimulación de receptores de estiramiento pulmonar
C. Síntesis de eritrocitos
D. Modificación de isoformas de hemoglobina
E. Angiogénesis

Mejor respuesta = A. La respuesta inicial a la hipoxia hipobárica a grandes altitudes es la hiperventilación, que reduce la P_{CO_2} arterial, y de este modo suprime el impulso normal para respirar (*véase* sección V·A). La hipoxemia derivada causa los síntomas del mal agudo de montaña. Los quimiorreceptores centrales se adaptan con lentitud a la menor P_{CO_2} arterial en 8 a 24 h, lo cual permite que la frecuencia respiratoria aumente y los síntomas mejoren. La producción de eritrocitos y la angiogénesis requiere semanas a meses para compensar los efectos de la hipoxia. No hay indicios de que la altitud cause un cambio en la isoforma de la hemoglobina o en las respuestas al estiramiento pulmonar.

Filtración y micción

25

I. GENERALIDADES

El metabolismo genera muchos ácidos, toxinas y otros productos de desecho que pueden afectar en gran medida el funcionamiento celular si se les permite acumular. Los desechos metabólicos pasan de las células a la circulación y luego a los riñones, de donde son filtrados y excretados en la orina. Sin embargo, la **excreción** es sólo una de tres funciones esenciales de los riñones. El riñón también es un **órgano endocrino** que controla la producción de eritrocitos por la médula ósea. Tiene además un cometido **homeostásico** vital al controlar presión arterial, osmolalidad tisular, equilibrio hidroelectrolítico y pH plasmático. Las funciones de excreción y homeostasis comienzan cuando la sangre es sometida a alta presión por una membrana de filtración para separar el plasma de células y proteínas (fig. 25-1). El ultrafiltrado es canalizado a un túbulo recubierto de un epitelio de transporte especializado. Canales y transportadores en la superficie luminal (apical) del epitelio recuperan entonces cualquier componente útil del ultrafiltrado conforme este avanza hacia la vejiga y, en última instancia, el ambiente externo. Si alguien aplicara el mismo método para realizar sus labores domésticas, sacaría a la calle todo el contenido de su casa, como computadora, pantalla de televisión, plantas, ropa y otros enseres, y luego llevaría de vuelta al interior todo lo que quisiera conservar. Las cajas de pizza vacías, latas, servilletas usadas y calcetines impares quedarían en la acera para que el departamento de limpia se los llevara. ¡Este proceso se repetiría 48 veces al día! Tan singular método para la limpieza de la casa tiene dos ventajas principales. La primera es la velocidad, porque las toxinas (metabólicas o ingeridas) se pueden retirar de manera eficaz de la circulación en tan sólo 30 min. La segunda es que el riñón sólo necesita ser selectivo acerca de lo que debe recuperarse del filtrado, no de lo que excreta, porque todo lo que no se reabsorbe es excretado de manera automática. El riñón también emplea gradientes osmóticos de manera eficiente para recuperar agua filtrada, de modo que, a pesar del volumen masivo de líquido manejado cada día (~180 L), el uso de energía del riñón es sólo un poco mayor que el del corazón (10% del consumo de energía corporal total, contra 7% para el corazón).

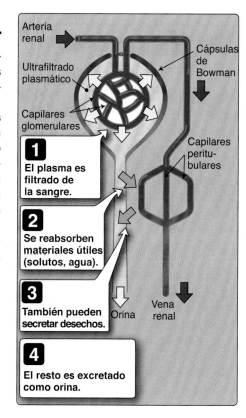

Figura 25-1.
Generalidades del funcionamiento del riñón.

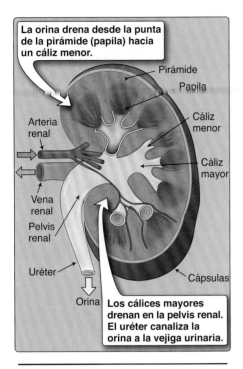

La orina drena desde la punta de la pirámide (papila) hacia un cáliz menor.

Pirámide

Papila

Arteria renal

Cáliz menor

Cáliz mayor

Vena renal

Pelvis renal

Uréter

Cápsulas

Orina

Los cálices mayores drenan en la pelvis renal. El uréter canaliza la orina a la vejiga urinaria.

Figura 25-2.
Anatomía macroscópica del riñón.

II. ANATOMÍA

La unidad funcional del riñón es la **nefrona**, que comprende un elemento de filtración sanguínea (el **glomérulo**) y otro de recuperación de filtrado (el **túbulo renal**). Cada riñón contiene ~1 000 000 de nefronas.

A. Anatomía macroscópica

Los riñones son un par de órganos con forma de frijol situados uno a cada lado de la columna vertebral, adosados contra la pared abdominal atrás del peritoneo. Cada uno mide ~11 cm de largo, 6 cm de ancho y 4 cm de profundidad; pesa ~115 a 170 g, según el sexo, y está encerrado dentro de una **cápsula** de tejido conjuntivo resistente que protege sus estructuras internas (fig. 25-2). La cápsula es penetrada en el hilio por un **uréter**, una **arteria renal** y una **vena renal**, vasos linfáticos y nervios. En corte transversal puede observarse que el riñón está formado por varias bandas distintas. Una banda externa (**corteza**) yace abajo de la cápsula y es el sitio de la filtración de la sangre. La banda intermedia (**médula**) está dividida en 8 a 18 **pirámides renales** cónicas. Las pirámides contienen miles de conductos diminutos, cada uno colecta orina de múltiples nefronas y la conduce al uréter. La punta de la pirámide (**papila**) se inserta en un vaso colector llamado **cáliz menor**. Los cálices menores se unen para formar **cálices mayores**, que drenan en una **pelvis renal** común. La pelvis forma la cabeza de un uréter, que impulsa la orina hacia la vejiga urinaria para su almacenamiento y expulsión voluntaria.

Aplicación clínica 25-1: trastornos tubulointersticiales

El funcionamiento normal del túbulo renal y el intersticio puede verse afectado de manera aguda o crónica. La **nefritis intersticial aguda** (**NIA**) es un trastorno inflamatorio que afecta el intersticio renal. Entre los posibles síntomas están aumento agudo en las concentraciones de creatinina plasmática y proteinuria (presencia de proteína en la orina), que reflejan disfunción renal general. La NIA suele deberse a la exposición a fármacos, más a menudo antibióticos lactámicos β (p. ej., penicilina y meticilina).[1] Por lo general, los riñones recuperan su funcionamiento normal después de suspender el uso del fármaco. La **poliquistosis renal** (**PQR**) es un trastorno hereditario caracterizado por la presencia de innumerables quistes llenos de líquido en los riñones y, en menor grado, el hígado y el páncreas. Los quistes se forman dentro de la nefrona y de manera progresiva crecen y comprimen los tejidos circundantes, lo cual impide que el líquido fluya por los túbulos. Aunque muchos pacientes permanecen asintomáticos, otros comienzan a presentar signos y síntomas de disfunción renal (como hipertensión) en la cuarta década de vida. No existe tratamiento y en última instancia la PQR puede causar insuficiencia renal completa.

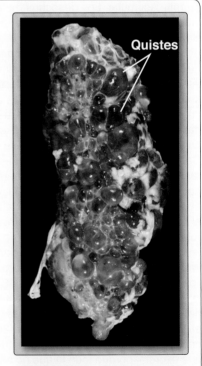

Quistes

Poliquistosis renal hereditaria

 [1]Para más información sobre reacciones adversas a antibióticos lactámicos-β *véase LIR Farmacología*, 7.ª ed., pp. 372-373.

B. Anatomía funcional

Los riñones están formados en mayor medida por líquido, como casi todos los tejidos. Aunque en un riñón el líquido está compartimentalizado (p. ej., vascular, luminal, intersticial) y el flujo entre los compartimientos es limitado por barreras celulares, el agua todavía es capaz de moverse con relativa libertad entre los tres compartimientos, impulsada por gradientes de presión osmótica. Una investigación de la osmolalidad tisular en diferentes regiones del riñón muestra grandes diferencias entre la corteza y el bulbo (fig. 25-3). La osmolalidad de la corteza es parecida a la del plasma, pero la del bulbo interno es varias veces mayor. Este gradiente osmótico es esencial para el funcionamiento normal del riñón porque se usa para recuperar casi toda el agua filtrada desde la vasculatura cada día (la excreción urinaria promedio de agua es de 1 a 2 L/día).

C. Vasculatura

La función de la nefrona es canalizar sangre a una relativa presión alta por una red de vasos sanguíneos porosos. La presión fuerza al plasma a salir de la vasculatura a través de una barrera de filtración durante su paso. El filtrado plasmático es canalizado al túbulo renal, cuya función es recuperar solutos esenciales y > 99% del líquido, y devolverlos a la vasculatura. Las funciones de filtración y recuperación requieren una disposición vascular inusual. La filtración de líquido es responsabilidad de la **red capilar glomerular**. La reabsorción es el trabajo de la **red capilar peritubular**. Esta última está conectada en serie con el glomérulo y recibe sangre de él (fig. 25-4).

1. **Red glomerular:** la sangre entra en el glomérulo desde una **arteria interlobular** a una relativa presión alta (~50 mm Hg) vía una **arteriola aferente**. La sangre pasa por un ovillo de **capilares glomerulares** especializados. Los capilares se ramifican e interconectan de forma extensa por medio de anastomosis, a fin de maximizar la superficie disponible para la filtración. Los espacios entre los capilares están llenos de **células mesangiales**, un tipo de célula epitelial que se contrae y relaja (**células mioepiteliales**) como una forma de modular la superficie de los capilares glomerulares y la tasa de filtración de líquido. La sangre sale del glomérulo no por una vénula, sino por una **arteriola eferente**, todavía a alta presión. Las arteriolas aferente y eferente con vasos de resistencia que regulan el flujo de sangre glomerular y las tasas de filtración de líquido por medio de vasoconstricción y vasodilatación (*véase* sección IV).

2. **Red peritubular:** la red capilar peritubular rodea el túbulo renal y lo sigue de cerca en su recorrido por el riñón, aportándole O_2 y nutrimentos. La red también extrae líquidos y electrolitos disueltos que se han reabsorbido desde el lumen del túbulo. La eliminación expedita de estos materiales ayuda a mantener los gradientes de concentración para la difusión química y osmótica a través del epitelio tubular, necesarios para el funcionamiento renal normal.

D. Túbulo

Un túbulo renal es un tubo largo y delgado de células de epitelio renal. Puede dividirse en varios segmentos bien delimitados con base en su morfología y función (fig. 25-5). En su cabeza está la **cápsula glomerular (de Bowman)**, que envuelve por completo y aísla el glomérulo de sus alrededores. La cápsula captura y contiene líquido filtrado desde los

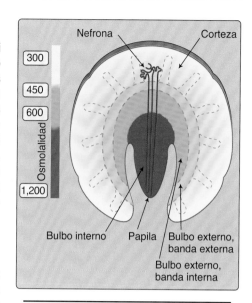

Figura 25-3.
Gradiente de osmolalidad corticopilar. Los valores de osmolalidad se dan en mOsmol/kg H_2O.

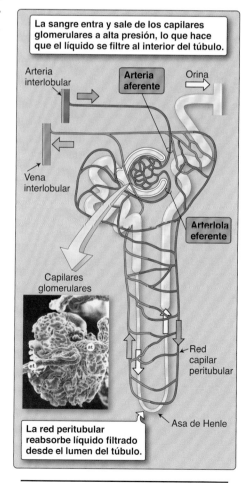

Figura 25-4.
Redes capilares glomerular y peritubular.

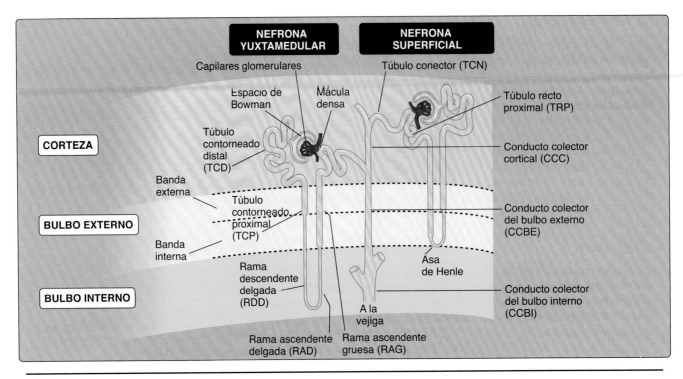

Figura 25-5.
Tipos de nefronas y sistema de conductos colectores.

capilares glomerulares. El glomérulo y la cápsula forman un **corpúsculo renal**, que está localizado en la corteza. El filtrado plasmático fluye desde los capilares glomerulares hacia el **espacio de Bowman** y luego ingresa en el **túbulo proximal** (**TP**). El TP contiene una sección **contorneada** y una **recta** (**túbulo contorneado proximal** [**TCP**] y **túbulo recto proximal** [**TRP**], de manera respectiva). Después de salir del TP, el filtrado comienza un largo descenso dentro del bulbo. El túbulo ejecuta entonces un giro en horquilla y vuelve a la corteza. Esta estructura en horquilla se conoce como **asa de la nefrona** o **asa de Henle**. La porción descendente del asa se denomina **rama descendente delgada**. La porción ascendente puede dividirse en la **rama ascendente delgada** (**RAD**) y la **rama ascendente gruesa** (**RAG**). El líquido pasa entonces por el **túbulo contorneado distal** (**TCD**) y el **túbulo conector**, antes de verterse en un conducto colector común. El conducto colector lleva orina al cáliz y tiene tres secciones: un **conducto colector cortical**, un **conducto colector del bulbo externo** y un **conducto colector del bulbo interno**.

E. Tipos de nefronas

El riñón contiene dos tipos diferentes de nefronas: nefronas superficiales (corticales) y nefronas yuxtamedulares.

1. **Nefronas superficiales:** las nefronas superficiales reciben ~90% del suministro sanguíneo renal y reabsorben un gran porcentaje del líquido que se filtra desde la vasculatura. Sus glomérulos están en las regiones corticales externas y sus asas de Henle son cortas. Las asas se hunden en el bulbo externo, pero no llegan al bulbo interno (*véase* fig. 25-5).

2. **Nefronas yuxtamedulares:** las nefronas yuxtamedulares reciben ~10% del suministro renal total de sangre. Sus glomérulos están dentro de la corteza interna y tienen asas de Henle muy largas que penetran profundo en el bulbo interno. La red peritubular que sirve a las nefronas yuxtamedulares es especializada. Una red capilar especializada sigue al túbulo dentro de la médula para crear una larga estructura vascular en forma de asas llamadas **tubos rectos de Bellini** o **tubos colectores**. Las nefronas yuxtamedulares concentran la orina (*véase* 27·II).

III. FILTRACIÓN

En el capítulo 18 (*véase* 18·VII·D) se expuso el delicado equilibrio que existe entre las fuerzas que favorecen la filtración de líquido desde la sangre (**presión hidrostática capilar** glomerular [P_{GC}] media) y las fuerzas que favorecen la retención de líquido (**presión coloidosmótica** capilar glomerular [π_{GC}]). En la mayoría de los tejidos, el aumento de la presión hidrostática capilar causa edema. En el riñón, el incremento de la P_{GC} es el primer paso para la formación de orina (fig. 25-6).

A. Fuerzas de Starling

Las fuerzas que controlan el movimiento de líquido a través de la pared capilar glomerular son las mismas que para cualquier lecho vascular. Tales fuerzas están consideradas en la **ecuación de Starling**:

$$TFG = K_f\,[(P_{GC} - P_{BS}) - (\pi_{GC} - \pi_{BS})]$$

TFG es la tasa de filtración glomerular (es decir, el flujo neto de líquido a través de la pared del capilar), medida en mL/min. K_f es un coeficiente de filtración glomerular, mientras que P_{BS} y π_{BS} son la presión hidrostática y la presión coloidosmótica, de manera respectiva, del líquido contenido en el espacio de Bowman. Los cambios en cualquiera de estas variables pueden tener efectos impresionantes en la TFG y la formación de orina.

1. **Barrera de filtración:** K_f es una medida de la permeabilidad glomerular y la superficie. La barrera comprende tres capas distintas que, juntas, crean un filtro molecular de tres pasos que produce un ultrafiltrado plasmático libre de células y proteínas. La barrera está formada por una **célula del endotelio capilar**, una **membrana basal glomerular gruesa** y un **diafragma de ranuras de filtración** (*véase* fig. 25-6, abajo).

   a. **Capa 1:** las células del endotelio capilar glomerular cuentan con abundantes fenestraciones, que las hacen parecer una criba. Los poros tienen ~70 nm de diámetro, lo cual permite el libre paso de agua, soluto y proteínas. Las células son demasiado grandes para caber por los poros, de modo que permanecen atrapadas en la vasculatura.

   b. **Capa 2:** la membrana basal glomerular comprende tres capas. Una **lámina rara** (**delgada**) **interna** fusionada a la capa de células del endotelio capilar. Una capa intermedia, la **lámina densa**, es la más gruesa de las tres. Una **lámina rara externa** está fusionada a los podocitos. La membrana basal porta una carga neta negativa que repele las proteínas (también con carga negativa) y las refleja de vuelta a la vasculatura.

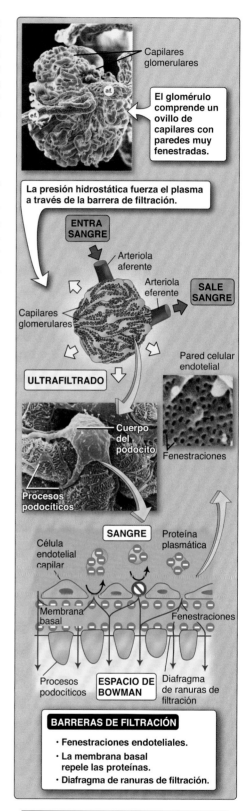

Figura 25-6.
Glomérulo y su barrera de filtración.

Tabla 25-1: Selectividad de la barrera de filtración glomerular

Sustancia	Peso molecular (Da)	Radio molecular (nm)	Permeabilidad*
Na⁺	23	0.10	1.0
Agua	18	0.15	1.0
Glucosa	180	0.33	1.0
Inulina	5 000	1.48	0.98
Mioglobina	17 000	1.88	0.75
Hemoglobina	68 000	3.25	0.03
Albúmina sérica	69 000	3.55	< 0.01

*La permeabilidad compara la concentración de una sustancia en el plasma y en la orina.

c. **Capa 3:** los capilares glomerulares están por completo contenidos en procesos podocíticos parecidos a tentáculos proyectados desde los **podocitos**. Estos son células epiteliales especializadas. Sin embargo, la cubierta no es continua. Los procesos podocíticos terminan en "dedos" que se interdigitan y dejan ranuras estrechas entre ellos. Las ranuras son puenteadas por un **diafragma de ranuras de filtración** proteináceo que impide que proteínas y otras moléculas grandes entren en el espacio de Bowman. El líquido que entra en el túbulo es ultrafiltrado plasmático que contiene electrolitos, glucosa y otras moléculas orgánicas pequeñas, pero cualquier cosa de más de ~5 000 Da de peso molecular es excluida (tabla 25-1).

2. **Presión hidrostática:** la red capilar glomerular es una rareza fisiológica que está localizada en el punto medio del sistema arterial renal y no en su extremo. La sangre ingresa en el glomérulo por la arteriola aferente a una presión de ~50 mm Hg, o sea ~15 mm Hg mayor que en la mayoría de los lechos capilares (*véase* 18 VIII; fig. 25-7). La presión no cae de manera significativa a medida que la sangre viaja a través del glomérulo, de modo que la Pc media también es ~50 mm Hg.

3. **Presión coloidosmótica:** la presión coloidosmótica capilar es proporcional a la concentración plasmática de proteína. La sangre entra al glomérulo a una π_{GC} de ~25 mm Hg, como en cualquier otra circulación. La sangre pierde ~15 a 20% de este volumen total hacia el filtrado durante el paso por la red capilar. La barrera de filtración impide que las proteínas plasmáticas salgan de la vasculatura, de modo que π_{GC} aumenta con la distancia a lo largo del capilar. La sangre que entra en la arteriola eferente tiene una π_{GC} de ~33 mm Hg.

4. **Espacio de Bowman:** el plasma filtrado que entra en el espacio de Bowman está, en esencia, libre de proteína, de modo que π_{BS} es 0. Sin embargo, el considerable volumen de líquido emitido hacia el espacio de Bowman causa la acumulación de una presión significativa (P_{BS} = ~15 mm Hg). Esta presión se opone a la filtración pero es benéfica porque crea un gradiente de presión positivo entre el espacio de Bowman y el seno renal, que impulsa líquido por el túbulo.

5. **Fuerza neta:** con los valores citados antes, se observa que hay una presión neta positiva que favorece la ultrafiltración (P_{UF}), la cual disminuye de modo gradual de ~15 a ~2 mm Hg a lo largo del capilar glomerular (*véase también* fig. 18-26).

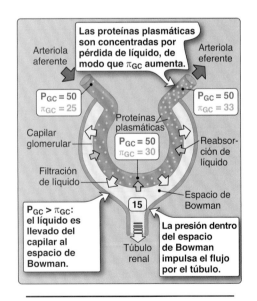

Figura 25-7.
Fuerzas que favorecen la ultrafiltración glomerular. Todos los valores están dados en mm Hg. π_{GC} = presión coloidosmótica capilar glomerular; P_{GC} = presión hidrostática capilar glomerular.

B. Tasa de filtración glomerular

En una persona sana, P_{BS}, π_{BS} y π_{GC} son todas relativamente constantes. El principal factor que afecta la TFG es la P_{GC}, determinada por presión aórtica, presión arterial renal y cambios en la resistencia de las arteriolas aferente y eferente (fig. 25-8). (Nota: debido a que las arteriolas aferente y eferente son vasos de resistencia que controlan el flujo a través del glomérulo y todos los puntos al sur del glomérulo [*véase* la siguiente sección], su estado de contracción afecta de modo significativo el flujo sanguíneo renal [FSR] neto.)

> Las células mesangiales también pueden regular la TFG a través de cambios en la superficie del capilar glomerular, lo que afecta K_f. Sin embargo, la participación de las células mesangiales es mínima comparada con la de las arteriolas glomerulares.

1. **Arteriola aferente:** la constricción de la arteriola aferente reduce el flujo glomerular de sangre, de la misma forma como lo haría en cualquier otra circulación. P_{UF} y TFG disminuyen en consecuencia. La dilatación de la arteriola aferente incrementa P_{UF} y TFG.

2. **Arteriola eferente:** la permeabilidad de la arteriola eferente determina la facilidad con que la sangre puede pasar por la vasculatura glomerular. La constricción arteriolar reduce el gradiente de presión en el espacio de Bowman (P_{BS}) y, por lo tanto, P_{UF} y TFG aumentan. La dilatación arteriolar permite a la sangre fluir fuera de la red glomerular, de modo que P_{UF} y TFG disminuyen.

3. **Regulación:** en la práctica, los cambios en la resistencia de las arteriolas aferente y eferente rara vez ocurren de manera aislada. Los dos vasos de resistencia son regulados por una multitud de factores, al igual que los vasos de resistencia de otros lechos vasculares (*véase* 19·II). El modo en que son regulados se considera en la sección IV.

C. Valores

La TFG aumenta con la talla corporal y disminuye con la edad (*véase* Sexo biológico y envejecimiento 25-1). Un intervalo de TFG normal (ajustado para considerar la superficie corporal) promedia ~100 a 130 mL/min/1.73 m^2. Esto representa una tasa de filtración glomerular ~1 000 veces mayor que la observada, por ejemplo, en la musculatura esquelética, todo debido a la alta P_{UF} y a la porosidad de la barrera de filtración.

IV. REGULACIÓN

El FSR y la TFG están regidos por dos necesidades imperiosas que a veces se contraponen. Las vías autorregulatorias vasculares **locales** mantienen el FSR en valores que optimizan la TFG. Sin embargo, las vías de control homeostásico **centrales** pueden asumir el control y desviar la sangre del riñón cuando se requiera en otro lado. El control central del funcionamiento renal es ejercido de modo hormonal y a través del sistema nervioso autónomo (SNA).

A. Autorregulación

La **autorregulación** estabiliza el FSR durante los cambios en la presión arterial media (PAM). Todas las circulaciones del organismo se autorregu-

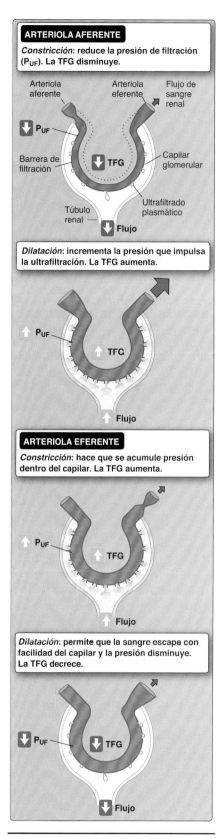

Figura 25-8.
Efectos del cambio en la resistencia de las arteriolas aferente y eferente sobre la tasa de filtración glomerular (TFG).

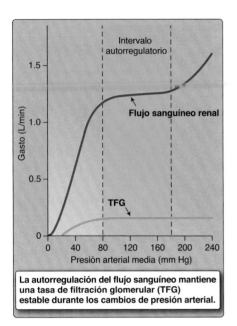

La autorregulación del flujo sanguíneo mantiene una tasa de filtración glomerular (TFG) estable durante los cambios de presión arterial.

Figura 25-9.
Autorregulacion del flujo sanguíneo renal.

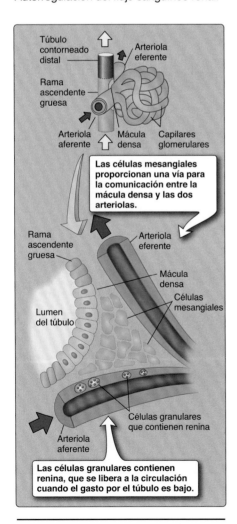

Las células mesangiales proporcionan una vía para la comunicación entre la mácula densa y las dos arteriolas.

Las células granulares contienen renina, que se libera a la circulación cuando el gasto por el túbulo es bajo.

Figura 25-10.
Aparato yuxtaglomerular.

lan en alguna medida, pero el riñón realiza en particular bien su proeza autorregulatoria. FSR mantiene una estabilidad relativa en un intervalo de PAM de ~80 a 180 mm Hg (fig. 25-9). La autorregulación ayuda a mantener una TFG constante en un rango de PAM similar.

B. Respuesta miógena

La **respuesta miógena** es un mecanismo autorregulatorio. Las células de músculo liso que recubren la arteriola aferente contienen canales mecanosensitivos permeables a Ca^{2+} que se activan cuando la pared del vaso se estira (p. ej., por un aumento en la presión luminal). El influjo de Ca^{2+} inicia la contracción muscular y la arteriola se constriñe de manera refleja. La respuesta miógena estabiliza el FSR y la TFG durante los cambios de postura, por ejemplo.

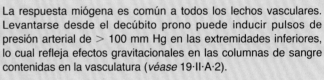

La respuesta miógena es común a todos los lechos vasculares. Levantarse desde el decúbito prono puede inducir pulsos de presión arterial de > 100 mm Hg en las extremidades inferiores, lo cual refleja efectos gravitacionales en las columnas de sangre contenidas en la vasculatura (*véase* 19·II·A·2).

C. Retroalimentación tubuloglomerular

La retroalimentación tubuloglomerular (RTG) es un mecanismo autorregulador mediado por el **aparato yuxtaglomerular** (**AYG**) que ajusta el FSR y la TFG para optimizar el flujo de líquido por el túbulo renal. El AYG es un complejo funcional que incluye el túbulo renal, células mesangiales y las arteriolas aferente y eferente (fig. 25-10).

1. **Túbulo:** el asa de Henle entra en contacto directo con el glomérulo después de volver del bulbo y a una corta distancia antes de transformarse en el túbulo distal. La pared de la RAG es modificada en el sitio de contacto para formar una región sensitiva especializada que recibe el nombre de **mácula densa** (fig. 25-10). La mácula densa vigila las concentraciones de Na^+ y Cl^- dentro del lumen del túbulo, que a su vez reflejan FSR y TFG. Na^+ y Cl^- permean las células de la mácula densa por medio de un cotransportador de Na^+-K^+-$2Cl^-$ localizado en la membrana apical. Cl^- sale de inmediato vía un canal de Cl^- basolateral, lo que causa una despolarización de membrana cuya magnitud refleja de manera directa la concentración de NaCl en el líquido del túbulo.

2. **Células mesangiales:** las células mesangiales constituyen una vía física para la comunicación entre las ramas sensitiva (mácula densa) y efectora (arteriola) del sistema de RTG (*véase* fig. 25-10). Todas las células del AYG están interconectadas por uniones estrechas (*véase* 4·II·F), lo cual permite la comunicación química directa entre los componentes del sistema.

3. **Arteriola aferente:** la arteriola aferente es notable por su receptor de adenosina y las **células granulares** productoras de renina en el interior de sus paredes.

   a. **Receptor de adenosina:** los receptores de adenosina son miembros de la superfamilia de receptores acoplados a proteína G que actúan a través de la vía de señalización de AMPc (*véase* 1·VII·B·2). Las células de músculo liso de la arteriola aferente expresan un receptor tipo A_1, que se acopla a una proteína G inhibidora y reduce las concentraciones de AMPc cuando está ocupado. El AMPc suele

Aplicación clínica 25-2: enfermedad glomerular

El funcionamiento renal normal puede verse afectado con gravedad por cambios patológicos en el coeficiente de filtración (K_f), la presión hidrostática y la presión coloidosmótica. La enfermedad glomerular daña la barrera de filtración e incrementa K_f, con lo cual permite que células y proteínas pasen al túbulo. Es la principal causa de insuficiencia renal en Estados Unidos. La enfermedad glomerular puede dividirse en dos síndromes amplios y superpuestos con base en las características de las proteínas y los detritos celulares contenidos en la orina (**sedimentos urinarios**), así como los signos y síntomas asociados: **síndrome nefrítico** y **síndrome nefrótico**.

El síndrome nefrítico está asociado con enfermedades que causan inflamación de los capilares glomerulares, las células mesangiales o los podocitos (**glomerulonefritis**). La inflamación crea huecos localizados en la barrera de filtración y permite que células y cantidades modestas de proteínas escapen al túbulo y aparezcan en la orina (**proteinuria**). Los eritrocitos suelen reunirse y agregarse en el túbulo contorneado distal y aparecer después en la orina como **cilindros** de eritrocitos.

Síndrome nefrótico se refiere a una serie de datos clínicos que incluyen proteinuria intensa (> 3.5 g/día), lipiduria, edema e hiperlipidemia. No se producen cilindros celulares, característicos de un proceso inflamatorio. El síndrome nefrótico refleja un deterioro general del túbulo renal (**nefrosis**) que incluye degradación del funcionamiento de la barrera glomerular y es causa frecuente de muerte en pacientes con diabetes mellitus. La pérdida de proteínas plasmáticas en la orina hace que la presión oncótica plasmática disminuya y explica el edema generalizado que está asociado en el síndrome nefrótico. La reducción de la presión oncótica también causa hiperlipidemia, pero sus beneficios, si los hay, se desconocen.

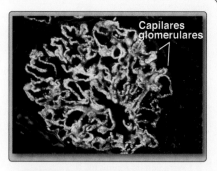

Depósito de inmunoglobulina G observado durante la glomerulonefritis.

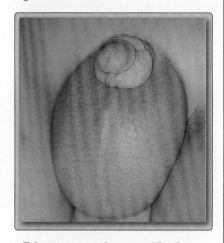

Edema escrotal en un niño de 7 años de edad con síndrome nefrótico.

inhibir la contractilidad del músculo liso a través de una vía dependiente de proteína cinasa A (*véase* 13·III·C). Así, cuando la arteriola aferente se une a adenosina, se constriñe.

b. **Células granulares:** las células granulares son células secretoras especializadas que producen renina, una enzima proeolítica que inicia el sistema renina-angiotensina-aldosterona (SRAA; *véase* 19·IV·C) al convertir angiotensinógeno en angiotensina I. La angiotensina I es convertida después por la enzima convertidora de angiotensina (ECA) en angiotensina II (Ang-II), que es vasoactiva.

4. **Arteriola eferente:** la arteriola eferente emite un receptor de adenosina tipo A_2, que incrementa las concentraciones intracelulares de AMPc cuando está ocupado. La unión a adenosina causa dilatación de la arteriola eferente.

5. **Regulación:** la señal de salida de las células de la mácula densa y la respuesta arteriolar dependen de si los gastos de líquido en el túbulo son altos o bajos (fig. 25-11).

a. **Gasto alto:** cuando FSR y TFG son altos, mayores cantidades de NaCl son enviadas a la mácula. La despolarización de membrana resultante activa canales catiónicos inespecíficos en la membrana celular, lo que causa el influjo de Ca^{2+}. Dado que todas las células del AYG están acopladas por uniones estrechas, cuando las concentraciones

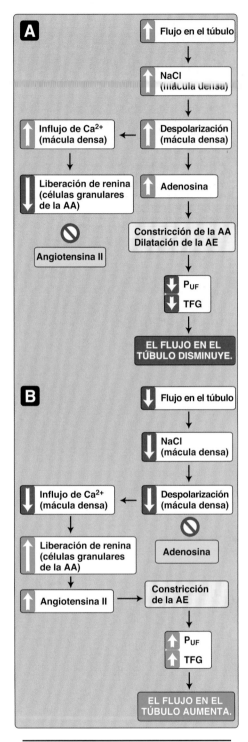

Figura 25-11.
Retroalimentación tubuloglomerular.
AA = arteriola aferente; AE =
arteriola eferente; TFG = tasa de
filtración glomerular; P_{UF} = presión de
ultrafiltración hidrostática capilar.

intracelulares de Ca^{2+} aumentan en la mácula densa también aumentan en las células granulares secretoras de renina de la arteriola aferente. El Ca^{2+} inhibe en gran medida la liberación de renina. El influjo de Na^+ y Ca^{2+} también hace que se incrementen las concentraciones de adenosina en las células de la mácula densa. La adenosina actúa como una sustancia paracrina que señaliza a las arteriolas aferente y eferente. La arteriola aferente se contrae y la eferente se dilata, lo que reduce el flujo de entrada de sangre a los capilares glomerulares y facilita el flujo de salida. Ambos efectos deprimen la P_{GC} y, por tanto, la TFG disminuye (véase fig. 25-11A).

b. **Gasto bajo:** cuando la TFG disminuye, la cantidad de NaCl que llega a la mácula densa mengua. Las células de la mácula densa se hiperpolarizan como resultado, lo cual reduce el influjo de Ca^{2+} vía el canal catiónico inespecífico. Las concentraciones de Ca^{2+} en las células también disminuyen, lo cual quita el freno para la liberación de renina y permite el depósito de esta en la circulación (*véase* fig. 25-11B). La renina activa entonces el SRAA y los valores circulantes de Ang-II aumentan. Ang-II es un potente vasoconstrictor en todos los lechos vasculares, pero sus efectos en las arteriolas glomerulares no son iguales. La arteriola eferente es más sensible a Ang-II. El efecto neto es limitar el eflujo desde los capilares glomerulares, lo cual hace que P_{GC} y TFG aumenten.

D. Sustancias paracrinas

La adenosina es sólo una de varias sustancias paracrinas autorreguladoras producidas por el riñón (tabla 25-2). **Prostaglandinas** (PG) y óxido nítrico (NO) dilatan las arteriolas glomerulares y elevan FSR y TFG. Tal vez ayuden a contrarrestar la vasoconstricción intensa mediada por Ang-II durante el choque circulatorio, por ejemplo (*véase* 40·IV·B·3). La vasodilatación inducida por PG se vuelve cada vez más importante para mantener el FSR durante el desarrollo de enfermedad renal crónica, de modo que inhibir la síntesis de PG de manera farmacológica puede precipitar la insuficiencia renal aguda. Las **endotelinas** son vasoconstrictores locales liberados en respuesta a Ang-II o cuando los gastos glomerulares son tan altos que podrían causar daño.

E. Angiotensina II

Todos los componentes necesarios para la formación de Ang-II y la respuesta a ella (incluida la ECA) son inherentes al riñón, lo cual sugiere que el SRAA constituye un sistema autorregulador renal primario que optimiza el flujo de líquido en el túbulo mediante manipulación de flujo sanguíneo renal (FSR) y TFG. Sin embargo, una de las principales funciones homeostásicas del riñón es ayudar a controlar la presión arterial, y Ang-II crea un importante vínculo hormonal entre presión arterial y funcionamiento renal (*véanse* caps. 19 y 28).

F. Controles centrales

El riñón rige el agua corporal total y el contenido de Na^+, lo que a su vez determina el volumen sanguíneo y la PAM. El riñón también recibe ~10% del gasto cardiaco en reposo, un volumen significativo que podría usarse para apoyar circulaciones más críticas (p. ej., la cerebral o la coronaria) en caso de choque circulatorio (*véase* 40·IV·B). Por tanto, el FSR está sujeto al control del SNA, a través de vías neurales y endocrinas.

1. **Control neural:** las arteriolas glomerulares están inervadas por terminaciones simpáticas noradrenérgicas que se activan cuando la PAM

desciende. La activación simpática eleva la resistencia vascular sistémica al restringir el flujo de sangre a todos los lechos vasculares, incluidos los riñones. La estimulación simpática leve constriñe la arteriola eferente de manera preferente, lo cual reduce el FSR al tiempo que mantiene la TFG en niveles lo bastante elevados para asegurar el funcionamiento continuo del riñón. La estimulación simpática intensa restringe gravemente el flujo sanguíneo por ambas arteriolas glomerulares y la formación de orina cesa. En casos de hemorragia grave, la oclusión prolongada de los vasos de suministro arteriolar puede provocar isquemia, infarto e insuficiencia renales (*véase* 40·IV·C).

2. **Control endocrino:** la regulación hormonal del FSR es mediada sobre todo por **adrenalina** y **péptido auricular natriurético (PAN)**, y Ang-II (*véase* análisis anterior). La adrenalina es liberada en la circulación después de la activación simpática y estimula las mismas vías que la noradrenalina liberada de terminaciones nerviosas simpáticas. El PAN se libera de las aurículas cardiacas cuando son estresadas por altos volúmenes sanguíneos. El receptor de PAN tiene actividad de guanilato ciclasa intrínseca que dilata la arteriola aferente e incrementa el FSR. También relaja las células mesangiales para incrementar la superficie de la barrera de filtración. El resultado neto es un incremento de FSR, TFG y excreción de sal y agua (*véase* cap. 28).

V. VALORACIÓN DEL FUNCIONAMIENTO RENAL

Los pacientes con nefropatía pueden presentar una amplia gama de signos y síntomas, como hipertensión, edema y sangre en la orina (**hematuria**), o ser asintomáticos. Es importante poder valorar la TFG en estas situaciones a fin de reducir la gama de posibles patologías. La TFG no puede medirse de forma directa, pero la salud de la barrera de filtración puede valorarse a partir de estudios de la depuración plasmática.

A. Depuración

La **depuración** mide la capacidad del riñón de "limpiar" (depurar) el plasma de cualquier sustancia dada y excretarla en la orina. El plasma fluye por los riñones a razón de ~625 mL/min. Si el riñón pudiera eliminar cada molécula de la sustancia X (por ejemplo) del plasma durante su encuentro con la nefrona, la depuración de la sustancia X sería de ~625 mL/min. En la práctica, tan alto grado de depuración no es posible porque el glomérulo sólo filtra una fracción de la cantidad total de plasma que pasa por la red capilar (~20%, o ~125 mL/min). Sin embargo, aun así es útil saber cuánto de los 125 mL/min es depurado en un individuo sano, porque este parámetro puede usarse para ayudar a diagnosticar problemas del funcionamiento renal. La depuración se calcula como sigue:

$$C_X = \frac{U_X \times V}{P_X}$$

donde C_X es la depuración de sustancia X (mL/min), U_X y P_X son las concentraciones urinaria y plasmática de X, de forma respectiva (mmol/L o mg/mL), y V es el gasto urinario (mL/min). En la práctica, la depuración suele medirse en un periodo de 24 h para reducir los errores de muestreo de orina (véase el siguiente texto).

Tabla 25-2: Reguladores glomerulares

Estímulo	Mediador	Efectos FSR	Efectos TFG
Tasas de túbulo fijo			
↓ NaCl	Renina (Ang-II)	↑	↑
↑ NaCl	Adenosina	↓	↓
Activación simpática			
Leve	Noradrenalina	↓	Ninguno
Intensa	Noradrenalina, adrenalina, renina (Ang-II)	↓	↓
↑ Volumen sanguíneo	Péptido auricular natriurético	↑	↑
Incierta	Dopamina	↑	↑
Endotelio vascular			
↓ ¿Flujo?	Prostaglandinas	↑	↑
Esfuerzo cortante	Óxido nítrico	↑	↑
Estrés, traumatismo, vasoconstrictores	Endotelinas	↓	↓
Inflamación	Leucotrienos	↓	↓

Ang-II = angiotensina II; TFG = tasa de filtración glomerular; FSR = flujo sanguíneo renal.

Ejemplo 25-1

Una mujer de 35 años de edad es evaluada para cirugía renal. Su concentración plasmática de creatinina (P_{Cr}) es de 0.8 mg/dL. Una muestra de orina de 24 h tiene concentración de creatinina (U_{Cr}) de 90 mg/dL y volumen total (V) de 1 425 mL. ¿Cuál es su tasa de filtración glomerular (TFG)?

La TFG puede estimarse a partir de la depuración de creatinina (C_{Cr}):

$$TFG = C_{Cr} = \frac{U_{Cr} \times V}{P_{Cr}}$$

Con los valores antes dados:

U_{Cr} = 90 mg/dL = 0.9 mg/mL

P_{Cr} = 0.8 mg/dL = 0.008 mg/mL

V = 1,425 mL/24 hr = 0.99 mL/min

$$TFG = \frac{0.9 \times 0.99}{0.008} = 111.4 \text{ mL/min}$$

Ejemplo 25-2

Un hombre sano de 22 años de edad es voluntario en una investigación que evalúa los efectos de un nuevo fármaco en el flujo sanguíneo renal (FSR). El protocolo requiere una sonda urinaria para medir el gasto renal mientras se infunde ácido *para*-aminohipúrico (PAH) por vía intravenosa. La concentración de PAH (P_{PAH}) se estabilizó en 0.025 mg/mL. El gasto urinario (V) se midió entonces en 1.2 mL/min y la concentración urinaria de PAH (U_{PAH}) fue de 18 mg/mL. El hematocrito (Hct) fue de 48%. ¿Cuál fue el FSR del sujeto?

U_{PAH} = 18 mg/mL

V = 1.2 mL/min

P_{PAH} = 0.025 mg/mL

El FSR se calcula a partir del flujo plasmático renal (FPR) y Hct. El FPR se calcula a partir de la depuración de PAH (C_{PAH}):

$$C_{PAH} = \frac{U_{PAH} \times V}{P_{PAH}} = \frac{18 \times 1.2}{0.025}$$

$$= 864 \text{ mL/min} = RPF$$

FSR ahora puede calcularse como

$$FSR = \frac{RPF}{1 - Hct} = \frac{864}{0.52}$$

$$= 1\,661.5 \text{ mL/min}$$

La depuración se define como la cantidad de plasma depurado *por completo* de cualquier sustancia dada por unidad de tiempo.

B. Tasa de filtración glomerular (TFG)

Si hubiera una sustancia que cruzara la barrera de filtración sin impedimento y luego recorriera el túbulo sin interferencia (es decir, ausencia de secreción y reabsorción), sería posible usar la rapidez de su aparición en la orina para calcular la TFG. Una sustancia así es la inulina, un polímero de fructosa sintetizado por muchas plantas. La inulina se infunde por vía intravenosa para establecer una concentración plasmática conocida y luego se mide su tasa de aparición en la orina. Entonces es posible calcular la TFG a partir de:

$$TFG = C_{in} = \frac{U_{in} \times V}{P_{in}}$$

donde C_{in} es la depuración de inulina, U_{in} y P_{in} son las concentraciones urinaria y plasmática de la inulina, de manera respectiva, en tanto que V es el flujo de orina.

La inulina es la referencia para los marcadores de filtración. Las alternativas incluyen iotalamato radiactivo, iohexol, ácido dietilentriaminopentaacético (DPTA) y ácido etilendiaminotetraacético (EDTA), relacionado con el anterior.

C. Depuración de creatinina

La depuración de inulina es una prueba costosa y engorrosa de realizar, por lo que una alternativa preferida (aunque menos exacta) implica medir la depuración de creatinina (ejemplo 25-1). La creatinina proviene de la degradación de creatina en el músculo esquelético, y es producida y excretada de manera constante. La creatinina se filtra con libertad desde el glomérulo y no es reabsorbida por el túbulo, sino que es secretada. El túbulo contorneado proximal (TCP) contiene transportadores de ácidos orgánicos (TAO; *véase* 26·IV·B) que secretan creatinina en el túbulo, lo que causa una sobreestimación de 10 a 40% de la TFG. Un aumento en la creatinina plasmática suele indicar que la TFG ha disminuido.

D. Flujo plasmático renal

En teoría, si pudiera identificarse una sustancia que se eliminara por completo del plasma en un solo paso (es decir, nada sale del riñón por la vena renal), podrían usarse técnicas similares para cuantificar el FPR. No hay una sustancia conocida, pero el *para*-**aminohipurato** (**PAH**) se le acerca. El PAH se elimina con avidez del plasma y es secretado en el túbulo renal por los TAO en el epitelio del TCP. La depuración de PAH subestima el FPR en ~10% (es decir, 10% del PAH que pasa por el riñón escapa a la excreción). Aunque no se usa en clínica, el PAH se utiliza en investigaciones y en ensayos preclínicos de medicamentos para estimar el FPR antes y después de las intervenciones:

$$FPR = C_{PAH} = \frac{U_{PAH} \times V}{P_{PAH}}$$

donde C_{PAH} es la depuración de PAH (mL/min), U_{PAH} y P_{PAH} (mmol/L) son las concentraciones urinaria y plasmática de PAH, de manera respectiva, mientras que V es el flujo urinario (mL/min), como aparece en el ejemplo 25-2.

E. Flujo sanguíneo renal y fracción de filtración

Conocer el FPR permite calcular el FSR y la fracción de filtración (*véase* ejemplo 25-2). El FSR se calcula a partir de:

$$FSR = \frac{FPR}{1-Hematocrito}$$

El hematocrito es el volumen de la sangre ocupado por eritrocitos.

$$Fracción\ de\ filtración = \frac{TFG}{FPR}$$

Sexo biológico y envejecimiento 25-1: función renal

La tasa de filtración glomerular (TFG) se estima en la clínica mediante factores de corrección que reconocen que la TFG es menor en las mujeres en comparación con los hombres (120 y 130 mL/min/m², de forma respectiva) y que la función renal disminuye con la edad:

$$TFGe = \frac{(140 - edad\ [años]) \times peso\ [kg] \times 0.85\ (si\ es\ mujer)}{72 \times P_{Cr}\ [mg/dL]}$$

Una reiteración más reciente también considera los efectos de la raza en la TFG estimada (TFGe).

El impacto de los cambios normales relacionados con la edad en la función renal es tan grave que los valores normales de TFGe para octogenarios sanos se superponen con los que indican enfermedad renal crónica en un adulto más joven (60 mL/min/m²). En resumen, el flujo sanguíneo renal (FSR) disminuye 10% por década después de los 30 años de edad, la TFGe cae 7.5 a 10 mL/min/m² por década, y el peso del riñón se reduce 25 a 30% para los 80 años. Aunque el envejecimiento no afecta de manera significativa el equilibrio normal de líquidos y electrolitos, sí erosiona la reserva renal y, por lo tanto, limita la capacidad de los riñones para responder a los desafíos de líquidos y electrolitos.

Sección cortical, adulto joven

Atrofia tubular clásica

Atrofia tubular endocrina

Atrofia tubular relacionada con la edad.

- **Flujo sanguíneo renal**: la disminución en el FSR se debe al aumento de la resistencia arteriolar glomerular. FSR y TFG se mantienen a través de un incremento crónico en las concentraciones de prostaglandina (PG), lo que significa que los inhibidores de ciclooxigenasa (p. ej., medicamentos antiinflamatorios no esteroides) pueden causar daño renal agudo en adultos mayores. Las PG son vasodilatadoras.

- **Tasa de filtración glomerular**: la disminución de la TFGe se debe a una combinación de disminución del FSR, glomeruloesclerosis focal y segmentaria (GEFS) y atrofia del túbulo renal.

  ○ La GEFS se evidencia por primera vez alrededor de los 30 años de edad. Al inicio, algunos glomérulos contienen segmentos en los que las células se han remplazado con una matriz extracelular rica en colágeno (MEC), lo que expone la membrana basal subyacente. La membrana en estas regiones se inflama y engrosa. Tales cambios progresan hasta involucrar a todo el glomérulo, en cuyo punto los capilares glomerulares ocluidos se arrugan. Privado de su glomérulo, la nefrona se degenera y remplaza con MEC. Los glomérulos restantes se hipertrofian en respuesta al aumento de la carga de trabajo, pero los podocitos no pueden seguir el ritmo de la barrera de filtración en expansión. Esto deja algunas regiones desnudas y expuestas, lo que desencadena una cadena de eventos que derivan en esclerosis. Para los 80 años de edad, ~75% de los glomérulos es esclerótico, en comparación con ~3% a los 30 años.

  ○ La TFG se estima en función del aclaramiento de creatinina, que depende del FSR y la función del túbulo. El envejecimiento está asociado con atrofia del túbulo renal, en la cual la membrana basal se engrosa y puede duplicarse, lo que hace que la luz se estreche (atrofia clásica; panel central). La luz del túbulo se llena con cilindros compuestos de hialina, una mucoproteína secretada por el epitelio (mucoproteína Tamm-Horsfall). En otra forma de atrofia (atrofia endocrina; panel inferior) el túbulo pierde cualquier característica específica de segmento y la luz es mínima.

- **Peso del riñón**: al nacer, un riñón masculino contiene ~1 100 000 nefronas (los femeninos tienen ~15% menos), y estas no se remplazan si están dañadas. La GEFS reduce de modo gradual este número después de los 30 años de edad y el peso del riñón disminuye en paralelo. La pérdida de nefronas ocurre sobre todo dentro de la corteza renal, que luego puede llenarse de quistes.

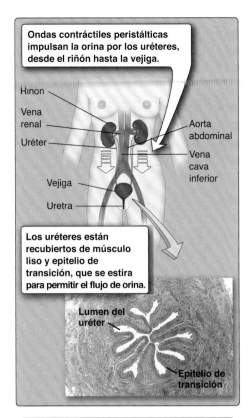

Ondas contráctiles peristálticas impulsan la orina por los uréteres, desde el riñón hasta la vejiga.

Riñón
Vena renal
Uréter
Aorta abdominal
Vena cava inferior
Vejiga
Uretra

Los uréteres están recubiertos de músculo liso y epitelio de transición, que se estira para permitir el flujo de orina.

Lumen del uréter
Epitelio de transición

Figura 25-12.
Uréteres.

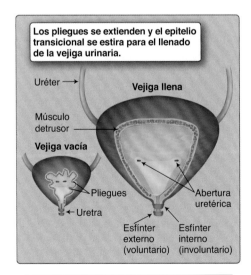

Los pliegues se extienden y el epitelio transicional se estira para el llenado de la vejiga urinaria.

Uréter
Vejiga llena
Músculo detrusor
Vejiga vacía
Pliegues
Uretra
Abertura uretérica
Esfínter externo (voluntario)
Esfínter interno (involuntario)

Figura 25-13.
Vejiga urinaria.

La fracción de filtración mide la cantidad de plasma que se filtra hacia el espacio de Bowman (por lo común 0.2, o 20% del FPR).

VI. MICCIÓN

El líquido que fluye desde los conductos colectores e ingresa en los cálices es orina en su forma final. No ocurre ulterior modificación en el camino hacia la vejiga ni en esta. La orina se produce de manera constante y es almacenada en la vejiga urinaria hasta que es excretada (**micción**).

A. Uréteres

Los uréteres (o ureteros) llevan orina de los riñones a la vejiga (fig. 25-12). Están recubiertos de un epitelio de transición diseñado para estirarse sin desgarrarse al experimentar aumentos del volumen intraluminal. La pared del uréter contiene capas circulares y longitudinales de músculo liso. Los músculos se estimulan para contraerse por ondas de despolarización que se originan en regiones marcapasos de los cálices y el seno renal. Las ondas barren los uréteres, lo que induce una contracción peristáltica que incrementa la presión intraluminal de manera local e impulsa la orina hacia la vejiga. La propagación de las ondas por la musculatura es facilitada por uniones estrechas que acoplan eléctricamente células de músculo liso contiguas. Las ondas se propagan a ~2 a 6 cm/s y suelen recurrir varias veces por minuto.

B. Vejiga

La vejiga urinaria es un órgano hueco que consta de una gran zona de almacenamiento de orina (el **cuerpo**) y un **cuello** (o **parte posterior de la uretra**), que dirige la orina hacia la **uretra** (fig. 25-13).

1. **Cuerpo:** la vejiga está recubierta en su superficie interior por epitelio transicional. Cuando la vejiga está vacía, la pared está colapsada con una serie de pliegues o arrugas (fig. 25-13). La pared vesical está formada por tres capas difíciles de distinguir de haces de fibras de músculo liso, que constituyen el **músculo detrusor**. Las fibras en el interior de las capas están dispuestas de manera circular, espiral o longitudinal, de modo que reducen el tamaño de la vejiga y elevan la presión intraluminal cuando son estimuladas para contraerse por el SNA.

2. **Válvulas y esfínteres:** una vejiga llena desarrolla considerable presión interna (**intravesical**), que en potencia podría empujar la orina de manera retrógrada por los uréteres. Por lo tanto, estos ingresan en la vejiga con un ángulo oblicuo, lo cual crea una válvula que impide el reflujo uretérico (fig. 25-14). El cuello de la vejiga contiene una mezcla de músculo detrusor y tejido elástico, que juntos forman un **esfínter interno** controlado por el SNA. El esfínter permanece contraído para impedir la entrada de orina en la uretra hasta la micción. Un segundo esfínter, el **esfínter externo**, rodea la uretra por abajo del cuello vesical. Está compuesto por músculo esquelético y está bajo control voluntario.

C. Inervación

La única parte del aparato urinario bajo control voluntario es el esfínter externo (*véase* fig. 25-13). Este es inervado por el nervio **pudendo**, originado en la parte sacra de la médula espinal (S2 a S4). Los uréteres y las vías urinarias inferiores (vejiga, uretra y esfínter interno) están bajo el control de SNA. Las eferentes del SNS se originan en los segmentos raquídeos T11 a L2 y viajan a las vías urinarias por el nervio hipogástrico o descienden en la cadena paravertebral y luego con el nervio pélvico. La actividad del sistema nervioso simpático (SNS) relaja el músculo detrusor y contrae el cuello vesical y la uretra. También hay fibras preganglionares que se originan en la parte sacra de la médula espinal (S2 a S4) y viajan en el nervio pélvico hacia el plexo pélvico y la pared de la vejiga. Estas fibras estimulan la micción por contracción del detrusor y relajación de la uretra y el esfínter interno.

D. Reflejo raquídeo de la micción

La capacidad de la vejiga es de ~500 mL. Se llena de manera pasiva y los pliegues se extienden para dar cabida al aumento de volumen durante la fase de "**protección**" inicial (*véase también* 13·IV; adaptación en longitud del músculo liso). El llenado ocurre con aumento mínimo de la presión intravesical. Una vez que la capacidad de la vejiga alcanza ~300 mL, la pared vesical comienza a estirarse, con lo que activa mecanorreceptores en las capas detrusoras y el urotelio (fig. 25-15). Aferentes sensitivas envían esta información a la médula espinal a través de los nervios pélvico e hipogástrico e inician un incremento reflejo en la actividad eferente del sistema nervioso parasimpático (SNPS). El músculo detrusor se contrae como resultado, lo que hace que la presión intravesical aumente de manera drástica y crea una sensación de "urgencia" (tenesmo vesical), en donde la frecuencia de contracción y el nivel de molestia aumentan con el volumen vesical. Las señales sensitivas también viajan de forma rostral

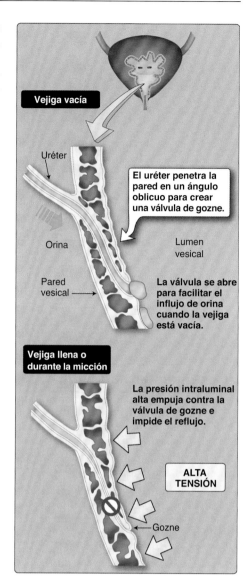

Figura 25-14.
La válvula uretérica intravesicular impide el reflujo de orina.

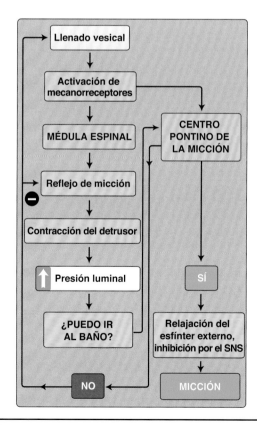

Figura 25-15.
Reflejo de la micción iniciado por el llenado vesical. SNS = sistema nervioso simpático.

al encéfalo. El control de la micción por el sistema nervioso central (SNC) es complejo e implica diversos locus o núcleos, incluido un **centro pontino de la micción** (**CPM**), que se piensa coordina la eferencia encefálica hacia la parte inferior del aparato urinario. Si la micción es inconveniente en ese momento, el centro pontino suprime las señales de los nervios pre sinápticos del SNPS que estimulan la contracción vesical. Mientras tanto, la contracción tónica del esfínter urinario externo impide el flujo de orina hasta que se relaja de manera voluntaria.

E. Micción

La micción comienza con la relajación voluntaria del esfínter externo. El CPM relaja el esfínter interno y permite que la orina ingrese en el cuello vesical y la uretra. El CPM activa entonces eferentes del SNPS hacia el músculo detrusor, suprime las señales eferentes del SNS y comienza una contracción sostenida del detrusor. Mecanorreceptores presentes en la uretra son estimulados por la presencia de orina en el lumen y sus señales hacia el CPM refuerzan la micción. La contracción del detrusor continúa hasta que la vejiga está vacía, aunque suele permanecer un pequeño volumen de orina (6 a 12 mL) después de completada la micción.

Resumen del capítulo

- El riñón es un órgano **excretor** que limpia la sangre de productos finales metabólicos, toxinas, agua e iones que podrían exceder las necesidades del organismo en ese momento. También es un órgano **endocrino** y **homeostásico** que controla presión arterial, osmolalidad tisular y concentraciones de electrolitos.

- La unidad funcional del riñón es la **nefrona**, que comprende un módulo de filtración de sangre (**glomérulo**) y un módulo de recuperación del ultrafiltrado (**túbulo renal**). El riñón contiene dos tipos de nefronas: **nefronas superficiales** y **nefronas yuxtamedulares**. Estas últimas se especializan en la formación de orina concentrada.

- La sangre es forzada a pasar bajo presión ($\sim$50 mm Hg) a través de una barrera **de filtración glomerular** para separar el plasma de células y proteínas. El riñón recibe $\sim$20% del gasto cardiaco y filtra $\sim$20% del plasma que recibe, para un total de $\sim$180 L/día (**tasa de filtración glomerular [TFG]**).

- La TFG es una función del **flujo sanguíneo renal** (**FSR**). El FSR es controlado por la constricción y dilatación de las **arteriolas glomerulares aferente** y **eferente**. La dilatación de la arteriola aferente y constricción de la arteriola eferente elevan la TFG. La contracción de la arteriola aferente y dilatación de la arteriola eferente reducen la TFG. Ambas arteriolas son vasos de resistencia sujetos a múltiples controles de origen local y central.

- El **aparato yuxtaglomerular** (**AYG**) es un complejo funcional que comprende una sección de la rama ascendente gruesa (RAG) y las arteriolas glomerulares. El AYG es un sistema sensitivo que permite modular la perfusión renal y las presiones de filtración para estabilizar el flujo de líquido por el túbulo. El flujo es percibido por la **mácula densa**, una región especializada de la pared del túbulo, vía cambios en las concentraciones luminales de Na^+ y Cl^-. Si el flujo es demasiado alto, señales procedentes de la mácula densa causan la constricción de la arteriola aferente y un descenso de la TFG. Si el flujo es demasiado bajo, la arteriola aferente libera **renina**, que activa el **sistema renina–angiotensina–aldosterona**. La **angiotensina II** contrae la arteriola eferente y eleva la TFG.

- Los **cálices renales** y el **seno renal** canalizan la orina formada a los **uréteres**, que la llevan a la **vejiga urinaria**.

- La vejiga es un órgano muscular hueco que almacena orina hasta que el vaciado (**micción**) es conveniente. Las válvulas impiden el reflujo de orina hacia los uréteres, mientras que los **esfínteres interno** y **externo** controlan el paso hacia la **uretra**. El esfínter externo está bajo control voluntario, pero el esfínter interno y la contracción vesical son controlados por reflejos raquídeos y el sistema nervioso central.

- El llenado de la vejiga estira su pared muscular e inicia un **reflejo raquídeo de micción**. Este hace que eferentes motoras parasimpáticas estimulen la contracción vesical. El vaciado es impedido por el sistema nervioso central hasta que sea conveniente, y los músculos alrededor se relajan de manera voluntaria.

- La eficiencia del funcionamiento renal puede valorarse a partir de la depuración plasmática de **inulina** y **creatinina**. El término **depuración** se refiere a la cantidad de plasma que se limpia por completo de una sustancia por unidad de tiempo. La depuración de **para**-aminohipurato da un estimado del flujo plasmático renal.

Reabsorción y secreción

26

I. GENERALIDADES

El ultrafiltrado que entra al **túbulo proximal (TP)** desde el espacio de Bowman tiene una composición casi idéntica a la del plasma. Contiene más de 150 componentes, pero los principales constituyentes son iones inorgánicos (Na^+, K^+, Mg^{2-}, Ca^{2+}, Cl^-, HCO_3^-, H^+ y fosfatos), azúcares, aminoácidos y péptidos, creatinina y urea. Contiene además grandes cantidades de agua. La función del túbulo renal es recuperar > 99% del agua y la mayor parte de los solutos antes de que lleguen a la vejiga. Casi en su totalidad se recupera dentro de los primeros milímetros del TP, que incluye casi todos los compuestos orgánicos (azúcares, aminoácidos, péptidos y ácidos orgánicos), dos tercios de los iones filtrados y agua. Mucho de este material se recupera de modo paracelular por ósmosis, hecho posible por la naturaleza inherentemente permeable de la pared del túbulo. El TP también secreta de manera activa varios compuestos orgánicos hacia el lumen del túbulo para la excreción urinaria posterior. Los sitios principales para reabsorción, secreción y regulación de varios solutos a lo largo de la nefrona se resumen en la figura 27-19.

II. PRINCIPIOS

El TP es un epitelio de transporte "con fuga" de alta capacidad atraído hacia un tubo de ~50 μm (fig. 26-1A). La porción inicial del tubo es en espiral (el túbulo contorneado proximal [TCP]) y luego se endereza para formar el túbulo recto proximal (TRP). La función primaria del TP es la reabsorción isoosmótica de líquido.

> La "permeabilidad" de un epitelio es una reflexión de la facilidad con la que los solutos y el agua permean las uniones estrechas entre células epiteliales adyacentes. Los epitelios con fugas son muy permeables, mientras que las uniones intercelulares en los epitelios estrechos son relativamente impermeables (*véase* 4·II·E·2).

A. Estructura celular

El TP reabsorbe ~120 L de líquido y solutos por día. La enormidad de esta carga se refleja en la ultraestructura de las células epiteliales que constituyen sus paredes, las cuales están empacadas con mitocondrias,

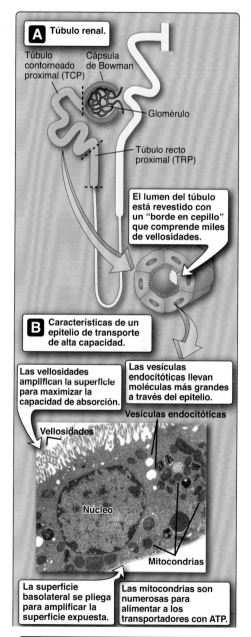

A Túbulo renal.

Túbulo contorneado proximal (TCP)

Cápsula de Bowman

Glomérulo

Túbulo recto proximal (TRP)

El lumen del túbulo está revestido con un "borde en cepillo" que comprende miles de vellosidades.

B Características de un epitelio de transporte de alta capacidad.

Las vellosidades amplifican la superficie para maximizar la capacidad de absorción.

Las vesículas endocitóticas llevan moléculas más grandes a través del epitelio.

Vesículas endocitóticas

Vellosidades

Núcleo

Mitocondrias

La superficie basolateral se pliega para amplificar la superficie expuesta.

Las mitocondrias son numerosas para alimentar a los transportadores con ATP.

Figura 26-1.
Estructura del túbulo proximal.

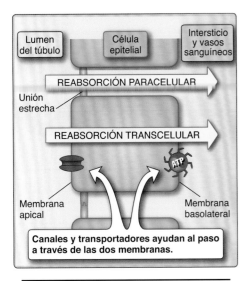

Figura 26-2.
Trayectorias para la reabsorción desde el lumen del túbulo.

y sus membranas superficiales se especializan en amplificar la superficie (fig. 26-1B).

1. **Metabolismo:** las membranas apical y basolateral de las células epiteliales del TP están empacadas con canales y transportadores para la recuperación y secreción de iones inorgánicos y otros solutos. La reabsorción es impulsada por gradientes de iones generados por bombas dependientes de ATP, de modo que el citoplasma es denso con mitocondrias para satisfacer las altas necesidades metabólicas del TP.

2. **Superficie:** las membranas apicales y basolaterales del TP se modifican de modo extenso para incrementar la superficie. La expansión de la membrana se requiere para acomodar altos números de canales y transportadores, y también para maximizar el área de contacto entre las células epiteliales y el contenido del túbulo. Las numerosas microvellosidades densamente empacadas que brotan de la superficie apical crean un **borde en cepillo** que es similar de manera tanto estructural como funcional al hallado en el intestino delgado (*véase* 31·II).

3. **Uniones:** las células epiteliales adyacentes están conectadas en su superficie apical por uniones estrechas que tienen una estructura muy laxa. Las uniones son muy permeables a los solutos y el agua y, por lo tanto, el epitelio tiene muy poca resistencia eléctrica.

B. Reabsorción

La reabsorción conlleva transferir agua y solutos desde el lumen del túbulo hasta el intersticio. Una vez en el intersticio, estos materiales están libres para entrar a la red capilar peritubular por difusión simple. Hay dos vías mediante las que los materiales pueden cruzar los epitelios (fig. 26-2). La ruta paracelular yace entre dos células epiteliales adyacentes. La permeabilidad de la ruta paracelular se determina mediante la estructura de unión estrecha. La ruta transcelular lleva un soluto a través del interior de una célula epitelial y, por lo general, requiere la ayuda de canales o transportadores para atravesar las membranas apicales y basolaterales. Los mecanismos principales que participan en la reabsorción se resumen en la unidad I (*véase* 4·III).

C. Red peritubular

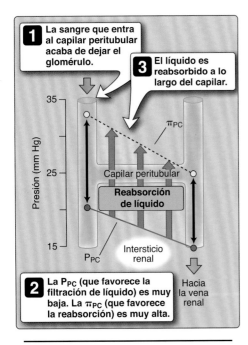

Figura 26-3.
Fuerzas que controlan la reabsorción de líquido mediante capilares peritubulares.
P_{PC} = presión hidrostática capilar;
π_{PC} = presión osmótica del coloide plasmático.

La reabsorción de líquidos y solutos por el TP depende en gran medida del apoyo de la red capilar peritubular, que sigue de cerca el túbulo a través del riñón (*véase* fig. 25-4). La red mantiene al túbulo con O_2 y nutrientes, pero, de igual manera, limpia el líquido recuperado del intersticio antes que tenga una oportunidad de acumular y reducir los gradientes que favorecen la reabsorción. Las fuerzas de Starling que gobiernan el movimiento del líquido en la pared capilar peritubular están configuradas para promover la reabsorción desde el intersticio renal (fig. 26-3; *véase* 18·VII·D). La fuerza principal que favorece la reabsorción de líquido es la presión osmótica del coloide plasmático (π_{PC}). La presión hidrostática capilar (P_{PC}) es la fuerza opositora principal de la reabsorción.

1. **Presión osmótica del coloide plasmático:** la π_{PC} promedia 25 mm Hg en casi todas las otras regiones del cuerpo, pero la sangre que entra a la red peritubular acaba de atravesar el glomérulo en donde ~20% de su líquido se removió por filtración. Las proteínas plasmáticas se concentran como resultado, lo que eleva la π_{PC} a ~33 mm Hg.

2. **Presión hidrostática capilar:** la sangre tiene que pasar por una arteriola eferente antes de alcanzar los capilares peritubulares. Las arteriolas eferentes tienen una resistencia un tanto alta, que disminuye la presión de la sangre que entra a la red peritubular hasta ~20 mm Hg. Esto es mucho menor que en otros lechos capilares sistémicos (~35 mm Hg). La P_{PC} disminuye entonces sobre la longitud del capilar. La combinación de una π_{PC} alta y P_{PC} baja significa que la fuerza motriz para la absorción de líquido es bastante positiva en toda la extensión del capilar (flujo $\propto \pi_{PC} - P_{PC}$, o ~15 mm Hg; fig. 26-3).

III. SOLUTOS ORGÁNICOS: REABSORCIÓN

El plasma está cargado con glucosa (~5 mmol/L), aminoácidos (~2.5 mmol/L), péptidos pequeños y ácidos orgánicos (p. ej., lactato, piruvato), los cuales son filtrados con libertad hacia el espacio de Bowman. Estos compuestos representan un recurso importante que debe ser recuperado del filtrado antes de que llegue a la vejiga. En la práctica, > 98% de los compuestos orgánicos se recupera al principio del TCP y el restante ~1 a 2% se reabsorbe en el TRP (fig. 26-4). La mayor parte de compuestos orgánicos se recupera mediante transportadores apicales, atraviesan las células por difusión y luego son transportados a través de la membrana basolateral hasta el intersticio y la vasculatura. La participación del transportador significa que la reabsorción muestra cinética de saturación (fig. 26-5).

A. Cinética

El epitelio renal expresa un número finito de transportadores, lo cual limita la reabsorción de soluto. Si el glomérulo filtra solutos más allá de la capacidad máxima del transportador (T_m), el exceso continúa por el túbulo y aparece en la orina. Las concentraciones de soluto plasmático varían con el insumo y uso tisular, pero una nefrona sana suele estar bien equipada para recuperar cargas filtradas dentro de un ámbito fisiológico normal. Los solutos empiezan a aparecer en la orina en pequeñas cantidades antes de alcanzar T_m (*véase* fig. 26-5). Se dice que esta región de la curva de titulación muestra **separación**, lo que refleja la heterogeneidad del transportador y la nefrona.

> **"La carga filtrada"** es la cantidad de cualquier sustancia que se filtra desde el glomérulo y entra al espacio de Bowman por unidad de tiempo (mmol/min o mg/min). Las cargas filtradas son los productos de la tasa de filtración glomerular (TFG) y la concentración plasmática de la sustancia en cuestión.

1. **Transportadores:** las nefronas suelen contener múltiples clases de transportadores capaces de transferir el mismo soluto orgánico a través de la membrana superficial. La actividad combinada de vías con diferentes valores de T_m contribuye a la separación.

2. **Nefronas:** las nefronas muestran diversidad anatómica, que causa diferencias en la TFG de una sola nefrona, capacidad del transportador y ubicación del transportador a lo largo del túbulo. Estas diferencias también contribuyen a la separación.

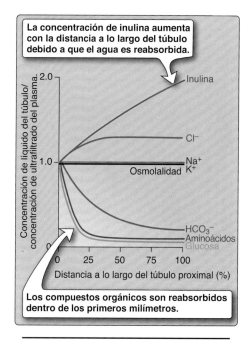

La concentración de inulina aumenta con la distancia a lo largo del túbulo debido a que el agua es reabsorbida.

Inulina

Cl⁻

Na⁺ K⁺
Osmolalidad

HCO₃⁻
Aminoácidos
Glucosa

Distancia a lo largo del túbulo proximal (%)

Los compuestos orgánicos son reabsorbidos dentro de los primeros milímetros.

Figura 26-4.
Cambios en la composición del líquido del túbulo proximal con distancia desde la cápsula de Bowman.

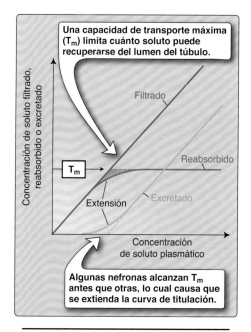

Una capacidad de transporte máxima (T_m) limita cuánto soluto puede recuperarse del lumen del túbulo.

Filtrado

T_m

Reabsorbido

Extensión

Excretado

Concentración de soluto plasmático

Algunas nefronas alcanzan T_m antes que otras, lo cual causa que se extienda la curva de titulación.

Figura 26-5.
Límites para la reabsorción de soluto mediada por transportador.

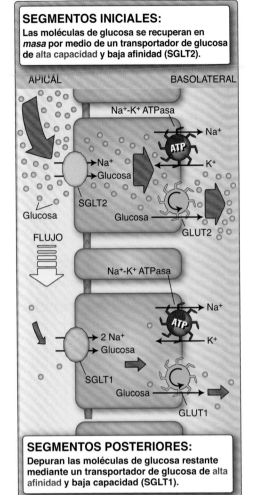

SEGMENTOS INICIALES:
Las moléculas de glucosa se recuperan en *masa* por medio de un transportador de glucosa de alta capacidad y baja afinidad (SGLT2).

SEGMENTOS POSTERIORES:
Depuran las moléculas de glucosa restante mediante un transportador de glucosa de alta afinidad y baja capacidad (SGLT1).

Figura 26-6.
Estrategias de reabsorción de glucosa. SGLT1 y SGLT2 = miembros 1 y 2 de la familia de cotransportadores de glucosa dependientes del sodio.

B. Glucosa

Las concentraciones plasmáticas de glucosa varían entre ~3.8 y 6.1 mmol/L en una persona sana. La glucosa se filtra con libertad hacia el túbulo y ~98% se reabsorbe al comienzo del TP. La captación ocurre de manera intracelular y es mediada por el transportador (fig. 26-6).

1. **Apical:** la glucosa se recupera por medio de dos diferentes cotransportadores de Na^+. Ambos controlan el gradiente de Na^+ de la transmembrana para absorber Na^+ y una molécula de glucosa al mismo tiempo. Una de estas clases de cotransportador localiza primero la parte inicial del TCP, la otra al TRP.

    a. **Túbulo contorneado proximal:** el TCP expresa un cotransportador de Na^+-glucosa de alta capacidad, baja afinidad (familia de SGLT; SGLT2), diseñado para recuperar el volumen de glucosa filtrada justo después que entra al túbulo.

    b. **Túbulo recto:** el TCP reabsorbe toda menos una pequeña fracción de la carga de glucosa filtrada. El TRP expresa un cotransportador de Na^+-glucosa 2 de alta afinidad, baja capacidad (SGLT1), diseñado para recuperar la glucosa restante antes que entre al asa de nefrona.

2. **Basolateral:** la captación de glucosa mediante las células epiteliales genera un gradiente de concentración que impulsa la difusión facilitada (*véase* 1·V·C·2) vía transportadores de glucosa de la familia GLUT (GLUT2 y GLUT1 en el TCP y el TRP, de manera respectiva) a través de la membrana basolateral hacia el intersticio.

C. Aminoácidos

El plasma contiene todos los aminoácidos comunes y todos son filtrados hacia el túbulo renal. El TP inicial recupera > 98% de la carga de aminoácidos filtrada (*véase* fig. 26-4). La cantidad filtrada se aproxima a T_m incluso en condiciones de reposo, así que la orina siempre contiene cantidades traza de la mayoría de aminoácidos. Los incrementos fisiológicos en las concentraciones plasmáticas de aminoácidos superan con facilidad la capacidad reabsortiva de la nefrona y, por lo tanto, se excretan cantidades significativas. Hay múltiples vías para que los aminoácidos crucen las membranas apical y basolateral.

1. **Apical:** hay varias clases de transportador de aminoácidos en la membrana apical. Por lo general, tienen amplia especificidad de sustrato, de modo que una sola especie de aminoácido podría tener varias opciones secundarias. Los aminoácidos aniónicos (ácidos) se recuperan mediante un transportador de aminoácidos excitatorio que intercambia H^+, dos Na^+ y un aminoácido por K^+. Los aminoácidos catiónicos (bási-

Aplicación clínica 26-1: diabetes mellitus

La concentración de glucosa plasmática puede aumentar hasta ~10 mmol/L antes de que se exceda la capacidad reabsortiva renal en individuos normales, sanos. Una vez que se excede la capacidad del transportador, cantidades importantes de glucosa comienzan a derramarse hacia la orina. La presencia de glucosa no recuperada dentro del lumen del túbulo renal causa una diuresis osmótica, que se manifiesta como poliuria (descarga de orina > 3 L/día). La frecuente necesidad de orinar da lugar al término "diabetes", que se deriva del verbo griego (*diabainein*) que tiene un significado similar. La presencia de glucosa en la orina le confiere un sabor dulce, que proporcionaba un medio fácil (aunque un poco desagradable) de diagnosticar **diabetes mellitus** en los primeros días de la medicina.

cos) son captados a cambio de un aminoácido neutro. Los aminoácidos neutros son captados ya sea por un cotransportador de Na^+ o un cotransportador de H^+.

2. **Basolateral:** la membrana basolateral contiene un conjunto diferente de transportadores de aminoácidos, cuya especificidad de sustrato es más amplia que la de la membrana apical. Aminoácidos catiónicos y muchos aminoácidos neutros son intercambiados por un aminoácido neutro más Na^+. Los aminoácidos aromáticos cruzan hacia el intersticio por difusión facilitada.

D. Péptidos y proteínas

El TP tiene tres estrategias para recuperar péptidos y proteínas (fig. 26-7): captación vía portadores de péptidos pequeños, degradación y luego captación vía portadores y endocitosis.

1. **Transporte:** la forma en que el TP maneja los oligopéptidos es similar a la descrita antes para la glucosa. La superficie apical contiene dos transportadores de péptidos: PepT1 y PepT2. Ambos son cotransportadores de H^+-péptido que transporta di- y tripéptidos en cualquiera de las > 8 000 combinaciones posibles de residuos de aminoácidos. PepT1 es un transportador de baja afinidad y alta capacidad expresado de modo preferencial en la parte inicial del TP. PepT2 es un transportador de baja capacidad y alta afinidad, que saca los péptidos restantes que aparecen en el TRP. Una vez dentro de la célula, los péptidos son degradados con rapidez por proteasas y devueltos a la vasculatura como aminoácidos libres.

2. **Degradación:** el borde en cepillo del TP se asemeja al del intestino delgado en que expresa muchas peptidasas. Estas enzimas degradan grandes péptidos (inclusive hormonas) en pequeños péptidos o sus aminoácidos constituyentes, que son reabsorbidos luego por medio de portadores.

3. **Endocitosis:** las células epiteliales del TP también internalizan numerosas proteínas por endocitosis mediada por receptor. Esta vía es en gran parte responsable de recuperar la albúmina filtrada, de modo que los defectos en esta pueden conducir a proteinuria significativa. La albúmina se une a la **megalina** (un miembro de la familia de receptores de lipoproteínas de baja densidad) y la **cubilina** (un receptor de factor intrínseco de vitamina B_{12} que también se encuentra en el íleo terminal). Estas dos proteínas forman un complejo con AMN (del inglés ***amnionless***), una proteína de transporte. Una vez internalizadas, la mayoría de las proteínas recuperadas es blanco de los lisosomas, donde son digeridas y después liberadas en el lado basolateral como aminoácidos libres o pequeños péptidos. El TP expresa también receptores que reconocen y asimilan hormonas específicas como la somatostatina. La industria farmacéutica explora la posibilidad de usar estos receptores como vehículos para la entrega de fármacos.

E. Ácidos orgánicos

El plasma contiene cantidades significativas de lactato, piruvato y otros mono-, di- y tricarboxilatos que son filtrados con libertad por el glomérulo y luego reabsorbidos por el TP mediante dos cotransportadores de Na^+ diferentes. Uno es específico para monocarboxilatos (p. ej., lactato, piruvato), y el otro para di- y tricarboxilatos (p. ej., citrato, succinato). Los monocarboxilatos salen luego de la célula a través de un cotransportador de H^+-carboxilato basolateral. Los di- y tricarboxilatos son intercambiados

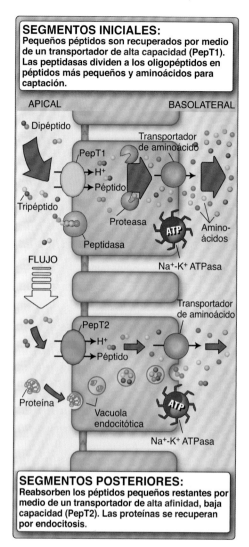

SEGMENTOS INICIALES:
Pequeños péptidos son recuperados por medio de un transportador de alta capacidad (PepT1). Las peptidasas dividen a los oligopéptidos en péptidos más pequeños y aminoácidos para captación.

SEGMENTOS POSTERIORES:
Reabsorben los péptidos pequeños restantes por medio de un transportador de alta afinidad, baja capacidad (PepT2). Las proteínas se recuperan por endocitosis.

Figura 26-7.
Reabsorción de oligopéptido y proteína.

Tabla 26-1: Fármacos secretados por el túbulo proximal

Nombre del fármaco	Clase de fármaco
Aniones	
Acetazolamida	Diurético, varios
Clorotiacina	Diurético
Furosemida	Diurético
Probenecid	Uricosúrico
Penicilina	Antimicrobiano
Metrotexato	Quimioterapéutico
Indometacina	Antiinflamatorio
Salicilato	Antiinflamatorio
Sacarina	Endulzante
Cationes	
Amilorida	Diurético
Compuestos de amonio cuaternario	Antimicrobiano
Quinina	Antipalúdico
Morfina	Analgésico
Clorpromacina	Antipsicótico
Atropina	Antagonista colinérgico
Procainamida	Antiarrítmico
Dopamina	Presor
Epinefrina	Presor
Cimetidina	Antiácido (bloqueador de H_2)
Paraquat	Herbicida

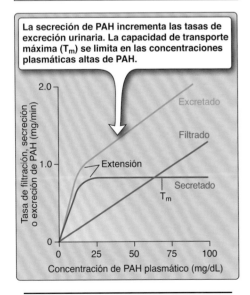

La secreción de PAH incrementa las tasas de excreción urinaria. La capacidad de transporte máxima (T_m) se limita en las concentraciones plasmáticas altas de PAH.

Figura 26-8.
Efectos de la concentración plasmática de *para*-aminohipurato (PAH) en las tasas de secreción y excreción.

por un anión orgánico por un miembro de la familia de **transportadores aniónicos orgánicos (TAO)**.

IV. SOLUTOS ORGÁNICOS: SECRECIÓN

La sangre que ha atravesado la red de capilares glomerulares contiene aún varios de los productos finales metabólicos que son indeseables y, quizá, tóxicos. Aunque estos productos residuales al final serían excretados durante pasos posteriores, el riñón complementa su filtración pasiva y funciones de limpieza con un proceso secretorio activo. La secreción ocurre en el TP tardío y es casi 100% efectiva en librar al cuerpo de varios aniones y cationes orgánicos en un solo paso. El ácido úrico, por ejemplo, es un producto final un tanto insoluble del metabolismo de nucleótidos que es secretado de forma activa por el TP. Otros productos de desecho secretados son creatinina, oxalato y sales biliares. La secreción ayuda también a eliminar toxinas exógenas del cuerpo. Los transportadores secretorios tienen una especificidad de sustrato muy amplia, que les permite manejar una amplia variedad de posibles amenazas químicas. Estas vías eliminan también una amplia variedad de sustancias farmacéuticas de la vasculatura (tabla 26-1).

> La tendencia del TP a captar medicamentos de la circulación a través de un anión orgánico y otros transportadores lo pone en grave riesgo debido a que las concentraciones intracelulares ascienden con rapidez a niveles tóxicos. Por lo tanto, los transportadores encargados de la captación tienen que vencer por sí mismos objetivos de alta prioridad desde el punto de vista farmacológico. Inhibir los sistemas de captación no sólo reduce la toxicidad del fármaco, sino también la tasa de eliminación de fármaco del cuerpo y, por lo tanto, disminuye la frecuencia de dosificación.

A. Cinética

La secreción es mediada por el transportador y, por lo tanto, muestra cinética de saturación, según se demuestra con el *para*-aminohipurato (PAH) en la figura 26-8. PAH es un derivado del ácido hipúrico usado en estudios de flujo de plasma renal (*véase* 25·V·D), que es filtrado desde el glomérulo y secretado desde el TP vía las trayectorias del transportador de ácidos orgánicos (TAO) antes mencionadas.

1. **Filtración:** el glomérulo filtra con libertad PAH en cantidades que son proporcionales de forma directa a la TFG (esto es, ~20% del PAH plasmático total).

2. **Secreción:** la sangre que entra a la red peritubular contiene aún 80% de la carga de PAH arterial original. Todo, excepto 10%, es captado por transportadores en la membrana basolateral del TP tardío y después secretado hacia el lumen del túbulo. En correspondencia, la excreción de PAH aumenta. Sin embargo, la capacidad del transportador es finita, así que la curva de secreción se aplana y forma una meseta cuando la concentración plasmática de PAH se aproxima a T_m. La curva de secreción exhibe extensión debido a la heterogeneidad del transportador y la nefrona, como se explicó antes en referencia a la reabsorción de glucosa.

B. Transportadores

Los epitelios del TP expresan diversos transportadores de amplia especificidad para aniones y cationes orgánicos. Los aniones orgánicos son

Aplicación clínica 26-2: gota

Los transportadores de aniones orgánicos son una de varias familias de transportadores que intervienen en la reabsorción y excreción de ácido úrico. La mayor parte de los mamíferos metaboliza urato a alantoína, pero los primates perdieron la enzima necesaria (uricasa) durante la evolución. A diferencia de la alantoína, el urato es un tanto insoluble y, cuando suben las concentraciones sanguíneas, forma cristales que son depositados con frecuencia en las articulaciones. El resultado es una artritis inflamatoria dolorosa conocida como "gota", que suele afectar el dedo gordo del pie (podagra). Los cristales de ácido úrico demuestran birrefringencia cuando se observan con luz polarizada, lo que puede resultar diagnóstico. Las opciones de tratamiento de la gota incluyen fármacos que inhiben a los transportadores que por lo regular reabsorben urato cuando se transfiere al túbulo, lo que incrementa las tasas de excreción.

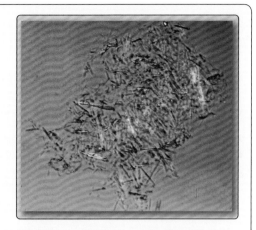

Cristales de ácido úrico birrefringentes en líquido sinovial de un paciente con gota.

captados de la sangre por varios miembros de la familia de TAO. TAO1 intercambia un ion orgánico por un dicarboxilato como α-cetoglutarato. Una familia relacionada de **transportadores de cationes orgánicos** capta compuestos de aminas y amoniaco de la sangre. Los aniones y cationes se extruyen luego hacia el lumen del túbulo por una de varias **proteínas resistentes a varios fármacos (PRVF).** Las PRVF son miembros de la superfamilia de transportadores ATP, que incluye el canal Cl⁻ regulador transmembrana de fibrosis quística. Los aniones orgánicos también pueden cruzar la membrana apical por uno de varios TAO.

V. UREA

La urea es una molécula orgánica pequeña que comprende dos grupos de amidas unidos por un grupo carboxilo. Se forma en el hígado[1] y se excreta en la orina como una forma de depositar aminoácidos no deseados y nitrógeno (fig. 26-9). Las concentraciones plasmáticas normales promedian 2.5 a 6.0 mmol/L. El TP reabsorbe ~50% de la carga filtrada, en gran medida vía la ruta paracelular. Dos fuerzas impulsan el movimiento. La primera es el arrastre de disolvente, que crea los grandes volúmenes de agua que son reabsorbidos en el TP. La pérdida de agua del lumen del túbulo concentra solutos de forma secundaria en el lumen del túbulo, lo cual mejora la fuerza motriz para la difusión de urea a través del epitelio. En última instancia, el riñón excreta ~30 a 50% de la carga de urea filtrada, pero primero realiza una importante función para ayudar a concentrar la orina. Las vías que intervienen se analizan en el capítulo 27 (*véase* 27·V·D).

> La urea es el medio principal mediante el cual los residuos de nitrógeno se excretan del cuerpo y, por lo tanto, las concentraciones de urea plasmática son un indicador útil de la salud y función renal. Los laboratorios clínicos citan las concentraciones de urea en la forma de nitrógeno ureico en sangre (BUN). Los valores normales de BUN van de 1.2 a 3.0 mmol/L (7 a 18 mg/dL).

 [1]El papel de la excreción de nitrógeno y los detalles del ciclo de la urea se analizan con detalle en *LIR Bioquímica*, 7.ª ed., pp. 277-280.

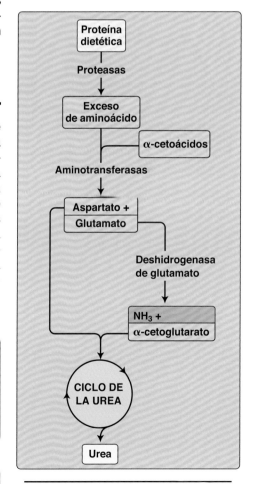

Figura 26-9.
Formación de urea.

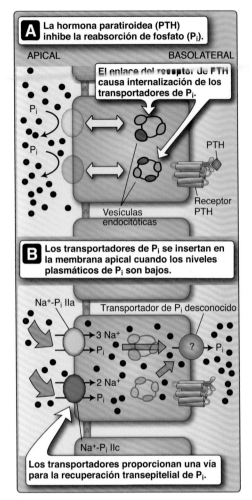

A La hormona paratiroidea (PTH) inhibe la reabsorción de fosfato (P$_i$).

APICAL   BASOLATERAL

El enlace del receptor de PTH causa internalización de los transportadores de P$_i$.

P$_i$

P$_i$

PTH

Vesículas endocitóticas

Receptor PTH

B Los transportadores de P$_i$ se insertan en la membrana apical cuando los niveles plasmáticos de P$_i$ son bajos.

Na$^+$-P$_i$ IIa

Transportador de P$_i$ desconocido

3 Na$^+$

P$_i$

?   P$_i$

2 Na$^+$

P$_i$

Na$^+$-P$_i$ IIc

Los transportadores proporcionan una vía para la recuperación transepitelial de P$_i$.

Figura 26-10.
Regulación de la reabsorción de fosfato.

VI. FOSFATO Y CALCIO

El plasma contiene un total de ~1.0 a 1.5 mmol/L de fósforo inorgánico (P$_i$) y ~2.1 a 2.8 mmol/L de Ca^{2+}. Ambos son de importancia crítica para la función celular normal. P$_i$ es un componente del ARN y el ADN, energiza el metabolismo en la forma de ATP y está relacionado con varios lípidos y proteínas. Ca^{2+} es un segundo mensajero vital que activa enzimas, inicia la contracción muscular y dispara la secreción neurotransmisora. Cerca de la mitad del fósforo y el calcio plasmático total sale en forma ionizada (como HPO$_4^{2-}$, H$_2$PO$_4^-$ y Ca^{2+}), el resto forma un complejo con proteínas y otras moléculas. Sin embargo, el plasma sólo contiene una pequeña fracción del fósforo y el calcio corporal total. La vasta mayoría del fósforo (> 80%) y calcio (> 99%) se bloquea en cristales de hidroxiapatita en una bóveda mineral llamada hueso. Las concentraciones plasmáticas de P$_i$ y C^{2+} se regulan mediante mecanismos paralelos. Las concentraciones corporales totales representan un equilibrio preciso entre el depósito y la resorción ósea, secreción y absorción intestinal y filtración y reabsorción renal. Los tres procesos son regulados por la hormona paratiroidea (PTH; analizados con más detalle en el cap. 35).

A. Fosfato

El túbulo del riñón reabsorbe ~90% de la carga de P$_i$ filtrada, de la cual ~80% es reclamada en el TP y el restante 10% en el túbulo contorneado distal (TCD). El TP es el sitio principal de regulación de P$_i$, efectuada a través de concentraciones de PTH y P$_i$ plasmático (*véase* fig. 27-19).

1. **Reabsorción:** P$_i$ se reabsorbe por medio de dos cotransportadores de Na$^+$-P$_i$ apicales (Na$^+$-P$_i$ IIa y Na$^+$-P$_i$ IIc), como se muestra en la fig. 26-10. La contribución de un tercer cotransportador apical de Na$^+$-P$_i$ (P$_i$T2; no se muestra) a la reabsorción neta es incierta, al igual que la ruta por la que P$_i$ cruza la membrana basolateral.

2. **Regulación:** la PTH bloquea la recuperación de P$_i$ del lumen del túbulo, lo que promueve la endocitosis y la posterior degradación de los transportadores de P$_i$ apical. En ausencia de una vía de recuperación, P$_i$ pasa luego por el túbulo y es excretado. Si la ingesta de P$_i$ en la dieta está restringida, los cotransportadores de Na$^+$-P$_i$ se insertan en la membrana apical, lo que facilita la reabsorción de P$_i$.

B. Calcio

Las concentraciones plasmáticas de Ca^{2+} libre están reguladas de manera estrecha en el ámbito de 1.0 a 1.3 mmol/L y casi todo el Ca^{2+} filtrado se reabsorbe por la nefrona (*véase* fig. 27-19). El TP recupera ~65%, en gran medida vía la ruta paracelular. La fuerza motriz es en parte el arrastre de disolvente y, en las etapas posteriores del TP en donde el lumen está cargado de forma positiva con respecto a la sangre, la diferencia de voltaje transepitelial. La mayor parte del 35% restante de carga filtrada se reabsorbe en la rama ascendente gruesa (RAG; ~25%) y el TCD (~8%). El TCD es el sitio principal de regulación de Ca^{2+} (*véase* 27·III·C).

En las regiones tempranas del TP, el lumen está cargado de manera negativa con respecto al intersticio renal. En las regiones posteriores del TP el gradiente de voltaje transepitelial invierte la polaridad para volverse positivo al lumen. La reversión ocurre debido a que Cl$^-$ se reabsorbe de modo preferencial en las regiones posteriores, lo que deja detrás una carga neta positiva.

VII. MAGNESIO

Mg^{2+} es un cofactor vital requerido para la función normal de cientos de enzimas, su carga positiva ayuda a estabilizar la integridad estructural de las proteínas. También regula el flujo iónico a través de los canales de iones, así que las disminuciones fisiológicas en las concentraciones libres plasmáticas causan hiperexcitabilidad de la membrana, arritmias y tetania muscular. La mayor parte del Mg^{2+} corporal total se acompleja en el hueso o se asocia con proteínas y otras moléculas pequeñas. Las concentraciones plasmáticas se suelen mantener en el intervalo de ~0.75 a 1.00 mmol/L, del cual ~60% está en forma libre. Mg^{2+} es un ingrediente común en la mayoría de los alimentos, así que ~2 a 5% de la carga filtrada se excreta por lo general en la orina para equilibrar la ingesta diaria. El TP recupera ~15% de la carga filtrada. La reabsorción ocurre de forma paracelular por arrastre de disolvente y difusión. La reabsorción es favorecida por la pequeña diferencia potencial positiva del lumen que sale a través de más regiones distales del epitelio del TP. El volumen de Mg^{2+} filtrado (~70%) se recupera en la RAG, que es también el sitio principal de regulación homeostática de Mg^{2+} (*véase* 27·III·B y la fig. 27-19).

VIII. POTASIO

K^+ es único entre los electrolitos en que incluso cambios modestos en las concentraciones plasmáticas de K^+ pueden ser una amenaza para la vida, pues causa disritmias y arritmias cardiacas en potencia fatales (*véase* Aplicación clínica 2-1). Las concentraciones plasmáticas se regulan de manera estrecha dentro del intervalo de 3.5 a 5.0 mmol/L. K^+ se filtra con libertad a través del glomérulo, de modo que la nefrona maneja una carga diaria de ~0.6 a 0.9 moles. El TP reabsorbe ~80% de la carga filtrada, sobre todo vía la ruta paracelular (fig. 26-11). Como es el caso para Ca^{2+} y Mg^{2+}, la absorción ocurre como resultado del arrastre de disolvente y por la difusión que se mejora por un gradiente de voltaje transepitelial. Otro 10% se recupera en la RAG (*véase* 27·II·B), pero la regulación de la reabsorción de K^+ (y la excreción) ocurre sobre todo en los segmentos distales (*véase* 27·IV·C y fig. 27-19).

IX. BICARBONATO E IONES HIDRÓGENO

Una de las funciones más importantes del riñón es ayudar a mantener el pH del líquido extracelular (LEC) en ~7.40. El metabolismo genera cantidades inmensas de ácido volátil (H_2CO_3) que se expele vía los pulmones y otros ~50 a 100 mmol/día de ácido no volátil (sulfúrico, fosfórico, nítrico y otros aminoácidos; *véase* 3·IV·A) que deben excretarse mediante los riñones. Aunque todas las porciones de la nefrona intervienen en la homeostasis acidobásica en cierto grado (*véase* fig. 27-19), el TP es un sitio principal para recuperación de HCO_3^- y secreción de H^+.

A. Bicarbonato

La excreción de HCO_3^- provoca que el LEC se acidifique, por lo que el primer objetivo de la homeostasis del pH es recuperar 100% de la carga de HCO_3^- filtrada. El TP recupera ~80% del total. Debido a que HCO_3^- es aniónico, no puede difundirse con libertad a través de membranas, de modo que el TP secreta cantidades molares de H^+ hacia el lumen del túbulo para titular el HCO_3^- y luego usa anhidrasa carbónica (CA) para convertir el H_2CO_3 a CO_2 y H_2O. Ambas moléculas se recuperan luego por

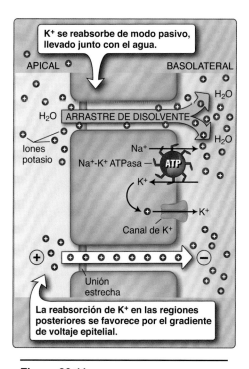

Figura 26-11.
Trayectorias de reabsorción de potasio en el túbulo proximal.

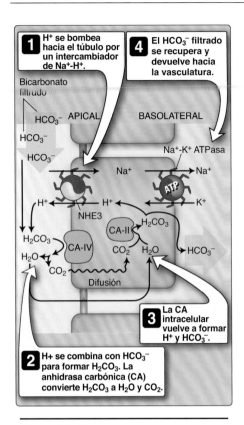

Figura 26-12.
Trayectoria de reabsorción de
bicarbonato en el túbulo proximal.

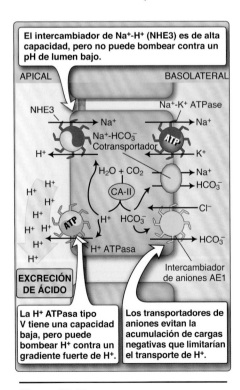

Figura 26-13.
Secreción de ácido por el túbulo
proximal. CA-II = anhidrasa carbónica II.

difusión simple. La recuperación es un proceso de cuatro pasos (los números a continuación corresponden a los pasos mostrados en la fig. 26-12):

1. H^+ se transporta hacia el lumen del túbulo mediante un intercambiador de Na^+-H^+ apical (NHE0). El intercambio es accionado por el gradiente de Na^+ transmembrana.

2. H^+ se combina con HCO_3^- luminal para formar H_2CO_3, que se disocia
   para formar H_2O y CO_2. La reacción es catalizada por CA-IV, que se
   expresa en la superficie apical del epitelio:

$$HCO_3^- + H^+ \leftrightarrows H_2CO_3 \leftrightarrows CO_2 + H_2O$$
$$CA$$

3. CO_2 se difunde hacia la célula y se combina con H_2O para volver a
   formar HCO_3^- y H^+. La reacción es catalizada por CA-II intracelular.

4. HCO_3^- se reabsorbe en la membrana basolateral hacia el intersticio
   y luego hacia la vasculatura, en gran medida a través de un cotransportador electrogénico Na^+-HCO_3^- (NBCe1). Un intercambiador Cl^--
   HCO_3^- (AE1) ayuda a la reabsorción de HCO_3^- en la parte posterior
   del TP. H^+ se bombea de regreso hacia el lumen del túbulo para repe-
   tir el ciclo de absorción.

La reabsorción de HCO_3^- causa una ligera acidificación del contenido del
túbulo, de pH 7.4 en el glomérulo a ~pH 6.8 en el TP tardío.

> Acetazolamida es un inhibidor de CA que bloquea la reabsor-
> ción de HCO_3^- y Na^+ por el TP, lo que causa diuresis. El fár-
> maco actúa en la forma apical (CA-IV) e intracelular (CA-II) de
> la enzima. Como una clase, los inhibidores de CA son un tanto
> ineficaces como diuréticos debido a que las regiones distales del
> túbulo compensan sus efectos en la función del TP.[1] La principal
> indicación para usar el inhibidor de CA es en pacientes con alca-
> losis metabólica, debido a que los fármacos deterioran la capaci-
> dad del túbulo para reabsorber HCO_3^- y, por lo tanto, hacen que
> se excrete base en exceso en la orina.

B. Iones hidrógeno

El TP es un sitio principal para secreción de H^+, aunque la determinación
final de pH de la orina y regulación del pH del LEC ocurre en los segmentos distales (*véase* 27·V·E). H^+ es secretado por el intercambiador
de Na^+-H^+ NHE3 antes mencionado y por una bomba de H^+ (fig. 26-13).

1. **Intercambio de sodio-ion hidrógeno:** el intercambiador de Na^+-H^+
   NHE3 usa el gradiente de Na^+ creado por la Na^+-K^+ ATPasa basolateral para accionar la secreción de H^+. La dependencia en el gradiente
   de Na^+ significa que su capacidad para *concentrar* H^+ en el lumen está
   limitada, pero tiene una *capacidad* muy alta que explica ~60% de la
   secreción neta de H^+ en el TP.

 [1]Para más información acerca del uso de acetazolamida, *véase LIR
Farmacología*, 7.ª ed., p. 228.

> El intercambiador NHE3 es también una vía principal mediante la cual el TP recupera Na^+ del lumen del túbulo (*véase* el siguiente texto).

2. **Bomba de protones:** el TP también secreta de forma activa H^+ hacia el túbulo mediante una bomba de H^+ tipo vacuolar (H^+ ATPasa tipo V). La bomba de H^+ explica ~40% de la secreción neta en el TP y es capaz de establecer un fuerte gradiente de concentración de H^+ a través de la membrana apical. La bomba es **electrogénica**, lo que significa que hace que se acumule una carga negativa dentro de la célula. Esta carga puede volverse limitante para el transporte adicional, así que la secreción de H^+ se equilibra por el movimiento de HCO_3^- en la membrana basolateral por medio de un cotransportador de Na^+-HCO_3^- y un intercambiador de aniones (*véase* fig. 26-13).

C. Ácido no volátil

De manera ideal, el exceso de H^+ creado por la formación de ácido no volátil sería transportado hacia el riñón y luego descargado hacia el túbulo y excretado sin más preámbulos. En la práctica, la cantidad de ácido no volátil generado es grande, y la capacidad de los transportadores de H^+ disponibles para bombear H^+ contra un gradiente de concentración es limitada. La ATPasa H^+ tipo V antes mencionada puede crear un pH de lumen de pH ~4.0 en el mejor de los casos (es decir, 0.1 mmol/L H^+), que es insuficiente para manejar el exceso de ácido diario. Dos soluciones diferentes han evolucionado para permitir que H^+ se excrete en cantidades requeridas para mantener el equilibrio de pH. La primera es excretar al mismo tiempo soluciones amortiguadoras urinarias (**ácidos que pueden ser titulados**) que limitan un aumento en la concentración de H^+ libre aun cuando el ácido se bombea hacia el lumen del túbulo). La segunda es unir H^+ a amoniaco (NH_3) y excretarlo como un ion amonio (NH_4^+).

1. **Ácidos titulables:** el filtrado plasmático contiene varias soluciones amortiguadoras, y el TP secreta varias más. Estas incluyen fosfato de hidrógeno (pK = 6.8), urato (pK = 5.8), cretinina (pK = 5.0), lactato (pK = 3.9) y piruvato (pK = 2.5). En conjunto, estas soluciones amortiguadoras se conocen como "ácidos titulables" que se acomplejan con y, por lo tanto, limitan el aumento de la concentración de H^+ en el túbulo. El pK del fosfato de hidrógeno hace que sea una solución amortiguadora urinaria más eficaz que los otros ácidos titulables. El fosfato de hidrógeno acepta H^+ para convertirse en fosfato de dihidrógeno (fig. 26-14):

$$H^+ + HPO_4^{2-} \leftrightarrows H_2PO_4^-$$

El TP reabsorbe ~80% del fosfato filtrado, pero 20% restante permanece para amortiguar el pH del lumen del amortiguador durante la excreción de H^+ no volátil.

2. **Amoniaco.** El plasma no suele contener NH_3, pero las células del TP son capaces de sintetizarlo de la glutamina y convertirlo a NH_3 y α-cetoglutarato. NH_3 es soluble en lípidos, así que se difunde con rapidez fuera de la célula epitelial hacia el lumen del túbulo y se combina con H^+ para formar NH_4^+. Algo de NH_4^+ se forma dentro de las células del TP y es movido hacia el túbulo por el intercambiador de Na^+-H^+, que es capaz de alcanzar NH_4^+ en lugar de H^+ (fig. 26-15). A diferencia de NH_3, NH_4^+ está cargado y no es soluble en lípidos, lo que lo atrapa dentro del lumen del túbulo ("atrapamiento por difusión"). Parte del NH_4^+ se

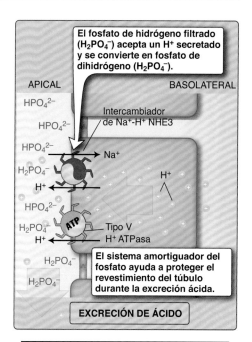

Figura 26-14.
Sistema de solución amortiguadora de fosfato.

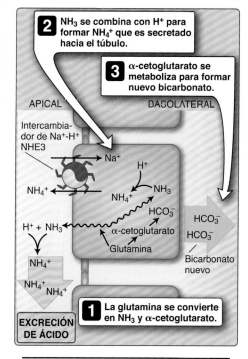

Figura 26-15.
Excreción de ácido en la forma de ion amonio.

reabsorbe en las regiones más distales del túbulo (*véase* 27·V·E), pero el resto permanece atrapado hasta que se excreta en la orina.

3. **Bicarbonato nuevo:** excretar ~50 a 100 mmol de ácido no volátil generado cada día crea un déficit considerable en los sistemas de amortiguación del cuerpo. Esto debe coincidir de manera precisa con la formación de nueva solución amortiguadora o LEC, que con rapidez se volvería acidótico. La solución amortiguadora excretada se remplaza por la generación de "nuevo" HCO_3^-. Parte se forma *de novo* y parte se crea de α-cetoglutarato después de que el NH_3 se formó de glutamina. α-cetoglutarato se metaboliza a glucosa y luego a CO_2 y H_2O. Entonces CA cataliza la formación de H_2CO_3, que se disocia para producir HCO_3^- y H^+. El HCO_3^- recién formado se difunde hacia la sangre y, en última instancia, se usa para amortiguar ácido no volátil en su sitio de formación dentro de los tejidos.

X. SODIO, CLORO Y AGUA

La concentración plasmática de Na^+ se mantiene entre ~136 y 145 mmol/L, sobre todo como una forma de controlar la manera en que se distribuye el agua entre los tres compartimientos corporales (intracelular, intersticial y plasma; *véase* 3·III·B). Na^+ se mueve con libertad a través de la barrera de filtración glomerular, de modo que la carga filtrada diaria excede 25 mol. Cerca de 99.6% de la carga filtrada se reabsorbe durante el paso por el túbulo renal, con un volumen (~67%) recuperado por el TP (*véase* fig. 27-19). Cl^- sigue a Na^+ a través del epitelio, impulsado hacia dentro por la carga positiva del sodio. La reabsorción de Na^+, Cl^- y solutos orgánicos crea un fuerte potencial osmótico que también impulsa agua desde el lumen del túbulo hacia el intersticio. El efecto neto de estos y todos los otros procesos reabsortivos y secretorios descritos en las secciones previas es que el líquido reabsorbido por el TP es isoosmótico y tiene una composición que se asemeja al plasma. Sin embargo, hay diferencias regionales en la forma en que Na^+ y Cl^- son reabsorbidos entre las regiones temprana y tardía del TP.

A. Túbulo contorneado proximal temprano

Las células epiteliales del TP temprano se especializan en recuperar casi todos los solutos orgánicos útiles y HCO_3^- en asociación con Na^+, que conduce a reabsorción transcelular significativa de Na^+. Parte de este Na^+ se filtra hacia atrás de modo paracelular (fig. 26-16).

1. **Transcelular:** la fuerza principal que impulsa la reabsorción es la Na^+-K^+ ATPasa basolateral, que establece un gradiente de Na^+ que impulsa la reabsorción de glucosa acoplada a Na^+, aminoácido, ácido orgánico y fosfato desde el túbulo. Grandes cantidades de Na^+ también entran a las células vía el intercambiador de Na^+-K^+ NHE3. Na^+ es movido luego hacia el intersticio por la Na^+-K^+ ATPasa y, en un menor grado, por un cotransportador de Na^+-HCO_3^- basolateral. El cotransporte es impulsado por concentraciones intracelulares altas de HCO_3^- tras la reabsorción y síntesis *de novo*.

2. **Paracelular:** los cotransportadores que recuperan solutos orgánicos del filtrado plasmático son electrogénicos, y dejan un exceso de cargas negativas en el lumen del túbulo. Estas cargas crean una diferencia de ~3 mV entre el túbulo y el intersticio, que crea una fuerza significativa que impulsa la reabsorción paracelular de Cl^-. La ruta paracelular también permite que cantidades significativas de Na^+ reabsorbido (~30%)

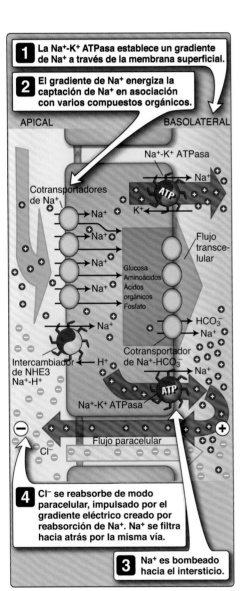

1 La Na^+-K^+ ATPasa establece un gradiente de Na^+ a través de la membrana superficial.

2 El gradiente de Na^+ energiza la captación de Na^+ en asociación con varios compuestos orgánicos.

APICAL   BASOLATERAL

Na^+-K^+ ATPasa

Na^+

Cotransportadores de Na^+

Na^+ K^+

Na^+ Flujo transcelular

Na^+
Glucosa
Aminoácidos
Na^+ Ácidos orgánicos
Fosfato

Na^+ HCO_3^-
                               Na^+

H^+ Cotransportador de Na^+-HCO_3^-

Intercambiador de NHE3 Na^+-H^+ Na^+

Na^+-K^+ ATPasa

Flujo paracelular

Cl^-

4 Cl^- se reabsorbe de modo paracelular, impulsado por el gradiente eléctrico creado por reabsorción de Na^+. Na^+ se filtra hacia atrás por la misma vía.

3 Na^+ es bombeado hacia el intersticio.

Figura 26-16.
Trayectorias para la reabsorción de Na^+ y retroflujo en el túbulo contorneado proximal temprano.

se filtren hacia atrás desde el intersticio hacia el lumen del túbulo. El movimiento es impulsado por el gradiente de voltaje.

B. Túbulo recto proximal

El líquido que entra al TRP se ha desprovisto de los solutos orgánicos más útiles y HCO_3^-, pero contiene concentraciones un tanto altas de Cl^-. Na^+ y Cl^- son reabsorbidos vía rutas transcelulares y paracelulares.

1. **Transcelular:** el TP tardío capta Na^+ a cambio de H^+, lo que crea un flujo de Na^+ extracelular. Esta región del TP contiene también un intercambiador a base de Cl^- (CFEX) que permite la captación significativa de Cl^- transcelular. CFEX intercambia Cl^- por formato, oxalato, OH^- o HCO_3^-.

2. **Paracelular:** las altas concentraciones luminales de Cl^- impulsan la difusión de Cl^- fuera del lumen vía la ruta paracelular. Esto deja un exceso de carga positiva en el lumen que favorece la reabsorción de Na^+, así que Na^+ sigue a Cl^- a través de las uniones estrechas y hacia el intersticio.

Resumen de capítulo

- El túbulo proximal (TP) recupera ~67% del líquido y hasta 100% de algunos solutos que son filtrados hacia el túbulo renal por el glomérulo. Las células epiteliales del TP poseen **microvellosidades** apicales que incrementan la superficie, y las uniones entre células son permeables para maximizar el libre flujo de agua y solutos disueltos.

- El TP reabsorbe líquido de manera **isoosmótica**. La **absorción transcelular** se energiza sobre todo por el gradiente de Na^+ transmembrana establecido por una Na^+-K^+ ATPasa basolateral. La reabsorción también ocurre por difusión vía uniones estrechas (**absorción paracelular**), ayudado por el movimiento de fluidos en volumen (**arrastre de disolvente**).

- El líquido reabsorbido se devuelve a la vasculatura vía la **red peritubular**. La sangre llega a los capilares peritubulares por medio del glomérulo. La filtración glomerular concentra las proteínas plasmáticas, de modo que la **presión osmótica del coloide plasmático** es alta. Para el momento en que la sangre ingresa a la red peritubular, la **presión hidrostática capilar** es baja. Estas características se combinan para crear una fuerte fuerza motriz para la captación de líquido desde el intersticio, lo cual facilita la reabsorción.

- El TP recupera casi 100% de la **glucosa filtrada y aminoácidos**, sobre todo vía cotransporte de Na^+. El TP también recupera **péptidos pequeños** por **cotransporte de H^+**. Péptidos más grandes y proteínas son degradados a péptidos pequeños y luego reabsorbidos o captados por **endocitosis**.

- El TP secreta varios **ácidos orgánicos, toxinas** y **fármacos** de manera activa por medio de **transportadores aniones orgánicos** o **cationes** o **proteínas de resistencia a múltiples fármacos**.

- El fosfato se recupera del TP mediante **cotransportadores de Na^+-fosfato**. La reabsorción es regulada por la **hormona paratiroidea**. La reabsorción de Ca^{2+} por el TP ocurre de forma paracelular.

- La reabsorción de Mg^{2+} por el TP es mínima (~15% de carga filtrada) y ocurre de modo paracelular.

- Alrededor de 80% de la carga de K^+ filtrada se recupera en el TP.

- Los pulmones y riñones juntos son responsables de mantener el pH del LEC dentro de un ámbito estrecho (pH 7.35–7.45). Los pulmones excretan la carga diaria de **ácidos volátiles** (CO_2) generada durante el metabolismo. Los riñones excretan **ácidos no volátiles** (sulfúrico, fosfórico, nítrico y otros ácidos menores).

- La **homeostasis del pH** comienza en el TP con recuperación de 80% del HCO_3^- filtrado, la solución amortiguadora de pH primaria del cuerpo. La excreción de ácido no volátil requiere que las soluciones amortiguadoras se excreten también para controlar la concentración de H^+ libre luminal. Las **soluciones amortiguadoras urinarias** primarias son **fosfato** y **amonio**, este último recién sintetizado de la glutamina en el TP.

- La reabsorción de Na^+ por el TP es impulsada por la Na^+-K^+ ATPasa basolateral a través del cotransporte con solutos orgánicos y en intercambio por H^+. La reabsorción de Cl^- ocurre ante todo en el TP tardío por la ruta paracelular o por un intercambiador a base de Cl^-. La reabsorción de agua ocurre por ósmosis, impulsada por influjo de Na^+, Cl^- y solutos.

27 Formación de orina

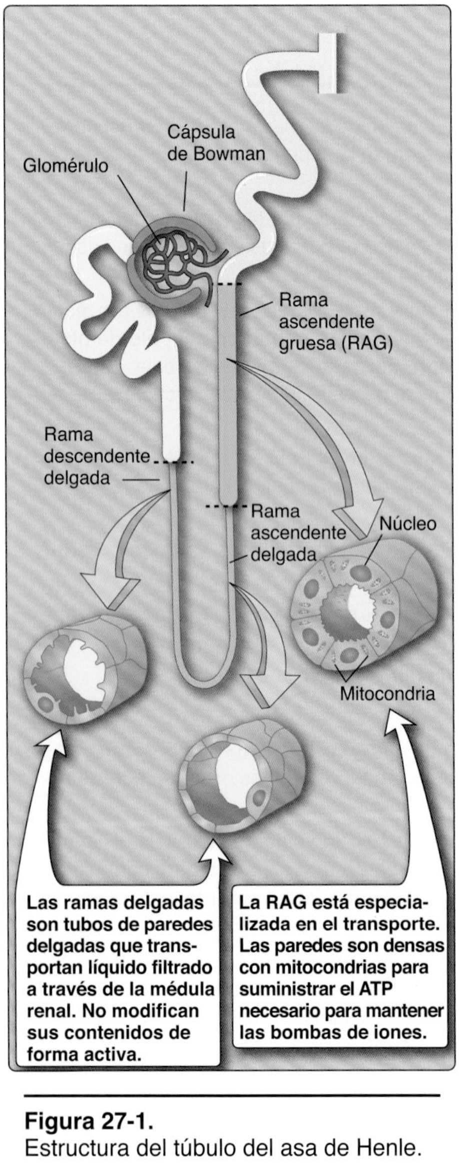

I. GENERALIDADES

El fluido que sale del **túbulo proximal** (**TP**) y entra al **asa de Henle** (**asa de la nefrona**) carece de casi todas las moléculas orgánicas útiles, como glucosa, aminoácidos y ácidos orgánicos. El líquido residual (~60 L/día) está compuesto de agua, iones inorgánicos y productos excretorios. La función del asa y los segmentos distales de la nefrona es recuperar los componentes útiles restantes (sobre todo agua e iones inorgánicos) antes de que los líquidos lleguen a la vejiga y sean excretados en forma de orina. La cantidad de líquido y electrolitos recuperados está determinada por las necesidades homeostáticas y está muy bien regulada (véase cap. 28; los principales lugares de recuperación y regulación de agua y solutos se resumen en la fig. 27-19). El primer paso es empezar a extraer el agua. Una manera de lograrlo podría ser bombear agua hacia afuera del túbulo, muy parecido a achicar el agua de una embarcación inundada. La naturaleza tiene que diseñar todavía el equivalente celular a una bomba de sentina para extraer agua, pero una opción es que los contenidos del túbulo sean forzados a sufrir el ataque osmótico dentro de la médula renal de forma expresa con el objeto de extraer el agua del lumen tubular. El contenido del túbulo se expone a las tormentas osmóticas de la médula dos veces antes de que al final sea depositado en la vejiga. El primer recorrido significa pasar por el asa de Henle.

Obsérvese que el gradiente osmótico corticopapilar está establecido sólo por las nefronas yuxtamedulares (fig. 25-5), que son el foco de este capítulo. Las nefronas superficiales son importantes colaboradores en los procesos de transporte analizados antes (*véanse* caps. 25 y 26), pero contribuyen poco al gradiente osmótico.

II. ASA DE HENLE

El asa de Henle comprende tres partes: una **rama descendente delgada** (**RDD**), una **rama ascendente delgada** (**RAD**) y una **rama ascendente gruesa** (**RAG**) como se ilustra en la figura 27-1. La función de la rama delgada es muy sencilla: transporta líquido hacia abajo por el interior, llega a la médula y lo expone al gradiente osmótico corticopapilar (*véase* 25·II·B). El agua y los solutos salen y vuelven a entrar de forma pasiva durante el paso del líquido. La RAD experimenta transiciones graduales en la unión medular para transformarse en RAG. El espesor creciente de la pared refleja una abundancia de mitocondrias y otra maquinaria celular necesaria para apoyar la actividad de numerosas bombas de iones. La RAG establece el gradiente corticopapilar.

Glomérulo

Cápsula de Bowman

Rama ascendente gruesa (RAG)

Rama descendente delgada

Rama ascendente delgada

Núcleo

Mitocondria

Las ramas delgadas son tubos de paredes delgadas que transportan líquido filtrado a través de la médula renal. No modifican sus contenidos de forma activa.

La RAG está especializada en el transporte. Las paredes son densas con mitocondrias para suministrar el ATP necesario para mantener las bombas de iones.

Figura 27-1.
Estructura del túbulo del asa de Henle.

A. Ramas delgadas

El TP termina en forma abrupta en el límite entre las franjas externa e interna de la médula externa. Tanto la RDD como la RAD están compuestas de células epiteliales finas con algunas microvellosidades cortas y gruesas. Casi todas las células adyacentes están enlazadas mediante amplias zonas de unión herméticas. El agua y los solutos atraviesan la pared del túbulo (de modo transcelular y paracelular) en forma pasiva, impulsados por un alto gradiente osmótico intersticial corticopapilar, aunque la selectividad del paso está regulada y cambia de una sección a la siguiente.

1. **Gradiente corticopapilar:** el gradiente osmótico está establecido dentro del intersticio medular mediante un **mecanismo multiplicador en contracorriente** (que se describe en la sección C). La osmolalidad cortical se aproxima a la del plasma ($\sim$290-300 mOsmol/kg H_2O), pero aumenta en forma progresiva con la distancia hacia las puntas capilares (fig. 27-2). La magnitud del gradiente varía según la necesidad del cuerpo para conservar o excretar agua (**uresis**). Cuando se requiere conservar agua, la osmolalidad de la punta de la papila podría aumentar a $\sim$1 200 mOsmol/kg H_2O, en tanto que durante las condiciones hipervolémicas la osmolalidad de la punta podría acercarse a 600 mOsmol/kg H_2O.

2. **Rama descendente delgada:** la RDD es un tanto impermeable a solutos, pero las membranas celulares del epitelio contienen acuaporinas (AQP) que posibilitan el paso libre del agua. El agua sale del túbulo por ósmosis cuando el líquido es llevado más hacia adentro de la médula, lo que ocasiona que Na^+ y Cl^- se concentren de manera progresiva. Alrededor de 27 L de agua se recuperan de la RDD por día, es decir, 15% del filtrado glomerular.

3. **Rama ascendente delgada:** el epitelio del túbulo experimenta una transición en la vuelta del asa y pasa de ser permeable al agua a ser impermeable a la misma (la RAD no expresa AQP), lo cual impide que el agua se desplace más hasta que los contenidos del túbulo lleguen a los conductos colectores (CC; fig. 27-2B). No obstante, las células epiteliales de la RAD *son* permeables a Cl^-. El Cl^- abandona el lumen del túbulo durante el paso del líquido de regreso a la corteza, impulsado por el gradiente transepitelial electroquímico. El Na^+ sigue a Cl^- de modo paracelular.

> Al forzar al líquido por el asa de Henle se extrae agua, pero la osmolalidad no aumenta porque también son extraídos los solutos. La orina sólo se concentra cuando se expone al gradiente corticopapilar una segunda vez durante el paso a través de los CC.

B. Rama ascendente gruesa

La RAG recupera de manera activa cantidades significativas de Na^+, Cl^-, K^+, Ca^{2+} y Mg^{2+} del lumen del túbulo (resumen en la fig. 27-19).

1. **Sodio, cloro y potasio:** la RAG reabsorbe $\sim$25% de la carga filtrada de Na^+ y Cl^- y 10% de la carga del K^+. La reabsorción se consigue tanto por medio de la ruta transcelular como la paracelular, y es tan efectiva que deja al contenido del túbulo hipoosmóticos en relación con el plasma,

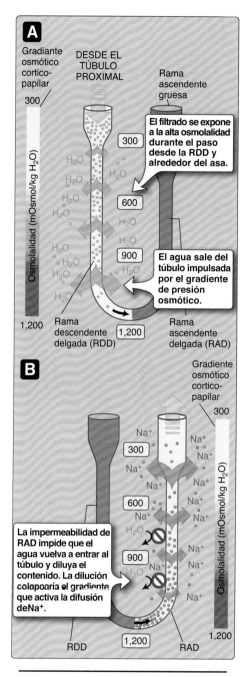

Figura 27-2.
Reabsorción de agua y Na^+ en el asa de Henle.

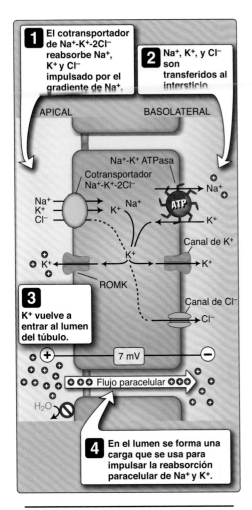

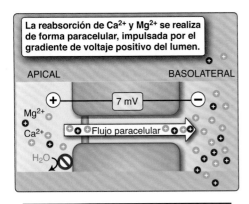

Figura 27-3.
La rama ascendente gruesa recupera sodio, potasio y cloro. ROMK = canal del K^+ de la médula renal externa.

Figura 27-4.
Recuperación de calcio y magnesio por parte de la rama ascendente gruesa.

Aplicación clínica 27-1: diuréticos del asa

La regulación fisiológica y el ajuste de la composición de la orina se realiza en los segmentos distales a la rama ascendente gruesa (RAG), pero se ha demostrado que los fármacos que inhiben al contransportador de Na^+-K^+-$2Cl^-$ son herramientas clínicas muy potentes para tratar el edema. Como una clase, a estos fármacos se les conoce como **diuréticos del asa**, y entre ellos están la furosemida, la bumetanida, el ácido etacrínico y la torasemida.[1] La inhibición del contransportador evita la reabsorción de Na^+, Cl^- y K^+, y previene de forma directa e indirecta la reabsorción de agua. La inhibición también evita la formación de una carga positiva dentro del lumen del túbulo y, por lo tanto, reduce la reabsorción de Ca^{2+} y Mg^{2+}. Los segmentos distales de la RAG carecen de la aptitud de compensar la pérdida de la función del contransportador, de modo que todos los diuréticos de asa causan la formación abundante de orina. Si bien la sal reducida y la retención de agua efectivamente disminuyen el volumen de sangre circulante y ayudan a prevenir el edema, la pérdida concomitante de K^+ y Mg^{2+} por la orina causa hipopotasiemia e hipomagnesiemia.

aun cuando no haya habido movimiento neto de agua. Por esta razón, en ocasiones la RAG recibe el nombre de **segmento diluidor**.

a. **Transcelular:** la reabsorción es facilitada por el gradiente transmembrana de Na^+, generado por la Na^+-K^+ ATPasa basolateral. La reabsorción iónica ocurre en varios pasos (fig. 27-3).

i. **Reabsorción de sodio, potasio y cloro:** un cotransportador apical de Na^+-K^+-$2Cl^-$ (NKCC2, un producto genético *SLC12A1*) facilita la reabsorción de Na^+-K^+ y Cl^-. Na^+-K^+ ATPasa bombea hacia fuera de la célula al Na^+, en tanto que K^+ y Cl^- fluyen hacia dentro del intersticio bajo sus respectivos gradientes electromecánicos mediante los canales del K^+ y Cl^-.

ii. **Secreción de potasio:** la membrana apical también contiene un canal de K^+ de la médula renal externa (ROMK), el cual posibilita que el K^+ cruce otra vez al lumen del túbulo. Esta trayectoria es necesaria para evitar el agotamiento del K^+, un hecho que haría que NKCC2 se paralizara.

b. **Paracelular:** la secreción de K^+ crea un gradiente eléctrico de $\sim$7 mV entre el lumen del túbulo y el intersticio que activa la reabsorción paracelular de Na^+ y K^+.

2. **Calcio y magnesio:** la RAG reabsorbe $\sim$25% de la carga de Ca^{2+} filtrada y $\sim$65 a 70% de Mg^{2+} filtrado. La mayor parte de esta reabsorción se efectúa de modo paracelular (*véase* Aplicación clínica 4-2), y es impulsada por la diferencia de voltaje entre el lumen del túbulo y el intersticio (fig. 27-4). Las células epiteliales de la RAG expresan un receptor de detección de Ca^{2+} (CaSR) basolateral que modula esta diferencia de voltaje. La hipercalciemia (o hipermagnesiemia) activa CaSR, y el gradiente de voltaje transepitelial se debilita. Como resultado, la reabsorción de Ca^{2+} y Mg^{2+} se reduce.

[1]Para más información acerca del mecanismo de acción y uso de los diuréticos del asa, *véase LIR Farmacología*, 7.ª ed., 224-226.

3. **Bicarbonato y ácido:** el líquido que sale del TP todavía contiene ~20% de la carga filtrada de HCO_3^-. En la práctica, todo esto se recupera, ya sea en la RAG o en los segmentos distales.

   a. **Bicarbonato:** el HCO_3^- es reabsorbido y se aplica la misma estrategia que se observa en TP (*véase* fig. 26-12). La anhidrasa carbónica (CA) facilita la formación de H^+ y HCO_3^- a partir de H_2O y CO_2. La ATPasa de H^+ y un intercambiador Na^+-H^+ bombean el H^+ a través de la membrana apical, donde se combina con HCO_3^- para formar CO_2 y H_2O, y la reacción es catalizada de nuevo por CA. HCO_3^- se reabsorbe a través de la membrana basolateral en intercambio de Cl^- y mediante un cotransportador Na^+-HCO_3^-.

   b. **Ácido:** el TP genera NH3 como una forma de excretar H^+ en la forma de NH_4^+ (*véase* fig. 26-15). La RAG reabsorbe una parte de NH_4^+ por medio de NKCC2 (K^+ en lugar de NH_4^+) y luego lo transfiere al intersticio, donde, como Na^+, ayuda a formar el gradiente osmótico corticopapilar a través de la multiplicación en contracorriente.

C. Gradiente osmótico corticopapilar

Los diuréticos de asa son efectivos porque colapsan el gradiente osmótico corticopapilar que se usa para extraer el agua desde la RDD y luego concentrar la orina cuando esta pasa por los conductos colectores (CC). La RAG establece el gradiente, pero afecta todos los vasos que pasan por la médula.

1. **Configuración de los túbulos:** casi siempre en las figuras de los libros de texto (p. ej., *véase* fig. 25-5) se separan los distintos segmentos de la nefrona de lado a lado del ancho de una página para facilitar la colocación de las leyendas, pero en la vida real la RDD, la RAD, los CC y los vasos rectos forman un haz similar a un manojo de popotes (fig. 27-5). El espacio intersticial entre ellos es mínimo, de modo que el intersticio y el contenido de la mayoría de los túbulos están en equilibrio osmótico. Los cambios en un compartimiento afectan a los otros casi de manera instantánea. El hecho de que algunos túbulos (p. ej., RDD) bajen líquido hacia la papila al mismo tiempo que otros (p. ej., RAG) en el haz suban líquido a la corteza, posibilita la amplificación de una diferencia osmótica entre el lumen de los túbulos y el intersticio generado por las células epiteliales de la RAG.

2. **Multiplicación en contracorriente:** es más fácil entender el gradiente corticopapilar cuando se descompone en una serie de pasos teóricos. Antes de la multiplicación, se supone que todo el contenido de los túbulos y el intersticio está en equilibrio a 300 mOsmol/kg H_2O (fig. 27-6[1]).

   a. **Efecto sencillo:** la RAG reabsorbe Na^+ del túbulo mediante el cotransportador NKCC2 y lo transfiere al intersticio con la Na^+-K^+ ATPasa basolateral. Esta transferencia genera una diferencia máxima de osmolalidad de 200 mOsmol/kg H_2O entre el lumen del túbulo y el intersticio (*véase* fig. 27-6[2]). Por consiguiente, si en un inicio tanto la osmolalidad intersticial como la del túbulo son de 300 mOsmol/kg H_2O, la reabsorción del Na^+ hace que la osmolalidad del lumen baje a 200 mOsmol/kg H_2O y que la osmolalidad intersticial se eleve a 400 mOsmol/kg H_2O. La RDD, que está cerca de la RAG, se llena con el líquido que llega desde el TP y cuya osmola-

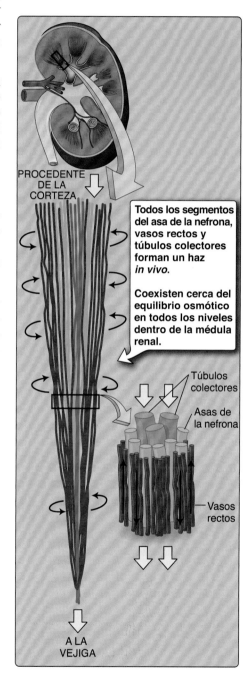

PROCEDENTE DE LA CORTEZA

Todos los segmentos del asa de la nefrona, vasos rectos y túbulos colectores forman un haz *in vivo*.

Coexisten cerca del equilibrio osmótico en todos los niveles dentro de la médula renal.

Túbulos colectores

Asas de la nefrona

Vasos rectos

A LA VEJIGA

Figura 27-5.
Acomodo de los segmentos del túbulo y vasos rectos en la médula renal.

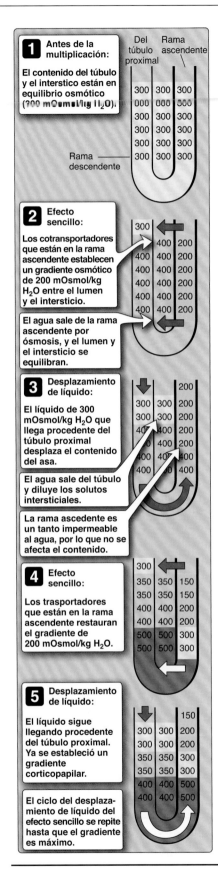

1 **Antes de la multiplicación:**

El contenido del túbulo y el intersticio están en equilibrio osmótico (300 mOsmol/kg H₂O).

Del túbulo proximal

Rama ascendente

Rama descendente

2 **Efecto sencillo:**

Los cotransportadores que están en la rama ascendente establecen un gradiente osmótico de 200 mOsmol/kg H₂O entre el lumen y el intersticio.

El agua sale de la rama ascendente por ósmosis, y el lumen y el intersticio se equilibran.

3 **Desplazamiento de líquido:**

El líquido de 300 mOsmol/kg H₂O que llega procedente del túbulo proximal desplaza el contenido del asa.

El agua sale del túbulo y diluye los solutos intersticiales.

La rama ascedente es un tanto impermeable al agua, por lo que no se afecta el contenido.

4 **Efecto sencillo:**

Los trasportadores que están en la rama ascendente restauran el gradiente de 200 mOsmol/kg H₂O.

5 **Desplazamiento de líquido:**

El líquido sigue llegando procedente del túbulo proximal. Ya se estableció un gradiente corticopapilar.

El ciclo del desplazamiento de líquido del efecto sencillo se repite hasta que el gradiente es máximo.

Figura 27-6.
Multiplicación en contracorriente en el asa de Henle.

lidad es de 300 mOsmol/kg H₂O. Como la RDD es muy permeable al agua, esta es extraída desde el lumen por el gradiente osmótico de la presión hasta que se equilibra con el intersticio en 400 mOsmol/kg H₂O (después, la vasculatura peritubular saca el agua). Este mismo fenómeno ocurre en forma simultánea hacia debajo de la RAG y de la RDD, y se conoce como "**efecto sencillo**".

b. **Desplazamiento del líquido:** el líquido sigue llegando a la RDD desde TP, y desplaza el líquido de 400 mOsmol/kg H₂O hacia abajo y alrededor de la punta del asa (*véase* fig. 27-6[3]). El intersticio en la unión corticomedular se vuelve a equilibrar a 300 mOsmol/kg H₂O. La RAG es impermeable al agua, de modo que el líquido que está adentro se mantiene a 200 mOsmol/kg H₂O. En la punta del asa, las dos ramas y el intersticio se mantienen equilibrados a 400 mOsmol/kg H₂O.

c. **Efecto sencillo:** las células de la RAG aún transfieren Na⁺ desde el túbulo del lumen al intersticio, pero la osmolalidad del lumen al iniciar este ciclo es de 200 mOsmol/kg H₂O (*véase* fig. 27-6[4]). La absorción de Na⁺ restablece el gradiente de 200 mOsmol/kg H₂O en la pared del túbulo, lo que hace que la osmolalidad del lumen disminuya a 150 mOsmol/kg H₂O y que la del intersticio se eleve a 350 mOsmol/kg H₂O. Más abajo en la RAG, hacia la médula, la osmolalidad del lumen disminuye de 400 mOsmol/kg H₂O a 300 mOsmol/kg H₂O, y la osmolalidad intersticial aumenta a 500 mOsmol/kg H₂O. Incluso después de dos ciclos conceptuales se ha empezado a formar un gradiente corticopapilar. Cada ciclo multiplica más el gradiente.

d. **Desplazamiento de líquido:** el líquido, cuya osmolalidad es de 300 mOsmol/kg H₂O, sigue llegando a la RDD procedente del TP, lo que reduce la osmolalidad intersticial local y empuja al líquido de alta osmolalidad alrededor de la punta del asa (fig. 27-6[5]). El siguiente ciclo de transporte reduce la osmolalidad del túbulo en la parte superior de la RAG y aumenta más la osmolalidad en la punta.

3. **Urea:** con el tiempo, la multiplicación en contracorriente genera una osmolalidad papilar de 600 mOsmol/kg H₂O, pero es capaz de subir a 1 200 mOsmol/kg H₂O cuando el agua se debe conservar. La magnitud del gradiente determina cuánta agua se puede recuperar del filtrado y se regula según las necesidades prevalecientes. Alcanzar un gradiente de 1 200 mOsmol/kg H₂O sólo es posible con la ayuda de la urea. Cuando es necesario conservar el agua, los CC permiten pasar a la urea desde el lumen del conducto a la médula, además de que mejora la osmolalidad, así como las capacidades de reabsorción del agua. Las trayectorias para ello se describen en la sección V.

D. Vasos rectos

Las asas de la nefrona requieren apoyo vascular amplio, no sólo para abastecer de O₂ y nutrientes, sino también para retirar el agua reabsorbida y los electrolitos. Puesto que la osmolalidad del plasma es de ~300 mOsmol/kg H₂O y los capilares de forma inherente son vasos propensos a tener fugas, existe el peligro de que la sangre que ingresa a la médula pueda debilitar el gradiente osmótico corticopapilar y, por lo tanto, impedir la concentración de la orina. La dilución se evita en gran medida por medio de dos importantes características de los vasos rectos. El flujo o caudal es lento, y los vasos forman un asa en forma de horquilla, que origina un **sistema de intercambio en contracorriente** (fig. 27-8).

El gradiente osmótico corticopapilar es creado por las nefronas yuxtaglomerulares, lo cual representa una proporción pequeña relativa de la cantidad total de nefronas (~10%). El restante ~90% es superficial y tiene asas cortas, lo cual limita el grado máximo al cual la orina se puede concentrar. Los roedores del desierto, como el ratón australiano nativo (del género *Notomys*; fig. 27-7), es capaz de producir orina de ~10 000 mOsm/kg H_2O. Sus riñones contienen una proporción mucho mayor de nefronas yuxtaglomerulares en comparación con las nefronas superficiales, y la capacidad de concentración aumenta en forma correspondiente. Esta capacidad notable para conservar líquidos quiere decir que tales ratones son capaces de subsistir con el agua extraída de su comida (p. ej., raíces, hojas y bayas) y nunca requieren beber, lo cual representa una gran ventaja para sobrevivir en un ambiente árido.

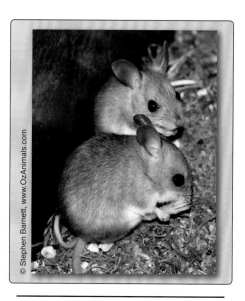

Figura 27-7.
Ratón australiano nativo.

1. **Flujo:** la médula recibe < 10% del flujo sanguíneo renal total. Los vasos rectos poseen una resistencia intrínseca alta debido a su longitud, lo cual mantiene el flujo a un mínimo nutricional. El flujo lento permite un equilibrio casi completo de agua y solutos a medida que la sangre se dirige a la médula.

2. **Intercambio en contracorriente:** los vasos rectos están vinculados en gran medida con el asa de la nefrona y los TCD, paralelos a la RDD al bajar a la papila y luego apoyan a la corteza a lo largo del RAD y la RAG (*véanse* fig. 25-4 y 27-5). Los vasos sanguíneos son propensos a las fugas, de modo que el agua sale y los solutos entran de modo pasivo, lo cual mantiene un equilibrio osmótico entre la sangre y el intersticio (fig. 27-8). En el camino hacia la corteza, el agua vuelve a entrar a los vasos sanguíneos y los solutos salen en forma pasiva. Por lo tanto, el flujo sanguíneo por los vasos rectos tiene un efecto neto mínimo en el gradiente corticopapilar cuando las velocidades de perfusión son bajas.

III. TÚBULO DISTAL INICIAL

La transición desde la RAG al túbulo contorneado distal (TCD) está señalada por un aumento de cinco veces en el espesor de las paredes tubulares. Las células epiteliales están llenas con estructuras similares a placas empacadas con mitocondrias. La superficie apical está cubierta de microvellosidades delgadas y la membrana basolateral está plegada; el diseño de ambas modificaciones es para aumentar la superficie. Todas estas características anatómicas señalan al TCD inicial como el sitio de la reabsorción activa del soluto. La permeabilidad al agua del TCD es muy baja, y el TCD es el lugar principal de la regulación homeostática de Mg^{2+} y Ca^{2+}.

A. Sodio y cloro

En el TCD inicial se reabsorbe sólo una pequeña fracción de la carga filtrada de Na^+ y Cl^-, sobre todo por medio de un cotransportador apical Na^+-Cl^- (NCC, codificado por *SLC12A3*). Luego, el Na^+ es extraído de la célula y llevado al intersticio mediante la Na^+- K^+ ATPasa basolateral, mientras que el Cl^- sale a través de un canal del Cl^-. El TCD es impermeable al agua, de modo que al extraer NaCl del lumen del túbulo diluye más el contenido.

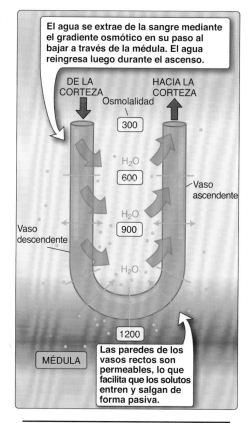

Figura 27-8.
Intercambio en contracorriente en los vasos rectos. Los valores de osmolalidad se dan en mOsmol/kg H_2O.

Aplicación clínica 27-2: diuréticos tiazídicos

Los diuréticos tiazídicos, como hidroclorotiazida, inhiben la reabsorción del Na^+ de la que se ocupa el cotransportador de Na^+-Cl^- del túbulo contorneado distal (TCD). Este reabsorbe pequeñas cantidades relativas de NaCl, de modo que la diuresis de la tiazida es de poca ayuda para disminuir el edema, aunque el TCD sí ayuda a determinar el contenido final de Na^+ plasmático, el cual, a su vez, contribuye a modificar la presión arterial. Por lo tanto, las tiazidas son útiles en el tratamiento de la hipertensión. Al inhibir el flujo de entrada de Na^+ hay hiperpolarización de las células epiteliales del TCD, lo cual incrementa el gradiente electroquímico que activa la reabsorción de Ca^{2+}. Algunas veces, la diuresis de tiazida causa hipercalciemia por esta razón.[1]

B. Magnesio

Para el momento en el que el líquido del túbulo llega al TCD, 85% de la carga filtrada de Mg^{2+} se ha reabsorbido, sobre todo en el RAG, mediante la vía paracelular (*véase* aplicación clínica 4-2). El TCD es el único segmento que recupera Mg^{2+} de manera regulada, y la cantidad recuperada refleja las necesidades homeostáticas. No hay otra oportunidad de recuperación una vez que Mg^{2+} deja el TCD. El Mg^{2+} es reabsorbido desde el lumen del túbulo mediante TRPM6 (un miembro de la superfamilia del receptor de potencial transitorio [TRP]; *véase* 2·VI·D), el cual se expresa en la parte inicial del TCD. La recuperación de Mg^{2+} se regula mediante el factor de crecimiento epidérmico a través de la actividad incrementada de TRPM6. El flujo que entra es pasivo, impulsado por el gradiente electroquímico a lo ancho de la membrana apical. Los medios con los cuales el Mg^{2+} atraviesa la membrana basolateral permanecen en la incertidumbre todavía en la actualidad.

C. Calcio

El TCD final reabsorbe ~8% de la carga de Ca^{2+} filtrada. La reabsorción ocurre en forma pasiva mediante un canal de la membrana apical, pero la hormona paratiroidea (PTH) regula la captación neta como se ilustra en la figura 27-9.

1. **Apical:** el Ca^{2+} atraviesa la membrana apical mediante TRPV5 y TRPV6, dos miembros del canal de la familia TRP, y la reabsorción es impulsada por el gradiente electroquímico para el caso del Ca^{2+}. Todas las células necesitan mantener una concentración intracelular de Ca^{2+} muy baja (*véase* 1·II) y podrían ser doblegadas con facilidad por la cantidad de Ca^{2+} que atraviesa la membrana apical. Por lo tanto, las células epiteliales del TCD contienen grandes cantidades de proteína enlazante de alta afinidad con Ca^{2+} (**calbindina**) que amortigua el flujo de entrada de Ca^{2+} hasta que este se pueda bombear a través de la membrana basolateral. Asimismo, el amortiguamiento intracelular conserva un gradiente electroquímico fuerte que favorece la reabsorción del Ca^{2+} desde el lumen del túbulo.

2. **Basolateral:** las concentraciones intersticiales de Ca^{2+} son ~10 000 veces más altas que las concentraciones intracelulares, de modo que Ca^{2+} tiene que bombearse de forma activa hacia afuera de la célula epitelial por medio de una Ca^{2+} ATPasa basolateral. La Ca^{2+} ATPasa funciona de manera muy similar a una bomba de sumidero. Cuando las concentraciones intracelulares de Ca^{2+} se incrementan, su actividad

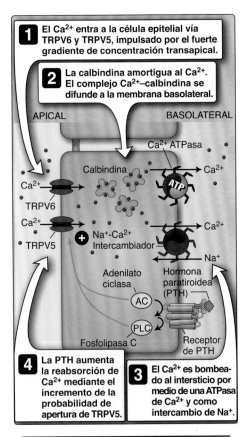

1 El Ca^{2+} entra a la célula epitelial vía TRPV6 y TRPV5, impulsado por el fuerte gradiente de concentración transapical.

2 La calbindina amortigua al Ca^{2+}. El complejo Ca^{2+}–calbindina se difunde a la membrana basolateral.

APICAL — BASOLATERAL

Ca^{2+} ATPasa

Calbindina — Ca^{2+}

Ca^{2+}
TRPV6

Ca^{2+} — Ca^{2+}
TRPV5 — Na^+-Ca^{2+} Intercambiador — Na^+

Adenilato ciclasa — Hormona paratiroidea (PTH)
AC
PLC — Receptor de PTH
Fosfolipasa C

4 La PTH aumenta la reabsorción de Ca^{2+} mediante el incremento de la probabilidad de apertura de TRPV5.

3 El Ca^{2+} es bombeado al intersticio por medio de una ATPasa de Ca^{2+} y como intercambio de Na^+.

Figura 27-9.
Reabsorción de calcio por el túbulo contorneado distal. TRPV5 y TRPV6 = canales de potencial de receptor transitorio.

[1]Para mayor información acerca del mecanismo de acción y uso de los diuréticos tiazídicos, *véase LIR Farmacología*, 7.ª ed., pp. 220-224.

hace lo mismo, y el exceso se deposita en el intersticio. Asimismo, la membrana basolateral contiene un intercambiador de Na^+-Ca^{2+} que ayuda a sostener la actividad de la bomba de Ca^{2+} cuando las concentraciones intracelulares de Ca^{2+} son elevadas (*véase* fig. 27-9).

3. **Regulación:** la reabsorción de Ca^{2+} está regulada por PTH. Si las concentraciones de Ca^{2+} en el plasma están por abajo del valor óptimo, se libera PTH a la circulación desde las glándulas paratiroideas (*véase* 35·IV). La PTH se une a un receptor acoplado a proteína G (GPCR) sobre la membrana basolateral de las células del TCD, lo cual activa la ruta de señalización de AMPc e IP_3. Ambas incrementan la probabilidad de apertura de los RPT y la reabsorción de Ca^{2+}. Los efectos de PTH en la reabsorción de Ca^{2+} son intensificados por la vitamina D, lo cual aumenta la expresión de la mayor parte de las proteínas que se relacionan con el transporte de Ca^{2+}, sin olvidar la calbindina.

IV. SEGMENTOS DISTALES

El TCD final, el túbulo colector (TCN) y el conducto colector cortical (CCC) contienen estructuras y funciones similares, y en forma colectiva se les llama **segmentos distales** (fig. 27-10). Estos son notables por sus **células intercaladas**, las cuales abarcan ~20 a 30% del epitelio del túbulo. Hay dos tipos de células intercaladas: las células intercaladas α secretan ácido, mientras que las β secretan HCO_3^-. El otro 70 a 80% del epitelio comprende las células que absorben Na^+. En el CCC estas células se llaman **células principales**.

A. Estructura del epitelio

El TCD final es la porción más distal de la nefrona renal. El TCN une el TCD con el sistema del CC y, al final, con la pelvis renal. Varios TCN se fusionan antes de unirse al CCC, y cada CCC drena ~11 nefronas. El epitelio en estas regiones se caracteriza por células llenas de mitocondrias y una membrana basolateral que se amplifica por los extensos plegamientos.

B. Sodio y cloro

El líquido que llega al TCD tardío está un tanto diluido y contiene concentraciones bajas de Na^+ y Cl^-. Los segmentos distales juntos reabsorben sólo ~5% de la carga filtrada de NaCl, pero este es el sitio principal de la regulación mediante hormonas relacionadas con la homeostasis del líquido extracelular (LEC) Na^+ y, por consiguiente, es una de las etapas más decisivas de la recuperación (*véase* 28·III·C).

1. **Vías:** la reabsorción de Na^+ y Cl^- es transcelular, activada por el gradiente transmembrana de Na^+ establecido por la Na^+-K^+ ATPasa basolateral. EL TCD final expresa el NCC mencionado en la sección III-A, pero la vía predominante de la reabsorción de Na^+ en los segmentos distales es mediante un **ENaC** (canal epitelial del Na^+), el cual aparece en el TCD final (fig. 27-11). El Na^+ que atraviesa la membrana apical vía ENaC sale del lumen del túbulo muy negativo. El reingreso de K^+ por medio de un CKMRE apical compensa en parte la carga, pero incluso así, el lumen del túbulo queda a alrededor de –40 mV en comparación con la sangre. Así se conforma una fuerte fuerza impulsora de la reabsorción paracelular del Cl^-. El Cl^- también se recupera de manera transcelular mediante las células α intercaladas. Un canal del Cl^- apical permite el flujo de entrada procedente del lumen del túbulo, y entonces el ion atraviesa el intersticio vía un intercambiador de Cl^--HCO_3^-.

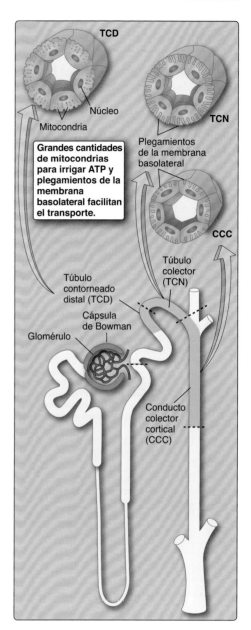

Grandes cantidades de mitocondrias para irrigar ATP y plegamientos de la membrana basolateral facilitan el transporte.

TCD

Núcleo

Mitocondria

TCN

Plegamientos de la membrana basolateral

CCC

Túbulo colector (TCN)

Túbulo contorneado distal (TCD)

Cápsula de Bowman

Glomérulo

Conducto colector cortical (CCC)

Figura 27-10.
Segmentos distales del túbulo renal.

Aplicación clínica 27-3: diuréticos ahorradores de potasio

Los segmentos distales son los lugares donde actúan dos clases generales de fármacos que propician la excreción de Na^+ y de agua mientras que de modo simultáneo impulsan la retención de K^+, lo cual es la razón do que se les llame diuréticos "ahorradores" de K^+.[1] Como muy poco de la carga original de Na^+ queda en el momento en que el filtrado llega a los segmentos distales, estos fármacos tienen un efecto natriurético limitado. Por lo general se administran combinados con diuréticos del asa o tiazídicos para limitar la pérdida de K^+. Una clase de diuréticos ahorradores de K inhibe el ENaC y la otra inhibe el enlace de aldosterona al receptor mineralocorticoide (RM).

Tanto la amilorida como el triamtereno inhiben al CENa e impiden que las células principales reabsorban Na^+. Este permanece en el túbulo y actúa como un diurético osmótico. La reducción de la cantidad de Na^+ que entra a las células principales disminuye también la actividad de la Na^+-K^+ ATPasa y, por consiguiente, reduce la captación de K^+ y la secreción consecuente.

La espironolactona y eplerenona son inhibidores que compiten con la aldosterona por unirse con el RM. Su acción es reducir los incrementos estimulados por la aldosterona en la expresión de ENaC, ATPasa de Na^+-K^+ y canal del K^+. El resultado neto es una disminución de la reabsorción del Na^+ y un decremento en la secreción de K^+.

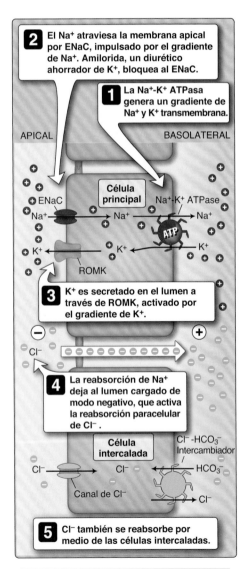

Figura 27-11.
Reabsorción de sodio y cloro por los segmentos distales. ROMK = canal del K^+ de la médula renal externa.

2. **Regulación:** la recuperación de Na^+ por parte de las células principales está regulada por la aldosterona (fig. 27-12). Esta es liberada de la corteza suprarrenal como respuesta a la angiotensina II (Ang-II) o a un aumento en las concentraciones de K^+ plasmático (hiperpotasiemia). Ang-II se forma durante la activación del **sistema renina-angiotensina-aldosterona** (**SRAA**) cuando la presión arterial y el flujo sanguíneo renal son bajos (*véase* 19·IV·C). La aldosterona se une al receptor mineralocorticoide (RM) basolateral y luego es asimilada y enviada al núcleo, donde aumenta la transcripción y la expresión de numerosas proteínas que están relacionadas con la reabsorción del Na^+ y secreción del K^+ (*véase* fig. 27-12). Entre estas están ENaC, ROMK y la Na^+-K^+ ATPasa. Asimismo, la aldosterona estimula la elaboración de la membrana basolateral para aumentar su área superficial y facilitar un incremento en la capacidad de bombeo de Na^+ y K^+. La síntesis del nuevo canal y las subunidades del transportador es un tanto lenta: requiere ~6 h para consumarla, pero el efecto de la aldosterona también es de corto plazo y está mediado por una cinasa activada por suero y glucocorticoides (SGK). La SGK aumenta la permeabilidad apical del Na^+ por medio de la reducción de la velocidad de recambio de ENaC y el incremento de la actividad basolateral de la Na^+-K^+ ATPasa.

C. Potasio

Tanto la hiperpotasiemia como la hipopotasiemia afectan la excitabilidad y la función cardiaca (*véase* aplicación clínica 2-1), de modo que los riñones tienen que excretar K^+ cuando la ingesta de la dieta sobrepasa las necesidades homeostáticas y conserva K^+ cuando la ingesta en la dieta es limitada. La concentración plasmática de K^+ está determinada en los segmentos distales de la nefrona y en el conducto colector del bulbo externo (CCBE).

1. **Secreción:** las células principales secretan y excretan K^+ por medio de las mismas vías que reabsorben Na^+ (*véase* fig. 27-11). La Na^+-K^+ ATPasa toma el K^+ de la sangre y luego este se transfiere al lumen del túbulo por medio del ROMK apical. La secreción es propiciada tanto por una alta concentración intracelular de K^+ como por la carga neta negativa dentro del lumen del túbulo (*véase* fig. 27-11). La hiperpota-

[1]Para mayor información acerca del mecanismo de acción y uso de los diuréticos ahorradores de K^+, *véase* LIR Farmacología, 7.ª ed., pp. 226-227.

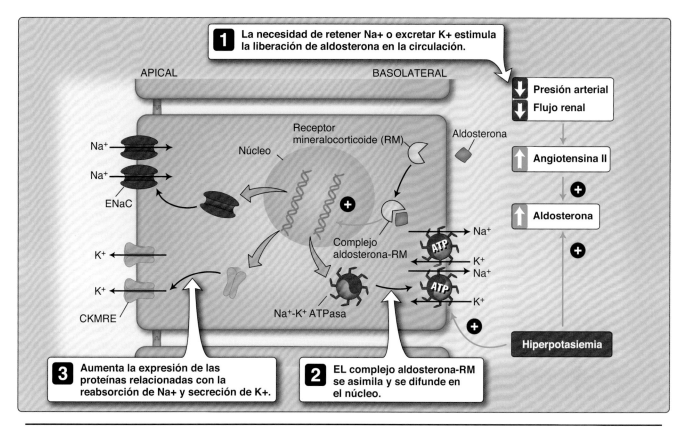

Figura 27-12.
Regulación de la reabsorción del sodio y secreción del potasio que realizan las células principales en los segmentos distales con ayuda de la aldosterona. CKMRE = canal del K^+ de la médula renal externa.

siemia favorece de forma directa la secreción de K^+ por incrementar la actividad basolateral de la Na^+-K^+ ATPasa. La hiperpotasiemia también es un estímulo potente para que se libere aldosterona desde la corteza suprarrenal. La aldosterona incrementa la expresión de las proteínas que se relacionan con la reabsorción de Na^+ y secreción de K^+ como se ilustra en la figura 27-12.

2. **Reabsorción:** la reabsorción de K^+ se apoya en las células intercaladas alfa, las cuales expresan una H^+-K^+ ATPasa en su membrana apical (fig. 27-13). La ATPasa bombea H^+ hacia el interior del lumen del túbulo como intercambio de K^+, el cual más adelante sale de la célula por los canales basolaterales del K^+. La reabsorción de K^+ aumenta durante la hipopotasiemia y requiere la regulación tanto de las células principales como de las células intercaladas α.

   a. **Células principales:** la hipopotasiemia disminuye las concentraciones de la aldosterona circulante, por lo cual se reduce la expresión de las proteínas relacionadas con la secreción del K^+. Asimismo, la hipopotasiemia aminora la captación de K^+ por parte de las células principales a través de efectos directos en la actividad de la Na^+-K^+ ATPasa basolateral (*véase* fig. 27-12).

   b. **Células intercaladas α:** la hipopotasiemia incrementa las cantidades de H^+-K^+ ATPasa en la membrana apical, lo cual aumenta la capacidad de reabsorción de la célula intercalada α. Puesto que la bomba enlaza la absorción de K^+ con la secreción y excreción de H^+, la reabsorción incrementada de K^+ podría estar acompañada de alcalosis metabólica.

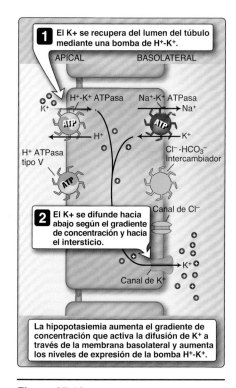

Figura 27-13.
Reabsorción del potasio por parte de las células intercaladas α en los segmentos distales.

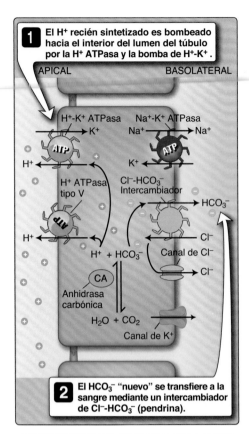

1 El H⁺ recién sintetizado es bombeado hacia el interior del lumen del túbulo por la H⁺ ATPasa y la bomba de H⁺-K⁺.

APICAL   BASOLATERAL

H⁺-K⁺ ATPasa   Na⁺-K⁺ ATPasa
K⁺   Na⁺
H⁺
K⁺
H⁺ ATPasa   Cl⁻-HCO₃⁻
tipo V   Intercambiador
HCO₃⁻
H⁺   Cl⁻
H⁺ + HCO₃⁻   Canal de Cl⁻
Cl⁻
CA
Anhidrasa
carbónica
H₂O + CO₂
Canal de K⁺

2 El HCO₃⁻ "nuevo" se transfiere a la sangre mediante un intercambiador de Cl⁻-HCO₃⁻ (pendrina).

Figura 27-14.
Secreción de ácido por las células intercaladas α en los segmentos distales.

D. Ácido y bicarbonato

Las encargadas principales del manejo de HCO_3^- y H^+ por parte de los segmentos distales son las células intercaladas α y las β.

1. **Células intercaladas α:** estas células son la forma predominante. Secretan H^+ en el interior del lumen del túbulo por medio de la H^+-K^+ ATPasa, que también se encuentra en el revestimiento gástrico (fig. 27-14) y a través de H^+ ATPasa tipo vacuolar. El recién sintetizado HCO_3^- se secreta a través del intersticio mediante el intercambiador de aniones de Cl^--HCO_3^- (AE1, que es una membrana de la familia de transportadores SLC4 y producto del gen *AE1*).

2. **Células intercaladas β:** estas células secretan HCO_3^- en el lumen del túbulo mediante un intercambiador apical de Cl^--HCO_3^-, conocido como **pendrina**. El ácido sintetizado reciente se bombea al intersticio mediante una H^+-K^+ ATPasa.

V. CONDUCTOS COLECTORES

Al líquido que ingresa al sistema CC se le han extraído todos los solutos valiosos y está muy diluido (~50 mOsmol/kg H_2O), comparado con la corteza que lo rodea (~300 mOsmol/kg H_2O). El líquido está estabilizado para recorrer de nuevo el ataque osmótico corticopapilar para extraer el agua. Si la ingesta de agua en el cuerpo sobrepasa las necesidades homeostáticas, el líquido del túbulo pasa por los CC al seno renal y la vejiga sin que se recupere agua, en potencia a una velocidad de hasta 20 L/día. Si la ingesta de agua es limitada (como suele suceder), las AQP se insertan en el epitelio del CC para que el agua pueda salir de los conductos y regresar a la vasculatura. La fuerza activadora del movimiento es el potencial osmótico generado por el gradiente corticopapilar, el cual se vuelve aún más poderoso cuando la orina fluye hacia el seno renal.

A. Estructura epitelial

El conducto colector bulbar externo (CCBE) es un tubo recto, sin ramificaciones, que atraviesa la médula externa (fig. 27-15). El conducto colector bulbar interno (CCBI) se fusiona de manera sucesiva hacia la punta papilar, aumenta su diámetro y el espesor de la pared con cada fusión. Las células epiteliales del CCBI tienen microvellosidades cortas, tanto en la superficie apical como en la superficie basolateral, y en su membrana basolateral se forman muchos pliegues, lo que corresponde a su alta capacidad potencial de reabsorción.

B. Factores determinantes del volumen de orina

Un individuo normal y saludable excreta ~1 a 2 L de orina de ~300 a 500 mOsmol/kg H_2O todos los días. Hay desviaciones considerables de estos valores, lo cual depende de la cantidad de agua ingerida y la cantidad perdida en el ambiente mediante la evaporación (piel, membranas mucosas y pulmones) y excreción que no se hace por medio de la orina (es decir, heces; *véase* 28·II·A), pero hay límites fisiológicos a esta salida.

1. **Diuresis máxima:** el volumen máximo de orina es de casi 20 L/día. Aunque la excreción puede ser superior, los volúmenes que exceden 20 L/día sobrepasan la capacidad de los riñones para recuperar Na^+ y K^+ del lumen del túbulo, lo que deriva en hiponatriemia e hipopotasiemia. La hiponatriemia ocasiona náusea, cefalea, confusión y convulsiones

(todos síntomas de edema cerebral) y, al igual que con la hipopotasiemia (*véase* análisis anterior), puede ser mortal.

2. **Diuresis mínima:** el cuerpo humano produce ~600 mOsmol de solutos al día, que tienen que excretarse a través de la orina. La capacidad del riñón para concentrar la orina está limitada por el gradiente corticopapilar a ~1 200 mOsmol/kg H_2O, de modo que los 600 mOsmol de solutos excretados están acompañados de por lo menos 0.5 L de agua por día. Si se tienen que excretar más solutos (p. ej., como resultado de comer golosinas demasiado saladas), entonces el volumen de orina aumenta en forma correspondiente.

3. **Eliminación del agua libre (C_{H2O}):** esta eliminación es una medida de la capacidad que posee el riñón para manejar el agua. Para los fines de este análisis, se puede considerar que la orina diluida (es decir, la que tiene una osmolalidad menor que la del plasma, o ~300 mOsmol/kg H_2O) consta de dos componentes. El primero es el volumen necesario para disolver los solutos excretorios para llegar a una osmolalidad de 300 mOsmol/kg H_2O. El segundo es el **agua libre**, es decir, la cantidad de agua en la orina que está en exceso de la que se requiere para disolver los solutos excretados. La C_{H2O} no se puede calcular de manera directa, por lo que se tiene que determinar al medir el volumen de orina total y restar después la cantidad de agua necesaria para producir una solución isoosmótica a partir de la cantidad de osmolitos excretados contenidos en la orina. Este último componente se determina a partir de la depuración osmolal (C_{Osm}):

$$C_{Osm} = \frac{U_{Osm} \times V}{P_{Osm}}$$

donde U_{Osm} es la osmolalidad de la orina, V es el caudal de orina y P_{Osm} es la osmolalidad del plasma. C_{H2O} se calcula entonces como

$$C_{H2O} = V - C_{Osm} = V \times \frac{(1 - U_{Osm})}{P_{Osm}}$$

Una C_{H2O} negativa significa que la orina está concentrada (hiperosmótica). Un valor positivo significa que la orina está diluida (hipoosmótica).

C. Reabsorción del agua

Cuando la ingesta de agua excede las necesidades homeostáticas, la orina diluida pasa por los CC hacia la vejiga casi sin cambios, como si fluyera por un tubo de acero forjado para la bajada del agua de la azotea. Si hay necesidad de conservar agua, casi se puede recuperar todo el líquido (aparte del ~0.5 L/día de la pérdida forzosa). La presencia de AQP en el epitelio del conducto rige la recuperación del agua y la concentración final de la orina, y están reguladas por la **hormona antidiurética** (**ADH**; también conocida como **arginina vasopresina**).

1. **Acuaporinas:** AQP forman poros que posibilitan que el agua atraviese la bicapa lipídica (*véase* 1·V·A). Las AQP abundan en las membranas apical y basolateral del TP y de la RDD, lo cual confiere a estos segmentos una alta permeabilidad al agua. La RAD y la RAG no expresan AQP, de modo que son impermeables al agua. Las células principales en TCN, CCC, CCBE y CCBI expresan AQP2, pero los canales no están insertados dentro de la membrana apical, sino hasta que ADH se une a un receptor basolateral de vasopresina (V_2) (fig. 27-16A).

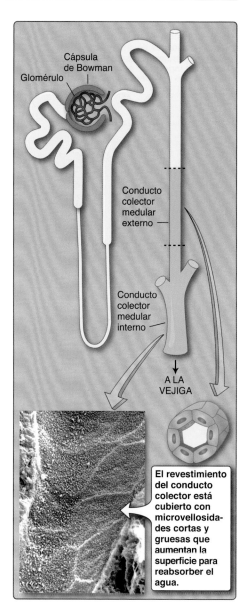

Cápsula de Bowman

Glomérulo

Conducto colector medular externo

Conducto colector medular interno

A LA VEJIGA

El revestimiento del conducto colector está cubierto con microvellosidades cortas y gruesas que aumentan la superficie para reabsorber el agua.

Figura 27-15.
Ductos colectores de la médula renal.

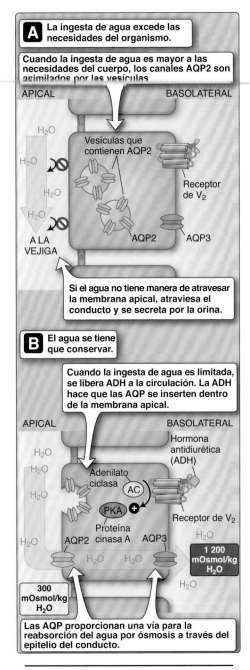

Figura 27-16.
Reabsorción de agua por parte de los conductos colectores. V_2 = vasopresina tipo 2.

2. **Hormona antidiurética:** la ADH se libera en la hipófisis posterior como respuesta a un aumento de la osmolalidad plasmática o a una disminución de la presión arterial media. La hormona es transportada por medio de la red capilar peritubular al sistema de CC, donde se une a los receptores ADH V_2. Los receptores V_2 son GPCR, los cuales, cuando están ocupados, activan a la proteína cinasa A (PKA) mediante la vía de señalización AMPc (*véase* 1·VII·B·2). La PKA fosforila las proteínas de tráfico intracelular, lo que hace que las vesículas que contienen AQP2 se dirijan a la superficie de la célula y se fusionen con la membrana apical.

3. **Reabsorción del agua:** la membrana basolateral de las células principales del CC también contiene una isoforma de AQP (AQP3) que es independiente de la ADH. Juntas, AQP2 y AQP3 proporcionan una vía para la reabsorción transcelular del agua, impulsada por el gradiente osmótico entre túbulo e intersticio. Obsérvese que el líquido que ingresa al sistema del CC procedente del TCD tiene una osmolalidad más baja que la de la corteza (~100 mOsmol/kg H_2O, comparada con ~300 mOsmol/kg H_2O). Esta diferencia causa que se tengan que reabsorber cantidades considerables de agua incluso antes de que el líquido pase por el ataque osmótico corticopapilar. Cuando el contenido del túbulo avanza hacia la papila se absorbe más agua, y la osmolalidad de la orina llega a su valor máximo.

4. **Reciclaje de las acuaporinas:** cuando la ingesta de agua aumenta y descienden los niveles de ADH circulante, las AQP se eliminan de la membrana por endocitosis y regresan a las vesículas subapicales. Entonces, las células principales aún son impermeables al agua hasta que empieza de nuevo la liberación de ADH y las AQP regresan a la superficie apical.

D. Reciclaje de la urea

El líquido que ingresa al CCBI está ya cercano a la orina en su forma final. Los componentes principales de excreción son (en orden relativo, según las cantidades molares) urea, creatinina, sales de amonio y ácidos orgánicos. El paso final en la formación de orina es la reabsorción de la urea, la cual está regulada por la ADH.

1. **Reabsorción:** la urea se reabsorbe mediante la difusión facilitada, activada por las altas concentraciones del conducto y propiciada por los transportadores de urea (TU) en el CCBI (fig. 27-17). La membrana basolateral contiene un TU (TU-A3) que siempre está activo. La membrana apical contiene un TU (TU-A1) que está mínimamente activo a menos que la ADH circule en la vasculatura. La ADH causa la fosforilación, dependiente de PKA, de TU-A1, la activa, y por esa razón se produce una vía para que la urea abandone el conducto y reingrese al intersticio medular. Al posibilitar que la urea equilibre la pared del túbulo también ayuda a evitar una diuresis osmótica que, de otra manera, podría resultar de la presencia de líquido demasiado concentrado dentro del lumen del conducto. También contribuye con el gradiente osmótico corticopapilar que se utiliza para concentrar orina (fig. 27-18).

2. **Reciclaje:** al recordar el estrecho acomodo anatómico entre los CC, vasos sanguíneos y ramas del asa de la nefrona (*véase* fig. 27-5), la urea que vuelve a entrar al intersticio procedente del CCBI podría en potencia reabsorberse por los segmentos iniciales del túbulo o alejarse por la circulación. En la práctica suceden ambas cosas.

a. **Asa de Henle:** la urea reingresa al túbulo por difusión facilitada a través de TU-A2, que está presente en el revestimiento del epitelio tanto de RDD como de RAD (fig. 27-18). La urea entonces se recicla de nuevo mediante los segmentos distales y los CC. A partir de aquí se puede excretar por medio de la orina o hacer otro recorrido por la médula.

b. **Vasos rectos:** los vasos rectos descendentes expresan transportadores TU-B (TU-B1 y TU-B2), los cuales permiten que la urea entre a la vasculatura por difusión facilitada. Que la capten los vasos rectos es provechoso porque aumenta la osmolalidad de la sangre durante su paso por la médula; por consiguiente, evita que baje el gradiente osmótico. La urea sale de los vasos rectos y vuelve a ingresar al intersticio durante el viaje de regreso a la corteza (*véase* fig. 27-18), de modo que la cantidad que al final retorna a la circulación del sistema es mínima (~5% de la carga original filtrada).

3. **Excreción:** por último, la cantidad de urea excretada en la orina depende de la necesidad de conservar agua. Cuando la ingesta de agua es limitada, la urea se recicla a través de la médula y la excreción es mínima. Cuando la ingesta de agua es ilimitada, se inhibe la liberación de ADH y no hay vía significativa para que se escape la urea al CCMI. Como resultado, se excreta en la orina.

E. Manejo del ácido

Las células intercaladas α continúan la secreción de H^+ durante el paso de la orina por el CC, lo que origina una gran acidificación de la orina (pH 4.4, el valor mínimo alcanzable). La creatinina (pK = 5.0) se vuelve un amortiguador viable a valores de pH tan bajos, que posibilita ayudar en la excreción del H^+, pero la mayor parte de ácido se excreta en la forma de NH_4^+. Esta sustancia se excreta como resultado de la "**difusión por atrapamiento**" o a través de secreción directa.

1. **Difusión por atrapamiento:** el NH_4^+ se forma a partir de NH_3 como resultado del metabolismo de la glutamina en el TP (*véase* 26·IX·C). El NH_3 es un lípido soluble, que puede difundirse fuera de las células epiteliales del TP y entrar al intersticio, donde se acumula en relativas altas concentraciones. Una parte de NH_3 podría luego difundirse hacia dentro del túbulo o lumen del CC, donde de inmediato se combina con H^+ para formar NH_4^+. El NH_4^+ no es liposoluble y, por lo tanto, está ya atrapado en el túbulo o conducto, a menos que tenga un transportador que facilite la reabsorción (difusión por atrapamiento). El NH_4^+ que está atrapado en los segmentos proximales es reabsorbido de manera activa por el NKCC2, cotransportador en la RAG, y luego se transfiere al intersticio para ayudar a generar el gradiente osmótico corticopapilar a través de multiplicación en contracorriente (*véase* sección II·B·3).

2. **Transporte:** una parte del NH_4^+ que es transferido al intersticio por la RAG entra a los vasos rectos y es llevado por la circulación (agotamiento). De manera eventual, esta parte llega al hígado, donde al final se transformará en urea. Una proporción significativa también es transferida por el transporte facilitado al lumen del CC para que sea excretada en la orina, aunque las vías involucradas no están bien definidas.

Los lugares principales para la reabsorción, secreción y regulación de solutos en el túbulo renal se resumen en la figura 27-19.

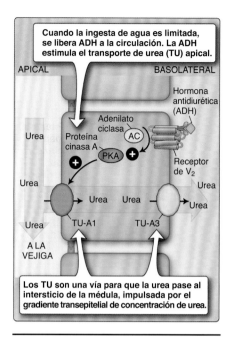

Figura 27-17.
Reabsorción de urea por parte del conducto colector interno de la médula.

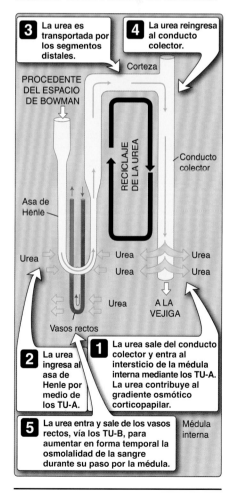

Figura 27-18.
Reciclamiento de la urea. TU = transportador de urea.

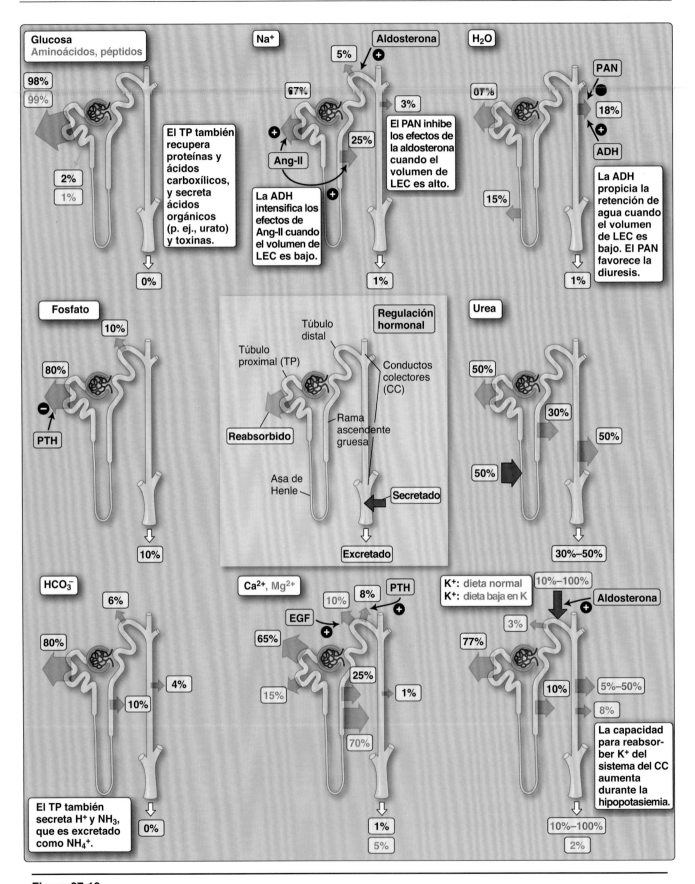

Figura 27-19.
Principales sitios de recuperación y secreción de solutos y de agua en la nefrona renal. ADH = hormona antidiurética; Ang-II = angiotensina II; PAN = péptido auricular natriurético; EGF = factor de crecimiento epidérmico; PTH = hormona paratiroidea.

Resumen del capítulo

- La función de los segmentos de la nefrona distales al túbulo proximal es recuperar iones inorgánicos y concentrar la orina. Estos segmentos son los sitios principales de la **regulación homeostática** de Na^+, K^+, Ca^{2+}, Mg^{2+}, Cl^- y agua.

- El **asa de Henle** consta de tres segmentos que llevan el contenido del túbulo a través de un **gradiente osmótico corticopapilar** diseñado para extraer agua a partir del filtrado.

- El gradiente osmótico corticopapilar se produce por **multiplicación en contracorriente** de un gradiente osmótico transepitelial creado por el epitelio de la **rama ascendente gruesa (RAG).** La RAG bombea Na^+ y otros iones (p. ej., NH_4^+) al interior del intersticio cortical. Estos iones se difunden luego dentro de la **rama descendente delgada (RDD)**, lo que aumenta la osmolalidad del líquido que está en el interior. Los iones son transportados hacia la papila, alrededor de la punta del asa, y regresan subiendo hacia la RAG mediante la **rama ascendente delgada**. Cuando llegan a la RAG son bombeados de regreso al intersticio para un recorrido de retorno a la médula. Por lo tanto, el asa atrapa iones en la médula y hace que esta región adquiera una alta osmolalidad.

- El gradiente osmótico corticopapilar extrae agua e iones del lumen del túbulo. El líquido reabsorbido es conducido lejos por medio de los **vasos rectos**. El flujo por las ramas descendente y ascendente de los vasos rectos tiene direcciones opuestas, por tal razón se produce un **sistema de intercambio en contracorriente** que impide que la sangre arterial que llega agote el gradiente osmótico.

- El **túbulo contorneado distal inicial** es el principal sitio de reabsorción de Ca^{2+} y Mg^{2+}. La reabsorción está regulada por la **hormona paratiroidea**.

- El **túbulo contorneado distal final**, **túbulo colector** y **conducto colector** (los **segmentos distales**) son los sitios principales de la regulación homeostática de Na^+ y K^+. La reabsorción del Na^+ está regulada por la **aldosterona**. Esta aumenta la permeabilidad epitelial del Na^+ al incrementar la expresión de los canales y bombas de Na^+ en las membranas apical y basolateral.

- El K^+ puede secretarse o reabsorberse, lo cual depende de las concentraciones de K^+ plasmático. La secreción es estimulada por la hiperpotasiemia que actúa a través de la aldosterona. Esta aumenta la permeabilidad epitelial del K^+ y la actividad de la Na^+-K^+ ATPasa.

- Los **conductos colectores** (conducto cortical colector y conductos colectores medulares interno y externo) determinan la osmolalidad de la orina final por el agua que se reabsorbe. La **hormona antidiurética (ADH)** regula la reabsorción.

- La liberación de ADH es estimulada por el aumento de osmolalidad plasmática o por la disminución de la presión arterial. La hormona ejerce sus efectos antidiuréticos al estimular la inserción de una AQP2 dentro de las membranas apicales de las células epiteliales del conducto. El agua se reabsorbe por ósmosis, activada por el gradiente osmótico corticopapilar.

- El conducto colector medular externo también es el lugar donde se reabsorbe la urea. La urea se recupera mediante la difusión facilitada. Cuando la ingesta de agua es limitada, el líquido del túbulo se concentra de forma considerable, por lo que hay una fuerte fuerza activadora para que la urea se desplace hacia el interior del intersticio de la médula. La presencia de urea en la médula contribuye al gradiente osmótico corticopapilar.

28 Equilibrio de agua y electrolitos

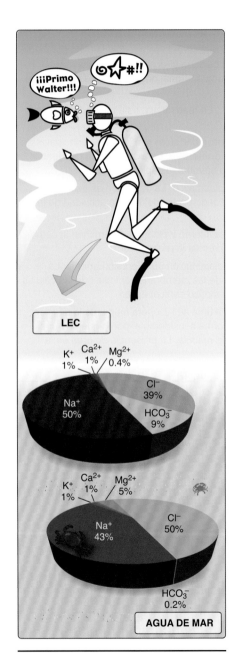

Figura 28-1.
Composición electrolítica de los mares internos y externos.

I. GENERALIDADES

Cuando nuestros ancestros evolutivos emergieron de los océanos y reclamaron la tierra, llevaban dentro de ellos un pequeño mar en el cual bañar sus células (fig. 28-1). Este mar, que se conoce como líquido extracelular (LEC), está compuesto en gran parte de Na^+, Cl^- y agua. Contiene también cantidades más pequeñas de HCO_3^-, K^+, Ca^{2+}, Mg^{2+} y fosfatos. Todos estos constituyentes tienen roles específicos para desempeñar en la fisiología humana, y las concentraciones de cada uno deben mantenerse dentro de un ámbito limitado si vamos a sobrevivir y prosperar (*véase* tabla 1-1). De manera continua el cuerpo cede agua y electrolitos al ambiente como resultado de secreción, excreción y evaporación. Si el equilibrio de agua y electrolitos debe mantenerse, estas pérdidas deben remplazarse por medio del consumo de líquidos y alimento, pero la ingestión y posterior absorción de sales por el sistema gastrointestinal (GI) en gran medida no está regulada, y sí vinculada a la absorción de nutrientes (p. ej., glucosa y péptidos). El sistema nervioso central (SNC) puede modificar el comportamiento para incrementar la ingesta si las concentraciones de sal y agua del LEC caen por debajo del óptimo (por medio del antojo de sal y la sed), pero el paso regulado principal en el equilibrio de sal y agua es la excreción, la cual es mediada por los riñones. Aunque el cuerpo incluye vías que mantienen estables las concentraciones plasmáticas de todos los electrolitos comunes, las discusiones de la homeostasis del LEC están dominadas por Na^+ y agua. Juntos, el Na^+ y el agua determinan el volumen de LEC, el cual, a su vez, especifica el volumen plasmático, el gasto cardiaco (GC) y la presión arterial media (PAM).

II. EQUILIBRIO DE AGUA

Mantener el equilibrio de agua es una de las funciones homeostáticas más fundamentales e importantes del cuerpo. Debido a que el agua es el disolvente universal, cuando los niveles de agua corporal total (ACT) descienden, las concentraciones de soluto suben en detrimento de la función corporal. El papel del ACT para soportar el GC y la PAM (analizada con más detalle en la sección III) significa que las vías reguladoras del ACT están estratificadas e influyen en la ingesta y el gasto.

A. Balance hídrico

Los individuos ingieren y pierden ~2,5 L de agua por día en promedio. Los requerimientos de agua reales son menos (1.6 L/día) como se muestra en la tabla 28-1, dictados por la cantidad de pérdida de agua **insensible** (evaporación) y la pérdida de agua obligatoria (agua necesaria para la formación de orina; *véase* 27·V·B).

1. **Ingresos:** el balance hídrico para ingesta incluye el agua formada por el metabolismo ($C_6H_{12}O_6 + 6\ O_2 \rightarrow CO_2 + 6H_2O$), ingerida con la comida y absorbida de líquidos potables. Beber es el paso primario de ingesta regulada.

2. **Pérdida:** la pérdida incluye evaporación de agua del epitelio respiratorio y cutáneo (es decir, pérdidas insensibles), sudación, contenido de agua fecal y orina. La pérdida de agua del epitelio respiratorio depende de la tasa respiratoria y la humedad del aire, pero tales pérdidas estresan el equilibrio de agua sólo en condiciones extremas (p. ej., escalar a gran altitud). La evaporación cutánea permanece constante de forma relativa en condiciones normales. La formación de sudor alcanza 1.5 a 2.0 L/h durante el estrés por calor. El vómito y la diarrea (*véase* Aplicación clínica 4-5) pueden acelerar en gran medida la pérdida de agua del tubo digestivo, pero la pérdida de agua fecal normal es modesta. La formación de orina es el mecanismo de gasto regulado primario.

B. Mecanismo sensitivo

El ACT se detecta de manera indirecta a través de cambios en la osmolalidad del LEC y la PAM. La osmolalidad del LEC suele mantenerse a 275 a 295 mOsmol/kg H_2O. La osmolalidad es monitoreada por la **lámina terminal**, un área que bordea el tercer ventrículo que comprende tres núcleos: el **órgano subfornical (OSF)**, el *organum vasculosum* de la **lámina terminal (OVLT)** y el **núcleo preóptico mediano (nPOM)**. El OSF y el OVLT son **órganos circunventriculares** (*véase* fig. 7-10) ubicados fuera de la barrera hematoencefálica para que puedan tomar muestras de la composición del LEC. El nPOM ayuda a integrar las señales sensoriales del OSF y el OVLT antes de enviarlas a otras regiones hipotalámicas. Tanto OSF como OVLT contienen osmorreceptores. Estos son neuronas que responden a cambios en el volumen celular, el cual depende de la osmolalidad del LEC (*véase* 3·II·E; fig. 28-2). La osmosensibilidad utiliza dos canales mecanosensibles diferentes de receptores potenciales transitorios (TRP; *véase* 2·VI·D).

1. **Disminución del volumen celular:** aumentar la osmolalidad del LEC provoca contracción celular, lo que deforma el citoesqueleto y activa una variante N-terminal de TRPV1. La entrada de cationes derivada despolariza la neurona e inicia la señalización (*véase* fig. 28-2).

2. **Aumento del volumen celular:** cuando el ACT se eleva, los osmorreceptores se hinchan y la deformación resultante de la membrana de superficie activa TRPV4. TRPV4 media un influjo de Ca^{2+} que activa un canal K^+ activado por Ca^{2+} de baja conductancia (SK). El flujo de salida de K^+ derivado hiperpolariza la neurona y la señalización se suprime.

C. Regulación

Las neuronas de la lámina terminal se proyectan hacia el **núcleo supraóptico (NSO)** y el **núcleo paraventricular (NPV)**, que funcionan como un **osmostato** (centro de regulación de osmolalidad). Las respuestas a los cambios de osmolalidad son afectadas por células neurosecretoras que por sí mismas son osmosensitivas, lo cual crea una capa adicional de control osmorregulador.

El equilibrio de agua se logra al modular la ingesta de agua y el gasto de orina.

Tabla 28-1: Vías de ingesta y gasto de agua

Vía	mL/día
Ingesta	
Metabolismo	300
Alimento	800
Bebidas	500*
Total	1 600
Gasto	
Heces	200*
Piel	500
Pulmones	400
Orina	500*
Total	1 600

*Pasos reguladores.

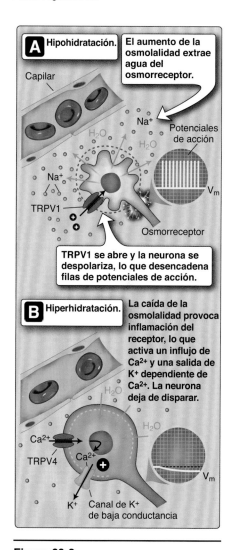

A Hipohidratación. El aumento de la osmolalidad extrae agua del osmorreceptor.

Capilar — Na^+ — Potenciales de acción — Na^+ — TRPV1 — V_m — Osmorreceptor

TRPV1 se abre y la neurona se despolariza, lo que desencadena filas de potenciales de acción.

B Hiperhidratación. La caída de la osmolalidad provoca inflamación del receptor, lo que activa un influjo de Ca^{2+} y una salida de K^+ dependiente de Ca^{2+}. La neurona deja de disparar.

Ca^{2+} — TRPV4 — Ca^{2+} — V_m — K^+ — Canal de K^+ de baja conductancia

Figura 28-2.
Efecto de incrementar la osmolalidad en el gasto de osmorreceptores. V_m = potencial de membrana. TRPV1 = receptor de potencial transitorio V1.

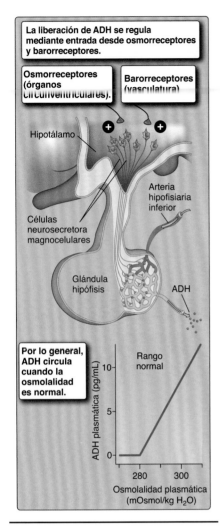

La liberación de ADH se regula mediante entrada desde osmorreceptores y barorreceptores.

Osmorreceptores (órganos circunventriculares).

Barorreceptores (vasculatura)

Hipotálamo

Arteria hipofisiaria inferior

Células neurosecretora magnocelulares

Glándula hipófisis

ADH

Por lo general, ADH circula cuando la osmolalidad es normal.

Rango normal

Figura 28-3.
Regulación de liberación de hormona antidiurética (ADH).

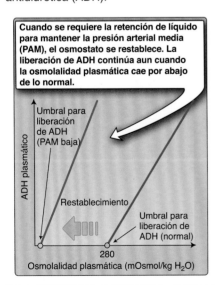

Cuando se requiere la retención de líquido para mantener la presión arterial media (PAM), el osmostato se restablece. La liberación de ADH continúa aun cuando la osmolalidad plasmática cae por abajo de lo normal.

Umbral para liberación de ADH (PAM baja)

ADH plasmático

Restablecimiento

Umbral para liberación de ADH (normal)

280

Osmolalidad plasmática (mOsmol/kg H₂O)

Figura 28-4.
Efecto de la presión arterial en la liberación de hormona antidiurética (ADH).

Reset osmostat o alteración del osmorreceptor es un trastorno en el que el umbral osmosensitivo se desplaza hacia osmolalidades del LEC más bajas de lo normal. *Reset osmostat* es una causa importante del síndrome de liberación inapropiada de hormona antidiurética (SIADH, *véase* aplicación clínica 28-1).

1. **Ingesta:** la necesidad de beber agua se percibe como sed, lo cual hace que un individuo busque una bebida que apague la sed. La sensación es mediada por las áreas corticales superiores, que incluyen la **corteza cingulada anterior** y **posterior** y la **corteza insular**. El umbral y el aumento lineal de la intensidad de la sensación de sed son en esencia idénticos a aquellos de las respuestas secretoras a los cambios en la osmolaridad del LEC (~280 mOsmol/kg H₂O), lo que refleja la influencia de la lámina terminal. La sed suele saciarse antes de cualquier cambio en la osmolalidad del LEC debido a la entrada sensorial desde osmorreceptores bucofaríngeos. Estos sensores son sensibles al frío, lo que explica por qué las bebidas frías sacian más la sed que las calientes.

2. **Gasto:** el glomérulo filtra agua hacia el túbulo renal a una tasa de ~125 mL/min. Alrededor de 67% del filtrado es reabsorbido de inmediato por el túbulo proximal (TP), otro 15% es recuperado en la rama descendente delgada (RDD) del asa nefrónica, y la mayor parte del 18% restante se reabsorbe en el sistema del conducto colector del bulbo externo e interno (CCBE y CCBII, de forma respectiva). La regulación del gasto ocurre en estos segmentos distales vía la **hormona antidiurética** (**ADH**). La ADH es una pequeña hormona peptídica producida por neuronas neurosecretoras del NSO y NPV, y movida por el rápido transporte axonal para la liberación de terminaciones en la hipófisis posterior como se muestra en la figura 28-3 (*véase también* 7·VII·D). La liberación se desencadena por un aumento en la osmolalidad del LEC (fig. 28-4). El umbral de liberación es 280 mOsmol/kg H₂O, de modo que cantidades pequeñas de ADH circulan aun cuando la osmolalidad plasmática está dentro del ámbito normal. ADH tiene una vida media de 15 a 20 min antes de ser metabolizada por el riñón y las proteasas del hígado.

3. **Integración con otros indicadores de hipovolemia:** GC y PAM dependen del ACT, por lo que la salida de la lámina terminal está influenciada en gran medida por la entrada sensorial de los barorreceptores, que monitorean PAM, y por la **angiotensina II** (**Ang-II**), cuyas concentraciones aumentan con rapidez tras una caída en la presión de la arteria renal (*véase* sección III). Tanto PAM como Ang-II tienen la capacidad de mantener la liberación de ADH al restablecer los umbrales y mediante una mayor sensibilidad al cambio de PAM, aun cuando la osmolalidad del LEC pudiera haberse renormalizado (*véase* fig. 28-4). De igual manera, los umbrales de sed son sensibles a la entrada de barorreceptores y Ang-II.

   a. **Acciones:** ADH proporciona vías para que el agua fluya fuera de los conductos recolectores renales y se reúna con el LEC (*véase* 27·V·C). En ausencia de tales vías, el agua se canaliza hacia la vejiga y es excretada.

   b. **Retroalimentación negativa:** la expansión de volumen del LEC mediada por ADH es limitada por el **péptido auricular natriurético** (**PAN**). El PAN se libera de miocitos auriculares cuando el LEC y los volúmenes sanguíneos son altos. El PAN tiene muchas acciones

Sexo biológico y envejecimiento 28-1: sed

Los umbrales de sed de las mujeres están influenciados por cambios hormonales asociados con el ciclo ovárico y el embarazo. El umbral de sed disminuye ~3 mOsmol/kg H_2O durante la fase lútea del ciclo ovárico, un cambio que depende del aumento de las concentraciones de estrógeno y progesterona. Durante el embarazo, el umbral de sed se reduce ~10 mOsmol/kg H_2O al final del primer trimestre y permanece bajo durante la gestación. Esta disminución se atribuye a la relaxina, una hormona producida en altas concentraciones por el cuerpo lúteo. La relaxina tiene numerosos efectos fisiológicos, como vasodilatación, aumento de la distensibilidad arterial e incremento del volumen sistólico cardiaco. La relaxina aumenta la sed al afectar la producción de las neuronas osmorreceptoras de los dos órganos circunventriculares de la lámina terminal. El incremento de la sed y la retención de agua conducen a un mayor volumen de sangre que, con la vasodilatación, facilita un aumento sostenido en el gasto cardiaco necesario para mantener el embarazo (*véase* 37·IV·B).

La deshidratación es frecuente en las poblaciones de adultos mayores (> 50% de los pacientes en residencias para personas mayores está deshidratado), lo cual es una preocupación importante debido al aumento de la morbilidad y la mortalidad. La ingesta de agua disminuye con la edad. Aunque el envejecimiento deteriora la capacidad de los riñones para concentrar la orina, la principal causa de deshidratación es la menor ingesta de agua. Para los 70 años de edad esta disminuye ~65% en comparación con los individuos de 25 años, con aumentos concurrentes en la osmolalidad del LEC a > 300 mOsmol/kg H_2O. La razón parece relacionarse con la saciedad más temprana y la disminución de los comportamientos de búsqueda de agua porque los umbrales de osmolalidad plasmática para la sed y la liberación de hormona antidiurética no se ven afectados por la edad.

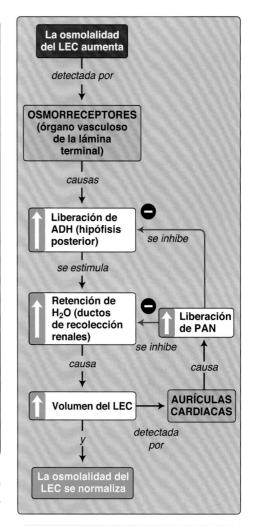

Figura 28-5.
Regulación de la liberación de hormona antidiurética (ADH). PAN = péptido auricular natriurético.

(detalladas en la siguiente sección), que incluyen disminución de la sed, liberación de ADH antagonista y retención de agua mediada por ADH (fig. 28-5).

III. EQUILIBRIO DE SODIO

Aunque es posible identificar mecanismos y sitios que intervienen en el equilibrio de Na^+, las vías participantes están tan entretejidas con las que controlan el equilibrio del agua y la PAM que el equilibrio de Na^+ no puede analizarse por separado.

Aplicación clínica 28-1: trastornos de liberación de hormona antidiurética

El **síndrome de secreción inapropiada de hormona antidiurética (SIADH)** es un trastorno un tanto común caracterizado por niveles incrementados de hormona antidiurética (ADH) circulante y retención de agua. Como resultado, los pacientes suelen manifestar hiponatriemia. Aunque algunos casos son idiopáticos, las causas comunes de SIADH incluyen trastornos del sistema nervioso central (p. ej., enfermedad cerebrovascular, infección o traumatismo), fármacos (anticonvulsivantes, como carbamazepina y oxcarbazepina; y ciclofosfamida, que se usa para tratar ciertos cánceres) y algunas enfermedades pulmonares y carcinomas. Por ejemplo, neoplasias de células pequeñas del pulmón podrían secretar ADH de una manera no regulada y causar SIADH.

La **diabetes insípida central** (**DIC**) describe una poliuria causada por niveles reducidos de ADH circulante. Los pacientes podrían presentar también nicturia y polidipsia. La DIC, a menudo debida a causas idiopáticas, se caracteriza por degeneración de células hipotalámicas secretoras de ADH. La DIC también podría ser causada por traumatismo e intervención quirúrgica. La DI familiar es una forma hereditaria dominante de DIC ocasionada por mutación en el gen de ADH. La forma familiar más común causa un defecto de procesamiento de ADH y acumulación de hormona mal plegada. Las células secretorias degeneran como resultado de estas acumulaciones, aunque la causa aún está bajo investigación.

A. Balance hídrico

En promedio el cuerpo contiene ~75 g de Na^+, con casi la mitad inmovilizada en el osteoide óseo. Na^+ se obtiene de fuentes dietéticas y sale del cuerpo vía heces, sudor y orina.

1. **Ingesta:** la dieta promedio contiene mucho más Na^+ de lo que se re quiere para compensar las pérdidas. Los aportes dietéticos recomendados (ADR) diarios permitidos de Estados Unidos son de 1.5 g/día, pero el consumo *per capita* a nivel mundial es por lo general mucho mayor (hasta 7 g/día). Una dieta de Na^+ baja dispara el deseo de sal, que se manifiesta como una necesidad de buscar e ingerir alimentos salados. Las vías que intervienen no están bien definidas.

2. **Gasto:** una pequeña cantidad de Na^+ ingerido se pierde en las heces. El sudor también es una vía menor para pérdida de Na^+ a menos que la sudación sea prolongada y profusa (*véase* 15·VI·D). La orina es la ruta primaria para el gasto de Na^+. Debido a que no hay pérdida de Na^+ obligatoria, como sí la hay para el agua, la excreción urinaria de Na^+ suele equilibrar la cantidad ingerida. No obstante, cuando la ingesta de Na^+ es limitada, el túbulo renal puede recuperar 100% de la carga filtrada y generar orina sin Na^+ durante varias semanas. Los sitios principales para recuperación son el TP (67% de la carga filtrada) y la rama ascendente gruesa (RAG; ~25%). Los segmentos distales y los conductos recolectores recuperan el restante 8% y son los sitios principales de regulación del gasto (*véase* 27·VI·B).

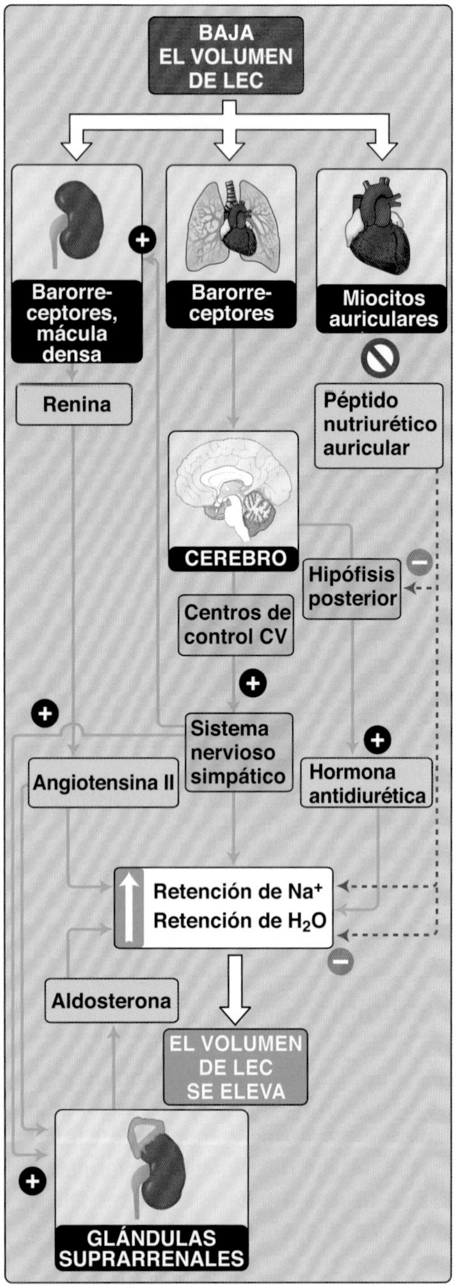

B. Relación de sodio y presión arterial

Cuando se ingiere Na^+, la mayor parte termina en el LEC (~85%) debido a que, aunque Na^+ se intercambia de forma libre entre el LEC y el líquido intracelular (LIC), todas las células eliminan de manera activa Na^+ del LIC vía Na^+-K^+ ATPasa (*véase* 3·III·B). Por lo tanto, ingerir Na^+ incrementa la osmolalidad del LEC, lo que crea una urgencia de beber agua y estimular la retención de agua (fig. 28-5). Debido a que el plasma es un componente del LEC, la ingestión de Na^+ también aumenta el volumen de sangre circulante, que eleva la presión venosa central (PVC; *véase* fig. 19-22). Un aumento en la PVC incrementa la precarga ventricular izquierda (VI). El VI responde con un incremento del volumen sistólico (VS) y del GC vía el mecanismo de Frank-Starling, lo que eleva la PAM (*véase* 17·IV·D). Incrementar la PAM tiene consecuencias inmediatas y variadas para el sistema cardiovascular y los riñones, todas dirigidas a excretar el exceso de Na^+ y agua para reducir el volumen de LEC y renormalizar la PAM.

C. Regulación

El volumen de LEC se determina mediante cuatro vías diferentes pero interdependientes que regulan el equilibrio de Na^+, equilibrio de agua y PAM (fig. 28-6). Incluyen al **sistema renina-angiotensina-aldosterona** (*véase* **SRAA**; fig. 19-15), el sistema nervioso simpático (SNS), ADH y PAN. Tres de las cuatro vías se activan cuando son bajos el volumen de LEC y la PAM, tal como podría ocurrir cuando un corredor de maratón se ha deshidratado debido al reabastecimiento inadecuado de pérdida de sal y agua. Cuando el volumen de LEC y la PAM son altos, estas vías se inhiben.

1. **Sistema renina-angiotensina-aldosterona:** el SRAA se activa tras una reducción de la presión de perfusión arteriolar aferente glomerular (detectada por los barorreceptores renales), una disminución del flujo de líquido más allá de la mácula densa (*véase* 25·IV·C), y un incre-

Figura 28-6.
Vías que regulan el volumen de LEC en condiciones normales. Nota: las hormonas podrían tener efectos adicionales cuando el sistema se estresa. CV = cardiovascular.

mento en la actividad simpática disparada por un descenso en la PAM (*véase* 19 IV). Los efectos del SRAA están mediados por Ang-II, cuyas acciones van dirigidas a retener Na$^+$ y agua y elevar la PAM (tabla 28-2).

2. **Sistema nervioso simpático:** el SNS se activa cuando los centros de control cardiovasculares del tronco del encéfalo descubren una necesidad de elevar la PAM, detectada por barorreceptores arteriales (*véase* 19·III·A). El SNS inerva la mayor parte de tejidos en el cuerpo. Tiene efectos de gran alcance cuando se activa e incluye muchos de los mismos objetivos que Ang-II.

3. **Hormona antidiurética (ADH):** la función primaria de la ADH es mantener el equilibrio de agua, pero tensiones cardiovasculares graves (p. ej., hemorragia) pueden causar que las concentraciones de ADH circulante se eleven hasta el punto en que constriñen los vasos de resistencia. Los efectos de la ADH en el flujo sanguíneo glomerular son similares a los de Ang-II. La ADH también puede estimular la reabsorción de Na$^+$ de la RAG y el conducto colector cortical (CCC), que además mejora la retención de líquido.

4. **Péptido auricular natriurético:** el PAN se libera cuando las aurículas cardiacas se alargan por volúmenes sanguíneos altos y proporciona una vía de retroalimentación negativa que limita la expansión de volumen del LEC. Sus efectos principales son antagonizar las acciones de Ang-II y ADH y estimular la natriuresis a través de efectos directos en el glomérulo.

    a. **Angiotensina II:** el PAN inhibe el intercambio de Na$^+$-H$^+$ en el TP, el cotransporte de Na$^+$-Cl$^-$ en el túbulo distal y los canales del Na$^+$ en los conductos recolectores, todos los cuales promueven la natriuresis.

    b. **Hormona antidiurética:** el PAN suprime la liberación de ADH y evita la inserción de acuaporinas estimulada por ADH en las membranas apicales de los conductos recolectores. Estas acciones evitan la reabsorción de agua y promueven la diuresis.

    c. **Vasculatura:** el PAN se vasodilata para incrementar el flujo a través del glomérulo y el sistema peritubular. Como resultado, la tasa de filtración glomerular (TFG) se incrementa de manera notable, lo que causa diuresis pronunciada.

El péptido cerebral natriurético (PCN) es un péptido relacionado que se libera en las aurículas y los ventrículos cuando los volúmenes de llenado son altos. Aunque el hígado metaboliza con rapidez al PAN, el PCN circulante es más estable y proporciona un indicador sensible, temprano, de insuficiencia cardiaca. Las mediciones de PCN son rápidas y baratas, y se usan en la clínica para determinar la presencia y gravedad de la insuficiencia y para ayudar a excluir la insuficiencia cardiaca congestiva como una posible causa de disnea.

Tabla 28-2: Efectos de la angiotensina II

Objetivo	Acción	Efectos
Corteza suprarrenal		
	Liberación de aldosterona	↑ Reabsorción de Na$^+$, segmentos distales renales
		↑ ENaC
		↑ ROMK
		↑ Na$^+$-K$^+$ ATPasa
Riñón		
	Túbulo proximal, rama ascendente gruesa	↑ reabsorción de Na$^+$
		↑ intercambiador de Na$^+$-H$^+$
	Segmentos distales	↑ ENaC
Vasculatura		
	Vasoconstricción (vasos de resistencia)	↑ resistencia vascular sistémica
Sistema nervioso central		
Hipotálamo	Liberación de hormona antidiurética (hipófisis posterior)	↑ reabsorción de H$_2$O, segmentos distales renales
Corteza	Sed y deseo de sal	↑ H$_2$O e ingesta de NaCl

ROMK = canal de K$^+$ de la médula renal externa.

D. Equilibrio glomerulotubular

El equilibrio de Na$^+$ se mantiene, en parte, por un fenómeno conocido como **equilibrio glomerulotubular (GT)**. Equilibrio GT se refiere a la tendencia del TP a reabsorber una fracción constante de la carga de Na$^+$ filtrada sin importar la TFG. Por lo regular, la reabsorción fraccionaria es de ~67%,

Aplicación clínica 28-2: reabsorción de sodio y presión arterial

La relación entre Na^+, volumen de LEC y presión arterial significa que la mutación en cualquier número de proteínas clave que intervienen en la absorción de Na^+ renal podría causar hipo- o hipertensión.

El **síndrome de Liddle** es un trastorno congénito muy raro que incrementa la expresión del canal epitelial de sodio (ENaC) por los segmentos distales, lo que resulta en una reabsorción de Na^+ incrementada. El síndrome se caracteriza por hipertensión y podría relacionarse con hipopotasiemia y alcalosis metabólica.

Las mutaciones de **seudohipoaldosteronismo tipo 1** causan hiponatriemia, hipotensión e hiperpotasiemia. La forma dominante evita la expresión del receptor de mineralocorticoides, lo cual causa resistencia de aldosterona. Las formas recesivas inhiben la actividad del ENaC, acción que evita la reabsorción de Na^+ en los segmentos distales.

Tabla 28-3: Condiciones que afectan el equilibrio de potasio interno

Evento causal	Mecanismo
Cambios del LEC al LIC (hipopotasiemia)	
↑ Insulina	↑ Na^+-K^+ ATPasa
↑ Adrenalina	↑ Na^+-K^+ ATPasa
Alcalosis	↑ Na^+-K^+ ATPasa para compensar el eflujo de cationes (H^+)
Cambios del LIC al LEC (hiperpotasiemia)	
Ejercicio	↑ Excitación y apertura del canal de K^+
Acidosis	H^+ desplaza al K^+ e inhibe las vías de captación
↑ Osmolalidad del LEC	La célula pierde agua y es llevada junto con K^+ por arrastre de disolvente
Traumatismo celular, necrosis	Pérdida de contención de K^+ celular

aunque este valor podría cambiar durante la contracción y expansión del volumen del LEC. Así, cuando la TFG se incrementa (p. ej., debido a un aumento de la presión de filtración glomerular), el TP aumenta la reabsorción de Na^+ neta para compensar las cantidades incrementadas de Na^+ que aparecen en el lumen del túbulo. El equilibrio GT ayuda a asegurar que Na^+ no se excrete de modo inapropiado cuando la TFG aumenta. El equilibrio GT depende de cambios en la función peritubular y del túbulo.

1. **Peritubular:** cuando la TFG se incrementa debido a un aumento en la fracción de filtración (fracción de filtración = TFG ÷ flujo plasmático renal), la sangre que sale del glomérulo vía la arteriola eferente tiene una presión coloidosmótica mayor (π_c) que antes, debido a que las proteínas plasmáticas se han concentrado por filtración glomerular en un mayor grado. Una π_c más alta mejora la reabsorción de líquido por la red peritubular que sirve al TP. A la inversa, cuando la TFG desciende debido a una disminución en la fracción de filtración, el potencial osmótico que favorece la reabsorción de líquido por la sangre peritubular se reduce, así que se facilita el equilibrio GT.

2. **Túbulo:** la capacidad reabsortiva del TP suele exceder la carga filtrada normal para la mayor parte de solutos orgánicos e inorgánicos, inclusive Na^+. Cuando la TFG y la carga filtrada se incrementan, la reserva reabsortiva permite que el TP compense al aumentar la captación neta que ayuda a mantener el equilibrio GT.

E. Natriuresis inducida por presión

La hipertensión produce una **natriuresis de presión** que ocurre de forma independiente de las vías antes descritas. La natriuresis de presión actúa como una válvula de seguridad para reducir el LEC a través de la excreción de Na^+ y agua, lo que lleva a la PAM de regreso a niveles normotensos. La natriuresis resulta sobre todo de la remoción de intercambiadores de Na^+-H^+ inducida por hipertensión de las vellosidades del TP, lo cual reduce la capacidad reabsortiva de Na^+ del segmento.

En condiciones de reposo, la mayor parte de ajustes al volumen sanguíneo se realiza a través de los mecanismos autorreguladores del riñón en concierto con la liberación de ADH mediada por osmorreceptores. Otras vías sólo se llaman a la acción cuando el sistema cardiovascular se estresa.

IV. EQUILIBRIO DE POTASIO

El cuerpo contiene ~3.6 mol (~140 g) de K^+, ~98% del cual se concentra dentro de las células mediante la Na^+-K^+ ATPasa de la membrana plasmática. Sin embargo, todas las células expresan canales de K^+ y transportadores de K^+ en sus membranas superficiales que permiten que el K^+ se mueva con relativa libertad entre el LIC y el LEC. Estas vías hacen cambios importantes en la posible localización de K^+ (p. ej., durante cambios en el equilibrio de pH; *véase* sección D), lo que causa una perturbación del **equilibrio interno de K^+** (tabla 28-3). De no controlarse, tales alteraciones pueden tener graves consecuencias fisiológicas, que pueden incluir la muerte (*véase* Aplicación clínica 2-1). A pesar de las dificultades, los riñones mantienen las concentraciones plasmáticas de K^+ dentro de un ámbito bastante reducido (3.5 a 5.0 mmol/L).

A. Balance hídrico

Mantener concentraciones plasmáticas estables de K^+ requiere un equilibrio simple entre la ingestión y la excreción urinaria (fig. 28-7).

1. **Ingesta:** la dosis diaria recomendada en Estados Unidos para potasio es 4.7 g (~120 mmol/día). La ingesta neta varía en gran medida con la dieta. Frutas y vegetales son en particular ricos en K^+ y proporcionan más del K^+ adecuado para satisfacer las necesidades corporales en circunstancias normales. La mayor parte del K^+ ingerido se absorbe de forma posterior durante el tránsito por el tubo digestivo.

2. **Gasto:** los riñones son la única vía para la salida o el gasto de K^+. El 80% del K^+ filtrado se reabsorbe de modo isoosmótico en el TP. Otro 10% se reabsorbe en la RAG. La regulación del equilibrio de K^+ ocurre en segmentos distales (*véase* 27·IV·C). Cuando la ingesta dietética de K^+ excede lo necesario (que por lo general es la regla), los segmentos distales secretan K^+ para excreción urinaria. Cuando el cuerpo tiene una disminución grave de K, el túbulo puede reabsorber > 99% de la carga filtrada.

B. Regulación

El equilibrio de K^+ es afectado sobre todo por los segmentos distales. La responsabilidad de mantener el equilibrio de K^+ cambia de las células principales a las células α intercaladas, lo que depende de si la ingesta de K^+ es alta, y el exceso debe ser secretado, o restringirse la ingesta de K^+, lo que requiere reabsorción.

1. **Secreción de potasio:** el tracto GI puede transferir varias decenas de milimoles de K^+ a la vasculatura durante una comida normal. Procesar tal carga significativa de K^+ mientras las concentraciones plasmáticas de K^+ se mantienen dentro de un ámbito seguro requiere que el exceso se almacene de manera temporal para dar tiempo a los riñones de excretar el exceso.

   a. **Almacenaje provisional:** ingerir una comida causa que se eleven los niveles de insulina circulante. La insulina tiene muchos efectos en el metabolismo celular (*véase* 33· III), que incluyen la estimulación de la actividad de Na^+-K^+ ATPasa. Como resultado el K^+ ingerido se mueve de forma temporal del LEC al LIC.

   b. **Reabsorción disminuida:** cuando el K^+ plasmático aumenta, también lo hace la concentración de K^+ que entra al TP, lo cual reduce la reabsorción de todos los cationes, inclusive K^+ y Na^+.

   c. **Secreción incrementada:** la hiperpotasiemia estimula la liberación de aldosterona de la corteza suprarrenal. La aldosterona tiene como objetivo las células principales en los segmentos distales, lo que promueve un incremento de la Na^+-K^+ ATPasa basolateral y la expresión del canal de K^+ de la médula renal externa (ROMK). La bomba de Na^+-K^+ crea la fuerza motriz, y ROMK proporciona una vía para la secreción incrementada de K^+ hacia el lumen del túbulo.

2. **Reabsorción de potasio:** la hipopotasiemia suprime la liberación de aldosterona, que inhibe la secreción de K^+. La hipopotasiemia estimula al mismo tiempo la actividad de Na^+-K^+ ATPasa en la recolección de células α intercaladas, lo que promueve la reabsorción de K^+ del lumen ductal.

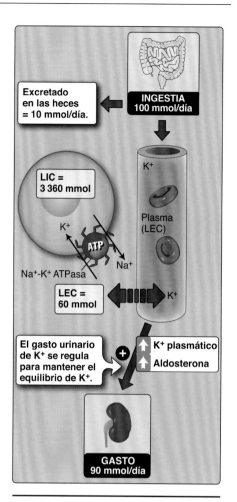

Figura 28-7.
Equilibrio de potasio. LEC = líquido extracelular; LIC = líquido intracelular.

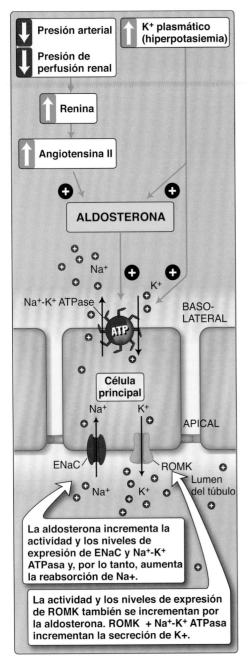

Figura 28-8.
Convergencia de vías que regulan la reabsorción de Na$^+$ y secreción de K$^+$ en los segmentos distales. ENaC = canal epitelial de sodio; ROMK = canal de K$^+$ de la médula renal externa.

C. Relación de equilibrio de sodio y potasio

Las vías que regulan el equilibrio de Na$^+$ y K$^+$ convergen en la actividad de Na$^+$- K$^+$ ATPasa basolateral en los segmentos distales (fig. 28-8). La Na$^+$-K$^+$ ATPasa intercambia Na$^+$ por K$^+$, lo que incrementa al mismo tiempo la reabsorción de Na$^+$ y la secreción de K$^+$. Debido a que hay situaciones en las que la secreción de K$^+$ durante la reabsorción de Na$^+$ (o *viceversa*) sería dañina, los dos procesos deben estar desacoplados de manera funcional. El desacoplamiento se logra a través de efectos potentes de la tasa de flujo tubular en la excreción de K$^+$.

1. **Flujo:** la secreción de K$^+$ por las células principales es alimentada por el gradiente de concentración de K$^+$ transepitelial. Cuando las tasas de flujo tubular son bajas, la difusión de K$^+$ de las células principales hace que las concentraciones de K$^+$ luminal aumenten de forma significativa, lo cual disminuye la fuerza motriz para más difusión y secreción (fig. 28-9A). Cuando las tasas de flujo del túbulo son altas, se hace salir K$^+$ de los segmentos distales a una tasa acelerada, y el gradiente de concentración que favorece la secreción de K$^+$ permanece alto (*véase* fig. 28-9B).

2. **Diuresis:** cuando el volumen de LEC es demasiado alto, el riñón excreta Na$^+$ y agua a tasas incrementadas. Los primeros pasos en la excreción son aumentar la TFG y reducir la reabsorción del TP, lo cual intensifica las tasas de flujo a través del túbulo distal. Se esperaría que las altas tasas de flujo causen secreción excesiva de K$^+$, pero cuando el volumen de LEC y la PAM son altos, el SRAA se suprime. En ausencia de aldosterona, la secreción de K$^+$ por los segmentos distales se atenúa, así que se evita la pérdida excesiva de K$^+$ inducida por flujo (fig. 28-9C).

3. **Expansión de volumen:** cuando el volumen de LEC y la PAM son bajos, el SRAA se activa, y la capacidad reabsortiva de Na$^+$ del túbulo se incrementa. Esto permite la retención de Na$^+$ y agua, pero al mismo tiempo regula la vía que media la secreción de K$^+$ por las células principales. Aunque podría esperarse que debido a esto se incremente la excreción de K$^+$, esto ocurre en el contexto de tasas de flujo bajas a través del túbulo, lo cual reduce la fuerza motriz para secreción de K$^+$.

D. Relación de equilibrio de pH y potasio

El equilibrio de K$^+$ es muy sensible a los cambios de equilibrio del pH. La acidosis causa hiperpotasiemia, mientras que la alcalosis provoca hipopotasiemia. Estas perturbaciones reflejan efectos combinados de H$^+$ en el LIC y la función renal.

1. **Líquido intracelular:** H$^+$ cuenta con diversas formas de cruzar las membranas celulares, así, cuando las concentraciones plasmáticas de H$^+$ aumentan, también lo hace la concentración de LIC. Debido a que H$^+$ lleva una carga positiva, se esperaría que el influjo de H$^+$ despolarizara el potencial de membrana (V$_m$), pero la célula responde con un eflujo de K$^+$ de contraequilibrio para mantener el V$_m$ en niveles de reposo. La concentración de K$^+$ del LEC aumenta como resultado (hiperpotasiemia). La alcalosis tiene el efecto opuesto. Cuando las concentraciones plasmáticas de H$^+$ bajan, H$^+$ se difunde fuera de la célula y el K$^+$ es captado del LEC para compensar el equilibrio de cargas. El resultado es hipopotasiemia.

2. **Función renal:** aunque se podría esperar que los riñones corrijan tales desequilibrios de K$^+$, en la práctica H$^+$ tiene efectos simultáneos en la función del túbulo que hace que el desequilibrio empeore. La acidosis impide la secreción de K$^+$ por los segmentos distales al inhibir la actividad de la Na$^+$-K$^+$ ATPasa de la célula principal. La inhibición reduce la captación de K$^+$ de la sangre y disminuye el gradiente de concentración que impulsa el eflujo de K$^+$ a través de la membrana apical hacia el lumen del túbulo. H$^+$ también inhibe los canales apicales de K$^+$ en las

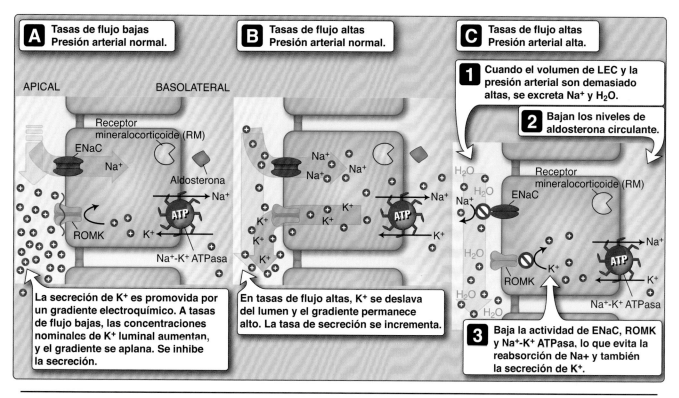

Figura 28-9.
Efectos de la tasa de flujo tubular en la excreción de potasio. ENaC = canal epitelial de sodio; LEC = líquido extracelular; ROMK = canal de K^+ de la médula renal externa .

células principales, lo que reduce de forma directa la secreción de K^+ y aumenta el efecto de la hiperpotasiemia. La alcalosis tiene el efecto opuesto, pues promueve la secreción de K^+ y la hipopotasiemia. Los factores que afectan la excreción de K^+ se resumen en la tabla 28-4.

E. Relación del equilibrio de sodio, potasio y pH

La reabsorción de Na^+ por el TP ocurre, en parte, vía un intercambiador de Na^+-H^+ apical (NHE3), que usa el gradiente de Na^+ transmembrana para favorecer la secreción de H^+. Este acoplamiento de Na^+-H^+ significa que las vías que modulan la reabsorción de Na^+ también pueden afectar el equilibrio de pH. Cuando la PAM o el volumen de LEC disminuyen, la actividad del intercambiador de Na^+-H^+ se incrementa debido a la liberación de Ang-II, y el consiguiente incremento de secreción de H^+ deriva en **alcalosis de contracción.** La aldosterona favorece además la alcalosis al incrementar las concentraciones de la expresión de NHE3 en el TP y estimular la actividad de H^+-K^+ ATPasa en los segmentos distales. De manera recíproca, cuando la PAM o el volumen del LEC aumentan, la reabsorción de Na^+ y la secreción de H^+ se atenúan, acción que causa acidosis. Las alteraciones en el equilibrio de K^+ también afectan el equilibrio de pH. La hipopotasiemia provoca alcalosis al estimular la actividad NHE3 y la producción de NH_3 en el TP y al inducir la actividad de la bomba de H^+-K^+ en el segmento distal. A la inversa, la hiperpotasiemia causa acidosis.

V. EQUILIBRIO DE pH

El equilibrio de pH se logra a través de las acciones combinadas de los pulmones y riñones. Los pulmones excretan ácido volátil ($H_2CO_3^-$, que se espira como CO_2). Los riñones excretan ácido no volátil (fig. 28-10).

Tabla 28-4: Determinantes de excreción de potasio urinario

Variable	Efecto neto en la excreción de K^+
Hipopotasiemia	Se inhibe
Hiperpotasiemia	Aumenta
Alcalosis	Aumenta
Acidosis	Disminuye
↓ Flujo tubular	Disminuye
↑ Flujo tubular	Aumenta
Aldosterona	Aumenta

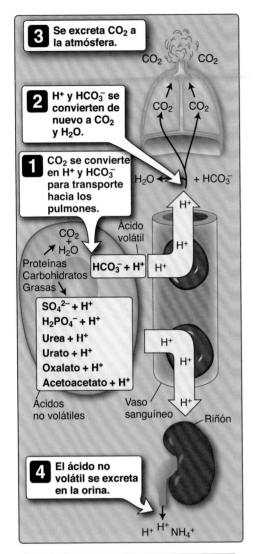

Figura 28-10.
Excreción de ácido volátil y no volátil.

A. Balance hídrico

El balance hídrico para ácido es inusual a tal grado que la mayor parte de ácido se genera de forma interna por metabolismo en vez de ser ingerido.

1. **Ingesta:** la "ingesta" diaria de ácido ($\sim$15-22 mol) se forma como resultado del metabolismo de carbohidratos. Una cantidad adicional de ácido no volátil, 70 a 100 mmol/día (nítrico, sulfúrico y fosfórico), se genera por la descomposición de aminoácidos y compuestos de fosfato.

2. **Gasto:** la mayor parte del CO_2 generado durante el metabolismo y convertido a H^+ y HCO_3^- para transporte sanguíneo es excretado más adelante por los pulmones. Una pequeña cantidad de ácido volátil permanece atrapada en el cuerpo cuando HCO_3^- se pierde en las heces y debe ser excretada por los riñones como ácido no volátil. El ácido no volátil se excreta sobre todo como ácido titulado y amonio en el TP (*véase* 26·IX·C).

B. Regulación

El ácido volátil es detectado por los quimiorreceptores del SNC en el tronco del encéfalo (*véase* 24·III·A) y regulado al ajustar la ventilación. Todos los segmentos de nefrona intervienen en la excreción de ácido no volátil, pero el TP y las células intercaladas en los segmentos distales desempeñan papeles prominentes.

1. **Ácido volátil:** los centros de control respiratorio del tronco del encéfalo monitorean el Pco$_2$ arterial (P_aCO_2) a través de los cambios en el pH del líquido cefalorraquídeo. Si cualquier parámetro es mayor que el óptimo, el control se centra en incrementar la ventilación para transferir ácido no volátil adicional a la atmósfera. Si la P_aCO_2 o las concentraciones de H^+ son menores que lo normal, las tasas de ventilación y la transferencia de CO_2 disminuyen.

2. **Ácido no volátil:** el TP secreta el volumen de la carga diaria de ácido no volátil. La acidosis incrementa la secreción de H^+ e induce la síntesis de NH_3 por el TP, mientras que la alcalosis tiene el efecto opuesto. Los efectores primarios del equilibrio de pH son las células intercaladas en los segmentos distales (*véase* 27·V·E). La acidosis metabólica crónica incrementa la proporción de células α intercaladas secretoras de ácido, mientras que la alcalosis metabólica incrementa la proporción del HCO_3^- que secreta células β intercaladas.

VI. TRASTORNOS ACIDOBÁSICOS

El equilibrio del pH puede ser alterado por numerosos cambios en la función pulmonar, GI y renal, o ser disparado por cambios en la producción de ácido o base. En la práctica, esto significa que los trastornos acidobásicos se encuentran con frecuencia en la medicina clínica.

A. Tipos y compensación

Hay cuatro tipos básicos de trastornos acidobásicos "simples". La acidosis y la alcalosis respiratoria son los trastornos primarios del manejo de CO_2 por los pulmones. La acidosis y la alcalosis metabólicas se manifiestan como trastornos primarios en los niveles plasmáticos de HCO_3^-, aunque podría haber muchas causas subyacentes (analizadas en el siguiente apartado).

Las células están protegidas de los cambios acidobásicos mediante tres mecanismos de defensa primarios con ciclos de tiempo y eficacia variables: amortiguadores (inmediatos), pulmones (minutos) y riñones (días; *véase también* 3·IV).

Sexo biológico y envejecimiento 28-2: funciones renales homeostáticas

Los neonatos tienen una capacidad limitada para concentrar la orina. La nefrogénesis se completa durante la gestación, pero las asas de nefronas neonatales son cortas al nacer y continúan su desarrollo después del nacimiento, lo que aumenta la capacidad para establecer el fuerte gradiente osmótico corticopapilar necesario para reabsorber el agua. Sin embargo, la longitud de la nefrona no es la única consideración. Aunque las concentraciones de la hormona antidiurética (ADH) son normales al nacer, los neonatos tienen capacidades de absorción de urea y Na^+ limitadas, lo que significa que el gradiente osmótico con su capacidad de concentración de orina no alcanza las concentraciones de los adultos hasta ~1 año de edad.

El envejecimiento atestigua la inversión de estas tendencias. En la octava década, la capacidad de concentración de orina ha disminuido 20% y el flujo de orina ha aumentado en 100%. De nuevo, las concentraciones de ADH son normales, pero el número de transportadores de urea se ha reducido en 50%, junto con los niveles de cotransportador de Na^+-K^+-$2Cl^-$ en la rama ascendente gruesa, lo que limita la formación de un fuerte gradiente osmótico. Las concentraciones de expresión de acuaporina disminuyen 80%, por lo tanto, no solo la fuerza motriz para la reabsorción de agua se reduce, sino que también lo hacen las vías disponibles para la recuperación de agua.

Los cambios en la función renal relacionados con el envejecimiento hacen eco en los observados en otros órganos: la funcionalidad homeostática basal se conserva, pero la capacidad para responder al desafío se reduce en gran medida.

- **Equilibrio de agua**: la disminución de la sed y la ingesta de agua (*véase* Sexo biológico y envejecimiento 28-1), combinadas con una menor capacidad para reabsorber agua, pueden causar hipernatriemia mortal cuando la ingesta de agua se restringe. Por el contrario, los adultos mayores también tienen una capacidad limitada para diluir la orina, por lo que el consumo excesivo de agua puede provocar una hiponatriemia grave.

- **Equilibrio de sodio**: las concentraciones plasmáticas normales de Na^+ disminuyen 1 mEq/L por década, lo que refleja una capacidad reducida para reabsorber Na^+ con la edad. Esto puede deberse, en parte, a una disminución de 30 a 60% en las concentraciones circulantes basales de los diversos componentes del sistema renina-angiotensina-aldosterona, junto con una respuesta contundente a los estímulos que por lo regular aumentarían la secreción de renina. Esto tiene graves consecuencias en la capacidad para mantener la presión arterial media cuando la ingesta de Na^+ es limitada. De manera inversa, el envejecimiento de los riñones también tiene una capacidad reducida para excretar una carga excesiva de Na^+, lo que puede conducir a hipervolemia e hipertensión.

- **Equilibrio de potasio**: la menor secreción de aldosterona debida a factores estresantes deteriora de manera similar la capacidad de respuesta a eventos que derivan en un exceso de K^+ (p. ej., medicamentos), lo que conduce a hiperpotasiemia. Las alteraciones en el equilibrio del pH pueden exacerbar la susceptibilidad a la hiperpotasiemia, debido al vínculo entre el equilibrio de K^+ y el equilibrio del pH.

- **Equilibrio de pH**: de manera similar, el envejecimiento limita la capacidad de los riñones para responder al aumento o disminución de las cargas de ácido.

Cuando se presenta más de un tipo de alteración acidobásica se dice que existe un trastorno acidobásico "mixto". El número de trastornos identificables nunca pasa de tres, debido a que un cuerpo no puede excretar CO_2 de más o de menos. Por lo tanto, un trastorno "triple" es dos trastornos metabólicos más un trastorno respiratorio.

---

1. **Soluciones amortiguadoras:** las soluciones amortiguadoras limitan los efectos de los cambios acidobásicos hasta que ocurra compensación. Las soluciones amortiguadoras principales son proteínas (inclusive hemoglobina en eritrocitos) y fosfatos. La solución amortiguadora principal en el LEC es HCO_3^-, que se combina con H^+ para formar H_2O y CO_2 vía una reacción catalizada por anhidrasa carbónica (CA; fig. 28-11).

Ecuación 28-1 $$H^+ + HCO_3^- \leftrightarrows H_2CO_3 \leftrightarrows CO_2 + H_2O$$
$$CA$$

Un incremento en la producción de ácido no volátil se amortigua mediante HCO_3^-, lo que provoca disminución de las concentraciones de HCO_3^- del LEC (inclusive el plasma). A la inversa, la producción incrementada de CO_2 aumenta los niveles plasmáticos de HCO_3^- aun cuando el pH del plasma disminuye (*véase* fig. 28-11).

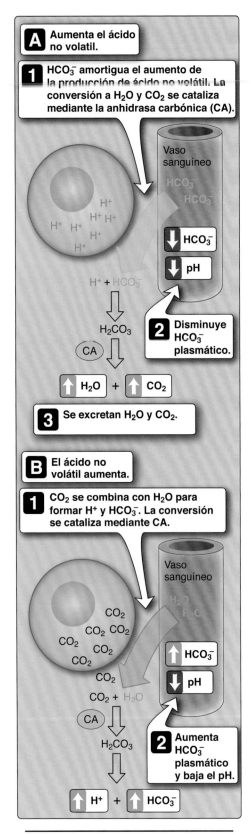

Figura 28-11.
Efectos de ácidos no volátiles y volátiles en el bicarbonato plasmático y el pH.

2. **Pulmones:** los centros de control respiratorio localizados en el tronco del encéfalo ajustan la ventilación para incrementar o disminuir la transferencia de CO_2 a la atmósfera. Debido a que la tasa respiratoria suele ser de 12 a 15 respiraciones/min, la compensación ocurre con rapidez.

3. **Riñones:** los riñones son la tercera y la línea final de defensa contra el ácido, y ajustan la cantidad de H^+ que secretan para mantener control estricto sobre el equilibrio de pH. La regulación por incremento de las vías enzimáticas necesarias lleva horas en ponerse en práctica, lo que hace a la compensación renal mucho más lenta que la compensación respiratoria (hasta 3 días).

B. Evaluación clínica

Valorar el estado acidobásico de un paciente requiere datos de una muestra de gases en sangre arterial y un panel metabólico básico. El análisis de gases arteriales aporta información sobre pH, P_aCO_2, Po_2 arterial y HCO_3^-, que proporcionan un punto de partida del cual se puede confirmar la naturaleza de la perturbación acidobásica (p. ej., simple contra mixta, respiratoria contra metabólica). El panel metabólico proporciona datos contiguos que ayudan a interpretar el origen metabólico de una perturbación acidobásica.

1. **Diagrama de Davenport:** los diagramas de Davenport no suelen usarse en la clínica, pero son útiles para entender la manera en que los trastornos acidobásicos se manifiestan como cambios en el pH arterial, PCO_2 y HCO_3^-. El diagrama es una representación pictórica de la ecuación de Henderson-Hasselbalch (fig. 28-12):

$$pH = pK + \log \frac{[HCO_3^-]}{[CO_2]}$$

en donde $[HCO_3^-]$ y $[CO_2]$ representan las concentraciones plasmáticas de HCO_3^- y CO_2, de modo respectivo (la última calculada del producto de solubilidad de PCO_2 y CO_2). En un pH plasmático de 7.4 y P_aCO_2 de 40 mm Hg, HCO_3^- es ~26 mmol/L. Los cambios en H^+ y PCO_2 hacen que las concentraciones de HCO_3^- cambien de una manera predecible (*véanse* ecuación 28-1 y fig. 28-12).

2. **Intervalo aniónico:** el intervalo aniónico es una determinación clínica importante que ayuda a identificar y distinguir entre tipos de acidosis metabólica (*véase* sección E en el siguiente análisis). Un intervalo aniónico se calcula al comparar las concentraciones séricas de cationes y aniones, las cuales, según el principio de electroneutralidad volumétrica, siempre deben ser iguales. El catión plasmático principal es Na^+ (*véase* fig. 28-1). Los aniones principales son Cl^- y HCO_3^-. Los valores séricos característicos para estos iones son 140 mmol/L de Na^+, 100 mmol/L de Cl^- y 25 mmol/L de HCO_3^-. La diferencia entre Na^+ sérico y la suma de Cl^- y HCO_3^- séricos es el intervalo aniónico (fig. 28-13), que representa la suma de todos los aniones séricos menores, inclusive proteínas e iones orgánicos como fosfato, citrato y lactato.

$$\text{Intervalo aniónico normal} = [Na^+] - ([Cl^-] + [HCO_3^-])$$
$$= 140 - (100 + 25) = 15 \text{ mmol/L}$$

Por lo general, el intervalo aniónico está en el ámbito de 8 a 16 mmol/L. Algunas formas de acidosis metabólica son causadas por acumulación de lactato, cetoácidos u otros aniones, lo cual hace que el intervalo se amplíe.

C. Acidosis respiratoria

La acidosis respiratoria suele deberse a hipoventilación, pero puede resultar de cualquier condición que permita que la P_aCO_2 aumente. La acidosis respiratoria se caracteriza por una P_aCO_2 elevada y un pH arterial bajo.

1. **Causas:** las causas de acidosis respiratoria incluyen estímulo ventilatorio reducido, un trastorno de la bomba de aire y procesos que interfieren con intercambio de gas.

   a. **Estímulo ventilatorio:** debido a que el estímulo respiratorio y el ritmo respiratorio se originan en el tronco del encéfalo, los trastornos congénitos del SNC o tumores que afectan la función del tronco del encéfalo podrían causar acidosis respiratoria. Por ejemplo, **la "maldición de Ondina"** es una forma rara del síndrome de hipoventilación central congénita, en la que el estímulo ventilatorio y los reflejos respiratorios están ausentes. Los fármacos que suprimen la función del SNC (p. ej., opiáceos, barbitúricos y benzodiacepinas[1]) también pueden causar depresión respiratoria e incrementar la P_aCO_2.

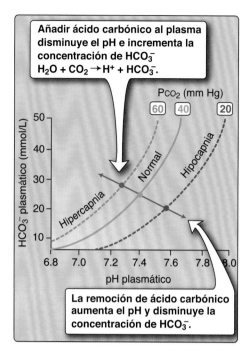

> Añadir ácido carbónico al plasma disminuye el pH e incrementa la concentración de HCO_3^-
> $$H_2O + CO_2 \rightarrow H^+ + HCO_3^-.$$

> La remoción de ácido carbónico aumenta el pH y disminuye la concentración de HCO_3^-.

Figura 28-12.
Efectos de P_{CO_2} en la concentración de bicarbonato plasmático y el pH.

> En medicina, el término "maldición de Ondina" es sinónimo de hipoventilación relacionada con pérdida del estímulo respiratorio autónomo. El término tiene sus orígenes en la mitología europea, en referencia a una ninfa de agua (Ondina) que se volvió mortal para casarse con un hombre de quien se había enamorado. Cuando ella envejeció, su esposo cayó en los brazos de una mujer más joven. Ondina lo castigó con una maldición que lo forzaba a tener que recordar respirar. Una vez que al fin se quedó dormido, murió. En realidad, no hay registro de tal mal: el mito se cita de modo erróneo en las publicaciones médicas.

   b. **Bomba de aire:** la inspiración es afectada por la contracción de los músculos de inspiración (diafragma e intercostales externos) que expanden los pulmones y crean el gradiente de presión que impulsa el aire hacia los alveolos. Cualquier proceso de enfermedad que afecte estos músculos o sus vías de orden motoras causarían acidosis respiratoria. Ejemplos comunes incluyen esclerosis lateral amiotrófica, miastenia grave (*véase* Aplicación clínica 12-2), distrofia muscular (*véase* Aplicación clínica 12-1) y enfermedades infecciosas como polio (*véase* Aplicación clínica 5-1).

   c. **Intercambio de gas:** la obstrucción de las vías respiratorias puede evitar la ventilación alveolar normal y provocar aumento de la P_aCO_2. Las causas incluyen aspiración de un cuerpo extraño, broncoespasmo, enfermedades pulmonares obstructivas crónicas y apnea obstructiva del sueño (*véase* aplicación clínica 24-1). Las condiciones que hacen que los alveolos se llenen de líquido (edema pulmonar), pus (neumonía) u otros infiltrados (p. ej., síndrome respiratoria agudo; *véase* 40·VI·D) también podrían incrementar la P_aCO_2.

2. **Compensación:** los efectos de la acidosis causada por un aumento agudo de P_aCO_2 están limitados por el sistema amortiguador del HCO_3^-. La hipercapnia sesga la ecuación 28-1 a favor de la formación de HCO_3^-, así que el HCO_3^- plasmático aumenta aun cuando el pH disminuye (fig. 28-14). La compensación ocurre en un periodo de varios días y conlleva

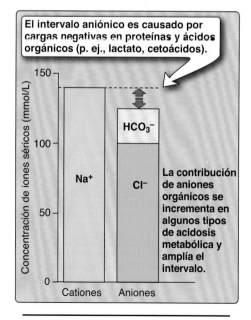

> El intervalo aniónico es causado por cargas negativas en proteínas y ácidos orgánicos (p. ej., lactato, cetoácidos).

> La contribución de aniones orgánicos se incrementa en algunos tipos de acidosis metabólica y amplía el intervalo.

Figura 28-13.
Intervalo aniónico sérico.

[1]Para más información sobre fármacos que causan depresión del sistema nervioso central y respiratoria, *véase* LIR *Farmacología*, 7.a ed.

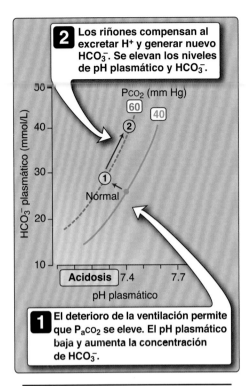

Figura 28-14.
Acidosis respiratoria y compensación renal.

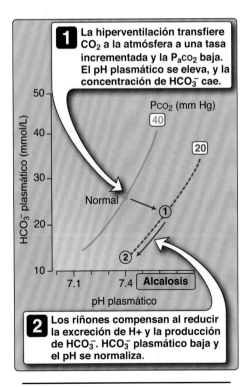

Figura 28-15.
Alcalosis respiratoria y compensación renal.

un aumento en la secreción renal de H^+ y la producción de NH_3. El "nue-vo" HCO_3^- generado durante la secreción de H^+ y la síntesis de NH_3 se transfiere al LEC, así que el HCO_3^- plasmático se incrementa más durante la compensación.

D. Alcalosis respiratoria

La alcalosis respiratoria es causada *siempre* por hiperventilación y se caracteriza por una P_aCO_2 baja y un pH arterial elevado.

1. **Causas:** hay menos causas primarias de alcalosis respiratoria en comparación con la acidosis respiratoria. Entre ellas están el estímulo ventilatorio incrementado e hipoxemia.

   a. **Estímulo ventilatorio:** la hiperventilación es una respuesta común a la ansiedad, tal como podría ser inducida por temor o dolor, ataques de pánico e histeria. Una alcalosis respiratoria leve podría ocurrir durante el embarazo (*véase* 37·IV·E). El envenenamiento con **ácido acetilsalicílico** también provoca alcalosis respiratoria al estimular de modo directo los centros de control respiratorio.[1]

   b. **Hipoxemia:** la hipoxemia aumenta la tasa respiratoria y puede causar alcalosis respiratoria en ciertas circunstancias. Ascender a una gran altitud estimula la hiperventilación para compensar la disponibilidad reducida de O_2 y puede precipitar alcalosis respiratoria (*véase* 24·V·A). La alcalosis respiratoria también podría ocurrir cuando la captación de O_2 se deteriora debido a embolismo pulmonar o anemia grave.

2. **Compensación:** una caída aguda en la P_aCO_2 va acompañada de una disminución en las concentraciones plasmáticas de HCO_3^- (fig. 28-15). La compensación conlleva la secreción reducida de H^+ y la síntesis reducida de NH_3 por los riñones. Debido a que se forma menos "nuevo" HCO_3^-, la concentración plasmática de HCO_3^- cae más durante la compensación.

E. Acidosis metabólica

La acidosis metabólica es causada por acumulación incrementada de ácido no volátil. Podría deberse también a la pérdida excesiva de HCO_3^- del cuerpo. La acidosis metabólica se caracteriza por una baja concentración plasmática de HCO_3^- y pH arterial bajo.

1. **Causas:** la acidosis metabólica puede resultar de varios mecanismos endógenos y exógenos, entre otros producción en exceso de ácido no volátil, envenenamiento, pérdida de HCO_3^- y capacidad deteriorada para excretar H^+.

   a. **Producción de ácido:** el cuerpo suele generar ~1.5 mol de ácido láctico por día, casi en su totalidad metabolizado sobre todo por el hígado. La actividad muscular extenuante puede incrementar de forma temporal la producción de lactato, pero el hígado tiene una alta capacidad metabólica, y las concentraciones de lactato se renormalizan por lo general en los siguientes 30 min. Cuando el hígado se daña, el lactato se acumula y causa una acidosis láctica. La cetoacidosis es una acidosis metabólica derivada de la producción corporal de cetona (es decir, acetona, ácido acetoacético, β-hidroxibutirato) y el metabolismo. La cetoacidosis suele relacionarse con una deficiencia de insulina (**cetoacidosis diabética**; *véase*

[1]Para más información sobre los efectos secundarios de salicilatos, *véase LIR Farmacología*, 7.a ed., pp. 513-514.

Aplicación clínica 33-1). La acidosis láctica y la cetoacidosis provocan una acidosis metabólica de intervalo aniónico alto.

b. **Fármacos y venenos:** el **ácido acetilsalicílico** puede producir un trastorno mixto con un intervalo aniónico alto cuando se ingiere en concentraciones tóxicas. Otras causas comunes de **acidosis tóxica** son la ingestión de metanol y etilenglicol. El metanol se consume con frecuencia como un sustituto barato del etanol, mientras que el etilenglicol es un anticongelante que suele consumirse de forma accidental. Ninguno es tóxico hasta que se metaboliza. El metano se convierte en formaldehído y ácido fórmico, mientras que el etilenglicol se metaboliza a glicoaldehído y ácidos glicólico y oxálico. Ambas toxinas provocan una acidosis metabólica de intervalo aniónico alto.

c. **Pérdida de bicarbonato:** los intestinos delgado y grueso secretan HCO_3^-, que podría excretarse de forma inapropiada durante episodios de diarrea grave, lo que causa acidosis metabólica. La pérdida de HCO_3^- podría resultar también de trastornos congénitos o adquiridos que deterioran la reabsorción de HCO_3^- por el TP. El resultado es una acidosis de brecha aniónica normal, conocida como **acidosis tubular renal tipo 2** (**ATR**; tabla 28-5). Los diuréticos, en especial los inhibidores de CA (*véase* 26·IX·A), también pueden causar pérdida de HCO_3^- a través de la orina.

d. **Excreción deteriorada de ácido:** las ATR tipos 1 y 4 se caracterizan por una capacidad deteriorada para excretar H^+, lo que deriva en una acidosis de intervalo aniónico normal. La ATR tipo 1 suele deberse a una incapacidad congénita para acidificar la orina en los segmentos distales. La ATR tipo 4 resulta de hipoaldosteronismo o un deterioro de la capacidad del túbulo renal para responder a la aldosterona (tabla 28-5).

2. **Compensación:** los excesos de ácidos no volátiles son amortiguados por HCO_3^- plasmático, lo que hace que caigan las concentraciones plasmáticas (fig. 28-16). La acidosis inicia un incremento reflejo en la ventilación para transferir ácido no volátil a la atmósfera, y el HCO_3^- plasmático cae todavía más.

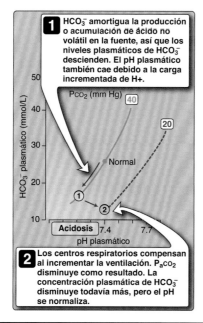

Figura 28-16.
Acidosis metabólica y compensación respiratoria.

Tabla 28-5: Acidosis tubular renal (ATR)

ATR tipo 1 (ATR distal)	
Características	Secreción deteriorada de H^+ por los segmentos distales • pH de la orina > 5.3 • HCO_3^- plasmático variable
Defecto renal	↓ H^+-K^+ ATPasa ↑ Permeabilidad tubular que permite el retroflujo de H^+ ↓ Reabsorción de Na^+
Causas	Trastornos autoinmunitarios familiares • Síndrome de Sjögren • Artritis reumatoide Fármacos, toxinas

ATR tipo 2 (ATR proximal)	
Características	Reabsorción deteriorada de HCO_3^- proximal • pH de orina variable • HCO_3^- plasmático 12 a 20 mmol/L
Defecto renal	Disfunción tubular no específica o mutaciones en genes relacionados con la reabsorción de HCO_3^-
Causas	Familiar Síndrome de Fanconi Fármacos, toxinas Inhibidores de la anhidrasa carbónica

ATR tipo 4 (hipoaldosteronismo)	
Características	Liberación o respuesta deteriorada de aldosterona • pH de orina < 5.3 • HCO_3^- plasmático > 17 mmol/L • Hiperpotasiemia
Defecto renal	Reabsorción deteriorada de Na^+ vía el ENaC
Causas	Hipoaldosteronismo congénito (enfermedad de Addison) • Resistencia de aldosterona • Nefropatía diabética • Fármacos • Diuréticos

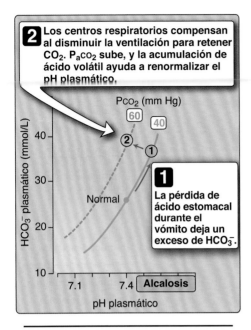

2 Los centros respiratorios compensan al disminuir la ventilación para retener CO_2. P_aCO_2 sube, y la acumulación de ácido volátil ayuda a renormalizar el pH plasmático.

Figura 28-17.
Alcalosis metabólica y compensación respiratoria.

F. Alcalosis metabólica

La alcalosis metabólica resulta cuando el cuerpo toma HCO_3^- o pierde H^+ y se caracteriza por una concentración plasmática alta de HCO_3^- y pH arterial elevado.

1. **Causas:** aunque la acidosis metabólica puede deberse a la ingesta excesiva de $NaHCO_3$ ($NaHCO_3$ se usa como un antiácido), entre las causas más comunes se encuentran diuréticos, vómito y succión nasogástrica (NG). El vómito y la aspiración NG hacen que el ácido del estómago se pierda hacia el exterior del cuerpo, lo que deja un exceso de HCO_3^- que se manifiesta como alcalosis (fig. 28-17).

2. **Compensación:** la alcalosis metabólica incrementa de manera aguda las concentraciones plasmáticas de HCO_3^- y aumenta el pH, pero el sistema respiratorio se compensa pronto al disminuir la ventilación y permitir que P_aCO_2 se eleve. Los riñones también podrían ayudar a la compensación al reducir la secreción de H^+ y permitir que el HCO_3^- filtrado pase por el túbulo hacia la vejiga. La pérdida de líquido durante el vómito prolongado podría derivar en la contracción del volumen de LEC, lo cual favorece la reabsorción de HCO_3^- y se manifiesta como una alcalosis hipovolémica.

Resumen del capítulo

- El **agua corporal total (ACT)** se detecta a través de cambios en la **osmolalidad** del LEC. Los **osmosensores** se localizan dentro de los **órganos circunventriculares** dentro del cerebro, en proximidad estrecha con el **hipotálamo**.

- Una disminución en el ACT incrementa la osmolalidad del LEC. Los osmorreceptores responden al estimular la liberación de la **hormona antidiurética** (ADH) desde la **hipófisis posterior**. ADH causa que las **acuaporinas** se inserten en el revestimiento epitelial de los **conductos recolectores**, lo que permite la reabsorción de agua. La activación de osmorreceptores incrementa también la **sed**.

- La osmolalidad del LEC también depende de los niveles plasmáticos de Na^+. El equilibrio de Na^+ se controla sobre todo mediante incrementos inducidos por **aldosterona** en la retención renal de Na^+. La aldosterona se libera durante la activación del **sistema renina-angiotensina-aldosterona (SRAA)**.

- El equilibrio de agua y Na^+ está dominado por la necesidad de optimizar la **presión arterial media (PAM)**. La PAM se determina, en parte, por el volumen de LEC. Cuando el volumen de LEC es bajo, la PAM baja y el SRAA se activa. La **angiotensina II** (Ang-II) es la hormona efectora primaria del SRAA. Ang-II estimula la liberación de aldosterona, modula la tasa de filtración glomerular, estimula la reabsorción de Na^+ desde el túbulo renal, promueve la retención de agua vía la ADH y provoca la sed.

- El **péptido auricular natriurético (PAN)** proporciona una vía de retroalimentación negativa que limita la expansión del volumen de LEC. El PAN se libera de las aurículas cardiacas cuando el volumen de LEC es alto. El PAN antagoniza las acciones de la angiotensina II y promueve la **natriuresis** y **diuresis.**

- El equilibrio de K^+ es controlado por la aldosterona. La aldosterona se libera como una respuesta directa a la **hiperpotasiemia** y estimula la secreción de K^+ por el túbulo distal. La **hipopotasiemia** estimula la reabsorción de K^+, sobre todo en los segmentos del túbulo distal.

- Los riñones y pulmones mantienen el equilibrio de pH. Los pulmones excretan **ácido volátil** (H_2CO_3). Los riñones excretan **ácido no volátil** y pueden ayudar a compensar cambios en el equilibrio de pH causados por trastornos respiratorios.

- El pH del plasma se suele mantener dentro de un ámbito estrecho (7.35 a 7.45). Un aumento de P_aCO_2 causa **acidosis respiratoria** y **acidemia** (pH < 7.35). Los riñones compensan al excretar más H^+. La **hiperventilación** provoca una **alcalosis respiratoria** y **alcalemia** (pH > 7.45). Los riñones compensan al reducir la secreción de H^+.

- La acumulación de ácidos no volátiles (p. ej., ácido láctico y cuerpos cetónicos), toxinas y perturbaciones renales en la secreción de H^+ o reabsorción de HCO_3^- puede causar **acidosis metabólica**. Los pulmones compensan al incrementar la ventilación y transferir CO_2 a la atmósfera. La pérdida de H^+ del estómago como resultado de vómito prolongado causa una **alcalosis metabólica**. Los pulmones compensan al retener CO_2 y los riñones disminuyen la secreción de H^+.

PREGUNTAS DE ESTUDIO

Elija la MEJOR respuesta.

VI.1 Un paciente que toma penicilina para una infección bacteriana se presenta con náusea y vómito. En el análisis de orina se encuentra proteinuria leve y cilindros celulares, lo que sugiere nefritis intersticial aguda. ¿Cuál de las siguientes estructuras glomerulares suele evitar que las células entren al túbulo?

A. Células musculares lisas

B. Células mesangiales

C. Células endoteliales capilares

D. Membrana basal glomerular

E. Podocitos

Mejor respuesta = C. La barrera de filtración glomerular comprende las células endoteliales capilares, una membrana basal y un diafragma de abertura de filtración localizado entre los procesos podales podocíticos (*véase* 25·III·A). Las paredes capilares son fenestradas para mejorar la filtración plasmática, pero los poros son pequeños (~70 nm) y atrapan de modo eficaz las células en la vasculatura. Las células de músculo liso se localizan en las arteriolas glomerulares y las células mesangiales en los capilares glomerulares. Aunque esta última regula la superficie de la barrera, no participa de manera directa en la filtración de líquido.

VI.2. Estudios en modelos animales han identificado un gen que evita que un canal de cationes inespecífico que media en la detección de Na^+ por las células de la mácula densa se cierre por completo tras la hiperpolarización de la membrana. ¿Cómo podría la expresión de tal gen afectar a un sujeto humano?

A. Provocaría lesión renal aguda

B. La tasa de filtración glomerular (TFG) sería insensible al flujo tubular

C. El sistema renina-angiotensina-aldosterona (SRAA) no se activaría.

D. Las arteriolas aferente y eferente ya no autorregularían el flujo glomerular

E. La TFG se incrementaría

Mejor respuesta = B. El aparato yuxtaglomerular (mácula densa, arteriolas glomerulares y células mesangiales) proporciona un mecanismo por el cual la presión de perfusión glomerular puede ajustarse para optimizar la TFG y el flujo tubular. El canal de cationes inespecífico media un flujo de Ca^{2+} que suprime la liberación de renina cuando la TFG es alta. Cuando la TFG es subóptima, el canal se cierra y se libera renina de las células granulares arteriolares aferentes para activar el SRAA y aumentar la TFG. Un canal que permite el flujo de Ca^{2+}, incluso cuando la TFG es baja, desacoplará la TFG del flujo del túbulo. Los reflejos autorreguladores glomerulares y del SRAA deben verse afectados de forma mínima porque actúan de modo independiente del flujo del túbulo. La insuficiencia renal es poco probable.

VI.3 Un hombre de 65 años de edad con una historia familiar de nefrolitiasis se presenta con costalgia. Se realiza una evaluación de depuración de creatinina. ¿La "depuración de creatinina" coincide mejor con cuál de las siguientes afirmaciones?

A. Flujo sanguíneo renal

B. Flujo plasmático renal

C. Cantidad de creatinina que atraviesa el glomérulo por minuto

D. Cantidad de creatinina que entra a la vejiga urinaria por minuto

E. Volumen plasmático depurado por completo de creatinina por minuto

Mejor respuesta = E. La "depuración" define la capacidad de los riñones para aclarar por completo un volumen conocido de plasma de una determinada sustancia durante el paso por la vasculatura renal (*véase* 25·V·A). La depuración de creatinina se usa en la clínica para estimar la tasa de filtración glomerular (*véase* 25·V·C). El aclaramiento de otras sustancias (p. ej., ácido *para*-aminohipúrico) se puede usar para estimar el flujo plasmático renal y, si se conoce el hematocrito, el flujo sanguíneo renal (*véase* 25·V·D). Un cambio en la depuración podría afectar cuánta creatinina entra a la vejiga, pero la tasa de excreción no se iguala con el aclaramiento. El aclaramiento no está relacionado con la cantidad de una sustancia que atraviesa la red glomerular por unidad de tiempo.

VI.4 Un varón de 17 años de edad se presenta con ardor uretral después de orinar. Se le pide que proporcione una muestra de orina y se realiza un frotis para probar una posible infección bacteriana. ¿A cuál de las siguientes afirmaciones se le puede atribuir el inicio de la micción cuando se proporciona una muestra de orina?

A. El centro de micción pontino

B. Los mecanorreceptores uroepiteliales

C. Las contracciones detrusoras espontáneas

D. La presión intravesical creciente

E. La relajación del esfínter uretral interno

Mejor respuesta = A. La evacuación inicia y se coordina mediante el centro de micción pontino, que relaja el esfínter uretral (involuntario) interno y facilita la contracción del músculo detrusor una vez que ocurrió la relajación voluntaria del esfínter uretral externo (*véase* 25·VI·D). Aunque la relajación del esfínter interno se requiere para el flujo de orina, esto no inicia la evacuación. Los mecanorreceptores uroepiteliales disparan contracciones detrusoras espontáneas cuando se eleva la presión intravesical durante el llenado de la vejiga, pero el centro de micción pontino suprime el vaciado de la vejiga hasta que la micción es conveniente.

VI.5 A un hombre de 31 años de edad con un índice de masa corporal de 35 se le diagnostica glucosuria durante un examen físico de rutina. Las concentraciones elevadas de glucosa se correlacionan con diabetes mellitus tipo 2 no controlada. ¿Por qué la glucosa aparece en pacientes con diabetes no tratada?

A. Los niveles de glucosa del túbulo exceden la capacidad de transporte

B. La glucosa causa diuresis osmótica que incrementa la excreción de glucosa

C. La hiperglucemia desregula los transportadores de glucosa

D. Los niveles de insulina plasmática altos son nefrotóxicos

E. La insulina plasmática alta inhibe a las Na^+-K^+ ATPasas

Mejor respuesta = A. Los transportadores exhiben cinética de saturación, la cual limita la capacidad del túbulo para reabsorber solutos (véase 26·III·A). Aunque el máximo de transporte de glucosa se alcanza pocas veces en un individuo sano, el ultrafiltrado plasmático de pacientes con diabetes no tratada podría contener concentraciones de glucosa que exceden la capacidad reabsortiva del túbulo, lo que hace que aparezca en la orina. La glucosa puede causar una diuresis osmótica, pero tal evento sería una consecuencia de exceder el máximo del transportador y no la causa. Los posibles efectos de la hiperglucemia en los números de transportadores y la nefrotoxicidad inducida por la insulina no son una preocupación fisiológica importante. La insulina modula la Na^+-K^+ ATPasa, pero incrementa la actividad de la bomba en vez de inhibirla.

VI.6 El síndrome de Fanconi se relaciona con disfunción del TP; los síntomas son poliuria, glucosuria, hipocalciemia, hipomagnesiemia e hipofosfatemia. ¿Un TP sano suele recuperar ~100% de cuál de los siguientes solutos filtrados?

A. Péptidos

B. Ácido úrico

C. Ca^{2+}

D. PO_4^{3-}

E. Na^+

Mejor respuesta = A. El TP reabsorbe un alto porcentaje de la mayor parte de materiales que se filtran desde la sangre, entre otros Ca^{2+}, PO_4^{3-} y Na^+, pero es el sitio principal para la reabsorción de 100% de proteínas, péptidos, aminoácidos y glucosa (véase 26·III). El TP recupera 65% de Ca^{2+}, el resto lo hace en la rama ascendente gruesa y los segmentos distales. El TP recupera 80% de la carga filtrada de PO_4^{3-}, con el resto recuperado de manera distal. El TP recupera 67% de Na^+, aunque esta cantidad puede incrementarse en presencia de angiotensina II. El TP secreta ácido úrico, oxalato y otros residuos (véase 26·IV).

VI.7 Una mujer de 66 años de edad que recibe terapia con cisplatino para cáncer de ovario metastásico desarrolla nefrotoxicidad del TP y síntomas relacionados con el deterioro renal. ¿Cuál de las siguientes afirmaciones describe mejor la función del TP en una persona sana?

A. La hormona antidiurética es un regulador primario

B. La aldosterona es un regulador primario

C. Realiza la reabsorción del líquido osmótico

D. Crea el gradiente corticopapilar

E. El túbulo tiene una alta resistencia eléctrica

Mejor respuesta = C. El epitelio del TP capta de forma activa muchos solutos orgánicos (incluso fármacos como cisplatino) de la sangre y los excreta hacia el túbulo (véase 26·IV). Concentrar tales materiales a través de la captación puede causar que eleven los niveles tóxicos. El TP se especializa también en la reabsorción de líquido isoosmótico, que da al epitelio una baja resistencia eléctrica (véase 26·II·A). La hormona antidiurética actúa ante todo en los conductos recolectores (véase 27·V·C), mientras que la aldosterona tiene como objetivo los segmentos del túbulo distal (véase 27·IV). El gradiente osmótico corticopapilar se establece mediante el asa de Henle (véase 27·II·C).

VI.8. Un hombre de 22 años de edad desarrolla enfermedad aguda de montaña durante unas vacaciones de esquí en Breckenridge. Se le prescribe un inhibidor de la anhidrasa carbónica (CA) para estimular una acidosis metabólica que le ayude a aliviar los síntomas. ¿Cuál es el papel de la CA en el manejo renal acidobásico?

A. Facilita la excreción de ácido volátil

B. Facilita la reabsorción de HCO_3^-

C. Es un inhibidor de H^+ ATPasa

D. Regula el intercambio H^+-Na^+

E. Cataliza la conversión de HPO_4^{2-} a $H_2PO_4^-$

Mejor respuesta = B. CA es una enzima que cataliza la formación de H^+ y HCO_3^- a partir de H_2O y CO_2. En el riñón se requiere CA para facilitar la reabsorción de HCO_3^- del lumen del túbulo. En los pulmones facilita la excreción de ácido volátil (H_2CO_3). Los inhibidores Ca^{2+} no tienen efecto directo sobre la H^+ ATPasa que secreta H^+ en el lumen del túbulo. La CA no tiene efecto fisiológico sobre el intercambio H^+-Na^+, y no está involucrado en el sistema amortiguador de fosfato.

VI.9 ¿Incrementar cuál de las siguientes variables disminuiría la magnitud del gradiente osmótico corticopapilar que permite la concentración de orina?

A. La liberación de renina de la arteriola aferente

B. El cotransporte de Na^+-K^+-$2Cl^-$ por la rama ascendente gruesa

C. La reabsorción de urea por los conductos colectores

D. El flujo de sangre por la vasa recta

E. La activación del sistema nervioso simpático

Mejor respuesta = D. El gradiente osmótico corticopapilar se establece mediante la multiplicación de contracorriente en el asa de Henle (véase 27·II·C). El multiplicador de contracorriente depende del cotransporte de Na^+-K^+-$2Cl^-$ por la rama ascendente gruesa, de modo que el gradiente colapsa cuando los diuréticos de asa inhiben al cotransportador. Incrementar el flujo por la vasa recta deslava los iones de la médula, así que se reduce el gradiente osmótico. La renina se libera cuando baja la presión arterial o se activa el sistema nervioso simpático, condiciones que señalan una probable necesidad de conservar agua. Como resultado, la magnitud del gradiente se incrementa, en parte por la reabsorción aumentada de urea desde los conductos recolectores.

VI.10 En la evaluación genética de un niño de 6 años de edad con retraso del desarrollo y mental se identifican alelos relacionados con el síndrome de Bartter. Este síndrome imita a los diuréticos de asa y causan disfunción de la RAG. ¿Cuál de las siguientes afirmaciones describe mejor la RAG en individuos sanos?

A. El líquido sale de la RAG en ~600 mOsmol/kg H_2O

B. Se conoce como el "segmento concentrador"

C. Tiene una alta permeabilidad al agua

D. Es el sitio principal de reabsorción de Ca^{2+}

E. Extrae Na^+, K^+ y Cl^- del lumen

Mejor respuesta = E. La RAG reabsorbe Na^+, K^+ y Cl^- desde el lumen del túbulo vía cotransporte de Na^+-K^+-$2Cl^-$ y transfiere estos iones hacia el intersticio, en donde ayudan a formar el gradiente osmótico corticopapilar (véase 27·II·B). La RAG tiene una baja permeabilidad acuosa que evita que el H_2O siga a los iones hacia el intersticio, de modo que el líquido del túbulo se vuelve un tanto diluido (< 300 mOsmol/kg H_2O). La RAG podría denominarse como el "segmento diluyente (no concentrador)" por esta razón. Ca^{2+} se reabsorbe sobre todo en el TP, con la reabsorción regulada que ocurre en el túbulo distal (véase 27·III·C).

VI.11. Una mutación genética que afecta al cotransportador de Na^+-K^+-$2Cl^-$ (NKCC) en la rama ascendente gruesa (RAG) del asa de Henle impide el desarrollo de un gradiente de voltaje transepitelial. ¿Cuál de las siguientes condiciones sanguíneas es probable que ocurra?

A. Hipercalciemia

B. Hiperpotasiemia

C. Hipernatremia

D. Hipomagnesemia

E. Hipofosfatemia

Mejor respuesta = D. Cerca de 70% de la carga filtrada de Mg^{2+} se reabsorbe de modo paracelular en la RAG. NKCC y otros transportadores de la RAG establecen un gradiente de voltaje transepitelial significativo (lumen positivo) para facilitar la reabsorción de cationes. La falta de un gradiente transepitelial disminuiría la reabsorción de Ca^{2+}, K^+ y Na^+ y, por lo tanto, es probable que redujera las concentraciones sanguíneas de estas sustancias. El fosfato se reabsorbe en los túbulos contorneados proximales y distales y, por lo tanto, se ve menos afectado por problemas de transporte en la RAG.

VI.12 Una mujer de 77 años de edad toma un diurético tiazídico para tratar la hipertensión, pero se ha vuelto hipercalciémica. Las tiazidas inhiben la reabsorción de Na^+-Cl^- por el túbulo contorneado distal (TCD). ¿Por qué los diuréticos tiazídicos también causan hipercalciemia?

A. Los diuréticos tiazídicos también inhiben a las Ca^{2+} ATPasas

B. El cotransportador de Na^+-Cl^- lleva también Ca^{2+}

C. Se incrementa el intercambio apical de Na^+-Ca^{2+}

D. Asciende el gradiente que impulsa la captación de Ca^{2+}

E. Se incrementa la captación de Ca^{2+} paracelular

Mejor respuesta = D. La reabsorción de Ca^{2+} por el TCD es mediada por un canal de Ca^{2+} (un canal recepor de potencial transitorio [TRP], TRPV5) e impulsada por el gradiente electroquímico a través de la membrana apical del epitelio (véase 27·III·C). Inhibir al cotransportador de Na^+-Cl^- reduce el influjo de Na^+ hacia la célula epitelial, de modo que el interior se vuelve más negativo. Esta negatividad incrementa la fuerza motriz para reabsorción de Ca^{2+} y causa hipercalciemia. Las tiazidas no tienen efecto significativo en las Ca^{2+} ATPasas. El TCD no reabsorbe cantidades significativas de Ca^{2+} vía el cotransportador de Na^+-Cl^-, un intercambiador apical de Na^+-Ca^{2+} o de modo paracelular.

VI.13. Un paciente de 66 años de edad con antecedente de accidente cerebrovascular presenta náusea y se queja de cefalea y malestar general. También se encuentra hiponatriémico, lo que concuerda con un diagnóstico de síndrome de secreción inapropiada de hormona antidiurética (SIADH). ¿Cuál de las siguientes observaciones también podría esperarse?

A. Osmolalidad plasmática elevada

B. Activación del osmoreceptor central

C. Bajas concentraciones de expresión de acuaporina en los conductos colectores

D. Presión arterial media (PAM) disminuida

E. Alto volumen de LEC

Mejor respuesta = E. La secreción de hormona antidiurética (ADH) a tasas que exceden la necesidad de conservar agua provoca retención de agua y aumenta el volumen de LEC. La ADH incrementa la expresión de acuaporina en los conductos colectores renales, lo que permite al agua unirse al LEC antes de entrar a la vejiga. Como resultado, la osmolalidad plasmática disminuye. Debido a que los osmorreceptores centrales perciben un aumento en la osmolalidad del LEC, su nivel de actividad debe reducirse en lugar de aumentar. El volumen del LEC contribuye a la precarga ventricular izquierda y al gasto cardiaco, por lo que la PAM aumentaría, no disminuiría.

VI.14 Un investigador observa una disminución congruente de 75% en el flujo sanguíneo renal en sujetos que realizan ejercicio al máximo. ¿Cuál de las siguientes afirmaciones explica mejor el flujo reducido?

A. Disminución de la presión arterial media

B. Disminución de la presión arterial renal

C. Hipovolemia inducida por sudación

D. Mayor actividad nerviosa simpática renal

E. Liberación de hormona antidiurética

Mejor respuesta = D. El sistema nervioso simpático (SNS) incrementa el gasto cardiaco y reduce el flujo hacia órganos no esenciales (como el riñón) para sostener la presión arterial media (PAM) durante la vasodilatación musculoesquelética (*véase* la sección·III·C y 39·V). El SNS reduce el flujo renal al restringir los vasos de resistencia (arteriolas, incluso arteriolas glomerulares y arterias pequeñas). La presión arterial renal, que está relacionada en gran medida con la PAM, no debe afectarse en un grado significativo. Aunque la hormona antidiurética puede causar vasoconstricción bajo ciertas circunstancias, estos efectos son secundarios a la activación del SNS. La hipovolemia podría potenciar los efectos del SNS en el flujo renal durante el ejercicio, pero, de nuevo, esto es secundario a los efectos del SNS.

VI.15 Un médico nota que se erosionó el esmalte de los dientes de una adolescente baja en peso. Un panel metabólico básico revela hipopotasiemia y alcalosis metabólica, lo que hace pensar en un trastorno alimentario y purga repetida. ¿Cuál de las siguientes afirmaciones también sería congruente con tal diagnóstico?

A. Acidosis tubular renal

B. Actividad reducida de células β intercaladas

C. Hipoventilación

D. Excreción incrementada de NH_4^+

E. Concentraciones altas de aldosterona plasmática

Mejor respuesta = C. La pérdida de ácido estomacal durante el vómito repetido deja un exceso de HCO_3^- que se manifiesta como alcalosis metabólica (*véase* la sección·VI·F). Los centros respiratorios ayudan a compensar al disminuir la transferencia de ácido volátil (H_2CO_3) al ambiente reduciendo la ventilación (hipoventilación). La acidosis tubular renal es una acidosis metabólica que podría tener varias causas subyacentes. La excreción de NH_4^+ ayuda a eliminar ácido no volátil, así que las tasas de excreción disminuirían durante la alcalosis. Las células β intercaladas secretan HCO_3^- hacia el lumen del túbulo y, por lo tanto, se incrementaría su actividad durante la alcalosis. La aldosterona tiene que ver en el equilibrio de Na^+, no en el equilibrio de pH.

VI.16 Un paciente de 25 años de edad con edema pulmonar de inicio rápido recurrente es evaluado por hipertensión renal por medio de ultrasonografía Doppler. Las pruebas confirman estenosis arterial renal. Un inhibidor de la enzima convertidora de angiotensina (ECA) podría tener, ¿cuál de los siguientes efectos en este paciente?

A. Hipertensión sin cambio

B. Aumento de creatinina plasmática

C. Disminución de renina plasmática

D. Aumento de la tasa de filtración glomerular

E. Aumento de la resistencia vascular sistémica

Mejor respuesta = B. La estenosis de arteria renal impide la perfusión glomerular y disminuye la presión de ultrafiltración (P_{UF}). La arteriola eferente responde mediante la liberación de renina (*véase* la sección·IV·C). Como resultado, los niveles de angiotensina plasmática II (Ang-II) aumentan, lo que provoca vasoconstricción sistémica y un incremento en la presión arterial media (PAM). El aumento de PAM ayuda a restablecer el flujo glomerular y sube la P_{UF}. Ang-II también restringe la arteriola eferente para potencializar un aumento en la P_{UF} (*véase* 25·IV·C). Por lo tanto, la inhibición de la ECA disminuiría la P_{UF} y la tasa de filtración glomerular, lo que permitiría aumentar los niveles de creatinina plasmática. La arteriola aferente respondería con un aumento de liberación de renina. Un inhibidor de ECA atenuaría también los efectos de Ang-II en los vasos sistémicos, disminuyendo la resistencia vascular sistémica y, por lo tanto, la PAM.

Principios
y señalización

29

I. GENERALIDADES

Somos lo que comemos. Todos los animales, incluido el *Homo sapiens*, obtienen los sustratos energéticos necesarios para impulsar el metabolismo y el crecimiento al ingerir tejido biológico y descomponerlo en estructuras químicas simples (p. ej., carbohidratos, aminoácidos y lípidos). Desarmar tejidos es el trabajo del tracto gastrointestinal (GI) y sus órganos de soporte (páncreas, vesícula biliar e hígado). El tracto GI es un tubo hueco de 9 m de largo dividido en una serie de compartimentos separados por esfínteres (fig. 29-1). El alimento ingresa al sistema GI a través de la boca, que es donde el desmontaje comienza. Viaja a través del esófago hasta el estómago, que lo esteriliza y tritura en pedazos más pequeños. El intestino delgado reduce el alimento a componentes biológicos simples y luego los absorbe. El intestino grueso es un compartimento de fermentación donde las bacterias descomponen la fibra vegetal para liberar sustratos de energía. El intestino grueso también almacena desechos biológicos hasta que se puedan eliminar. El desarmado y la absorción de alimentos es un proceso complejo: estos se deben mover de forma física entre los compartimentos, se debe agregar una serie de fluidos en el momento apropiado, y la absorción de nutrientes debe regularse según las necesidades corporales específicas. Estas diversas actividades son coordinadas por el **sistema nervioso entérico** (**SNE**). El SNE funciona en gran medida de modo independiente del sistema nervioso central (SNC), lo que es posible gracias a una red sofisticada de ~500 millones de neuronas, que se aproxima al número total de células nerviosas encontradas en un cerebro de conejo. Dada la complejidad del sistema y la poderosa necesidad con la que ingerir alimentos influye en el comportamiento y las emociones humanas, el SNE se suele conocer como el "segundo cerebro".

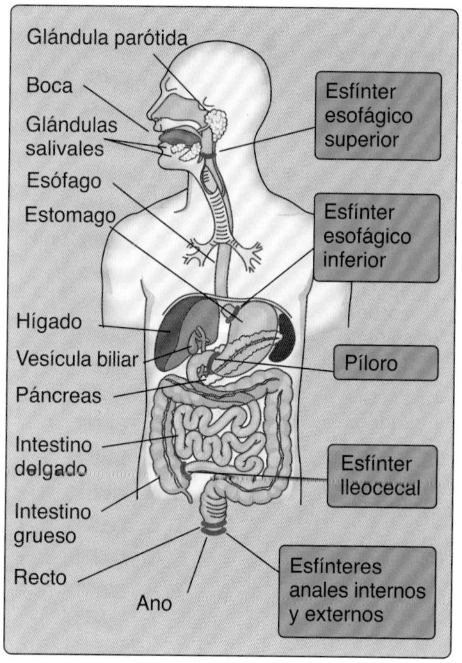

Figura 29-1.
Anatomía del aparato GI.

II. CAPAS GASTROINTESTINALES

Cada compartimiento del tracto GI tiene una función diferente y distintiva, pero todos comparten una estructura tubular común que se modifica según la tarea que el compartimento deba realizar. El tubo está compuesto por múltiples

Aplicación clínica 29-1: el microbioma

Cada superficie externa del cuerpo, incluidos los sistemas y aparatos tegumentario, respiratorio y GI, está colonizada por microorganismos. El tracto GI contiene una comunidad compleja de microbios (el "**microbioma**") que incluye arqueas, virus, protistas, levaduras, hongos y más de 1 000 especies de bacterias. El número de bacterias en el microbioma intestinal se estima en más de 100 trillones. Estas bacterias producen varios químicos beneficiosos, incluidos los ácidos biliares secundarios y las vitaminas K y B_{12}. También producen neurotransmisores, como la serotonina y el ácido γ-aminobutírico (GABA), que se absorben por el epitelio intestinal y circulan con libertad en el cuerpo, lo que ha llevado a sugerir que el microbioma constituye un "tercer cerebro".

En la salud se tiene una relación simbiótica con los microbiomas. Aunque estos incluyen muchos patógenos (p. ej., *Clostridium difficile*), sus números están controlados por comensales y simbiontes a través de la comunicación célula a célula y la liberación de antimicrobianos que limitan el crecimiento patógeno. El uso prolongado de antibióticos puede causar un desequilibrio en las poblaciones microbianas, lo que lleva a una infección crónica o recurrente por *C. difficile*. Los síntomas incluyen diarrea, dolor abdominal y náusea, y pueden provocar complicaciones graves como septicemia. Las infecciones crónicas por *C. difficile* pueden tratarse con eficacia al trasplantar microbiota de colon de individuos sanos para restablecer el equilibrio microbiano normal.

Las alteraciones en el microbioma están asociadas con distintas afecciones, como la enfermedad inflamatoria intestinal (EII; p. ej., enfermedad de Crohn y colitis ulcerosa), enfermedad cardiovascular, diabetes mellitus tipo 2, obesidad y enfermedad neuropsiquiátrica. Por ejemplo, *Bacteroidetes* spp., que constituye > 50% de la microbiota intestinal, produce ácidos grasos de cadena corta como el butirato (*véase* 31·III·B). El butirato se une a un receptor acoplado a la proteína G epitelial, cuya activación reduce la inflamación y aumenta la expresión de proteínas que incrementan la tensión de la barrera epitelial. Un descenso en la cantidad de *Bacteroidetes* spp. deriva en fugas epiteliales y síntomas relacionados con EII. Probar que los cambios en el microbioma afectan la salud y las enfermedades humanas ha sido un desafío, pero esta área de investigación emergente podría proveer información interesante sobre muchas etiologías de distintas enfermedades.

capas distintas desde el punto de vista anatómico (fig. 29-2), las cuales comprenden la **mucosa**, la **submucosa**, la **capa muscular externa** y la **serosa**.

A. Mucosa

El epitelio, la lámina propia y la lámina muscular de la mucosa forman la mucosa, que se especializa en la **protección**, la **secreción** y la **absorción**. El **epitelio** forma una barrera protectora continua que separa el contenido del tracto GI del resto del cuerpo. El lado apical del epitelio mira hacia el lumen GI, mientras que el lado basolateral hacia el intersticio y la vasculatura. En la mayoría de las secciones del tracto gastrointestinal el epitelio comprende una única capa celular. El esófago es una excepción, ya que está revestido con epitelio estratificado que lo protege de la abrasión mecánica asociada con la ingestión de alimentos. Las células epiteliales del tubo GI se reemplazan cada 2 o 3 días. En segmentos del tracto GI, encargados de la digestión y absorción de nutrientes, la superficie apical se mejora con **vellosidades** y **microvellosidades** para incrementar el área superficial y maximizar el contacto entre el epitelio y el contenido del intestino (*véase* fig. 4-4). Las **criptas de Lieberkuhn** (invaginaciones epiteliales) aumentan la superficie disponible para la secreción (fig. 29-3). La **lámina propia** es un tejido conjuntivo suelto, compuesto de elastina y fibras de colágeno, que contiene nervios sensitivos, sangre y vasos linfáticos y algunas glándulas secretoras. La **lámina muscular de la mucosa** comprende dos capas delgadas de músculo liso que se contraen para empujar la mucosa hacia arriba en una serie de pliegues y crestas para incrementar aún más la superficie.

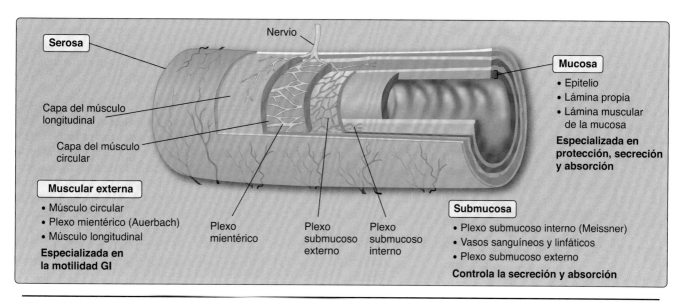

Figura 29-2.
Capas del tubo GI.

B. Submucosa

La **submucosa** contiene vasos sanguíneos y linfáticos más grandes. La submucosa del intestino delgado y grueso también contiene dos plexos nerviosos interconectados que incluyen aferentes sensoriales, ganglios y nervios motores autónomos que controlan la actividad glandular y del músculo liso. El plexo externo comprende una monocapa dispersa. El plexo interno (conocido como **plexo submucoso** o de **Meissner**) es denso y multicapa.

C. Muscular externa

La **muscular externa** contiene dos capas gruesas de músculo liso separadas por el **plexo mientérico** (**plexo de Auerbach**). Una capa interna del **músculo circular** está acomodada en anillos y comprime al tubo cuando se contrae. Un capa de músculo longitudinal exterior acorta al tubo cuando se contrae. El músculo circular también forma los esfínteres, los cuales son barreras que regulan el movimiento de sólidos y líquidos entre un compartimiento y el siguiente.

D. Serosa

La **serosa** está formada por una capa externa de tejido conjuntivo y una capa de células epiteliales escamosas. Algunas partes del tubo digestivo, como el esófago, no tienen una capa serosa, sino que están unidos de forma directa a la adventicia, que es el tejido conectivo que los ancla a la pared abdominal o pélvica.

III. INERVACIÓN Y NEUROTRANSMISORES

La función GI está regulada por tres divisiones del SNA: el SNE, el **sistema nervioso parasimpático** (**SNPS**), y el **sistema nervioso simpático** (**SNS**).

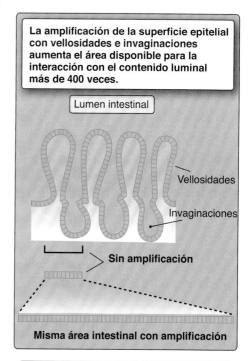

Figura 29-3.
Amplificación de la superficie.

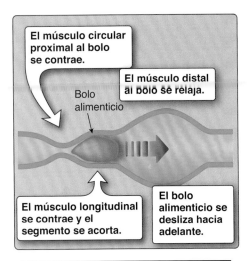

El músculo circular proximal al bolo se contrae.

El músculo distal al bolo se relaja.

Bolo alimenticio

El músculo longitudinal se contrae y el segmento se acorta.

El bolo alimenticio se desliza hacia adelante.

Figura 29-4.
Peristalsis.

A. Sistema nervioso entérico

El SNE opera de manera independiente al SNC mediante vías reflejas intrínsecas. Las neuronas del SNPS y el SNS forman sinapsis con aquellas del SNE, y pueden modular las vías reflejas, pero no son necesarias para la función GI.

1. **Organización:** los cuerpos de las células nerviosas del SNE se concentran en pequeños ganglios dentro de los plexos submucoso y mientérico. Los aferentes sensoriales del SNE controlan varios aspectos de la función GI, incluidas la tensión y la integridad de la pared, así como la composición química de los contenidos luminales (p. ej., pH, osmolalidad y concentraciones de nutrientes). Los ganglios contienen interneuronas que hacen sinapsis con eferentes motores a los vasos sanguíneos, músculo liso circular y longitudinal, glándulas secretoras, células endocrinas y el epitelio absorbente. Las neuronas del SNE están apoyadas por las **células de neuroglía entéricas**, las cuales, desde el punto de vista estructural y funcional, parecen astrocitos en el SNC.

2. **Función:** el plexo mientérico regula sobre todo la motilidad intestinal, aunque algunas neuronas mientéricas también hacen sinapsis con neuronas en el plexo submucoso o de modo directo en las células secretoras. El plexo mientérico controla el tono del esfínter GI. El plexo también coordina las contracciones musculares circulares y longitudinales para producir movimientos de mezclado o para mover el contenido luminal de un compartimento al siguiente a través de peristalsis (fig. 29-4). El plexo submucoso regula ante todo la secreción y absorción intestinales, pero las neuronas también pueden hacer sinapsis con vasos sanguíneos y capas de músculo liso.

3. **Neurotransmisores:** una variedad de neurotransmisores están implicados en la comunicación del SNE (tabla 29-1). Las **encefalinas** comprimen al músculo circular alrededor de los esfínteres. En el plexo submucoso, las neuronas secretoras utilizan sobre todo **péptido intestinal vasoactivo (PIV)** y **acetilcolina (ACh)** como neurotransmisores, en tanto que los nervios sensitivos utilizan la sustancia P. En el plexo mientérico, las neuronas motrices usan ACh y óxido nítrico, las neuronas sensitivas usan sustancia P y las interneuronas, ACh y **serotonina (5-hidroxitrip-**

Tabla 29-1: Neurotransmisores y neuromoduladores gastrointestinales

Neurotransmisor	Nervio eferente	Objetivo	Función
Ach	Parasimpático (colinérgico)	Músculo liso, glándulas	Contrae el músculo de la pared; relaja los esfínteres; aumenta la secreción de saliva, gástrica y pancreática
Péptido intestinal vasoactivo	Parasimpático (colinérgico), entérico	Músculo liso, glándulas	Relaja los esfínteres; aumenta la secreción pancreática e intestinal
Noradrenalina	Simpático (adrenérgico)	Músculo liso, glándulas	Relaja el músculo de la pared; contrae los esfínteres; disminuye las secreciones salivales
Neuropéptido Y	Simpático (adrenérgico), entérico	Músculo liso, glándulas	Relaja el músculo de la pared; disminuye las secreciones intestinales
Péptido liberador de gastrina	Parasimpático (colinérgico), entérico	Glándulas	Aumenta la secreción de gastrina; estimula la hipertrofia de la mucosa
Sustancia P	Parasimpático (colinérgico), entérico	Músculo liso, glándulas	Contrae el músculo de la pared; aumenta la secreción de saliva
Encefalinas	Entérico	Músculo liso, glándulas	Contrae los esfínteres; disminuye las secreciones intestinales

tamina). Los neurotransmisores entéricos también se emplean en otros lugares del organismo y pueden ser blancos farmacológicos importantes. Esto significa, por ejemplo, que una persona que toma inhibidores selectivos de la recaptación de serotonina (ISRS) para la depresión podría padecer menor motilidad GI como efecto colateral, porque estos fármacos alteran las concentraciones sistémicas de serotonina.

B. Sistema nervioso parasimpático

La inervación parasimpática procede del nervio vago (nervio craneal X) y los nervios pélvicos (S2-S4) e incluye tanto componentes motores como sensitivos (fig. 29-5). Es importante notar que en fechas recientes se ha sugerido que los nervios pélvicos constituyen nervios colinérgicos del SNS en lugar de eferentes del SNPS, un tema controvertido que está en investigación (*véase* 7·III). Los aferentes sensitivos responden al estiramiento, presión, temperatura y osmolalidad. Las fibras motoras del SNPS hacen sinapsis con las neuronas del SNE para aumentar las secreciones glandulares o la motilidad intestinal. Estas vías facilitan los **reflejos vagovagales**, como la relajación refleja del estómago que ocurre cuando los alimentos ingresan y dilatan el estómago. Los neurotransmisores principales incluyen ACh, péptido de liberación de gastrina y la sustancia P (*véase* tabla 29-1). En general, las señales procedentes del SNPS estimulan las secreciones y la motilidad GI.

C. Sistema nervioso simpático

Los nervios simpáticos se originan en las regiones torácica (T5-T12) y lumbar (L1-L3), y forman sinapsis en los ganglios celiaco, mesénterico superior o mesénterico inferior (fig. 29-6). La inervación del SNS no incluye una

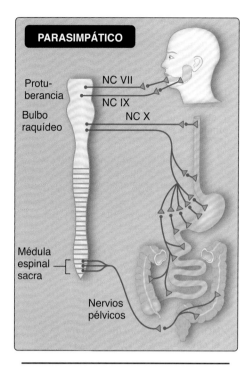

Figura 29-5.
Inervación parasimpática. NC = nervio craneal.

Aplicación clínica 29-2: enfermedad de Chagas

La **enfermedad de Chagas** es causada por la infestación con el parásito protozoario *Trypanosoma cruzi*, que a menudo se transmite por un vector triatomino (p. ej., chinches redúvidas) durante la alimentación. La enfermedad de Chagas se manifiesta en la clínica como miocardiopatía y enfermedad GI, síntomas derivados de la inflamación inducida por parásitos y daño tisular. Los síntomas GI reflejan en gran medida la destrucción de las neuronas del plexo submucoso y

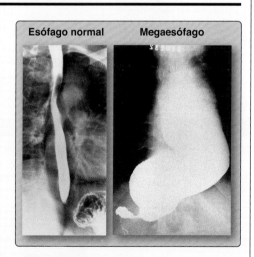

Esófago normal   Megaesófago

Megaesófago.

mientérico. La pérdida del control de esfínteres produce una contracción tónica del esfínter esofágico inferior (EEI) y el esfínter anal. En el esófago, la incapacidad para relajar el EEI durante la deglución hace que alimentos ingeridos se acumulen y la presión se incremente dentro del esófago distal. Con el tiempo, el esófago está muy distendido (megaesófago). Un proceso similar ocurre en el colon, que deriva en megacolon.

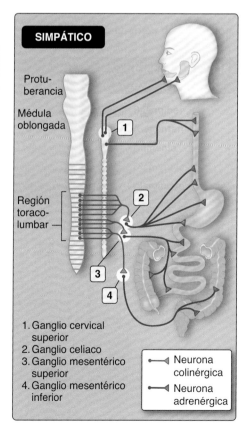

1. Ganglio cervical superior
2. Ganglio celiaco
3. Ganglio mesentérico superior
4. Ganglio mesentérico inferior

◄ Neurona colinérgica
◄ Neurona adrenérgica

Figura 29-6.
Intervención simpática.

Tabla 29-2: Hormonas gastrointestinales

Hormona	Célula secretora	Objetivo	Función
Colecistocinina	Células I en el duodeno y el yeyuno	Páncreas, vesícula, estómago	Aumenta la secreción enzimática; contrae la vesícula; aumenta el vaciado gástrico
Péptido insulinotrópico dependiente de glucosa	Células K en el duodeno y el yeyuno	Páncreas, estómago	Libera insulina; inhibe la secreción de ácido
Gastrina	Células G en el antro estomacal	Estómago	Aumenta la secreción de ácido gástrico
Motilina	Células M en el tracto GI superior	Músculo liso GI	Incrementa las contracciones y los complejos motores migratorios
Secretina	Células S en el intestino delgado	Páncreas, estómago	Libera HCO_3^- y pepsina
Somatostatina	Células D en el estómago y el duodeno, δ en el páncreas	Estómago y páncreas	Inhibe la hormona peptídica y la secreción de ácido gástrico

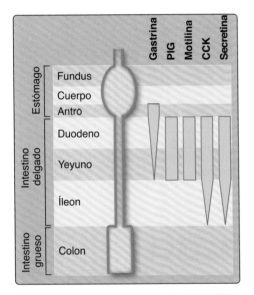

Figura 29-7.
Sitios principales de liberación de las hormonas GI. CCK = colecistocinina; PIG = péptido insulinotrópico dependiente de glucosa.

rama sensorial directa. Los principales neurotransmisores del SNS incluyen **noradrenalina** y **neuropéptido Y** (*véase* tabla 29-1). En general, la activación del SNS inhibe las secreciones glandulares y reduce la motilidad GI.

IV. MOLÉCULAS SEÑALIZADORAS NO NEURALES

La regulación GI también implica varias **hormonas** y **paracrinas** GI claves.

A. Hormonas

Entre las hormonas peptídicas del GI están **colecistocinina** (**CCK**), **gastrina**, péptido insulinotrópico dependiente de glucosa (PIG; también conocido como péptido inhibidor gástrico), **motilina**, **secretina** y **somatostatina** (tabla 29-2). La distribución y densidad de las células endocrinas varían a lo largo del tracto GI (fig. 29-7). Por ejemplo, las células G secretoras de gastrina se ubican sobre todo en el antro del estómago, pero se extienden hacia el intestino delgado proximal, y su número se reduce en regiones más distales.

B. Paracrinas

Las paracrinas actúan cerca de su sitio de liberación. Las paracrinas GI primarias incluyen **histamina** y **prostaglandinas** (tabla 29-3).

Tabla 29-3: Hormonas gastrointestinales paracrinas

Paracrina	Célula secretora	Objetivo	Función
Histamina	Células similares a las enterocromafines, mastocitos	Estómago	Aumenta la secreción de ácido gástrico
Prostaglandinas	Células que recubren el tracto GI	Mucosa	Aumenta la secreción de moco y HCO_3^- y el flujo sanguíneo

Resumen del capítulo

- El aparato GI es responsable de la **digestión** y **absorción** del alimento ingerido.
- El movimiento a través del tracto GI se lleva a cabo mediante capas musculares circulares y longitudinales coordinadas por un plexo del nervio mientérico.
- La digestión implica la descomposición del alimento en partículas más pequeñas y simples, auxiliada por la **secreción** de fluidos y enzimas, y por contracciones que mezclan los alimentos y las secreciones. La absorción es apoyada por especializaciones epiteliales que aumentan la superficie.
- Las actividades GI están coordinadas por el **sistema nervioso entérico** (**SNE**) mediante vías reflejas intrínsecas. El sistema nervioso parasimpático y el sistema nervioso simpático modulan la función del SNE.
- Los transmisores GI incluyen **ACh**, **péptido intestinal vasoactivo**, **noradrenalina**, **sustancia P** y **encefalinas**.
- Las hormonas GI incluyen **colecistocinina**, **gastrina**, **péptido insulinotrópico dependiente de glucosa**, **secretina** y somatostatina.
- Las paracrinas GI incluyen histamina y prostaglandinas.

Boca, esófago y estómago

30

I. GENERALIDADES

Aun cuando los alimentos se ingieren en trozos pequeños, estos son demasiado grandes para absorberse en el tracto gastrointestinal (GI) de manera oportuna. Por lo tanto, el papel de las secciones GI iniciales (esto es, **boca** y **estómago**) es descomponer los alimentos en partes más pequeñas y fáciles de digerir. El **esófago** crea un pasaje entre la boca y el estómago. Como todos saben por experiencia, tragar alimentos secos puede ser difícil, por lo que la boca también agrega un lubricante acuoso (saliva) para facilitar el tránsito. El esófago deja caer los alimentos ingeridos en un baño ácido (jugo gástrico), en parte para esterilizarlos, pero también para comenzar el trabajo de descomponer los alimentos en sus partes esenciales.

II. BOCA

La boca corta y tritura los alimentos de forma mecánica en fragmentos más pequeños mediante la **masticación** para que sean más fáciles de deglutir e incrementar su superficie a fin de facilitar la digestión química. La boca también agrega saliva para hidratar los alimentos y lubricar la boca.

A. Dientes

Los dientes cortan (incisivos), rasgan, perforan (caninos), muelen y machacan (premolares y molares) el alimento (fig. 30-1A). La porción de la corona del diente está recubierta con esmalte, el cual es > 95% hidroxiapatita de calcio (*véase* 14·II·A). El esmalte crea una carcasa en extremo dura que facilita la masticación y, junto con la dentina (un tejido conjuntivo duro, pero menos mineralizado), protege la cavidad pulpar (que contiene nervios y vasos sanguíneos) y el canal radicular (*véase* fig. 30-1B). Tanto el esmalte como la dentina son más duros que los huesos compactos. Los músculos de la mandíbula proporcionan la fuerza mecánica y el movimiento necesarios para morder y masticar.

B. Lengua

La lengua sostiene con firmeza y reposiciona el alimento durante la masticación. Esta contiene fibras intrínsecas de músculo esquelético orientadas de modo longitudinal, vertical, y en un plano transversal, lo que le permite cambiar su forma. Músculos esqueléticos extrínsecos se usan para modificar la posición de la lengua (p. ej., protrusión y movimientos laterales). La lengua también contiene papilas gustativas (*véase* 10·II·A) y glándulas serosas y mucosas, pero la producción glandular no contribuye de modo significativo a la hidratación de los alimentos.

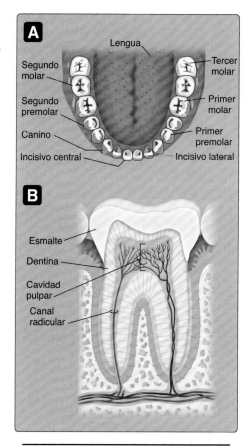

Figura 30-1.
Clasificación y anatomía de los dientes.

395

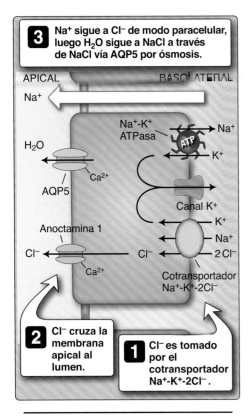

Figura 30-2.
Vías de secreción de iones de las
células acinares. AQP = acuaporina.

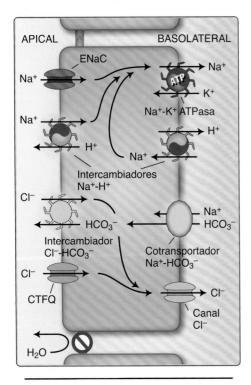

Figura 30-3.
Modificación de células ductales de
la secreción primaria. ENaC = canal
epitelial de sodio.

C. Glándulas salivales

Las glándulas salivales producen un **líquido seroso** (es decir, un líquido
acuoso que contiene proteínas que asemejan al suero) que lubrica la boca,
comienza la digestión del alimento y es protector. La producción diaria de
saliva se aproxima a 1.0 a 1.5 L, la mayor parte secretada por las **glándulas sublinguales**, **submandibulares** y **parótidas** (*véase* fig 29-1).

1. **Anatomía:** una glándula salival está compuesta de **lóbulos**. Cada lóbulo contiene numerosos **acinos** secretores en forma de uva, que son
    las unidades funcionales de la glándula salival. Un acino está revestido
    con células epiteliales (**acinares**) que se especializan en la secreción
    de proteína y líquido. La **secreción primaria** fluye desde la vía acinar,
    un **conducto intercalado,** hacia un **conducto estriado** (**conducto interlobular**). El flujo acinar es ayudado por **células mioepiteliales**, que
    rodean el acino y la porción proximal del sistema ductal. Cuando se
    estimulan de forma adecuada, las células mioepiteliales se contraen
    para exprimir el líquido fuera del acino y hacia los conductos. Los epitelios acinar y ductal también contienen células mucosas que secretan mucina, una glucoproteína que da a la mucosa sus propiedades
    de lubricación. Las glándulas sublinguales y submandibulares secretan
    una solución serosa y mucosa mixta, mientras que la glándula parótida
    secreta sobre todo líquido seroso.

2. **Secreción primaria:** solución isotónica de NaCl que se asemeja al plasma. La secreción comienza con la Na^+-K^+ ATPasa basolateral, que establece los gradientes de iones utilizados para impulsar el movimiento de
    otros iones (fig. 30-2). El gradiente de Na^+ potencia la absorción basolateral de K^+ y Cl^- (y Na^+) a través de un cotransportador de Na^+-K^+-$2Cl^-$,
    con K^+ que luego se difunde a través de la membrana basolateral mediante los canales de K^+. Cl^- se difunde a lo largo de la membrana
    apical hacia el lumen a través de la anoctamina 1 (ANO1), un canal Cl^-
    dependiente de Ca^{2+}. Na^+ sigue a Cl^- de forma paracelular. La secreción de NaCl crea un gradiente osmótico que conduce el H_2O al lumen
    a través de AQP5, una acuaporina activada con Ca^{2+}. Estas vías representan la mayor parte del volumen seroso, pero la captación basolateral de Cl^- por un intercambiador Cl^--HCO_3^- (AE2) puede contribuir
    (no se muestra en la figura). HCO_3^- se forma a partir de CO_2 y H_2O
    en una reacción catalizada por la anhidrasa carbónica. El H^+ sale de
    la célula a través de un intercambiador basolateral de Na^+-H^+ (NHE1).

3. **Modificación ductal:** las células ductales modifican la secreción
    primaria al reabsorber Na^+ y Cl^-, y secretar K^+ y HCO_3^-. Na^+ se
    reabsorbe del lumen ductal vía un canal epitelial de sodio (ENaC) y
    un NHE1 localizado en la membrana apical, y luego es bombeado
    a través de la membrana basolateral por la Na^+-K^+ ATPasa (fig. 30-3). La reabsorción de Cl^- y la secreción de HCO_3^- es realizada por
    un intercambiador apical de Cl^- HCO_3^- y el canal de Cl^- regulador
    de conductancia transmembrana de fibrosis quística (CTFQ). Cl^- se
    transfiere luego hacia el intersticio vía un canal Cl^-. El HCO_3^- secretado entra a las células ductales vía un cotransportador basolateral
    de Na^+-HCO_3^- (NBCe1-B). Los epitelios ductales son un tanto impermeables al agua, de modo que la reabsorción de NaCl hace que
    la saliva se vuelva hipotónica. Los efectos de modificación ductales
    son muy obvios en tasas de secreción salival bajas (fig. 30-4). Los
    transportadores de células ductales siguen la cinética de saturación,
    y su capacidad es limitada, así que la composición salival se asemeja cada vez más a la secreción primaria cuando las tasas de secreción aumentan.

4. **Proteínas:** la saliva contiene bajas concentraciones de proteínas protectoras y enzimas procedentes de células acinares, mucosas y ductales.

   a. **Proteínas protectoras:** las proteínas salivales con actividad antimicrobiana incluyen la lisozima para alterar las paredes de células de especies bacterianas susceptibles y **lactoferrina** para inhibir el crecimiento microbiano. La lactoferrina es una proteína que se une al hierro. La **inmunoglobulina A** salival es activa contra bacterias y virus. Las **proteínas ricas en prolina** poseen propiedades antimicrobianas y también ayudan a la formación del esmalte de los dientes.

   b. **Enzimas:** las enzimas salivales contienen **amilasa salival**, que digiere los carbohidratos. La amilasa salival es desnaturalizada por el ácido estomacal, pero el páncreas reintroduce la amilasa en el duodeno. La **lipasa lingual** hidroliza lípidos y permanece activa durante el paso por el estómago.

5. **Regulación:** el flujo salival es controlado por los sistemas nerviosos simpático (SNS) y parasimpático (SNPS). Aunque la activación de cualquier rama autónoma incrementa la potencia de la glándula salival, el componente simpático es transitorio y produce un volumen salival más bajo en comparación con el SNPS. Los efectos del SNPS están mediados por los núcleos salivales localizados en la médula del bulbo raquídeo. El flujo salival aumenta por el olor, sabor, presión mecánica en la boca y varios reflejos (p. ej., condicionamiento clásico), en tanto que se reduce debido a estrés, deshidratación y durante el sueño. Además del flujo salival, la estimulación neural incrementa el flujo sanguíneo y la contracción de células mioepiteliales, y causa hipertrofia glandular. Las vías de inervación de las glándulas salivales se resumen en la figura 30-5. Los nervios parasimpáticos liberan acetilcolina (ACh), que se une a los receptores muscarínicos M_3 al actuar vía la trayectoria de señalización IP_3 (*véase* 1·VII·B·3). IP_3 desencadena la liberación de Ca^{2+} de las reservas intracelulares y activa ANO1 y AQP5. Los nervios simpáticos liberan noradrenalina (NA), que se une a los receptores adrenérgicos α y β acoplados a las trayectorias de señalización de IP_3 y AMPc, de modo respectivo (*véase* 1·VII·B·2).

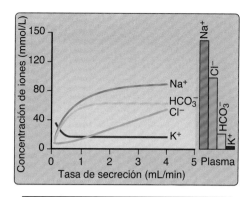

Figura 30-4.
Cambios en la composición salival con el índice de flujo.

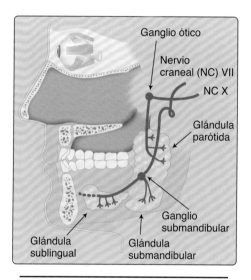

Figura 30-5.
Innervación de glándulas salivales.

Aplicación clínica 30-1: síndrome de Sjögren

El **síndrome de Sjögren** (**SS**) es un trastorno autoinmunitario multisistémico que se presenta como ojos secos, arenosos e irritados y boca seca (xerostomía), a menudo con agrandamiento inflamatorio de la glándula salival. La xerostomía refleja una producción inadecuada de saliva. Las personas afectadas tienen dificultad para deglutir alimentos, una mayor incidencia de caries dental y candidiasis oral, disminución del sabor, sensación de ardor en la boca y garganta, además de problemas del habla. La patogenia del SS es compleja y no está bien delineada, pero se han detectado autoanticuerpos contra el receptor ACh (AChR) en algunos pacientes con SS. El AChR es necesario para la estimulación neural de la secreción salival. Los pacientes con síntomas leves pueden tratarse con estimulantes salivales (agonistas de AChR). Se recomiendan la saliva artificial y sorbos frecuentes de agua para pacientes que carecen de la función residual de la glándula salival. El SS afecta con más frecuencia a las mujeres en su quinta y sexta décadas de vida. El envejecimiento suele acompañarse de una función reducida de las glándulas lagrimales y salivales que produce síntomas similares al SS (ojos y boca secos), pero estos cambios son fisiológicos más que patológicos.

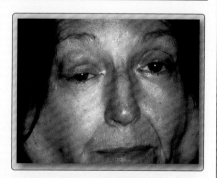

Ojos irritados y agrandamiento de la glándula parótida en una paciente con síndrome de Sjögren.

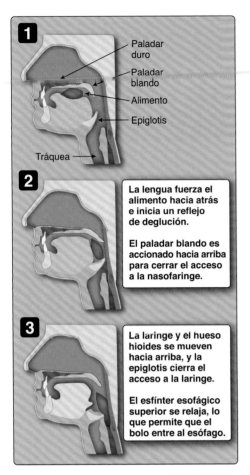

1 Paladar duro

Paladar blando

Alimento

Epiglotis

Tráquea

2 La lengua fuerza el alimento hacia atrás e inicia un reflejo de deglución.

El paladar blando es accionado hacia arriba para cerrar el acceso a la nasofaringe.

3 La laringe y el hueso hioides se mueven hacia arriba, y la epiglotis cierra el acceso a la laringe.

El esfínter esofágico superior se relaja, lo que permite que el bolo entre al esófago.

Figura 30-6.
Deglución.

III. ESÓFAGO

La orofaringe y el esófago llevan los alimentos y líquidos ingeridos, así como las secreciones orales, al estómago a través del acto de **deglutir** (tragar). La deglución es una respuesta refleja del SNPS que involucra 30 o más músculos; se puede dividir en tres fases: oral, faríngea y esofágica.

A. Fases oral y faríngea

Una vez que la masticación ha reducido los alimentos a trozos bastante pequeños para entrar en la faringe y se ha agregado suficiente lubricante para facilitar el paso, la lengua fuerza de modo voluntario el bolo alimenticio hacia atrás a la orofaringe (fig. 30-6). Los receptores que recubren la faringe detectan la presencia de sólidos o líquidos y envían señales aferentes a través de los nervios craneales (NC) IX y X a un **centro de deglución** en la médula. La deglución ahora se vuelve involuntaria. Las vías efectoras incluyen el **núcleo ambiguo**, el **núcleo dorsal motor** y los NC V, IX, X y XII. El paladar blando se eleva para sellar la nasofaringe y prevenir la regurgitación nasal. La laringe y los huesos hioides se elevan, la glotis se cierra y la epiglotis sella el acceso a la laringe. La respiración se inhibe de forma central para evitar la aspiración de alimentos. Las contracciones secuenciadas de los músculos constrictores faríngeos superiores, medios e inferiores fuerzan el bolo de modo distal, el **esfínter esofágico superior** (**EES**) se relaja y la fase esofágica comienza. En conjunto, las fases oral y faríngea duran menos de 1 s.

B. Fase esofágica

La fase esofágica es un tanto lenta (10 a 15 s). Las contracciones peristálticas generan una onda de presión positiva que impulsa el bolo desde el EES hacia el estómago, de la misma manera que una ola en el océano lleva a un surfista a la costa (fig. 30-7). El esófago es inusual porque el tercio proximal está revestido con músculo esquelético bajo control motor somático, mientras que los dos tercios distales lo están con músculo liso controlado por el plexo mientérico (sistema nervioso entérico [SNE]; *véase* 29·III·A). El **esfínter esofágico inferior** (**EEI**), que también está compuesto de músculo liso, se abre de modo reflexivo por delante del bolo para permitir la entrada al estómago. Los cambios en el tono del esfínter son mediados por ACh, **óxido nítrico** (**NO**) y **péptido intestinal vasoactivo** (**PIV**). Si la primera onda de presión no se lleva el alimento (**peristalsis primaria**), podrían iniciarse ondas repetitivas (**peristalsis secundaria**). Estas últimas están restringidas a las capas de músculo liso y mediadas por reflejos del SNE locales.

Aplicación clínica 30-2: enfermedad de reflujo gastroesofágico

El reflujo del contenido gástrico hacia el esófago es normal durante el eructo, por ejemplo, pero por lo regular se contrarresta con peristaltismo secundario, y la exposición esofágica es corta. En la **enfermedad por reflujo gastroesofágico** (**ERGE**), la disfunción del esfínter esofágico inferior (EEI; p. ej., disminución del tono del EEI o hernia hiatal) provoca eventos de reflujo prolongados o repetidos y puede inducir esofagitis y daño inflamatorio de la mucosa. Si la exposición es crónica, puede ocurrir remodelación esofágica (esófago de Barrett), lo que predispone a los pacientes a desarrollar adenocarcinoma esofágico.

Sexo biológico y envejecimiento 30-1: sistema nervioso entérico

Los trastornos de la motilidad GI, como la disfagia, el reflujo gastroesofágico, el estreñimiento y la incontinencia fecal son comunes en los adultos mayores. Aunque estas afecciones pueden atribuirse en parte a la atrofia del músculo liso y el adelgazamiento del esfínter, también se producen alteraciones en el momento y la coordinación del peristaltismo y los reflejos de esfínteres, lo que sugiere que la función del sistema nervioso entérico (SNE) está afectada. En el esófago el número de células ganglionares mientéricas disminuye hasta en 60% a los 70 años de edad. El plexo mientérico coordina la peristalsis. La amplitud de la contracción muscular también se reduce, lo que perjudica la eliminación del reflujo ácido. En el colon, el número de células ganglionares del plexo mientérico disminuye ~40% entre las edades de 20 y 65 años. Debido a la presencia de una reserva funcional de neuronas del SNE, una pérdida directa de neuronas no es necesariamente la causa, pero es muy probable que la función reducida del SNE sea un factor que contribuye en la etiología del estreñimiento.

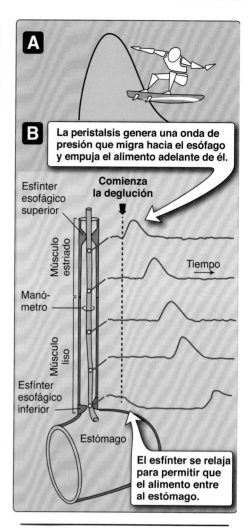

Figura 30-7.
Peristalsis esofágica.

IV. ESTÓMAGO

La cantidad de material ingerido durante una comida suele exceder la capacidad del intestino para procesar sólidos, por lo que los alimentos deben almacenarse de forma temporal hasta que puedan pasar al intestino delgado a una velocidad optimizada para la digestión y la absorción. El almacenamiento de alimentos es una de las funciones principales del estómago. Este también esteriliza los alimentos, agrega fluidos y enzimas digestivas, y luego tritura y agita la mezcla para producir **quimo** (un líquido semisólido que contiene alimentos digeridos de manera parcial) para el suministro medido al duodeno.

A. Anatomía funcional

El estómago se puede dividir en tres grandes áreas anatómicas: el **fondo**, el **cuerpo** y el **antro** (fig. 30-8). La estructura general de la pared del estómago es similar a la observada en el resto del tracto gastrointestinal (*véase* fig. 29-2), pero la mucosa contiene numerosas invaginaciones denominadas **criptas gástricas** (fig. 30-9). La base de una cripta se abre sobre una **glándula gástrica** tubular, que contiene una región del cuello largo y una base corta (fondo). El cuello está recubierto con **células mucosas del cuello**, que secretan moco. La base contiene **células principales**, que producen pepsinógeno y lipasa gástrica. Dispersas por toda la glándula gástrica están las **células parietales** (**células oxínticas**), que secretan ácido y factor intrínseco, y las células enteroendocrinas que producen gastrina (**células G**) o somatostatina (**células D**; *véase* tabla 29-2). Existen diferencias regionales en la secreción gástrica. El estómago proximal secreta sobre todo H^+, HCO_3^- (producto de las células epiteliales de la superficie), moco, enzimas y factor intrínseco, mientras que el estómago distal ante todo secreta hormonas.

B. Almacenamiento

Entre comidas, el estómago proximal tiene un tono de reposo bastante alto. La distensión del esófago distal por la comida entrante desencadena la **relajación receptiva**, un reflejo vagovagal que provoca una disminución pasiva en el tono muscular, lo que permite que los alimentos inge-

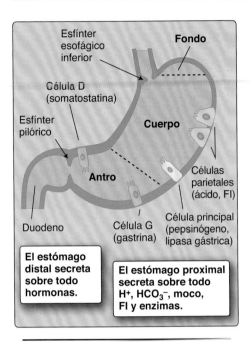

Figura 30-8.
Anatomía del estómago. FI = factor intrínseco.

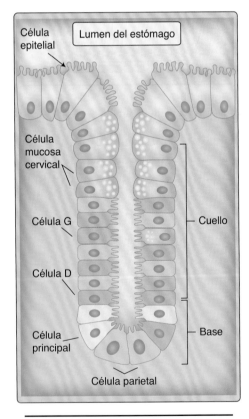

Figura 30-9.
Estructura de la glándula gástrica.

ridos se acumulen sin aumentar la presión gástrica. La relajación está mediada por la liberación de NO y PIV de las terminales nerviosas vagales. La acumulación de alimentos también es posible debido al **acomodamiento** gástrico, una relajación refleja mediada de manera local por el SNE. El estómago proximal tiene una musculatura escasa relativa, por lo que la comida se acumula en capas y permanece intacta, al igual que las capas de basura en un vertedero. El estómago promedio puede acomodar ~1.5 L de comida.

C. Motilidad

El estómago distal es muscular y se especializa en mezclar, batir y triturar. Las contracciones son iniciadas por las **células intersticiales de Cajal (CIC)**, que generan corrientes de marcapaso (**ondas lentas**) que estimulan las capas del músculo liso.

1. **Marcapasos:** las CIC se encuentran en el cuerpo y antro del estómago, además de todo el intestino delgado. Sus cuerpos celulares se localizan entre las capas musculares longitudinales y circulares, y extienden procesos que contactan las CIC adyacentes y las fibras musculares lisas para formar una red poco definida. Las uniones de comunicación permiten que señales eléctricas y químicas se propaguen entre las CIC y las fibras musculares. Las CIC ubicadas a la mitad del estómago funcionan como marcapasos que generan una onda lenta una vez cada ~10 s. La despolarización está mediada por la afluencia de Ca^{2+} a través de canales Ca^{2+} tipo T y sostenida por el flujo de Cl^- a través de ANO1 (un canal Cl^- dependiente de Ca^{2+}). Las ondas lentas inician una contracción una vez cada ~20 s. La amplitud y la duración de la onda lenta disminuyen por la liberación de noradrenalina (NA) de las neuronas del SNS y aumentan debido al estiramiento mecánico y la ACh liberada por el SNPS y las neuronas entéricas.

2. **Molino gástrico:** las ondas de contracción se propagan a ~2.5 mm/s desde el cuerpo hacia el antro, y empujan el contenido del estómago hacia el píloro. Sin embargo, el esfínter pilórico se contrae y cierra antes de la ola. La onda de contracción se acelera hasta ~7 mm/s en el antro, corre por delante del contenido del estómago y luego se detiene cerca del esfínter a ~6 mm. Ahora la contracción antral empuja el contenido del estómago hacia atrás, hacia el cuerpo (**retropulsión**). Estos movimientos serán familiares para los residentes de la costa y para cualquiera que haya visto las olas del océano rodar en una caleta, llegar a la playa y luego retroceder. Las ondas gástricas repetitivas muelen los alimentos en trozos más pequeños (el molino gástrico), de la misma manera que las olas del mar reducen las rocas a pequeñas piedras y las piedras a arena. Los movimientos gástricos también ayudan a mezclar y batir los alimentos con las secreciones gástricas. El vaciado gástrico suele tomar cerca de 3 h, que es el tiempo requerido para reducir los alimentos a trozos lo bastante pequeños para pasar a través del esfínter pilórico hacia el duodeno (< 2 mm). Los líquidos pasan por el estómago con relativa rapidez. La tasa de vaciado gástrico está influenciada en gran medida por la composición del quimo que ingresa al duodeno, mediada por quimiorreceptores duodenales, mecanorreceptores y vías reflejas locales. El vaciado es más lento tras una comida alta en grasas.

3. **Función de limpieza:** cuando está vacío, el estómago se inactiva. Una vez cada 90 a 120 min, una serie de contracciones (**complejos de motilidad migratoria [CMM]**) migra a través del estómago, el píloro y todo el intestino delgado. El esfínter pilórico se dilata por completo durante

el paso de un CMM, por lo que las partículas mayores de 2 mm (p. ej., granos de maíz, monedas ingeridas por accidente y bloques de juguete) se expulsan del estómago hacia el intestino grueso, junto con bacterias intestinales, secreciones y células epiteliales desprendidas. Los CMM inician por la liberación de motilina de las células M duodenales.

D. Secreción de ácido

El pH del estómago entre comidas se mantiene a ~1.0 a 2.5. El ácido gástrico tiene dos funciones principales. Primero, matar la mayoría de las bacterias ingeridas junto con los alimentos y, segundo, desnaturalizar a las proteínas para ayudar a su digestión. El ácido es producido por las células parietales.

1. **Vía secretora:** el ácido se genera a partir de H_2O y CO_2, facilitados por la anhidrasa carbónica, y luego se bombea al lumen gástrico por una H^+-K^+ ATPasa apical (fig. 30-10). Un canal de K^+ en la membrana apical asegura que el lumen gástrico contenga el K^+ necesario para el intercambio de H^+-K^+. HCO_3^- sale de la célula parietal a través de un intercambiador de aniones basolateral (AE2), que de forma simultánea proporciona Cl^- para la secreción en el estómago a través del CTFQ para producir ácido clorhídrico (HCl^-). La entrada de Cl^- también puede ser facilitada por un cotransportador basolateral de Na^+-K^+-$2Cl^-$ (NKCC1) y un intercambiador de Cl^- SLC26A7. La secreción de ácido gástrico aumenta durante una comida, lo que provoca un incremento de la secreción de HCO_3^- a través de la membrana basolateral ("marea alcalina posprandial") que hace que el espacio intersticial se vuelva ligeramente básico.

2. **Vías reguladoras:** la secreción ácida está regulada en gran medida, e involucra múltiples vías de control de prealimentación y retroalimentación (fig. 30-11). Las células parietales contienen numerosos orgánulos vesiculares subapicales (**tubulovesículas**) que contienen la H^+-K^+ ATPasa y los diversos canales iónicos necesarios para la secreción de ácido. Cuando la célula parietal es estimulada por un secretagogo, las vesículas se fusionan con las cánulas apicales e insertan bombas de protones en la membrana apical.

   a. **Prealimentación:** los alimentos que ingresan al estómago suelen tener un pH neutro y amortiguan la pequeña cantidad de ácido presente en el estómago entre comidas. Por lo tanto, comer estimula la secreción de ácido gástrico para restaurar el ambiente ácido. La ACh, la gastrina y la histamina promueven la secreción de ácido a través de las vías del segundo mensajero que convergen en la expresión de H^+-K^+ ATPasa. La ACh se libera de las terminaciones nerviosas vagales y se une a un receptor ACh muscarínico M_3 que se acopla a través de G_q y fosfolipasa C a la vía de señalización IP_3. El diacilglicerol activa la proteína cinasa C, que aumenta la actividad H^+-K^+ ATPasa. La gastrina se une a un receptor de gastrina CCK_2, que también se acopla a G_q. La histamina actúa a través de un receptor H_2 que se acopla a G_s, que activa la ruta de señalización de AMPc y la proteína cinasa A. [**Nota:** la ruta de la histamina es dominante. La ACh y la gastrina aumentan las acciones de histamina para producir un incremento neto en la producción de ácido que excede la suma de sus acciones individuales (**potenciación**).]

   b. **Retroalimentación:** la somatostatina y las prostaglandinas (PG) inhiben la producción de ácido. Las células D se localizan en la mucosa del estómago y liberan somatostatina en respuesta al pH bajo del estómago. El receptor de somatostatina se acopla a G_i, lo

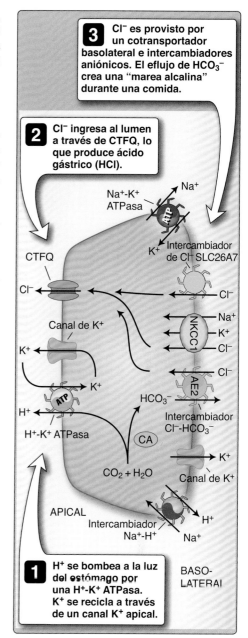

Figura 30-10.
Secreción parietal de células H^+.
AE2 = intercambiador aniónico;
CA = anhidrasa carbónica;
CTFQ = canal de cloro regulador de conductancia de fibrosis quística;
NKCC1 = cotransportador Na^+-K^+-$2Cl^-$.

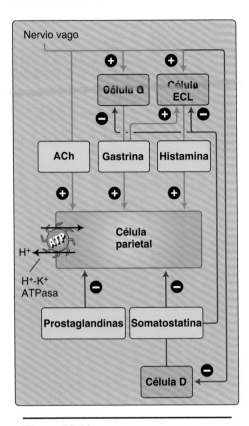

Figura 30-11.
Control de la secreción de ácido. ECL = célula semejante a enterocromafines.

que inhibe la vía de señalización de AMPc. Las PG también inhiben la producción de ácido a través de G_i.

3. **Fases de la secreción de ácido:** la prominencia de la vía reguladora cambia con la fase digestiva.

    a. **Fase cefálica:** la **fase cefálica** de la secreción de ácido se desencadena por el pensamiento, la vista, el olfato y el sabor de los alimentos y explica ~40% de la secreción total de ácido. Esta fase está mediada ante todo por el nervio vago y la ACh. Esta última estimula la producción de H^+ a través de efectos directos sobre las células parietales, además de la liberación de histamina de las células **semejantes a las enterocromafines (ECL)** y la liberación de gastrina de las células G (las terminales vagales que hacen sinapsis con células G liberan péptido liberador de gastrina en lugar de ACh). La gastrina no sólo estimula la actividad celular parietal de modo directo, sino que también lo hace de forma indirecta al unirse a las células ECL y estimular la secreción de histamina. Al mismo tiempo el nervio vago facilita la secreción de gastrina e histamina al inhibir la liberación de somatostatina de las células D. La somatostatina suele inhibir la actividad secretora de células G y ECL. El nervio vago también aumenta la secreción de moco para ayudar a proteger el revestimiento del estómago del H^+.

    b. **Fase gástrica:** la fase gástrica explica ~50% de las secreciones gástricas y se activa por la distensión de la pared gástrica. La distensión es detectada por los aferentes vagales e incrementa la actividad eferente vagal para aumentar la secreción de ácido (un **reflejo vagovagal**). La distensión también activa los reflejos entéricos locales. La llegada de alimentos al estómago también es detectada por las células G, que liberan gastrina en respuesta a aminoácidos y proteínas digeridas de forma parcial.

    c. **Fase intestinal:** la fase intestinal explica ~10% de las secreciones gástricas. Los aminoácidos y péptidos digeridos de forma parcial que ingresan al intestino delgado estimulan las células G del duodeno. La retroalimentación negativa durante la fase intestinal es proporcionada por la liberación de péptido insulinotrópico dependiente de glucosa de las células K duodenales, el cual inhibe la secreción de ácido.

E. Jugo gástrico

Entre comidas, el estómago produce pequeñas cantidades de jugo gástrico que contienen NaCl, HCl y K^+. El NaCl es secretado por células no parietales, cuya actividad no está influenciada por la ingesta de alimentos. La ingestión de alimentos hace que la tasa de secreción aumente a ~2 L/día, con la contribución relativa de las células parietales a la composición del fluido que incrementa y aquella de las células no parietales que disminuye (fig. 30-12)

F. Enzimas gástricas y factor intrínseco

Las células principales secretan lipasa gástrica y pepsinógeno. La lipasa gástrica tiene un pH bajo óptimo (3 a 6). Esta se dirige a los triacilgliceroles, y escinde los ácidos grasos del esqueleto de glicerol para dejar los diacilgliceroles (*véase* 31·II·E·2). Representa hasta 30% de la digestión lipídica GI total. El pepsinógeno es una proenzima inactiva estimulada por un pH bajo para producir pepsina, una endopeptidasa. La pepsina atraviesa los aminoácidos aromáticos y tiene un pH óptimo de entre 1

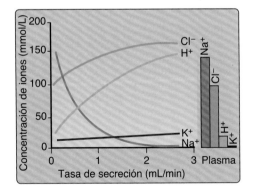

Figura 30-12.
Cambios en la composición del jugo gástrico con la tasa de flujo.

y 3; se desactiva en el duodeno una vez que el pH aumenta a > 3.5. El factor intrínseco es el único producto secretor gástrico esencial. Facilita la absorción de vitamina B_{12} en el íleon (*véase* 31·II·F·1).

G. Barrera de la mucosa gástrica

El estómago produce varias sustancias en extremo corrosivas (es decir, ácido y enzimas) que requieren que la mucosa erija una barrera para protegerse, tanto durante la secreción como al digerir una comida. El epitelio gástrico se especializa en la protección de dos maneras. Primero, la membrana apical es impermeable al H^+, lo que evita la difusión de regreso durante la secreción de ácido. Las uniones compactas entre las células adyacentes también son muy resistentes al reflujo de H^+. El epitelio también crea una capa mucosa protectora de uso general. El recubrimiento tiene < 1 mm de espesor, pero las células epiteliales de la superficie secretan HCO_3^- debajo de este, que mantiene un ambiente neutral en la superficie epitelial, aunque el pH luminal del estómago pueda ser < 1.0. El pH neutro también inactiva cualquier pepsina que pueda volver a difundirse desde el lumen.

Aplicación clínica 30-3: úlceras gástricas

La barrera de la mucosa gástrica protege el revestimiento estomacal contra el ácido y las enzimas de manera tan efectiva que las úlceras gástricas son raras bajo condiciones fisiológicas. Las úlceras están asociadas con el uso de antiinflamatorios no esteroides (AINE) y la infección por *Helicobacter pylori*. Los AINE inhiben la síntesis de prostaglandinas que ayudan a mantener la capa mucosa. *H. pylori* está bien adaptado para habitar la capa con alto contenido en HCO_3^- que protege la superficie de la mucosa. Aquí, la bacteria interrumpe las uniones estrechas e invade el epitelio, lo que provoca daño inflamatorio y ulceración. De no tratarse, las úlceras pueden perforar el revestimiento gástrico, como se muestra. El tratamiento consiste en erradicar *H. pylori* y un inhibidor de H^+-K^+ ATPasa para disminuir la secreción de ácido durante la curación.

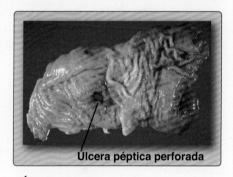

Úlcera péptica perforada

Úlcera gástrica.

Resumen del capítulo

- La boca corta, muele y lubrica los alimentos con secreciones de tres glándulas salivales: **sublingual, submandibular** y **parótida**. La saliva lubrica la comida y comienza la digestión.

- Las secreciones salivales son controladas por los sistemas nerviosos simpático y parasimpático, y conllevan un proceso de dos pasos: primero, las células acinares secretan NaCl y agua hacia el lumen del conducto. A continuación, las células ductales reabsorben Na^+ y Cl^- y secretan K^+ y HCO_3^- para formar un líquido hipotónico acuoso.

- El esófago transporta el alimento de la boca al estómago. La **deglución** mueve el alimento desde la boca por el esfínter esofágico superior, y después al estómago por **peristalsis esofágica**.

- El estómago almacena el alimento (por medio de relajación receptora y **acomodación**), lo muele y lo mezcla con las secreciones gástricas. Los movimientos de molienda y mezcla son facilitados por las ondas lentas iniciadas por las **células intersticiales de Cajal**, que actúan como un marcapasos gástrico.

- Las secreciones gástricas incluyen electrolitos, agua, mucosa de las **células mucosas del cuello,** pepsinógeno de las **células principales**, y factor intrínseco y H^+ de las **células parietales.**

- La regulación de la secreción de H^+ ocurre a nivel de la expresión de H^+K^+ ATPasa de las células parietales. La **ACh** de los nervios, la **gastrina** de las células G y la **histamina** de las células semejantes a enterocromafines incrementan la secreción, mientras que la **somatostatina** de las células D y las **prostaglandinas** la disminuyen.

31 Intestino delgado e intestino grueso

I. GENERALIDADES

El estómago licúa y mezcla los alimentos para producir una suspensión semi-sólida llamada **quimo**. La tarea del siguiente compartimiento intestinal (el **intestino delgado**; fig. 31-1) es reducir, desde el punto de vista enzimático, las partículas pequeñas, las gotas de lípidos emulsionados y las macromoléculas dentro del quimo a formas más simples (p. ej., **aminoácidos**, **glucosa** y **ácidos grasos de cadena corta** [**AGCC**]) que el epitelio intestinal puede absorber. La absorción implica el desvío de recursos considerables. Considérese, por ejemplo, que absorber los 55 g de azúcar contenidos en un pedazo de pastel de chocolate implica ¡transportar 96 763 261 670 420 700 000 000 (casi 97 sextillones) de moléculas de glucosa y un número similar de moléculas de fructosa (el otro producto de la digestión de sacarosa)! Una vez que la digestión y la absorción se han completado, los desechos alimenticios se transfieren al compartimiento final (**intestino grueso**). El ciego y el colon forman un recipiente de fermentación en el que las bacterias descomponen la fibra dietética no digerible para liberar AGCC. El colon absorbe estos sustratos energéticos, junto con el agua. El colon distal también almacena y deseca los desechos (heces) hasta que se puedan eliminar del cuerpo.

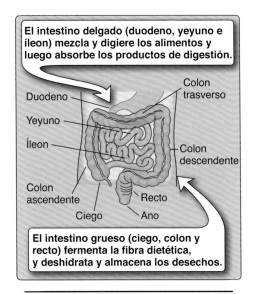

El intestino delgado (duodeno, yeyuno e íleon) mezcla y digiere los alimentos y luego absorbe los productos de digestión.

Colon trasverso
Duodeno
Yeyuno
Íleon
Colon descendente
Colon ascendente
Recto
Ciego
Ano

El intestino grueso (ciego, colon y recto) fermenta la fibra dietética, y deshidrata y almacena los desechos.

Figura 31-1.
Intestinos.

II. INTESTINO DELGADO

El intestino delgado es el segmento más largo del tracto gastrointestinal (GI) con ~6 m. Comprende tres segmentos funcionales: **duodeno** (~0.3 m), **yeyuno** (~2.3 m) e íleon (~3.4 m). La digestión y la absorción están facilitadas por pliegues circulares (pliegues de Kerckring), vellosidades (proyecciones epiteliales similares a dedos) y microvellosidades (especializaciones de membrana apical) que amplifican la superficie epitelial de ~2.5 a ~400 m^2. Las microvellosidades se parecen a las cerdas de un pincel, por lo que se dice que el epitelio intestinal posee un **borde en cepillo** (fig. 31-2).

A. Motilidad y mezcla

Durante la digestión de los alimentos, el intestino delgado realiza contracciones de **segmentación** que agitan los alimentos de un lado a otro para reducir aún más el tamaño de las partículas y mezclarlas con las secreciones del epitelio intestinal, el páncreas y la vesícula biliar (*véase* cap. 32). Al igual que en el estómago, las contracciones son iniciadas por ondas lentas generadas por las **células intersticiales de Cajal**. Sin embargo, a diferencia del estómago, las ondas lentas no provocan contracciones a menos que crucen un umbral para la formación del potencial de acción.

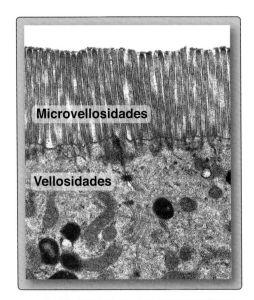

Microvellosidades

Vellosidades

Figura 31-2.
Vellosidades y microvellosidades.

Las ondas intestinales lentas también son dos veces más frecuentes comparadas con las del estómago (~12 ciclos/min). La frecuencia de onda lenta aumenta por la activación parasimpática y se reduce con la activación simpática. Durante el ayuno, las contracciones ocurren con poca frecuencia e involucran segmentos intestinales cortos. Una vez cada 90 a 120 min, los **complejos de motilidad migratoria** (**CMM**) crean una onda peristáltica que se extiende a lo largo del intestino delgado para eliminar las secreciones intestinales y las partículas residuales de alimentos. Los CMM comienzan en el estómago o el duodeno y son iniciados por la hormona peptídica **motilina**. Comer desestabiliza estos complejos para favorecer las contracciones de segmentación.

B. Secreciones

El intestino delgado secreta ~1 L de líquido y moco al día. El moco ayuda a lubricar el quimo, facilita la mezcla y protege la superficie epitelial. El intestino delgado también contiene células enteroendocrinas que secretan **colecistocinina** (**CCK**), **secretina** y **péptido insulinotrópico dependiente de glucosa** (*véase* tabla 29-2).

C. Digestión y absorción de carbohidratos

Los carbohidratos son una importante fuente de sustrato energético para activar el metabolismo, y producen ~4 kcal/g. Estos compuestos entran en varias formas (p. ej., almidón, fibra de la dieta), pero todos ellos deben descomponerse en monosacáridos (glucosa, galactosa y fructosa) antes de que puedan ser absorbidos por el epitelio intestinal.

1. **Digestión del almidón:** el almidón comprende una cadena de moléculas de glucosa. La **amilosa** es una cadena lineal de glucosa unida por enlaces α1,4. La **amilopectina** es un almidón que contiene ramas unidas por enlaces α1,6. El almidón es digerido por la enzima pancreática **amilasa pancreática**, pero solo puede romper los enlaces internos 1,4 α para producir maltosa, maltotriosa, oligómeros de glucosa y dextrina de límite α (fig. 31-3). Los oligo- y disacáridos entonces reducen estos productos de la digestión a monosacáridos.

2. **Digestión de oligosacáridos y disacáridos:** oligosacáridos y disacáridos se reducen a monosacáridos mediante cuatro **disacaridasas** con borde en cepillo (tabla 31-1). Su asociación de membrana significa que sus productos de digestión se liberan cerca de los transportadores responsables de absorber estos productos a través de la membrana apical. Por ejemplo, la descomposición de la lactosa en glucosa y galactosa es facilitada por la lactasa, que se localiza muy cerca de los transportadores responsables de la absorción de glucosa y galactosa (fig. 31-4).

3. **Fibra de la dieta:** esta incluye sus formas **soluble** (p. ej., pectina) e **insoluble** (p. ej., celulosa; tabla 31-2). La fibra procedente de la dieta contiene enlaces que las enzimas del cuerpo humano no son capaces de romper. Por ejemplo, la celulosa contiene enlaces de glucosa lineales 1,4 β que ni las amilasas salivales o las pancreáticas pueden alterar. Puesto que la fibra de la dieta no puede digerirse y absorberse, esta termina en el colon, donde impulsa la fermentación bacteriana del colon o aumenta el volumen de las heces. Este mayor volumen puede ser beneficioso porque incrementa la motilidad intestinal y la frecuencia de defecación.

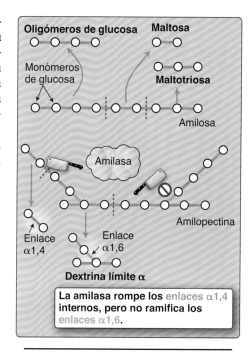

Figura 31-3.
Digestión de carbohidratos.

Tabla 31-1: Disacaridasas enlazadas a la membrana

Enzima	Sustrato(s)	Producto(s)
Glucoamilasa	Maltosa y maltotriosa	Glucosa
Isomaltasa	Dextrinas límite α, maltosa y maltotriosa	Glucosa
Lactasa	Lactosa	Glucosa y galactosa
Sacarasa	Maltosa, maltotriosa y sacarosa	Glucosa y fructosa

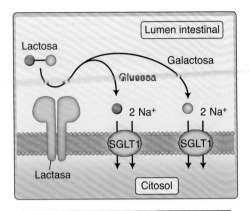

Figura 31-4.
Relación entre lactasa y transportadores de glucosa dependientes de sodio (SGLT1).

Tabla 31-2: Clasificaciones de la fibra procedente de la dieta

Tipos	Solubilidad
Celulosa	Insoluble
Hemicelulosa	Insoluble
Lignina	Insoluble
Gomas	Soluble
Pectinas	Soluble

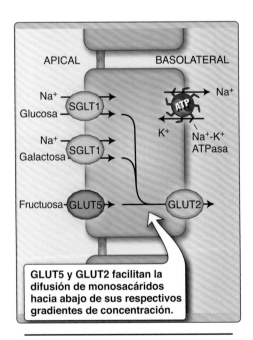

GLUT5 y GLUT2 facilitan la difusión de monosacáridos hacia abajo de sus respectivos gradientes de concentración.

Figura 31-5.
Transporte de los monosacáridos apical y basolateral. GLUT2 y 5 = miembros de la familia de transportadores de glucosa; SGLT1 = transportador 1 de glucosa dependiente de sodio.

Aplicación clínica 31-1: intolerancia a la lactosa

La lactosa es una fuente importante de carbohidratos en los lactantes, pero la expresión de lactasa disminuye tras el destete en la mayoría de los grupos étnicos (los caucásicos de ascendencia del norte de Europa son la principal excepción), lo que puede provocar intolerancia a la lactosa. Esto es un síndrome de malabsorción. Los síntomas son causados por la lactosa que pasa sin digerir a través del intestino delgado y entra al intestino grueso, donde las bacterias intestinales la descomponen en ácidos grasos de cadena corta y H_2. Si la carga de lactosa ingerida es excesiva, el gas hidrógeno provoca hinchazón, flatulencia y dolor abdominal. La lactosa sin digerir provoca diarrea osmótica. Las personas con afecciones que deterioran la digestión de la lactosa (p. ej., enfermedad intestinal inflamatoria) son en particular propensas a la intolerancia a la lactosa. Esta se puede evaluar con una prueba de lactosa oral de 50 g, seguido de vigilancia de los síntomas de intolerancia, una prueba de aliento con H_2 o al revisar la aparición de productos de digestión de lactosa (glucosa y galactosa) en la sangre. Evitar la lactosa dietética o usar una preparación de lactasa disponible de forma comercial es de gran ayuda.

4. **Absorción de monosacáridos:** la glucosa, la galactosa y la fructosa son hidrofílicas, por lo que se necesitan transportadores para absorberlas a través del epitelio intestinal.

   a. **Transporte de la membrana apical:** el **SGLT1** (gen *SLC5A1*), un cotransportador de glucosa dependiente de Na^+, transporta la glucosa y la galactosa a través de la membrana apical. La Na^+-K^+ ATPasa basolateral proporciona la fuerza impulsora para el transporte de glucosa activo secundario contra un gradiente de concentración de glucosa. La absorción de fructosa ocurre por difusión facilitada a través de GLUT5 (gen *SLC2A5*), un transportador de la familia de la glucosa.

   b. **Transporte de la membrana basolateral:** el transporte a través de la membrana basolateral es facilitado por GLUT2 (gen *SLC2A2*) y GLUT5. El GLUT2 transporta tanto glucosa como galactosa y GLUT5 transporta fructosa. A continuación, los monosacáridos entran en la circulación portal.

D. Digestión y absorción de proteínas

Las proteínas se utilizan sobre todo como unidades de construcción para reensamblarlas dentro de otras proteínas, aunque también pueden usarse para producir energía ($\sim$4 kcal/g) durante el ayuno. Una pequeña cantidad de proteínas y péptidos es absorbida vía fagocitosis a través de las membranas apicales de los enterocitos y las células inmunitarias especializadas de la mucosa (células M). La mayor parte de las proteínas se descompone en aminoácidos y oligopéptidos para facilitar la absorción. La digestión de proteínas comienza con la pepsina en el estómago y continúa en el intestino delgado por varias proteasas pancreáticas y de borde en cepillo.

1. **Digestión:** el páncreas segrega cinco proteasas como proenzimas que se activan en el intestino delgado. Tres endopeptidasas (**tripsina, quimotripsina** y **elastasa**) descomponen las proteínas en oligopéptidos que

contienen seis o menos aminoácidos. Dos exopeptidasas (**carboxipeptidasa A** y **B**) separan los aminoácidos de los oligopéptidos (fig. 31-6). Alrededor de 70% del total de proteínas se reduce a oligopéptidos y ~30% en aminoácidos únicos. Las proteasas también se digieren entre sí, por lo que la actividad luminal disminuye de forma rápida una vez que las enzimas se activan. Peptidasas de borde en cepillo (p. ej., enterocinasa y aminopeptidasa) descomponen pequeños péptidos y oligopéptidos en aminoácidos individuales.

2. **Absorción:** los aminoácidos se transportan a través de la membrana apical mediante diferentes clases de cotransportadores con especificidades de sustrato variables. Los dipéptidos y los tripéptidos se transportan a través de la membrana apical por medio de un **cotransportador H$^+$-oligopéptido** (**PepT1**; gen *SLC15A1*) que usa un gradiente transmembrana H$^+$ para potenciar la absorción. Los péptidos luego se descomponen en aminoácidos individuales a través de las peptidasas citosólicas (fig. 31-7). El transporte a través de la membrana basolateral ocurre por difusión facilitada mediante tres o más transportadores de aminoácidos diferentes.

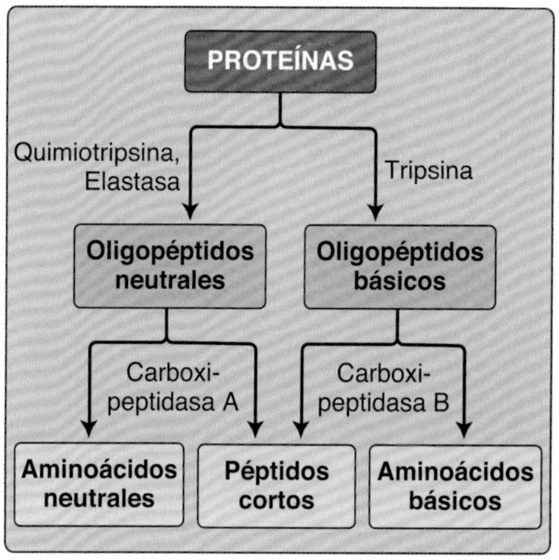

Figura 31-6.
Digestión de proteínas y péptidos.

E. Digestión y absorción de lípidos

Los lípidos son más densos desde el punto de vista calórico (~9 kcal/g) que los carbohidratos o las proteínas y, por lo tanto, representan una fuente importante de sustrato energético. La dieta incluye diferentes tipos de lípidos, pero la mayoría está en forma de triacilgliceroles (TAG; > 90%). Los TAG comprenden tres "colas" de ácidos grasos esterificadas en una cadena principal de glicerol (fig. 31-8A). Otras grasas en la dieta incluyen fosfolípidos, colesterol y ácidos grasos libres (AGL). Los TAG son insolubles en agua, por lo que extraerlos del quimo (que es acuoso) requiere que estos se descompongan en AGL más pequeños y 2-monoacilglicerol (2-MAG). El primer paso en el desensamble de lípidos es la emulsificación.

1. **Emulsificación:** proceso mediante el cual los aceites se descomponen de forma mecánica en pequeñas gotas. Al igual que el aceite de oliva se bate con el vinagre para formar una emulsión conocida como vinagreta, los movimientos de masticación (boca) y batido (estómago e intestino delgado) emulsionan los lípidos de la dieta. El propósito de la emulsificación es aumentar la superficie lipídica neta disponible para las lipasas. Durante la emulsificación, las gotas de lípidos se recubren de forma inevitable con otros componentes alimenticios y ácidos biliares, lo que evita que las gotas se formen de nuevo.

2. **Digestión:** la digestión de los lípidos empieza en la boca con la **lipasa lingual,** pero no en cantidades fisiológicas significativas. En el estómago, la **lipasa gástrica** escinde los AGCC (< 6 carbonos de largo),

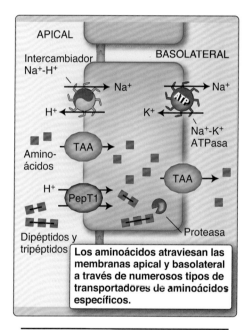

Figura 31-7.
Transportadores de aminoácidos (TAA), dipéptidos y tripéptidos. PepT1 = cotransportador de H$^+$-oligopéptido.

Aplicación clínica 31-2: enfermedad de Hartnup

La **enfermedad de Hartnup** es un trastorno autosómico recesivo provocado por mutaciones en *SLC6A19*, un gen que codifica un cotransportador de aminoácidos neutros dependiente de Na$^+$ que se encuentra en el intestino delgado y el túbulo proximal renal. Las personas afectadas pueden desarrollar síntomas similares a la pelagra (fotosensibilidad, demencia) debido a la deficiencia de triptófano. Este es un precursor de la síntesis de niacina (vitamina B$_3$), por lo que la mutación puede causar una deficiencia de niacina. Rutas alternativas para la absorción de triptófano (es decir, PepT1 y fagocitosis) pueden compensar de forma parcial el defecto de transporte, pero los pacientes suelen requerir suplementos dietéticos de niacina.

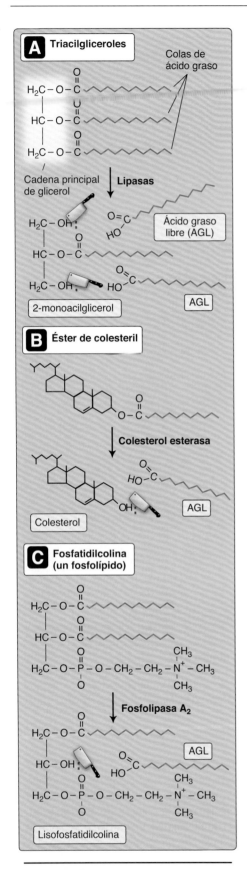

Figura 31-8.
Digestión de lípidos.

los ácidos grasos de cadena media (AGCM; 6-12 carbonos de largo) y algunos ácidos grasos de cadena larga (AGCL) de la cadena principal de los TAG, lo que deja diacilglicerol (DAG). La mayor parte de la digestión de los lípidos se efectúa en el intestino delgado y se ve afectada por las enzimas pancreáticas.

a. **Lipasa pancreática:** el páncreas segrega **lipasa pancreática** en cantidades que superan con creces los requerimientos, lo que maximiza la digestión de TAG. La lipasa pancreática escinde los ácidos grasos (AG) en los carbonos 1 y 3 de los TAG para producir 2-MAG y dos AGL (*véase* fig. 31-8A). La lipasa pancreática está anclada a la superficie de la gota del lípido por la colipasa, un cofactor secretado por el páncreas como procolipasa y activado por la tripsina en el lumen intestinal.

b. **Otras lipasas:** las lipasas gástrica y pancreática solo digieren los TAG. Los ésteres de colesterilo se digieren en colesterol y los AG por la **colesterol esterasa** (*véase* fig. 31-8B). La **fosfolipasa A$_2$** se dirige a los glicerofosfolípidos (p. ej., fosfatidilcolina) para liberar los AG en el carbono 2, dejando los lisofosfolípidos (*véase* fig. 31-8C).

3. **Absorción:** los principales productos de la digestión de lípidos incluyen AGL, 2-MAG, colesterol y lisofosfolípidos. Los AGCC y AGCM son hidrosolubles y se disuelven en el quimo tras su liberación de una gota de lípidos (fig. 31-9). Los AGCL y otros productos de la digestión son menos solubles, y forman discos en forma de monedas llamados **micelas mixtas**. Las micelas tienen un núcleo hidrófobo y un borde hidrófilo que contiene sales biliares y grupos de cabeza de lípidos polares; transportan productos de digestión de lípidos a la membrana apical de los enterocitos.

a. **Absorción apical:** los AGCC y AGCM cruzan con facilidad la membrana apical por difusión. Las capas de las superficies apicales son ácidas en comparación con el quimo, lo que hace que las micelas se dispersen. Los AGCL liberados pueden difundirse de forma directa a través de la membrana apical o ser movidos por transportadores de ácidos grasos o en asociación con **proteínas de unión a ácidos grasos**. 2-MAG y colesterol se absorben por vías similares.

> La proteína Niemann-Pick C1-like 1 (NPC1L1, producto del gen *SLC65A2*) es un portador específico de colesterol que se encuentra en los hepatocitos y los enterocitos del intestino delgado. La inhibición farmacológica de NPC1L1 puede usarse para reducir la absorción de colesterol y disminuir las concentraciones de colesterol circulante en pacientes con dislipidemia.

b. **Absorción basolateral:** los AGCC y los AGCM atraviesan la membrana basolateral por difusión y entran en la circulación portal, donde se unen a la albúmina y se transportan al hígado. Los otros productos del desensamble de lípidos se vuelven a ensamblar (esterificar) en TAG, colesteril éster o fosfolípidos para formar gotas de lípidos. Una capa de proteína (sobre todo apolipoproteína B-48 y otras apolipoproteínas) se agrega como un emulsificador que evita que las gotas se unan, y el paquete derivado (un **quilomicrón**) se exocita a través de la membrana basolateral. Los quilomicrones son demasiado grandes (75-450 µm) para

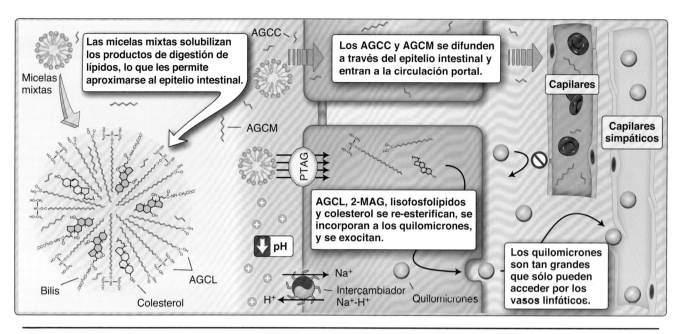

Figura 31-9.
Mecanismos de absorción de lípidos. AGCL = ácidos grasos de cadena larga; AGCM = ácidos grasos de cadena media; AGCC = ácidos grasos de cadena corta; 2-MAG = monoacilglicerol; PTAG = proteína de transporte de ácidos grasos.

pasar a través de las fenestraciones capilares, de modo que, en cambio, ingresan al sistema linfático para su transporte (*véase* fig. 31-9).

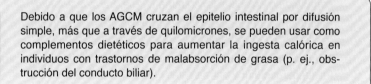 Debido a que los AGCM cruzan el epitelio intestinal por difusión simple, más que a través de quilomicrones, se pueden usar como complementos dietéticos para aumentar la ingesta calórica en individuos con trastornos de malabsorción de grasa (p. ej., obstrucción del conducto biliar).

F. Absorción de vitaminas y minerales

El intestino delgado absorbe numerosos vitaminas y minerales esenciales, resumidos en las tablas 31-3 y 31-4.

1. **Vitaminas:** las vitaminas solubles en grasa (vitaminas A, D, E y K) se absorben de manera similar a los AGCL y se distribuyen en quilomicrones. Las vitaminas solubles en agua, excepto la vitamina B_{12} (cobalamina), son absorbidas por el cotransporte de Na^+. La vitamina B_{12} se absorbe a través de un proceso de cinco pasos. La vitamina B_{12} se ingiere unida a las proteínas de la dieta y se libera por el bajo pH del estómago y la pepsina (paso 1). De inmediato la vitamina se une a la haptocorrina, una glucoproteína producida por las glándulas salivales, que la protege de la desnaturalización por el ácido gástrico (paso 2). Al ingresar al duodeno, las proteasas pancreáticas degradan la haptocorrina, por lo que la vitamina B_{12} ahora se une al factor intrínseco (FI; paso 3). El FI es secretado por las células gástricas parietales, pero no interactúa con la vitamina hasta que llega al intestino delgado. El FI protege a la vitamina B_{12} de la degradación por las proteasas. El complejo FI-vitamina B_{12} se une a un receptor específico expresado por enterocitos ileales y

Tabla 31-3: Función mineral

Mineral	Funciones
Calcio	Huesos y dientes; excitabilidad de la célula; coagulación de la sangre
Cloro	Excitabilidad de la célula
Cobre	Cofactor enzimático; colágeno
Hierro	Metabolismo; enlace de oxígeno; colágeno
Yodo	Síntesis de hormonas
Magnesio	Metabolismo
Fósforo	Huesos y dientes; almacenamiento de energía; señalización celular
Potasio	Excitabilidad de la célula
Sodio	Excitabilidad de la célula
Zinc	Cofactor enzimático

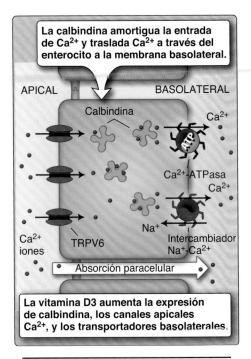

La calbindina amortigua la entrada de Ca²⁺ y traslada Ca²⁺ a través del enterocito a la membrana basolateral.

La vitamina D3 aumenta la expresión de calbindina, los canales apicales Ca²⁺, y los transportadores basolaterales.

Figura 31-10.
Absorción de calcio. TRPV = canal receptor de catión de potencial transitorio (subfamilia V).

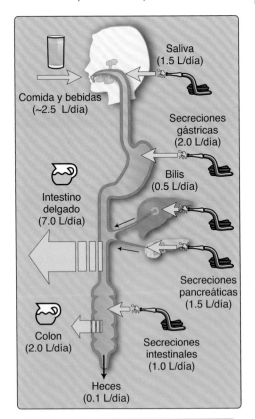

Figura 31-11.
Ingesta, secreción y absorción de líquidos por el tracto GI.

Tabla 31-4: Funciones esenciales de las vitaminas

Vitamina	Solubilidad	Función	Deficiencia
Biotina	Agua	Metabolismo	Desconocida
Folato	Agua	Metabolismo; glóbulos sanguíneos	Anemia
Niacina	Agua	Metabolismo; glóbulos sanguíneos	Pelagra
Ácido pantoténico	Agua	Metabolismo	Desconocida
Rivoflavina	Agua	Metabolismo	Quelosis
Tiamina (B₁)	Agua	Metabolismo	Beriberi
Vitamina A	Grasa	Antioxidante; vista; proteínas	Ceguera
Vitamina B₆	Agua	Metabolismo; glóbulos sanguíneos	Anemia
Vitamina B₁₂	Agua	Metabolismo; glóbulos sanguíneos	Anemia; daño nervioso
Vitamina C	Agua	Colágeno; antioxidante	Escorbuto
Vitamina D	Grasa	Proteínas	Raquitismo; osteomalacia
Vitamina E	Grasa	Antioxidante	Anemia
Vitamina K	Grasa	Glóbulos sanguíneos	Alteraciones de la coagulación

es absorbido por endocitosis (paso 4). Una vez dentro del enterocito, el complejo se disocia y la vitamina B_{12} se une a la cobalamina II para su absorción al cruzar la membrana basolateral y su transporte a través de la circulación portal (paso 5).

2. **Minerales:** la absorción de iones por el intestino delgado se produce de forma paracelular y por distintas vías transcelulares. El Ca^{2+} se absorbe de modo paracelular en todo el intestino delgado, pero el duodeno es el sitio de absorción transcelular regulada y participa en la homeostasis del Ca^{2+} (*véase* 35·IV·D·3). Los principios implicados en la absorción de Ca^{2+} son muy similares a los involucrados en la reabsorción de Ca^{2+} regulada por la hormona paratiroidea por el túbulo contorneado distal renal (*véase* 27·III·C). La absorción a través de la membrana apical ocurre por difusión pasiva mediante un canal TRPV6 Ca^{2+} (fig. 31-10). A continuación, Ca^{2+} se une a la calbindina, que actúa como un amortiguador para mantener bajas las concentraciones intracelulares y alto el gradiente transapical para la difusión de Ca^{2+}. La calbindina también transporta Ca^{2+} a través de la membrana basolateral y es transportada al intersticio por una Ca^{2+}-ATPasa y un intercambiador de Ca^{2+}-Na^+. La vitamina D_3 aumenta los niveles de expresión de todos los componentes de la vía.

G. Absorción de agua

Se ingieren 2.0 a 2.5 L de agua al día (bebidas y agua contenida en los alimentos; fig. 31-11). Las secreciones salivales, gástricas, pancreáticas, biliares y GI vierten otros 7 L de líquido en el lumen gastrointestinal. La mayor parte de esto (~80%) se reabsorbe en el intestino delgado. La reabsorción ocurre en gran medida de manera paracelular en respuesta a gradientes osmóticos creados por la absorción de solutos.

III. INTESTINO GRUESO

El intestino grueso está compuesto por el ciego; el colon ascendente, transverso, descendente y sigmoides; el recto y el ano (fig. 31-12). La digestión y absorción de alimentos en esencia se completa cuando el contenido intestinal se mueve al colon, por lo que la función principal del colon es recuperar el agua restante y almacenar las heces hasta que se eliminen del tracto GI (**defecación**).

A. Motilidad

Los desechos ingresan al colon a través del **esfínter ileocecal**, que actúa como una válvula unidireccional entre el íleon y el ciego (*véase* fig. 31-12). Los desechos son propulsados a través del esfínter por contracciones peristálticas y facilitados por la relajación del esfínter, desencadenada por la distensión e irritación ileales (estimulación de aferentes químicos). El esfínter ileocecal también se relaja, y el íleon se contrae de forma peristáltica justo después de una comida, una respuesta conocida como **reflejo gastroileal**. Este reflejo tal vez esté regulado por la gastrina y CCK. La distensión del ciego al entrar los desechos inhibe el peristaltismo y contrae el esfínter para evitar el flujo de regreso al íleon.

1. **Haustración y movimientos de masa:** la tarea del colon es recuperar la mayoría de los ~2 L restantes de agua de las heces, lo que lo vuelve semisólido. La recuperación se ve facilitada por las contracciones de segmentación periódicas de 12 a 60 s que agitan los desechos y aumentan el contacto entre el contenido intestinal y el epitelio. Las contracciones de segmentación dividen el intestino delgado en una serie de pequeñas bolsas (**haustras**), lo que da al intestino grueso una apariencia característica de cuentas en los estudios de imagen (fig. 31-13). Alrededor de una a tres veces al día, las contracciones de segmentación cesan y una fuerte onda peristáltica impulsa el contenido intestinal hacia el ano ~20 cm (**movimientos de masa**).

2. **Recto y canal anal:** el recto suele estar vacío, en parte porque las contracciones de segmentación en el colon distal tienden a retrasar el movimiento hacia adelante, pero también porque las contracciones rectales retrógradas obligan a la materia fecal a regresar al colon. Por lo regular, el canal anal se cierra por contracción tónica del esfínter anal interno (EAI) y el esfínter anal externo (EAE). El EAI está compuesto de músculo liso; el EAE de músculo esquelético que está bajo el control somático del nervio pudendo (fig. 31-14). Un movimiento de masa colónica fuerza las heces hacia el recto y desencadena la necesidad de defecar (un "llamado a defecar").

   a. **Reflejo recto-esfintérico:** el **reflejo recto-esfinterérico** es un reflejo medular provocado por la distensión rectal. Los aferentes sensoriales rectales viajan en el nervio esplácnico pélvico. El recto se contrae y el EAI se relaja de manera reflexiva, mediado por eferentes pélvicos parasimpáticos esplácnicos. El EAE aumenta de forma reflexiva el tono para evitar la eliminación. La apertura del canal anal permite tomar muestras del contenido rectal mediante un área sensorial anal para determinar su composición (p. ej., sólido *versus* gas) y liquidez. Si la defecación es inconveniente, el EAE permanece contraído de forma voluntaria y, por lo regular, la eliminación puede posponerse .

   b. **Defecación:** si se desea defecar, el EAE se relaja de modo voluntario a través del nervio pudendo. El músculo puborrectal también

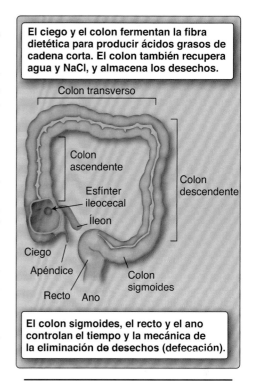

El ciego y el colon fermentan la fibra dietética para producir ácidos grasos de cadena corta. El colon también recupera agua y NaCl, y almacena los desechos.

Colon transverso

Colon ascendente

Esfínter ileocecal

Íleon

Ciego

Apéndice

Recto   Ano

Colon descendente

Colon sigmoides

El colon sigmoides, el recto y el ano controlan el tiempo y la mecánica de la eliminación de desechos (defecación).

Figura 31-12.
Intestino grueso.

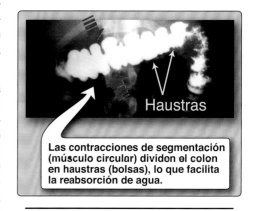

Haustras

Las contracciones de segmentación (músculo circular) dividen el colon en haustras (bolsas), lo que facilita la reabsorción de agua.

Figura 31-13.
Haustras.

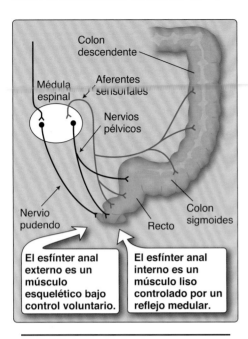

Figura 31-14.
Inervación de colon, recto y ano.

se relaja por reflejo (a través de las ramas del nervio pélvico), lo que endereza el ángulo anorrectal para facilitar la eliminación. El músculo puborrectal es una parte del piso pélvico que forma un cabestrillo alrededor del recto y engarza la pared para formar una inclinación de 90° que ayuda a prevenir la defecación accidental. Ponerse en cuclillas o sentarse también endereza el ángulo anorrectal. El esfuerzo voluntario aumenta la presión intraabdominal para ayudar a la actividad peristáltica colorrectal, y el contenido rectal se expulsa.

B. Absorción

El intestino grueso no participa de manera activa en la digestión, pero tiene importantes funciones de transporte.

1. **Ácidos grasos de cadena corta:** el ciego y el colon evolucionaron para crear un fermentador que utiliza bacterias del colon para descomponer las fibras vegetales no digeribles (p. ej., celulosa) y liberar los AGCC ricos en energía (sobre todo acetato, propionato y butirato). Los enterocitos de colon absorben con avidez 95% de los AGCC liberados mediante un intercambiador de aniones apical (DRA, un producto del gen *SCL26A3*) y un transportador de monocarboxilato (MCT1; gen *SLC16A1*) (fig. 31-15). El DRA intercambia un AGCC por HCO_3^-, el cual ayuda a mantener un pH colónico neutro durante las reacciones de fermentación. El butirato es retenido por el colonocito y se usa para activar el metabolismo. El acetato y el propionato ingresan a la circulación portal y se transportan al hígado.

12. **Electrolitos y agua:** el colon proximal reabsorbe Na^+ y Cl^- mediante un intercambiador apical NHE3 Na^+-H^+ y DRA (*véase* fig. 31-15). El colon recibe ~2 L de agua al día, la mayoría de los cuales se reabsorbe de forma paracelular, impulsada por el gradiente osmótico creado por la reabsorción de NaCl. Las enterotoxinas bacterianas (como la toxina del cólera) inhiben esta vía, lo que deriva en una diarrea secretora profunda. El colon distal reabsorbe Na^+ a través de un canal epitelial de sodio (ENaC). Esta vía está regulada por la aldosterona. Cuando se necesita conservar Na^+ o agua, la aldosterona aumenta la actividad y la expresión de los niveles de ENaC y de Na^+-K^+ ATPasa basolateral de manera similar a lo descrito para el túbulo renal (*véase* 27·IV·B). K^+ se secreta de modo pasivo por todo el colon a través de canales apicales de K^+ (*véase* fig. 31-15). El colon distal también secreta K^+ de forma activa de manera dependiente de la aldosterona.

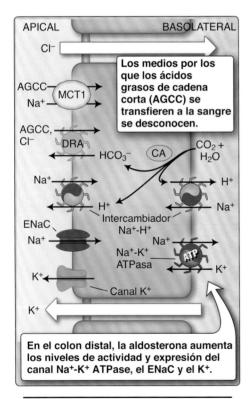

Figura 31-15.
Vías de transporte del colon. CA = anhidrasa carbónica; DRA = intercambiador aniónico; MCT1 = transportador de monocarboxilato 1.

Aplicación clínica 31-3: incontinencia fecal

La **incontinencia fecal** es la defecación involuntaria. Esta aumenta en los adultos mayores y afecta a hombres y mujeres por igual. La incontinencia puede deberse a la disfunción de uno o ambos esfínteres anales, la disminución de la distensibilidad rectal o la incapacidad para detectar la necesidad de defecar. La fisiopatología puede estar relacionada con traumatismo, lesiones en el piso pélvico (p. ej., en el parto o una intervención quirúrgica) o el prolapso del recto. El tratamiento para atender la incontinencia fecal depende de la causa y gravedad, e incluyen prendas para captar las heces, sustancias para aumentar el volumen de las mismas (debido a que es más difícil contener las heces líquidas), reforzamiento del piso pélvico y de los músculos del esfínter, además de intervenciones quirúrgicas.

Aplicación clínica 31-4: diarrea y acidosis metabólica

La diarrea crónica ($>$ 4 semanas), persistente (2 a 4 semanas) o aguda ($<$ 2 semanas), si es grave, causa la excreción de grandes cantidades de HCO_3^-, así como de otros iones. La diarrea son las heces frecuentes semisólidas o líquidas. Casi todos los casos de diarrea se deben a una infección viral, bacteriana o por protozoarios. La diarrea ocurre cuando se desarrolla presión osmótica en el lumen intestinal, lo cual evita la reabsorción de líquidos y, en casos graves, puede causar secreción neta de agua. Esto puede conducir a hipovolemia y a un pH plasmático más bajo como resultado de la pérdida de HCO_3^-. Puesto que Na^+ y Cl^- se excretan junto con HCO_3^-, la diferencia de aniones no cambia de forma apreciable. Por consiguiente, este tipo de trastorno acidobásico se puede clasificar como **acidosis metabólica** con diferencia de aniones normal.

Resumen del capítulo

- La **motilidad** en el intestino delgado implica contracciones de **segmentación**, que mezclan y agitan los alimentos, y contracciones peristálticas que impulsan el quimo hacia el ano. Los **complejos motores migratorios** eliminan partículas residuales del lumen intestinal entre las comidas.

- El almidón es un polímero de glucosa digerido por la **amilasa pancreática**, que corta los **enlaces 1,4 α**. Las **disacaridasas** unidas a la membrana apical transforman los productos de digestión del almidón en **monosacáridos** (glucosa, galactosa y fructosa) para su absorción.

- La glucosa y galactosa se absorben a través de la membrana apical por un cotransportador de Na^+-glucosa. La fructosa se absorbe por difusión facilitada. El transporte basolateral de monosacáridos también se produce por difusión facilitada.

- Las proteasas pancreáticas (**tripsina, quimotripsina, elastasa** y **carboxipeptidasas**) digieren las proteínas para producir péptidos más pequeños. Las **peptidasas** unidas a la membrana digieren estos fragmentos de proteínas para formar aminoácidos, dipéptidos y tripéptidos.

- Los aminoácidos se absorben a través de la membrana apical por cotransportadores dependientes de Na^+. Los pequeños péptidos son absorbidos por el cotransporte H^+-oligopéptido y luego se descomponen para liberar aminoácidos dentro del enterocito citosol. El transporte basolateral de los aminoácidos se logra mediante difusión facilitada a través de diversos transportadores de aminoácidos.

- Los **ácidos biliares** emulsionan los lípidos, lo que permite que la lipasa pancreática rompa los ácidos grasos (AG) de los triglicéridos (TAG). Los ésteres de colesterol procedentes de la dieta se separan mediante digestión en colesterol y AG con ayuda de la **hidrolasa del éster carboxilo**. Los productos de la digestión se acumulan en **micelas mezcladas**.

- Los AG y el colesterol se difunden a través de la membrana apical o pueden ayudarse mediante transportadores. Los AG se vuelven a ensamblar para formar TAG y se reacomodan en **quilomicrones** dentro del enterocito. Los quilomicrones se exocitan y transportan mediante la circulación linfática.

- El **esfínter ileocecal** regula el movimiento de residuos entre los intestinos delgado y grueso. Los esfínteres anales internos y externos regulan la eliminación de heces. La motilidad del intestino grueso incluye contracciones de **segmentación** y contracciones **peristálticas** que derivan en **movimientos en masa**. La defecación está coordinada por vías reflejas y la relajación voluntaria del esfínter anal externo.

- El intestino grueso absorbe Na^+, Cl^- y agua, y secreta K^+ y HCO_3^-.

32 Páncreas e hígado exocrinos

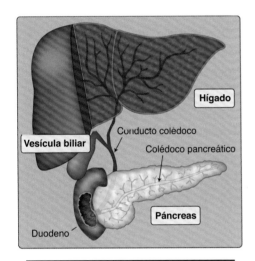

Figura 32-1.
Órganos complementarios del aparato digestivo.

Tabla 32-1: Enzimas de los gránulos de cimógeno y precursores enzimáticos

Enzima	Clase/acción
Amilasa	Enzima de carbohidratos
Quimotripsinógeno	Precursor de enzima proteínica
Desoxirribonucleasa	Enzima de ácido nucleico
Lipasa	Enzima lipídica
Procaboxipeptidasa A y B	Precursor de enzima proteínica
Proelastasa	Precursor de enzima proteínica
Profosfolipasa A$_2$	Precursor de enzima lipídica
Procolipasa	Precursor de enzima lipídica
Ribonucleasa	Enzima de ácido nucleico
Tripsinógeno	Precursor de enzima proteínica

I. GENERALIDADES

El páncreas, la vesícula y el hígado son órganos que complementan a los intestinos (fig. 32-1) y producen secreciones especializadas para ayudarles a digerir carbohidratos, proteínas y lípidos. El páncreas produce HCO$_3^-$ y enzimas digestivas. El hígado produce bilis, que se almacena en la vesícula biliar hasta que se necesite. La bilis tiene una historia particular en la medicina, la cual comprende dos de los cuatro humores del médico griego del siglo II Galeno: bilis amarilla, bilis negra, sangre y flema. La noción de que las perturbaciones en estos humores son la causa de toda enfermedad se ha descartado desde hace mucho tiempo, pero la bilis sí tiene un papel importante en la digestión y absorción de grasas. Los productos de la digestión de alimentos se transfieren del lumen intestinal a la **circulación porta** y luego se transportan al hígado para su procesamiento (*véase* fig. 20-10). El hígado tiene muchas funciones esenciales, incluidos el metabolismo y el almacenamiento de nutrientes absorbidos; la producción de bilis, así como la desintoxicación, la biotransformación y la excreción de hormonas, medicamentos y otros compuestos bioactivos.

II. PÁNCREAS EXOCRINO

El páncreas está compuesto por numerosos lóbulos que contienen ácinos secretores (fig. 32-2). Los ácinos están recubiertos con un epitelio secretor compuesto por **células acinosas**, que sintetizan y secretan enzimas digestivas. Las enzimas se liberan en un **conducto intercalado**, cuyo revestimiento secreta fluido rico en HCO$_3^-$. Las secreciones se canalizan a través de un extenso sistema ductal (conductos intralobulares, conductos interlobulares y conducto pancreático) que se vacía en el duodeno.

A. Secreciones

Las células acinosas y ductales se especializan en producir dos diferentes productos secretores y se regulan de forma independiente.

1. **Células acinosas:** sintetizan grandes cantidades de proteínas, como lo demuestra un retículo endoplásmico rugoso extenso. Las células producen una variedad de enzimas digestivas en forma activa o precursora (cimógenos) que se activan en el intestino delgado (tabla 32-1). Las proteínas recién sintetizadas se transportan al aparato de Golgi para empaquetarse en grandes vacuolas, que disminuyen su diámetro de forma gradual para producir los gránulos secretores de cimógenos. Estos gránulos se localizan en la membrana apical de la célula acinosa,

donde se acoplan y esperan su liberación. Las células acinosas también secretan un líquido isotónico rico en NaCl para hidratar y eliminar las proteínas del ácino. Las células acinosas toman Cl^- de la sangre mediante un cotransportador basolateral de $Na^+-K^+-2Cl^-$ y luego lo secretan en el ácino a través de canales apicales de Cl^-. El Na^+ y el agua siguen de modo paracelular, impulsados, de forma respectiva, por gradientes electroquímicos y osmóticos (no se muestran).

2. **Células ductales:** secretan una solución isotónica de bicarbonato de sodio ($NaHCO_3$). HCO_3^- se genera a partir de CO_2 y H_2O, facilitado por la anhidrasa carbónica (CA), o extraído de la sangre a través de un intercambiador basolateral de $Na^+-HCO_3^-$ (fig. 32-3). Entonces, HCO_3^- cruza la membrana apical a través del intercambiador $HCO_3^- -Cl^-$. Nótese que el intercambio no ocurre a menos que haya Cl^- en el lumen ductal, por lo que la membrana apical también contiene canales Cl^- (el regulador transmembrana de fibrosis quística [CTFQ] y anoctamina 1 [ANO-1]), que recicla el Cl^- entrante. Los defectos en CTFQ conducen a síntomas pancreáticos asociados con fibrosis quística (*véase* aplicación clínica 32-1).

B. Regulación

Entre comidas, la tasa de secreción pancreática es baja, pero aumenta hasta 20 veces a ~1.5 L/día en respuesta a la alimentación. La composición iónica del fluido secreto cambia con el flujo, con concentraciones de HCO_3^- en aumento y aquellas de Cl^- en paralelo (fig. 32-4).

1. **Vías:** las células acinosas y ductales expresan receptores muscarínicos (M_3) de acetilcolina (ACh) que facilitan el aumento de la secreción de enzimas y líquidos serosos en respuesta a la estimulación vagal. Las células ductales también expresan receptores de secretina, que median la secreción de líquidos ricos en HCO_3^- en respuesta al pH duodenal bajo. HCO_3^- se secreta para neutralizar el ácido gástrico, lo que mantiene un pH óptimo para la actividad de las enzimas pancreáticas y protege el revestimiento duodenal del daño por ácido.

2. **Fases:** hay tres fases para la secreción pancreática. Una breve fase inicial cefálica (~25% de la respuesta total) está mediada por el nervio vago (NC X). La distensión estomacal estimula una **fase gástrica débil** (10% del total), de nuevo mediada por el nervio vago. La **fase intestinal** es de larga duración (horas) y representa hasta 75% de la respuesta total. Está mediada de forma hormonal a través de la secretina liberada por las células S duodenales y la **colecistocinina (CCK)** liberada por las células I duodenales. El estímulo primario para la secreción de CCK es la presencia de lípidos en el duodeno, aunque la proteína también impulsa la liberación. CCK se une a los receptores CCK_1 en aferentes vagales, lo que modifica la función pancreática de forma indirecta (CCK no afecta de modo directo la producción acinosa humana).

III. SISTEMA HEPATOBILIAR

El sistema hepatobiliar produce, almacena y segrega bilis. El hígado está compuesto por ~100 000 lóbulos separados por tejido conjuntivo. Los lóbulos son unidades funcionales comunes a las glándulas exocrinas, pero su forma es un tanto hexagonal más que globular (fig. 32-5). Dentro de cada lóbulo hay numerosas láminas de **hepatocitos** dispuestas de modo radial dentro de un lóbulo. La membrana apical del hepatocito es estrecha (~1 μm) en comparación con la membrana basolateral y, junto con las células vecinas, forma un **canalículo biliar**

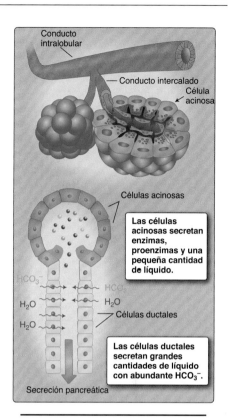

Figura 32-2.
Secreciones pancreáticas.

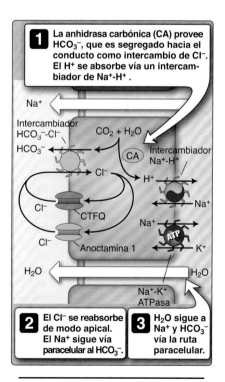

Figura 32-3.
Mecanismos de secreción de las células ductales. CTFQ = regulador transmembrana de fibrosis quística).

Aplicación clínica 32-1: fibrosis quística

La **fibrosis quística (FQ)** es una enfermedad autosómica recesiva común provocada por mutaciones en el canal Cl⁻ de CTFQ, que está codificado por el gen *CF*. La mayoría de las mutaciones de *CF* evita la expresión de CTFQ, que afecta la secreción de Cl⁻ en el lumen ductal. La deficiencia luminal de Cl⁻ derivada evita la secreción de HCO_3^- dependiente de Cl⁻ que, a su vez, previene la secreción de Na^+ y agua. Las células acinosas secretan cantidades modestas de líquido junto con la proteína, pero las secreciones acinosas son espesas y viscosas. Si no están hidratadas de forma adecuada por el líquido ductal, las secreciones bloquean el conducto. Las consecuencias son dobles. Primero, la activación de bajo nivel de las enzimas pancreáticas dentro del ácino y el conducto causa autodigestión pancreática. Segundo, se requieren enzimas pancreáticas para la digestión y absorción de nutrientes, por lo que los pacientes corren el riesgo de perder peso y presentar deficiencia de vitaminas liposolubles. La insuficiencia pancreática se puede tratar con terapia de reemplazo de enzimas pancreáticas.

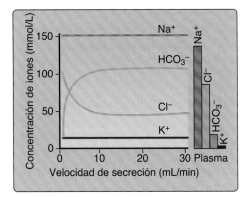

Figura 32-4.
Efecto de la velocidad de secreción pancreática.

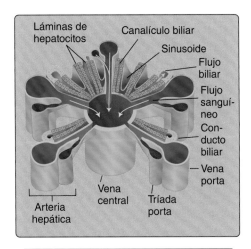

Figura 32-5.
Organización del lóbulo hepático. Para mayor claridad se ha omitido una sexta pate de la tríada porta.

de ~1 μm de diámetro (*véase* sección IV). La membrana apical extiende numerosas microvellosidades en el canalículo, lo que aumenta de forma considerable la superficie disponible para la secreción de bilis. La membrana basolateral es ancha y se encuentra en el **sinusoide hepático**. El sinusoide drena en una vena hepática ubicada en el centro del hexágono. Los sinusoides son perfundidos no sólo por la sangre de la vena porta, que es un tanto baja en O_2, sino también por la arteria hepática, que es una arteria sistémica que transporta sangre rica en O_2 (*véase* fig. 20-10).

A. Bilis

La **bilis hepática** es un líquido isotónico que contiene electrolitos, ácidos y sales biliares (67% de componentes orgánicos), fosfolípidos (22%), colesterol (5%), proteínas (5%) y pigmentos biliares (tabla 32-2). La bilis tiene dos funciones fisiológicas principales. La primera es ayudar a la digestión y absorción de lípidos por el intestino delgado. En segundo lugar, es la principal vía excretora de muchas sustancias lipofílicas (p. ej., colesterol, pigmentos biliares, medicamentos) que el riñón no puede filtrar y eliminar de la circulación.

1. **Ácidos y sales biliares:** los hepatocitos sintetizan **ácidos biliares primarios** (sobre todo ácido cólico y ácido quenodesoxicólico) a partir del colesterol mediante 7α-hidroxilasa (gen *CYP7A1*). Los hepatocitos también contienen **ácidos biliares secundarios** (ácido desoxicólico y ácido litocólico) que se forman como resultado de la acción bacteriana sobre los ácidos biliares primarios en el íleon terminal y el colon. Los hepatocitos pueden entonces conjugar ácidos biliares con glicina o taurina para formar **sales biliares** (p. ej., ácido taurocólico y ácido glicocólico). Los ácidos biliares sin protones y sin conjugar también son sales biliares. Los ácidos y las sales biliares son secretados de forma activa a través de la membrana apical hacia el canalículo por la proteína 2 de resistencia a múltiples fármacos (MRP2; gen *ABCC2*) y una bomba exportadora de sales biliares (BESB; gen *ABCB11*). MRP2 y BESB son transportadores de depósitos dependientes de ATP similares a los encontrados en el túbulo renal proximal (*véase* 26·IV·B).

2. **Colesterol y fosfolípidos:** la bilis contiene colesterol y lecitinas (fosfolípidos). Las lecitinas ayudan a mantener el colesterol y otros componentes biliares en solución.

3. **Pigmentos y moléculas orgánicas:** el principal pigmento de la bilis es la bilirrubina, que se forma como subproducto del catabolismo de heme. La bilirrubina libre (no conjugada) es poco soluble en agua, pero de in-

mediato se vuelve más compleja con la albúmina y luego se extrae de la sangre por los hepatocitos durante el tránsito a través del hígado. Los hepatocitos conjugan bilirrubina con ácido glucurónico para hacerla soluble al agua y luego la secretan en la bilis a través de MRP2. Los hepatocitos también absorben una amplia variedad de aniones orgánicos (p. ej., hormonas esteroides y tiroideas, muchos medicamentos) y cationes orgánicos (como colina, tiamina, distintos medicamentos), y los excretan de forma activa mediante MRP2 y otros transportadores apicales.

B. Flujo y almacenamiento biliar

Los hepatocitos secretan bilis de forma continua. Tras entrar en el canalículo, la bilis se canaliza a través de ~2 km de conductillos y conductos biliares cuyo diámetro se incrementa y número decrece a medida que se fusionan de forma progresiva. El sistema ductal está revestido con **colangiocitos**, células epiteliales especializadas que vigilan el flujo y modifican la bilis al remover los componentes de valor (p. ej., glucosa) y agregar agua y HCO_3^-. El árbol biliar converge en el **conducto hepático común**. A continuación, la bilis puede fluir a través del **conducto colédoco** hacia el duodeno o a través del **conducto cístico** hasta la **vesícula biliar** (fig. 32-6). El acceso al duodeno está controlado por el **esfínter de Oddi**. Cuando el esfínter está relajado, la bilis fluye desde el conducto hepático común hacia el duodeno. Cuando el esfínter se contrae, el conducto colédoco tiene una alta resistencia al flujo y, por lo tanto, la bilis viaja a la vesícula biliar. La bilis puede almacenarse en la vesícula biliar durante varias horas entre comidas, tiempo en el que se concentra mediante NaCl isosmótico y reabsorción de agua para formar la **bilis de la vesícula biliar** (*véase* tabla 32-2). Na^+ se reabsorbe a cambio de H^+, mientras que Cl^- se reabsorbe a cambio de HCO_3^- (fig. 32-7). La secreción de HCO_3^- no equilibra por completo la secreción de H^+, por lo que el pH cae de ~7.5 a ~6.0, lo que ayuda a prevenir la formación de sal de calcio insoluble. El agua sigue a los iones de forma isosmótica por rutas paracelulares y transcelulares. La reabsorción transcelular ocurre a través de las acuaporinas (AQP1 y AQP8).

C. Liberación de la bilis

La liberación de la bilis ocurre cuando el ingreso de lípidos y proteínas al duodeno desencadena la secreción de CCK de las células I. CCK estimula las aferentes vagales, lo que causa la relajación del esfínter de Oddi y la contracción rítmica de la vesícula biliar, que expulsa la bilis almacenada (fig. 32-8). CCK también estimula la contracción del músculo liso de la vesícula biliar de manera directa. La somatostatina y la noradrenalina inhiben la liberación de ácidos biliares.

D. Reciclaje de ácidos biliares

Los hepatocitos sintetizan menos de 1 g de ácidos biliares al día y una cantidad equivalente se excreta en las heces, aunque la cantidad secretada cada día es hasta 60 veces mayor. Esto es posible gracias al reciclaje de ácidos biliares a través de la **circulación enterohepática**. Los ácidos biliares no conjugados se reabsorben de modo pasivo en la parte terminal del intestino delgado y en el intestino grueso. Los ácidos biliares conjugados requieren un sistema de transporte especial que involucra a un transportador apical de sales biliares de sodio (ASBT; gen *SLC10A2*) y un transportador de aniones orgánicos (TAO) basolateral. Los ácidos biliares viajan de regreso al hígado a través de la vena porta, son absorbidos por los hepatocitos y se secretan de nuevo a la bilis.

Tabla 32-2: Composición de la bilis hepática y biliar.

Sustancia	Bilis del hígado	Bilis de la vesícula
Sales biliares	1 g/dL	↑ 5 veces
Bilirrubina	0.04 g/dL	↑ 10 veces
Colesterol	0.1 g/dL	↑ 5 veces
Ácidos grasos	0.12 g/dL	↑ 6 veces
Lecitina	0.04 g/dL	↑ 10 veces
Na^+	145 mmol/L	Leve ↓
K^+	5 mmol/L	↑ 3 veces
Ca^{2+}	2.5 mmol/L	↑ 5 veces
Cl^-	100 mmol/L	↓ 10 veces
HCO_3^-	28 mmol/L	↓ 3 veces

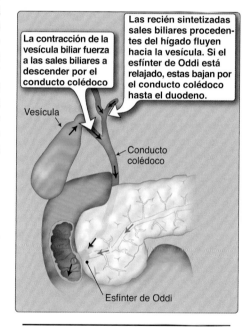

La contracción de la vesícula biliar fuerza a las sales biliares a descender por el conducto colédoco

Las recién sintetizadas sales biliares procedentes del hígado fluyen hacia la vesícula. Si el esfínter de Oddi está relajado, estas bajan por el conducto colédoco hasta el duodeno.

Vesícula

Conducto colédoco

Esfínter de Oddi

Figura 32-6.
Almacenamiento y secreción de la bilis.

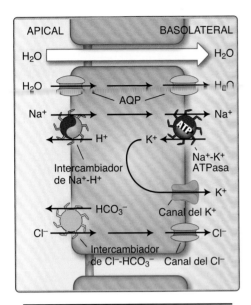

Figura 32-7.
Concentración de bilis en la vesícula biliar.

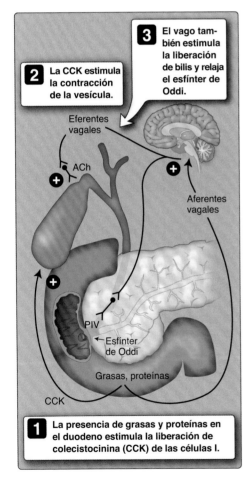

3 El vago también estimula la liberación de bilis y relaja el esfínter de Oddi.

2 La CCK estimula la contracción de la vesícula.

Eferentes vagales

ACh

Aferentes vagales

PIV

Esfínter de Oddi

Grasas, proteínas

CCK

1 La presencia de grasas y proteínas en el duodeno estimula la liberación de colecistocinina (CCK) de las células I.

Figura 32-8.
Control neural y endocrino de la secreción biliar. ACh = acetilcolina; PIV = péptido intestinal vasoactivo.

Aplicación clínica 32-2: colelitiasis

Colelitiasis se refiere a la presencia de cálculos en la vesícula. Los cálculos biliares se pueden clasificar como cálculos de colesterol o cálculos de pigmento, estos últimos con cantidades importantes de bilirrubina. Los cálculos biliares se forman cuando los cristales de monohidrato de colesterol se precipitan fuera de la bilis y quedan atrapados en el moco. Con el tiempo, estos crecen para formar concreciones de colesterol, sales de calcio y cantidades variables de bilirrubina. Los cálculos de colesterol son más comunes. Distintos procesos contribuyen en los aspectos fisiopatológicos de la formación de cálculos, incluidos genética, estasis biliar y bilis saturada de manera excesiva con colesterol. Los cálculos biliares pueden obstruir el conducto biliar, lo que limita la secreción de bilis y lleva a la malabsorción de grasas.

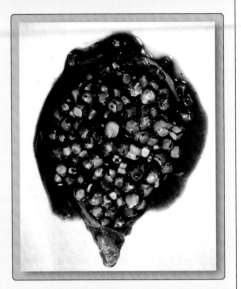

Cálculos biliares.

IV. FUNCIONES HEPÁTICAS NO BILIARES

Además de producir bilis, el hígado genera, almacena y luego pone sustratos de energía a disposición de los tejidos, según sea necesario. El hígado también sintetiza numerosas proteínas y almacena vitaminas liposolubles y oligoelementos. Por último, el hígado desintoxica varios químicos y elimina bacterias.

A. Metabolismo

El hígado metaboliza carbohidratos, grasas y proteínas, y almacena vitaminas y oligoelementos.

1. **Carbohidratos:** el hígado es uno de los tres órganos clave que participan en la homeostasis de la glucosa (*véase* 33·II). El hígado puede generar glucosa a partir de triacilgliceroles, aminoácidos o lactato (**gluconeogénesis**). El hígado almacena ~100 g de glucosa en forma de **glucógeno** y puede descomponerlo a través de **glucogenólisis** para que la glucosa se libere en la circulación sistémica.

2. **Lípidos:** el hígado es un sitio primario del metabolismo de lípidos. El hígado produce lipoproteínas, fosfolípidos, cuerpos cetónicos y colesterol, y es capaz de transformar aminoácidos y carbohidratos en nuevos lípidos. El hígado moviliza los ácidos grasos durante el ayuno a través de la **lipólisis** y luego libera los sustratos de energía en la circulación sistémica.

3. **Proteínas:** el hígado toma aminoácidos de la sangre y los usa para sintetizar y exportar numerosas proteínas. Cuando los aminoácidos en la sangre exceden las concentraciones necesarias, el hígado metaboliza el exceso a través del ciclo de la urea. Las proteínas exportadas del hígado incluyen

la mayoría de las proteínas plasmáticas principales (tabla 32-3), que pueden separarse por electroforesis, lo que produce cinco picos principales que corresponden a albúmina, globulinas α_1, globulinas α_2, un doble pico de globulina β_1–β_2 y globulinas γ. La albúmina y, en menor medida, las globulinas, son responsables de mantener la presión osmótica coloidal plasmática (*véase* 18·VII). El hígado también libera varias proteínas de unión (tabla 32-4), prohormonas (p. ej., angiotensinógeno) y la mayoría de los componentes de la coagulación en cascada.

4. **Vitaminas y minerales:** muchas vitaminas y minerales llegan al hígado por la circulación porta. El hígado almacena vitaminas solubles en lípidos (vitaminas A, D, E y K) y las libera a la circulación durante el ayuno. El hígado también almacena ciertos minerales, como hierro y cobre.

B. Desintoxicación

El hígado metaboliza diversos compuestos, como el amoniaco y el etanol. También lleva a cabo reacciones de biotransformación para desintoxicar numerosos compuestos endógenos y exógenos, incluidos los farmacéuticos.

1. **Metabolismo:** los intestinos (sobre todo el intestino grueso) son los encargados de ~50% del amoniaco producido. La mayoría de este llega al hígado por medio de la circulación porta y se metaboliza mediante el ciclo de la urea. La urea es liberada dentro de la circulación sistémica y se excreta por el riñón. El alcohol se metaboliza con la deshidrogenasa de alcohol, la cual facilita la transformación de etanol en acetaldehído y dinucleótido de adenina nicotinamida reducido. Estos productos son convertidos en acetilcoenzima A por los tejidos periféricos (p. ej., los músculos esqueléticos).

2. **Biotransformaciones de fármacos:** la biotransformación ocurre en dos fases: **fase I (oxidación)** y **fase II (conjugación** y **eliminación)**.

   a. **Fase I:** durante esta, los citocromos P450 (CYP) se usan para introducir o exponer grupos polares que aumentan la solubilidad en agua de un medicamento y, por lo tanto, reducen su bioactividad. Las reacciones de fase I incluyen oxidación, reducción e hidrólisis. La mayoría de las clases de fármacos está desactivada por las reacciones de fase I, con la excepción de los compuestos que contienen aminas. Las reacciones de la fase I también pueden ser explotadas por la industria farmacéutica para activar fármacos (p. ej., inhibidores de la enzima convertidora de angiotensina).

   b. **Fase II:** sus reacciones implican a un grupo de transferasas que conjugan productos de fase I a gluconurato, acetato, aminoácidos u otros sustratos para aumentar aún más la solubilidad al agua. Esto permite que los productos finales de la biotransformación se liberen en la sangre para su excreción por el riñón, o se secreten en el intestino delgado con bilis para su excreción por las heces.

Tabla 32-3: Principales proteínas plasmáticas

Albúmina
Globulinas α_1
Antitripsina α_1
Ácido glucoproteínico α_1
Lipoproteína α
Globulinas α_2
Macroglobulina α_2
Ceruloplasmina
Haptoglobina
Globulinas β_1–β_2
Lipoproteína β
Complemento C3
Hemopexina
Transferrina
Globulinas γ
Fibrinógeno
Proteína C reactiva
Inmunoglobulinas*

*Producidas por linfocitos y otras células plasmáticas

Tabla 32-4: Proteínas fijadoras de plasma

Globulina fijadora de corticoesteroides (*véase* 34·II·B)
Proteína fijadora de hormona de crecimiento (*véase* 33·IV·B y 34·IV·A)
Proteínas fijadoras de factor de crecimiento insulinoide tipo 1 (*véase* 33·IV·C)
Globulina fijadora de hormonas sexuales (*véanse* 36·III·B y 36·IV·B)
Globulina fijadora de tiroxina (*véase* 35·II·C)
Transtiretina (*véase* 35·II·C)
Proteína fijadora de vitamina D (véase 35·IV·D)

Algunos fármacos orales casi se metabolizan por completo durante el primer paso por medio del hígado. Esta es la razón por la que algunos medicamentos se deben administrar por vía tópica, inhalación o inyectados.

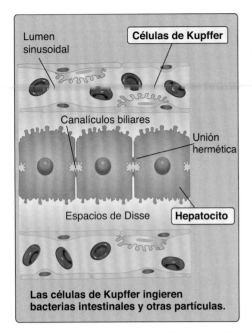

Las células de Kupffer ingieren bacterias intestinales y otras partículas.

Figura 32-9.
Células de Kupffer.

Sexo biológico y envejecimiento 32-1: función hepática

El volumen del hígado disminuye de 20 a 40% con la edad, y el flujo hepático sanguíneo se reduce en un grado similar. Sin embargo, estos cambios tienen un efecto mínimo en las enzimas hepáticas o sus funciones, con la excepción del citocromo (CYP) P450. El contenido de CYP cae ~30% para los 70 años de edad, lo que impide la depuración de 20 a 40% de muchos productos farmacéuticos. Esto puede provocar errores de dosificación. Las disminuciones generales en la capacidad regenerativa del hígado envejecido reducen la reserva funcional y aminoran la habilidad para resistir las lesiones hepáticas. Como consecuencia, la incidencia de hepatitis, enfermedad del hígado graso (tanto alcohólica como no alcohólica), cáncer e ictericia se incrementa en las personas mayores.

C. Funciones inmunitarias

La sangre porta a menudo contiene bacterias intestinales que han cruzado el epitelio intestinal. Estas son eliminadas de la sangre por las **células de Kupffer**, que son macrófagos fagocíticos especializados incorporados en el epitelio sinusoidal (fig. 32-9). Las células de Kupffer también ingieren y eliminan partículas, incluidos los fragmentos de eritrocitos que llegan del bazo a través de la circulación porta. De igual manera, el hígado es una fuente importante de linfa e inmunoglobulina A; esta última se libera en la bilis para ayudar a contrarrestar el crecimiento microbiano.

Resumen del capítulo

- El páncreas exocrino segrega enzimas, iones y soluciones serosas. Las enzimas suelen secretarse en una forma precursora inactiva. El HCO_3^- se segrega para neutralizar el ácido estomacal. La secreción del páncreas exocrino es estimulada por la **secretina** y la **colecistocinina (CCK)**.

- La bilis contiene ácidos biliares **primarios** y **secundarios**, electrolitos, fosfolípidos, colesterol y bilirrubina. Los ácidos biliares se reciclan a través de la **circulación enterohepática**. Los ácidos biliares reabsorbidos del lumen intestinal se transportan de vuelta al hígado, son absorbidos por los hepatocitos y se secretan de nuevo en el árbol biliar.

- La bilis se almacena en la **vesícula biliar** entre comidas. La vesícula biliar elimina la sal y el agua durante el almacenamiento, lo que concentra la bilis. La liberación de bilis es estimulada por CCK, lo que inicia la contracción de la vesícula biliar.

- El **esfínter de Oddi** regula la liberación de bilis hacia el intestino delgado. La CCK causa la relajación del esfínter de Oddi, lo cual permite que la bilis ingrese al intestino delgado.

- El hígado es un lugar clave para el metabolismo de carbohidratos, lípidos y proteínas. Además, almacena o libera estos sustratos, lo cual depende del estado de la alimentación. El hígado también almacena vitaminas solubles en lípidos y algunos minerales.

- El hígado **desintoxica** y depura fármacos, hormonas y amoniaco de la circulación. El hígado también tiene funciones inmunitarias, como la eliminación de bacterias intestinales de la circulación.

Preguntas de estudio

Seleccione la MEJOR respuesta.

VII.1. Un hombre de 40 años de edad con enfermedad de Crohn no controlada se somete a ilectomía para eliminar el tejido deteriorado. ¿Qué hormona GI será la más afectada en su síntesis y liberación a causa de esta intervención quirúrgica?

A. Gastrina

B. Motilina

C. Péptido insulinotrópico dependiente de glucosa

D. Prostaglandinas

E. Colecistocinina

Mejor respuesta = E. La colecistocinina (CCK) es segregada por las células I en todo el intestino delgado, incluso el íleon (*véase* 29•IV•A). La CCK actúa en estómago, páncreas y vesícula biliar para favorecer la secreción y el vaciamiento gástrico. Las células M y K secretan, de forma respectiva, motilina y péptido insulinotrópico dependiente de glucosa en el duodeno y el yeyuno, pero no en el íleon. La gastrina se segrega tanto en el estómago como en el intestino delgado. No se considera que las prostaglandinas sean hormonas, más bien se clasifican como paracrinas GI.

VII.2. Una mujer de 52 años de edad que sigue un tratamiento de escopolamina (un antagonista colinérgico) para no sentirse mal durante un viaje en aeroplano, también manifiesta síntomas consistentes con xerostomía como efecto secundario. ¿Cuál de los siguientes cambios corresponde más con la xerostomía?

A. Aumento de IP_3 de células de las parótidas

B. Estimulación de la adenilato ciclasa de las células parótidas

C. Aumento en la producción de moco

D. Menor concentración de Cl^- en la saliva

E. Menor concentración de K^+ en la saliva

Mejor respuesta = D. La secreción de saliva está controlada ante todo por el sistema nervioso parasimpático (*véase* 30•II•C). Cuando está activa, la liberación de ACh aumenta la secreción salival vía la ruta de señalización del IP_3. Si se bloquea la señalización colinérgica reduce las concentraciones de IP_3 y disminuye el flujo de saliva. La composición iónica de la saliva depende de la rapidez de flujo. Cuando la rapidez de flujo disminuye, también lo hace el contenido de Cl^-, mientras que la concentración de K^+ aumenta. La escopolamina no estimula los receptores adrenérgicos y, por lo tanto, no es de esperarse ningún cambio en la adenilato ciclasa. Los anticolinérgicos disminuyen la producción de moco de las glándulas salivales.

VII.3. Si la función de las células D gástricas fuera dañada por mediadores inmunitarios o inflamatorios, ¿a través de cuál de los mecanismos siguientes aumentaría la secreción de ácido?

A. Potenciación reducida

B. Aumento en la liberación de ACh

C. Aumento en la síntesis de prostaglandina E_2

D. Menor secreción de células G

E. Pérdida de inhibición de las células parietales

Mejor respuesta = E. Las células gástricas D segregan somatostatina, la cual por lo regular inhibe la secreción de H^+ de las células parietales (*véase* 30•IV•D). La reducción de las concentraciones de somatostatina establecería el potencial para la secreción incrementada de H^+. Las prostaglandinas también suelen disminuir la secreción de H^+, pero por rutas que no requieren células D. Las células G secretan gastrina, la cual estimula la secreción de H^+ de las células parietales. Asimismo, la ACh aumenta la secreción de H^+ por medio de diversas rutas directas e indirectas. La potenciación se refiere a la observación de que la secreción de H^+ aumenta en mayor grado cuando dos factores estimuladores se unen en forma simultánea (p. ej., gastrina más ACh) de lo que se podría esperar con la suma de las acciones individuales.

VII.4. Una mujer de 35 años de edad se queja de acidez estomacal y dolor de estómago, que la despiertan por la noche. Más adelante se le descubrió una úlcera péptica. ¿Qué de lo siguiente explica mejor cómo el duodeno se protege a sí mismo contra la formación de úlceras?

A. Posee una capa más gruesa de moco viscoso.

B. Tiene una membrana apical gruesa.

C. Las células S liberan secretina.

D. Las células similares a las enterocromafines liberan histamina.

E. Las peptidasas son liberadas en forma inactiva.

Mejor respuesta = C. Las úlceras pépticas surgen en el estómago y el duodeno (*véase* Aplicación clínica 30-3). Con frecuencia las desencadena *Helicobacter pylori*, pero la erosión de la pared intestinal se debe al ácido y a las enzimas. La principal defensa del duodeno contra el ácido es la secretina que las células S liberan cuando se les estimula con ácido. La secretina desencadena la liberación del HCO_3^- del páncreas (*véase* sección II B). Al contrario del estómago, el duodeno carece de una capa gruesa protectora de moco, lo cual lo hace vulnerable al ácido. Tampoco tiene una membrana apical gruesa, lo que podría dañar la absorción de nutrientes. Las peptidasas se liberan de forma inactiva, pero se activan de inmediato en el lumen intestinal. La histamina es un factor de control de las células parietales gástricas locales.

VII.5. ¿Cuál de las siguientes sustancias requiere Na$^+$ para que la absorba el epitelio del intestino delgado?

A. Captación apical de fructosa
B. Transporte basolateral de glucosa
C. Captación del dipéptido apical
D. Transporte basolateral de aminoácidos
E. Captación apical de glicerol

Mejor respuesta = C. La absorción apical de los dipéptidos se efectúa vía PepT1, el cual es un cotransportador puesto en movimiento por un gradiente de H$^+$ interno (véase 31•II•D•2). El transporte apical de fructosa ocurre vía GLUT5, y el transporte basolateral de glucosa se realiza mediante un transportador GLUT2 (véase 31•II•C). Los transportadores de la familia GLUT facilitan la captación por difusión de sustratos por abajo de sus propios gradientes de concentración y de modo independiente del Na$^+$. Asimismo, el transporte basolateral de aminoácidos se efectúa vía transportadores individuales o en grupo, sin que importe el gradiente de los iones. La captación apical de glicerol no requiere ayuda de ningún ion o proteína transportadora especializada. La captación de glicerol se logra mediante difusión a través de la membrana de las células epiteliales.

VII.6. En fechas recientes una mujer de 28 años de edad parió a su segundo hijo mediante cesárea. Ahora tiene tanto incontinencia urinaria como fecal cuando hace esfuerzos. Una prueba del nervio pudendo indica que este es la causa de la incontinencia fecal. ¿Cuál de los esfínteres es el que tiene más probabilidad de estar afectado?

A. Píloro
B. Ileocecal
C. Rectosigmoides
D. Anal interno
E. Anal externo

Mejor respuesta = E. El nervio pudendo inerva el esfínter anal externo, el cual es un músculo esquelético bajo control motor somático voluntario (véase 31•III•A•2). El esfínter anal interno está compuesto de músculo liso y está inervado por los nervios pélvicos y bajo control involuntario. El esfínter pilórico regula el vaciamiento gástrico en el duodeno. El rectosigmoides es una unión y no un esfínter. La válvula ileocecal controla el movimiento de los materiales de desecho entre los intestinos delgado y grueso, pero no se relaciona de forma directa con la defecación.

VII.7. Durante una operación hepática se muestrea la bilis del hígado y, a continuación, la de la vesícula. Al compararla con la bilis hepática, ¿en qué podría diferir el contenido de la bilis de la vesícula?

A. Concentración más baja de sales biliares
B. Concentración más baja de ácidos grasos
C. Concentración más baja de colesterol
D. Concentración más alta de bilirrubina
E. Concentración más alta de Cl$^-$

Mejor respuesta = D. La bilis es producida por el hígado y se almacena en la vesícula biliar hasta que se requiera para ayudar en la digestión de las grasas (sección III A). La vesícula concentra y modifica la composición de la bilis durante el almacenamiento, lo que hace que las concentraciones de bilirrubina aumenten 10 veces. Las sales biliares, los ácidos grasos y el colesterol también incrementan su concentración. El Cl$^-$ es reabsorbido junto con algunos otros iones durante la concentración biliar, y su concentración baja 10 veces.

VII.8. Para valorar posible colecistitis, se administra colecistocinina (CCK) durante el procedimiento de colecentellografía, en el que los constituyentes de la bilis tienen marcadores radiactivos y se rastrean las secreciones biliares. ¿Cuál es la principal función de CCK en esta prueba?

A. Disminuir la formación de la principal sal biliar
B. Disminuir la formación de la siguiente sal biliar en orden de importancia
C. Estimular los eferentes locales simpáticos
D. Inhibir la secreción de bicarbonato
E. Contraer la vesícula biliar

Mejor respuesta = E. La CCK desempeña diferentes papeles en la función GI, incluso facilitar la liberación de bilis en el lumen intestinal. La liberación es afectada por la relajación del esfínter de Oddi y la contracción de la vesícula biliar (sección III•B). La CCK también incrementa la secreción de HCO$_3$$^-$. Asimismo, la liberación de bilis es estimulada por la liberación de ACh del sistema nervioso parasimpático. El sistema nervioso simpático no contribuye en la liberación de bilis, y la noradrenalina está clasificada como un inhibidor de la secreción de bilis. La CCK no regula la formación de sales biliares.

Páncreas e hígado endocrinos

33

I. GENERALIDADES

Todos los tejidos requieren un suministro constante de sustratos de energía para impulsar el metabolismo y para crecer. Los sustratos energéticos clave incluyen **glucosa**, **ácidos grasos libres (AGL)**, **aminoácidos** y **cuerpos cetónicos**. Los sustratos energéticos se pueden obtener de los alimentos, pero la disponibilidad de estos puede ser variable y poco confiable, con grandes oscilaciones entre las comilonas y la hambruna. Por lo tanto, el cuerpo debe ser capaz de almacenar energía durante los tiempos de abundancia para asegurar el suministro continuo a los tejidos cuando los alimentos estén limitados. Los órganos clave involucrados en el almacenamiento de energía son **hígado**, **músculo** y **tejido adiposo**, cuya actividad está coordinada por el sistema endocrino y el sistema nervioso autónomo (SNA). El páncreas endocrino juega un papel fundamental en la regulación de la disponibilidad de sustrato de energía a través de la secreción de **insulina**, la cual promueve el almacenamiento de energía (en forma de **glucógeno**, **triacilgliceroles [TAG]** y **proteínas**) cuando hay alimentos en abundancia, y **glucagón**, que moviliza la glucosa en tiempos de hambruna. El sistema nervioso simpático (SNS) también es capaz de movilizar sustratos de energía cuando el cuerpo está estresado para ayudar a prepararlo para la respuestas de "lucha o huida". Las acciones del SNS están mediadas en gran medida por la liberación de **adrenalina** de las **glándulas suprarrenales**.

II. HOMEOSTASIS DE LA GLUCOSA

Se puede decir que la glucosa es el sustrato energético más importante porque forma la columna vertebral de la energía celular (es decir, la glucólisis, el ciclo del ácido cítrico y la fosforilación oxidativa). Aunque las concentraciones suben un poco durante una comida, la glucosa en ayuno se mantiene de forma estricta en el rango de 3.9 a 5.5 mmol/L (fig. 33-1).

A. Hiperglucemia

La elevación crónica de la glucosa en sangre (**hiperglucemia**) es muy perjudicial para los tejidos porque promueve la glucosilación de proteínas. La hiperglucemia también puede provocar resistencia a la insulina y diabetes mellitus (*véase* aplicación clínica 33-1). Durante una comida, el aumento

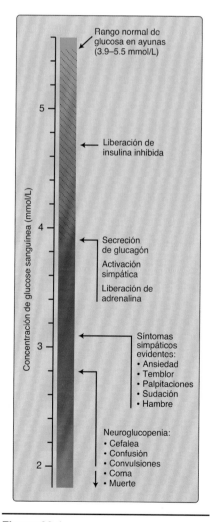

Figura 33-1.
Umbrales para las respuestas a la hipoglucemia.

de la glucosa sanguínea estimula la liberación de insulina del páncreas. La insulina le indica a hígado, músculo y tejido adiposo que hay sustratos de energía disponibles. Estos responden mediante el incremento de la absorción de glucosa y su almacenamiento como glucógeno o TAG.

B. Hipoglucemia

El cerebro es el principal consumidor de glucosa (60 a 70% del total) y de manera excepcional depende de esta para su función continua. La mayoría de los tejidos puede usar sustratos de energía alternativos (p. ej., AGL y aminoácidos) para impulsar el metabolismo, pero los AGL no cruzan la barrera hematoencefálica en cantidades significativas, y los aminoácidos se consumen con rapidez en la síntesis de neurotransmisores. Por lo tanto, el cerebro debe asegurar que la glucosa sanguínea no caiga por debajo de un cierto nivel crítico, o la actividad neuronal fallará y después cesará. Existen cuatro líneas principales de defensa contra la hipoglucemia.

1. **Disminución de la secreción de insulina:** la insulina se libera en respuesta a la glucemia alta. Cuando las concentraciones de glucosa caen en el rango bajo-normal (4.4-4.7 mmol/L), la secreción de insulina se inhibe, y la absorción de sustrato energético por el tejido sensible a la insulina disminuye (*véase* fig. 33-1).

2. **Secreción de glucagón:** el glucagón es una hormona pancreática que se libera cuando la glucosa sanguínea está entre 3.6 y 3.9 mmol/L. El glucagón estimula la producción de glucosa a través del hígado (*véase* sección III·C).

3. **Activación simpática:** las neuronas sensibles a la glucosa en el hipotálamo y otras regiones del cerebro causan la activación del SNS cuando la glucosa cae entre 3.6 y 3.9 mmol/L. La estimulación de SNS al páncreas inhibe la secreción de insulina (a través de receptores sinápticos α-adrenérgicos del SNS). La liberación de adrenalina de las glándulas suprarrenales (*véase* 34·V) aumenta la producción de glucosa hepática, que actúa a través de los receptores β-adrenérgicos. Cuando las concentraciones de glucosa caen por debajo de 3.1 mmol/L, los síntomas de activación del SNS (ansiedad, temblores, palpitaciones cardiacas, sudación y hambre) se vuelven más frecuentes, lo que sirve como advertencia de que es necesario buscar e ingerir alimentos.

4. **Hormona de crecimiento y secreción de cortisol:** la hipoglucemia crónica estimula la hormona del crecimiento (GH) y la secreción de cortisol (véase sección IV·B; *véase* también 34·II), hormonas que potencian la producción de glucosa hepática e inhiben la captación de glucosa por los tejidos. Si la concentración de glucosa sanguínea cae por debajo de 2.8 mmol/L, la función cerebral normal se ve afectada, lo que se manifiesta como cefalea y confusión (**neuroglucopenia**). Si la glucosa sanguínea cae aún más, pueden ocurrir coma, convulsiones y la muerte.

III. PÁNCREAS ENDOCRINO

El páncreas secreta cuatro hormonas sintetizadas por grupos de células endocrinas, conocidas como **islotes de Langerhans**. Las hormonas más importantes para la homeostasis de la glucosa son la insulina y el glucagón.

A. Estructura de los islotes

Los islotes son muy pequeños (50-300 μm) y numerosos (> 1 000 000), y están dispersos por todo el páncreas. Contienen cuatro tipos principales de células endocrinas, cada uno de los cuales produce una hormona específica. Las **células α** segregan glucagón, las **células β** segregan insulina, las **células δ**

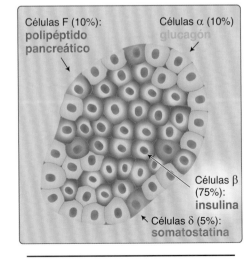

Figura 33-2.
Composición celular de los islotes pancreáticos.

segregan **somatostatina (SS)** y las **células F** segregan **polipéptido pancreá-tico** (fig. 33-2). La mayoría está compuesta por células β (75% del total), que se localizan en el centro, en tanto que las células α y β están ubicadas en la periferia. Las células adyacentes dentro del islote están conectadas mediante uniones intercelulares comunicantes, lo que permite la comunicación directa célula a célula (*véase* 4·II·F). Las células de los islotes también se comunican entre sí a través del espacio extracelular y mediante su suministro de sangre.

1. **Riego sanguíneo:** los islotes están muy vascularizados y tienen al-tas tasas de flujo en relación con su peso. La velocidad de flujo facili-ta la valoración de la disponibilidad de glucosa en sangre. La sangre arterial entra a los islotes en el centro y luego fluye hacia la orilla (fig. 33-3), de manera muy parecida al agua que burbujea en el centro y luego se dirige al borde. Este patrón de flujo posibilita la señalización hormonal local (paracrina) dentro del islote. Por lo tanto, la insulina liberada de las células β ubicadas en el centro inhibe la liberación de glucagón de las células α localizadas en la periferia. Las hormonas segregadas entran en la circulación porta y son llevadas al hígado (fig. 20-10). Este órgano tiene un papel clave en el almacenamiento y metabolismo del sustrato de energía, de modo que esta disposi-ción permite que las hormonas de los islotes (las cuales coordinan la disponibilidad del sustrato de energía) se comuniquen de forma directa con los hepatocitos.

2. **Inervación:** las células de los islotes están inervadas por el sistema ner-vioso parasimpático (SNPS) y el SNS. La activación del SNPS estimula la liberación de hormonas a través de receptores colinérgicos (muscarí-nicos) postsinápticos. Las células β expresan receptores adrenérgicos α y β; estos últimos responden a la adrenalina circulante más que a la noradrenalina (desde las terminales nerviosas del SNS) y dominan las respuestas de las células β a la activación del SNS.

B. Insulina

La insulina es una hormona de "banquete", liberada por las células β cuando las concentraciones de los sustratos de energía circulante son altas. La insulina es un producto del gen *INS*, que codifica la pre-proinsulina. Un péptido señal de 24 aminoácidos se escinde durante la transducción en el retículo endoplásmico rugoso para producir proin-sulina (fig. 33-4). La proinsulina se empaqueta en gránulos secretores, junto con proteasas, en el aparato de Golgi. Durante la maduración de la insulina, las proteasas liberan péptido C (31 aminoácidos) y dos cadenas (A y B) unidas por dos enlaces disulfuro. Las cadenas unidas comprenden insulina, una hormona peptídica de 51 aminoácidos. La vida media de la insulina en la circulación es de cerca de 3 a 8 min. Más de 50% de la insulina secretada por los islotes a la sangre porta se elimina durante el primer paso a través del hígado. Los riñones y otros tejidos periféricos remueven gran parte del resto.

El péptido C se cosecreta con la insulina en una proporción equimolar. No es eliminado de la circulación por el hígado en el primer paso y posee una vida media más prolongada que la de la insulina. Por consiguiente, desde el punto de vista clí-nico se puede usar para vigilar la producción de las células β pancreáticas, lo que puede ser útil, por ejemplo, para evaluar la funcionalidad de las células β en un paciente diabético que recibe insulina exógena.

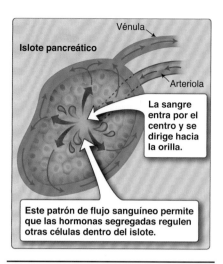

Figura 33-3.
Flujo de sangre en los islotes.

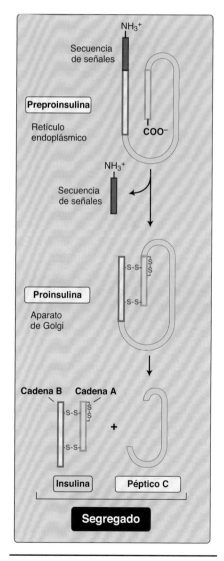

Figura 33-4.
Procesamiento de la insulina.

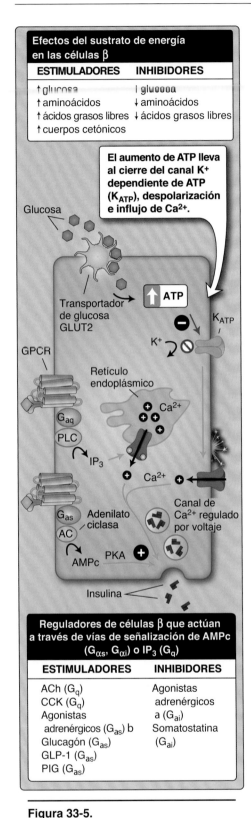

Figura 33-5.
Regulación de la secreción de insulina
por las células β pancreáticas. CCK
= colecistocinina; PIG = péptido
insulinotrópico dependiente de glucosa;
GLP-1 = péptido similar a glucagón
1; PKA = proteína cinasa A; PLC =
fosfolipasa C.

1. **Secreción:** la secreción de insulina por las células β está estimulada ante todo por la glucosa circulante y el SNPS. Diversas hormonas modulan la respuesta a la glucosa (fig. 33-5).

   a. **Mecanismo sensorial:** la glucosa es absorbida por los transportadores de glucosa GLUT2 (productos del gen *SLC2A2*), fosforilada por la glucocinasa para producir glucosa 6-fosfato (glucosa 6-P) y luego se metaboliza para crear ATP. El aumento de las concentraciones intracelulares de ATP inhibe un **canal K⁺ sensible a ATP (K_{ATP})**, que termina el flujo de K^+ mediado por K_{ATP}. Como resultado, la membrana se despolariza y se abren los canales de Ca^{2+} activados por voltaje. El influjo derivado de Ca^{2+} provoca el acoplamiento y la fusión de vesículas cargadas de insulina con la membrana celular, seguido de la liberación de insulina. Las células β también responden a los aminoácidos circulantes, los AGL y las concentraciones corporales de cetonas mediante mecanismos similares. La activación del SNPS también puede estimular la liberación de insulina a través de la unión de acetilcolina (ACh) a un receptor muscarínico y la liberación intracelular de Ca^{2+}.

   b. **Regulación:** el glucagón, el **péptido insulinotrópico dependiente de glucosa (PIG)**, el péptido similar a glucagón tipo 1 (GLP-1), la colecistocinina (CCK) y la adrenalina (que actúa a través de un receptor β adrenérgico) potencian la secreción de insulina inducida por glucosa (*véase* fig. 33-5). PIG y GLP-1 se conocen como **incretinas**. Estos son secretados por la mucosa intestinal en respuesta al aumento de las concentraciones de glucosa en el intestino. Se debe pensar en esto como una noticia de última hora que alerta al páncreas que la glucosa en el intestino pronto aparecerá en la circulación, lo que representa hasta la mitad de la respuesta de insulina a una comida con carbohidratos. La inhibición de la secreción de insulina ocurre sobre todo a través de la activación sináptica del receptor α-adrenérgico del SNS y la vía de señalización de AMPc. La SS también puede inhibir la liberación de insulina a través de esta vía de señalización.

2. **Función:** las señales de insulina aumentan la disponibilidad de glucosa plasmática a los tejidos receptivos, como el hígado, músculo esquelético y tejido adiposo. Estos tejidos responden al incrementar la captación de glucosa y otros sustratos de energía, y los usan para reponer las reservas de energía en forma de glucógeno, grasas y proteínas (tabla 33-1). La insulina se une a un **receptor de cinasa de tirosina** (*véase* 1·VII·C), lo que fosforila una serie de proteínas adaptadoras, incluida una familia de proteínas sustrato del receptor de insulina (SRI1 a SRI4). Las proteínas adaptadoras activan las cascadas de señalización que median los innumerables efectos celulares de la insulina.

   a. **Captación de glucosa:** la insulina aumenta la captación de glucosa por el músculo y el tejido adiposo al hacer que los transportadores de glucosa GLUT4 (productos del gen *SLC2A4*) se inserten dentro la membrana (fig. 33-6). La regulación ascendente de la capacidad de transporte dependiente de insulina significa que el músculo puede afectar de forma dramática las concentraciones de glucosa en sangre cuando las concentraciones de insulina son altas (p. ej., cuando se está en periodo de abundancia), pero no afecta de manera notoria la glucosa en sangre cuando las concentraciones son bajas (p. ej., en ayunas). El hígado maneja la glucosa mediante GLUT2, que no es sensible a la insulina. La insulina también facilita la captación de glucosa al estimular la conversión de glucosa a glucosa 6-P. La fosforilación reduce las concentraciones de glucosa citosólica y ayuda a mantener el gran gradiente de concentración que impulsa la absorción de glucosa de la sangre (hay que recordar que los GLUT funcionan por difusión facilitada más que por transporte activo, por lo que son muy sensibles a los gradientes de concentración). La fosforilación también previene la difusión de glucosa de vuelta a través de GLUT, al atrapar de manera efectiva el sustrato dentro de la célula para usarlo en la generación de ATP (a través de la glucólisis) o acumular reservas de energía (glucógeno, lípidos, aminoácidos y cuerpos cetónicos).

b. **Glucólisis:** la insulina activa la fosfofructocinasa y la deshidrogenasa de piruvato en músculo e hígado (fig. 33-7). Además, la insulina activa a la cinasa de piruvato en el hígado, lo que, cuando se acopla con el aumento ya mencionado de la actividad de glucocinasa, facilita el consumo de glucosa. En los hepatocitos, la gluconeogénesis (es decir, la ruta inversa) se reprime de forma simultánea para evitar la competencia por los sustratos y productos de estas rutas.

c. **Glucogénesis:** la insulina aumenta la formación de glucógeno en músculo e hígado. La insulina primero estimula la conversión de glucosa a glucosa 6 P por la glucocinasa (*véase* fig. 33-7). Entonces, la glucógeno sintasa convierte la glucosa 6-P a glucógeno. La insulina inhibe de forma simultánea la glucógeno fosforilasa para facilitar la acumulación de glucógeno (*véase* fig. 33-7).

Tabla 33-1: Respuestas a la alimentación (insulina alta, glucagón bajo)

↑ Absorción de glucosa (M, A), retención (H)
↑ Uso de glucosa (H, M, A)
↑ Glucogénesis (H, M)
↑ Glucólisis (H, M, A)
↓ Glucogenólisis (H, M)
↓ Gluconeogénesis (H)
↑ Síntesis de ácidos grasos (H)
↓ Lipólisis (A)
↓ Cetogénesis (H)
↑ Captación de aminoácidos (H, M)
↑ Síntesis de proteínas (M)
↓ Proteólisis (M)
↓ Actividad del ciclo de la urea (H)

A = tejido adiposo; H = hígado; M = músculo.

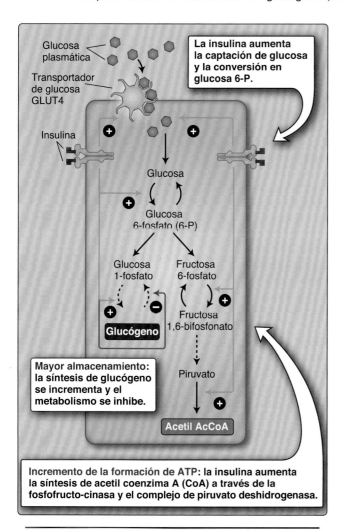

Figura 33-6.
Efectos de la insulina en el músculo esquelético.

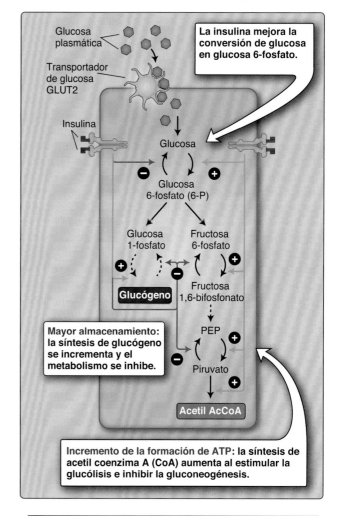

Figura 33-7.
Efectos de la insulina en los hepatocitos. PEP = fosfoenolpiruvato.

Aplicación clínica 33-1: diabetes mellitus

La diabetes mellitus (DM) es una enfermedad metabólica grave que afecta a 422 millones de personas en el mundo. De acuerdo con la Organización Mundial de la Salud, 1 000 000 muertes cada año se pueden atribuir de manera directa a la diabetes.[1] La DM se caracteriza por la disfunción homeostática de glucosa e hiperglucemia, que es responsable de una tasa acelerada de la formación de productos finales de glucosilación avanzados (PGA). Los PGA se unen a los receptores de PGA (RPGA) en los macrófagos, las células T, el endotelio vascular y el músculo liso, lo que desencadena reacciones que causan daños generalizados a la vasculatura y, en menor grado, a otros órganos. Los cambios relacionados con RPGA promueven ateroesclerosis, hipertensión y enfermedades cardiacas. El engrosamiento de la membrana basal y el aumento de las fugas de vasos pequeños conducen a nefropatía diabética, retinopatía y neuropatía periférica. El daño a tejidos individuales puede tener efectos aditivos, como cuando el daño vascular periférico y la neuropatía periférica conducen a úlceras en los pies. La hemoglobina (Hb) también es un objetivo para la glucosilación, lo que produce HbA_{1c}. La HbA_{1c} se acumula durante la vida de ~120 días de un hematocrito, de modo que el contenido promedio de HbA_{1c} en sangre se aproxima a 6% de la Hb total en un individuo sano y normal. La tasa de glucosilación es proporcional a las concentraciones de glucosa sanguínea, por lo que HbA_{1c} se puede usar para vigilar las concentraciones promedio de glucosa sanguínea durante los 2 a 3 meses anteriores, lo que puede ser útil para controlar la eficacia de las medidas de control glucémico en pacientes con diabetes. La hiperglucemia en la diabetes se define como glucosa plasmática en ayunas ≥ 7.0 o ≥ 11.1 mmol/L tras una prueba de tolerancia a la glucosa por vía oral (ingestión rápida de 75 g de glucosa en 300 mL de agua y monitoreo de glucosa en los siguientes 120 min). Hay dos amplias clasificaciones de la enfermedad.

DM tipo 1 (**DM1**) es causada por autoanticuerpos contra los componentes de las células β de los islotes, lo que conduce a la destrucción de las células β. La DM1 tiene un componente genético, a través del cual las personas susceptibles desarrollan una enfermedad manifiesta tras la exposición a un desencadenante ambiental (p. ej., un virus). La falta de insulina elimina los frenos en la glucosa inducida por glucagón y la formación de cuerpos cetónicos por el hígado. El exceso de glucosa plasmática conduce a poliuria (debido a una diuresis osmótica), glucosuria (glucosa en la orina; *véase* 26·III·B) y polidipsia (sed excesiva). En ausencia de intervención médica, la hiperglucemia puede progresar a cetoacidosis diabética (*véase* 28·VI·E) o a un estado hiperglucémico hiperosmolar y encefalopatía metabólica. La glucosuria se puede detectar con facilidad mediante una tira reactiva de orina. Los pacientes con DM1 dependen de la insulina, y el tratamiento de la alteración implica el remplazo de la insulina en forma de inyecciones diarias o administrada a través de una bomba portátil de insulina, según las preferencias personales.

DM tipo 2 (**DM2**) es una enfermedad compleja con una serie de factores de riesgo independientes, como genética, obesidad y un estilo de vida sedentario. La incidencia de DM2 en Estados Unidos ha crecido a proporciones epidémicas en las décadas recientes, lo que refleja el aumento coincidente de la obesidad. Las primeras etapas de la DM2 se caracterizan por una menor sensibilidad de las células β a la glucosa y por tejidos sensibles a la insulina que se vuelven resistentes a esta. En un inicio el páncreas responde con el incremento de las concentraciones de glucosa sanguínea con hiperplasia de células β y aumento de la secreción de insulina, pero la compensación suele ir seguida de una falla de las células β y la insuficiencia de la producción de insulina.

El mayor riesgo de diabetes con la obesidad se correlaciona con la acumulación de grasa abdominal (central), que es un órgano endocrino funcional que produce varias adipocinas (p. ej., adiponectina, leptina, factor de necrosis tumoral α y resistina), algunas de las cuales promueven la hiperglucemia. La grasa abdominal genera cantidades excesivas de ácidos grasos libres, lo que deriva en una dislipidemia que puede afectar de manera adversa la homeostasis de la glucosa y contribuir a la enfermedad cardiovascular. Las opciones de tratamiento incluyen modificación de la dieta, pérdida de peso, ejercicio, metformina (un sensibilizador a la insulina), sulfonilureas (inhibidores del canal K^+ sensibles a ATP que aumentan la secreción de insulina) e inyecciones de insulina.

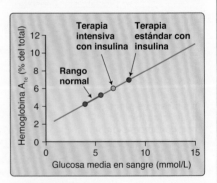

Úlcera en diabetes.

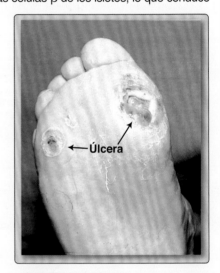

Hemoglobina A_{1c}.

[1]Para mayor información acerca de la diabetes mellitus y sus opciones de tratamiento, *véase LIR Farmacología*, 7.ª ed., cap. 24.

d. Lipogénesis: la estimulación de insulina de los adipocitos aumenta la **lipasa de lipoproteína** (**LPL**) y disminuye la actividad de **lipasa sensible a hormonas** (**LSH**). La LPL facilita la descomposición de los quilomicrones y otras lipoproteínas de baja densidad en AGL, los cuales pueden entonces ser absorbidos y almacenados como TAG. LSH, que es activada por la adrenalina y otras catecolaminas, suele descomponer los TAG durante la activación del SNS.

e. Cuerpos cetónicos: la formación y secreción de cuerpos cetónicos se inhibe ante la presencia de insulina en los hepatocitos porque esta hormona inhibe la velocidad del transporte de carnitina. El sistema de transporte de carnitina consiste en las enzimas transferasa y translocasa que mueven a la cadena larga de acil-coenzima A grasa hacia dentro de la mitocondria para procesarla.[1]

f. Síntesis de proteínas: en el músculo esquelético y los hepatocitos, la insulina favorece la recaptación de aminoácidos y la síntesis de proteínas, e inhibe el catabolismo de las mismas. El efecto anabólico de la insulina influye tanto en la vía mTOR (objetivo de la rapamicina en los mamíferos) como en el aumento celular en la captación de aminoácidos por las células. La ruta mTOR reduce la proteólisis y aumenta la producción y el ensamble de ribosomas.

C. Glucagón

Glucagón: esta es una hormona de "hambre" que garantiza la disponibilidad continua de sustrato energético para los tejidos cuando el suministro de alimentos es limitado. Lo hace sobre todo al estimular la descomposición de glucógeno (fig. 33-8). Glucagón es una hormona peptídica, sintetizada por las células alfa de los islotes pancreáticos. Es un producto del gen *GCG*, que codifica el preproglucagón. La proteólisis libera proglucagón y luego glucagón (29 aminoácidos), más dos fragmentos de proteínas activas. La vida media del glucagón en la circulación es de 5 a 10 min. El glucagón se elimina en gran medida de la circulación en el primer paso a través del hígado, lo que significa que este órgano es el objetivo funcional principal.

1. Secreción: la liberación de glucagón está ante todo bajo el control de la glucosa sanguínea, las catecolaminas circulantes y la insulina. Las células α del islote detectan la glucosa mediante un método similar a las células β, pero, mientras que la glucosa estimula la liberación de insulina, bloquea la secreción de glucagón por las células α. La glucosa ingresa a las células α través de GLUT1 y se metaboliza a ATP. El aumento de las concentraciones de ATP intracelular inhibe el flujo de salida de K^+ mediado por K_{ATP}. Sin embargo, mientras que las células β responden con despolarización e influjo de Ca^{2+}, los canales K_{ATP} en las células α ya están cerrados, y la membrana se despolariza bajo condiciones euglucémicas o hiperglucémicas. La despolarización crónica inactiva los canales de Ca^{2+} activados por voltaje, lo que bloquea la entrada de Ca^{2+} y la secreción de glucagón. La caída de las concentraciones de glucosa permite que el flujo de salida de K^+ mediado por K_{ATP} se reanude, y la membrana de la célula α se hiperpolariza. Los canales de Ca^{2+} ahora pueden recuperarse de la inactivación y abrirse. La consiguiente entrada de Ca^{2+} desencadena la liberación de glucagón. La activación de insulina, GLP-1, SS y SNS suprime la secreción de glucagón. La secreción de glucagón es estimulada por el aumento de las concentraciones de aminoácidos en la sangre.

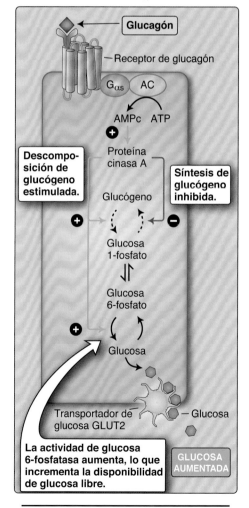

Figura 33-8.
Estimulación con glucagón de la glucogenólisis en los hepatocitos. AC = adenilato ciclasa.

[1]Para mayor información acerca del transporte de la carnitina, *véase LIR Bioquímica*, 7.ª ed., pp. 214-216.

Tabla 33-2: Respuestas en ayuno (glucagón alto, insulina baja)

↑ Glucogenólisis (H, M)
↑ Gluconeogénesis (H)
↓ Captación de glucosa (M, A), retención (H)
↓ Uso de glucosa (H, M, A)
↓ Glucogénesis (H, M)
↓ Glucólisis (H, M, A)
↑ Cetogénesis (H)
↑ Lipólisis (A)
↓ Síntesis de ácidos grasos (H)
↑ Proteólisis (M)
↑ Actividad del ciclo de la urea (H)
↓ Captación de aminoácidos (H, M)
↓ Síntesis de proteínas (M)

A = tejido adiposo; H = hígado; M = músculo.

2. **Función:** el glucagón se opone a las acciones de la insulina cuando las concentraciones sanguíneas de glucosa caen, lo que moviliza las reservas y pone a disposición los sustratos de energía para su uso por los tejidos entre comidas o durante periodos de estrés (tabla 33-2). El blanco principal del glucagón es el hígado, aunque el músculo y los adipocitos también son sensibles a este. Los receptores de glucagón son receptores acoplados a proteína G (GPCR) que se acoplan a la vía de señalización AMPc. Cuando se activan, los receptores median los aumentos en la concentración de glucosa en sangre, ácidos grasos y cuerpos cetónicos mediante glucogenólisis, gluconeogénesis, lipólisis y cetogénesis.

a. **Glucogenólisis:** el glucagón estimula la descomposición del glucógeno para liberar glucosa. Esto se efectúa mediante un aumento en la **fosforilasa de glucógeno** y la actividad de glucosa-6-fosfatasa (*véase* fig 33-8). La fosforilasa de glucógeno es activada por la fosforilación dependiente de proteína cinasa A (PKA) después de la unión glucógeno-receptor. De manera simultánea, PKA fosforila e inhibe la síntesis del glucógeno por medio de la sintasa de glucógeno, con lo que facilita la movilización de la glucosa.[1] Luego, esta sale de la célula por el transporte facilitado vía GLUT2. En el músculo, la glucosa de la glucogenólisis estimulada por glucagón favorece una mayor producción de ATP y la actividad contráctil.

b. **Gluconeogénesis:** el glucagón también impulsa la síntesis de glucosa a partir de fuentes que no son carbohidratos, como los lípidos y las proteínas. La gluconeogénesis está mediada por vías entre las que están la glucosa-6-fosfatasa y fructosa 2,6-bisfosfatasa (fig. 33-9).[2] El glucagón inhibe de forma simultánea enzimas que descomponen glucosa, incluso cinasa de glucosa, fosfofructocinasa y piruvato de cinasa.

c. **Lipólisis:** los adipocitos responden al glucagón al descomponer los TAG en glicerol y AGL. La lipólisis está mediada por LSH.

d. **Cetogénesis:** los AGL producidos por lipólisis son absorbidos por los hepatocitos. Luego, dichos ácidos son transportados hacia las mitocondrias por medio del sistema transportador de la carnitina para ser procesados. La oxidación incompleta de los ácidos grasos produce la formación de cuerpos cetónicos (acetoacetato y β-hidroxibutirato), que luego se liberan a la circulación. Los cuerpos cetónicos son solubles en agua y fácilmente absorbidos por los tejidos extrahepáticos, donde son retransformados en acetilcoenzima A para su uso en el metabolismo aeróbico.

Los cuerpos cetónicos y su producto de descomposición espontánea, acetona (conocido como removedor de esmalte de uñas), son compuestos orgánicos volátiles con un aroma característico a frutas. Se detectan con facilidad en el aliento de las personas que los metabolizan. El exceso de producción de acetona también causa cetoacidosis, una acidosis metabólica con alta diferencia de aniones (*véase* 28-VI-E)

[1]Para más información acerca de la descomposición de glucógeno, *véase LIR Bioquímica*, 7.ª ed., cap. 12.

[2]Para más información acerca de la gluconeogénesis, *véase LIR Bioquímica*, 7.ª ed., cap. 11.

IV. HÍGADO

El hígado es una fuente y almacén clave de sustrato de energía, y también ayuda a regular la disponibilidad de sustrato de energía a través de la producción del **factor de crecimiento insulinoide 1** (**IGF-1**). La liberación de IGF-1 se controla a través del **eje hipotálamo-hipófisis-hígado (HHH)** (fig. 33-10).

A. Eje hipotálamo-hipófisis-hígado

El eje HHH es único en que tanto la hormona hipofisiaria (es decir, la **hormona de crecimiento**) como la hormona tisular objetivo (es decir, IGF-1) tienen efectos biológicos generalizados. En otros ejes endocrinos (analizados en los cap. 34, 35 y 36) sólo la hormona objetivo tiene efectos en los tejidos fuera del eje.

1. **Secreción del factor de crecimiento insulinoide 1:** el núcleo arqueado hipotalámico contiene neuronas de pequeño diámetro que secretan **hormona liberadora de hormona de crecimiento (GHRH)** en la circulación porta hipofisiaria. El objetivo de estas hormonas son los **somatotropos** en la hipófisis anterior (*véase* tabla 7-2). GHRH se une a GPCR vinculado a la vía de señalización de AMPc, lo que aumenta la síntesis de GH y estimula la liberación de GH cuando está activo. La GH tiene efectos de amplio alcance, incluida la estimulación de la liberación de IGF-1 desde el hígado. IGF-1 es producido por muchos tejidos, pero los hepatocitos contienen 100 veces más IGF-1 RNAm que los otros tejidos, lo que significa que la mayoría del IGF-1 circulante tiene orígenes hepáticos. Los **receptores de GH** hepáticos se acoplan a la vía de señalización Janus cinasa/transductores de señal y activadores de transcripción (JAK/STAT). La activación de receptores aumenta la producción de IGF-1 y la liberación a la circulación.

2. **Papel de la somatostatina:** Los somatotropos también expresan los receptores SS, que son GPCR vinculados a la vía de señalización de AMPc. SS es producida por el núcleo paraventricular hipotalámico y es un potente inhibidor de la liberación de GH, dominando la actividad secretora de somatotropo basal.

3. **Inhibición de la retroalimentación:** IGF-1 inhibe el eje HHH a través de un efecto directo sobre los somatotropos (Fig. 33-11). También inhibe la secreción de GHRH y promueve la liberación de SS del hipotálamo. GH también se alimenta de nuevo en los somatotropos para inhibir su propia liberación.

B. Hormona del crecimiento

La GH es una hormona peptídica. El empalme alternativo produce una forma de 20 kDa y otra más abundante de 22 kDa. La preprohormona es producto del gen *GH1*. Tras ser secretada, una parte de la GH se une con debilidad a la **proteína de unión de GH** y otras proteínas plasmáticas antes de desdoblarse finalmente en el hígado. La vida media de la GH en la circulación es de ~20 min.

1. **Secreción:** la GH se libera en respuesta a la hipoglucemia, lo que aumenta las concentraciones de aminoácidos, así como al ejercicio y el estrés. La GH se libera de forma pulsátil durante todo el día y la noche, con sobretensiones que ocurren a intervalos de 3 a 5 h, y otras más grandes durante el sueño. La secreción pulsátil es ventajosa porque los tejidos objetivo tienden a "desconectarse" de una señal constante (como hacen los estudiantes que escuchan una clase monótona). Las concentraciones aumentadas de glucosa y ácidos grasos en sangre inhiben la liberación de GH.

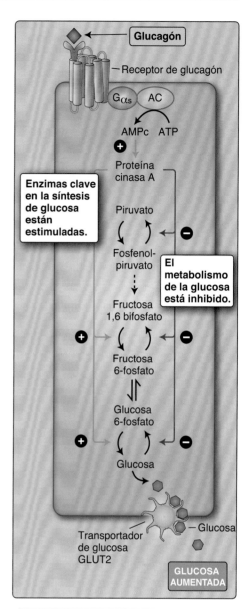

Figura 33-9.
Estimulación con glucagón de la gluconeogénesis en los hepatocitos. AC = adenilato ciclasa.

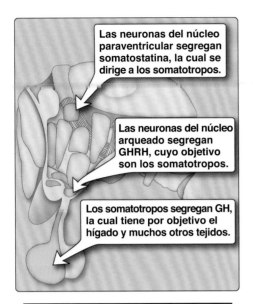

Figura 33-10.
Núcleos hipotalámicos que controlan la liberación de GH. GHRH = hormona de liberación de la GH.

Aplicación clínica 33-2: acromegalia

El exceso de hormona de crecimiento (GH) en los niños antes del cierre de la placa de crecimiento epifisario produce **gigantismo hipofisiario**. En adultos, el exceso de GH (y de factor de crecimiento 1 insulinoide [IGF-1]) provoca **acromegalia**. La acromegalia es el resultado más común de un adenoma hipofisiario productor de GH y se asocia con un crecimiento excesivo de hueso, cartílago, tejido conectivo y piel. Los pacientes se suelen presentar en la quinta década de la vida con una ceja y mandíbula prominentes, engrosamiento de la piel y manos, pies y nariz agrandados e hinchados. El tratamiento implica extirpar el adenoma mediante resección quirúrgica transesfenoidal o con análogos de somatostatina (p. ej., octreotride) para suprimir la secreción de GH e IGF-1.

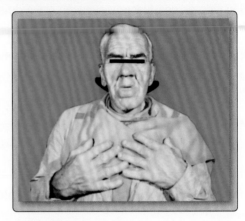

Gigantismo.

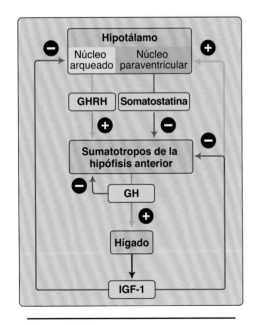

Figura 33-11.
Regulación del eje de las hormonas hepática-hipófisis-hipotalámica. GH = hormona del crecimiento; GHRH = hormona de liberación de la hormona del crecimiento; IGF-1 = factor de crecimiento insulinoide 1.

2. **Función:** la GH tiene diferentes objetivos, incluidos hígado, cartílago, hueso, músculo y tejido adiposo. En el cartílago y el músculo, la GH estimula la captación de aminoácidos y la síntesis de proteínas. La formación de colágeno y las dimensiones y cantidad de condrocitos aumentan en presencia de GH. En el tejido adiposo, la GH aumenta la descomposición de TAG y disminuye la captación de glucosa. A veces, a esta reducción en la captación de glucosa se le llama "efecto antiinsulínico".

C. Factor de crecimiento insulinoide 1

El IGF-1 es una hormona peptídica que se parece a la estructura de la insulina (de aquí el nombre "insulinoide"). Es producido y secretado por los hepatocitos en respuesta a la unión de GH. En contraste a la GH, el IGF-1 se une con firmeza a las proteínas plasmáticas, lo que protege a la hormona de la degradación e imparte una vida media de ~20 h. El IGF-1 regula muchas acciones a largo plazo de la GH. El aumento de IGF-1 se correlaciona con brotes de crecimiento durante la adolescencia. En adultos, el IGF-1 se dirige sobre todo al sistema musculoesquelético, donde aumenta la absorción de aminoácidos y glucosa, y estimula la síntesis de proteínas.

 Debido a la naturaleza pulsátil y vida media corta de la GH, la medición del IGF-1 más estable en el plasma proporciona una mejor manera de evaluar la situación del eje HHH.

Aplicación clínica 33-3: deficiencias de factor de crecimiento 1 insulinoide

Las deficiencias del factor de crecimiento insulinoide 1 (IGF-1) se pueden observar en forma notable en ciertos grupos étnicos como los bayaka de África Central (uno de los tradicionales pueblos pigmeos). En este grupo étnico, muchas personas tienen proporciones normales, pero son de estatura muy corta. Los varones adultos miden cuando mucho 150 cm (5 pies) de estatura. En estos individuos, la concentración de hormona de crecimiento es de normal a alta, en tanto que la concentración de IGF-1 es muy baja.

Resumen del capítulo

- La **homeostasis de la glucosa** es esencial para mantener la función orgánica y evitar los efectos perjudiciales asociados con la acumulación avanzada de los productos finales de la glucosilación. La homeostasis de la glucosa es una función pancreática endocrina primaria.

- La **insulina** es segregada por las **células β del páncreas**. La insulina señala la disponibilidad de sustrato energético y facilita la absorción de este por los tejidos.

- La insulina hace que los transportadores de glucosa **GLUT4** se inserten en la membrana plasmática de las células del músculo esquelético y los adipocitos. Los transportadores **GLUT2** son insensibles a la insulina y son constituyentes activos en tejidos como el del hígado.

- La activación del **receptor de insulina** estimula la producción de glucógeno, grasa y proteínas dentro de los tejidos objetivo.

- La **diabetes mellitus** es una enfermedad asociada con el fracaso de la homeostasis de la glucosa. La diabetes mellitus **tipo 1** se debe a la destrucción autoinmunitaria de las células β pancreáticas y a una incapacidad para segregar insulina. La diabetes mellitus **tipo 2** se deriva de la insensibilidad a la glucosa o la insulina.

- El **glucagón** es segregado por las **células α del páncreas**. El glucagón se opone a las acciones de la insulina e incrementa la concentración de los sustratos de energía circulantes. Esto se efectúa al descomponer glucógeno, triglicéridos y proteínas y con la formación de nueva glucosa a partir de fuentes que no son carbohidratos.

- La **hormona del crecimiento (GH)** es segregada por la hipófisis anterior como respuesta a la **liberación hormonal de GH (GHRH)** hipotalámica. La GH es capaz de afectar en forma aguda el crecimiento y la captación de glucosa y de aminoácidos, pero la mayor parte de las funciones de la GH está mediada por el factor de crecimiento insulinoide 1 (IGF-1).

- El **IGF-1** es segregado por el hígado como respuesta a la GH; es responsable de muchos de los efectos a largo plazo de la GH, incluidas la mayor captación de aminoácidos y la síntesis de proteínas en el cartílago y músculo, así como de la descomposición de triacilgliceroles en los adipocitos.

34 Glándulas suprarrenales

I. GENERALIDADES

Las glándulas suprarrenales (también conocidas como glándulas adrenales) se encuentran sobre el polo superior de los riñones. Estas producen dos clases distintas de hormonas, lo que refleja el hecho de que la corteza y la médula tienen distintos orígenes embriológicos. La médula, que representa ~10% del peso de la glándula, se deriva de la cresta neural y produce adrenalina. La corteza (~90% del peso total) proviene del mesénquima mesodérmico y produce hormonas esteroideas. Se pueden distinguir tres zonas de histología distinta dentro de la corteza: la **zona glomerulosa**, la **zona fasciculada** y la **zona reticular** (fig. 34-1). Las tres zonas expresan subconjuntos de enzimas involucradas en la síntesis de esteroides, lo que aumenta su producción hacia una sola hormona esteroide. La zona glomerulosa segrega la aldosterona mineralocorticoide. La zona fasciculada produce el cortisol glucocorticoide. La zona reticular segrega andrógenos suprarrenales.

La **adrenalina** y el **cortisol** son hormonas de estrés. La activación de las alarmas del cuerpo y la movilización de defensas ayudan a un individuo a sobrevivir a las amenazas físicas, soportar el dolor y aprovechar las reservas físicas y metabólicas del cuerpo. La liberación de adrenalina desde la médula está bajo el control del sistema nervioso simpático (SNS), lo que permite respuestas muy rápidas (es decir, en segundos) al estrés psicológico o fisiológico. Las respuestas pueden incluir, por ejemplo, el aumento de la presión arterial y la movilización de reservas de sustrato de energía. El cortisol es una hormona de estrés de acción prolongada (horas a días) que regula el metabolismo, la inflamación y las respuestas inmunitarias. La **aldosterona** regula el volumen plasmático mediante la modulación de la retención de sal y agua por los riñones. Los **andrógenos suprarrenales** participan en características sexuales secundarias (p. ej., crecimiento del cabello) durante la pubertad y la adolescencia. El manejo del estrés, la sal y el sexo es una gran responsabilidad para las glándulas que sólo miden ~1.5 por 7.5 cm y pesan. ~8 a 10 g.

II. CORTEZA SUPRARRENAL: CORTISOL

El cortisol, al igual que todas las hormonas corticales suprarrenales, se deriva del colesterol (fig. 34-2). El colesterol se obtiene con facilidad de la sangre en forma de lipoproteína de baja densidad (LDL), pero también se puede sintetizar *de novo* según sea necesario. El colesterol se almacena en gotas de lípidos citoplasmáticos hasta que se usa en la producción de esteroides, proceso que comienza en las mitocondrias. El movimiento del colesterol de

La corteza secreta hormonas esteroides.

La médula secreta catecolaminas.

Dirección del flujo sanguíneo

Arterias

Cápsula fibrosa

Corteza: zona glomerular (aldosterona)

Corteza: zona fascicular (cortisol)

Corteza: zona reticular (andrógenos)

Médula (adrenalina, noradrenalina)

Venas suprarrenomedulares

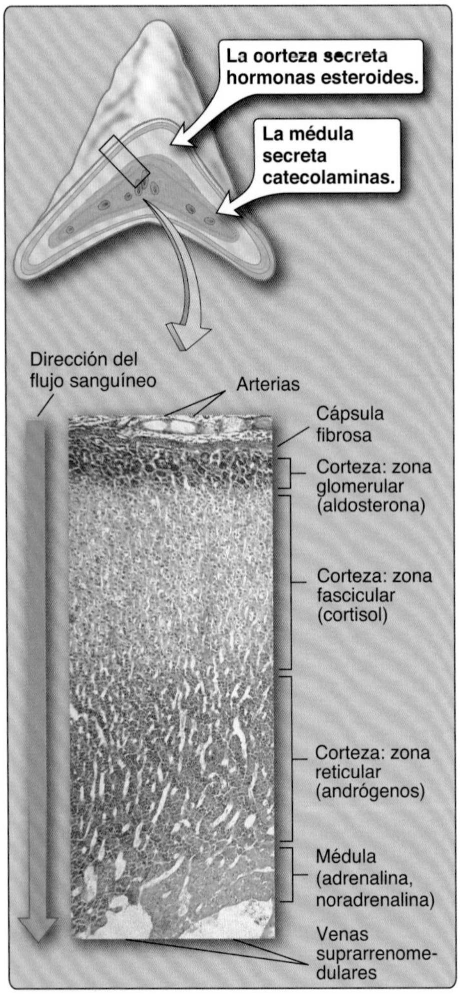

Figura 34-1.
Estructura de la glándula suprarrenal y productos secretores.

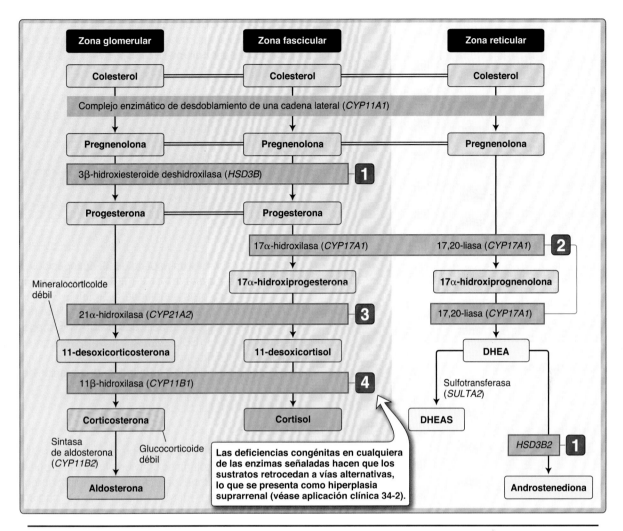

Figura 34-2.
Síntesis de la hormona corticosuprarrenal.

la membrana mitocondrial externa a la interna se ve facilitado por la **proteína reguladora de la esteroidogénesis aguda** (**StAR**). Esta transferencia es un paso limitante y regulado en la producción de colesterol. La regulación se efectúa a través del **eje hipotálamo-hipófisis-suprarrenal** (**HHS**).

A. Eje hipotálamo-hipófisis-suprarrenal

El eje HHS incluye la **hormona liberadora de corticotropina** (**CRH**), **la hormona corticotropina** (**ACTH**) y el cortisol.

1. **Hipotálamo:** la CRH es una hormona peptídica de 41 aminoácidos sintetizada por neuronas pequeñas en el **núcleo paraventricular hipotalámico** y se libera en **la circulación portal hipofisiaria** para su transporte a la adenohipófisis (fig. 34-3).

2. **Glándula hipófisis:** la CRH se une a los corticotropos en la adenohipófisis. Los corticotropos expresan un receptor de CRH tipo 1, que es un miembro de la superfamilia del receptor acoplado a proteína G (RAPG). La unión de CRH activa el sistema de señalización AMPc y la proteína

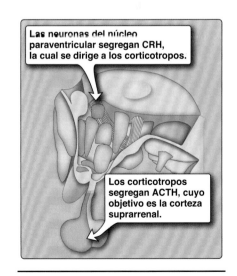

Figura 34-3.
Hipotálamo y glándula hipófisis. ACTH = hormona corticotropina; CRH = hormona liberadora de corticotropina.

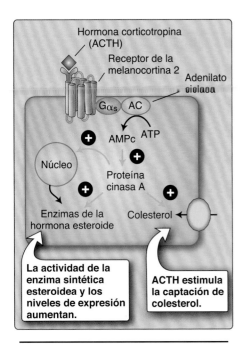

Figura 34-4.
Señalización del receptor 2
melanocortina.

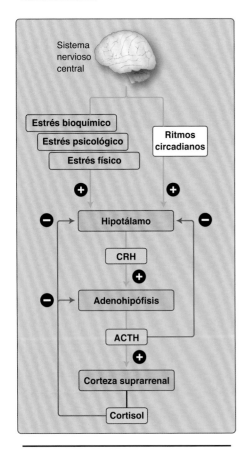

Figura 34-6.
Eje hipotálamo–hipófisis–suprarrenal.
ACTH = hormona corticotropina; CRH =
hormona liberadora de la corticotropina.

cinasa A (PKA), que inicia la liberación de ACTH. La unión de CRH también activa los factores de transcripción que regulan la expresión genética de **proopiomelanocortina** (*POMC*). *POMC* codifica la **ACTH**.

> *POMC* codifica un péptido precursor de 281 aminoácidos (pre-POMC) que incluye diversas hormonas, incluidas ACTH, hormona estimulante de los melanocitos α (MSH), endorfina β y encefalina. El precursor es procesado por proteasas específicas de tejido para producir los diferentes productos secretores. Los corticotropos procesan el péptido para producir ACTH, mientras que los melanocitos secretan MSH.

3. **Corteza suprarrenal:** ACTH es un péptido de 39 aminoácidos que actúa vía los **receptores de melacortina 2** (**MC2R**), que son miembros de la superfamilia de receptores acoplados a proteína G (RAPG) La unión de MC2R activa la vía de señalización de AMPc y PKA (fig. 34-4) para aumentar de manera aguda la actividad de StAR y la enzima de escisión de la cadena lateral (ECL) (*véase* fig. 34-2). A largo plazo, la ACTH aumenta la expresión de enzimas involucradas en la síntesis de cortisol y también del receptor de LDL que facilita la captación de colesterol de la sangre.

B. Síntesis y secreción

La ACTH estimula la conversión de colesterol a pregnenolona por ECL en las tres capas corticales. La pregnenolona se convierte luego en progesterona. CYP17A1 hidroxila la progesterona para formar 17α-hidroxiprogesterona, que después se convierte en 11-desoxicortisol y luego en cortisol. En la figura 34-2 se muestran rutas alternativas e intermediarios para la síntesis de cortisol. CYP17A1 no está presente en la zona glomerular, mientras que los sustratos de cortisol se dirigen hacia la síntesis de andrógenos en la zona reticular, por lo que la producción de cortisol se limita en gran medida a los fasciculados. El cortisol se difunde desde la corteza y entra a la circulación, donde la mayor parte (~90%) se une a la **globulina fijadora de corticoesteroides** con alta afinidad. La albúmina une otro 5 a 7%. El cortisol tiene una vida media de ~60 min y el hígado lo elimina de la circulación.

C. Regulación

La hipófisis libera ACTH con un ritmo diurno influenciado por el núcleo supraquiasmático hipotalámico, con sobretensiones que ocurren a lo largo del día. La liberación de ACTH también es estimulada por los centros de control del SNC superiores en respuesta al estrés físico, emocional y bioquímico (p. ej., hipoglucemia). El eje HHS y la liberación de cortisol están sujetos a un control de retroalimentación negativa por el cortisol y la ACTH (fig. 34-5).

D. Función

El cortisol prepara al organismo para el estrés. El cortisol se difunde por la membrana celular y se une a un **receptor glucocorticoide** (**RG**) intracelular. El complejo hormona-receptor transloca o desplaza al núcleo y se une a un **elemento de respuesta de glucocorticoide** en el ADN, lo que modifica la transcripción genética. El cortisol tiene una gran cantidad de efectos fisiológicos que implica a todos los tejidos (fig. 34-6).

1. **Metabólica:** el cortisol aumenta la concentración de glucosa (*véase* 33·II), ácidos grasos libres (AGL) y aminoácidos en plasma para proporcionar sustratos de energía a fin de activar las respuestas al estrés. En el músculo esquelético, el cortisol disminuye la síntesis de proteínas y promueve la proteólisis para liberar los aminoácidos que luego son transformados en glucosa vía gluconeogénesis hepática (*véase* 32·IV·A y 33·II). El cortisol estimula al tejido adiposo blanco para que experimente lipólisis para liberar AGL. El cortisol también estimula el apetito para incrementar la ingesta de sustrato energético. Ingerir alimentos ayuda a activar las respuestas al estrés, pero el aumento del apetito puede conducir a aumento de peso si la respuesta al estrés no involucra actividad física.

2. **Inmunitaria:** el cortisol inhibe las respuestas inmunitarias y la inflamación.[1] Si bien esta respuesta podría parecer contraproducente en situaciones adversas, cuando la vida del organismo está en peligro, dirigir los recursos para combatir la enfermedad es menos importante que abordar una amenaza física inmediata. La inmunosupresión implica reducir el número de células T circulantes e inhibir la producción de varias citocinas. Los efectos antiinflamatorios del cortisol se deben a la disminución de la síntesis de prostaglandinas y leucotrienos que suelen mediar la vasodilatación, el aumento del flujo sanguíneo y el incremento de la permeabilidad capilar, lo que disminuye la acumulación de mediadores inflamatorios.

3. **Musculoesquelética:** el cortisol aumenta la resorción ósea mediante la inhibición de la remodelación anabólica (*véase* 14·IV), además de que reduce la absorción de Ca^{2+} del tracto gastrointestinal y la reabsorción de Ca^{2+} del túbulo renal. Por tanto, la hipercortisolemia crónica puede causar osteoporosis. El cortisol disminuye la formación de colágeno en todo el cuerpo. El catabolismo de proteínas del músculo esquelético inducido por cortisol de manera eventual puede llevar a debilidad de los músculos y fatiga casi al inicio de la actividad física.

4. **Cardiovascular:** el cortisol aumenta la liberación de eritropoyetina de los riñones, la cual estimula la producción de eritrocitos (*véase* 23·II·B). Además, potencia las respuestas vasoconstrictoras mediante el bloqueo de vasodilatadores locales, como óxido nítrico y prostaglandinas. El cortisol también se une a RG en el músculo liso vascular y ejerce efectos constrictores directos al elevar las concentraciones intracelulares de Ca^{2+}. El cortisol también potencia las acciones de catecolaminas en el sistema cardiovascular (p. ej., aumento del inotropismo y vasoconstricción cardiacas) por medio de la regulación ascendente de los receptores adrenérgicos.

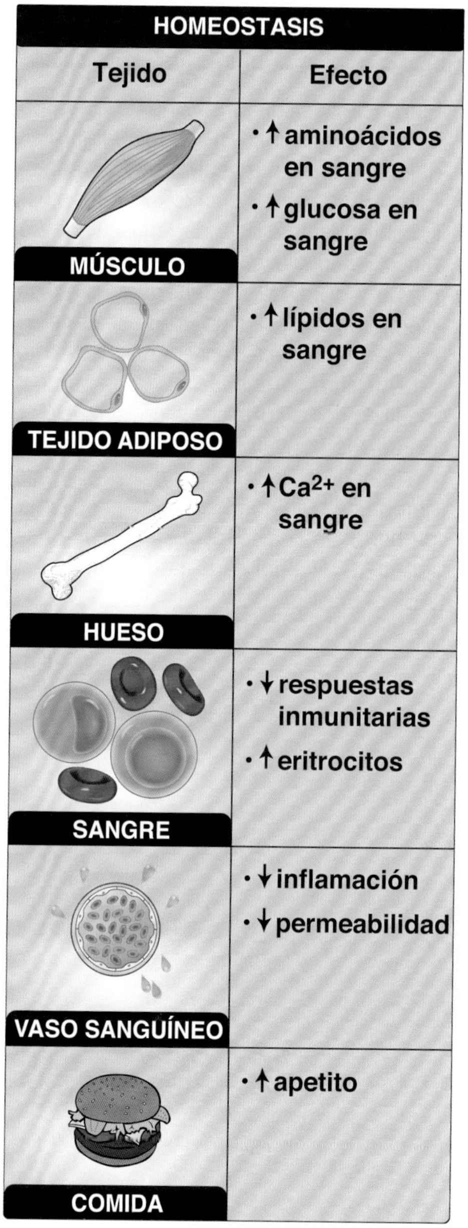

HOMEOSTASIS	
Tejido	Efecto
MÚSCULO	• ↑ aminoácidos en sangre • ↑ glucosa en sangre
TEJIDO ADIPOSO	• ↑ lípidos en sangre
HUESO	• ↑ Ca^{2+} en sangre
SANGRE	• ↓ respuestas inmunitarias • ↑ eritrocitos
VASO SANGUÍNEO	• ↓ inflamación • ↓ permeabilidad
COMIDA	• ↑ apetito

Figura 34-6.
Efectos de los glucocorticoides.

[1]Los efectos inmunitarios de inhibición y antiinflamatorios de los glucocorticoides se explotan desde el punto de vista de la farmacología. Sustancias como la prednisona, que cuenta con una estructura similar al cortisol, se usan como inmunodepresores en el caso de las enfermedades autoinmunitarias. Para más información, *véase LIR Farmacología*, 7.ª ed., p. 343.

Aplicación clínica 34-1: síndrome de Cushing

Los pacientes con **síndrome de Cushing** a veces padecen debilidad muscular, osteoporosis, hipertensión, diabetes mellitus tipo 2 (DM2), mayor crecimiento del pelo corporal (hirsutismo) y aumento de peso con redistribución de grasa. Estos síntomas reflejan los incrementos crónicos en la concentración de glucocorticoides. La debilidad muscular es el resultado del catabolismo proteínico musculoesquelético, mientras que la osteoporosis se debe a la resorción ósea de Ca^{2+}. La DM2 se debe a la hiperglucemia crónica. El hirsutismo no es un efecto del cortisol, sino una respuesta a los andrógenos suprarrenales (*véase* sección III), cuyas concentraciones también suelen aumentar en el síndrome de Cushing. La ganancia de peso es provocada por el incremento del apetito inducido por el cortisol y la redistribución de la grasa. Por razones que no están claras, los ácidos grasos sin utilizar se redepositan en el rostro y la parte superior de la espalda, lo cual provoca la "cara de luna llena" y el desarrollo de la "joroba de búfalo". El síndrome de Cushing suele ser provocado por un exceso de hormona corticotropina (ACTH), ya sea por un adenoma hipofisiario secretor de ACTH o por cáncer de pulmón de células pequeñas.

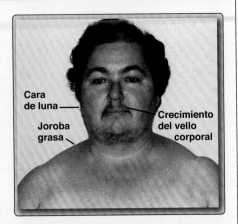

Mujer con síndrome de Cushing.

III. CORTEZA SUPRARRENAL: ANDRÓGENOS

La glándula suprarrenal produce numerosos andrógenos, incluidos la deshidroepiandrosterona (DHEA), el sulfato de DHEA (DHEAS), la androstenediona, el androstenediol y la 11β-hidroxiandrostenediona. DHEAS es el andrógeno suprarrenal circulante más abundante. Los andrógenos suprarrenales tienen una actividad androgénica muy débil en comparación con la testosterona y los estrógenos. Existe información limitada sobre cómo se regula la producción de andrógenos suprarrenales. La liberación sigue un ritmo circadiano similar al de la ACTH, lo que sugiere la participación del eje HHS, y aumenta durante varias etapas del crecimiento y el desarrollo.

A. Síntesis y secreción

La zona reticular sintetiza y segrega los andrógenos suprarrenales (*véanse* figs. 34-1 y 34-2) por tres razones principales. Primera, HSD3B2 se expresa a concentraciones un tanto bajas en la zona reticular en comparación con el resto de la corteza, lo que favorece la producción de andrógenos. Segunda, la zona reticular expresa CYB5A, un cofactor CYP17A1 que favorece la conversión de 17-hidroxipregnenolona a DHEA en lugar de entrar en la vía de producción de cortisol. Por último, la zona reticular es la ubicación primaria de la sulfotransferasa (SULTA2) que convierte la DHEA en DHEAS. En la circulación, la DHEA y la androstenediona se unen con baja afinidad a albúmina y otras globulinas, por lo que tienen una vida media de 15 a 30 min. El DHEAS posee una afinidad superior con la albúmina y su vida media es de 8 a 10 h, de donde se demuestra que las proteínas portadoras pueden ampliar la vida media de las hormonas y sirven como sitios de almacenamiento temporal.

B. Función

Los andrógenos suprarrenales tienen una actividad androgénica tan débil que su función fisiológica se limita en gran medida a proporcionar sustratos para la síntesis de testosterona y estrógenos. Los andrógenos son necesarios para el desarrollo de las características sexuales secundarias durante la infancia y la adolescencia (*véase* Sexo biológico y envejecimiento 34-1). Los andrógenos también se destacan por la virilización y

Sexo biológico y envejecimiento 34-1: andrógenos suprarrenales

Durante la mayor parte de la gestación, la glándula suprarrenal fetal está dominada por una única "zona fetal" que segrega cantidades masivas de DHEA y DHEAS para su uso por la placenta en la formación de estrógenos. Al término, la producción de andrógenos de las glándulas es mayor que en un adulto, pero la zona retrocede con rapidez tras el nacimiento y las concentraciones de DHEAS caen. En el periodo previo a la pubertad, que comienza alrededor de los 6 años de edad, la producción de andrógenos suprarrenales de nuevo aumenta ("adrenarquia") y estimula el crecimiento del vello púbico y axilar. DHEAS también estimula el desarrollo de la glándula sebácea de la piel, que está asociada con la piel grasa, el acné y el olor corporal (*véase* 15·VI·C).

En los adultos, los andrógenos suprarrenales suministran sustratos para la síntesis de testosterona y estrógenos por los tejidos periféricos. En los hombres, los andrógenos se utilizan para generar ~ 5% de la testosterona circulante. En mujeres jóvenes sanas, el papel de DHEA y DHEAS es más significativo. Durante la fase folicular del ciclo menstrual, los andrógenos suprarrenales contribuyen con sustratos de 65 a 75% de la síntesis total de testosterona, lo que disminuye a ~40% del total durante las fases posteriores, cuando dominan las hormonas ováricas.

Después de cerca de 30 años, las concetraciones de DHEA y DHEAS disminuyen a una tasa de alrededor de 2 a 5% por año tanto en hombres como en mujeres. Para cuando las personas tienen 80 años de edad, la producción de DHEA y DHEAS se ha reducido a ~ 30% de la producción pico anterior. Esta disminución se ha denominado "adrenopausia", que es independiente de la menopausia.

Aplicación clínica 3-2: hiperplasia suprarrenal congénita

La hiperplasia suprarrenal congénita (HSC) es un trastorno autosómico recesivo caracterizado por un defecto en cualquiera de las enzimas involucradas en la síntesis de cortisol. La deficiencia de cortisol libera al eje hipotálamo-hipófisis-suprarrenal (*véase* fig. 34-6) de la retroalimentación negativa y promueve la secreción de la hormona corticotropina (ACTH). La ACTH estimula la corteza suprarrenal, lo que causa hiperplasia suprarrenal y un exceso de sustratos esteroides suprarrenales. La HSC se presenta con síntomas característicos que varían con la gravedad y ubicación del defecto enzimático en la vía sintética de esteroides (los números entre corchetes corresponden a las enzimas que se muestran en la fig. 34-2).

3β-hidroxiesteroide deshidroxilasa [1]: la mutación *HSD3B2* es una causa rara de HSC (< 1% de los casos), pero bloquea la formación de todas las hormonas esteroides suprarrenales, lo que deriva en hiponatremia, hipotensión e hiperpotasiemia, todo como resultado de la deficiencia de aldosterona (*véase* sección IV). La ACTH aumenta la formación de

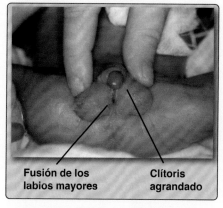

Fusión de los labios mayores **Clítoris agrandado**

Niña con genitales ambiguos.

pregnenolona, que se canaliza hacia la síntesis de DHEA. La DHEA puede ser convertida en testosterona por los tejidos periféricos, y el exceso de testosterona derivada provoca fusión labial y clitoromegalia en las mujeres durante el desarrollo *in utero* (genitales ambiguos; *véase* figura).

17α-hidroxilasa [2]: las mutaciones del gen *CYP17A1* son muy raras, pero bloquean la formación de cortisol y todos los andrógenos. En cambio, los sustratos de CYP17A1 vuelven a la ruta de los mineralocorticoides, lo que produce un exceso de 11-desoxicorticosterona (11-DOC), que es un mineralocorticoide débil. El resultado es hipernatremia, hipertensión e hipopotasiemia, junto con supresión de la retroalimentación de la síntesis de aldosterona por presión arterial alta. CYP17A1 es necesario para la formación de estrógenos, por lo que las mujeres presentan amenorrea primaria, mientras que la falta de andrógenos en los hombres produce genitales ambiguos.

21α-hidroxilasa [3]: las mutaciones de *CYP21A2* representan > 90% de los casos de HSC. Los síntomas varían según la gravedad del déficit enzimático, pero la forma grave "clásica" se caracteriza por hiponatremia, hipotensión e hiperpotasiemia como resultado de la deficiencia de mineralocorticoides (*véase* sección IV). El exceso de andrógenos causa ambigüedad genital e irregularidades menstruales en las mujeres, mientras que los hombres muestran virilización temprana (crecimiento del vello púbico y corporal, así como desarrollo de olor corporal).

11β-hidroxilasa [4]: las mutaciones del gen *CYP11B1* causan 5 a 8% de los casos de HSC. Bloquean la síntesis de aldosterona y cortisol, lo que provoca que los sustratos se canalicen hacia la producción de andrógenos, con ambigüedad genital asociada e irregularidades menstruales en las mujeres, y virilización temprana en los hombres. Sin embargo, mientras que la deficiencia de aldosterona suele conducir a pérdida de sal e hipotensión, la hiperactividad suprarrenal impulsada por ACTH crea un exceso de 11-DOC, que causa hipernatremia, hipertensión e hipopotasiemia.

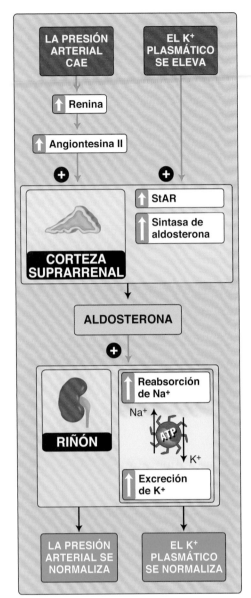

Figura 34-7.
Regulación de la aldosterona.
StAR = proteína reguladora de la
esteroidogénesis aguda.

el hirsutismo significativos que pueden causar en las mujeres cuando se encuentran en exceso patológico (*véase* aplicación clínica 34-2).

IV. CORTEZA SUPRARRENAL: ALDOSTERONA

La aldosterona es un mineralocorticoide producido por la zona glomerular y un determinante importante del volumen de líquido extracelular (LEC) y de la sangre.

A. Síntesis y secreción

La zona glomerular no expresa CYP17A1, lo que le impide sintetizar cortisol o andrógenos. En cambio, los sustratos disponibles están dirigidos hacia la síntesis de aldosterona. La zona glomerular también es la única región cortical que expresa la **aldosterona sintasa** (**AS**; gen *CYP11B2*), lo que limita la síntesis de aldosterona a esta región. AS produce aldosterona a partir de la corticosterona. Tras ser liberada en los sinusoides capilares corticales, la aldosterona se une con baja afinidad a la proteína acoplada a corticoesteroides y a albúmina. La hormona tiene una vida media de ~20 min en la circulación.

B. Regulación

La secreción de aldosterona no está regulada por el eje HHS, aunque este puede afectar de forma indirecta la producción de aldosterona a través de cambios en la disponibilidad del sustrato. La liberación de aldosterona está regulada por la angiotensina II (Ang-II) y las concentraciones plasmáticas de K^+ (fig. 34-7). Ang-II es un componente hormonal del **sistema renina-angiotensina-aldosterona (SRAA)**. Este sistema se activa en respuesta a la disminución de la presión de perfusión arterial y renal y al aumento de la actividad del SNS (*véase* 28·III·C). Ang-II se une a un receptor de angiotensina AT1, que se acopla a través de G_q a la vía de señalización IP_3, lo que incrementa la concentración intracelular de Ca^{2+} cuando se activa. La hiperpotasiemia

---

Aplicación clínica 34-3: insuficiencia suprarrenal primaria

Por lo general, la insuficiencia suprarrenal primaria es el resultado de la destrucción de la corteza suprarrenal por los anticuerpos. Entre los síntomas están fatiga, deshidratación, hiponatremia e hipotensión debido a la pérdida de glucocorticoides y mineralocorticoides. La deficiencia de hormona suprarrenal estimula la liberación de la hormona liberadora de corticotropina y la expresión del gen de la proopiomelanocortina *(POMC)* a través de una ruta de retroalimentación negativa, la cual aumenta las concentraciones circulantes de hormona corticotropina (ACTH). La secuencia del péptido ACTH incluye la hormona estimulante de melanocitos (MSH), que le permite interactuar con los receptores de MSH en los melanocitos y estimular la producción de melanina. Hay hiperpigmentación de manos, pies, pezones, axilas y la cavidad oral. El tratamiento consiste en remplazar líquidos y glucocorticoides exógenos como la hidrocortisona. La terapia de remplazo de mineralocorticoides también suele requerirse para corregir los efectos del agotamiento de Na^+ y la hiperpotasiemia.

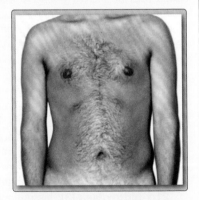

Piel color bronce e hiperpigmentación de los pezones.

aumenta de manera similar el Ca^{2+} intracelular al despolarizar las células de la zona glomerular y activar los canales de Ca^{2+} dependientes de voltaje. El flujo de Ca^{2+} entonces eleva los niveles de expresión de StAR y AS.

C. Función

El efecto de la aldosterona en los iones (minerales) se refleja en el nombre de su clase, mineralocorticoides. La aldosterona se une a los **receptores mineralocorticoides** (RM) intracelulares que modifican los niveles de expresión genética en los órganos objetivo (*véase* fig. 27-12). Estos órganos incluyen el riñón, donde la aldosterona aumenta el Na^+ y la reabsorción de agua dependiente, lo que corrige la hipovolemia y la hipotensión; de forma simultánea también incrementa la excreción urinaria de K^+ para corregir la hiperpotasiemia (*véase* 27·IV). La aldosterona también intensifica la reabsorción de Na^+ por los enterocitos del intestino grueso, lo que aumenta las reservas corporales de Na^+ y promueve la captación de agua (*véase* 31·III·B).

V. MÉDULA SUPRARRENAL: CATECOLAMINAS

La médula suprarrenal proviene de la cresta neural, que migra y se encapsula dentro de la corteza durante el desarrollo. La médula está compuesta por **células cromafines**, que son el equivalente estructural y funcional de las neuronas posganglionares SNS no diferenciadas. Estas se mantienen indiferenciadas por las altas concentraciones locales de cortisol liberadas desde la zona reticular vecina. El cortisol también induce la expresión de feniletanolamina-*N*-metiltransferasa (PNMT), una enzima citosólica que metila la noradrenalina (NA) para producir adrenalina. La adrenalina es el principal producto secretor de la médula.

A. Síntesis y secreción

Las células cromafines sintetizan catecolaminas (L-3,4-dihidroxifenilalanina [L-dopa], dopamina, NA y adrenalina) a partir del aminoácido tirosina (*véase* fig. 5-7). L-dopa y dopamina se sintetizan en el citosol y luego un **intercambiador de catecolamina-H$^+$** (transportador vesicular de monoamina 1, [**VMAT1**]) mueve la dopamina a los **gránulos cromafines** secretores (VMAT1 está codificado por *SLC18A1*). Aquí, la dopamina se transforma en NA vía **β-hidroxilasa de dopamina (DBH)**, como ocurre en las terminales nerviosas posganglionares del SNS en preparación para la liberación sináptica. La conversión de NA a adrenalina depende de la PNMT, que es una enzima citosólica, por lo que la NA regresa al citoplasma. La adrenalina recién formada es absorbida por los gránulos cromafines, junto con la NA, por el VMAT1, donde ambas catecolaminas se almacenan en asociación con la **cromogranina** (una proteína de unión ácida) hasta su liberación (fig. 34-8). Las células cromafines secretan NA y adrenalina en una proporción aproximada de 1:4 dentro de los sinusoides capilares medulares para la entrega a los tejidos. Los capilares medulares están muy fenestrados para facilitar la secreción. La vida media de las catecolaminas varía entre 10 y 90 s, lo que permite una respuesta del SNS más sostenida que la producida por la señalización sináptica. Las catecolaminas se metabolizan en el hígado y los riñones, sobre todo por la catecol-*O*-metiltransferasa, para producir ácido vanililmandélico y metanefrina.

Toda la adrenalina circulante se deriva de la médula suprarrenal. Sin embargo, sólo 30% de la NA circulante es secretado por las células cromafines. El 70% restante representa el desbordamiento de las sinapsis posganglionares del SNS.

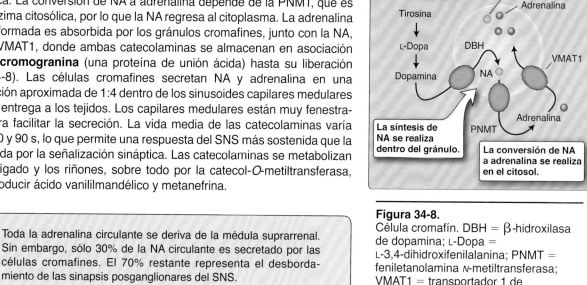

Figura 34-8.
Célula cromafín. DBH = β-hidroxilasa de dopamina; L-Dopa = L-3,4-dihidroxifenilalanina; PNMT = feniletanolamina *N*-metiltransferasa; VMAT1 = transportador 1 de monoamina vesicular.

B. Regulación

La liberación de catecolaminas está regulada por el SNS y no por el eje HHS. Las neuronas preganglionares del SNS liberan acetilcolina (ACh) en las células cromafines, que expresan **receptores nicotínicos tipo 2 de acetilcolina** (nAChR; *véase* fig. 7-5). La ativación de nAChR estimula la síntesis de NA y adrenalina al mejorar la actividad de tirosina hidroxilasa y DBH y activar la exocitosis de los gránulos de cromafines.

C. Función

La adrenalina (epinefrina) produce respuestas clásicas de pelea o huye, conocidas como "descarga de adrenalina". Las acciones de adrenalina y NA son similares a las del SNS (*véase* fig. 7-4). El aprovisionamiento mediante la circulación significa que las respuestas de las hormonas, si bien de manera característica más lentas, son más amplias porque son capaces de alcanzar poblaciones de receptores que no están de forma específica dentro de una hendidura sináptica del SNS. Los tipos de receptores adrenérgicos difieren en sus afinidades por las catecolaminas. Los receptores adrenérgicos β tienen una mayor afinidad por la adrenalina en comparación con la NA. Los receptores adrenérgicos α tienen una mayor afinidad por NA. Los efectos fisiológicos de las catecolaminas se relacionan con la cantidad segregada, así como el tipo y la densidad del receptor adrenérgico del tejido objetivo.

Aplicación clínica 34-4: feocromocitoma

Los feocromocitomas son neoplasias raras que producen catecolaminas que surgen de las células cromafines. Los síntomas incluyen una tríada clásica de cefalea, taquicardia y sudación profusa. Otros síntomas pueden incluir hipertensión crónica o paroxística, palpitaciones (contracciones cardiacas fuertes), temblor, palidez, disnea y ansiedad (una sensación de fatalidad inminente). Los dolores de cabeza pueden deberse a la constricción arteriolar cerebral o la presión arterial alta (hipertensión) inducida por concentraciones elevadas de catecolaminas circulantes. Estos síntomas pueden ser episódicos o constantes, lo que depende de la naturaleza de la liberación de la catecolamina. La prueba de feocromocitomas implica medir las concentraciones de catecolamina y metanefrina en orina de 24 h. El tratamiento comprende los antagonistas de receptores adrenérgicos para controlar los síntomas, además de la resección quirúrgica del tumor.

Resumen del capítulo

- El **eje hipotálamo-hipófisis-suprarrenal** está relacionado con la secreción de **hormona liberadora de corticotropina** del hipotálamo, la cual estimula la liberación de la **hormona corticotropina (ACTH)** de la adenohipófisis. Luego la ACTH estimula la secreción de **glucocorticoide** y **andrógenos suprarrenales** de la corteza suprarrenal.

- Los glucocorticoides (**cortisol** y **corticosterona**) aumentan la glucosa en sangre e inhiben la inmunidad e inflamación, entre otras respuestas fisiológicas.

- Los andrógenos suprarrenales (**DHEA, DHEAS y androstenediona)** intervienen en el desarrollo de las características sexuales secundarias y sirven como sustratos en la transformación periférica de andrógenos en testosterona y estrógenos.

- La secreción del **mineralocorticoide aldosterona** está regulada por la **angiotensina II** y el K^+ plasmático. La aldosterona aumenta la reabsorción renal de Na^+ y agua para aumentar el volumen de líquido circulante.

- Las **células cromafines** producen y segregan **catecolaminas** (**adrenalina** y **noradrenalina**) en la médula suprarrenal; el sistema nervioso simpático regula dichas células. Las catecolaminas preparan al organismo para enfrentar situaciones adversas o estresantes mediante el aumento de la frecuencia cardiaca y del inotropismo para elevar la presión arterial y movilizar las reservas de energía almacenadas.

Hormonas tiroideas y paratiroideas

35

I. GENERALIDADES

Las células que conforman el cuerpo humano varían en gran medida con respecto a sus índices metabólicos y tasa de desarrollo. Las hormonas tiroideas proveen al cerebro de un método global para regir estos procesos a largo plazo y en condiciones sin estrés agudo. La **glándula tiroidea** se localiza en el cuello, justo abajo de la laringe (fig. 35-1). Esta produce dos hormonas tiroideas: **triyodotironina** (T_3) y **tiroxina** (T_4, o **tetrayodotironina**). La T_3 y T_4 inducen la transcripción, traducción o translación y síntesis de transportadores, enzimas y andamiaje celular. Asimismo, la glándula tiroidea tiene un papel menor en el equilibrio de Ca^{2+} vía **células C parafoliculares**, que liberan **calcitonina**. Los principales reguladores del equilibrio de Ca^{2+} son las **glándulas paratiroideas** que están ubicadas en los márgenes inferior y superior de la glándula tiroidea (*véase* fig. 35-1) y la **vitamina D**. La **hormona paratiroidea** (**PTH**) y la vitamina D controlan las concentraciones plasmáticas de Ca^{2+} y PO_4^{3-}. El equilibrio de Ca^{2+} es una función homeostática crítica. Se requiere Ca^{2+} para diversos fenómenos celulares, como señalización de la célula (p. ej., inicio de la contracción muscular y secreción de la vesícula), sostener potenciales de acción (p. ej., en los miocitos cardiacos) y conservar la densidad mineral ósea. El desequilibrio del Ca^{2+} puede causar espasmos musculares, convulsiones, confusión y trastornos del ritmo cardiaco en potencia fatales.

II. GLÁNDULA TIROIDEA: HORMONAS TIROIDEAS

La glándula tiroidea es un conjunto muy vascularizado de numerosas esferas huecas (**folículos**) de 200 a 300 μm de diámetro llenas de un fluido viscoso rico en proteínas llamado **coloide** (fig. 35-2). Los folículos están revestidos con un epitelio especializado compuesto por células foliculares que descansan sobre una membrana basal. Las células foliculares sintetizan y secretan hormonas tiroideas (fig. 35-3). La química oxidativa involucrada en la síntesis de la hormona tiroidea puede ser en extremo dañina para las células, por lo que se realiza de manera extracelular dentro de la luz del folículo. Este es un concepto similar al bloqueo de las reacciones de peróxido de hidrógeno dentro de los peroxisomas citosólicos.

A. Síntesis

La síntesis y secreción de las hormonas tiroideas son un proceso de varios pasos en los que hay yodinación y conjugación de residuos adyacentes de tirosina en la **tiroglobulina** (**Tg**), un homodímero de glucoproteína de 660 kilodaltons (kDa). La síntesis de la hormona tiroidea se puede descomponer en ocho pasos sucesivos (fig. 35-4).

1. **Captación de yoduro:** la síntesis de la hormona tiroidea inicia cuando las células toman I^- de la sangre, un proceso llamado "atrapamiento" de I^-. El I^- es movido al otro lado de la membrana basolateral

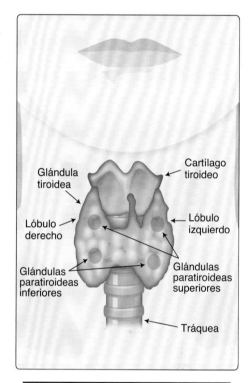

Figura 35-1.
Glándulas tiroidea y paratiroidea.

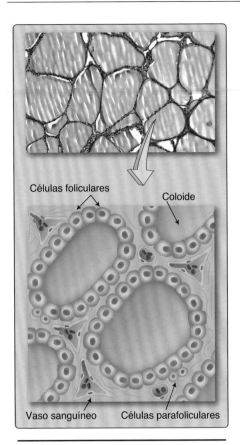

Células foliculares

Coloide

Vaso sanguíneo   Células parafoliculares

Figura 35-2.
Organización la glándula tiroidea.

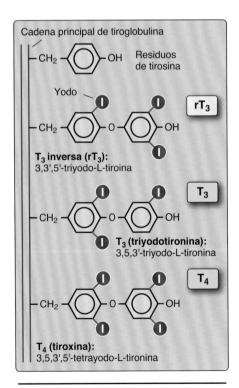

Cadena principal de tiroglobulina

CH_2 —⬡— OH   Residuos de tirosina

Yodo

rT₃

CH_2 —⬡— O —⬡— OH

T₃ inversa (rT₃):
3,3',5'-triyodo-L-tiroina

T₃

CH_2 —⬡— O —⬡— OH

T₃ (triyodotironina):
3,5,3'-triyodo-L-tironina

T₄

CH_2 —⬡— O —⬡— OH

T₄ (tiroxina):
3,5,3',5'-tetrayodo-L-tironina

Figura 35-3.
Hormonas tiroideas.

desde la sangre por medio de un cotransportador Na^+-I^- (CoNaI) a través del mecanismo de simporte (NIS), impulsado por el gradiente del Na^+, establecido por la Na^+-K^+ ATPasa basolateral. El CoNaI es miembro de la familia de portadores de solutos 5 y está codificado por el gen *SLC5A5*. Las células foliculares absorben ~20% del I^- puesto a su disposición por su suministro de sangre en cada paso a través de la glándula tiroides, lo que eleva la concentración de I^- tiroideo a ~20 a 50 veces las concentraciones plasmáticas.

> Las hormonas tiroideas no se pueden producir sin I^-, el cual se debe obtener de la dieta (la dosis recomendada procedente de la dieta en países como Estados Unidos es de 150 μg). La deficiencia de yodo es la causa de hipotiroidismo y se presenta como bocio (*véase* aplicación clínica 35-1).

2. **Secreción apical:** el I^- se transporta a través de la membrana apical e ingresa al coloide a través de un **canal aniónico dependiente** de Ca^{2+} (**anoctamina 1 [ANO1]**, codificado por *TMEM16A*) y **pendrina**. La pendrina es un intercambiador de Cl^--I^-. Las mutaciones en el gen de la pendrina (*SLC26A4*) pueden causar el síndrome de Pendred, que se asocia con bocio, hipotiroidismo y sordera (la pendrina participa en el establecimiento del potencial endococlear para transducir los estímulos auditivos; *véase* 9·IV·C). La Tg se sintetiza en las células foliculares y luego se secreta a través de la membrana apical hacia el coloide por exocitosis.

3. **Oxidación:** las vesículas secretoras cargadas con Tg expresan **peroxidasa tiroidea** (**TPO**), una enzima que contiene hemo en sus superficies internas. Cuando las vesículas se fusionan con la membrana apical, la TPO se presenta ante el lumen de coloide, y de inmediato cataliza una reacción de oxidación, en la cual el yoduro se combina con H_2O_2 para liberar yodo (I^0) y H_2O. El H_2O_2 se genera por la oxidasa 2 dual (DUOX2), que es miembro de la familia de la fosfato dinucleótido de nicotinamida adenina (NADPH) oxidasa. DUOX2 forma complejos con TPO en la membrana apical, donde combina intermediarios procedentes de la ruta de la fosfatopentosa con O_2 para formar H_2O_2.

4. **Yodación:** la TPO también facilita la yodinación (u **organificación**) de los residuos tirosina de la Tg para formar **monoyodotirosina** (**MIT**) y **diyodotirosina** (**DIT**). La razón por la que algunos residuos de tirosina se unen a un solo I^0, mientras que otros se unen a dos, no se entiende con claridad.

5. **Conjugación:** la MIT y DIT se combinan para formar T₃ o **T₃ inversa** (**rT₃**), en tanto que dos residuos de DIT se combinan para formar T₄ (véase fig. 35-3). rT₃ no tiene actividad biológica. Las dos hormonas y la rT₃ permanecen unidas a la Tg hasta que las asimilan las células foliculares. La conjugación también la facilita la TPO.

6. **Endocitosis:** la Tg yodada y conjugada por endocitosis de nuevo llega a las células foliculares, iniciada por la unión al receptor de megalina.

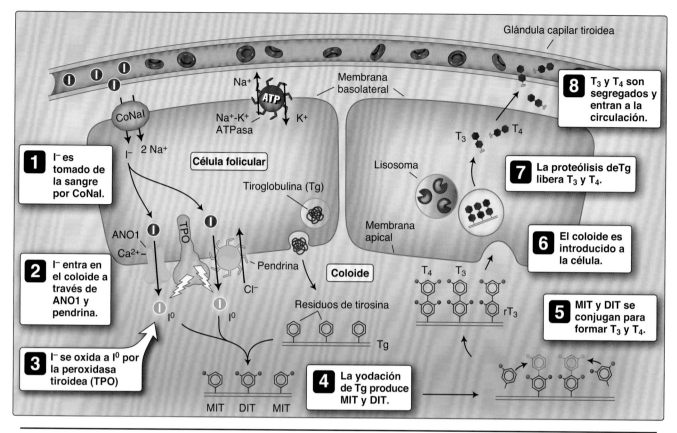

Figura 35-4.
Biosíntesis de la hormona tiroidea. ANO1 = anoctamina 1; DIT = diyodotirosina; MIT = monoyodotirosina; CoNaI = cotransportador sodio/yodo; rT_3 = T_3 inversa; T_3 = triyodotironina; T_4 = tiroxina; TPO = peroxidasa tiroidea.

7. **Proteólisis:** la vesícula endocitada que contiene coloide se fusiona con un lisosoma, y la Tg yodada se degrada para liberar T_3 y T_4, las cuales entonces son liberadas en el citosol folicular. Los fragmentos de degradación de I g y otros materiales coloides de la endocitosis se reciclan.

8. **Secreción:** tras la liberación, T_3 y T_4 cruzan la membrana celular basolateral (mecanismo desconocido) e ingresan a la extensa red vascular tiroidea para su distribución.

B. Eje hipotálamo-hipófisis-tiroideo

La síntesis y secreción de la hormona tiroidea está controlada por el eje hipotálamo-hipófisis-tiroideo (HHT), que involucra a la **hormona liberadora de tirotropina** (**TRH**), la **hormona estimulante de la tiroides** (TSH) y las dos hormonas tiroideas (fig. 35-5).

1. **Hipotálamo:** la TRH es una hormona tripéptida producida por neuronas parvocelulares de cuerpo pequeño en el **núcleo paraventricular** (**NPV**) hipotalámico (*véase* fig. 35-5). Las neuronas se proyectan hacia la **eminencia media** (un órgano circunventricular; *véase* 7·VII·C), donde la TRH se almacena en las terminales nerviosas del NPV en espera de su liberación. Cuando se estimulan de forma adecuada, las neuronas secretan TRH en la circulación porta hipofisiaria para su transporte a la adenohipófisis.

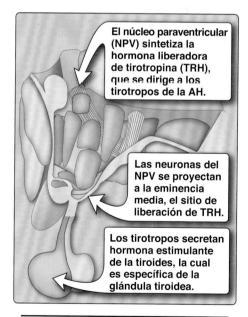

Figura 35-5.
Núcleos hipotalámicos relacionados con la regulación de la glándula tiroidea. AH = adenohipófisis; TRH = hormona liberadora de tirotropina.

Aplicación clínica 35-1: bocio

Una glándula tiroidea normal pesa alrededor de 10 a 20 g, pero su masa puede aumentar a > 80 g bajo ciertas condiciones. La causa más común a nivel mundial es la deficiencia de yodo. En Estados Unidos esta deficiencia es rara gracias a la introducción de la sal de mesa yodada. Los trastornos tiroideos comunes incluyen los bocios multinodulares (por lo general, agrandamiento de folículos aislados relacionados con el envejecimiento), la tiroiditis crónica autoinmunitaria (enfermedad de Hashimoto; *véase* Aplicación clínica 35-2) y la enfermedad de Graves (*véase* Aplicación clínica 35-3). La deficiencia de yodo aumenta las concentraciones circulantes de la hormona estimulante de la tiroides, lo que estimula el crecimiento de la glándula tiroides (hipertrofia) en el contexto de la deficiencia de la hormona tiroidea. La enfermedad de Graves es el crecimiento de la glándula tiroides asociado con hiperactividad y aumento de la producción de hormona tiroidea.

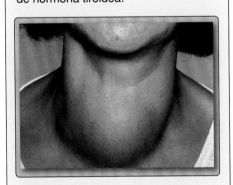

Bocio.

2. **Glándula hipófisis:** La TRH se dirige a los tirotropos. Los tirotropos expresan receptores de TRH tipo 1, los cuales forman parte de la superfamilia de receptores acoplados a proteína G (GPCR) que actúa por medio de fosfolipasa C (PLC) y la vía de señalización de IP$_3$ (*véase* 1 VII D 3). La TSH es una glucoproteína que comprende dos subunidades. La subunidad α es común a la gonadotropina coriónica humana (hCG), la hormona foliculoestimulante (FSH) y la hormona luteinizante (LH). La hCG es una hormona placentaria, mientras que FSH y LH son productos de la adenohipófisis. La subunidad β le da a cada hormona su especificidad. La ocupación del receptor TRH estimula la liberación de TSH de los gránulos secretores y la síntesis de TSH. La liberación es pulsátil y sigue un ritmo circadiano.

3. **Glándula tiroidea:** el receptor de TSH es un GPCR que se acopla tanto a la ruta de señalización de AMPc, que actúa a través de la proteína cinasa A, como a la ruta de señalización de IP$_3$, que aumenta el Ca^{2+} intracelular. AMPc e IP$_3$ estimulan la actividad y los niveles de expresión de casi todos los componentes de la vía de síntesis de la hormona tiroidea identificados en la figura 35-4.

C. Transporte

La glándula tiroidea secreta T$_3$ y T$_4$ en una proporción de ~1:10. Al ingresar a la circulación, > 99% de T$_3$ y T$_4$ se une a las proteínas séricas, incluidas globulina fijadora de tiroxina ([TBG]; 75 a 80%), transtiretina (5 a 10%), albúmina y lipoproteínas (15% del total). Menos de 0.5% de cualquiera de las hormonas permanece libre. Las proteínas de unión protegen a las hormonas tiroideas de la degradación y aumentan su vida media hasta 1 semana. Las proteínas de unión también crean una reserva hormonal que amortigua los cambios en la producción de hormonas. Sólo las hormonas libres tienen actividad biológica.

> Las concentraciones maternas de hormona tiroidea aumentan dos veces durante los primeros dos trimestres del embarazo para satisfacer las mayores necesidades metabólicas requeridas para el crecimiento fetal. La producción de TBG se incrementa en un grado similar para mantener las concentraciones de hormona tiroidea libre constantes de manera relativa.

D. Regulación

El eje HHT está regulado por las concentraciones circulantes de hormona tiroidea libre (fig. 35-6). El eje también está regulado por el estado nutricional y la temperatura corporal.

1. **Control de la retroalimentación:** incluso los cambios más pequeños en T$_3$ y T$_4$ libres circulantes tienen un efecto significativo en la producción tanto del hipotálamo como de la hipófisis. El aumento de las concentraciones de hormona tiroidea disminuye la expresión, el procesamiento y la liberación de TRH de las neuronas hipotalámicas. La regulación del eje HHT involucra a los tanicitos, células gliales especializadas incrustadas en el revestimiento ependimario del tercer ventrículo que se proyectan a distintas áreas hipotalámicas, incluida la eminencia media. Aquí, estas responden a T$_3$ y T$_4$ al degradar la TRH que se libera de los terminales del NPV. Una elevación en las concentraciones de hormona tiroidea libre también disminuye los niveles de expresión del receptor TRH1 y la liberación de TSH desde la adenohipófisis.

2. **Estado nutricional:** las hormonas tiroideas aumentan el uso de sustrato energético, lo que puede ser contraproducente cuando la comida es limitada. Las neuronas productoras de TRH en el NPV reciben estímulos del núcleo arqueado hipotalámico que suprimen o aumentan la liberación de TRH según el estado de alimentación. El núcleo arqueado detecta y responde a las señales circulantes relacionadas con la alimentación, como la glucosa, la insulina, la grelina y la leptina.

3. **Temperatura:** la exposición al frío estimula el aumento de la secreción de TRH por el NPV, lo que eleva las concentraciones de hormona tiroidea. T_3 y T_4 estimulan el metabolismo y contribuyen a la termogénesis sin temblores (*véase* 38·II·D·4). Este efecto inducido por el frío está mediado, en parte, por las catecolaminas.

E. Funciones

Las hormonas tiroideas afectan la función de casi todas las células del cuerpo. La T_4 y T_3 se difunden a través de la membrana celular objetivo, y luego gran parte de la T_4 es transformada en T_3 (la forma más activa) por una o más monodesyodinasas. La T_3 y T_4 se unen a un receptor tiroideo (RT) nuclear que forma un complejo con un receptor retinoide X (RRX). Este complejo de receptores RT-RRX se une a un elemento del ADN de respuesta de la tiroides, a través del cual la liberación de un correpresor y la adición de un coactivador inician la transcripción (fig. 35-7). Las proteínas sintetizadas en respuesta a las hormonas tiroideas son las mediadoras de una diversidad de respuestas celulares, incluso en el aumento del crecimiento y desarrollo, la disponibilidad de sustrato energético y el índice metabólico basal (IMB).

1. **Crecimiento y desarrollo:** el crecimiento y desarrollo normales dependen de las hormonas tiroideas. En el tejido de los nervios, T_3 y T_4 influyen en la sincronización y rapidez de desarrollo, lo cual afecta, por ejemplo, el desarrollo del reflejo miotático (*véase* 11·III·B). La hormona tiroidea aumenta la osificación y el crecimiento lineal en niños y adolescentes. Si hay deficiencia de hormona tiroidea puede haber deterioro mental (**cretinismo**) y corta estatura (**enanismo**).

2. **Sustratos de energía:** las hormonas tiroideas aumentan la disponibilidad del sustrato energético para permitir un mayor metabolismo (tabla 35-1). La T_3 y T_4 aumentan el desdoblamiento del glucógeno (glu-

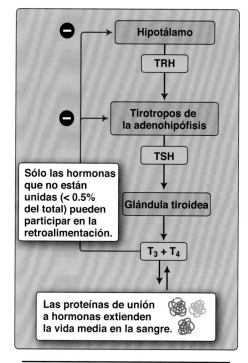

Figura 35-6.
Eje hipotálamo–hipófisis–tiroideo.
T_3 = triyodotironina; T_4 = tirosina;
TRH = hormona liberadora de tirotropina; TSH = hormona estimulante tiroidea o tirotropina.

Tabla 35-1: Efectos de la hormona tiroidea

	$\downarrow T_3 + T_4$	$\uparrow T_3 + T_4$
Tasa metabólica basal	$\downarrow$	$\uparrow$
Consumo de O$_2$	$\downarrow$	$\uparrow$
Carbohidratos	$\downarrow$ Glucogenólisis	$\uparrow$ Glucogenólisis
	$\downarrow$ Gluconeogénesis	$\uparrow$ Gluconeogénesis
	$\leftrightarrow$ Glucosa	$\leftrightarrow$ Glucosa
Lípidos	$\downarrow$ Lipólisis	$\uparrow$ Lipólisis
	$\downarrow$ Lipogénesis	$\uparrow$ Lipogénesis
Proteínas	$\downarrow$ Proteólisis	$\uparrow$ Proteólisis
	$\downarrow$ Síntesis de proteínas	$\uparrow$ Síntesis de proteínas
Sistema nervioso simpático	Ninguno	$\uparrow$ Sensibilidad adrenérgica β

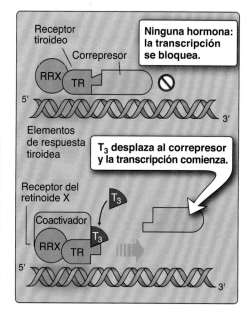

Figura 35-7.
Unión hormona tiroidea-receptor.
RRX = receptor del retinoide X; T_3 = triyodotironina; TR = receptor tiroideo.

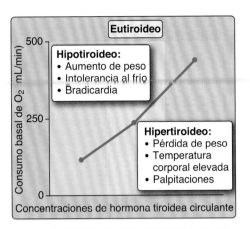

Figura 35-8.
Efectos de la hormona tiroidea en el
metabolismo.

cogenólisis) para liberar glucosa y estimular la formación de glucosa (gluconeogénesis), aunque las concentraciones de glucosa plasmática permanecen estables. Asimismo, T_3 y T_4 incrementan la degradación de los triacilgliceroles almacenados en ácidos grasos libres para utilizarlos como sustratos energéticos en la gluconeogénesis, pero de forma simultánea las hormonas promueven la formación de lípidos (lipogénesis) para mantener las reservas de energía. En el músculo (sobre todo), las hormonas tiroideas estimulan la proteólisis para liberar los aminoácidos que se van a utilizar en la gluconeogénesis, pero también activan la síntesis de proteínas para compensar los efectos de degradación de las proteínas.

3. **Índice metabólico basal (IMB):** la estimulación simultánea de las vías catabólicas y anabólicas aumenta de manera significativa el IMB, genera calor e incrementa el consumo basal de O_2 (fig. 35-8). Una proporción significativa del uso de O_2 se atribuye al aumento de la actividad de Na^+-K^+ ATPasa. Las hormonas tiroideas incrementan la expresión de Na^+-K^+ ATPasa. Debido a que la ATPasa siempre está activa, el consumo de O_2 crece en proporción al nivel de la expresión.

4. **Sinergia de hormona tiroidea y catecolamina:** cuando T_3, T_4 y la noradrenalina de la activación del sistema nervioso simpático se liberan juntas (p. ej., en condiciones de frío extremo), las funciones fisiológicas de estas se intensifican. Asimismo, las hormonas tiroideas aumentan los receptores adrenérgicos β, lo cual incrementa la sinergia, que resulta, por ejemplo, en un aumento de la frecuencia cardiaca, el inotropismo miocárdica y el gasto cardiaco.

III. GLÁNDULA TIROIDEA: CALCITONINA

La calcitonina es una hormona peptídica de 32 aminoácidos sintetizada por las células C (claras) parafoliculares, que se distribuyen de modo aleatorio entre los folículos a través de la tiroidea. La calcitonina se libera en respuesta a muy altas concentraciones de Ca^{2+} en el plasma, y su efecto principal es impedir la resorción ósea mediada por osteoclastos y la movilización de Ca^{2+} por estos mismos. El papel fisiológico de la calcitonina en los humanos, si existe, puede ser limitado. La calcitonina se utiliza en la clínica como un biomarcador del cáncer medular tiroideo y para suprimir la actividad osteoclástica en pacientes con la enfermedad ósea de Paget. También se puede usar en el tratamiento de la osteoporosis.[1] Las concentraciones de Ca^{2+} y PO_4^{3-} en plasma están reguladas sobre todo por PTH y vitamina D, como se analiza en la siguiente sección.

IV. GLÁNDULA PARATIROIDEA: HORMONA PARATIROIDEA

Las glándulas paratiroides sintetizan PTH, que, junto con la vitamina D, es responsable de mantener el equilibrio de Ca^{2+}. La homeostasis de Ca^{2+} también implica de manera inevitable la regulación de las concentraciones plasmáticas de PO_4^{3-} porque el aumento de cualquiera de estos precipita la formación de cristales de hidroxiapatita. La PTH es sintetizada por las células principales como una preprohormona de 115 aminoácidos codificada por el gen *PTH*. El procesamiento postransduccional produce una hormona de 84 aminoácidos

 [1]Para un análisis del uso de la calcitonina para tratar la osteoporosis *véase LIR Farmacología*, 7.ª ed., p. 351.

Aplicación clínica 35-3: enfermedad de Graves

La **enfermedad de Graves** produce **hipertiroidismo** vía un anticuerpo (**anticuerpo estimulador de la tiroides**) que se une y activa al receptor de tirotropina (TSHR). La estimulación del receptor de TSH causa hipertrofia glandular, la cual a su vez ocasiona bocio. Síntomas de hipertiroidismo incluyen agitación, temblor, debilidad muscular, intolerancia al calor y aumento del apetito. La enfermedad de Graves también se relaciona con mixedema y oftalmopatía. El mixedema es un engrosamiento de la piel provocado por una producción excesiva de mucopolisacáridos (carbohidratos modificados), así como edema, infiltración e linfocítica resultantes, además de deposición de tejido conectivo. La oftalmopatía se caracteriza por inflamación y depósito de mucopolisacáridos en los tejidos que rodean el ojo. La inflamación de los músculos extraoculares causada por la fibrosis y el depósito de proteínas produce una protrusión orbital característica (exoftalmia).

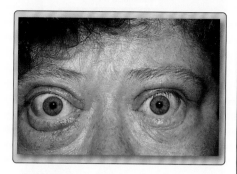

Exoftalmia.

("PTH intacta") que tiene una vida media de < 4 min en la circulación. La degradación comienza incluso durante el almacenamiento de PTH en gránulos secretores. Por consiguiente, la paratiroides segrega la PTH intacta, un fragmento terminal C inactivo y fragmentos más cortos y activos de N-terminal.

A. Cálculos

El Ca^{2+} plasmático total se mantiene en 2.1 a 2.8 mmol/L, pero el equilibrio de Ca^{2+} se enfoca en el Ca^{2+} libre, que se mantiene entre 1.0 y 1.3 mmol/L. La diferencia entre Ca^{2+} total y libre refleja el hecho de que > 55% está unido a sitios aniónicos en proteínas o forma un complejo con pequeños aniones orgánicos. El Ca^{2+} total del cuerpo es mucho más alto (~1 000 g), y la mayor parte se deposita en asociación con PO_4^{3-} como hidroxiapatita en el hueso (fig. 35-9). Todos los días se ingiere alrededor de 1.0 g de Ca^{2+} en los alimentos. Una pequeña proporción del total (~0.125 g) es absorbida por el tracto gastrointestinal (GI), y el resto se excreta en las heces. Los riñones desechan ~0.125 g de Ca^{2+} diarios para mantener el Ca^{2+} en plasma en equilibrio, pero este cálculo oculta el hecho de que una cantidad significativa de Ca^{2+} se libera de manera constante y luego se redeposita en el hueso durante la remodelación ósea de rutina (*véase* cap. 14).

B. Mecanismo sensorial

Las concentraciones de Ca^{2+} libre son detectadas por un receptor sensible al calcio (CaSR) expresado por las células principales paratiroideas, que sintetizan la PTH. CaSR es un GPCR codificado por el gen *CASR*. Cuando CaSR se une a Ca^{2+}, inicia la liberación de Ca^{2+} de las reservas intracelulares y activa la proteína cinasa C a través de $G_{\alpha q}$ y el sistema de señalización de IP_3 (fig. 35-10).

C. Regulación

La regulación de PTH es inusual, ya que la liberación es inhibida de forma tónica por el CaSR a concentraciones normales de Ca^{2+} en plasma libre. Cuando el Ca^{2+} libre cae, el CaSR deja de señalizar y se libera PTH a la circulación (*véase* fig. 35-10). La relación entre el Ca^{2+} libre y la liberación de PTH es sigmoidal, en donde la parte de mayor pendiente de la curva está en el ámbito fisiológico del Ca^{2+} plasmático. CaSR también se une a Mg^{2+}, lo que significa que la liberación de PTH depende de manera similar en el Mg^{2+} libre plasmático. El receptor de PTH (PTH1R) es un GPCR que actúa a través de los sistemas de señalización AMPc e IP_3. La activación

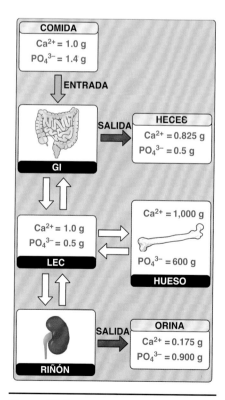

Figura 35-9.
Equilibrio de calcio y fosfato.
LEC = líquido extracelular.

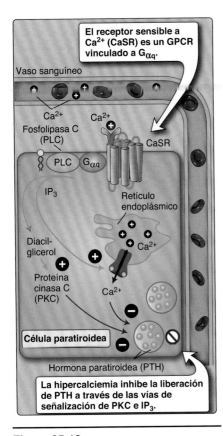

Figura 35-10.
Control de la liberación de hormona
paratiroidea.

de PTH1R aumenta el Ca^{2+} plasmático al elevar la resorción de Ca^{2+} del hueso e incrementar la reabsorción del túbulo renal (*véase* fig. 35-10).

1. **Hueso:** PTH1R se encuentra en los osteoblastos. La unión a PTH inicia la liberación de las citocinas que reclutan a precursores de osteoclastos a un sitio de remodelación ósea (*véase* 14·IV·C). Esto también aumenta la actividad osteoclástica. Los osteoclastos digieren el hueso, lo que libera Ca^{2+} y PO_4^{3-} a la circulación.

2. **Riñón:** PTH1R es expresado por el túbulo contorneado distal (TCD) renal (*véase* 27·III·C). La unión a PTH aumenta la recuperación de Ca^{2+} del líquido del túbulo mediante la mejora de la actividad del canal de Ca^{2+} y de la bomba de Ca^{2+}. El túbulo proximal (TP) también expresa PTH1R, pero aquí la unión de PTH promueve la excreción de PO_4^{3-} (*véase* 26·VI) al disminuir la expresión de transportadores que median la reabsorción de PO_4^{3-}. La pérdida de PO_4^{3-} asegura que el aumento inducido por PTH en las concentraciones plasmáticas de Ca^{2+} no desencadene la formación de hidroxiapatita en los tejidos.

D. Vitamina D

Vitamina D se refiere a un grupo de esteroles relacionados. Uno de estos (1,25-dihidroxivitamina D_3 [**1,25-diOH-D₃**], también conocida como calcitriol) es tanto un requerimiento dietético como una hormona. La vitamina D es hidrófoba y se transporta por la sangre asociada con la proteína de unión de la vitamina D.

1. **Síntesis:** la vitamina D se sintetiza a partir del 7-dehidrocolesterol, un derivado del colesterol. El 7-dehidrocolesterol se fotoliza cuando se expone a la luz ultravioleta y de manera espontánea forma colecalciferol (vitamina D_3). Por este motivo la piel es una fuente primaria de vitamina D3. Las vitaminas D_3 y D_2 (ergocalciferol) también se pueden obtener de fuentes dietéticas. Las vitaminas D_2 y D_3 se convierten en 25-hidroxivitamina D_3 (25-OH-D_3) en el hígado. El TP renal sintetiza luego 1,25-diOH-D_3 a partir de 25-OH-D_3 al usar 1α-hidroxilasa (gen *CYP27B1*). El TP también expresa 24α-hidroxilasa (*CYP24*) que inactiva 1,25-diOH-D_3, por lo que la disponibilidad de 1,25-diOH-D_3 siempre refleja un equilibrio entre las actividades de estas dos enzimas.

Aplicación clínica 35-4: raquitismo y osteomalacia

El **raquitismo** y la **osteomalacia** son defectos de mineralización ósea. El raquitismo describe la mineralización deficiente y la deformación de la placa de crecimiento en los niños. La osteomalacia es una deficiencia de la mineralización cortical ósea. El raquitismo puede deberse a deficiencia de Ca^{2+} (raquitismo calcipénico) o de PO_4^{3-} (raquitismo fosfopénico); o, con más frecuencia, deficiencia de vitamina D debido a la falta de ingesta dietética o exposición a la luz ultravioleta. La deficiencia de 1,25-dihidroxivitamina D_3 (1,25-diOH-D_3, la forma activa de la vitamina D) deteriora la absorción de Ca^{2+} y PO_4^{3-} del tracto GI y evita la mineralización ósea normal. Como resultado, los huesos son muy débiles, lo que hace que se distorsionen al estresarse físicamente. En los niños, las extremidades inferiores suelen arquearse. Las epífisis se ensanchan y las metáfisis se inflaman debido al crecimiento excesivo del cartílago. En los adultos, la deficiencia de 1,25-diOH-D_3 previene la mineralización osteoide durante la remodelación ósea normal. El hueso se debilita y se vuelve vulnerable a fracturas (osteomalacia), lo que afecta con más frecuencia a los cuerpos vertebrales y las cabezas femorales.

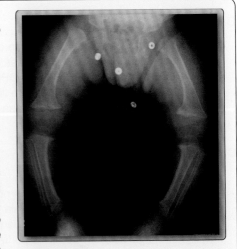

Raquitismo.

2. Regulación: la PTH se dirige al riñón y al paso final en 1,25-diOH-D3. Esta también aumenta los niveles de actividad y expresión de 1-α-hidroxilasa, y de forma simultánea disminuye aquellos de la actividad y expresión de 24α-hidroxilasa. Las bajas concentraciones de Ca^{2+} y PO_4^{3-}, así como de las hormonas, como la del crecimiento, la prolactina y el estrógeno, también incrementan las concentraciones de 1,25-diOH-D_3. Por el contrario, la producción de 1,25-diOH-D_3 disminuye por el factor 23 de fibroblastos derivado del hueso y por el propio 1,25-diOH-D_3.

3. Función: 1,25-diOH-D_3 ayuda a mantener el equilibrio de Ca^{2+} sobre todo a través de los efectos en el intestino delgado, aunque tiene un papel menor en los riñones y huesos.

   a. Intestino delgado: 1,25-diOH-D_3 es liposoluble y se difunde con facilidad a través de las membranas de superficie de los enterocitos. Una vez dentro de la célula, se une a un receptor nuclear de vitamina D (VDR). VDR forma complejos con RRX (*véase* sección II·E) y aumenta la expresión de los genes sensibles a la vitamina D. Estos incluyen canales de Ca^{2+} de membrana apical y transportadores basolaterales de Ca^{2+}, lo que mejora la absorción de Ca^{2+} del lumen intestinal. Es importante destacar que 1,25-diOH-D_3 también aumenta la expresión de calbindina para mantener concentraciones bajas de Ca^{2+} intracelular y facilitar el movimiento transcelular de Ca^{2+} (*véase* fig. 31-10).

   b. Riñón y hueso: en el riñón, el 1,25-diOH D3 se dirige al túbulo proximal (TP), donde aumenta la expresión de cotransportadores apicales de Na^+-P y potencia la reabsorción de Ca^{2+} mejorada por PTH. En el hueso, 1,25-diOH-D_3 puede incrementar el número de osteoclastos maduros, lo que permite una mayor resorción ósea. Por último, el 1,25-diOH-D_3 disminuye la síntesis y liberación de PTH por las glándulas paratiroides a través de una vía de retroalimentación negativa (fig. 35-11).

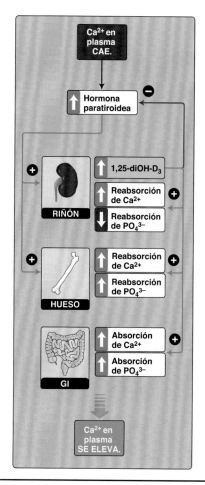

Figura 35-11.
Regulación del Ca^{2+} plasmático.
1,25-diOH-D_3 = 1,25 dihidroxivitamina D_3.

Resumen del capítulo

- La glándula tiroidea secreta **triyodotironina (T_3)** y **tiroxina (T_4)** en una proporción 1:10. Los intermediarios tiroideos incluyen **monoyodotirosina (MIT)** y **diyodotirosina (DIT)**. Los tejidos objetivo convierten T_4 a T_3, que es la forma más activa.

- La **hormona estimulante de la tiroides (TSH)** regula la secreción de T_3 y T_4 al estimular la mayoría de los componentes sintéticos y de la vía de liberación. La TSH también causa la hipertrofia de la glándula tiroides.

- T_3 y T_4 se unen a la **globulina de unión a hormona tiroidea** para el transporte de sangre. Solo una fracción de ellas circula en forma libre.

- T_3 y T_4 se difunden a través de la membrana celular y se unen a los receptores tiroideos (RT) nucleares. T_3 posee una afinidad superior a los RT que T_4, lo que le da mayor actividad biológica. Los RT modulan la transcripción y traducción genética y, por lo tanto, afectan los niveles de expresión de proteínas.

- Las hormonas tiroideas aumentan la descomposición y utilización de glucógeno y grasa, e incrementan el índice metabólico y la producción de calor. Las hormonas tiroideas también son imprescindibles para el crecimiento y desarrollo normales.

- La **hormona paratiroidea (PTH)** aumenta la concentración de Ca^{2+} al incrementar tanto la reabsorción de este ion en el riñón, como la resorción ósea. La PTH también estimula la síntesis de **vitamina D**.

- La forma activa de la vitamina D (**1,25-dihidroxivitamina D_3**) se sintetiza en el túbulo proximal renal. Su principal función es aumentar la concentración de Ca^{2+} circulante por medio de la absorción desde los intestinos.

36 Gónadas femeninas y masculinas

I. GENERALIDADES

El término "gónada" proviene del griego *gonos*, que significa "semilla" o "familia". En un sentido muy básico, el objetivo principal de cualquier especie es transmitir un conjunto único de ADN a la siguiente generación. Las gónadas, junto con varias estructuras accesorias, hacen posible la reproducción. Las gónadas son glándulas endocrinas que, como otras glándulas, están reguladas por un eje **hipotálamo-hipofisiario**, pero tienen una función exocrina adicional. Las gónadas producen células semilla (gametos) a través de la gametogénesis. Las gónadas masculinas (**testículos**; fig. 36-1) producen esperma (**espermatogénesis**), mientras que las femeninas (**ovarios**) producen ovocitos (**ovogénesis**). Las hormonas endocrinas gonadales tienen acciones de gran alcance, como la coordinación de la gametogénesis, el desarrollo y la maduración sexual, facilitan la concepción y dan soporte al embarazo.

II. SEXO Y GÉNERO

El sexo está determinado por un complemento cromosómico o cariotipo. Un par de cromosomas X (cariotipo 46,XX) identifica a una mujer, mientras que un cariotipo 46,XY identifica a un varón. El **sexo gonadal** se define por el tipo. Las mujeres gonadales tienen ovarios y los varones gonadales tienen testículos. El **sexo fenotípico** está determinado por las características del aparato genital y los genitales externos. Por último, el **género** es un término psicosocial usado para identificar a una persona como hombre o mujer con base en un conjunto de características, atributos o normas sociales. Estas definiciones se desdibujan en las variantes genéticas, como el síndrome de Klinefelter, que se asocia con un cromosoma X adicional: 47, XXY ("47" indica un cromosoma adicional, ya que el cariotipo normal comprende 46 cromosomas organizados en 23 pares). La resistencia hereditaria a los andrógenos puede producir un genotipo masculino (46,XY) con un fenotipo femenino. El sexo fenotípico se puede cambiar mediante cirugía. En este capítulo se usan las denotaciones del sexo gonadal.

III. GÓNADAS MASCULINAS

Los testículos se encuentran fuera de la cavidad abdominal dentro de un saco escrotal. Su ubicación reduce la temperatura local 2 a 3 °C por debajo de la temperatura interna, lo que es óptimo para la espermatogénesis. Los testículos producen testosterona bajo el control del **eje hipotálamo-hipófisis-testículo (HHT)**.

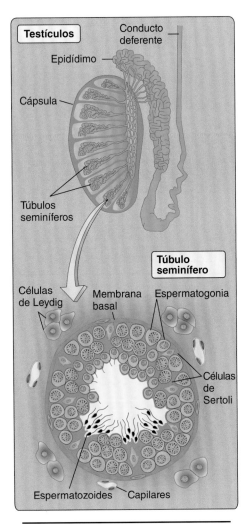

Figura 36-1.
Anatomía de los testículos.

A. Anatomía

Los testículos están recubiertos dentro de una cápsula gruesa de tejido conectivo (túnica albugínea). Cada testículo está densamente poblado con **túbulos seminíferos** enrollados de forma meticulosa dispuestos en ~250 lobulillos (*véase* fig. 36-1). Los lobulillos están separados por tabiques de tejido conectivo que se extienden desde la cápsula. Los túbulos seminíferos producen esperma. Los espacios intersticiales entre los túbulos adyacentes contienen **células de Leydig**, que producen testosterona.

1. **Túbulos seminíferos:** tienen ~50 cm de largo y 150 a 250 μm de diámetro. Están revestidos con un epitelio seminífero sostenido por una membrana basal. El epitelio contiene dos tipos de células principales, las **células espermatogénicas** y las **células de Sertoli**.

   a. **Células espermatogénicas:** las células espermáticas surgen de las espermatogonias, que son células madre adheridas con firmeza a la membrana basal. Las divisiones mitóticas y meióticas en serie forman espermatocitos primarios y secundarios, espermátidas y, por último, espermatozoides. Las espermátidas y los espermatozoides son haploides (23 cromosomas). Durante la transición final de espermátidas a espermatozoides (**espermiogénesis**), las células se alargan, el citoplasma se elimina (forma una estructura secundaria, un cuerpo residual) y los organelos se reorientan. Es importante notar que el flagelo se forma durante esta etapa, el cual facilita la motilidad del esperma. Los intermediarios espermatogenéticos migran hacia la luz del túbulo durante la formación de espermatozoides, por lo que los espermatozoides maduros residen en la superficie epitelial luminal (apical). La espermiogénesis tarda ~72 días.

   b. **Células de Sertoli:** las células de Sertoli (células de soporte o sustentaculares) son células nodrizas cuyas superficies apicales y laterales se modifican para rodear y nutrir a las células espermatogénicas en sus distintas etapas de desarrollo (fig. 36-2). Las células de Sertoli y sus cargas están conectadas a través de uniones adherentes y de comunicación (*véase* 4·II), lo que permite la comunicación intercelular. Al final, la liberación de espermatozoides maduros en la luz del túbulo (**espermiación**) requiere que estas estructuras de unión se rompan. Las células de Sertoli adyacentes también se acoplan mediante uniones estrechas para crear una barrera hematotesticular que evita que los espermatozoides y otros contenidos luminales entren en la sangre. La barrera también forma el techo de un compartimiento basal optimizado para la actividad de las células germinales. Las uniones estrechas deben desarmarse para permitir el paso de los espermatocitos y luego volverse a armar de inmediato.

2. **Células de Leydig:** estas células están especializadas en la síntesis de hormonas. Son grandes y poligonales. Las células de Leydig destacan por las gotas de lípidos prominentes, un retículo endoplásmico liso extenso y numerosas mitocondrias, todos necesarios para apoyar la esteroidogénesis.

B. Síntesis y secreción de testosterona

Las células de Leydig sintetizan la testosterona a partir del colesterol a través de la vía sintética esteroidea común a la corteza suprarrenal (fig. 36-3; *véase* también fig. 34-2). El colesterol de lipoproteínas de baja densidad (LDL) se absorbe mediante los receptores de LDL y la endocitosis mediada por clatrina de la sangre o se forma *de novo* y luego se transporta a las mitocondrias. La **proteína reguladora de la esteroidogénesis aguda (StAR)** ayuda a mover el colesterol a través de la membrana mitocondrial externa. Entonces,

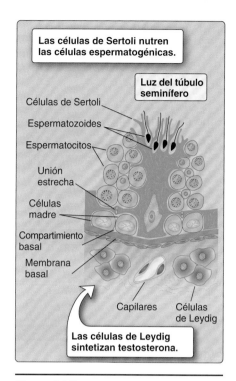

Figura 36-2.
Estructura de las células de Sertoli.

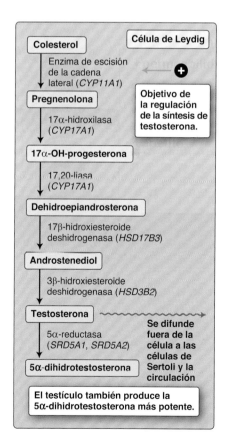

Figura 36-3.
Síntesis de testosterona por las células de Leydig.

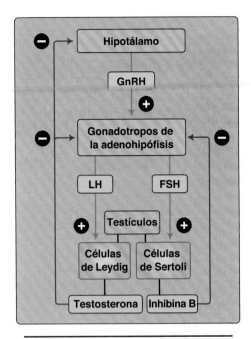

Figura 36-4.
Regulación del eje hipotálamo–
hipófisis–testículo. FSH, hormona
foliculoestimulante; GnRH, hormona
liberadora de gonadotropina; LH, hormona
luteinizante.

el colesterol se convierte en pregnenolona mediante la enzima de escisión de la cadena lateral (ECL; CYP11A1). La 17 α-hidroxilasa (CYP17A1) convierte la pregnenolona en 17 α-hidroxipregnenolona, y luego la 17,20-liasa (CYP17A1) forma dehidroepiandrosterona (DHEA). Las células de Leydig difieron de la reticular suprarrenal en que expresan la 17α-hidroxiesteroide deshidrogenasa (HSD17B3), lo que les permite convertir la DHEA en androstenediol, que luego es convertido en testosterona por la 3β-hidroxiesteroide hidrogenasa (HSD3B2). La testosterona es el principal producto secretor, pero los testículos producen otros intermediarios de la vía de síntesis de esteroides, como la androstenediona. Los testículos también pueden convertir la testosterona en **5 α-dihidrotestosterona** (**DIT**), pero no se secreta en cantidades significativas. La testosterona secretada ingresa a la circulación y se une a la globulina fijadora de hormonas sexuales (SHBG; ~44%), así como a la globulina fijadora de corticoesteroides (GFC) y la albúmina (~54%), con ~2% que permanece en forma libre. La testosterona tiene una vida media circulatoria de 2 a 4 h. El hígado inactiva y procesa la testosterona. La testosterona y los subproductos se excretan en la orina y las heces.

C. Eje hipotálamo-hipófisis-testículo

El eje HHT involucra a la **hormona liberadora de gonadotropina** (**GnRH**), la **hormona luteinizante** (**LH**), la **hormona foliculoestimulante** (**FSH**) y la **testosterona** (fig. 36-4).

1. **Hipotálamo:** la GnRH es una hormona decapéptida producida por neuronas parvocelulares concentradas en núcleos preópticos y arqueados. El gen *GNRH1* codifica una preprohormona de 92 aminoácidos. La eliminación de la secuencia de señales produce una prehormona de 69 aminoácidos, que luego se procesa para liberar GnRH y una proteína asociada con GnRH (GAP) de 56 aminoácidos. Las neuronas de GnRH transportan GnRH (y GAP) a la **eminencia mediana** para su liberación al sistema porta hipofisiario para su transporte a la adenohipófisis. La GnRH tiene una vida media en la circulación de 2 a 4 min. La liberación de GnRH es pulsátil, lo que tiene la ventaja de usar menos recursos y también evita la desensibilización del receptor de tejido objetivo. Las neuronas GnRH reciben entradas de diversas regiones del cerebro, que modifican su producción en respuesta, por ejemplo, a los cambios en la duración del día y los factores estresantes. La GnRH se dirige a los **gonadotropos** en la adenohipófisis.

2. **Hipófisis:** la GnRH se une a un receptor de GnRH, que es un receptor acoplado a proteínas G (GPCR) que se engancha, a través de la fosfolipasa C, a la vía de señalización de IP$_3$ (*véase* 1·VII·B·3). Los gonadotropos responden con la secreción de LH y FSH, que son hormonas glucoproteínicas relacionadas que comprenden dos cadenas peptídicas. Estas comparten una subunidad idéntica común a la gonadotropina coriónica humana (hCG) y la hormona estimulante de tiroides. Una subunidad β de 115 aminoácidos le da a LH y FSH su especificidad.

3. **Testículos:** LH y FSH se enfocan en la células de Leydig y células de Sertoli, de forma respectiva.

   a. **Células de Leydig:** expresan un receptor de LH, que es un GPCR vinculado a la adenilil ciclasa (AC) y a la vía de señalización de AMPc, que activa a la proteína cinasa A (PKA). La PKA aumenta la producción de testosterona.

   b. **Células de Sertoli:** expresan receptores de FSH, que también son GPCR que se acoplan a la vía de señalización de AMPc. La FSH estimula una serie de funciones de las células de Sertoli que son esenciales para la espermatogénesis, incluida la secreción de factores de crecimiento, la **proteína de unión a andrógenos (ABP)** y la **inhibina B**.

i. **Factores de crecimiento:** los factores de crecimiento de las células de Sertoli aumentan la actividad de las células madre y, por lo tanto, la producción de espermatozoides. Los factores de crecimiento también son necesarios para mantener el número de células de Leydig. De igual manera regulan las células mioides peritubulares que mantienen la membrana basal.

ii. **Proteína de unión a andrógenos:** la ABP está relacionada en gran medida con SHBG, que transporta testosterona y 17β-estradiol (estradiol) a través de la circulación. La ABG mantiene la testosterona luminal en las altas concentraciones (~100 veces más que el plasma) requeridas para soportar la espermatogénesis.

iii. **Inhibina B:** las inhibinas son hormonas glucoproteínicas que comprenden un dímero de la subunidad αβ unido por un enlace disulfuro. Las células de Sertoli producen inhibina B ($\alpha\beta_B$), que ejerce un control negativo de retroalimentación en el eje HHT. También estimula el crecimiento de las células de Leydig.

D. Regulación de la testosterona

La LH se secreta en una forma pulsátil que sigue el patrón de la liberación de GnRH. La LH aumenta la secreción de testosterona al incrementar la actividad de ECL y agudizar la expresión de StAR y la mayoría de las enzimas involucradas en la síntesis de esteroides (*véase* fig. 36-4). La testosterona ejerce un control negativo de retroalimentación del eje HHT a nivel tanto del hipotálamo como de la hipófisis. A través de las células de Sertoli se ejerce una capa de control adicional. Las células de Sertoli expresan aromatasa (gen *CYP19A1*), que convierte a la testosterona que se difunde de las células de Leydig en estradiol (fig. 36-5). A continuación, el estradiol disminuye la producción de testosterona estimulada por LH. La actividad de la aromatasa es activada por la FSH. Las células de Sertoli también producen inhibina B, que inhibe la secreción de FSH por los gonadotropos (*véase* fig. 36-4).

E. Funciones de la testosterona

La testosterona es lipofílica, lo que le permite ingresar a las células de forma pasiva por difusión. Una vez dentro de una célula tiene varios destinos y acciones potenciales (tabla 36-1).

1. **Unión del receptor:** la testosterona se une a un receptor de andrógenos (RA) de alta afinidad, que también es un factor de transcripción. Los dímeros receptores del RA y la hormona unida interactúan con los elementos de respuesta a andrógenos en el ADN y modifican la expresión de distintas proteínas. Además de estimular la espermatogénesis y regular las glándulas sexuales, la testosterona también aumenta el depósito de grasa y tiene efectos anabólicos en huesos y músculo esquelético.

2. **Conversón a 5α-dihidrotestosterona (DIT):** algunos tejidos, en especial los testículos y el tracto urogenital, las glándulas sebáceas, los folículos pilosos y el hígado, expresan 5α-reductasa (gen *SRD5A2*), que convierte la testosterona en DIT. DIT actúa a través de RA y es ~50 veces más potente que la testosterona.

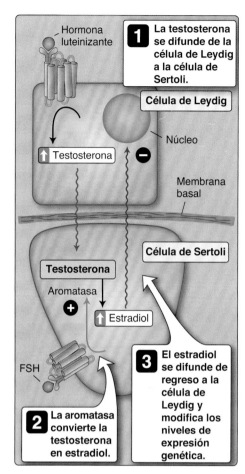

Figura 36-5.
Interacción entre las células de Leydig y de Sertoli. FSH = hormona foliculoestimulante.

Tabla 36-1: Efecto de la testosterona

Tejido	Efecto
Hueso	↑ Crecimiento de hueso y tejido conjuntivo
Músculo	↑ Crecimiento de músculo y tejido conjuntivo
Órganos reproductivos	↑ Crecimiento y desarrollo de testículos, próstata, vesículas seminales y pene
	↑ Crecimiento de vello facial, axilar y púbico
	↑ Crecimiento de la laringe
	↑ Espermatogénesis
Piel	↑ Tamaño y secreción de glándulas sebáceas

Ovario

Folículo maduro (de Graaf)

Folículo terciario

Folículo secundario

Folículos primarios

Cuerpo lúteo

Cápsula

Ovocito

Folículo ovárico maduro

Capa granulosa

Membrana basal

Antro

Zona pelúcida

Teca externa

Teca interna

Ovocito

Figura 36-6.
Anatomía del ovario

Aplicación clínica 36-1: hipogonadismo masculino primario

Los pacientes masculinos con insuficiencia gonadal primaria casi siempre presentan subdesarrollo del pene y el escroto, glándulas mamarias demasiado desarrolladas (ginecomastia), infertilidad, libido baja y poco vello facial, si lo hay, debido a la incapacidad para sintetizar y secretar testosterona. Las concentraciones circulantes de hormona luteinizante y hormona foliculoestimulante casi siempre se elevan, lo que refleja pérdida del control por retroalimentación negativa con testosterona sobre los gonadotropos hipofisarios anteriores. El tratamiento a menudo implica la administración de andrógeno.

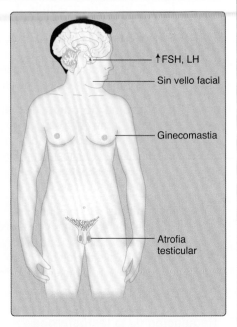

↑FSH, LH

Sin vello facial

Ginecomastia

Atrofia testicular

Hipogonadismo. FSH = hormona foliculoestimulante; LH = hormona luteinizante.

---

3. **Conversión a estradiol:** algunos tejidos, como las células de Sertoli, el cerebro y el hígado, convierten la testosterona en estradiol, que ejerce sus propios efectos en muchos tejidos.

IV. GÓNADAS FEMENINAS

Los dos ovarios se encuentran dentro de la cavidad pélvica, muy cerca de los oviductos. Los ovarios producen estrógenos y progestinas bajo control del eje hipotálamo-hipófisis-ovario (HHO). En mujeres en edad reproductiva, el eje HHO realiza ciclos con una periodicidad promedio de ~28 días. El **ciclo ovárico** comprende una **fase folicular** y una **fase lútea**, con una fase de transición que ocurre a la mitad del ciclo y está marcada por la ovulación.

A. Anatomía

Un ovario comprende una corteza externa y una médula interna encerradas dentro de una cápsula de tejido conectivo (túnica albugínea). La médula contiene vasos sanguíneos, vasos linfáticos, nervios y tejido conectivo laxo. La corteza externa cuenta con numerosos **folículos ováricos** incrustados en una matriz celular de tejido conectivo (fig. 36-6). Los folículos son las unidades funcionales de un ovario. La mayoría de los folículos (folículos primordiales) comprende un ovocito rodeado por una sola capa de células foliculares aplanadas que descansan sobre una lámina basal y están envueltas por estroma. Los ovocitos se forman por ovogénesis durante el desarrollo fetal, y ninguno se produce después del nacimiento. Cada mes, una cohorte de 10 a 30 folículos primordiales experimenta crecimiento y maduración (**foliculogénesis**).

1. **Foliculogénesis:** de forma sucesiva, la foliculogénesis produce folículos primarios, secundarios, terciarios y maduros (de Graaf). Un folículo primordial requiere varios meses para madurar por completo, por lo que la corteza suele contener folículos en varias etapas de desarrollo. La maduración prepara el folículo para la ovulación. Durante el crecimiento del folículo primordial, el ovocito se agranda y las células del folículo se dividen con rapidez para formar una capa estratificada de **células de la granulosa** (**estrato granuloso**), que están interconectadas en gran medida a través de uniones de comunicación. Las células del estroma que rodean al folículo también crecen y se desarrollan en una vaina llamada **teca folicular**. Dentro de la teca se pueden distinguir dos capas funcionales. La **teca externa** en la parte exterior es una capa de tejido conectivo que contiene células musculares lisas y colágeno. La **teca interna** está compuesta por células secretoras esteroidogénicas (**células de la teca**) respaldadas por una rica red vascular. Las células de la teca son responsables de las funciones endocrinas ováricas.

2. **Ovulación:** cada mes, un solo folículo se vuelve dominante, completa su maduración y libera su ovocito (ovulación). Los otros miembros de la cohorte se someten a atresia. El folículo vacío persiste como **cuerpo lúteo** y cumple una importante función endocrina al preparar el revestimiento uterino para la implantación (*véase* sección V). El folículo se somete a una transformación fenotípica tras la ovulación, de modo que las células de la teca dan origen a las **células de la teca-luteína**, y las células de la granulosa dan lugar a las **células de la granulosa-luteína**. Un vasto suministro vascular apoya las funciones endocrinas de ambos tipos de célula.

B. Síntesis y secreción de estrógenos

La síntesis de estrógenos por las células de la teca sigue una ruta similar a la descrita para las células testiculares de Leydig (*véase* fig. 36-3). Las células de la teca absorben el colesterol de la sangre y también pueden sintetizarlo según se requiera. Estas células no expresan la aromatasa (CYP19A1) necesaria para convertir la androstenediona o testosterona en estrógenos, pero las células vecinas de la granulosa sí (fig. 36-7). Las células de la granulosa, a su vez, no tienen un suministro de colesterol listo (están demasiado lejos de su suministro de sangre), y carecen del CYP17A1 que las células de la teca usan para sintetizar andrógenos a partir de la progesterona, por lo que la formación de estrógenos requiere ambos tipos de células. Los andrógenos se difunden desde las células de la teca y entran a las células de la granulosa. Aquí, la androstenediona se convierte en estrona. La estrona y la testosterona se convierten en el más potente estradiol. El estradiol llega a la sangre por difusión, donde se une a la SHBG (38%) y la albúmina (60%). Alrededor de 2% circula en forma libre. El hígado procesa estrógenos, y los productos de degradación se excretan en la orina.

La SHBG tiene una gran afinidad por la testosterona y el estrógeno, pero es una proteína transportadora de baja capacidad. La albúmina se une a los andrógenos con baja afinidad, pero su alta concentración en la sangre le confiere una capacidad muy alta. En la práctica, esto significa que la mayoría de ambas hormonas se transporta asociada con la albúmina.

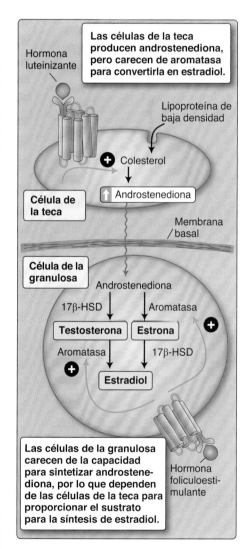

Figura 36-7.
Cooperación entre las células de la teca y de la granulosa. 17β-HSD = 17β-hidroxiesteroide deshidrogenasa.

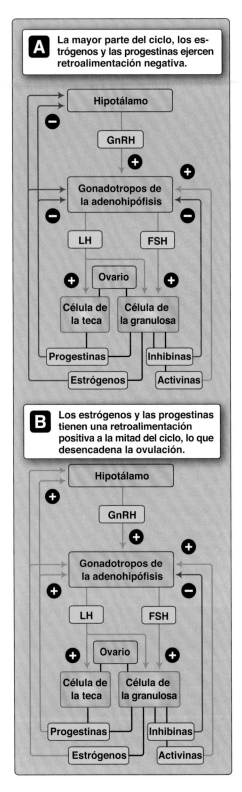

A La mayor parte del ciclo, los estrógenos y las progestinas ejercen retroalimentación negativa.

Hipotálamo
GnRH
Gonadotropos de la adenohipófisis
LH　FSH
Ovario
Célula de la teca　Célula de la granulosa
Progestinas　Inhibinas
Estrógenos　Activinas

B Los estrógenos y las progestinas tienen una retroalimentación positiva a la mitad del ciclo, lo que desencadena la ovulación.

Hipotálamo
GnRH
Gonadotropos de la adenohipófisis
LH　FSH
Ovario
Célula de la teca　Célula de la granulosa
Progestinas　Inhibinas
Estrógenos　Activinas

Figura 36-8.
Cambios en la regulación del eje hipotálamo–hipófisis–ovario durante el ciclo ovárico. FSH = hormona foliculoestimulante; GnRH = hormona liberadora de gonadotropina; LH = hormona luteinizante.

C. Síntesis y secreción de progestinas

Cantidades pequeñas relativas de progesterona y 17α-hidroxiprogesterona son sintetizadas y difundidas por las células de la teca, como se describió antes. La síntesis es sensible a los mismos factores que regulan la producción de estradiol. Tras la ovulación, las células de la granulosa obtienen un suministro de sangre y colesterol, punto en el que se convierten en una fuente significativa y de importancia biológica de progestinas. De las dos progestinas, la progesterona es la forma más potente y circula a concentraciones más altas. Las progestinas se transportan en la sangre asociadas con la GFC (18%) y la albúmina (80%), y queda 2% libre. Las progestinas tienen una vida media de ~5 min. El hígado procesa la progesterona de manera similar a otras hormonas esteroideas y sus productos de degradación se secretan en la orina.

D. Eje hipotálamo-hipófisis-ovario

Los componentes hipotalámicos e hipofisiarios del eje HHO son idénticos a los del eje HHT. Las neuronas hipotalámicas secretan pulsos de GnRH, que se dirigen a los gonadotropos de la adenohipófisis. Los gonadotropos secretan LH y FSH, cuyo objetivo son las células de la teca ovárica y las células de la granulosa. Al igual que en los testículos, los receptores de LH y FSH son GPCR que se acoplan a la vía de señalización de AMPc y PKA. Las células de la teca expresan receptores de LH, mientras que las de la granulosa expresan receptores de LH y FSH. Como se analizó antes, las células de la teca y la granulosa cooperan entre sí para producir progestinas y estrógenos. La unión de LH y FSH aumenta la producción de ambas hormonas esteroides. Las células de la granulosa también producen inhibina A ($\alpha\beta_B$), inhibina B ($\alpha\beta_B$) y activinas en respuesta a la FSH. Las activinas son hormonas relacionadas, que constan de los homodímeros de la subunidad β de la inhibina ($\beta_A\beta_A$, $\beta_A\beta_B$ y $\beta_B\beta_B$).

E. Regulación del ciclo ovárico

La producción de hormonas ováricas está sujeta a las asas de retroalimentación interrelacionadas que actúan en cada nivel del eje HHO, lo que involucra a estrógenos, progestinas, inhibinas y activinas (fig. 36-8). El eje HHO es inusual porque las relaciones de retroalimentación entre los participantes cambian durante el curso del ciclo ovárico.

1. **Fase folicular:** esta fase comienza con la desaparición del cuerpo lúteo (fig. 36-9A). La FSH hace que una nueva cohorte de folículos grandes comience a crecer con rapidez de forma dependiente a LH y FSH. Las gonadotropinas también promueven la secreción de estrógenos y progesterona, los cuales tienen retroalimentación negativa sobre el hipotálamo y la adenohipófisis. La FSH también estimula las células de la granulosa para producir activinas e inhibinas que estimulan o inhiben la liberación de FSH, de manera respectiva.

2. **Ovulación:** los folículos en crecimiento liberan cantidades mayores de esteroides conforme se desarrollan. Una vez que las concentraciones de estrógeno alcanzan un cierto valor umbral, sensibilizan los gonadotropos a GnRH, lo que causa un incremento en la amplitud de la liberación pulsátil de LH y FSH. El estrógeno también aumenta la frecuencia y la amplitud de la liberación de GnRH desde el hipotálamo. En la práctica, esto significa que el estrógeno y la progesterona ahora retroalimentan de manera positiva el eje HHO, lo que culmina en una potenciación dramática en la LH y la FSH alrededor del día 13 del ciclo. Un día después el folículo se rompe y expulsa su ovocito.

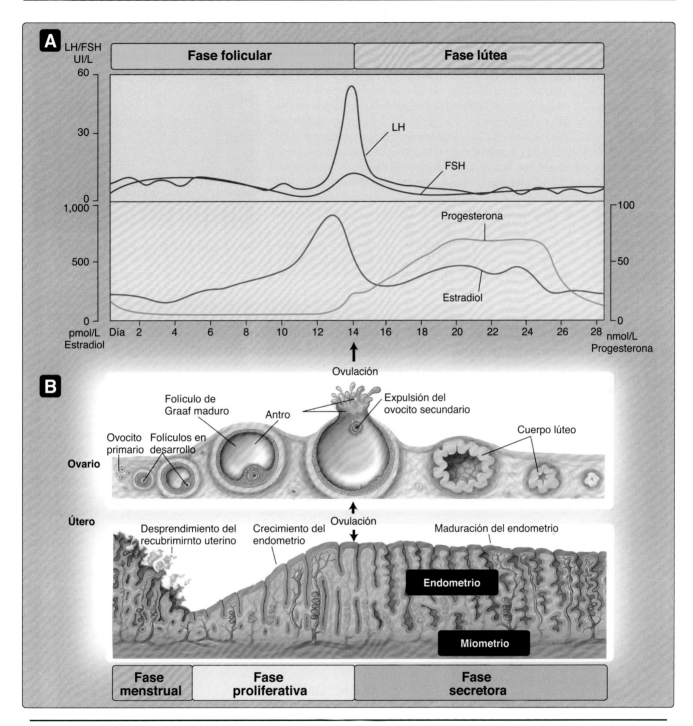

Figura 36-9.
Ciclos ovárico y endometrial. FSH = hormona foliculoestimulante; LH = hormona luteinizante.

3. **Fase lútea:** tras la ovulación, el eje HHO de nuevo está sujeto a la inhibición por retroalimentación, y las concentraciones de gonadotropina disminuyen. El cuerpo lúteo secreta estrógeno y progesterona en cantidades crecientes, lo que reduce la amplitud y frecuencia de los pulsos de LH. Se requiere LH (o una hormona relacionada, como la hCG; *véase* el texto siguiente) para la supervivencia lútea, por lo tanto, a medida que las concentraciones de LH caen, el cuerpo lúteo declina y regresa, y al final forma una estructural cicatricial no funcional (cuerpo blanco).

Aplicación clínica 36-2: síndrome de ovario poliquístico

El síndrome de ovario poliquístico (SOP) afecta entre 5 a 10% de las mujeres en edad reproductiva. El SOP es una enfermedad de causa desconocida que presenta exceso de andrógenos e irregularidades menstruales. La mayoría de las pacientes con SOP tiene ciclos menstruales anormales o es amenorreica (no tiene menstruaciones mensuales) y es infértil. Los ovarios pueden agrandarse con numerosos folículos quísticos subcapsulares. Alteraciones hormonales en el SOP incluyen aquellas en relación con la hormona luteinizante (HL) y la hormona foliculoestimulante (HFE). La LH estimula las células de la teca, que producen cantidades excesivas de androstenediona y testosterona. Debido a que las concentraciones de FSH no aumentan de forma simultánea (y suelen ser más bajas de lo normal), las células de la granulosa no se estimulan para convertir el exceso de andrógenos en estradiol. El hiperandrogenismo se presenta como hirsutismo, acné y virilización. Otros síntomas comunes de SOP incluyen obesidad, resistencia a la insulina, dislipidemia, enfermedad coronaria, apnea del sueño y depresión.

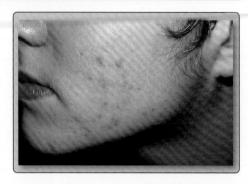

Acné quístico grave e hirsutismo.

Tabla 36-2: Efecto de los estrógenos

Tejido	Efecto
Hueso	↑ Crecimiento mediante osteoblastos
Endocrino	↑ Respuestas de la progesterona
Hígado	↑ Factores de coagulación
	↑ Proteínas de unión con esteroides
	↓ Colesterol total y LDL
	↑ HDL
Órganos reproductivos	↑ Crecimiento uterino
	↑ Crecimiento vaginal y de trompas de Falopio
	↑ Crecimiento mamario
	↑ Secreción de moco cervical
	↑ Receptores para LH en las células de la granulosa

LDL = lipoproteína de baja densidad; LH = hormona luteinizante; HDL = lipoproteína de alta densidad.

Tabla 36-3: Efecto de la progestina

Tejido	Efecto
Mama	↑ Desarrollo lobular
	↓ Producción de leche
Órganos reproductivos	↓ Crecimiento endometrial
	↑ Secreciones endometriales
	La secreción mucosa se espesa.
Temperatura	↑ Temperatura interna

El cuerpo blanco migra poco a poco hacia la profundidad del ovario y se degrada. La regresión del cuerpo lúteo ocurre 10 a 12 días después de la ovulación. Por tanto, la duración de la fase lútea se mantiene bastante constante por ~14 días.

F. Funciones

Los estrógenos tienen varias funciones genómicas y no genómicas. Los efectos no genómicos están mediados por receptores en la membrana celular y no afectan de forma directa la transcripción y traducción genética o la síntesis de proteínas. La mayoría de los efectos de los estrógenos es genómica. Existen dos clases de **receptores estrogénicos** (**RE**): **REα** y **REβ**, que funcionan como dímeros. Los REα se expresan sobre todo en los órganos reproductivos, mientras que los REβ se expresan de manera principal en las células de la granulosa y órganos no reproductivos. Ambos tipos de receptores son citosólicos y nucleares. Una vez que los estrógenos se unen con el receptor, este se homodimeriza y se une con un elemento de respuesta al estrógeno en el ADN, lo que induce la expresión genética. Los efectos estrogénicos se resumen en la tabla 36-2. Aquellos de la progesterona están mediados por receptores de progesterona (RP) homodiméricos, que se unen a una respuesta de progesterona en los genes objetivo. Las acciones de progesterona se limitan en gran medida a los tejidos reproductivos (tabla 36-3; *véase también* 37·III·C).

V. CICLO ENDOMETRIAL

Los cambios hormonales que acompañan al ciclo ovárico inducen modificaciones estructurales en el revestimiento uterino (endometrio), diseñado para mantener la implantación y el embarazo. El ciclo endometrial se caracteriza por una fase proliferativa, una fase secretoria y la menstruación (*véase* fig. 36-9B).

A. Fase proliferativa

El incremento de las concentraciones de estrógenos asociado con el crecimiento folicular estimula la hiperplasia de todos los componentes del estrato endometrial funcional, lo que hace que aumente su grosor desde 1 a 2 mm iniciales hasta 8 a 10 mm al final de la fase. El estrógeno también estimula la expresión de los RP, lo que prepara al endometrio para responder a la progesterona durante la fase secretora.

Las mujeres nacen con un número fijo de folículos que disminuyen de manera constante a lo largo de la vida debido a la atresia progresiva. El agotamiento de folículos se asocia con insuficiencia ovárica y **menopausia**. La edad promedio de la menopausia es de 51 años, aunque el intervalo normal de edad es bastante amplio (42 a 60 años). La menopausia puede ocurrir en forma prematura si, por ejemplo, se extirpan los ovarios o se desarrollan anomalías funcionales. La menopausia suele estar precedida por un periodo de transición (**perimenopausia)** que dura varios años, tiempo durante el cual el ciclo menstrual se ralentiza y se vuelve irregular. El agotamiento folicular y la pérdida de estrógenos provocan aumentos en las concentraciones de gonadotropina (en especial la hormona foliculoestimulante) y una reducción de las inhibinas. Los síntomas comunes de la menopausia incluyen sofocos, sudores nocturnos, disminución de las secreciones vaginales y atrofia urogenital (en particular del epitelio vaginal y los ovarios) debido a las concentraciones más bajas de la hormona gonadal femenina. Algunas mujeres desarrollan

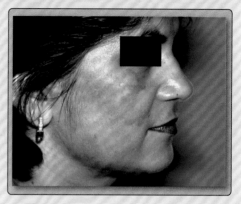

Melasma.

áreas de hiperpigmentación de la piel (melasma). Cambios posteriores incluyen un descenso neto en la densidad mineral ósea y un incremento en el colesterol, los cuales aumentan el riesgo de osteoporosis y fracturas óseas (*véase* Aplicación clínica 14-3). El tratamiento de remplazo hormonal reduce muchos de estos riesgos, pero también conlleva un mayor riesgo de trombosis venosa y ciertos tipos de cáncer.[1]

B. Fase secretoria

Tras la ovulación, el cuerpo lúteo secreta altas concentraciones de progesterona, lo que tiene varios efectos fisiológicos. Primero, regula de forma negativa los RE endometriales e inactiva el estradiol, lo que detiene la proliferación endometrial. De igual manera, la progesterona estimula de modo notable las glándulas endometriales, lo que aumenta su actividad y hace que se vuelvan tortuosas y se hinchen. La progesterona también promueve el desarrollo de las arterias espirales para suministrar la actividad endometrial. Por último, los efectos termogénicos de la progesterona hacen que la temperatura corporal aumente entre 0.22 y 0.5 °C.

C. Menstruación

Si la concepción no ocurre y el cuerpo lúteo no es salvado por la hCG producida por el embrión en desarrollo, el estrato funcional se desprende. La menstruación inicia con la vasoconstricción intensa de las arterias espirales mediada por la prostaglandina, lo cual provoca una lesión isquémica local. Las células inflamatorias infiltran la zona y causan mayor deterioro del recubrimiento. Las fibrinolisinas evitan la formación de coágulos y mantienen el sangrado hasta que el recubrimiento se desprenda de la pared uterina.

VI. GLÁNDULAS MAMARIAS

El seno humano consta de una glándula mamaria, tejido adiposo y un sistema ductal que canaliza las secreciones hacia un pezón. Una glándula mamaria comprende ~20 lóbulos secretores, cada uno con grupos de alveolos se-

[1]Para obtener información adicional sobre la terapia de remplazo hormonal, *véase LIR Farmacología*, 7.ª ed., pp. 327-328.

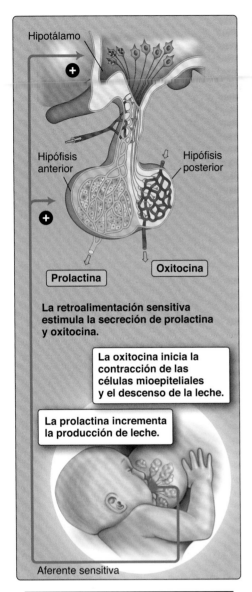

Hipotálamo

Hipófisis anterior

Hipófisis posterior

Prolactina

Oxitocina

La retroalimentación sensitiva estimula la secreción de prolactina y oxitocina.

La oxitocina inicia la contracción de las células mioepiteliales y el descenso de la leche.

La prolactina incrementa la producción de leche.

Aferente sensitiva

Figura 36-10.
Regulación hormonal de la lactancia.

cretores revestidos de epitelio. Los alveolos secretan calostro y leche, que proporcionan una nutrición óptima para los neonatos. Los componentes principales de la leche son proteínas (caseína, lactoalbúmina), grasas, lactosa, Ca^{2+}, PO_4^{3-}, otros electrolitos y agua. El crecimiento y desarrollo de los senos ocurren durante la pubertad en respuesta a las hormonas gonadales femeninas que coordinan la adquisición de las características sexuales secundarias. Durante el embarazo, un seno se desarrolla con más plenitud en respuesta a las altas concentraciones de estrógenos, progestinas, hCG de la placenta fetal y **prolactina** (**PRL**). La PRL también controla la producción de leche. El lactante requiere que la leche "baje" y se eyecte, un proceso mediado por la **oxitocina** (fig. 36-10).

A. Prolactina

La PRL es una hormona peptídica producida y secretada por los lactotropos de la adenohipófisis. A diferencia de otras hormonas hipofisiarias anteriores, no forma parte de un eje hormonal. Se secreta en varones y mujeres. Durante el embarazo, el estrógeno promueve la proliferación e hipertrofia de los lactotropos, lo que incrementa la secreción de PRL.

1. **Secreción:** la secreción de prolactina está suprimida por la secreción tónica de **dopamina** que emana de los núcleos paraventricular y arqueado del hipotálamo. La succión del lactante es un estímulo primario para la liberación de PRL, mediado por neuronas sensibles al tacto en el pezón y la inhibición de la liberación de dopamina hipotalámica (*véase* fig. 36-10). Numerosos factores mejoran las tasas de secreción de PRL, incluidos el estrógeno, la oxitocina, la hormona liberadora de tirotropina, el sueño y el estrés. La somatostatina y la hormona del crecimiento reducen la secreción de PRL. Estas modificaciones en la secreción de PRL ocurren a través de acciones directas sobre los lactotropos o por inhibición de las neuronas dopaminérgicas hipotalámicas. La PRL no está asociada con una proteína de unión a hormonas sanguíneas y tiene una vida media de ~20 min.

2. **Función:** en las mujeres, la PRL estimula el desarrollo mamario y la proliferación ductal, e inicia y sostiene la producción de leche. Los efectos de la PRL están mediados por un receptor de la membrana celular para citocina que estimula las cinasas Janus/transductores de la señal y la vía de señalización del activador de la transcripción (JAK/STAT). La función de la PRL en los varones no se comprende bien.

B. Oxitocina

La oxitocina es una pequeña hormona peptídica producida en las neuronas magnocelulares de los núcleos paraventricular y supraóptico del hipotálamo y se secreta desde la hipófisis posterior (*véase* 7·VII·D·4). Una vez en la sangre, la oxitocina tiene una semivida muy corta (3-5 min).

1. **Secreción:** el estiramiento cervicouterino y la succión del pezón estimulan la secreción de oxitocina mediante reflejos neuroendocrinos (*véase* fig. 36-10). Los estímulos emocionales intensos (p. ej., temor y dolor) pueden reducir la concentración sanguínea de oxitocina. Las acciones de la oxitocina también pueden modularse a través de la regulación ascendente o descendente de los receptores de oxitocina. El estrógeno, por ejemplo, aumenta mucho la expresión de los receptores de la oxitocina durante el embarazo, lo que a su vez potencia la eficacia de esta última.

2. **Función:** la oxitocina tiene dos funciones principales en las mujeres. Primera, hace que las células mioepiteliales que rodean los alveolos productores de leche se contraigan, lo que fuerza el flujo de leche a través del sistema ductal (descenso de la leche). En segundo lugar, estimula la contracción del músculo uterino durante el parto (*véase* 37·VI·B·3). Las funciones secundarias en las mujeres incluyen la inducción del comportamiento maternal (p. ej., cuidar al lactante), la estimulación de la liberación de PRL y el descenso de la nocicepción. Los efectos de la oxitocina en la mama, el útero y el sistema nervioso central están mediados por los receptores de la oxitocina en la membrana celular (superfamilia GPCR), y trabajan sobre todo a través de la vía de señalización de IP_3.

Resumen del capítulo

- La síntesis de la **testosterona** por las células de Leydig testiculares está regulada por el eje hipotálamo-hipófisis-testículo.

- La hormona liberadora de gonadotropina (GnRH) que sale del hipotálamo estimula la liberación de la **hormona luteinizante (LH)** y la **hormona foliculoestimulante (FSH)** de los **gonadotropos** de la adenohipófisis. LH y FSH se dirigen a los testículos. La testosterona y la **inhibina B** ejercen retroalimentación negativa en el nivel de la adenohipófisis.

- Algunas células periféricas convierten la testosterona en la **5α-dihidrotestosterona (DHT)** más potente. La testosterona y la DHT regulan la espermatogénesis y el desarrollo de las características sexuales secundarias, aumentan el depósito de grasa y tienen efectos anabólicos en el sistema musculoesquelético.

- La síntesis del **estrógeno** y la **progestina** por los ovarios se regula a través del **eje hipotálamo-hipófisis-ovario**, que también implica a GnRH, LH, y FSH. LH y FSH se dirigen a los ovarios. Estrógenos, progestinas e inhibinas proporcionan retroalimentación negativa para el eje, mientras que las activinas proveen retroalimentación positiva a nivel de la adenohipófisis.

- FSH y LH controlan la foliculogénesis. La fase folicular del **ciclo ovárico** mensual se asocia con la maduración folicular y culmina en un aumento de LH y FSH que desencadena la **ovulación**. La secreción de progesterona por el cuerpo lúteo durante la fase lútea facilita la implantación de un óvulo fecundado.

- La producción de estrógenos implica la cooperación entre las **células de la granulosa** y de **la teca**. Ambas son capaces de producir progesterona, pero solo las células de la teca pueden procesarla en **androstenediona**. La androstenediona y la testosterona migran a las células de la granulosa, donde se convierten en estradiol y se secretan.

- Los estrógenos estimulan el crecimiento de los órganos reproductivos femeninos y las estructuras relacionadas.

- Las progestinas ayudan al cambio de la fase proliferativa a la secretora en el ciclo endometrial. Durante el embarazo, las progestinas participan en la preparación de las glándulas mamarias para la lactancia.

Preguntas de estudio

Elija la MEJOR respuesta.

VIII.1. ¿Cuál de las siguientes hormonas es más probable que se una a un receptor citosólico que después se transloca al núcleo para inducir cambios transcripcionales?

    A. Insulina

    B. Hormona de crecimiento

    C. Factor de crecimiento insulinoide

    D. Adrenalina

    E. Aldosterona

> **Mejor respuesta = E.** La aldosterona se une a los receptores de mineralocorticoides en las células objetivo, y a continuación el complejo se transloca al núcleo, donde se une a un elemento de respuesta a mineralocorticoides en el ADN. La insulina, la hormona de crecimiento y el factor de crecimiento insulinoide se unen a los receptores que contienen o se asocian con la tirosina cinasa. La adrenalina también se une a los receptores de membrana celular, ya sean de la variedad adrenérgica α o β. Todos los receptores de membrana celular mencionados pueden tener efectos genómicos al estimular diversas vías, pero no a través de la unión directa al ADN.

VIII.2. Una mujer de 22 años de edad participa en un estudio farmacológico que afecta las hormonas pancreáticas. Si el fármaco en investigación eleva mucho la concentración de glucagón, pero no tiene efecto en la liberación de insulina, ¿cuál de los siguientes procesos tiene mayor probabilidad de incrementarse?

    A. Lipólisis en los adipocitos

    B. Glucólisis en el músculo esquelético y cardiaco

    C. Gluconeogénesis en las neuronas

    D. Captación de glucosa en los hepatocitos

    E. Captación de cetona en las neuronas

> **Mejor respuesta = A.** La principal función del glucagón es movilizar los sustratos energéticos y liberarlos a la circulación para que las células los utilicen (*véase* 33·III·C·2). Sus efectos incluyen estimular la lipasa sensible a hormona en los adipocitos. La lipasa degrada los triglicéridos en ácidos grasos libres y glicerol (lipólisis), que luego se liberan a la circulación. El glucagón inhibe la glucólisis (degradación de la glucosa); también aumenta la gluconeogénesis (síntesis de glucosa) y la liberación de cetonas en los hepatocitos, pero no en las neuronas. De igual manera, estimula la liberación de glucosa desde los hepatocitos, no la captación.

VIII.3. ¿Cuál de los signos y síntomas siguientes es más probable que experimente un niño de 10 años de edad con una enfermedad autoinmunitaria que destruyó sus células pancreáticas β?

    A. Hiperglucemia y diuresis

    B. Hiperpotasiemia

    C. Aumento del almacenamiento proteínico en el músculo

    D. Descenso en la concentración de ácidos grasos circulantes

    E. Aumento en la captación de glucosa en los adipocitos

> **Mejor respuesta = A.** La pérdida selectiva de las células β del páncreas causa diabetes mellitus tipo 1 (*véase* Aplicación clínica 33-1). Los síntomas incluyen glucosa sanguínea elevada (hiperglucemia), que puede escapar a la orina y aumentar la pérdida urinaria de agua (diuresis). La insulina ayuda a regular el equilibrio del K^+ a través de sus efectos en la Na^+-K^+-ATPasa, pero la hiperpotasiemia se relaciona con enfermedad renal, no pancreática. Las acciones de la insulina también incluyen el incremento de la captación de glucosa en los adipocitos y el almacenamiento de proteínas en el músculo, por lo que ambas acciones disminuyen en la diabetes tipo 1, no aumentan. Los pacientes con este tipo de diabetes tienen concentraciones altas de ácidos grasos circulantes y triglicéridos.

VIII.4. Un hombre de 20 años de edad presenta un inicio repentino de debilidad, mareo, visión alterada y respiración rápida. Informa micción frecuente y sed insaciable. Un análisis de orina es positivo para glucosa. En este caso, ¿qué valores sanguíneos tienen más probabilidades de estar elevados?

    A. Concentración de fructosa

    B. Concentración de cetonas

    C. Concentración de lipoproteínas de alta densidad

    D. Concentración de lipasa sensible a hormonas

    E. Concentración de hemoglobina A_{1c}

> **Mejor respuesta = B.** El paciente muestra signos y síntomas de hiperglucemia aguda (*véase* Aplicación clínica 33-1). En los individuos con diabetes, los cuerpos cetónicos están elevados debido a la incapacidad de disponer de la glucosa como sustrato primario de energía. La respiración rápida también indica cetonas, ya que esta es una respuesta respiratoria a una acidosis metabólica (cetoacidosis). Las lipoproteínas de alta densidad y la fructosa no son factores en las reacciones de hiperglucemia. La lipasa sensible a hormonas es estimulada por glucagón y adrenalina, más que por insulina. Además, está unida a la membrana y, por lo tanto, es poco probable que circule en el plasma. La hemoglobina A_{1c} está elevada durante la hiperglucemia prolongada, no aguda.

VIII.5. Los análisis sanguíneos de un hombre de 34 años de edad muestran altas concentraciones de la hormona corticotropina (ACTH) circulante. ¿Cuál de las siguientes hormonas de la corteza suprarrenal tendría la menor alternación en sus concentraciones por la ACTH elevada?

A. Androstenediona

B. Sulfato de dehidroepiandrosterona

C. Cortisol

D. Corticosterona

E. Aldosterona

Mejor respuesta = E. La ACTH se libera de la adenohipófisis y tiene efecto en la corteza suprarrenal. Sus principales acciones son regular la síntesis y la liberación de corticoesteroides (*véase* 34·II·C). Los principales reguladores de la aldosterona son la angiotensina II y la concentración plasmática baja de K^+, mientras que la ACTH sólo tiene efecto mínimo. En contraste, los andrógenos suprarrenales (androstenediona y sulfato de dehidroepiandrosterona; *véase* 34·III·A) y los glucocorticoides (cortisol y corticosterona; *véase* 34·II·B) están bajo el control directo de la ACTH. Esta estimula la enzima de escisión de cadena lateral, que es uno de los pasos clave limitantes de la velocidad para la síntesis de hormonas corticosuprarrenales.

VIII.6. Un hombre de 32 años de edad con sospecha de insuficiencia corticosuprarrenal está en tratamiento con cortisol sintético (hidrocortisona). Las dosis altas mejoran sus síntomas. ¿Cuál es el resultado más probable si este régimen posológico se continúa por un periodo prolongado?

A. Debilidad muscular

B. Depósito óseo y formación de colágeno

C. Virilización

D. Desensibilización del receptor adrenérgico β

E. Hipertrofia de las glándulas suprarrenales

Mejor respuesta = A. Los corticoesteroides suelen preparar al cuerpo para el estrés mediante la movilización de sustratos, como la glucosa y los ácidos grasos libres (*véase* 34·II·D 1). Esto se realiza, en parte, mediante el catabolismo de la proteína muscular esquelética, por lo que la administración prolongada de cortisol causa debilidad muscular. El cortisol estimula la resorción de Ca^{2+} del hueso, no su depósito. Las dosis altas de glucocorticoides estimulan los receptores mineralocorticoides, pero los receptores androgénicos implicados en la virilización son un tanto insensibles. La pérdida de sensibilización del receptor adrenérgico-β se produce como respuesta a las altas concentraciones crónicas de catecolamina, no de glucocorticoides. El cortisol suprime el crecimiento de las glándulas suprarrenales porque inhibe la retroalimentación de la hormona corticotropina.

VIII.7. Una mujer de 55 años de edad con hipertiroidismo recibe propiltiouracilo (PTU), que inhibe la peroxidasa tiroidea. Con base en el mecanismo de acción del PTU, ¿cuál de las siguientes etapas de formación de tiroides sería la primera afectada?

A. Atrapamiento

B. Oxidación

C. Yodación

D. Conjugación

E. Proteólisis

Mejor respuesta = B. La oxidación es el primer paso afectado en la formación de hormona tiroidea (*véase* 35·II·A). En este paso, el yoduro se oxida tan pronto como cruza la membrana apical hacia el coloide. Ni el atrapamiento ni la proteólisis necesitan la enzima peroxidasa tiroidea (TPO) y, por lo tanto, no se ven afectados por su inhibición. La yodación (agregar yodo a los residuos de tirosina) y la conjugación (combinar grupos yodados) requieren TPO, pero ocurren después de la oxidación en términos de secuencia.

VIII.8. Una mujer de 45 años de edad experimenta síntomas causados por hipotiroidismo. Un análisis sanguíneo revela que la concentración de la hormona estimulante de la tiroides (TSH) es mayor de lo normal. ¿Cuál de las siguientes declaraciones describe mejor su acción sobre las células foliculares de la tiroidea?

A. Inhibe la inserción de pendrina

B. Inhibe el crecimiento

C. Aumenta la captación de yodo

D. Aumenta el flujo sanguíneo

E. Aumenta la síntesis de globulina para unión con tiroxina

Mejor respuesta = C. Las células foliculares tiroideas son células epiteliales especializadas en la síntesis y liberación de la hormona tiroidea (*véase* 35·II·A). La TSH regula muchos pasos de la vía sintética, incluida la captación de yodo mediante o cotransportadores Na^+-I^- (CoNaI o simportadores). La TSH incrementa los CoNaI. La pendrina es un cotransportador Cl^--I^- apical necesario para desplazar el I^- a través de la membrana apical y hacia el lumen folicular; no está regulada por la TSH. Esta última estimula el crecimiento del tejido tiroideo, no lo inhibe. Ni el control agudo del flujo sanguíneo ni la síntesis hepática de globulina para unión con tiroxina están bajo el control directo de la TSH.

VIII.9. La triyodotironina (T_3) y la tiroxina (T_4) tienen múltiples efectos periféricos. ¿En qué forma tienen mayor actividad T_3 y T_4?

    A. Unidas a albúmina

    B. Unidas con transtiretina

    C. Unidas con tiroglobulina

    D. Unidas con globulina para unión con tiroxina

    E. Libres

Mejor respuesta = E. Las proteínas sanguíneas de unión, como la albúmina y la globulina de unión con tiroxina, son importantes para mantener una "reserva" circulante de T_3 y T_4 (*véase* 35·II). No obstante, aunque están unidas, las hormonas como T_3 y T_4 carecen de actividad biológica. Sólo las hormonas libres pueden ejercer sus efectos periféricos y esta es una de las razones por las que las fracciones libre y unida de las hormonas tiroideas se miden en sangre en un panel tiroideo. La tiroglobulina es una proteína que participa en la síntesis de hormona tiroidea en la glándula tiroidea. La transtiretina (también llamada prealbúmina) es una proteína precursora de la albúmina que se une con T_3 y T_4 en la circulación.

VIII.10. ¿Cuál de las siguientes hormonas reguladoras de Ca^{2+} tiene un mecanismo de acción mejor descrito como el aumento de la reabsorción de Ca^{2+} del hueso y la reabsorción en el túbulo contorneado distal renal, mientras que también reduce la reabsorción de PO_4^{3-} en el túbulo proximal renal?

    A. 1,25-dihidroxivitamina D_3

    B. 7-deshidrocolesterol

    C. Hormona paratiroidea

    D. Calcitonina

    E. Calsecuestrina

Mejor respuesta = C. Los derivados de la vitamina D (1,25-dihidroxivitamina D_3 y, en menor medida, 7-deshidrocolesterol) funcionan al aumentar la reabsorción renal de Ca^{2+} y PO_4^{3-} (*véase* 35·IV·3). La hormona paratiroidea aumenta la reabsorción de Ca^{2+}, pero disminuye la reabsorción de PO_4^{3-}. El mecanismo de acción de la calcitonina es a través de su efecto en los osteoclastos, no en el riñón. La calsecuestrina es una proteína de unión a Ca^{2+}, no una hormona que regule las concentraciones de Ca^{2+} en la sangre.

VIII.11. Una mujer de 20 años de edad, a quien se le administró un fármaco estimulante de gonadotropos, respondió con un aumento en la concentración plasmática de hormona luteinizante (LH), pero la concentración de la hormona foliculoestimulante (FSH) se mantuvo baja. ¿Cuál de las siguientes hormonas se esperaría que mantuviera sus concentraciones inalteradas por este fármaco?

    A. Estradiol

    B. Progesterona

    C. Androstenediona

    D. Testosterona

    E. DHEA

Mejor respuesta = A. Los gonadotropos, que se localizan en la adenohipófisis, responden a una hormona estimulante mediante la liberación de FSH y LH (*véase* sección IV·D). La FSH estimula la aromatasa en las células de la granulosa, que convierte los andrógenos de las células de la teca vecinas en estrógenos, incluido estradiol (*véase* sección IV·B). Si no se libera FSH, la concentración de estradiol también permanece baja. La LH estimula la actividad del complejo enzimático de escisión de la cadena lateral e incrementa la síntesis de progesterona, androstenediona y testosterona. La DHEA es, sobre todo, un andrógeno suprarrenal que no está controlado en forma directa por LH o FSH, aunque podría haber pequeños incrementos en las gónadas.

VIII.12. Una persona de 16 años de edad tiene deficiencia de 5α-reductasa. Este individuo fue criado como niña, pero en la pubertad surgieron caracteres sexuales secundarios masculinos, con crecimiento de vello genital con patrón masculino. Entre los siguientes esteroides, ¿cuál es más probable que se encuentra en baja concentración como resultado de esta deficiencia hasta que se eleva en la pubertad?

    A. Estradiol

    B. Estrona

    C. Progesterona

    D. Androstenediona

    E. Dihidrotestosterona

Mejor respuesta = E. La 5α-reductasa es una enzima que se encuentra de manera normal en varios tejidos que convierten la testosterona en dihidrotestosterona (DHT; *véase* sección III B). Por tanto, la deficiencia de 5α-reductasa causaría concentraciones bajas de DHT. Esta media muchos efectos androgénicos, por lo que las personas con tal deficiencia enzimática no expresan muchas características sexuales secundarias masculinas hasta la pubertad, cuando la concentración de testosterona se incrementa en forma drástica. La androstenediona es un sustrato de la 17-cetosteroide reductasa, una enzima clave que participa en la síntesis de testosterona (*véase* fig. 36-3). Sin embargo, esta reacción se localiza en un punto proximal a la 5α-reductasa, lo que significa que la concentración de androstenediona no sería baja. El estradiol, la estrona y la progesterona son hormonas gonadales, pero ninguna tiene relación directa con las características sexuales secundarias masculinas.

Embarazo y parto

37

I. GENERALIDADES

El embarazo y el parto son fenómenos excepcionales que ejercen demandas extremas a la madre y al feto. Aunque la probabilidad de éxito parece baja una vez que se aprecia la complejidad de la fisiología subyacente, la población mundial actual de ~8 000 millones muestra que es una manera muy confiable de perpetuar la especie. Un embarazo exitoso requiere salvar varios desafíos. Después de la fecundación, el embrión en desarrollo debe implantarse en el endometrio. La placenta debe asumir el control hormonal del crecimiento uterino para crear un ambiente que permita el desarrollo fetal sin incidentes durante los siguientes meses. Debe establecerse una interfase entre las circulaciones materna y fetal que permita el intercambio de nutrimentos y productos de desecho. El cuerpo de la madre debe adaptarse para cubrir las necesidades del feto en crecimiento. Por último, al término debe romperse el vínculo entre la madre y el feto de tal manera que permita a ambos individuos sobrevivir y prosperar. El embarazo comienza con la fecundación de un óvulo y termina con el **parto** (nacimiento). Generalmente, es difícil señalar con exactitud el momento de la fecundación, por lo que el avance del embarazo casi siempre se mide con referencia al primer día del último periodo menstrual de la mujer. Según esta medida, el embarazo dura alrededor de 40 semanas.

II. IMPLANTACIÓN

La fecundación casi siempre se produce en la ampolla de la **trompa de Falopio** (fig. 37-1). La trompa de Falopio está recubierta con cilios móviles que barren el óvulo recién fecundado hacia la cavidad uterina. El embrión se mantiene libre dentro del aparato reproductor materno durante 6 o 7 días, durante los cuales experimenta una serie de divisiones rápidas para formar un **blastocisto** con una cavidad llena de líquido (**blastocele**) en el centro. Al final, una delgada capa de células **trofoblásticas** que rodea la cavidad central se convierte en la **placenta** y las membranas que circundan y protegen al embrión en desarrollo. El embrión se desarrolla a partir de una masa celular interna. Para cuando el blastocisto está listo para adherirse e invadir la pared uterina, el endometrio

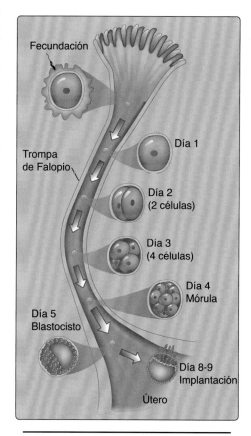

Figura 37-1.
Desarrollo e implantación del embrión.

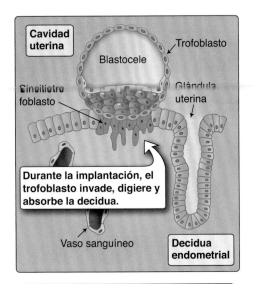

Figura 37-2.
Implantación.

(decidua) ya está preparado para la implantación (**decidualización**) debido a la influencia de la progesterona del **cuerpo amarillo**. Durante la implantación, la capa trofoblástica produce digestión enzimática e invade el endometrio materno (fig. 37-2). Las **células de la decidua** dentro del endometrio mantienen al embrión con glucógeno y otros nutrimentos hasta que la placenta está formada y es funcional. La erosión de los capilares por el trofoblasto invasor permite el escape de sangre de la vasculatura materna. Al final, pequeños depósitos (**lagunas**) confluyen para formar un lago de sangre materna que llena el espacio entre la porción materna y la porción fetal de la placenta.

III. PLACENTA

La placenta es un órgano discoide que forma una interfase entre la madre y el feto (fig. 37-3). La placenta tiene tres funciones importantes. Primera, fija el feto al útero. Segunda, aproxima mucho la sangre materna y la fetal para facilitar el intercambio de sustancias entre las dos circulaciones. Tercera, es un órgano endocrino que manipula la fisiología reproductiva materna para apoyar el embarazo.

A. Estructura

La placenta está conformada por la **placenta fetal** y la **placenta materna**.

1. **Fetal:** la placenta fetal está unida al feto por el **cordón umbilical**, una estructura muscular de fijación parecida a una cuerda que contiene dos **arterias umbilicales** y una vena umbilical (fig. 37-3). La sangre baja en oxígeno se transporta del feto a la placenta por las arterias umbili-

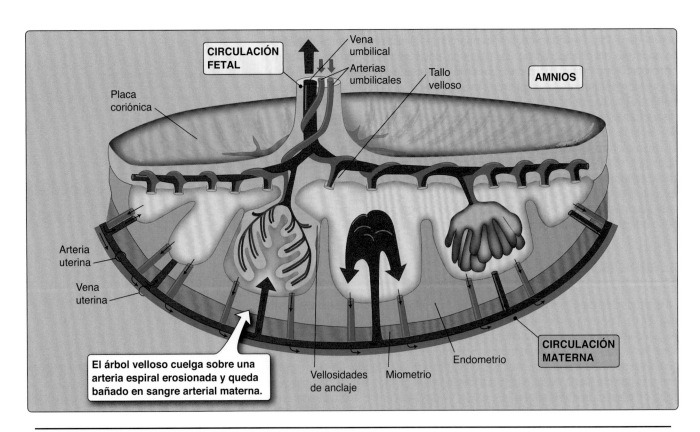

Figura 37-3.
Anatomía y flujo sanguíneo placentarios.

cales. Ellas penetran la **placa coriónica** placentaria, luego se ramifican y distribuyen la sangre arterial en 60 a 70 árboles vellosos que se reúnen en grupos llamados **cotiledones** (15-20 por placenta). Los árboles vellosos son estructuras ramificadas cubiertas con **vellosidades coriónicas**. Las vellosidades contienen capilares fetoplacentarios y son el principal sitio de intercambio entre la circulación materna y la fetal. La sangre rica en O_2 y nutrientes se transporta de las vellosidades al feto por la vena umbilical. Algunas vellosidades son estructurales. Están sujetas a la placenta materna y sirven como fijadores placentarios.

2. **Materna:** el **lecho placentario materno** (el área debajo de la placenta fetal) se parece a un cartón para huevo. El endometrio se ahueca para formar un conjunto de senos llenos de sangre en los que cuelgan los árboles vellosos (fig. 37-3). El espacio intervelloso entre la placenta fetal y el endometrio se llena con ~500 mL de sangre materna. La sangre entra a este espacio por los vasos **uteroplacentarios**, que son remanentes de las arterias espirales que fueron erosionadas por la capa trofoblástica fetal durante la implantación y el desarrollo placentario. La sangre drena desde el espacio a través de las venas uterinas situadas en el piso del lecho placentario materno.

> Aunque las circulaciones fetal y materna se aproximan mucho entre sí para facilitar el intercambio, en condiciones normales no hay una mezcla apreciable del contenido vascular.

B. Intercambio

Todo lo que el feto necesita para desarrollarse y crecer debe cruzar la barrera fetoplacentaria que separa las circulaciones materna y fetal. La mayoría de los materiales cruzan por difusión simple o facilitada, impulsados por gradientes de concentración. Pequeñas cantidades de materiales cruzan por pinocitosis. Tres características del diseño placentario optimizan la transferencia: la naturaleza mínima de la barrera, su extensa superficie y la posición de los árboles vellosos por arriba de los vasos sanguíneos maternos (fig. 37-4).

1. **Barrera:** la sangre que fluye por la placenta materna está fuera de los confines usuales de la vasculatura materna. En la práctica, esto significa que la barrera entre la sangre materna y la fetal es una capa de una sola célula endotelial de espesor (pared capilar fetal), una delgada capa de tejido conjuntivo (lámina basal) y una delgada capa de **sincitiotrofoblasto**. Para el final de la gestación ("**término**"), esta barrera ya se adelgazó a < 5 μm de espesor y representa un impedimento mínimo para la difusión.

2. **Superficie:** las vellosidades fetales cuelgan de los árboles vellosos como pencas de plátanos. La superficie apical del sincitiotrofoblasto (materno) cuenta con abundantes **microvellosidades** muy próximas entre sí, lo que aumenta mucho la superficie disponible para la difusión. Hacia el término de la gestación, la superficie vellosa total alcanza ~10 a 12 m^2.

3. **Vellosidades:** las vellosidades se desarrollan justo por arriba y alrededor de chorros de sangre que brotan de una arteria materna erosionada (*véase* fig. 37-3), de modo que están bañados de forma regular con

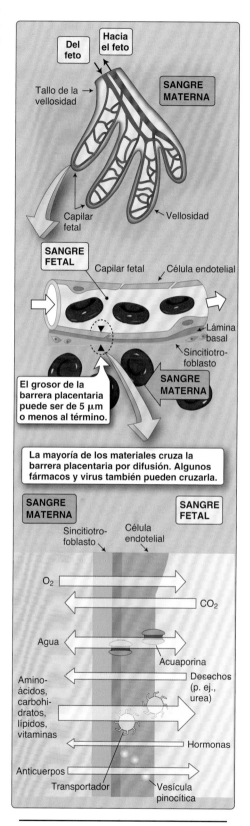

Figura 37-4.
Intercambio a través de la barrera placentaria.

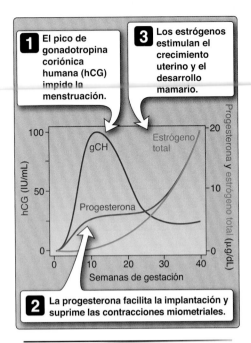

1 El pico de gonadotropina coriónica humana (hCG) impide la menstruación.

3 Los estrógenos estimulan el crecimiento uterino y el desarrollo mamario.

2 La progesterona facilita la implantación y suprime las contracciones miometriales.

Figura 37-5.
Hormonas placentarias.

sangre arterial. La constancia del flujo mantiene los amplios gradientes de concentración que impulsan el intercambio por difusión de nutrientes y productos de desecho entre la sangre materna y la fetal.

C. Funciones endocrinas

El útero de una mujer no embarazada se desprende de su recubrimiento (la capa endometrial superficial) cada 4 semanas y luego inicia el **ciclo menstrual** de nuevo; la duración del ciclo está controlado por las hormonas reproductivas femeninas (*véase* 36·V). Un embarazo exitoso requiere la interrupción del ciclo menstrual para no perturbar al feto por ~9 meses. La interrupción del ciclo se mantiene por acción de la placenta fetal, que secreta varias hormonas clave que controlan la fisiología reproductiva materna: **gonadotropina coriónica humana** (**hCG**), **progesterona** y **estrógenos** (fig. 37-5).

1. **Gonadotropina coriónica humana:** el sincitiotrofoblasto (precursor placentario fetal) comienza la secreción de hCG unos días después de la fecundación. Esta hormona emite señales al cuerpo amarillo de que se produjo la fecundación y lo obliga a mantener la producción de progesterona y estrógeno. Estas hormonas impiden que el útero se desprenda de su recubrimiento y hacen que se prepare para la implantación. El cuerpo amarillo continúa la liberación de progesterona y estrógeno en concentraciones cada vez más altas como respuesta a la hCG placentaria, hasta que la placenta toma el control hormonal alrededor de la semana 10 (*véase* fig. 37-5).

El rápido aumento en la hCG que sigue a la fecundación es la base para las pruebas domésticas de embarazo, que detectan la presencia de hCG en la orina materna. El umbral usual de las tiras reactivas es de 25 a 50 mUI/mL, concentración que no se alcanza hasta después de la implantación (hasta 10 días después de la ovulación).

2. **Progesterona:** el sincitiotrofoblasto placentario produce grandes cantidades de progesterona. Al principio, la hormona ayuda a preparar el endometrio para la implantación. También reduce la excitabilidad miometrial, lo que previene las contracciones que podrían expulsar al embrión en desarrollo. La progesterona también estimula el desarrollo mamario.

3. **Estrógenos:** la placenta produce varios estrógenos, el principal es el estradiol. Los estrógenos estimulan el crecimiento y el desarrollo del útero y las mamas. La placenta no tiene todos los sustratos (p. ej., colesterol) y enzimas (p. ej., 17α-hidroxilasa) necesarios para sintetizar esteroides (*véase* fig. 36-3); depende del feto y de la madre para proporcionar vías intermedias.

IV. FISIOLOGÍA MATERNA

El feto depende de su madre para obtener el O_2 y los nutrientes, y para deshacerse del dióxido de carbono, el calor y otros productos metabólicos de desecho. Cubrir las demandas fetales tiene un costo para todos los sistemas orgánicos maternos y ejerce un estrés sustancial en el sistema cardiovascular

(CV) de la madre. Para el término del embarazo, el gasto cardiaco (GC) y el volumen sanguíneo circulante se han elevado entre 40 a 50% (2 L). Gran parte de esta capacidad aumentada se requiere para mantener la perfusión de la placenta materna, pero también incrementa de manera sustancial el flujo a la piel, los riñones, el hígado y el tubo digestivo.

A. Flujo sanguíneo uterino

El útero de una mujer no embarazada recibe < 5% del GC total. La principal fuente de resistencia vascular uterina radica en las **arterias espirales** (fig. 37-6), que tienen una túnica muscular considerable y son vasos de resistencia que modulan el flujo sanguíneo como respuesta a las necesidades metabólicas cambiantes del útero (es decir, **autorregulación**, *véase* 19·II·B·1). La placenta fetal en desarrollo erosiona e invade las arterias espirales (*véase* fig. 37-6B). Las paredes arteriales se remodelan, y las capas de músculo liso se reponen con material fibroso para crear vasos amplios y tortuosos con tasa de flujo muy alta. Las ventajas funcionales para el feto con esta remodelación son evidentes. Así, la sangre fluye de forma directa desde las arterias uterinas con una presión de > 70 mm Hg e irriga las vellosidades fetoplacentarias, lo que aporta el O_2 y los nutrimentos necesarios (*véase* fig. 37-6C). Las consecuencias CV para la madre son enormes, tanto en términos de aumento en el flujo como en la incapacidad para controlar el flujo a través de estos vasos.

1. **Flujo:** los vasos de resistencia son reguladores del flujo que limitan la cantidad de sangre que recibe un tejido para sus necesidades metabólicas imperantes (*véase* 19·II). La erosión y la ampliación de las arterias espirales permiten que la sangre fluya sin impedimento hacia el lago placentario, por lo que el flujo sanguíneo uterino general se potencia de manera drástica durante el embarazo. El flujo aumenta en proporción directa al descenso en la resistencia; se incrementa de ~50 mL/min a las 10 semanas de gestación hasta > 500 mL/min al término de esta.

Aplicación clínica 37-1: preeclampsia

La preeclampsia es un síndrome caracterizado por hipertensión (presión arterial sistólica [PAS] ≥ 140 mm Hg o presión arterial diastólica ≥ 90 mm Hg) y proteinuria (≥ 0.3 g/24 h) que se desarrolla tras la semana 20 de gestación. Otros síntomas incluyen cefalea intensa, trastornos visuales, dolor epigástrico y elevación de las enzimas hepáticas. Estas manifestaciones reflejan la disfunción endotelial generalizada que incrementa el tono vascular y la permeabilidad vascular, y está asociada con una coagulopatía que afecta a todos los órganos, incluidos cerebro, riñones, hígado y placenta. Aunque los mecanismos moleculares subyacentes aún no están bien definidos, se cree que la preeclampsia se debe a la remodelación incompleta de las arterias espirales durante el desarrollo placentario. En la práctica, esto significa que el flujo sanguíneo a la placenta es subóptimo. La placenta responde a la hipoperfusión al liberar factores que inhiben la angiogénesis y afectan la función endotelial materna normal. La **preeclampsia grave** (PAS ≥ 160 mm Hg) conlleva un riesgo significativo de accidente vascular cerebral y muerte materna. La interrupción inmediata del embarazo cualquiera que sea la edad de gestación, casi siempre está indicada y suele resolver los problemas de presión.

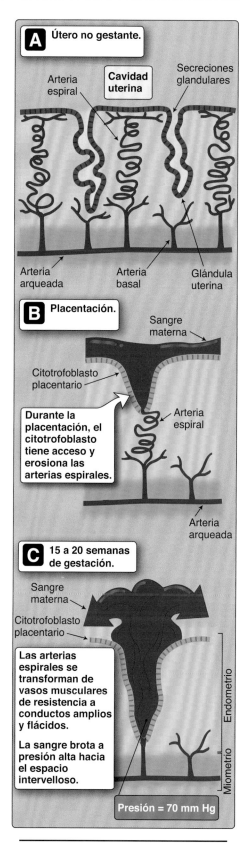

Figura 37-6.
Erosión e invasión de las arterias espirales durante la placentación.

(labels within figure) Útero no gestante. — Arteria espiral — Cavidad uterina — Secreciones glandulares — Arteria arqueada — Arteria basal — Glándula uterina — **B** Placentación. — Sangre materna — Citotrofoblasto placentario — Durante la placentación, el citotrofoblasto tiene acceso y erosiona las arterias espirales. — Arteria espiral — Arteria arqueada — **C** 15 a 20 semanas de gestación. — Sangre materna — Citotrofoblasto placentario — Las arterias espirales se transforman de vasos musculares de resistencia a conductos amplios y flácidos. — La sangre brota a presión alta hacia el espacio intervelloso. — Endometrio — Miometrio — Presión = 70 mm Hg

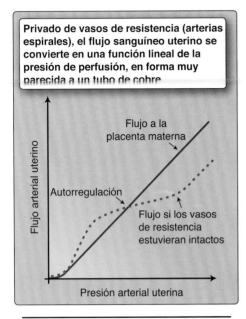

Privado de vasos de resistencia (arterias espirales), el flujo sanguíneo uterino se convierte en una función lineal de la presión de perfusión, en forma muy parecida a un tubo de cobre

Figura 37-7.
Relación entre la presión de perfusión uterina y el flujo sanguíneo durante el embarazo.

Tabla 37-1: Causas principales de muertes relacionadas con el embarazo en Estados Unidos.

Causas	% del total
Embolia	20
Hemorragia	17
Hipertensión	16
Infección	13
Miocardiopatía	8
Enfermedad vascular cerebral	5
Anestesia	2
Otra	19

2. **Regulación:** la eliminación de los vasos de resistencia maternos maximiza el flujo al sitio placentario, pero al mismo tiempo limita la capacidad del sistema de control vascular uterino para regular el flujo sanguíneo. Por lo tanto, el flujo promueve una función directa de la presión arterial uterina, como lo predice el equivalente hemodinámico de la ley de Ohm (flujo = presión/resistencia), como se muestra en la fig. 37-7 (*véase* también 18·IV y fig. 19-4).

> La pérdida de los mecanismos de control del flujo uterino pone a la madre en un grave peligro de pérdida sanguínea masiva en caso de desprendimiento prematuro de placenta. La hemorragia es la principal causa de muerte relacionada con el embarazo en Estados Unidos (tabla 37-1).

B. Perfil hemodinámico

El útero es un lecho vascular sistémico, por lo que cuando la resistencia vascular uterina cae, la resistencia vascular sistémica (RVS) cae con ella (fig. 37-8). El descenso en la RVS induce el aumento del GC para mantener la presión arterial media (PAM): PAM = GC × RVS (*véase* 17·IV·A).

1. **Resistencia vascular sistémica:** la RVS disminuye de manera constante durante las primeras 20 semanas del embarazo. La principal causa es la erosión continuada que ejerce la placenta fetal en los vasos de resistencia maternos, pero la necesidad creciente de disipar calor y eliminar los productos de desecho fetales también reduce la resistencia vascular en los lechos vasculares cutáneo y renal.

2. **Gasto cardiaco:** la necesidad creciente de aumento en el GC se cubre con la elevación del volumen sistólico (VS) y la frecuencia cardiaca. La frecuencia cardiaca se acelera de manera progresiva durante el embarazo; en promedio, a las 32 semanas, es 15 a 20 latidos/min más alta que la cifra previa al embarazo. El VS empieza a aumentar en el embarazo temprano por efecto del incremento en la precarga y la contractilidad.

   a. **Precarga:** el cuerpo responde a una necesidad sostenida o repetida de aumentar el GC con el incremento del volumen sanguíneo circulante mediante la retención de Na^+ y agua. Las hormonas placentarias potencian este efecto porque estimulan la sed y activan el sistema renina-angiotensina-aldosterona (SRAA; *véase* 19·IV).

   b. **Contractilidad:** los aumentos sostenidos en el GC también estimulan el crecimiento ventricular. El corazón crece para recibir el volumen al final de la diástole (precarga) aumentado y la pared ventricular se hacen más gruesos para incrementar la contractilidad.

3. **Presión arterial media:** la PAM debe mantenerse en los niveles previos al embarazo para asegurar la perfusión adecuada de todos los lechos vasculares, pero la introducción de una vía de baja resistencia en el circuito vascular materno (la placenta) significa que la sangre escapa con más facilidad del sistema arterial durante la diástole (aumento de **escape diastólico**; *véase* 18·V·C·2), en comparación con el estado no gestante. Por lo tanto, la presión diastólica cae durante el embarazo y la presión del pulso se amplía.

C. Anemia fisiológica

El aumento en la retención de Na^+ y agua durante el embarazo causa que el volumen plasmático aumente de 40 a 50%. La producción de eritrocitos no se mantiene al ritmo de la rápida expansión del volumen sanguíneo, ya que sólo incrementa 25 a 35%. La diferencia entre la expansión del volumen y la producción de eritrocitos genera la **anemia fisiológica del embarazo**, que es una anemia dilucional (fig. 37-9). Aunque la anemia atenúa la capacidad total transportadora de O_2, existen beneficios fisiológicos claros, ya que reduce la viscosidad sanguínea, lo que a su vez disminuye la fuerza de cizalla. También puede producir soplos fisiológicos.

1. **Fuerza de cizalla:** la sangre debe desplazarse por las arterias y venas maternas a una velocidad que soporte los aumentos sostenidos en el GC que acompañan al embarazo. El flujo de alta velocidad incrementa la **fuerza de cizalla** sobre el recubrimiento vascular, al grado que podría volverse dañina. La fuerza de cizalla es proporcional a la velocidad y la viscosidad sanguíneas (**ecuación de Reynolds**; *véase* 18·V·A). Como el hematocrito es el principal determinante de la viscosidad sanguínea, la anemia reduce la tensión y el riesgo de daño endotelial vascular.

2. **Soplos:** una consecuencia benigna del descenso en la viscosidad sanguínea es la mayor tendencia al flujo sanguíneo turbulento. La ecuación de Reynolds predice que la turbulencia es más probable en las regiones en que la velocidad del flujo en el sistema cardiovascular es mayor. En la práctica, esto significa que las madres a menudo desarrollan **soplos funcionales** (inocuos), producidos por la expulsión de sangre a través de las válvulas aórtica y pulmonar. Las madres también pueden desarrollar un **zumbido venoso**, sonido causado por el flujo sanguíneo turbulento a alta velocidad por las venas grandes.

D. Edema

El peso combinado del útero y su contenido (feto, placenta y líquido amniótico = ~8 a 10 kg al término) comprime y retrasa el flujo por la vena cava inferior y otras venas más pequeñas que regresan la sangre de las extremidades inferiores. La compresión hace que las presiones venosas en las extremidades inferiores se eleven, con filtración neta de líquido de la sangre al intersticio (*véase* 18·VII). El resultado es el edema, y el edema de los pies (**edema pedio**) y tobillos es frecuente en las embarazadas. La tendencia a acumular edema aumenta por el descenso en la **presión coloidosmótica** (es decir, la concentración plasmática de proteína) en 30 a 40% durante el embarazo (de ~25 mm Hg antes de la concepción a ~15 mm Hg después del parto).

E. Sistema respiratorio

Las demandas de O_2 por parte de la madre y el feto en crecimiento aumentan con rapidez durante el embarazo; el consumo de O_2 al término es ~30% más alto que los valores sin embarazo. Estas mayores necesidades se cubren con el incremento progresivo en la ventilación por minuto a ~50% sobre los valores previos al embarazo en el segundo trimestre. La agudización en la ventilación depende en gran medida del aumento del volumen corriente y sólo un ligero incremento en la frecuencia respiratoria (2-3 respiraciones/min). El efecto neto es que la PO_2 arterial (P_aO_2) se eleva en ~10 mm Hg y la PCO_2 arterial (P_aCO_2) cae a ~8 mm Hg, lo que genera una ligera alcalosis respiratoria (< 0.1 unidades de pH). Otros cambios respiratorios significativos incluyen un descenso de 20% en la ca-

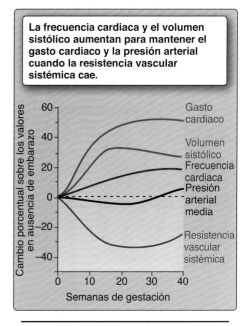

La frecuencia cardiaca y el volumen sistólico aumentan para mantener el gasto cardiaco y la presión arterial cuando la resistencia vascular sistémica cae.

Figura 3-8.
Cambios en el perfil hemodinámico materno durante el embarazo.

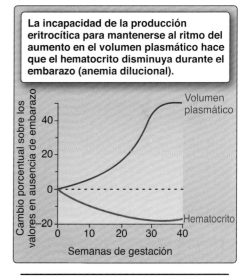

La incapacidad de la producción eritrocítica para mantenerse al ritmo del aumento en el volumen plasmático hace que el hematocrito disminuya durante el embarazo (anemia dilucional).

Figura 37-9.
Anemia fisiológica del embarazo.

pacidad de reserva funcional, capacidad de reserva espiratoria y volumen residual (*véase* 22·IX·A), causados por la elevación del diafragma, lo cual limita la capacidad materna para compensar el incremento en la demanda de O_2 durante el ejercicio, por ejemplo.

F. Renal

La tasa de filtración glomerular se eleva en forma constante a ~50% por arriba de los valores normales a las 16 semanas de gestación y se mantiene elevada hasta el parto. El incremento refleja la necesidad materna de excretar los desechos fetales, que incluyen urea y ácidos no volátiles.

V. FISIOLOGÍA FETAL

Como el feto recibe todo lo que necesita para su desarrollo exitoso de la circulación materna, se *requieren* pocos sistemas orgánicos fetales para sostener el crecimiento normal, aunque casi todos alcanzan cierto grado de funcionalidad antes del nacimiento. La principal excepción es el sistema CV, que se vuelve funcional en una etapa muy temprana de la gestación.

A. Vasculatura

Durante el desarrollo inicial, el embrión depende de la difusión simple para obtener nutrientes de las secreciones tubarias y otras secreciones maternas. Una vez que el embrión alcanza un tamaño que rebasa la capacidad del O_2 y otros nutrimentos para llegar a las células más internas por difusión, se necesita un sistema CV para sostener el crecimiento adicional. Un rudimentario corazón de una sola cámara comienza a bombear sangre semejante al líquido intersticial durante la cuarta semana después de la concepción. En la circulación del adulto, el trayecto que sigue la sangre depende de la necesidad de captar O_2 en los pulmones y nutrimentos del tubo digestivo. La placenta cubre todos los requerimientos nutricionales del feto, por lo que, en consecuencia, el circuito vascular se modifica. En el feto existen cuatro adaptaciones al circuito vascular del adulto: **la placenta, el conducto venoso, la ventana oval y el conducto arterioso** (fig. 37-10).

1. **Placenta:** la placenta fetal funciona como pulmones, riñones, tubo digestivo e hígado del feto y, como tal, constituye un circuito de baja resistencia que recibe ~40% del GC fetal (tabla 37-2).

2. **Conducto venoso:** la sangre que proviene de la placenta fetal se desvía del hígado por el conducto venoso. En el adulto, el hígado capta y procesa la sangre rica en nutrimentos proveniente del tubo digestivo. En el feto, el tubo digestivo casi no funciona, por lo que se evita el paso por ambos. Tanto el hígado como el tubo digestivo reciben sangre suficiente como para cubrir sus necesidades nutricionales a través de circuitos vasculares menores.

3. **Ventana oval:** la sangre que entra al lado derecho del corazón fetal desde la vena cava inferior es rica en O_2 por haber pasado por la placenta (saturación de 80%). Los pulmones fetales no participan en el intercambio de fases, por lo que el paso por la circulación pulmonar no tendría utilidad. La resistencia vascular pulmonar (RVP) también es elevada, lo que dificulta la perfusión de los pulmones (véase la siguiente sección). Por lo tanto, la sangre con alto contenido en O_2 se desvía de los pulmones, de la aurícula derecha a la aurícula izquierda a través de la ventana oval.

4. **Conducto arterioso:** la sangre que entra al lado derecho del corazón

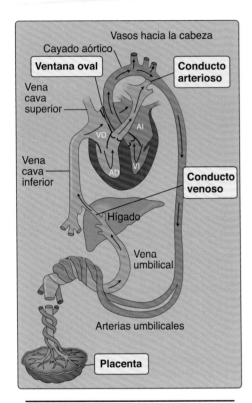

Figura 37-10.
Circulación fetal. AD = aurícula derecha; AI = aurícula izquierda; VD = ventrículo derecho; VI = ventrículo izquierdo.

Tabla 37-2: Distribución del gasto cardiaco fetal y del adulto*

Sistema orgánico	Feto	Adulto
Pulmones	6	100
Corazón	5	5
Riñones	2	20
Cerebro	20	20
Musculoesquelético	20	20
Esplácnico	7	30
Placenta	40	—

*Todos los valores son aproximados y se presentan como porcentaje del gasto cardiaco total.

a través de la vena cava superior es baja en O_2 (saturación de 25%; *véase* sección C) después de haber pasado por los lechos vasculares sistémicos del feto. Se bombea por el corazón derecho y después por el conducto arterioso hasta la aorta descendente, por lo que evita el paso por los pulmones. La ventana oval y el conducto arterioso crean un circuito vascular en donde tanto el lado izquierdo como el derecho del corazón están dispuestos en paralelo.

B. Resistencia vascular

En la circulación del adulto, RVS > RVP. La circulación del adulto está dominada por el lado izquierdo del corazón. En la circulación fetal, RVP > RVS. Los pulmones fetales están llenos y los espacios respiratorios colapsados. La vasculatura pulmonar mantiene una contracción tónica como respuesta a las concentraciones bajas de O_2 (**vasoconstricción hipóxica**; *véase* 22·III·E), y, por lo tanto, la RVP está alta. En contraste, la circulación sistémica del feto incluye la placenta, que es un trayecto de resistencia muy baja para el flujo sanguíneo, por lo que la RVS fetal es baja.

C. Transferencia de oxígeno

La sangre uterina materna tiene una saturación de O_2 de ~80 a 100%. Aunque la barrera que separa las circulaciones fetal y materna es mínima, la vía placentaria es una forma un tanto ineficiente de intercambio gaseoso, en comparación con los pulmones, y la sangre fetal sólo puede alcanzar PO_2 de 30 a 35 mm Hg en el mejor de los casos (comparar con una P_aO_2 de 98-100 mm Hg en la vena pulmonar de un adulto). A pesar de las limitaciones inherentes de la vía de transferencia, la sangre fetal transporta cantidades similares de O_2 que la circulación adulta. Esto es posible por la hemoglobina F (HbF), una isoforma fetal de la hemoglobina cuya curva de disociación del O_2 está desviada a la izquierda (*véase* 23·IV·C·2). La elevada afinidad de la HbF por el O_2 está bien adaptada para captar el O_2 con las presiones parciales frecuentes en la placenta materna, lo que significa que la sangre que viaja de la placenta al feto en las venas umbilicales casi siempre tiene una saturación de oxígeno de 80 a 90% (fig. 37-11). La sangre fetal también contiene ~20% más hemoglobina que la del adulto, lo que incrementa su capacidad general para transportar O_2.

D. Distribución del oxígeno

La sangre que viaja de la placenta al feto por la vena umbilical es rica en O_2. Se desvía del hígado por el conducto venoso, pero luego encuentra sangre baja en O_2 que regresa de las regiones inferiores del cuerpo en la vena cava inferior (*véase* fig. 37-11). Una película membranosa asegura que haya poca mezcla en el punto en que ambas corrientes sanguíneas se unen y la corriente rica en O_2 se conserva todo el trayecto hasta la aurícula derecha (flujo principal; *véase* 18·V·A). En este punto, las dos corrientes de sangre se separan por el tabique interauricular (**cresta divisoria**). La parte rica en O_2 se dirige de manera preferente al lado izquierdo del corazón y luego a la aorta. Las primeras arterias que se ramifican de la aorta irrigan al miocardio y el cerebro, por lo que la dirección del flujo asegura que estas dos circulaciones críticas reciban sangre muy oxigenada.

E. Función renal

Los riñones fetales comienzan la producción de orina 9 a 10 semanas después de la concepción. La capacidad para concentrar la orina se obtiene unas 4 semanas más tarde, pero el feto conserva su dependencia

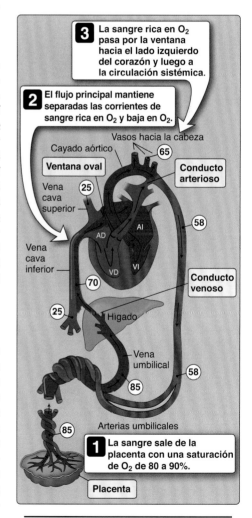

Figura 37-11.
Distribución de O_2 mediante el sistema circulatorio fetal. Los números en círculo representan la saturación de O_2.
AD = aurícula derecha; AI = aurícula izquierda; VD = ventrículo derecho; VI = ventrículo izquierdo.

de la placenta para mantener el equilibrio hídrico y electrolítico durante toda la gestación. Para las 18 semanas, los riñones producen más de 10 mL de orina por hora, y la orina fetal se convierte en la fuente principal de líquido amniótico.

VI. PARTO

En promedio, la gestación humana dura 40 semanas. Al final de este periodo, el feto se expulsa con fuerza del útero y el vínculo físico con la madre se rompe (**parto**). El proceso del nacimiento requiere una coordinación minuciosa para que la madre y el recién nacido sobrevivan.

A. Etapas

El parto puede dividirse en tres etapas de duración variable: **dilatación, expulsión fetal** y **expulsión placentaria**:

1. **Dilatación:** la etapa 1 comienza con el trabajo de parto y termina cuando el cuello uterino está dilatado al máximo. El feto está envuelto en el saco amniótico, pero la principal barrera que impide su salida del útero es el cuello uterino. Durante la primera etapa del parto, el miometrio empieza a contraerse de manera rítmica con intensidad cada vez mayor. La contracción se inicia en el fondo uterino y se disemina de modo caudal, lo cual empuja al feto contra el cuello uterino y hace que este se adelgace y dilate. La duración usual de la primera etapa es de ~8 a 15 h.

2. **Expulsión fetal:** el feto se expulsa con fuerza del útero a través del cuello uterino y el conducto vaginal mediante ondas de contracción frecuentes e intensas. La etapa 2 se completa en 45 a 100 min (fig. 37-12). Por lo general, el cordón umbilical se pinza poco después del parto, aunque los lactantes prematuros se benefician con la colocación tardía de la pinza y la expresión de sangre del cordón hacia el recién nacido para aumentar su hematocrito.

3. **Placentaria:** las contracciones uterinas continúan tras la expulsión del feto, lo que hace que su tamaño se reduzca (**involución**). Este encogimiento desprende la placenta de la pared uterina. La placenta y las membranas asociadas se expulsan después en el alumbramiento. La etapa 3 casi siempre se completa unos minutos después de la expulsión del feto.

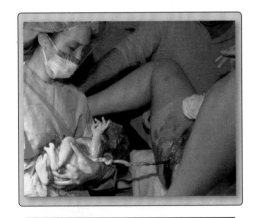

Figura 37-12.
Recién nacido.

B. Hormonas

Durante todo el embarazo existen ondas irregulares débiles de contracción uterina (**contracciones de Braxton Hicks**). No se conocen las razones por las que las contracciones cambian en forma súbita a la contracción intensa del trabajo de parto, aunque se ha implicado a varias hormonas. El feto estira el miometrio y aumenta su excitabilidad general conforme crece; esto podría ser un factor contribuyente. Las principales hormonas que impulsan el parto son estrógeno, progesterona, prostaglandinas, oxitocina y cortisol.

1. **Índice estrógeno/progesterona:** la progesterona suprime la contracción uterina durante el embarazo. Los estrógenos favorecen la excitabilidad mediante el aumento en la expresión de conductos de Na^+, conductos de Ca^{2+} y uniones de comunicación entre las células musculares lisas adyacentes del miometrio. Las uniones de comunicación permiten el desarrollo de ondas de excitación que recorren toda la pared uterina y se manifiestan como una onda contráctil. Durante el parto se eleva el índice estrógeno/progesterona, por lo que el útero se vuelve excitable.

2. **Prostaglandinas:** el útero, la placenta y el feto producen prostaglandinas (PGE_2 y $PGF_{2\alpha}$), que estimulan las contracciones uterinas. La concentración creciente de estrógeno también aumenta la producción de prostaglandina.

3. **Oxitocina:** la oxitocina es un potente estimulante de las contracciones uterinas. Se libera de la hipófisis posterior como respuesta a la distensión cervical (*véase* 36·VI·B), lo que representa un mecanismo de retroalimentación positiva que acopla la expulsión fetal con la fuerza motriz requerida para la expulsión.

4. **Cortisol:** el eje hipotálamo-hipófisis-suprarrenal del feto se estimula y libera cortisol (*véase* 34·II). El cortisol aumenta el índice estrógeno/progesterona.

C. Transición circulatoria de la forma fetal a la adulta

El parto rompe el vínculo entre la madre y el feto, y obliga a la vasculatura fetal a adoptar un patrón circulatorio en serie, propio del adulto. La transición se hace con una secuencia rápida de fenómenos coincidentes: aumento de la RVS; inflación pulmonar; descenso de la RVP; cierre del conducto arterioso, ventana oval y conducto venoso; y, por último, cambio del dominio circulatorio del lado derecho al izquierdo (fig. 37-13).

1. **Resistencia vascular sistémica:** el ombligo es una estructura muscular que se contrae de manera espontánea como respuesta al traumatismo del parto. La contracción ocluye las arterias y vena umbilicales, y termina el flujo placentario. La RVS fetal aumenta cuando esta vía de baja resistencia se elimina del circuito vascular sistémico.

> ▌▌ Es posible observar remanentes de las arterias y vena umbilicales en el adulto como los **ligamentos umbilicales mediales** y el **ligamento redondo**, de manera respectiva.

2. **Inflación pulmonar:** la compresión y la oclusión de los vasos umbilicales detienen el flujo sanguíneo y privan al feto de O_2, lo que causa asfixia. Esto, junto con el enfriamiento súbito que experimenta el lactante al nacer, estimula los centros de control respiratorio del cerebro, lo que hace que el recién nacido jadee y realice varias respiraciones. La presión intraalveolar cae por debajo de la presión atmosférica, lo que crea un gradiente de presión que impulsa el flujo de aire y los pulmones se inflan.

3. **Resistencia vascular pulmonar:** durante el desarrollo fetal, la RVP es alta porque los pulmones están colapsados y las arterias pulmonares están comprimidas y constreñidas como respuesta a la PO_2 baja. Las primeras respiraciones hacen que la PO_2 alveolar y pulmonar se eleve mucho, lo que induce vasodilatación. La inflación pulmonar también incrementa el diámetro interno de los vasos sanguíneos pulmonares a través de la tracción radial (*véase* fig. 22-3). Como resultado, la RVP desciende de manera dramática y existe un aumento coincidente en el flujo sanguíneo pulmonar.

4. **Conducto arterioso:** la caída en la RVP y la pérdida de flujo en la vena umbilical produce la caída de la presión auricular derecha. Al mismo tiempo, la RVS aumenta por la pérdida del circuito placentario, por lo

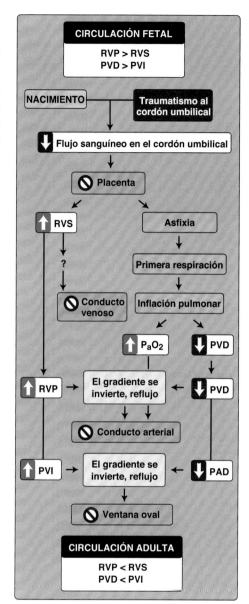

Figura 37-13.
Cambios en los circuitos vasculares fetales durante el parto. PAI = presión auricular izquierda; PVI = presión ventricular izquierda; P_aO_2 = presión parcial (arterial) de oxígeno; RVP = resistencia vascular pulmonar; PAD = presión auricular derecha; PVD = presión ventricular derecha; RVS = resistencia vascular sistémica.

Aplicación clínica 37-2: dificultades de la transición circulatoria

La **persistencia del conducto arterioso (PCA)** es un defecto cardiaco congénito frecuente, sobre todo en lactantes prematuros y de peso muy bajo al nacer, entre los que la incidencia puede ser de hasta 30%. Si el conducto arterioso se mantiene abierto, la sangre a presión elevada de la circulación sistémica se desvía hacia la circulación pulmonar. Según la gravedad, el cortocircuito puede causar hipertensión pulmonar, que cuando no se corrige causa insuficiencia cardiaca derecha. La persistencia del conducto arterioso se mantiene durante el desarrollo, en parte por las concentraciones circulatorias altas de prostaglandina E_2, por lo que la administración de un inhibidor de la ciclooxigenasa, como la indometacina, a menudo es suficiente para producir el cierre completo.[1] A veces son necesarias la ligadura u oclusión quirúrgicas cuando la intervención farmacológica es infructuosa.

La **persistencia de la ventana oval** es una lesión cardiaca congénita que afecta a entre 25 y 30% de la población general. Aunque la vía entre la aurícula derecha y la izquierda se mantiene intacta, la presión auricular izquierda casi siempre es más alta que la presión auricular derecha, por lo que la ventana se mantiene ocluida por una válvula de una vía. Las personas sanas casi siempre se mantienen asintomáticas.

La **hipertensión pulmonar persistente del recién nacido** se debe al fracaso de la resistencia vascular pulmonar (RVP) para disminuir de forma normal al nacer. Las causas pueden incluir el subdesarrollo de la vasculatura pulmonar y las anomalías vasculares, o infecciones bacterianas que aumentan la RVP de un pulmón con desarrollo normal. Una RVP alta provoca una derivación de derecha a izquierda a través del PCA. Los neonatos presentan síntomas de dificultad respiratoria, como taquipnea, estridor y cianosis. El tratamiento incluye medidas de apoyo, como la administración de O_2 suplementario, ventilación mecánica y óxido nítrico inhalado para promover la vasodilatación pulmonar.

> La PCA permite que la sangre rica en O_2 y con presión elevada refluya hacia la circulación pulmonar y regrese a los pulmones.

Aorta (presión alta)

Conducto arterioso permeable (PCA)

Tronco pulmonar (presión baja)

Cámaras cardiacas derechas

Ventrículo izquierdo

Conducto arterioso permeable.

que las presiones ventricular izquierda y aórtica se elevan. La inversión súbita del gradiente de presión fetal de derecha a izquierda produce la reversión del flujo sanguíneo en el conducto arterioso, el cual se constriñe, quizá como respuesta al aumento de la P_aO_2 y la caída en la concentración circulante de prostaglandina (*véase* Aplicación clínica 37-2). El cierre anatómico completo tarda varios meses y los vestigios del cortocircuito fetal persisten en el adulto, como el **ligamento arterioso**.

5. **Ventana oval:** la inversión de la presión arterial entre el lado derecho y el izquierdo empuja un colgajo similar a una válvula que luego cubre la ventana oval. La presión auricular izquierda cada vez más alta mantiene cerrado dicho colgajo para separar el lado izquierdo y el derecho del corazón. Con el tiempo, el colgajo se fusiona con el tabique interauricular para sellar la ventana de manera permanente (se observa como la **fosa oval** en el corazón adulto).

6. **Conducto venoso:** el conducto venoso se cierra por un mecanismo semejante a un esfínter, que persiste como el **ligamento venoso** en el adulto. Se desconoce su mecanismo de cierre.

[1]Para obtener más información sobre los efectos y usos de los inhibidores de la ciclooxigenasa, *véase LIR Farmacología*, 7.ª ed., pp. 508-509.

7. **Dominancia circulatoria:** en las siguientes semanas, el ventrículo izquierdo experimenta un crecimiento progresivo como respuesta a la RVS creciente. Mientras tanto, el lado derecho del corazón bombea contra una RVP menor que durante la gestación, por lo que su masa muscular disminuye poco a poco en relación con el lado izquierdo del corazón.

D. Pérdida sanguínea materna

Por lo general, la mujer pierde ~500 mL de sangre del sitio placentario durante un parto normal. Aunque esto representa una hemorragia sustancial, la madre está bien preparada para la pérdida por la gran expansión del volumen sanguíneo que se produjo durante las primeras semanas del embarazo. La pérdida adicional se previene mediante las contracciones uterinas intensas, que comprimen la vasculatura uterina y permiten la hemostasia. La oxitocina estimula las contracciones durante la tercera etapa del parto.

Resumen del capítulo

- El embarazo se inicia con la fecundación. El embrión se divide con rapidez en los días siguientes para formar un **blastocisto** y luego se **implanta** en la pared uterina. La implantación se realiza mediante una capa externa de células **trofoblásticas**, que digieren e invaden el **endometrio** materno y se desarrollan para crear una interfase entre las circulaciones fetal y materna (la **placenta**).

- La placenta intercambia nutrientes, hormonas y productos de desecho entre la circulación fetal y la materna.

- La placenta fetal está formada por 60 a 70 **árboles vellosos** que sirven para aumentar la superficie de la interfase. La placenta materna comprende 15 a 20 senos endometriales erosionados y llenos de sangre, excavados por el trofoblasto fetal durante la placentación. El espacio entre la placenta fetal y la materna está lleno con ~500 mL de sangre materna. La sangre fluye sin regulación a una presión un tanto alta (~70 mm Hg) desde las **arterias espirales** erosionadas y baña los árboles vellosos fetales.

- La placenta también es un órgano endocrino que secreta **gonadotropina coriónica humana, progesterona** y **estrógenos**.

- La solución a las necesidades del feto en desarrollo influye en la mayoría de los sistemas orgánicos de la madre, incluidos **sistema cardiovascular, riñones** (aumento en la eliminación de productos de desecho), **pulmones** (incremento ~30% en la demanda de O_2), **tubo GI, hígado** y **piel** (termorregulación).

- El **gasto cardiaco** materno aumenta ~50% durante la gestación, lo que se logra mediante el incremento de la **frecuencia cardiaca** y el **volumen sistólico (VS)**. El VS se eleva como consecuencia de la retención de líquido y el aumento en el **volumen sanguíneo circulante** lo que incrementa la precarga.

- El volumen sanguíneo aumenta a un mayor ritmo que la producción de células sanguíneas, lo que causa **anemia fisiológica del embarazo**. El descenso consecuente en la **viscosidad** sanguínea reduce la **fuerza de cizalla** en el recubrimiento del corazón y la vasculatura.

- El útero y su contenido ganan mucho peso durante el embarazo y, según la postura, esto comprime y reduce el flujo sanguíneo hacia las extremidades inferiores de la madre. El resultado es el **edema pedio**.

- La circulación fetal incluye tres **cortocircuitos** que permiten que la sangre de la vena umbilical evite el paso por el hígado (**conducto venoso**) y los pulmones (**ventana oval** y **conducto arterioso**) para distribuirse en los órganos en desarrollo.

- La sangre fetal contiene una isoforma de la hemoglobina, llamada **hemoglobina fetal (HbF)**, que tiene gran afinidad por el O_2. La HbF ayuda a compensar el hecho de que la placenta es una vía menos eficiente para la transferencia de O_2 que los pulmones, y permite que la sangre fetal transporte concentraciones de O_2 cercanas a las del adulto.

- El **parto** se inicia y sostiene por las concentraciones cambiantes de hormonas producidas por la madre y la placenta fetal. Las contracciones uterinas expulsan el feto y la placenta, luego comprimen y colapsan la vasculatura uterina. La compresión limita la pérdida materna de sangre durante el parto.

- Al nacer, la **resistencia vascular pulmonar** del recién nacido disminuye y la **resistencia vascular sistémica** se eleva, lo que establece el sistema circulatorio dominado por el lado izquierdo propio del adulto.

38 Estrés térmico y fiebre

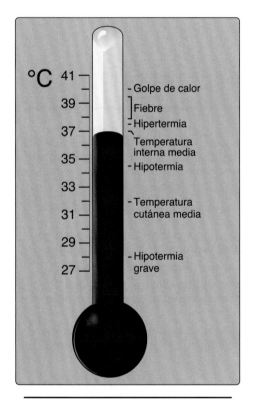

Figura 38-1.
Temperaturas corporales.

I. GENERALIDADES

Las vías bioquímicas que sostienen los sistemas orgánicos del cuerpo funcionan de manera óptima dentro de un rango de temperatura estrecho (36.5 a 37.5 °C; fig. 38-1). Las temperaturas extremas fuera de este rango pueden causar disfunción orgánica grave. La hipertermia grave ($>$ 42 °C), por ejemplo, provoca desacoplamiento oxidativo, falla enzimática y una respuesta inflamatoria sistémica que puede derivar en choque y muerte. La hipotermia grave ($<$ 28 °C) causa inconsciencia. Una temperatura menor de 24 °C provoca daños orgánicos irreversibles y la muerte. Por lo tanto, la termorregulación es una de las funciones homeostásicas primarias del cuerpo. La capacidad de termorregulación requiere un sistema de control de retroalimentación que consiste al menos de un sensor capaz de detectar cambios en la temperatura corporal, un centro de control de temperatura y una forma de cambiar la temperatura corporal cuando se detectan desviaciones de aquella óptima. La piel es muy sensible a la temperatura, pero, como dicta la experiencia, la temperatura de la piel varía en gran medida con la temperatura externa y, por lo tanto, no es un instrumento confiable para vigilar la temperatura interna (central). En cambio, la temperatura interna se controla sobre todo mediante sensores que se encuentran en el cerebro (hipotálamo). El hipotálamo también alberga un centro de control termorregulador. Las respuestas termorreguladoras se efectúan de dos maneras. Primero, el comportamiento puede modificarse para evitar temperaturas extremas externas (p. ej., buscar sombra o ponerse ropa abrigada). Segundo, la temperatura interna se puede ajustar. Cuando la temperatura interna es demasiado alta, el calor se puede transferir al ambiente al dirigir la sangre a la piel y sudar. Cuando la temperatura interna es baja, el calor puede generarse mediante temblores o ciclos metabólicos inútiles. Esta combinación de comportamiento y respuesta fisiológica ha permitido a los humanos ocupar casi todas las regiones de la superficie terrestre, incluida Dallol, en Etiopía (temperatura promedio 35 °C), y la Plateau Station, en la Antártida (temperatura promedio -55 °C).

II. TERMORREGULACIÓN

La termorregulación se lleva a cabo a través de un sistema de retroalimentación que involucra termosensores para monitorear las temperaturas interna y externa, un centro de control termorregulador y vías efectoras para ajustar la temperatura interna según se requiera.

La temperatura interna puede valorarse con exactitud mediante termómetros colocados en el esófago o el recto. Las mediciones de la temperatura oral también proporcionan una estimación adecuada de la temperatura interna, siempre que el paciente respire por la nariz y que su ventilación sea baja. Las cifras de temperatura oral son 0.25 a 0.5 °C menores que las rectales.

A. Sensores térmicos

El cuerpo tiene dos grupos de sensores térmicos. Los termorreceptores centrales y cutáneos, los centrales vigilan la temperatura interna, mientras que los cutáneos aportan información sobre la temperatura del ambiente externo.

1. **Central:** la temperatura corporal interna es detectada sobre todo por neuronas sensibles al calor ubicadas en el **área preóptica** (**APO**) del hipotálamo (fig. 38-2), aunque los termosensores medulares y viscerales también aportan datos sobre la temperatura. Las neuronas del APO sensibles al calor mantienen una activación tónica con la temperatura corporal normal. Un incremento de la temperatura interna (reflejado en la temperatura de la sangre que irriga el APO) aumenta la frecuencia con la que emite señales, mientras que el enfriamiento la disminuye.

2. **Piel:** la piel contiene dos poblaciones distintas de termorreceptores implicados en la termorregulación (*véase* 15·VII·B). Los **receptores al frío** median las sensaciones neutras, frescas y frías (5-45 °C). Los **receptores de calor** detectan temperaturas neutras y cálidas (30-50 °C). [**Nota:** ambas poblaciones de receptores aportan datos termosensoriales a la temperatura media normal de la piel. La temperatura de la piel suele ser inferior a la temperatura interna normal debido a la pérdida de calor en el ambiente (fig. 38-3).]

B. Centro de control

El centro de integración y control termorregulador reside en el APO. Por lo regular, el centro de control mantiene la temperatura interna en 37 °C, aunque existe una variación diaria de 1 °C (o sea, 36.5 a 37.5 °C). El nadir de la temperatura se alcanza a las 6 a. m., con el nivel máximo entre las 4 y 6 p. m. El enfriamiento del APO induce respuestas y conductas de calentamiento, mientras que el calentamiento de esta región activa respuestas y conductas de enfriamiento. Si el APO se daña (p. ej., debido a traumatismo o isquemia), la temperatura interna fluctúa en un intervalo exagerado y las respuestas al estrés térmico se alteran. Las señales que emite el APO se basan sobre todo en la información de los termorreceptores centrales, pero el centro de control también integra señales provenientes de muchas otras áreas. Estas incluyen termorreceptores cutáneos, el sistema inmunitario (*véase* sección IV) y áreas del sistema nervioso central que regulan otras variables sistémicas, como la presión arterial y la concentración plasmática de glucosa.

C. Vías efectoras

El APO realiza la mayoría de las respuestas termorreguladoras a través del sistema nervioso simpático (SNS). Las señales simpáticas viajan por los nervios espinales T1-L3 (*véase* 7·III·B).

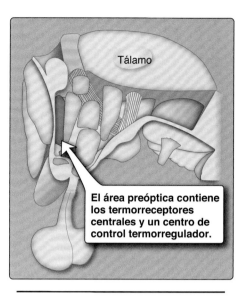

Figura 38-2.
Área preóptica del hipotálamo.

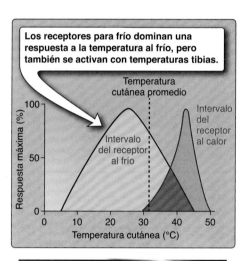

Figura 38-3.
Sensibilidad de los termorreceptores cutáneos.

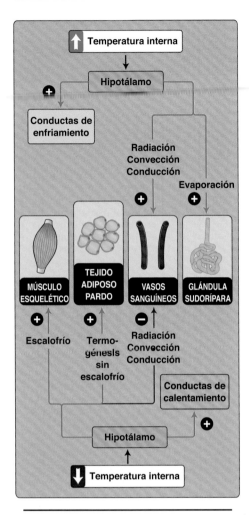

Figura 38-4.
Mediadores de la respuesta
termorreguladora.

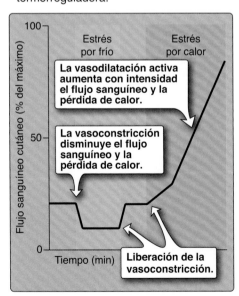

Figura 38-5.
Flujo sanguíneo cutáneo durante el
estrés por calor.

D. Respuesta

Los principales efectores de las respuestas de enfriamiento y calentamiento son los vasos sanguíneos de la piel, las glándulas sudoríparas, los músculos esqueléticos y el tejido adiposo pardo (TAP; fig. 38-4). El estrés por calor reduce el aislamiento tisular e inicia la transpiración. Por el contrario, el estrés por frío incrementa el aislamiento tisular e intensifica la tasa metabólica mediante la termogénesis (producción de calor) con y sin escalofrío.

1. **Vasos sanguíneos cutáneos:** la pérdida o ganancia de calor se regula de manera más efectiva en la piel, que presenta ~ 2 m^2 de superficie corporal al ambiente externo. La piel lampiña contiene anastomosis arteriovenosas profundas que permiten desviar la sangre de los lechos capilares superficiales cuando se necesita conservar el calor. La piel velluda no tiene anastomosis arteriovenosas, pero sí capilares superficiales y profundos.

   a. **Estrés por calor:** las respuestas iniciales al estrés por calor implican la supresión de la influencia vasoconstrictora del SNS tónico. A continuación, la vasodilatación activa puede aumentar el flujo sanguíneo cutáneo hasta 8 L/min (fig. 38-5). La vasodilatación se efectúa mediante la liberación de óxido nítrico y vesículas de los nervios colinérgicos del SNS que actúan en conjunto con uno o más neurotransmisores coliberados. Las vías involucradas aún no se definen por completo. El flujo a través de los capilares superficiales acerca la sangre a la superficie del cuerpo para una transferencia de calor eficiente al ambiente. La vasodilatación también aumenta la capacidad venosa, lo que mejora el gradiente de temperatura que impulsa la transferencia de calor. Apoyar el flujo sanguíneo cutáneo durante el estrés por calor implica un incremento del gasto cardiaco y la redirección del flujo desde otros lechos vasculares (p. ej., renal y gastrointestinal).

   b. **Estrés por frío:** durante el estrés por frío, los nervios adrenérgicos del SNS inducen la constricción de las arterias, venas y anastomosis cutáneas, lo que desvía la sangre de la superficie de la piel para reducir la pérdida de calor. El flujo sanguíneo cutáneo puede caer a $<$ 6 mL/min en un esfuerzo por conservar el calor, lo que hace que la temperatura de la superficie de la piel se acerque a la del ambiente externo.

2. **Glándulas sudoríparas:** el enfriamiento por evaporación durante el estrés por calor está mediado por las **glándulas sudoríparas ecrinas** (*véase* 15·VI·C). La sudación inicia por estímulo de los nervios colinérgicos del SNS, pero las glándulas también son estimuladas por la adrenalina y la noradrenalina. La transpiración puede deshidratar el cuerpo y causar reducción hipertónica del volumen. Incluso pérdidas menores de líquido (2% del peso corporal) pueden reducir el desempeño en el trabajo y deteriorar los mecanismos de pérdida de calor.

3. **Músculos:** los músculos esqueléticos producen grandes cantidades de calor durante la contracción porque la generación de fuerza tiene una eficiencia de sólo $\sim 20\%$. El restante 80% de la energía se libera como calor. El escalofrío es la contracción rápida y cíclica que produce una fuerza mínima, por lo que la producción de calor es máxima. El escalofrío está mediado por las vías motoras somáticas, no por el SNS, pero la respuesta se inicia en el APO.

4. **Termogénesis sin escalofrío:** la termogénesis sin escalofrío es un aumento mediado por el SNS de la tasa metabólica en el músculo y otros tejidos para liberar calor. En el TAP, la estimulación mediante el SNS activa una proteína de desacoplamiento (UCP1; termogenina) en

la membrana mitocondrial interna (fig. 38-6). UCP1 forma un canal H^+ que permite que H^+ vuelva a entrar en el interior mitocondrial y evite la ATP sintasa, lo que libera calor en lugar de generar ATP. La UCP1 se inhibe a la temperatura corporal normal, pero la unión al receptor adrenérgico β_3 tras la activación del SNS genera ácidos grasos libres, que activan el canal. La hormona tiroidea también aumenta la producción de calor al incrementar los niveles de expresión de UCP1.

5. **Comportamiento:** los sensores de temperatura de la piel advierten al APO sobre cambios en la temperatura externa y promueven conductas que puedan disminuir o incluso eliminar el estrés térmico. Aunque impulsados por el APO, estos comportamientos pueden anularse o modificarse por efecto de otras áreas cerebrales. Las respuestas conductuales conscientes ante el estrés por calor incluyen ingestión de líquidos para facilitar la transpiración, quitarse prendas de ropa, búsqueda de una sombra o encender un ventilador. Las conductas relacionadas con el estrés por frío incluyen aumento del aislamiento (p. ej., colocarse un abrigo), incremento de la actividad física para elevar la tasa metabólica o búsqueda de una fuente externa de calor.

III. PRODUCCIÓN Y TRANSFERENCIA DE CALOR

La cantidad de calor almacenada en el cuerpo refleja un equilibrio entre la producción de calor y la cantidad que se transfiere al ambiente externo. En teoría, el almacenamiento de calor puede cuantificarse con una ecuación de equilibrio de calor:

$$A = (M - Tr) \pm (R + K + C) - E$$

Donde A es el almacenamiento de calor, M es metabolismo, Tr es el trabajo externo, y R, K, C y E describen la transferencia de calor por radiación, conducción, convección y evaporación, de manera respectiva.

A. Producción

El calor es un producto secundario del metabolismo que refleja la ineficiencia de las vías químicas involucradas. La cantidad de calor producida en reposo se relaciona con el **índice metabólico basal (IMB)**, que a su vez depende de la masa corporal (p. ej., dos personas con masas de 50 y 90 kg tienen un IMB de ~1 315 kcal/día y ~2 045 kcal/día, de manera respectiva). Cualquier aumento en el metabolismo tisular incrementa la producción de calor. La digestión y asimilación de alimentos eleva el gasto energético (la cantidad de energía usada se conoce como **efecto térmico de los alimentos**), al igual que los movimientos corporales y el ejercicio.

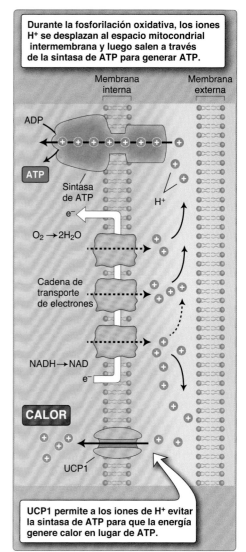

Durante la fosforilación oxidativa, los iones H^+ se desplazan al espacio mitocondrial intermembrana y luego salen a través de la sintasa de ATP para generar ATP.

UCP1 permite a los iones de H^+ evitar la sintasa de ATP para que la energía genere calor en lugar de ATP.

Figura 38-6.
Termogénesis sin escalofríos en el tejido adiposo pardo. ATP = trifosfato de adenosina; NAD = dinucleótido de nicotinamida y adenina; NADH = NAD reducido (hidrogenado); UCP1 = proteína sin acoplamiento.

Aplicación clínica 38-1: hipertermia maligna

La hipertermia maligna (HM) es un síndrome desencadenado por algunos anestésicos inhalados (p. ej., halotano) y relajantes musculares (p. ej., succinilcolina).[1] La tasa metabólica aumenta a un ritmo que rebasa por mucho la disipación del calor debido al exceso de Ca^{2+} sarcoplásmico, que estimula el acoplamiento excitación-contracción exagerado y prolongado en el músculo esquelético. La susceptibilidad a la HM se ha relacionado con mutaciones en los genes que codifican los canales de Ca^{2+} tipo L (receptores de dihidropiridina) y los canales de liberación de Ca^{2+} (receptores para rianodina) en el retículo sarcoplásmico (*véase* 12·III·A).

[1] Para obtener más información sobre el uso de anestésicos, *véase LIR Farmacología,* 7.ª ed., pp. 163-168.

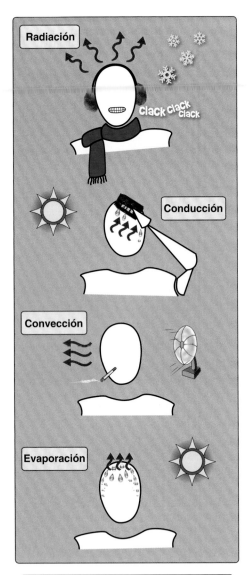

Figura 38-7.
Mecanismos de transferencia de calor.

Tabla 38-1: Vías para disipación del calor

Transferencia de calor	Sentarse en interiores a 25 °C	Cambiar a la intemperie a 30 °C
Radiación	60%	Mínimo*
Convección	15%	10%
Conducción	5%	Mínimo
Evaporación	20%	90%

*La radiación incluye la ganancia y pérdida de calor, pero el cambio neto es mínimo.

B. Transferencia de calor

El calor producido por el metabolismo debe trasladarse al ambiente externo, sobre todo a través de la piel, aunque una pequeña cantidad del calor se transfiere por las vías respiratorias. La temperatura de la piel humana es ~32 °C en ambientes normotérmicos (es decir, temperaturas que sostienen la temperatura corporal normal). Como las temperaturas ambientales casi siempre son más bajas, el calor corporal puede transferirse al aire o a otros objetos. Cuando la temperatura externa es mayor que la cutánea, el cuerpo gana calor. Existen cuatro mecanismos principales por los que se transfiere calor al ambiente: **radiación, conducción, convección** y **evaporación** (fig. 38-7).

1. **Radiación:** la radiación transfiere la energía térmica hacia objetos externos a través de ondas electromagnéticas. La energía calórica se transfiere en el espectro infrarrojo y la cantidad transferida depende de la diferencia térmica y la emisividad (capacidad para absorber energía) del objeto. En reposo, la radiación es un mecanismo primario de disipación de calor corporal (tabla 38-1).

2. **Conducción:** la conducción es la transferencia de energía térmica entre dos objetos cuando están en contacto directo. La energía cinética elevada dc las moléculas en una región tibia se disipa mediante las colisiones con las moléculas adyacentes de la región fría. Los sólidos varían en sus capacidades para conducir el calor. Las sustancias con baja conductividad térmica se llaman aislantes térmicos.

3. **Convección:** la convección transfiere el calor a un fluido móvil (o sea, aire o agua). Por lo general, el calentamiento reduce la densidad del aire y el agua, y la gravedad crea una corriente de convección "natural" en el fluido cerca de la piel, mientras que el fluido más tibio y de menor densidad se eleva. La convección forzada se produce cuando una fuente de energía alternativa impulsa el fluido por la piel (p. ej., un ventilador, viento, corriente de agua). La pérdida o ganancia de calor por convección es proporcional al calor específico del fluido, el gradiente de temperatura y la raíz cuadrada de la velocidad del fluido o el aire.

4. **Evaporación:** la evaporación disipa el calor al usar la energía térmica para convertir el agua de un líquido a vapor. La piel y las vías respiratorias son los principales sitios de pérdida calórica por evaporación. La evaporación es un medio muy efectivo de disipación de calor: 1 L de sudor transfiere ~580 calorías de calor corporal al ambiente. La cantidad de evaporación depende de la humedad relativa del aire ambiental: el aire húmedo atenúa la transpiración, mientras que el seco la facilita. Durante el ejercicio o cuando la temperatura del aire ambiental es superior a la temperatura cutánea, la evaporación del sudor es la principal y, a menudo, la única forma para disipar el calor (*véase* tabla 38-1).

IV. ASPECTOS CLÍNICOS

Desde el punto de vista clínico, ha sido útil definir la temperatura corporal óptima como un punto de ajuste hipotalámico contra el cual se compara la temperatura corporal prevaleciente. Si se detecta alguna desviación de lo óptimo, las vías efectoras se activan para restaurar la temperatura óptima. En condiciones normales la temperatura interna se mantiene a 37 °C, pero el hipotálamo puede adaptar el punto de ajuste y permitir que la temperatura interna aumente por arriba de lo normal como un intento para eliminar un patógeno.

Este incremento de temperatura se manifiesta como **fiebre**. La desviación de lo normal también puede ocurrir cuando se alteran los sistemas termorreguladores del cuerpo, lo que causa **hipotermia** o **hipertermia**.

A. Fiebre

Desde hace mucho se reconoce a la fiebre como síntoma de enfermedad y se produce por **pirógenos exógenos** o **endógenos**. Los pirógenos exógenos incluyen microorganismos como *Staphylococcus aureus* y sus productos intermediarios o toxinas. La fiebre suele deberse a pirógenos endógenos liberados durante la activación de macrófagos o monocitos como respuesta a una infección.[1] Los pirógenos endógenos son interferones y citocinas, incluidas interleucinas (p. ej., IL-1 e IL-6) y factor de necrosis tumoral (TNF). Aunque las vías participantes aún no se definen por completo, los pirógenos circulantes son percibidos por los órganos circunventriculares (*véase* 7·VII·C), que informan sobre su presencia al APO mediante la liberación de prostaglandina. Las neuronas del APO expresan un receptor para prostaglandina, EP$_3$, que media la respuesta febril. La activación del receptor resetea el punto de ajuste hipotalámico y ahora el APO regula la temperatura interna a un valor más alto (fig. 38-8A). Los síntomas relacionados con el estado febril son reflejo de los órganos efectores de la termorregulación que funcionan para alcanzar una nueva temperatura elevada óptima. Se cree que las temperaturas más altas mejoran el desempeño del sistema inmunitario y disminuyen el crecimiento y proliferación de los patógenos. El estado febril es distinto al aumento de la temperatura corporal relacionado con la contracción muscular y el ejercicio, o por exposición al calor ambiental. En ambos casos, el cuerpo intenta disipar el calor con la finalidad de regresar la temperatura interna a 37 °C (*véase* fig. 38-8B).

> Es posible regresar el punto de ajuste hipotalámico a 37 °C y disminuir los síntomas de la fiebre con fármacos antiinflamatorios no esteroides (AINE), como el ácido acetilsalicílico, el ibuprofeno y el paracetamol. Estos fármacos son inhibidores de la ciclooxigenasa que bloquean la síntesis de prostaglandina y, por tanto, tienen efectos antipiréticos.

B. Hipotermia e hipertermia

La hipotermia y la hipertermia se deben a una falla en el sistema termorregulador. Esta falla ocurre sobre todo en climas extremos y en personas con incapacidad para responder al estrés térmico debido a la incapacidad genética para producir sudor (**anhidrosis congénita**), por ejemplo.

1. **Hipotermia:** la hipotermia (temperatura interna < 35 °C) a menudo se debe a la inmersión en agua fría porque el agua transfiere el calor 25 veces más rápido que el aire. La producción de calor es insuficiente

[1]Para obtener información sobre los mecanismos de defensa celular y las citocinas implicadas, *véase LIR Inmunología*, 2.ª ed., p. 49.

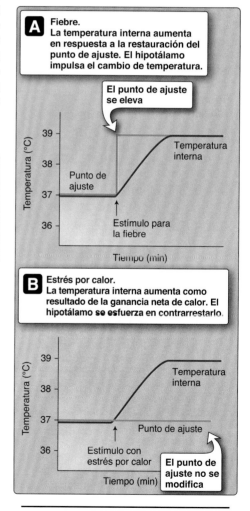

A Fiebre.
La temperatura interna aumenta en respuesta a la restauración del punto de ajuste. El hipotálamo impulsa el cambio de temperatura.

El punto de ajuste se eleva

Temperatura interna

Punto de ajuste

Estímulo para la fiebre

Temperatura (°C)

Tiempo (min)

B Estrés por calor.
La temperatura interna aumenta como resultado de la ganancia neta de calor. El hipotálamo se esfuerza en contrarrestarlo.

Temperatura interna

Punto de ajuste

Estímulo con estrés por calor

El punto de ajuste no se modifica

Temperatura (°C)

Tiempo (min)

Figura 38-8.
Fiebre *versus* estrés por calor.

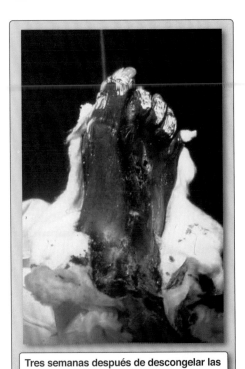

Tres semanas después de descongelar las extremidades congeladas, el tejido se ha necrosado y será necesario amputar el pie.

Figura 38-9
Congelamiento.

para compensar la pérdida de calor, lo que deriva en hipotermia. La hipotermia causa síntomas asociados con el descenso que causa el frío en la tasa metabólica neuronal, e incluyen somnolencia, habla farfullante, bradicardia e hipoventilación. La hipotermia grave (temperatura interna < 20 °C) puede causar coma, hipotensión, oliguria y arritmias cardiacas letales (fibrilación ventricular). El frío también afecta a los tejidos periféricos. El congelamiento es un trastorno en el que el líquido de la piel y el tejido subcutáneo se cristaliza (se congela), lo que rompe las membranas y causa necrosis tisular (fig. 38-9). A menudo es necesario amputar las regiones necróticas.

2. **Hipertermia:** no es posible indicar una definición precisa de la hipertermia sin valorar la causa. Por ejemplo, pueden alcanzarse temperaturas internas de > 39 °C durante el ejercicio sin que haya un trastorno por calor. Las enfermedades por calor representan un continuo, desde el **agotamiento por calor** que es la más leve, hasta la forma más grave, el **golpe de calor**.

   a. **Agotamiento por calor:** se caracteriza por la incapacidad para mantener el gasto cardiaco, lo que compromete la perfusión de la piel y la transferencia de calor. El agotamiento por calor a menudo se acompaña de deshidratación y disminución del volumen sanguíneo como resultado del ejercicio o la sudación inducida por el estrés por calor.

   b. **Golpe de calor:** este se refiere a la falla de los mecanismos para disipar el calor durante el estrés por calor, lo que permite que la temperatura interna exceda los 40 °C. Esto puede ocurrir como resultado de la exposición pasiva al calor (golpe de calor sin esfuerzo) o al ejercicio intenso sostenido (golpe de calor por esfuerzo). Algunos de los primeros síntomas son cognitivos: colapso, confusión e incluso convulsiones. El golpe de calor puede provocar desacoplamiento de la fosforilación oxidativa, coagulación intravascular diseminada, síndrome de respuesta inflamatoria sistémica y choque distributivo (*véase* 40·III·C). Pueden ocurrir el síndrome de disfunción orgánica múltiple y la muerte, incluso con enfriamiento e intervención médica.

Sexo biológico y envejecimiento 38-1: termorregulación

Los lactantes y neonatos dependen del tejido adiposo pardo (TAP) para la producción de calor. El TAP se encuentra en las regiones de cuello, supraclavicular, interescapular, paraaórtica, paravertebral y suprarrenal. Los depósitos de TAP mantienen el tejido circundante caliente durante la exposición al frío a través de la termogénesis sin escalofríos. Antes, el TAP se había considerado importante sólo en neonatos y lactantes. Sin embargo, los recientes avances tecnológicos en imágenes de radionucleótidos han permitido a los investigadores identificar TAP en adultos y relacionarlo con las diferencias de la tasa metabólica y la masa corporal entre los individuos.

La temperatura corporal basal no cambia con la edad, pero las personas mayores tienen un riesgo mucho mayor de morbilidad y mortalidad por hipotermia y golpe de calor después de cambios de temperatura. El envejecimiento disminuye la sensibilidad termorreceptora de la piel al calor y al frío, lo que hace menos probable que las personas respondan de forma conductual. La respuesta al desafío térmico se ve afectada. La capacidad de respuesta vascular cutánea al vasodilatador activo (óxido nítrico, especies reactivas de oxígeno) y las influencias vasoconstrictoras (adrenérgicas) disminuye. La sudación se ve afectada y las glándulas sudoríparas se activan a temperaturas más altas que en los adultos jóvenes. La masa muscular y la termogénesis con escalofríos disminuidas contribuyen de modo significativo a la hipotermia en los adultos mayores, al igual que la reducción de la masa grasa y la capacidad de termogénesis sin escalofríos.

Resumen del capítulo

- La temperatura interna normal se mantiene en 37.0 ± 0.5 °C.

- La temperatura interna se percibe y controla en el **área preóptica del hipotálamo**. La temperatura ambiental se percibe mediante **termorreceptores cutáneos de calor** y **frío**.

- El estrés por calor produce vasodilatación cutánea y transpiración para ayudar al cuerpo a desprenderse del calor. También se estimulan conductas que favorecen el enfriamiento.

- El estrés por frío causa vasoconstricción cutánea para disminuir la pérdida de calor y escalofrío para aumentar la generación de calor. También se estimulan conductas tendientes a generar calor.

- El equilibrio térmico se logra al equiparar la producción con la pérdida de calor. La producción de calor incluye el generado por el metabolismo, el efecto térmico de los alimentos, los movimientos espontáneos y el ejercicio. La transferencia de calor se produce por **radiación, convección, conducción** y **evaporación.**

- La **fiebre** es la manifestación externa de un cambio en el punto de ajuste de la temperatura a un valor más alto. Tanto los **pirógenos exógenos** (p. ej., toxinas microbianas) como los **pirógenos endógenos** (p. ej., interferones, interleucinas y factor de necrosis tumoral) pueden elevar el punto de ajuste mediante la síntesis de **prostaglandina**. A continuación, el cuerpo mantiene este valor más alto por medios normales, como el escalofrío para elevar la temperatura o la transpiración para disminuirla.

- La **hipotermia** es la temperatura interna baja y se relaciona con procesos que reducen la tasa metabólica. El **congelamiento** causa necrosis tisular por cristalización del líquido dentro y entre las células.

- La **hipertermia** es el aumento de la temperatura interna. La forma más grave de enfermedad por calor es el **golpe de calor.**

39 Ejercicio y reposo absoluto

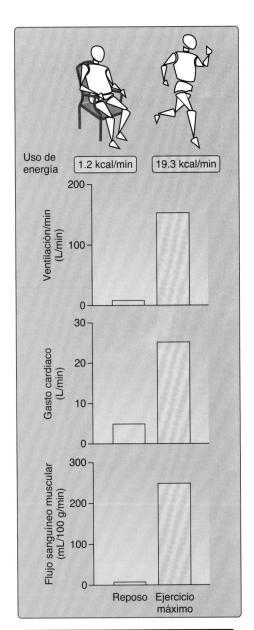

Figura 39-1.
Reposo frente a ejercicio máximo.

Uso de energía: 1.2 kcal/min | 19.3 kcal/min

Ventilación/min (L/min): 200 — 100 — 0

Gasto cardiaco (L/min): 30 — 20 — 10 — 0

Flujo sanguíneo muscular (mL/100 g/min): 300 — 200 — 100 — 0

Reposo | Ejercicio máximo

I. GENERALIDADES

El ejercicio, al igual que el embarazo (analizado en el cap. 37), presenta uno de los mayores desafíos que el cuerpo humano debe enfrentar. Durante el ejercicio aeróbico intenso, el trabajo del músculo esquelético puede exigir un flujo sanguíneo superior a 20 L/min, o cerca de cuatro veces el gasto cardiaco (GC) basal (fig. 39-1). El músculo en funcionamiento genera calor, que debe transferirse al ambiente al aumentar el flujo sanguíneo de la piel. Este incremento impone mayores demandas del GC. De igual manera, este músculo requiere un mayor suministro de oxígeno (O_2), lo que necesita un aumento de 25 veces en la ventilación por minuto. La síntesis de ATP debe agudizarse para suministrar energía para las contracciones. Las demandas del ejercicio físico intenso son tan grandes que estresan al máximo los sistemas fisiológicos que lo sostienen y obligan al sistema nervioso central (SNC) a decidir si permite que aumente el calor corporal para mantener el flujo sanguíneo al músculo más que a la piel.

Desde siempre, los humanos han realizado actividad física para obtener agua, buscar comida y para viajar a sitios de caza distantes. En la sociedad moderna, el agua llega a las viviendas, los alimentos están accesibles en tiendas locales y los múltiples transportes alternativos facilitan los viajes. La mayoría de las personas ahora es sedentaria, pasa largas horas sentadas en sus lugares de trabajo o frente a la televisión. Esto ocurre a pesar de que el ejercicio y el entrenamiento físico tienen numerosos beneficios fisiológicos y psicológicos, mientras que la inactividad aumenta de forma significativa la morbilidad y el riesgo de muerte prematura. El ejercicio moderado regular disminuye el riesgo de enfermedad coronaria, hipertensión, evento vascular cerebral, diabetes tipo 2, y cáncer de colon, mama y otros, además de que puede ayudar a prevenir las numerosas consecuencias perjudiciales del aumento de peso. Reconocer que la inactividad es bastante perjudicial para las funciones cardiaca, pulmonar y muscular ha obligado a la comunidad médica a repensar sus recomendaciones tradicionales de reposo absoluto prolongado para pacientes convalecientes por enfermedades graves, como el infarto de miocardio.

II. DEFINICIONES

La actividad física toma muchas formas y emplea diferentes tipos de contracciones musculares. Por ejemplo, el viaje a un sitio de caza distante o perseguir a las presas implica contracciones breves repetidas, mientras que cargar un cántaro con agua o una canasta con alimentos requiere contracciones sostenidas. La actividad física puede, entonces, clasificarse de varias maneras con base en el tipo de movimiento (contracciones isométricas *versus* isotónicas; *véase* 12·IV·B) o el sistema energético predominante utilizado (tabla 39-1). El "ejercicio" es una forma planificada, estructurada y repetitiva de actividad física diseñada para mejorar la condición física y la salud. El "entrenamiento con ejercicios" implica series repetidas de ejercicios que estimulan las adaptaciones fisiológicas para mejorar la capacidad de respuesta al estrés físico posterior. La adaptación comienza en cuanto el programa de entrenamiento inicia, pero puede tomar meses o años para manifestarse por completo. Muchas de estas adaptaciones tienen beneficios profilácticos para la salud y pueden usarse en la rehabilitación física para mejorar la capacidad de trabajo después de una lesión o enfermedad.

III. MÚSCULO ESQUELÉTICO

En el ejercicio se utilizan los músculos esqueléticos para generar fuerza, que se imparte al hueso a través de los tendones. Los huesos se mueven sobre un vector de fuerza dentro de una amplitud de movimiento específica de cada articulación para transferir esa fuerza a un pedal que mueve una bicicleta o para lanzar una pelota de baloncesto al aro, por ejemplo.

A. Vías sintéticas del ATP

Un músculo contraído consume energía en forma de ATP. Existen tres vías principales para generar ATP que difieren en sus respectivas capacidades y periodos de tiempo: el sistema ATP-fosfato de creatina (FCr), el sistema de ácido láctico y la fosforilación oxidativa (fig. 39-2).

1. **Sistema de ATP-fosfato de creatina:** el FCr (también llamado fosfocreatina) contiene un enlace de fosfato de alta energía que puede usarse para regenerar ATP con rapidez a partir del ADP. La conversión está catalizada por cinasa de creatina, una enzima sarcoplásmica. Los músculos contienen reservas suficientes de FCr para mantener contracciones que duran 8 a 10 s.

2. **Sistema de ácido láctico:** este sistema genera ATP a un ritmo de casi la mitad que el del sistema ATP-FCr y utiliza glucosa como sustrato. La glucólisis emplea dos moléculas de ATP para generar cuatro más, con una ganancia neta de dos moléculas de ATP por cada una de glucosa, y el producto final es ácido pirúvico. La conversión de piruvato en lactato no produce ATP adicional, sino que regenera los equivalentes de reducción.[1] Los músculos continúan el cambio de piruvato a lactato para prolongar el tiempo máximo de contracción de 0.5 a 2.5 min.

Tabla 39-1: Clasificación del ejercicio

Ejercicio	Tipo
Carrera de 400 m	Anaeróbico
Carrera de 10 km	Aeróbico
Ciclismo de pista (1 km)	Anaeróbico
Ciclismo de ruta (40 km)	Aeróbico
Natación estilo libre 100 m	Anaeróbico
Natación estilo libre 1 500 m	Aeróbico

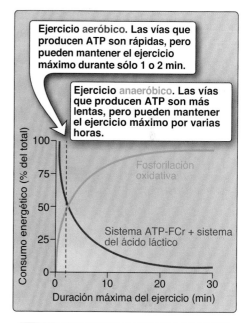

Figura 39-2.
Curso temporal del sistema energético. FCr = fosfato de creatina.

Aplicación clínica 39-1: creatina cinasa

La creatina cinasa (CK) puede usarse como índice del daño muscular porque la concentración circulante aumenta cuando el sarcolema se rompe. Existen tres isoformas distintas de la CK. El músculo esquelético contiene la isoforma CK-MM, CK-MB es específica del músculo cardiaco y la isoforma CK-BB se encuentra en el tejido nervioso. La isoforma CK-MM se libera a la circulación de sujetos sanos tras el ejercicio aeróbico prolongado (p. ej., correr un maratón) que causa daño muscular menor. Las personas con distrofia muscular de Duchenne o de Becker también muestran incrementos de 25 a 200 veces en la concentración de CK-MM sanguínea durante la degradación muscular relacionada con la atrofia (*véase* Aplicación clínica 12-1).

---

 [1]Para obtener una descripción de la reacción de piruvato-lactato y de los equivalentes reductores, *véase LIR Bioquímica*, 7.ª ed., pp. 127-128.

Tabla 39-2: Enzimas incrementadas como resultado del entrenamiento aeróbico

Vía	Enzima
Glucólisis	Glucocinasa
Glucólisis	Fosfofructocinasa
Ciclo del ácido cítrico	Citrato sintasa
Ciclo del ácido cítrico	Succinato deshidrogenasa
Cadena de transporte de electrones	Citocromo C
Oxidación β	Carnitina palmitoiltransferasa

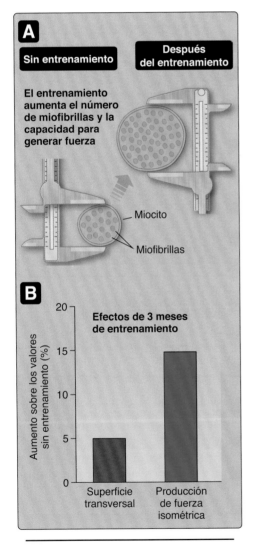

Figura 39-3.
Efectos de 3 meses de entrenamiento anaeróbico con peso en el músculo esquelético.

3. **Fosforilación oxidativa:** la fosforilación oxidativa genera ATP a un ritmo 50% menor que el sistema de ácido láctico. La fosforilación oxidativa también implica glucólisis, pero el piruvato entra luego al ciclo del ácido cítrico a través del complejo piruvato deshidrogenasa. El ciclo del ácido cítrico produce ATP y CO_2. Sus principales productos con energía potencial son equivalentes reductores que ingresan a la cadena de transporte electrónico, un proceso que utiliza O_2 como aceptor final de electrones y regenera ATP a partir de ADP.[1] La fosforilación oxidativa tiene una generación neta de ~30 moléculas de ATP por cada molécula de glucosa y puede continuar por horas, según la intensidad del ejercicio y la disponibilidad de sustrato (o sea, glucosa, ácidos grasos, cuerpos cetónicos y aminoácidos).

B. **Entrenamiento aeróbico**

El entrenamiento por ejercicio aeróbico favorece las adaptaciones celulares que aumentan la capacidad de los músculos para almacenar y luego procesar los sustratos energéticos por mecanismos aeróbicos.

1. **Reservas de energía:** el entrenamiento aumenta las reservas de glucógeno en el miocito. El glucógeno representa un carbohidrato accesible como fuente energética para complementar la captación de glucosa plasmática durante el ejercicio. El agotamiento de las reservas de glucógeno muscular produce fatiga, y la velocidad de trabajo debe disminuir, lo que corresponde a "topar con la pared" en una carrera de maratón.

2. **Metabolismo:** el ejercicio de entrenamiento aumenta la capacidad aeróbica de diferentes maneras. El entrenamiento aumenta el tamaño y número de las mitocondrias. Además incrementa las enzimas oxidativas del ciclo del ácido cítrico y de la fosforilación oxidativa, las enzimas que degradan el glucógeno y las participantes en la oxidación-β (tabla 39-2). El contenido de mioglobina muscular aumenta, lo que incrementa el almacenamiento de O_2.

C. **Entrenamiento con ejercicio anaeróbico**

El ejercicio anaeróbico (p. ej., levantamiento de pesas y deportes en equipo, como hockey sobre hielo, que implican brotes cortos de actividad intensa) aumenta la producción de fuerza y resistencia a la fatiga.

1. **Producción de fuerza:** entrenar promueve adaptaciones neuronales que aumentan la eficiencia de la activación de la unidad motora, lo que incrementa la producción de fuerza. El área de la sección transversal de la fibra muscular tipo I y II aumenta mediante la adición paralela de miofibrillas dentro de los miocitos, lo que también incrementa la capacidad de producción de fuerza muscular (fig. 39-3). Las fibras tipo IIx están especializadas en la generación de velocidad y fuerza, pero dependen sobre todo de las vías glucolíticas que las vuelven proclives a la fatiga (*véase* 12·V·B).

2. **Resistencia a la fatiga:** aumenta mediante el incremento de enzimas asociadas con la glucólisis para mejorar la síntesis de ATP a través del sistema de ácido láctico y de la creatina cinasa en el sistema ATP-FCr. El entrenamiento también aumenta las reservas intramusculares de glucógeno, como ocurre durante el entrenamiento con ejercicio aeróbico.

[1]Para una discusión sobre la cadena de transporte de electrones y la fosforilación oxidativa, *véase LIR Bioquímica,* 7.ª ed., pp. 97-104.

IV. CONTROL MOTOR Y AUTÓNOMO

La actividad física se planea e inicia en la corteza motora y después se monitorea de manera constante. Los ajustes necesarios a las funciones motora y visceral incluyen todas las divisiones del sistema nervioso. La manera en que estos sistemas se coordinan durante el ejercicio puede ilustrarse si se consideran las vías necesarias para conducir una bicicleta de montaña por una pista sinuosa.

A. Sistema nervioso periférico

Los nervios periféricos transmiten señales motoras a través de neuronas motoras del SNC hacia los diversos músculos necesarios para montar una bicicleta. El SNP también transmite información sensitiva de los órganos tendinosos de Golgi (**OTG**), **husos musculares** y otros sensores musculares hacia el SNC.

1. **Neuronas motoras:** las neuronas motoras se estimulan en la médula espinal por impulsos provenientes del haz corticoespinal descendente. Las neuronas motoras α inician la producción de fuerza a través de su contacto con las fibras musculares extrafusales. Las neuronas motoras γ, que inervan las fibras intrafusales, se contraen y activan al mismo tiempo para mantener la sensibilidad al estiramiento de los husos musculares sensitivos dentro del músculo activo (*véase* 11·II·A).

2. **Unidades motoras:** para desplazarse en una bicicleta en un terreno nivelado es necesario aplicar a los pedales una fuerza inferior a la máxima. Las fibras de músculo esquelético producen fuerza a manera de todo o nada, pero la producción de fuerza puede graduarse mediante la activación de subgrupos de unidades motoras (*véase* 12·IV·D). La alternancia de las unidades motoras asegura que no haya fatiga en una unidad motora particular. Si la resistencia en la rueda de la bicicleta (p. ej., durante el ascenso de una pequeña colina) se incrementa, más unidades motoras se activan para suministrar la fuerza necesaria a fin de mantener el avance (fig. 39-4).

3. **Sensores musculares:** tres tipos de sensores musculares aportan al SNC la retroalimentación sobre la posición muscular y articular durante el ejercicio. Los husos musculares transmiten información sobre la posición de la extremidad mediante las variaciones en el estiramiento muscular. Los OTG situados en la unión musculotendinosa perciben la tensión muscular (*véase* 11·II·B). Las **aferentes musculares** son terminaciones nerviosas libres que se entretejen a través de la fibra muscular y vigilan el ambiente mecánico y químico local. Transmiten información a los centros de control del sistema nervioso autónomo (SNA) que coordinan las respuestas cardiorrespiratorias al ejercicio. Las aferentes musculares son mediadores de un **reflejo presor del ejercicio**, o un aumento reflejo de la presión arterial que se observa durante el ejercicio. Aunque existe cierta superposición sensitiva, hay dos clases principales: clase III y clase IV.

   a. **Clase III:** las aferentes clase III son terminaciones nerviosas mielinizadas diminutas situadas cerca de estructuras de colágeno que responden sobre todo a estímulos mecánicos, como el estiramiento, la compresión y la presión. Se activan tan pronto como la contracción inicia.

   b. **Clase IV:** las aferentes clase IV son fibras no mielinizadas situadas cerca de vasos sanguíneos y linfáticos musculares, que responden sobre todo a los productos intermediarios del metabolismo, como

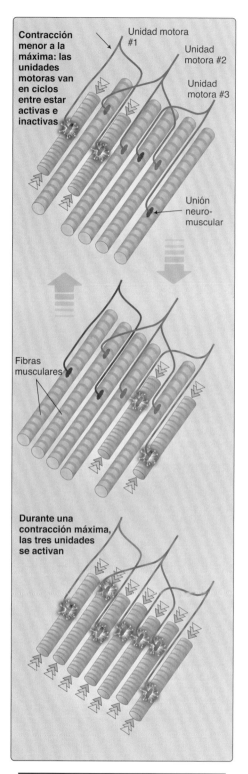

Figura 39-4.
Activación de unidades motoras.

lactato, H^+, bradicinina, K^+, ácido araquidónico y adenosina. Estos se activan poco después del inicio del ejercicio, y las concentraciones de los metabolitos se elevan.

4. **Receptores cardiovasculares:** los barorreceptores arteriales y cardiopulmonares vigilan la presión arterial y permiten que los centros de control del SNA mantengan la presión de las arterias en niveles suficientes para asegurar el flujo hacia los músculos activos y otros sistemas vitales durante el ejercicio (*véase* 19·III). Los quimiorreceptores periféricos localizados en los cuerpos carotídeos vigilan la PCO_2 arterial y la concentración de H^+ y permiten que los centros respiratorios del SNA en el bulbo raquídeo ajusten la ventilación (*véase* 24·III·B).

B. Sistema nervioso central

Los centros cerebrales superiores proporcionan la motivación para continuar el recorrido en bicicleta y también regulan las contracciones musculares necesarias para pedalear. El SNA asegura un flujo sanguíneo adecuado y el aporte de oxígeno a los músculos de las piernas y aquellos que participan para mantener la estabilidad y la postura (p. ej., espalda, brazos, hombros). La información proveniente de los sentidos primarios ayuda al sujeto a equilibrarse en la bicicleta, permanecer en la pista y evitar ser derribado por una rama de árbol.

1. **Somático:** la corteza premotora, la corteza motora complementaria y los ganglios basales ayudan a desarrollar un programa motor (*véase* 11·IV). El programa motor coordina los patrones motores básicos respecto a la información sensorial, sobre la localización de los pedales y sobre si el pie se mantiene firme sobre el pedal, por ejemplo. La corteza motora primaria ejecuta este programa motor con señales a través del haz corticoespinal. El cerebelo coordina los movimientos de la pierna y el pie durante el ejercicio mediante la integración de la retroalimentación sensitiva con las señales motoras.

2. **Autónomo:** los sistemas autónomos son necesarios para redistribuir el flujo entre los distintos lechos vasculares a fin de mantener la presión arterial en niveles que aseguren el flujo y aporte de O_2 adecuados en los músculos activos. Esto se logra mediante las vías de señales simpáticas anterógradas y retrógradas (fig. 39-5).

   a. **Anterógradas:** el control anterógrado aumenta la función del sistema cardiorrespiratorio en anticipación o al comienzo del ejercicio (p. ej., durante la colocación del casco al empezar a pedalear). El control anterógrado está mediado por **comandos centrales** y está preparado para los aumentos necesarios en la absorción O_2 y su entrega a los músculos esqueléticos.

   b. **Retroalimentación:** la retroalimentación ocurre a través de las aferentes musculares clase III y IV, así como por otras aferentes autónomas (barorreceptores y quimiorreceptores) descritas antes.

3. **Sentidos:** la visión tiene un papel crucial en el recorrido ciclista por la montaña, pues aporta información sobre los obstáculos potenciales y la naturaleza del terreno. El oído tiene un papel menor, pero proporciona indicios sobre la localización de otros ciclistas, el engranaje y el terreno bajo las llantas. El sistema vestibular transmite información sobre la aceleración lineal (otolitos), la rotación y posición de la cabeza (conductos semicirculares) cuando se examina el camino al frente y toma nota del paisaje (*véase* 9·V·A).

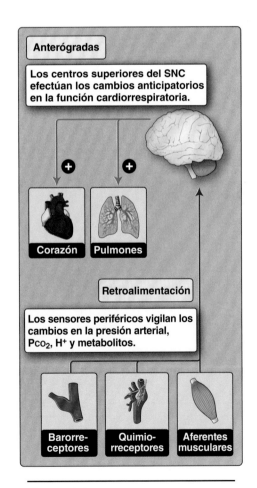

Figura 39-5.
Señales anterógradas y retrógradas.
SNC = sistema nervioso central.

V. SISTEMA CARDIOVASCULAR

El músculo esquelético en contracción requiere mayor flujo sanguíneo, tanto para recibir nutrimentos como para eliminar productos metabólicos, incluido el calor. El músculo esquelético recibe ~1 L/min en reposo, pero el ejercicio muy intenso puede aumentar la demanda a > 21 L/min. Estos enormes aumentos del flujo no pueden producirse sin cambios en la función del corazón y la vasculatura.

A. Presión arterial

La activación del sistema nervioso simpático (SNS) como anticipación al ejercicio aumenta la presión arterial media (PAM) a través de incrementos en frecuencia cardiaca (FC), inotropismo cardiaco, constricción venosa y resistencia vascular sistémica (RVS). Durante el ejercicio, la PAM continúa en aumento, pero las actividades aeróbicas y anaeróbicas difieren en sus efectos sobre la presión del pulso (fig. 39-6).

1. **Aeróbico:** la activación del SNS durante el ejercicio aeróbico aumenta la presión arterial sistólica (PAS) mediada por el SNS. Una vez que inicia el ejercicio, las concentraciones de metabolitos aumentan en los músculos activos, lo que causa vasodilatación local. La dilatación facilita el aumento del flujo y del aporte de O_2 a los músculos activos. Los músculos esqueléticos activos crean un circuito de baja resistencia dentro de la vasculatura sistémica que facilita la afluencia diastólica. Como resultado, la presión arterial diastólica (PAD) disminuye un poco y la presión de pulso (PAS–PAD) se amplía.

2. **Anaeróbico:** el ejercicio anaeróbico que implica contracciones isométricas produce aumentos drásticos en la PAS, la PAD y la PAM. Se han registrado cifras de PAM > 275 mm Hg durante las prensas con ambas piernas (extensión de rodilla y cadera), por ejemplo. La razón es que las contracciones sostenidas comprimen y ocluyen los vasos arteriales durante periodos prolongados, lo que eleva mucho la resistencia vascular muscular. La RVS se incrementa debido al estímulo simpático intenso que afecta a todos los lechos vasculares sistémicos. Existen respuestas similares cuando se palea nieve, razón por la cual se recomienda a los ancianos y los pacientes hipertensos o con cardiopatía coronaria no retirar la nieve de sus entradas por sí mismos.

B. Gasto cardiaco

El aumento del flujo en la musculatura esquelética requiere un incremento correspondiente en el GC. El GC durante el ejercicio aeróbico depende de la carga de trabajo; se eleva de 5 L/min en reposo hasta > 25 L/min durante el ejercicio aeróbico máximo. Los aumentos del GC se logran mediante incremento de la frecuencia cardiaca y el volumen sistólico (VS) (fig. 39-7).

1. **Frecuencia cardiaca:** la FC se incrementa de manera lineal con la carga de trabajo durante el ejercicio aeróbico, razón por la que la FC puede usarse como una estimación general de la intensidad del trabajo. El ascenso de la FC está mediado por el SNA, con disminución concurrente en la señal parasimpática e intensificación de los estímulos simpáticos a las células nodales cardiacas, lo que incrementa la FC de ~65 latidos/min en reposo hasta un máximo de ~195 latidos/min, según la edad (*véase* 16·IV·A y Sexo biológico y envejecimiento 16-1). El aumento de la FC también refleja los efectos de la elevación de la temperatura interna secundaria al ejercicio en el automatismo de las células nodales (~8 latidos/min/°C).

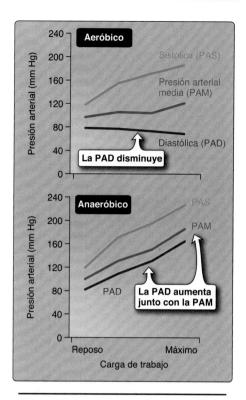

Figura 39-6.
Respuestas de la presión arterial durante el ejercicio. PAD = presión arterial diastólica; PAM = presión arterial media; PAS = presión arterial sistólica.

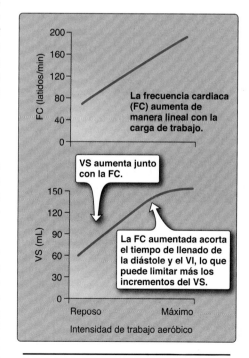

Figura 39-7.
Efectos del ejercicio aeróbico sobre la frecuencia cardiaca y el gasto cardiaco (GC). VI = ventrículo izquierdo; VS = volumen sistólico.

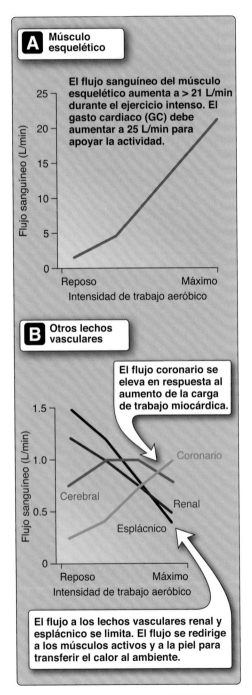

Figura 39-8.
Redistribución del flujo sanguíneo
durante el ejercicio.

2. **Volumen sistólico:** el VS ventricular izquierdo (VI) está determina-do por el inotropismo miocárdico y el volumen ventricular izquierdo al final de la diástole, ambos parámetros regulados por el SNS. El VS se eleva de manera lineal, mediado por el SNS que incrementa el volumen teleodiastólico (VTD). Conforme se intensifica el ejercicio, el aumento correspondiente de la FC empieza a limitar y luego a dismi-nuir el tiempo disponible para el llenado ventricular durante la diástole, lo que reduce el VTD. El acortamiento del tiempo de conducción en el nodo auriculoventricular mediado por el SNS y la aceleración de la relajación miocárdica ayudan a contrarrestar esta limitación, pero el VS llega a un pico de 120 a 140 mL y luego disminuye con el ejercicio moderado a intenso.

C. Retorno venoso

Cuando el GC aumenta a 25 L/min para mantener el ejercicio intenso, el retorno venoso (RV) debe llegar también a 25 L/min para sostenenr la pre-carga del VS y el GC. El aumento del RV está mediado en parte por el SNS, que reduce la capacidad venosa mediante la constricción. La venoconstric-ción aumenta el volumen sanguíneo circulante efectivo y acelera la ve-locidad con la que la sangre recorre todo el sistema (*véase* 19·V·B). La intensificación de la ventilación también favorece el RV, ya que amplía el gradiente de presión que impulsa el flujo entre las venas del músculo es-quelético y la aurícula derecha. El gradiente se intensifica durante la inspi-ración profunda típica del ejercicio aeróbico. Sin embargo, la principal fuerza que impulsa el RV es la bomba venosa (o muscular) (*véase* fig. 19-19). Las contracciones musculares comprimen las venas dentro de ellos, lo que empuja la sangre de regreso al corazón. La bomba muscular hace que la presión venosa central se eleve un poco durante el ejercicio, lo que favo-rece la precarga ventricular.

D. Redistribución del flujo

La vasoconstricción mediada por SNS en los lechos vasculares que irrigan los músculos inactivos y otros órganos que no tienen participación directa en el ejercicio (p. ej., sistema gastrointestinal, riñones) desvía el flujo sanguíneo en forma transitoria para la perfusión de los músculos activos (fig. 39-8). La señal vasoconstrictora se transmite a los grupos musculares activos e inac-tivos, pero la orden es rebasada por los factores metabólicos y mecánicos locales responsables de ampliar el flujo.

E. Entrenamiento

Las adaptaciones cardiovasculares al ejercicio aeróbico de largo plazo se producen en el corazón y los vasos sanguíneos.

1. **Cardiacas:** el ejercicio aeróbico causa crecimiento del corazón induci-do por volumen. Este tipo de crecimiento incrementa el diámetro de la cámara ventricular izquierda y la masa de la pared ventricular izquierda, y es probable que se deba al aumento del RV y la precarga que acom-pañan al ejercicio. Está mediado por la adición en serie de miofibrillas dentro de los miocitos, lo que aumenta el inotropismo, pero tiene efecto mínimo en el área de la sección transversal o el grosor de la pared del VI. La hipertrofia aumenta el VTD y el VS en reposo, razón por la que los atletas entrenados tienen una FC en reposo más baja que las per-sonas sin entrenamiento. La demanda de GC en reposo es de ~5 L/min en ambos casos, y GC = FC × VS. La FC máxima no se ve afectada por el entrenamiento.

El entrenamiento con ejercicio anaeróbico, en el que el VI se ve forzado a expulsar contra la PAM elevada, estimula la hipertrofia ventricular izquierda, parecida a la que se ve en pacientes con estenosis aórtica e hipertensión no tratada (*véase* Aplicación clínica 17-4). Esta hipertrofia se caracteriza por aumento del grosor de la pared VI y disminución en el diámetro del lumen.

2. **Vasculares:** el entrenamiento aumenta la capacidad de vasodilatación en el músculo esquelético y cardiaco, tal vez por el incremento en la síntesis de óxido nítrico. Con el tiempo, la angiogénesis aumenta la densidad capilar y, por tanto, se reduce la distancia para el intercambio de O_2 y nutrimentos por difusión entre la sangre y los miocitos.

VI. SISTEMA RESPIRATORIO

El ejercicio aeróbico aumenta los requerimientos corporales de O_2, de ~0.25 L/min en reposo a > 4.0 L/min durante el ejercicio aeróbico en una persona con entrenamiento aeróbico. Estas necesidades de O_2 se cubren mediante el incremento en la ventilación pulmonar por minuto (V_E) y la extracción de O_2 en los tejidos.

A. Ventilación

La V_E aumenta de ~6 L/min en reposo a ~150 L/min durante el ejercicio aeróbico máximo. Este incremento se cubre con ascensos de la frecuencia respiratoria y volumen corriente. Existe un aumento inmediato en la V_E al principio del ejercicio, mediado sobre todo por los centros de control respiratorio centrales. La retroalimentación periférica de los músculos y quimiorreceptores (a través de la P_aCO_2) provoca un aumento lineal de V_E durante todo el ejercicio leve a moderado. Durante el ejercicio intenso, la V_E se incrementa de manera aguda como resultado de la acumulación de H^+. Este punto de transición se conoce como **umbral ventilatorio** y refleja los efectos de H^+ sobre quimiorreceptores periféricos (fig. 39-9).

B. Extracción de oxígeno

Los músculos consumen O_2 a mayor ritmo cuando se ejercitan, lo que reduce la PO_2 local y amplía el gradiente que impulsa la difusión de O_2 de la atmósfera a la musculatura. Este fenómeno se manifiesta como ensanchamiento de la diferencia arteriovenosa (a-v) de O_2, de ~5 mL O_2 por decilitro de sangre en reposo a ~15 mL O_2 por decilitro de sangre durante el ejercicio aeróbico máximo (fig. 39-10). El aporte de O_2 a los tejidos activos está facilitado por el descenso en la afinidad de unión entre hemoglobina (Hb) y O_2, lo que favorece la descarga. La desviación a la derecha de la curva de disociación de Hb-O_2 se produce por el aumento en la generación de CO_2 y H^+ y por el ascenso de la temperatura local (*véase* 23·IV·C).

C. Consumo excesivo de oxígeno posterior al ejercicio

El **consumo excesivo de oxígeno posterior al ejercicio (CEOP)** describe el concepto de reponer la deuda de O_2 en la que se incurre durante el consumo incrementado del gas a causa del ejercicio. Cuando se inicia el ejercicio, existe un breve periodo durante el cual el consumo de O_2 rebasa el aporte del mismo, lo que obliga al músculo a depender de grupos fosfato de alta energía (FCr) y glucógeno para generar ATP; con esto se acumulan productos intermedios del metabolismo (p. ej., H^+ y lactato).

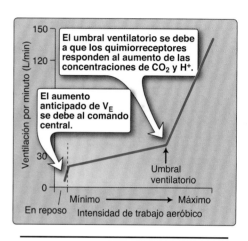

Figura 39-9.
Respuestas de la ventilación al ejercicio aeróbico. V_E = ventilación pulmonar por minuto.

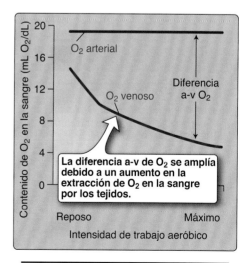

Figura 39-10.
Cambios en la extracción de O_2 durante el ejercicio aeróbico. a-v = arteriovenoso.

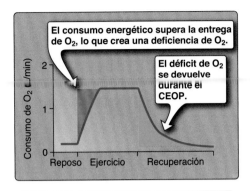

Figura 39-11.
Consumo excesivo de O_2 posterior al
ejercicio (CEOP).

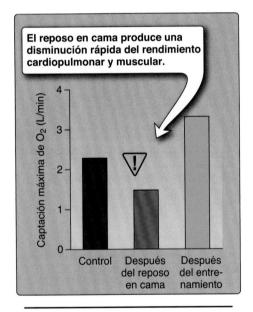

Figura 39-12.
Cambios en la capacidad aeróbica con
1 mes de reposo absoluto y 6 meses de
ejercicio de ciclismo aeróbico.

Cuando la actividad termina es preciso reponer las reservas de energía
y eliminar los productos intermedios del sarcoplasma, lo que explica el
CEOP (fig. 39-11).

D. Entrenamiento

El entrenamiento con ejercicio aeróbico no tiene un impacto significativo
en los volúmenes o capacidades pulmonares, pero aumenta la ventilación
y la capacidad de los tejidos para extraer el O_2 de la sangre.

1. **Ventilación:** la ventilación alveolar máxima y la V_E aumentan con el
    entrenamiento aeróbico. Es probable que esto ocurra por las adaptacio-
    nes que impulsa el ejercicio aeróbico en los músculos respiratorios que
    aumentan la resistencia a la fatiga.

2. **Diferencia arteriovenosa de oxígeno:** el entrenamiento con ejercicio
    aeróbico aumenta la diferencia a-v de O_2, lo que refleja una mayor capa-
    cidad del músculo activo para extraer el oxígeno de la sangre. Es muy
    probable que las adaptaciones en el procesamiento del O_2, el aumento
    en la densidad capilar con la coincidente reducción de la distancia de
    difusión entre la sangre y los miocitos, y el incremento del flujo sean la
    causa de este efecto. También se eleva la concentración de Hb con el
    entrenamiento aeróbico, lo que aumenta el contenido de O_2 en la sangre.

3. **Captación de oxígeno:** el incremento del GC, la ventilación alveolar y
    la diferencia a-v de O_2 se combinan para aumentar la captación máxima
    de O_2 (VO_2máx) durante el entrenamiento. Durante los periodos de in-
    actividad física, como el reposo en cama, la captación de O_2 disminuye
    (fig. 39-12).

VII. SISTEMA ENDOCRINO

La actividad física y el ejercicio inducen varios cambios en el sistema endocrino
como respuesta al estrés y la necesidad de liberar la energía almacenada para
usarla en los músculos. Las **catecolaminas**, como la adrenalina y la noradrenalina, se elevan como parte de la respuesta al estrés (*véase* 34·V·A). Esto incrementa el GC y la disponibilidad de sustratos energéticos. El **cortisol** aumenta
durante el ejercicio aeróbico intenso como parte de la respuesta al estrés (*véase*
34·II·C). La **insulina** disminuye con el ejercicio aeróbico y el **glucagón** aumenta.
Las hormonas del estrés y el glucagón incrementan la glucosa sanguínea, los
ácidos grasos y aminoácidos mediante la intensificación de la glucogenólisis,
la gluconeogénesis, la lipólisis y la proteólisis. La **hormona antidiurética** y la
aldosterona también se elevan durante el ejercicio. Estas hormonas conservan
líquido durante el ejercicio aeróbico por sus efectos en la reabsorción de agua
y sodio en los riñones, lo que ayuda a mantener el volumen sanguíneo durante
el ejercicio. La concentración de las hormonas tiroideas (**triyodotironina [T_3]** y
tiroxina [T_4]) se eleva durante el ejercicio. T_3 y T_4 regulan la tasa metabólica y es
probable que participen en la recuperación después del ejercicio. La **hormona
del crecimiento** y el **factor 1 de crecimiento insulinoide** (IGF-1) se incrementan con el ejercicio y también contribuyen a la recuperación porque estimulan el
crecimiento y la reparación de los tejidos a través de sus efectos en la síntesis
proteínica (*véase* 33·IV·B y 33·IV·C).

VIII. REPOSO ABSOLUTO

La mayoría de las adaptaciones crónicas al ejercicio se revierten durante la
inactividad sostenida. La inversión ocurre con más rapidez que muchas de

las adaptaciones al ejercicio. Por ejemplo, el VO_2máx puede disminuir 25 a 30% durante 2 semanas de reposo en cama, mientras que se requieren entre 30 y 45 días de entrenamiento aeróbico para recuperar los valores previos al reposo en individuos que antes entrenaban. El reposo absoluto disminuye la superficie transversal del músculo esquelético y la fuerza. Por ejemplo, 6 semanas de reposo en cama hacen que la superficie transversal del extensor de rodilla caiga 15% y la fuerza 20%. La actividad de las enzimas metabólicas del músculo esquelético (p. ej., citrato sintasa, succinato deshidrogenasa, malato deshidrogenasa y β-hidroxiacil-CoA deshidrogenasa) disminuye 30% a 40% durante ~2 meses de inactividad. El volumen plasmático se contrae con la inactividad. El músculo cardiaco se ve afectado de manera similar. Por ejemplo, 21 días de inactividad disminuyen el VTD del VI y el VS en ~10% cada uno. La disminución en el VS provoca un aumento correspondiente en la FC para mantener el GC en reposo.

Sexo biológico y envejecimiento 39-1: ejercicio

La capacidad para ejercitarse, como se refleja en la absorción máxima de O_2 (VO_2máx), disminuye ~10% por década con la edad. El VO_2máx está determinado por la capacidad para absorber, transportar y usar el O_2. Los efectos del envejecimiento en la capacidad para ejercitarse no se han estudiado de manera extensa, pero la disminución en el VO_2máx se puede explicar, en parte, por una reducción constante en la frecuencia cardiaca máxima con la edad (*véase* Sexo biológico y envejecimiento 16-1) y un descenso de 50% en la masa muscular (*véase* Sexo biológico y envejecimiento 12-1). Un programa de ejercicio y entrenamiento de por vida mitiga el impacto de la edad de manera significativa: el VO_2máx disminuye sólo 5% por década en individuos saludables que se ejercitan.

Resumen del capítulo

- El ejercicio implica el control somático del movimiento voluntario y el control del sistema nervioso autónomo del sistema cardiovascular para suministrar sangre oxigenada a los músculos activos.
- El ejercicio aeróbico aumenta el **gasto cardiaco,** la **frecuencia cardiaca,** el **volumen sistólico (VS)** y la **presión arterial** para asegurar la perfusión adecuada de los músculos activos y otros lechos vasculares.
- El ejercicio anaeróbico no incrementa la mayoría de los parámetros cardiovasculares en la misma medida que el ejercicio aeróbico, excepto por la **presión arterial.** El ejercicio anaeróbico eleva las presiones arteriales media, sistólica y diastólica, en contraste con el ejercicio aeróbico, que no aumenta la presión arterial diastólica.
- El ejercicio aeróbico incrementa la **captación de O_2,** la **ventilación** y la **extracción de O_2** en los músculos activos. El **ciclo del ácido cítrico** y la **fosforilación oxidativa** aportan la mayor parte de la energía necesaria para el músculo esquelético durante el ejercicio aeróbico.
- El ejercicio aeróbico utiliza los sistemas de **ATP-fosfato de creatina** y el del ácido láctico para generar ATP. La ventilación aumenta como respuesta a la generación de ácido.
- Las adaptaciones del entrenamiento aeróbico se producen en muchos tejidos. En el músculo esquelético se incrementan las enzimas de la vía aeróbica y las mitocondrias. En el corazón se elevan el VS y el gasto cardiaco máximo. En los pulmones aumentan la ventilación máxima y la extracción de O_2 en los tejidos periféricos. Combinadas, estas adaptaciones permiten el incremento del **consumo máximo de O_2.**
- Las adaptaciones al entrenamiento anaeróbico se enfocan en el músculo esquelético, donde hay aumento en el tamaño del músculo, su fuerza, las enzimas de la vía anaeróbica y los sustratos energéticos almacenados.
- El reposo absoluto puede revertir con rapidez las adaptaciones del entrenamiento aeróbico y anaeróbico. El reposo prolongado en cama también puede disminuir estos factores adaptables a niveles inferiores a lo normal.

40 Falla de sistemas

I. GENERALIDADES

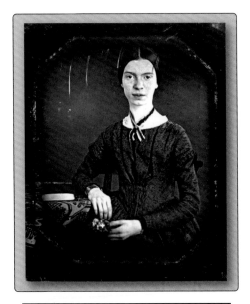

Figura 40-1.
Emily Dickinson (poetisa estadounidense, 1830-1886).

> *Me gusta una mirada de Agonía,*
> *Porque sé que es verdadera–*
> *Los Hombres no aparentan Convulsión,*
> *Ni simulan una Pena extrema–*
>
> *Los Ojos se nublan una vez –*
> *y esa es la Muerte–*
> *Imposible es fingir*
> *Las Cuentas sobre la Frente*
> *Por la Angustia sin adornos ensartadas.*
>
> **Emily Dickinson**

Todos estamos destinados a morir.

La vida depende de un delicado acto de equilibrio homeostático. Durante la vida, las personas dependen de los sistemas orgánicos para compensar los cambios en los innumerables parámetros internos, incluidos P_{O_2} y P_{CO_2}, pH, concentraciones de electrolitos y temperatura corporal. Sin embargo, al final todos estos sistemas compensatorios se debilitan y fallan. En el plano celular, este proceso se llama senescencia y apoptosis. En el plano orgánico se conoce como envejecimiento y muerte.

De manera periódica, los Centers for Disease Control and Prevention publican una lista de las principales causas de muerte en Estados Unidos (tabla 40-1). La lista no incluye "vejez" porque se basa en los certificados de defunción, en los que es preciso que el médico señale un fenómeno causal específico (p. ej., insuficiencia cardiaca [IC]). Sin embargo, desde la perspectiva fisiológica la muerte corporal casi siempre refleja una larga serie de muertes celulares individuales causadas por el envejecimiento. Célula por célula, todos los órganos envejecen y al final fallan. El órgano que caiga primero de la cuerda floja homeostática puede ser resultado de la casualidad, una enfermedad subyacente o una elección en el estilo de vida. En este último capítulo se consideran varios orígenes y consecuencias de la falla orgánica individual. Existen muchas causas de muerte (p. ej., accidentes y traumatismo), como se muestra en la tabla 40-1, pero cualquiera que esta sea, la muerte de un individuo ocurre cuando los hemisferios cerebrales carecen de oxígeno y la corteza muere, ya sea por falla cardiovascular, falla respiratoria, insuficiencia renal o falla de múltiples sistemas orgánicos. *Los Ojos se nublan una vez.*

II. ENVEJECIMIENTO Y MUERTE

La **gerontología** es una disciplina un tanto nueva que trata problemas antiguos (y problemas que experimentan los ancianos). Aunque los investigadores han publicado muchas ideas sobre la razón por la que las células y los sistemas orgánicos pierden su funcionalidad y fallan de manera inevitable, no hay solu-

Tabla 40-1: Principales causas de muerte en Estados Unidos en 2016

Orden	Causa de muerte
1	Enfermedad cardiaca
2	Cáncer
3	Accidentes
4	Enfermedad respiratoria inferior crónica
5	Evento vascular cerebral
6	Enfermedad de Alzheimer
7	Diabetes mellitus
8	Influenza y neumonía
9	Enfermedad renal
10	Suicidio

ciones al problema de la vejez y por qué mueren los humanos. Es probable que la muerte celular programada (**apoptosis**) sea sólo uno de muchos factores contribuyentes. De cualquier manera, la vida humana se limita a ~120 años. Los avances médicos en los últimos 100 años han aumentado la esperanza de vida media, pero no el límite superior (fig. 40-2), lo que sugiere que quizá la falla y la muerte estén programadas en el código genético.

> La apoptosis es un proceso en el que las células y su contenido se fragmentan de manera espontánea en **cuerpos apoptósicos** limitados por membrana que son atrapados pronto por fagocitos. La apoptosis puede iniciarse por factores intrínsecos, como la programación genética y el daño celular, y por factores extracelulares, como las toxinas y los factores de crecimiento. La apoptosis es un proceso normal y necesario para mantener la salud y la homeostasis tisulares.

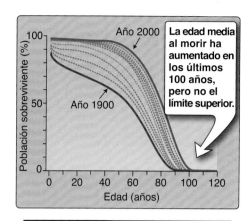

Figura 40-2.
Esperanza de vida media en Estados Unidos, 1900-2000.

A. Homeostenosis

Las respuestas fisiológicas individuales al envejecimiento son muy variables y pueden ser modificadas en gran medida por el acondicionamiento físico y la enfermedad subyacente, pero el envejecimiento suele ir acompañado de disminución progresiva en el número de células y una funcionalidad reducida de la mayoría de los sistemas orgánicos. Aunque por lo general las responsabilidades homeostáticas básicas no se ven afectadas, el envejecimiento reduce la capacidad de respuesta al desafío ("**homeostenosis**"). La homeostenosis se manifiesta como una pérdida gradual de reserva fisiológica y agilidad homeostática. Por ejemplo, mientras que el envejecimiento tiene un efecto mínimo sobre la frecuencia cardiaca (FC) basal, el volumen sistólico, la fracción de eyección (FE) o el gasto cardiaco (GC), una disminución progresiva en la FC máxima limita la capacidad de una persona para aumentar el GC durante el ejercicio. De manera eventual, incluso responder a los desafíos diarios de rutina puede volverse un reto (p. ej., subir escaleras). Se producen cambios similares en los diversos tejidos del cuerpo. Las reservas disminuidas pueden limitar las respuestas a los desafíos ambientales, lo que incrementa la susceptibilidad al golpe de calor y la hipotermia, por ejemplo. Aunque el envejecimiento fisiológico no es una enfermedad, la homeostenosis incrementa en gran medida la vulnerabilidad a la enfermedad. Las reservas disminuidas y la reducida capacidad de respuesta pueden permitir que un proceso de enfermedad se intensifique y acelere con rapidez una vez que se establece.

B. Muerte celular

La muerte tiene muchas causas, pero la vía final común en la mayoría de las enfermedades y los sistemas orgánicos deficientes es la privación de O_2 secundaria a la perfusión insuficiente (**choque**; *véanse* secciones III y IV). Todos los órganos dependen del O_2 para su supervivencia. La restricción de O_2 causada por la interrupción del suministro sanguíneo local (**isquemia**) o por bajas concentraciones arteriales de O_2 (**hipoxemia**) inicia una secuencia de fenómenos bioquímicos conocida como **cascada isquémica.** Los fenómenos importantes incluyen el cambio al metabolismo anaeróbico, disipación de gradientes iónicos, toxicidad causada por Ca^{2+}, degradación de mitocondrias, apoptosis y necrosis (fig. 40-3).

1. **Metabolismo anaeróbico:** la privación de O_2 obliga a las células a cambiar del metabolismo aeróbico al metabolismo anaeróbico exclusivo para obtener ATP. Esta transición es el equivalente al cambio a un generador eléctrico de gasolina durante un apagón doméstico. El genera-

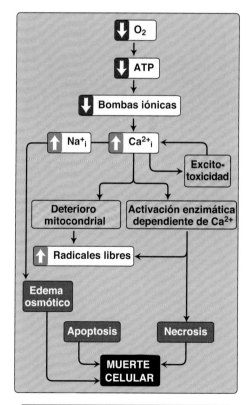

Figura 40-3.
Cascada isquémica. Ca^{2+}_i = concentración intracelular de Ca^{2+}; Na^+_i = concentración intracelular de Na^+.

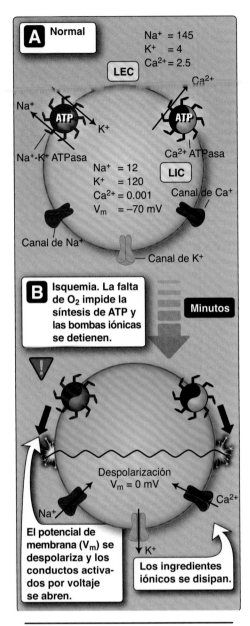

Figura 40-4.
Disipación del gradiente iónico transmembrana durante la isquemia. Todas las concentraciones iónicas se presentan en mmol/L.

dor mantiene el funcionamiento de unos cuantos sistemas vitales, pero la energía está limitada por el tamaño del generador y la capacidad del tanque de gasolina (reservas de glucógeno). Además, los humos del escape pueden ser mortales sin la ventilación apropiada. El "agotamiento" anaeróbico se manifiesta como formación de ácido láctico, lo que causa acidosis. El ácido láctico se produce incluso en personas sanas durante la actividad muscular intensa (*véase* 39·III·A·2), pero las concentraciones locales se mantienen un tanto bajas porque la circulación limita su acumulación. Sin embargo, si la producción de energía biológica refleja insuficiencia de la perfusión, el ácido láctico se acumula con rapidez y el pH intracelular se reduce, lo que compromete aún más la función celular.

2. **Gradientes iónicos:** la concentración decreciente de ATP limita la capacidad de las bombas iónicas (p. ej., la Na^+-K^+ ATPasa y la Ca^{2+} ATPasa) para mantener los gradientes iónicos transmembranales (fig. 40-4). El potencial de membrana se despolariza y, como resultado, la concentración intracelular de Ca^{2+} se eleva. En las células excitables, la despolarización inicia la entrada catiónica, a través de conductos de Na^+ y Ca^{2+} dependientes de voltaje, y la salida de potasio, a través de los conductos de K^+, lo que colapsa los gradientes iónicos en unos segundos. Como resultado, la osmolalidad del líquido intracelular (LIC) se eleva, lo que induce la entrada de agua por ósmosis.

3. **Toxicidad por calcio:** la entrada de Ca^{2+} y su liberación de las reservas intracelulares activan varias vías de señalización que al final destruyen a la célula. Estas vías incluyen ATP-asas, lipasas, endonucleasas y proteasas activadas por Ca^{2+}, como las calpaínas. En condiciones normales, las calpaínas son proteasas reguladoras. Cuando se activan por elevaciones del Ca^{2+} intracelular inducidas por isquemia, las calpaínas destruyen el citoesqueleto y, con la ayuda de lipasas dependientes de Ca^{2+}, digieren las membranas plasmática e intracelulares (fig. 40-5). La célula se hincha, rompe y muere (**necrosis**).

> La necrosis es la muerte celular provocada por un traumatismo, que culmina en la lisis y liberación del contenido celular. Estos materiales desencadenan una respuesta inflamatoria que casi siempre causa daño celular extenso. Esto contrasta con la apoptosis, en la que las células dañadas y moribundas estimulan la fagocitosis y su contenido permanece rodeado por membranas.

4. **Excitotoxicidad:** la **excitotoxicidad** es una vía de retroalimentación positiva intensa que vuelve al cerebro muy vulnerable a la privación de O_2. El aumento en la concentración intracelular de Ca^{2+} inducido por la isquemia hace que las vesículas sinápticas se fusionen con la membrana sináptica, lo que libera su contenido a la hendidura sináptica (*véase* 5·IV·C). Estas vesículas a menudo contienen glutamato, que es el principal neurotransmisor estimulante del cerebro. Los receptores postsinápticos para glutamato (p. ej., receptores *N*-metil-D-aspartato) son permeables al Ca^{2+}, por lo que la concentración intracelular de Ca^{2+} se eleva aún con más rapidez en las neuronas que en los tejidos no excitables (tabla 5-2). Por lo tanto, la cascada isquémica se acelera en el tejido cerebral.

5. **Degradación mitocondrial:** la escasa disponibilidad de O_2 afecta la función mitocondrial y aumenta la acumulación de **especies reactivas de oxígeno (ERO)**. Las ERO incluyen al anión superóxido ($O_2\cdot^-$), el peróxido de hidrógeno (H_2O_2) y el radical hidroxilo ($OH\cdot$), todos producidos

Aplicación clínica 40-1: hipotermia terapéutica

La mayoría de los pacientes (95%) que sufren un paro cardiaco fuera del hospital no sobrevive, incluso con el intento de reanimación. La muerte se debe sobre todo al daño neurológico sufrido durante la progresión de la cascada isquémica y que se exacerba por la distribución de mediadores inflamatorios cuando se restaura la circulación (**lesión por reperfusión**). La probabilidad de sobrevivir a un infarto miocárdico y evitar el daño neurológico ha mejorado mucho en los últimos 10 años con el uso de la **hipotermia terapéutica,** durante la cual la temperatura corporal se reduce a 32 a 34 °C durante 12 a 24 h después del fenómeno isquémico. La temperatura deseada se alcanza mediante la infusión de líquidos intravenosos helados, a menudo combinados con enfriamiento superficial. La hipotermia terapéutica es provechosa porque reduce la magnitud del rompimiento mitocondrial y limita la liberación de mediadores inflamatorios durante una cascada isquémica.

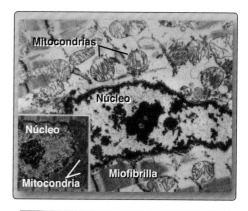

Figura 40-5.
Edema nuclear y mitocondrial, y deterioro de la membrana en un miocito cardiaco isquémico. El *inserto* muestra la ultraestructura de un miocito normal.

en la cadena de transporte electrónico mitocondrial (fig. 40-6). Las ERO son muy dañinas para las células porque reaccionan con los enlaces moleculares de lípidos, proteínas y DNA, y los rompen. En condiciones normales, las células se defienden de manera intensiva contra las ERO mediante enzimas (p. ej., superóxido dismutasa y peroxidasa) y moléculas eliminadoras de ERO (p. ej., vitaminas C y E). Sin embargo, durante la isquemia la concentración creciente de ERO aumenta la permeabilidad de la membrana mitocondrial, lo que causa edema de los organelos y liberación de los constituyentes de la cadena electrónica que inician la apoptosis. Si la necrosis celular no se produce en los primeros minutos, las vías apoptósicas estimulan el suicidio celular en un tiempo más prolongado, pero de cualquier manera el resultado final es el mismo.

C. Muerte cerebral

La muerte cerebral *es* la muerte. Aunque los tejidos del cuerpo pueden sostenerse de manera artificial tras la muerte cerebral, todo rasgo relacionado con ser humano, como la personalidad, el intelecto y la consciencia de uno mismo o los demás, es función del cerebro. Por lo tanto, cuando el cerebro muere, la persona muere. Para obtener la confirmación clínica de la muerte cerebral es necesario realizar varias pruebas neurológicas. Las pruebas están diseñadas para confirmar la pérdida completa e irreversible de las funciones y los reflejos cerebrales críticos, aunque persistan los reflejos espinales. La valoración de la función cerebral incluye pruebas de la ausencia de reflejo pupilar a la luz (*véase* 8·II·C) o del reflejo calórico (respuesta a la irrigación del conducto auditivo con agua tibia o fría; *véase* Aplicación clínica 9-3). Ambas pruebas valoran la función del tronco encefálico. Para establecer la muerte cerebral también es necesario suministrar al paciente oxígeno a 100% para luego desconectarlo del ventilador y observar durante 8 a 10 min; con esto se confirma la ausencia completa de respiración espontánea, incluso si la Pco_2 aumenta a > 60 mm Hg (**prueba de apnea**). El aumento reflejo en el esfuerzo respiratorio inducido por la hipercapnia es una de las funciones cerebrales más básicas y esenciales (*véase* 24·III·C). Algunos pacientes sobreviven un fenómeno isquémico grave y evolucionan a un **estado vegetativo persistente** (**EVP**). Los pacientes con EVP conservan la función autónoma del tronco encefálico suficiente para mantener los reflejos cardiovasculares y pulmonares, pero sin signos de consciencia o comprensión. Los pacientes con EVP casi siempre mueren por falla orgánica múltiple, infección u otras causas en 2 a 5 años.

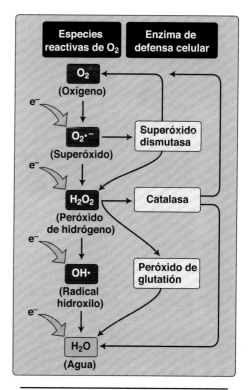

Figura 40-6.
Especies reactivas de O_2 producidas por la cadena electrónica (e^-) de la mitocondria.

III. CLASIFICACIONES DE CHOQUE

Todos los tejidos del cuerpo, incluidos el corazón y la vasculatura, dependen del sistema cardiovascular a fin de obtener O_2 en cantidades suficientes para cubrir sus necesidades metabólicas. El cerebro depende mucho del O_2; se pierde la consciencia unos segundos después de la interrupción del flujo sanguíneo. Los tejidos con baja demanda de O_2 toleran la isquemia por más tiempo, pero al final todos los tejidos mueren cuando se les priva de O_2. La insuficiencia del flujo sanguíneo y del aporte de O_2 produce **choque**. Hay tres tipos principales de choque: **hipovolémico, cardiógeno** y **distributivo**.

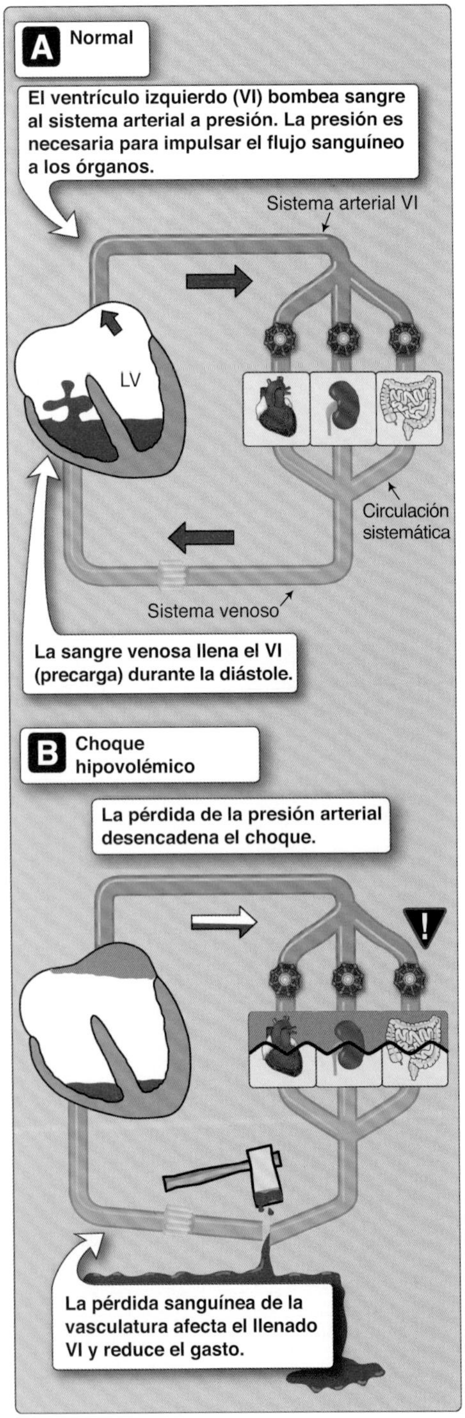

A. Hipovolémico

El choque hipovolémico se produce por la disminución del volumen sanguíneo circulante. Cuando el volumen sanguíneo se reduce, también disminuye el llenado del ventrículo izquierdo (VI) durante la diástole (o sea, la precarga VI; *véase* 17·IV·D), lo que compromete el GC, como se muestra en la figura 40-7. Cuando el GC cae, también desciende la presión arterial media (PAM), lo que reduce la cantidad de sangre oxigenada que llega a los tejidos. El choque hipovolémico puede subdividirse en dos categorías: choque hemorrágico y el causado por pérdida de líquido extracelular (LEC).

1. **Hemorrágico:** el choque hemorrágico se debe a la pérdida de sangre entera de la vasculatura (**extravasación**). La pérdida sanguínea hacia el ambiente externo casi siempre ocurre como resultado de traumatismo (*véase* fig. 40-7), pero también puede ser interna debido a la rotura de várices esofágicas o gástricas. Una fractura ósea o un aneurisma aórtico abdominal roto también causan una pérdida sustancial de sangre hacia compartimientos internos.

2. **Pérdida de líquido:** otra causa del choque hipovolémico es la contracción del volumen del LEC, ya sea por pérdida de líquido hacia el ambiente externo o hacia el intersticio y las cavidades abdominales ("**formación de tercer espacio**"). El líquido se pierde hacia el ambiente por transpiración, vómito, episodios de diarrea o después de quemaduras cutáneas considerables (*véase* 15·III·B). La formación de un tercer espacio se observa cuando la concentración de proteínas plasmáticas disminuye, ya sea por insuficiencia hepática, incapacidad para sintetizar proteínas plasmáticas o incremento en la permeabilidad capilar a las proteínas.

> Las proteínas plasmáticas generan un potencial osmótico (presión osmótica plasmática coloidal [π_c]) que es la principal fuerza para conservar el líquido dentro de la vasculatura, según indica la **ley de Starling de los capilares:**
>
> $$Q = K_f \left[(P_c - P_{if}) - (\pi_c - \pi_{if})\right]$$
>
> donde Q es el flujo neto de líquido a través de la pared capilar, K_f es un coeficiente de filtración, P_c es la presión hidrostática capilar, Pli es la presión del líquido intersticial y π_{li} es la presión coloidosmótica intersticial (*véase* 18·VII·D).

B. Cardiógeno

El choque cardiógeno se origina en la falla de la bomba cardiaca. Existen cuatro causas generales: **arritmias, problemas mecánicos, miocardiopatías** y **problemas extracardiacos**.

A Normal

El ventrículo izquierdo (VI) bombea sangre al sistema arterial a presión. La presión es necesaria para impulsar el flujo sanguíneo a los órganos.

Sistema arterial VI

LV

Circulación sistemática

Sistema venoso

La sangre venosa llena el VI (precarga) durante la diástole.

B Choque hipovolémico

La pérdida de la presión arterial desencadena el choque.

La pérdida sanguínea de la vasculatura afecta el llenado VI y reduce el gasto.

Figura 40-7.
Choque hipovolémico.

Aplicación clínica 40-2: septicemia

La septicemia es un síndrome clínico que refleja la respuesta inflamatoria a la infección. Se caracteriza por bacteriemia, fiebre, taquicardia y aumento de la frecuencia respiratoria. Aunque la septicemia puede ser resultado de la infección en diversos organismos, a menudo se presenta en infecciones por gramnegativos, en las que un componente de la pared bacteriana (lipopolisacárido [LPS]) inicia un proceso inflamatorio que lleva al **síndrome de respuesta inflamatoria sistémica**.[1] El LPS se une y es reconocido por un receptor en la superficie de los fagocitos, los cuales responden mediante la liberación de citocinas e inician una reacción inflamatoria con fiebre. Las células endoteliales vasculares responden a las citocinas sanguíneas mediante la liberación de más citocinas y quimiocinas, lo que amplifica la respuesta inflamatoria. También estimulan la coagulación sanguínea. De igual manera, esta cascada inflamatoria incluye activación de neutrófilos y liberación de especies reactivas de O_2, lo cual causa daño vascular amplio e intenso. Los vasos de resistencia y las venas pierden su tono de reposo y eso incrementa la capacidad vascular. La permeabilidad capilar aumenta, lo que permite que las proteínas plasmáticas y los líquidos escapen al intersticio. Las tasas de mortalidad por septicemia pueden ser de hasta 50%, y aumentan a 90% en caso de choque. Las opciones terapéuticas incluyen antibióticos para corregir la infección subyacente, líquidos intravenosos para mantener un volumen sanguíneo circulante efectivo y vasopresores para intensificar el tono vascular.

1. **Arritmia:** el choque cardiógeno puede deberse a arritmias auriculares o ventriculares. Las arritmias impiden o afectan la contracción coordinada de una o más cámaras cardiacas, lo que reduce el GC. La taquicardia y la fibrilación ventriculares producen la pérdida completa del GC y causan la muerte en poco tiempo si no se corrigen mediante cardioversión con un desfibrilador externo (*véase* 16·VI·D).

2. **Mecánicos:** las válvulas cardiacas incompetentes o estenóticas reducen la eficiencia cardiaca y ponen a prueba la capacidad del miocardio para mantener el GC basal. Los defectos septales que permiten el reflujo del ventrículo izquierdo al derecho también pueden causar choque cardiógeno.

3. **Miocardiopatía:** las causas y consecuencias de la enfermedad cardiaca se describen en forma más detallada en la sección V. El infarto miocárdico (IM) que daña > 40% de la pared VI es una de las causas más frecuentes de choque cardiógeno y muerte.

4. **Extracardiaco:** las causas extracardiacas de choque incluyen **embolia pulmonar** (**EP**), **hipertensión pulmonar** severa, **taponamiento** y **pericarditis.** La EP y la hipertensión pulmonar limitan el gasto ventricular derecho (VD), lo que restringe la precarga VI. La EP masiva puede detener la circulación y causar la muerte inmediata (fig. 40-8). El taponamiento se genera por la acumulación de líquido (sangre o derrame pericárdico) entre el pericardio y la pared cardiaca. La presencia de líquido impide el llenado ventricular normal (fig. 40-9). El engrosamiento pericárdico inducido por la inflamación también limita el llenado ventricular.

C. Distributivo

La mayoría de los vasos arteriales y venosos tiene un tono de reposo controlado por el sistema nervioso simpático (SNS) como un mecanismo para limitar la capacidad cardiovascular a ~5 L (*véase* 19·V). El choque

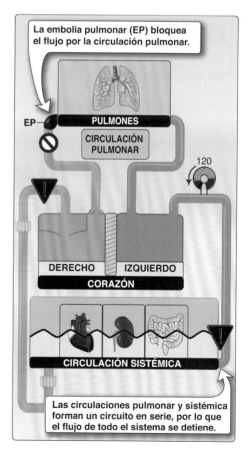

La embolia pulmonar (EP) bloquea el flujo por la circulación pulmonar.

EP

PULMONES

CIRCULACIÓN PULMONAR

120

DERECHO   IZQUIERDO

CORAZÓN

CIRCULACIÓN SISTÉMICA

Las circulaciones pulmonar y sistémica forman un circuito en serie, por lo que el flujo de todo el sistema se detiene.

Figura 40-8.
Consecuencias de la embolia pulmonar.

[1]Para obtener más información sobre las diferencias entre bacterias grampositivas y gramnegativas, *véase LIR Microbiología*, 3.ª ed., p. 51.

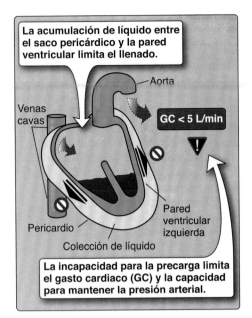

Figura 40-9.
Efectos del taponamiento en el llenado ventricular.

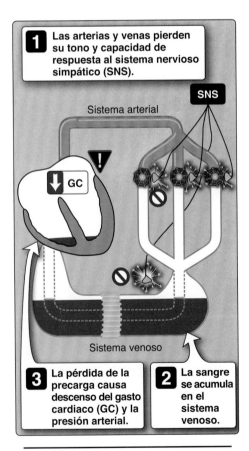

Figura 40-10.
Choque distributivo.

distributivo o **por vasodilatación** se produce cuando el SNS pierde el control de la vasculatura y la capacidad de esta aumenta en forma exponencial por vasodilatación. La PAM se reduce con rapidez cuando la sangre fluye a los vasos de resistencia dilatados y queda atrapada en los lechos capilares y las venas (fig. 40-10). El choque distributivo tiene muchas causas. Las más frecuentes son **septicemia** (*véase* Aplicación clínica 40-2), **síndrome de respuesta inflamatoria sistémica** y **anafilaxia**.

IV. ETAPAS DEL CHOQUE

La progresión del choque puede dividirse en tres etapas: comienza con el fenómeno causal y evoluciona en forma secuencial a través del **prechoque**, el choque y la **falla orgánica**. La descripción siguiente utiliza el **choque hemorrágico** como ejemplo para ilustrar la manera en que el cuerpo responde al fenómeno inicial y cómo los sistemas que intentan compensar la caída de PAM pueden crear espirales de retroalimentación positiva que al final aceleran la falla y conducen a la muerte.

A. Prechoque

La hemorragia reduce el volumen sanguíneo y drena el reservorio venoso. Se agota la sangre de las venas de manera preferencial porque el corazón continúa la transferencia de sangre del compartimiento venoso a las arterias y sus capilares hasta que el compartimiento venoso se agota. La pérdida de la precarga conduce a la caída de la PAM, lo que desencadena el reflejo barorreceptor mediado por el SNS (*véase* fig. 19-12; *véase también* 19·III). El SNS desvía el flujo sanguíneo de los órganos no esenciales, intensifica el inotropismo cardiaco y la FC (fig. 40-11) y moviliza las reservas sanguíneas. Estas vías se resumen en la figura 40-12.

1. **Desviación del flujo:** el flujo a los órganos no esenciales disminuye por constricción de los vasos de resistencia mediada por estímulos selectivos del SNS. La resistencia vascular sistémica (RVS) se eleva conforme se desvía el flujo sanguíneo lejos de los lechos vasculares esplácnico, cutáneo, muscular y renal. La reducción en el flujo renal activa la liberación de renina del aparato yuxtaglomerular e inicia las vías para retención prolongada de líquido. Dos componentes clave de esta vía (**angiotensina II** y **hormona antidiurética**) son vasoactivos y potencian la vasoconstricción mediada por el SNS (*véase* 28·III).

2. **Reserva cardiaca:** la estimulación miocárdica por el SNS aumenta la FC y la contractilidad para compensar la pérdida de la precarga (*véase* fig. 40-11). La liberación de adrenalina de las glándulas suprarrenales durante la activación del SNS contribuye a la taquicardia y al aumento del inotropismo durante la fase de prechoque.

3. **Constricción venosa:** la estimulación simpática de las venas aumenta su tono y disminuye su capacidad, lo que impulsa el retorno sanguíneo al corazón. El retorno venoso (RV) se ve favorecido por el incremento del gradiente de la presión entre los lechos capilares y la aurícula derecha.

4. **Llenado transcapilar:** el reflejo barorreceptor ayuda a conservar el flujo en los órganos vitales durante los primeros minutos después de una hemorragia. También gana tiempo para permitir que el líquido se desplace del intersticio a la vasculatura, proceso conocido como **llenado transcapilar**. El llenado transcapilar es un mecanismo crucial para la superviven-

cia que depende de las fuerzas de Starling para atraer líquido desde el intersticio (*véase* análisis anterior). La constricción de los vasos de resistencia reduce la presión hidrostática capilar y permite que la π_c impulse el movimiento del intersticio a la vasculatura (*véase* fig. 19-28). La entrada de líquido diluye las proteínas plasmáticas y reduce la π_c, pero aun así el llenado transcapilar puede reponer ~75% del volumen sanguíneo perdido durante la hemorragia.

B. Choque

El reflejo barorreceptor es un mecanismo compensador efectivo en la reducción de ~10% del volumen sanguíneo circulante, por lo que es posible que el único signo temprano del choque inminente sea la taquicardia leve. Sin embargo, una vez que el volumen sanguíneo cae más de ~10%, los mecanismos compensatorios ya no son suficientes para mantener la perfusión en los lechos vasculares críticos y aparecen los signos evidentes de choque. Estos signos incluyen **hipotensión**, piel fría y húmeda, disminución de gasto urinario y aumento en la concentración de lactato plasmático.

> La mayoría de los sistemas orgánicos tiene **reservas funcionales** que permiten la homeostasis, incluso si la capacidad del sistema se reduce. La eficacia de las reservas cardiovasculares explica por qué un individuo puede donar una unidad de sangre con poco o nulo efecto en la PAM. La capacidad de reserva disminuye con la edad, como se analizó con anterioridad.

1. **Hipotensión:** cuando el volumen sanguíneo se reduce ~10%, el aumento en la FC y el inotropismo no puede compensar por sí solo la pérdida de la precarga y la presión arterial sistólica cae a 90 mm Hg o menos. La vasoconstricción intensa mediada por el SNS limita la salida de sangre del sistema arterial y mantiene la presión arterial diastólica alta, por lo que la PAM se conserva en un nivel que mantiene el flujo sanguíneo a las circulaciones cerebral y coronaria vitales. Estos lechos vasculares se controlan sobre todo por mecanismos autorreguladores (p. ej., CO_2, K^+ y liberación de lactato), por lo tanto, no se modifican por influencia de la estimulación simpática.

2. **Piel:** la intensa activación del SNS eleva la RVS porque cierra el flujo en los lechos vasculares que ocupan los sitios más bajos en la jerarquía circulatoria, como la circulación gastrointestinal (GI) y la cutánea. La intensidad de la activación del SNS resulta evidente en la piel, que se vuelve fría y húmeda. El enfriamiento se debe a la vasoconstricción cutánea intensa, que reduce el flujo a < 6 L/min. La sangre se desvía de la piel y su temperatura disminuye en consecuencia. La activación del SNS también estimula las glándulas sudoríparas. Como el sudor es un filtrado sanguíneo modificado, cuando se limita el flujo sanguíneo el gasto sudoríparo es mínimo; la piel se siente pegajosa al tacto.

3. **Gasto urinario:** las arteriolas glomerulares aferentes y eferentes en los riñones son vasos de resistencia. Ante un estímulo simpático intenso, el flujo por ambos tipos de vasos se restringe en gran medida y la presión hidrostática glomerular (PHG) cae (fig. 40-13; *véase* 25·IV·F).

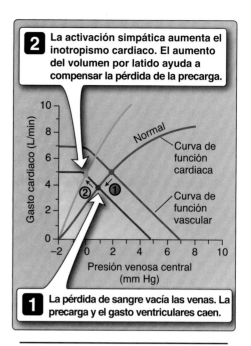

2 La activación simpática aumenta el inotropismo cardiaco. El aumento del volumen por latido ayuda a compensar la pérdida de la precarga.

1 La pérdida de sangre vacía las venas. La precarga y el gasto ventriculares caen.

Figura 40-11.
Aumentos reflejos en el inotropismo durante la hipovolemia.

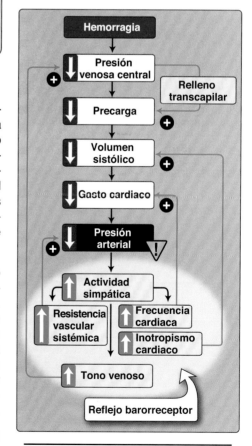

Figura 40-12.
Vías que conservan la presión arterial durante el prechoque.

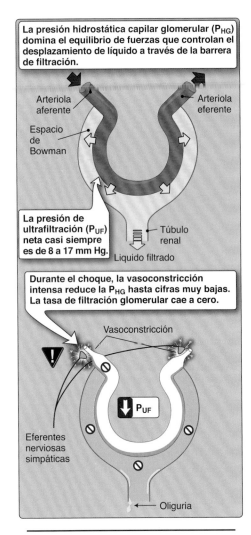

La presión hidrostática capilar glomerular (P_HG) domina el equilibrio de fuerzas que controlan el desplazamiento de líquido a través de la barrera de filtración.

Arteriola aferente

Arteriola eferente

Espacio de Bowman

La presión de ultrafiltración (P_UF) neta casi siempre es de 8 a 17 mm Hg.

Túbulo renal

Líquido filtrado

Durante el choque, la vasoconstricción intensa reduce la P_HG hasta cifras muy bajas. La tasa de filtración glomerular cae a cero.

Vasoconstricción

P_UF

Eferentes nerviosas simpáticas

Oliguria

Figura 40-13.
Efectos de la activación simpática intensa en el flujo sanguíneo glomerular.

La PHG determina la tasa de filtración glomerular (TFG), por lo que el flujo por el túbulo y la producción de orina pueden caer a < 30 mL por hora (**oliguria**).

4. **Acidosis metabólica**: la concentración plasmática normal de lactato es de 0.5 a 1.5 mmol/L, pero la hipoxia obliga a muchos tejidos a depender del metabolismo anaeróbico, lo que eleva la concentración de lactato. Una cifra > 4 mmol/L de lactato plasmático es consistente con el choque, aunque este parámetro también puede incrementarse en otras circunstancias (p. ej., cetoacidosis y ejercicio anaeróbico).

C. Falla de sistema

Las acciones descritas antes pueden ser insuficientes para asegurar la supervivencia del paciente, aunque la presión arterial se normalice durante 1 o 2 h. La presión arterial sola no es un reflejo confiable de la calidad de perfusión en el choque temprano porque los centros de control cardiovascular en el sistema nervioso central (SNC) tienen la capacidad y la función de mantener la PAM en niveles que aseguren el flujo constante a la circulación cerebral hasta el final. En caso de hemorragia grave, esto se logra al mantener la RVS en niveles que comprometen a los órganos que ocupan niveles más bajos en la jerarquía circulatoria (*véase* 19·II·F), como los riñones y el sistema GI. Una vez que se cruza la línea invisible del choque irreversible, se inicia una espiral de retroalimentación positiva que conduce sin remedio a la falla orgánica y la muerte (fig. 40-14).

La necesidad de restaurar el volumen sanguíneo lo más pronto posible después de un traumatismo es la principal razón para el uso difundido de los equipos traumatológicos móviles y los helicópteros Medevac. Las unidades de respuesta rápida permiten al personal médico llegar a la escena de un accidente y administrar líquidos intravenosos a un paciente durante la ventana temporal crítica antes que haya daño tisular irreversible (un periodo de duración variable, a menudo llamado en medicina de urgencias como "**la hora dorada**").

1. **Depresión cardiaca:** si la PAM disminuye a menos de 60 mm Hg, el miocardio experimenta isquemia por la hipoperfusión coronaria. La isquemia afecta la contractilidad miocárdica, por lo que la presión cae aún más. Así comienza un ciclo de retroalimentación positiva que provoca IC aguda. En caso de hemorragia, los tejidos isquémicos liberan uno o más **factores depresores miocárdicos** que alteran más la función cardiaca.

2. **Escape simpático:** el SNS no puede mantener la vasoconstricción intensa por periodos prolongados, por lo que al final la RVS cae. La dilatación de los vasos de resistencia ("**escape simpático**") puede deberse al agotamiento de neurotransmisor simpático, la desensibilización de receptores adrenérgicos α o al aumento crónico en la concentración de metabolitos, lo que rebasa el control central. Al final, la influencia vasoconstrictora también falla, lo que reduce el retorno venoso y la precarga (*véase* fig. 40-10).

3. **Acidemia:** el ácido láctico y la P_aCO_2 elevada (por la insuficiencia de la perfusión tisular, y disfunción pulmonar y renal) producen acidemia grave. La acidemia afecta la función de los miocitos y altera más la ca-

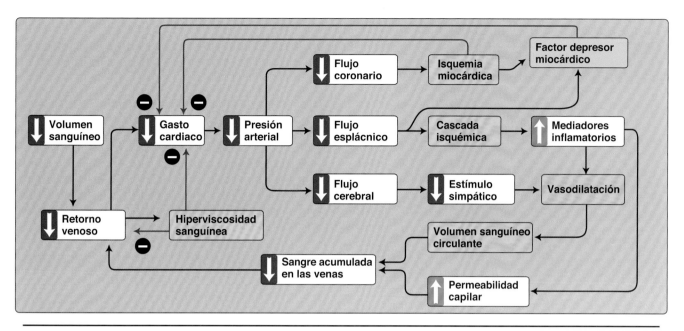

Figura 40-14.
Vías de retroalimentación positiva que causan falla del sistema cardiovascular.

pacidad del miocardio y la vasculatura para mantener el GC y la RVS, de forma respectiva. Como consecuencia, la PAM disminuye más.

4. **Aumento de la viscosidad sanguínea:** cuando la sangre se desplaza despacio, los eritrocitos y los otros componentes sanguíneos se adhieren entre sí, lo que aumenta la viscosidad de la sangre (*véase* 18·III·C). El proceso se intensifica con la acidemia y afecta no sólo a los eritrocitos, también a los leucocitos y las plaquetas, con "**hiperviscosidad**". Esto incrementa la resistencia al flujo por los vasos y como la PAM no puede elevarse para compensarlo, la perfusión tisular se reduce. Con el tiempo, los vasos sanguíneos más pequeños (capilares y arteriolas) se obstruyen con coágulos.

5. **Deterioro celular:** con la hipoxemia prolongada se pierde la integridad celular, lo que inicia una reacción inflamatoria. Los mediadores inflamatorios aumentan la permeabilidad vascular y el plasma exuda hacia el espacio intersticial a expensas del volumen sanguíneo. El deterioro del recubrimiento epitelial GI rompe la barrera que separa el contenido intestinal de la vasculatura y eso permite que los microorganismos tengan acceso a la circulación. Por consiguiente, la probabilidad de choque séptico tras la restauración circulatoria (si esto ocurre) es mucho más alta.

6. **Depresión cerebral:** la hipoxemia prolongada termina por afectar al cerebro. La actividad neural se deprime y los centros de control cardiovascular y respiratorio fallan. Conforme se desvanece el estímulo simpático, la PAM disminuye. La presión de perfusión cerebral también desciende y la muerte cerebral sobreviene poco después.

V. INSUFICIENCIA CARDIACA

La insuficiencia cardiaca puede ser la vía final común de todas las formas de cardiopatía, por lo que tiene muchas causas subyacentes (fig. 40-15). Aunque la evolución temporal de la insuficiencia es muy variable, al final puede llegar al choque cardiógeno.

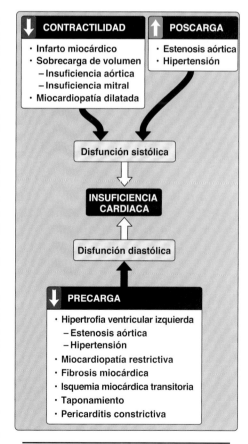

Figura 40-15.
Causas frecuentes de insuficiencia cardiaca.

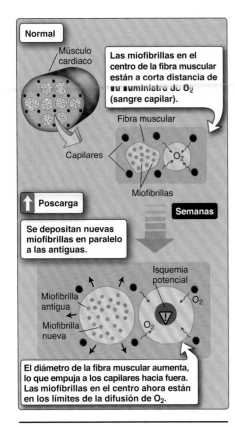

Figura 40-16.
Efectos de la hipertrofia miocárdica en el aporte de oxígeno a las miofibrillas.

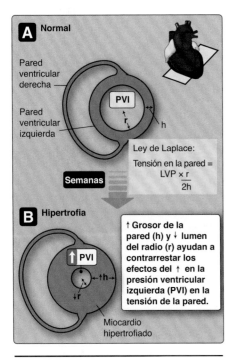

Figura 40-17.
Aumentos en el grosor de la pared ventricular durante la hipertrofia cardiaca.

A. Causas

Existe una superposición considerable en la manera en que las diversas causas de insuficiencia cardiaca influyen en el desempeño cardiaco. Los VD y VI enfrentan distintas dificultades y pueden fallar de manera indo pendiente uno del otro, pero las cámaras cardiacas izquierdas dependen tanto de las derechas (y viceversa) que la falla independiente de cualquier lado genera mecanismos compensatorios similares.

1. **Cámaras cardiacas derechas:** el lado derecho del corazón tiene cámaras de paredes delgadas que generan presiones sistólicas máximas bajas contra la resistencia vascular pulmonar (RVP) que es reducida. Si la resistencia al flujo aumenta, como en la embolia pulmonar o la hipertensión pulmonar, tiene poca capacidad de compensación, por lo que se desarrolla la insuficiencia.

> **||** La causa más frecuente de IC derecha es la IC izquierda.

2. **Cámaras cardiacas izquierdas:** las cámaras izquierdas del corazón tienen paredes gruesas adaptadas al estrés relacionado con la generación de presiones sistólicas máximas contra una RVS elevada. Las causas de la IC izquierda pueden agruparse según afecten el llenado (**IC diastólica**, o IC con FE conservada [**ICFEc**]) o la expulsión (**IC sistólica** o IC con FE reducida [**ICFEr**]).

   a. **Diastólica (FE > 50%):** una causa frecuente de la insuficiencia diastólica es la hipertrofia VI debida al aumento crónico de la poscarga o a la miocardiopatía. La hipertensión no tratada y la estenosis aórtica afectan el GC porque elevan la poscarga para el VI. El miocardio experimenta hipertrofia para generar las presiones elevadas necesarias a fin de mantener el GC normal (*véase* Aplicación clínica 17-4). Se agregan miofibrillas nuevas en paralelo con las miofibrillas antiguas, lo que aumenta la circunferencia de cada miocito y engrosa la pared ventricular (fig. 40-16). La ventaja de una pared más gruesa es que ayuda a contrarrestar los efectos de la presión intraventricular alta sobre la tensión de la pared, como describe la ley de Laplace (fig. 40-17; *véase* 17·VI·B). Las desventajas de la hipertrofia son dos. Primera, el diámetro de los miocitos puede rebasar el límite de difusión del O_2, lo que aumenta la probabilidad de isquemia (*véase* fig. 40-16) y arritmias. Segunda, el ventrículo se vuelve rígido y cada vez más difícil de llenar, lo que requiere presiones de expulsión del VD cada vez mayores. Al final, ambos ventrículos fallan en tales circunstancias.

   b. **Sistólica (FE ≤ 40%):** la insuficiencia cardiaca sistólica ocurre cuando el VI no puede mantener el gasto adecuado. Esto puede ser consecuencia de defectos en la contractilidad o de una poscarga excesiva, pero la causa más frecuente de falla sistólica es el infarto miocárdico, como se explica en la siguiente sección.

B. Infarto miocárdico

El infarto miocárdico o "ataque cardiaco" es una de las causas más frecuentes de IC. Por lo general, un IM se produce cuando una placa ateroesclerótica se rompe y se forma un coágulo sanguíneo que ocluye una arteria coronaria. Los miocitos que antes habían sido nutridos por el vaso obstruido experimentan isquemia y mueren, lo que afecta la contractilidad miocárdica. La probabilidad de sobrevivir a este fenómeno depende de muchos factores. Si la zona infartada es un tanto pequeña, las respuestas de corto plazo permiten que el paciente sobreviva a la lesión inicial hasta que se activen mecanismos compensatorios de largo plazo.

C. Compensación

Un infarto pequeño desencadena mecanismos compensatorios a corto y a largo plazo de manera simultánea. Las respuestas a corto plazo ayudan a mantener el gasto cardiaco hasta que las vías de compensación permanentes puedan activarse por completo.

1. **Corto plazo:** la respuesta de corto plazo a la isquemia miocárdica incluye reflejos locales y centrales.

   a. **Locales:** la interrupción del flujo sanguíneo a los miocitos hace que las concentraciones intersticiales de metabolitos (p. ej., adenosina, K^+, CO_2, lactato) se eleven. Todos los vasos de resistencia en la vecindad inmediata se dilatan en forma refleja mediante mecanismos locales de control vascular. Los vasos colaterales mantienen una constricción tónica normal, pero también participan en la respuesta vasodilatadora ante los metabolitos en ascenso. El flujo sanguíneo por los vasos colaterales puede permitir que las áreas periféricas a un infarto focal sobrevivan al fenómeno isquémico inicial (*véase* 20·III·D).

   b. **Centrales:** la muerte de los miocitos afecta la contractilidad miocárdica, lo que reduce el volumen por latido del ventrículo izquierdo y el GC (fig. 40-18). Como resultado, la PAM desciende, lo que activa el reflejo barorreceptor que estimula todos los mecanismos efectores ya descritos en la sección IV·A. Si el infarto es pequeño, estas vías pueden ser suficientes para restaurar la presión arterial media.

2. **Largo plazo:** el descenso en la PAM también activa el sistema reninaangiotensina-aldosterona, cualquiera que sea la causa (*véase* 19·IV). Se requieren 24 a 48 h para que los mecanismos de retención de Na^+ y agua aumenten el volumen del LEC y apoyen al miocardio insuficiente mediante el incremento en la precarga. En los días o semanas siguientes al fenómeno isquémico, el cuerpo empieza a reparar parte del daño tisular derivado del infarto. Los vasos colaterales crecen y el miocardio se hipertrofia para ayudar a compensar la pérdida de contractilidad.

D. Los costos de la precarga

El mecanismo de Frank-Starling es muy efectivo para compensar los descensos menores en el inotropismo cardiaco (véase 17 IV·D). Algunas personas sufren varias de estas lesiones y no las perciben durante años, hasta que la compensación causa síntomas (p. ej., disnea causada por la congestión pulmonar). Sin embargo, la disnea es sólo una de varios costos derivados de la precarga. Otros son los límites a los beneficios de la activación sarcomérica dependiente de la longitud, la tensión excesiva en la pared del VI, arritmias, incompetencia valvular y edema.

1. **Límites de la activación dependiente de la longitud:** el incremento en la precarga de un corazón sano aumenta el GC mediante la activación sarcomérica dependiente de la longitud (*véase* 17·IV·D). Sin embargo, la curva de la relación presión-volumen telesistólicos tiene una zona en meseta, y una vez que los miocitos se estiran hasta una dimensión que optimiza la generación de fuerza, un aumento adicional en la precarga no produce más fuerza (fig. 40-19).

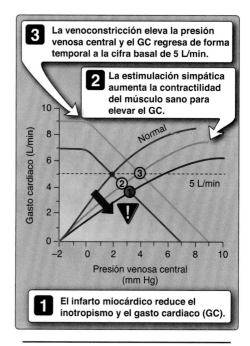

Figura 40-18.
Respuesta de corto plazo (simpática) al infarto miocárdico.

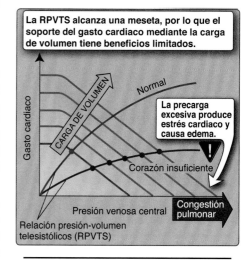

Figura 40-19.
Límites a los efectos provechosos de la precarga.

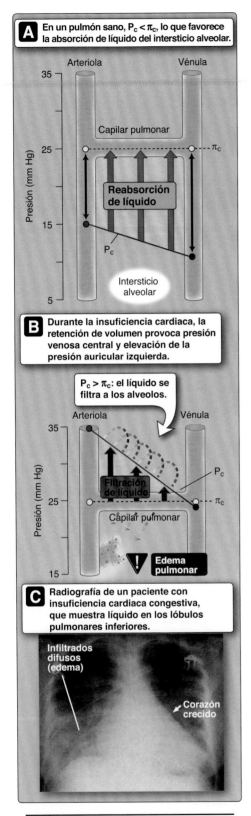

A En un pulmón sano, $P_c < \pi_c$, lo que favorece la absorción de líquido del intersticio alveolar.

B Durante la insuficiencia cardiaca, la retención de volumen provoca presión venosa central y elevación de la presión auricular izquierda.

$P_c > \pi_c$: el líquido se filtra a los alveolos.

C Radiografía de un paciente con insuficiencia cardiaca congestiva, que muestra líquido en los lóbulos pulmonares inferiores.

Figura 40-20.
Edema pulmonar causado por insuficiencia cardiaca. P_c, presión hidrostática capilar; π_c = presión coloidosmótica plasmática.

2. **Tensión en la pared:** la precarga dilata el ventrículo y aumenta la tensión en la pared, como lo predice la ley de Laplace. La tensión en la pared contribuye a la poscarga, por lo que a pesar de que la precarga ayuda a mantener el gasto dentro de límites normales, la precarga elevada también aumenta el trabajo cardiaco y reduce su eficacia.

3. **Arritmias:** la precarga excesiva estira la pared ventricular y distorsiona las vías de conducción, lo que predispone al miocardio a arritmias en potencia letales.

4. **Incompetencia valvular:** la precarga excesiva también estira y distorsiona los anillos cartilaginosos valvulares, lo que desajusta su cierre. En la práctica, esto significa que las valvas ya no tienen una aposición cuando cierran y la sangre fluye en sentido retrógrado. La insuficiencia aumenta aún más el trabajo que se requiere del corazón insuficiente.

5. **Edema:** la elevación de la presión venosa central (PVC) también incrementa la presión capilar y favorece la filtración de líquido de la sangre al intersticio. En la vasculatura sistémica, el exceso de líquido intersticial se manifiesta como edema de tobillos y pies. Las extremidades inferiores son muy proclives al edema en el individuo que permanece de pie, ya que la presión vascular de estas regiones aumenta por efecto de la gravedad. En los pulmones, el líquido se filtra de los capilares pulmonares y se acumula en los sacos alveolares, donde interfiere con el intercambio gaseoso (congestión pulmonar), como se muestra en la figura 40-20. El edema pulmonar puede causar **ortopnea** (disnea en posición horizontal), lo que obliga a los pacientes a dormir sentados. La gravedad ayuda a disminuir la presión de perfusión pulmonar y, por lo tanto, reduce la probabilidad de acumulación de líquido en los espacios respiratorios.

E. Falla del sistema

El corazón insuficiente cae en una espiral de descompensación en la que la precarga sostiene el gasto, pero al final limita la eficiencia por sus efectos en la tensión de la pared. A menos que el ciclo se interrumpa y corrija, este puede ser letal. Por lo tanto, el objetivo de la intervención médica es disminuir la precarga con diuréticos, al mismo tiempo que apoya al miocardio con inotrópicos que mejoren la eficiencia de su trabajo con un menor volumen de llenado.[1] En la insuficiencia cardiaca en etapa terminal, los miocitos mueren uno a uno, lo que merma poco a poco la contractilidad y la capacidad para sostener la PAM. Incluso un esfuerzo físico ligero causa disnea porque la reserva cardiaca ya cayó a tal grado que incluso la actividad muscular mínima impone demandas al gasto que rebasan la capacidad miocárdica, por lo que los pacientes quedan confinados a la cama (*véase* 20·III·B). El reposo en cama exacerba la fragilidad porque causa atrofia muscular y disminuye la densidad ósea. La carga excesiva de volumen causa edema pulmonar e insuficiencia respiratoria hipóxica. El hígado falla por la congestión pasiva y el aporte de O_2 limitado secundario al edema sistémico. La pérdida de presión glomerular precipita la insuficiencia renal. Cada pérdida orgánica adicional aumenta la mortalidad ~20%.

[1]Para obtener más información sobre las alternativas farmacéuticas para tratar la insuficiencia cardiaca, *véase LIR Farmacología*, 7.ª ed., cap. 18.

VI. INSUFICIENCIA RESPIRATORIA

La insuficiencia respiratoria ocurre cuando el sistema respiratorio es incapaz de cumplir con una o las dos funciones del intercambio gaseoso: la captación de O_2 o la eliminación de CO_2. En la clínica, esto se manifiesta como **insuficiencia respiratoria hipoxémica** o **insuficiencia respiratoria hipercápnica**, de forma respectiva. Los dos tipos de insuficiencia representan **síndromes** (conjuntos de síntomas relacionados), no el resultado final de alguna enfermedad específica.

A. Causas

La insuficiencia respiratoria puede ser crónica o aguda, casi siempre como resultado de un traumatismo (*véase* sección VI·D, que presenta una discusión del **síndrome de insuficiencia respiratoria aguda [SIRA]**). Los trastornos que causan insuficiencia respiratoria pueden agruparse según afecten la ventilación (función y control de la bomba de aire), difusión (integridad de la interfase sangre-gas) o la concordancia entre ventilación y perfusión ($\dot{V}_A/\dot{Q}$) (tabla 40-2).

B. Insuficiencia respiratoria hipoxémica

Insuficiencia respiratoria hipoxémica es caracterizada por $P_aO_2 < 60$ mm Hg. La hipoxemia puede ser resultado de hipoventilación, pero como para alcanzar una P_aO_2 normal (100 mm Hg) se requiere que toda la superficie de la interfase sangre-gas sea funcional, los procesos que disminuyen esta superficie y permiten el paso de la sangre venosa por los pulmones sin arterializarse causan cierto grado de hipoxemia. Por lo tanto, la insuficiencia respiratoria hipoxémica casi siempre se produce cuando el aire o la sangre pulmonar no pueden llegar a la interfase (o sea, discrepancia $\dot{V}_A/\dot{Q}$).

1. Discrepancia entre ventilación y perfusión: la discrepancia $\dot{V}_A/\dot{Q}$ regional es frecuente en los pulmones sanos, pero tiene un impacto mínimo en la función respiratoria general (*véase* 22·IV·B). En estados patológicos es posible que grandes cantidades de alveolos se colapsen y sellen (**atelectasias**), o que se llenen con líquido (edema pulmonar), pus (**neumonía**) o sangre (hemorragia), lo cual impide la captación de oxígeno y causa hipoxemia (fig. 40-21).

2. Compensación: la hipoxemia se detecta sobre todo mediante los quimiorreceptores carotídeos y aórticos (*véase* 24·III·C). Los centros de control respiratorio del SNC responden por aumento en la ventilación por minuto y los centros de control cardiovascular del SNC aumentan al mismo tiempo el GC para maximizar el gradiente de difusión de O_2 a través de la barrera de intercambio.

3. Consecuencias: las consecuencias fisiológicas de la hipoxemia se analizaron en relación con los efectos del ascenso a gran altura (*véase* 24·V·A). La hipoxemia leve causa una alteración ligera en la función mental y la agudeza visual. Cuando la P_aO_2 cae a menos de ~40 a 50 mm Hg, el sujeto se encuentra confundido, con tendencia a cambios de la personalidad e irritabilidad. La hipoxemia también inicia una espiral de retroalimentación positiva con constricción refleja de la vasculatura pulmonar, lo que reduce todavía más la captación de O_2. La constricción vascular también aumenta la poscarga del VD y causa hipertensión pulmonar, lo que ejerce tensión sobre el VD. Por lo general, estos síntomas pueden revertirse con la administración de O_2 para maximizar los índices $\dot{V}_A/\dot{Q}$ y restaurar la P_aO_2, al menos de forma temporal, hasta que la causa subyacente de la hipoxemia pueda evaluarse y corregirse.

Tabla 40-2: Causas frecuentes de insuficiencia respiratoria

Ventilación alterada
• **Obstrucción de vía respiratoria superior**
• Infección
• Cuerpo extraño
• Tumor
• **Debilidad o parálisis de músculos respiratorios**
• Traumatismo cerebral
• Sobredosis farmacológica
• Síndrome de Guillain-Barré
• Distrofia muscular
• Lesión de la médula espinal
• **Lesión de la pared torácica**

Difusión alterada
• **Edema pulmonar**
• **Síndrome de insuficiencia respiratoria aguda**

Discrepancia $\dot{V}_A/\dot{Q}$
• **Enfermedad pulmonar obstructiva crónica**
• **Enfermedad pulmonar restrictiva**
• **Neumonía**
• **Atelectasias**

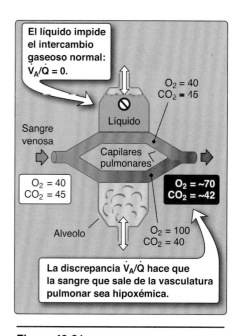

Figura 40-21.
La discrepancia $\dot{V}_A/\dot{Q}$ es causa frecuente de hipoxemia. Todos los valores se dan en mm Hg. Q = perfusión alveolar; V_A = ventilación alveolar.

C. Insuficiencia respiratoria hipercápnica

La insuficiencia respiratoria hipercápnica se manifiesta por el aumento súbito en la P_aCO_2 a > 50 mm Hg. Sin embargo, la hipercapnia que se desarrolla durante varios meses es tolerable, por lo que no se produce la insuficiencia hasta que la P_aCO_2 llega a ~ 70 a 90 mm Hg. A diferencia de la hipoxemia, la hipercapnia puede corregirse con relativa facilidad si la ventilación alveolar se ajusta. Por lo tanto, la insuficiencia respiratoria hipercápnica casi siempre se produce sólo cuando se altera el control ventilatorio. Por lo general, la hipercapnia se acompaña de grados variables de hipoxemia.

1. **Ventilación:** la insuficiencia ventilatoria ocurre cuando el centro respiratorio o sus vías neurales se dañan a causa de evento vascular cerebral, sobredosis farmacológica o enfermedades neuromusculares (p. ej., miastenia grave), pero las causas más frecuentes de insuficiencia respiratoria hipercápnica son la disfunción de la bomba respiratoria (pared torácica y músculos respiratorios) y los trastornos crónicos de las vías respiratorias.

   a. **Pared torácica:** el movimiento de la pared torácica puede limitarse en gran medida por la obesidad y la curvatura anormal de la columna vertebral. La cifosis (curvatura con flexión anterior), como la que se muestra en la figura 40-22A, y la escoliosis (curvatura lateral), observada en la figura 40-22B, son trastornos congénitos, aunque la primera también puede deberse a artritis y osteoporosis (fig. 40-22A). Ambas pueden generar curvaturas debilitantes con limitación grave de la excursión de la pared torácica, lo que acelera la insuficiencia de los pulmones ya afectados.

   b. **Músculos:** los músculos respiratorios (diafragma e intercostales) aumentan el volumen intratorácico y expanden los pulmones durante la inspiración. Estos son músculos esqueléticos y, por lo tanto, susceptibles a las enfermedades consuntivas, como la distrofia muscular. También están sujetos a la **fatiga**, que es la principal preocupación cuando se consideran problemas subyacentes a la insuficiencia respiratoria. Los trastornos crónicos que disminuyen la distensibilidad de la pared torácica o los pulmones (enfermedades pulmonares restrictivas) aumentan el trabajo respiratorio y al final la fatiga reduce la contractilidad, con hipoventilación e hipercapnia.

   c. **Vías respiratorias:** la enfermedad pulmonar obstructiva crónica y el asma aumentan la resistencia de las vías respiratorias, y pueden reducir la ventilación alveolar y elevar la P_aCO_2.

2. **Compensación:** la P_aCO_2 es percibida por los quimiorreceptores centrales y periféricos. El centro respiratorio responde a la hipercapnia aguda mediante aumento de la frecuencia ventilatoria, aunque esto causa fatiga muscular respiratoria y desencadena una crisis respiratoria. Durante la hipercapnia crónica, los quimiorreceptores se adaptan al aumento persistente de la P_aCO_2, por lo que la frecuencia respiratoria permanece normal. La retención de CO_2 disminuye el pH plasmático (acidosis respiratoria), pero los riñones lo compensan mediante retención de HCO_3^- y esto permite que el pH se mantenga dentro del intervalo normal, aunque la P_aCO_2 se eleve a más de ~ 70 a 90 mm Hg (*véase* 28·VI·C). Sin embargo, estos pacientes casi siempre tienen una reserva pulmonar limitada y se descompensan con rapidez si alguna enfermedad genera una demanda adicional sobre el sistema ya afectado.

3. **Consecuencias:** la vasculatura cerebral es muy sensible a la P_aCO_2. La retención aguda de CO_2 causa vasodilatación cerebral, lo que produce cefalea e hipertensión intracraneal. Esto último puede manifestarse

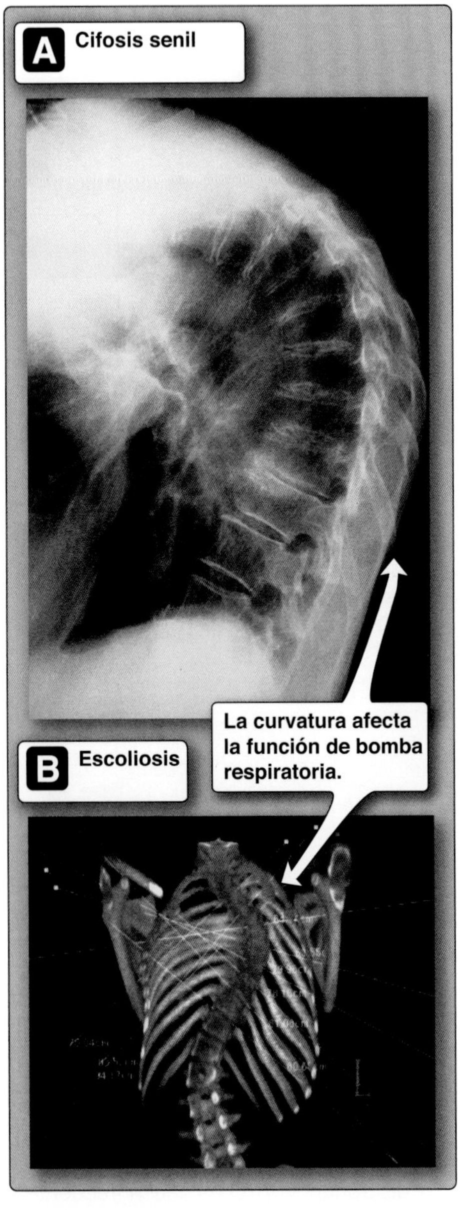

A Cifosis senil

B Escoliosis

La curvatura afecta la función de bomba respiratoria.

Figura 40-22.
Cifosis y escoliosis.

por edema de la papila óptica y causar ceguera. Las concentraciones altas de CO_2 también provocan disnea y síntomas neurológicos, como movimientos involuntarios de la muñeca y temblor en las manos.

D. Síndrome de insuficiencia respiratoria aguda

El SIRA es la principal causa de insuficiencia respiratoria en adultos jóvenes, con tasas de mortalidad de hasta ~58%. En el ejército, al principio el SIRA se conocía como "pulmón de choque", reflejo de las similitudes entre el inicio del SIRA y el choque séptico.

1. **Causas:** el SIRA puede desarrollarse en una amplia variedad de trastornos; los más frecuentes son septicemia, aspiración de contenido gástrico, casi ahogamiento, múltiples transfusiones sanguíneas, traumatismo, fracturas óseas y neumonía.

2. **Etapas:** el SIRA se precipita mediante mediadores inflamatorios locales o circulantes (p. ej., histamina), los cuales inician una cascada inflamatoria que causan gran daño a las células endoteliales alveolares (neumocitos) y a las células endoteliales capilares que comprenden la interfase entre sangre y gas (fig. 40-23; *véase* 22·II·C). El SIRA tiene tres etapas discretas caracterizadas por la formación de exudado, el depósito de membrana hialina y la fibrosis.

   a. **Exudados:** las etapas iniciales del SIRA (24-48 h) se caracterizan por una reacción inflamatoria dentro del parénquima pulmonar que daña el epitelio alveolar y produce un aumento intenso de la permeabilidad capilar. Los pulmones se llenan con un exudado sanguinolento que contiene proteínas plasmáticas y detritos celulares (*véase* fig. 40-23A). Las radiografías casi siempre revelan infiltrados bilaterales difusos que recuerdan al edema pulmonar, pero se producen con PVC y presión auricular izquierda normales.

   b. **Membrana hialina:** en los siguientes 2 a 8 días, la membrana hialina desplaza al exudado y recubre el epitelio alveolar (*véase* fig. 40-23B). La membrana hialina se compone de una matriz fibrosa de proteínas plasmáticas y detritos celulares.

   c. **Fibrosis:** después de ~8 días, el intersticio se infiltra con fibroblastos, que depositan colágeno y otros materiales fibrosos.

3. **Consecuencias:** los infiltrados alveolares y las membranas hialinas impiden el intercambio gaseoso, lo que causa hipoxemia. Los infiltrados también desactivan el factor tensoactivo y suprimen su producción en los neumocitos tipo II, lo que causa colapso alveolar. La pérdida de surfactante y las atelectasias vuelven al pulmón muy rígido y difícil de expandir, que es uno de los rasgos distintivos del SIRA (fig. 40-24). Las atelectasias no sólo afectan la ventilación, también reducen la superficie de la interfase entre sangre y gas, por lo que exacerban la hipoxemia. El apoyo del ventilador mecánico salva la vida mientras el trastorno subyacente se corrige.

E. Falla del sistema

La hipoxemia relacionada con la insuficiencia respiratoria aguda induce las mismas respuestas del SNS que el choque, pero en el contexto de la vasculatura intacta y funcional. Los aumentos del GC y la RVS estimulados por el SNS pueden hacer que la PAM aumente en tal grado que rompa los vasos sanguíneos cerebrales. La hipoxemia crónica causa un declive gradual en la función neural que inhibe las vías controladoras de la ventilación

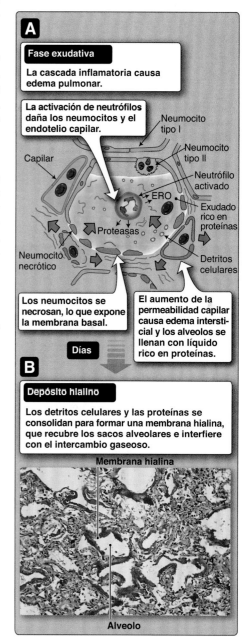

Figura 40-23.
Síndrome de insuficiencia respiratoria aguda. ERO = especies reactivas de oxígeno.

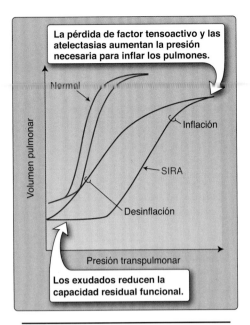

La pérdida de factor tensoactivo y las atelectasias aumentan la presión necesaria para inflar los pulmones.

Normal

Inflación

SIRA

Desinflación

Presión transpulmonar

Volumen pulmonar

Los exudados reducen la capacidad residual funcional.

Figura 40-24.
Cambio en la función pulmonar que acompaña al síndrome de insuficiencia respiratoria aguda (SIRA).

Tabla 40-3: Valoración de lesión e insuficiencia renal

	TFG (creatinina sérica)*	Gasto urinario
Riesgo	↓25% (↑1.5×)	< 0.5 mL/kg durante 6 h
Lesión (*Injury*)	↓50% (↑2×)	< 0.5 mL/ kg durante 12 h
Insufi-ciencia (*Failure*)	↓75% (↑3×)	< 0.3 mL/kg durante 24 h o anuria durante 12 h
Pérdida (*Loss*)	Pérdida de la función renal > 4 semanas	
ERET	Enfermedad renal en etapa terminal	

*Desviación de los valores iniciales. TFG = tasa de filtración glomerular.

y la presión arterial. El signo más evidente de hipoxemia es la cianosis, una coloración azul de la piel y las mucosas causado por la tonalidad de la desoxihemoglobina (la cianosis ocurre cuando la concentración de desoxi-hemoglobina llega a ~5 g/dL). La hipercapnia aguda produce acidosis res-piratoria por retención de CO_2, pero la respuesta corporal está dominada por las respuestas reflejas a la hipoxemia que acompañan a la hipercapnia. La hipercapnia aguda tiene efectos semejantes a un anestésico sobre el SNC (**narcosis por CO_2**). La narcosis aparece con una P_{CO_2} ~90 mm Hg, lo que causa confusión y letargo. La P_{CO_2} elevada deprime la función del centro respiratorio y suprime el impulso ventilatorio, lo que crea un ciclo de retroalimentación positiva que favorece la retención de CO_2 y al final pro-voca coma y muerte (P_{CO_2} ~130 mm Hg).

VII. INSUFICIENCIA RENAL

Se reconocen dos formas de insuficiencia renal. La **lesión renal aguda (LRA)** se desarrolla en forma súbita (en 48 h), pero casi siempre es tratable si no existen otros problemas médicos que la compliquen. La función renal y el riesgo de Insuficiencia renal crónica pueden valorarse con los criterios RIFLE, que se muestran en la tabla 40-3. La **nefropatía crónica** se desarrolla a lo largo de muchos años debido a disminuciones crónicas en la perfusión renal (estenosis de la arteria renal, enfermedad cardiaca), enfermedad vascular renal, enfermedad glomerular, túbulo intrínseco o enfermedad intersticial. Se caracteriza por la pérdida progresiva e irreversible de nefronas, pero el de-sarrollo de la diálisis y las tecnologías de trasplante permiten que la nefro-patía crónica no siempre sea letal. La tasa de mortalidad de los pacientes con diálisis es muy alta (la diálisis sólo aumenta la supervivencia 4.5 años en las personas de 60 a 64 años de edad), pero la muerte ocurre por enferme-dad cardiovascular, infección o **caquexia** (un síndrome de consunción). Sin embargo, la LRA es una causa principal de muerte (~75%) en los servicios de urgencias, donde es probable que los pacientes sean ancianos y tengan enfermedades subyacentes.

A. Causas

Muchos factores pueden desencadenar LRA y casi siempre se agrupan según el sitio del defecto inicial: **prerrenales, intrarrenales** y **posrenales** (tabla 40-4).

1. **Prerrenal:** la insuficiencia prerrenal se caracteriza por la caída profun-da de la TFG causada por el descenso del flujo sanguíneo renal y la presión de perfusión glomerular (fig. 40-13). La insuficiencia prerrenal casi siempre es secundaria a choque e isquemia.

2. **Intrarrenal:** la insuficiencia intrarrenal ocurre cuando se lesiona el tú-bulo renal o el intersticio circundante. La causa más frecuente es la **ne-crosis tubular aguda.** Por lo general, esta se debe a isquemia, aunque la lesión también puede ser causada por fármacos y otras toxinas.

   a. **Isquemia:** las funciones del epitelio renal crean una gran depen-dencia a ATP y susceptibilidad a la isquemia. El epitelio recibe oxí-geno por la red capilar peritubular, cuyo flujo está regulado por las arteriolas glomerulares (*véase* 26·II·C). La isquemia tubular casi siempre se produce durante una crisis hipotensiva, cuando las arteriolas se constriñen, la filtración cesa y el flujo peritubular ya no cubre las necesidades basales de O_2 del epitelio. Las células isquémicas reaccionan mediante el desprendimiento de sus vellosidades apicales hacia el lumen tubular, lo que reduce la superficie total, la densidad transportadora y los requerimientos de oxígeno.

b. **Toxinas:** la capacidad de los túbulos renales para concentrar fármacos y toxinas los vuelve muy vulnerables a la nefrotoxicidad. Aunque todas las regiones tubulares están en riesgo, la necrosis es más frecuente en la parte proximal del túbulo, donde se excretan muchos fármacos (*véase* 26·IV).

3. **Posrenal:** la insuficiencia posrenal se debe a la obstrucción del flujo urinario, que puede ocurrir en cualquier punto del túbulo, sistema colector, ureteros, vejiga o uretra. Las causas frecuentes incluyen **cálculos renales** (*véase* Aplicación clínica 4-2) y crecimiento de la próstata (**hiperplasia prostática**). La obstrucción hace que se eleve la presión dentro de los segmentos proximales tubulares hasta el grado de impedir la presión de ultrafiltración (P_{UF}), y la filtración glomerular se detiene. Con el tiempo, los segmentos tubulares afectados se dilatan y atrofian.

B. Consecuencias

Se considera que existe insuficiencia renal cuando la TFG se reduce a 25% de los valores normales. Los riñones pierden su capacidad para controlar el agua y las concentraciones de electrolitos cuando la TFG es tan baja, lo que se manifiesta por hipervolemia, hiperpotasiemia, acidosis metabólica y acumulación de residuos nitrogenados (azoemia).

C. Falla del sistema

La incapacidad para excretar residuos nitrogenados y mantener el equilibrio electrolítico afecta a todos los órganos, pero dominan los efectos neurológicos. Los pacientes se encuentran letárgicos, somnolientos y delirantes, y al final llegan al coma. La muerte casi siempre ocurre por arritmias cardiacas secundarias a la hiperpotasiemia.

VIII. SÍNDROME DE DISFUNCIÓN ORGÁNICA MÚLTIPLE

La generación de Emily Dickinson conocía bien los signos de la falla de sistemas orgánicos y la muerte inminente. Las personas casi siempre morían en casa, al cuidado de sus familiares y seres queridos. El poema que inició este capítulo final señala con precisión los efectos de la hipoxemia aguda en el SNC (convulsión) y las consecuencias de la intensa estimulación simpática a las glándulas sudoríparas (*Las cuentas sobre la frente/Por la angustia sin adornos ensartadas*). En fechas más recientes, las penas intensas finales ocurren en las instituciones médicas, atestiguadas sobre todo por los profesionales de la salud. Los pacientes que llegan a las salas de urgencia y las unidades de cuidados intensivos a menudo tienen enfermedades de larga evolución y han enfrentado la falla progresiva de uno o más órganos durante muchos meses o años. Estos se presentan cuando una infección u otro fenómeno subyacente precipitó el **síndrome de disfunción orgánica múltiple** (una crisis médica que afecta uno o más sistemas orgánicos), momento en el cual es precisa la intervención médica para mantener la vida. El trabajo de los profesionales de la salud es ayudar a restaurar la homeostasis y crear un ambiente en el que el cuerpo pueda recuperarse de una enfermedad aguda.

Tabla 40-4: Causas frecuentes de lesión renal aguda

Prerrenales
• Hipovolemia
• Hemorragia
• Deshidratación
• Vómito prolongado
• Diarrea
• Quemaduras graves
• Vasodilatación periférica
• Septicemia
• Choque anafiláctico
• Choque cardiógeno
• Infarto miocárdico
• Insuficiencia cardiaca
• Taponamiento cardiaco
• Vasoconstricción renal
• Fármacos vasoactivos

Intrarrenales
• Oclusión vascular
• Oclusión de la arteria renal
• Trombosis de la vena renal
• Vasculitis
• Glomerulonefritis
• Necrosis tubular aguda
• Isquemia
• Fármacos nefrotóxicos, metales pesados, solventes orgánicos
• Depósitos intratubulares (cilindros de ácido úrico, proteínas musculares)

Posrenales
• Urolitiasis
• Ureterocele
• Hiperplasia prostática
• Neoplasias malignas

Sin embargo, al final los sistemas fisiológicos que conservan la homeostasis y se describieron en los capítulos precedentes son robustos y tienen una capacidad notable para recuperarse. Es fácil que recuperen el control si se les da la oportunidad, ya sea por sí mismos o con la intervención médica oportuna, en caso necesario. El que aprovechen la oportunidad o no radica en el misterio médico que es la vida.

FIN

Resumen del capítulo

- El **envejecimiento** se acompaña de la disminución progresiva en el número total de células y funcionalidad de los órganos, y de la capacidad para responder a los cambios homeostáticos. Al final, el envejecimiento causa falla orgánica y muerte.

- La vía final común para la mayoría de los casos de muerte celular es la **isquemia**. La isquemia inicia una serie de fenómenos que comprenden una **cascada isquémica**. Los fenómenos importantes incluyen acidosis, disipación de los gradientes iónicos, activación de las proteasas y otras enzimas degradadoras por el Ca^{2+} y lisis mitocondrial.

- La isquemia casi siempre deriva de la falta de perfusión por **choque circulatorio. El choque hipovolémico** se produce por hemorragia o disminución del volumen del LEC. **El choque cardiógeno** se origina en la disfunción de la bomba cardiaca. El **choque distributivo** ocurre cuando el sistema nervioso central pierde el control vascular y la vasodilatación sistémica derivada permite que la sangre quede atrapada en los capilares y las venas.

- El choque puede dividirse en tres etapas: **prechoque, choque** y **falla orgánica**. Durante el prechoque, el aumento en la función cardiaca y vascular, mediado por el sistema nervioso simpático, compensa la presión arterial media descendente.

- Durante el choque, la perfusión en los lechos cruciales (cerebral, coronario) disminuye a niveles no óptimos y aparecen las manifestaciones de actividad simpática intensa (hipotensión, disminución del gasto urinario, acidosis).

- La **falla orgánica** ocurre cuando el choque se vuelve irreversible. El sistema cardiovascular queda atrapado en una espiral de retroalimentación positiva que causa pérdida de la contractilidad miocárdica y vascular, acidemia, coagulación sanguínea, deterioro celular, y, al final, pérdida de la presión de perfusión cerebral y muerte cerebral.

- La **insuficiencia cardiaca** es la principal causa de muerte en Estados Unidos y es la vía final común de muchas enfermedades cardiacas. Por lo general, el lado derecho del corazón falla como consecuencia del aumento en la resistencia vascular pulmonar. Las causas de **insuficiencia cardiaca izquierda** incluyen defecto en el llenado (**insuficiencia diastólica**), pérdida de la contractilidad o poscarga excesiva que afecta el gasto (**insuficiencia sistólica**).

- El **infarto miocárdico** es causa frecuente de insuficiencia cardiaca. Los mecanismos compensatorios de largo plazo que mantienen el gasto cardiaco mediante retención de volumen y el **mecanismo de Frank-Starling** al final se vuelven contraproducentes y desencadenan la falla. Los síntomas de insuficiencia cardiaca congestiva incluyen **edema** y **disnea** de esfuerzo.

- La falla respiratoria sobreviene cuando el sistema pulmonar es incapaz de captar O_2 o eliminar CO_2 del cuerpo. La **falla respiratoria hipoxémica** casi siempre es resultado de un trastornos en la ventilación alveolar por colapso de los alveolos o por acumulación de líquido, pus o sangre en los alveolos.

- Los centros de control respiratorio centrales se adaptan a los incrementos en la P_aCO_2, por lo que la **falla respiratoria hipercápnica** casi siempre refleja un defecto en la función de bomba respiratoria (músculos respiratorios y pared torácica).

- El **síndrome de insuficiencia respiratoria aguda (SIRA)** es la principal causa de falla respiratoria. Se relaciona con reacciones inflamatorias que dañan el parénquima pulmonar y aumentan la permeabilidad capilar pulmonar. Los pulmones se llenan con infiltrados, se vuelven rígidos y difíciles de expandir.

- La **insuficiencia renal** se desencadena por hipoperfusión, deterioro de los túbulos renales u obstrucción del drenaje urinario. La incapacidad resultante de los riñones para controlar el agua y las concentraciones de electrolitos permite que la concentración de K^+ se eleve (**hiperpotasiemia**) y la muerte casi siempre se produce por arritmia cardiaca.

Preguntas de estudio

Elija la MEJOR respuesta.

IX.1. Una mujer de 23 años de edad en el tercer trimestre de embarazo se queja con su amiga de que sus pies y tobillos se le hinchan a menudo. ¿Cuál es la causa más probable del edema?

    A. Presión venosa alta en los pies

    B. Aumento de la precarga ventricular izquierda

    C. Hipertensión (preeclampsia)

    D. Descenso de la viscosidad sanguínea

    E. Retención excesiva de líquido

Mejor respuesta = A. El útero gestante comprime las venas que regresan la sangre de las extremidades inferiores, lo que eleva las presiones venosas en los pies (*véase* 37·IV·D). Como consecuencia, la presión hidrostática capilar pedia se eleva y favorece la filtración de líquido y el edema. La filtración se intensifica por el descenso concurrente de la presión coloidosmótica plasmática durante el embarazo. El gasto cardiaco materno aumenta mediante la retención de líquido para incrementar la precarga ventricular izquierda, pero el gasto adicional es necesario para irrigar la placenta y no contribuye mucho a la elevación de la presión venosa. Los cambios en la viscosidad sanguínea y la hipertensión no influyen mucho en las fuerzas de Starling en condiciones fisiológicas.

IX.2. Una embarazada de 30 años de edad en su tercer trimestre (32 semanas de gestación) ha visto un aumento en la presión arterial sistólica en las últimas dos visitas de rutina. En esta visita, la presión arterial vuelve a aumentar (pero todavía está muy por debajo de 160 mm Hg) y se registró un soplo cardiaco sistólico. ¿Cuál es la causa más probable de este soplo?

    A. Presión osmótica coloidal plasmática baja

    B. Anemia fisiológica

    C. Preeclampsia

    D. Disfunción endotelial

    E. Aumento del gasto cardiaco

Mejor respuesta = B. El gasto cardiaco (GC) materno aumenta para satisfacer las necesidades fetales durante el embarazo, en parte a través de la retención de líquidos. La producción de glóbulos rojos se rezaga de la expansión del volumen plasmático, lo que causa anemia fisiológica. La anemia disminuye la viscosidad de la sangre y aumenta el flujo sanguíneo turbulento, que se manifiesta como soplos cardiacos funcionales (*véase* 37·IV·C). La presión osmótica coloide disminuye durante el embarazo, pero no afecta de modo significativo la viscosidad de la sangre. Es probable que la retención de líquidos contribuya a los cambios en la presión arterial (PA). La PA suele aumentar en el tercer trimestre, pero tal incremento es modesto a menos que se presenten disfunción endotelial y preeclampsia (PA > 160 mm Hg; *véase* Aplicación clínica 37-1).

IX.3. ¿Cuál de los siguientes cambios se observaría en embarazadas saludables y en atletas que realizan una rutina de entrenamiento aeróbico?

    A. Hipertrofia ventricular izquierda inducida por la poscarga

    B. Aumento en la frecuencia cardiaca (FC) de reposo

    C. Aumento en la presión diastólica de reposo

    D. Incrementos en la ventilación por minuto

    E. Descenso en la concentración de hemoglobina (Hb)

Mejor respuesta = D. Tanto el embarazo como el entrenamiento aeróbico aumentan la ventilación por minuto para maximizar el aporte de O_2 (*véanse* 37·IV·E y 37·VI·D). La concentración de Hb cae durante el embarazo, pero el entrenamiento la eleva. La hipertrofia ventricular durante el embarazo y el entrenamiento se produce como respuesta a un aumento crónico en la precarga y el volumen sistólico (VS). La FC en reposo se eleva durante el embarazo para cubrir las demandas al sistema cardiovascular para mantener un gasto cardiaco más alto. Sin embargo, el gasto cardiaco en reposo no cambia con el entrenamiento, por lo que el aumento en el VS disminuye la frecuencia cardiaca en reposo. La presión arterial diastólica en reposo disminuye durante el embarazo por el escape hacia el circuito placentario de baja resistencia, y con el entrenamiento aeróbico el descenso es mínimo.

IX.4. Las siguientes opciones de respuesta comparan pares de variables del sistema cardiovascular. ¿Cuál opción describe mejor el sistema cardiovascular fetal?

    A. Resistencia vascular: sistémica > pulmonar

    B. Flujo: vena pulmonar > aorta descendente

    C. Presión auricular: izquierda > derecha

    D. Concentración de hemoglobina: adulto > fetal

    E. Saturación de O_2: vena cava inferior > aorta

Mejor respuesta = E. La sangre fetal se oxigena en la placenta, luego sigue por la vena umbilical con una saturación de ~85% hacia la vena cava inferior (~70%), por el corazón y hacia la aorta (véase 37·V·C). La saturación disminuye a ~65% por la mezcla venosa durante el paso. El sistema cardiovascular fetal se caracteriza por su elevada resistencia vascular pulmonar, comparado con la resistencia vascular sistémica. Los cortocircuitos (ventaja oval y conducto arterioso) desvían la sangre del circuito pulmonar de alta resistencia, por lo que el flujo sanguíneo pulmonar es menor al flujo aórtico. La sangre fetal está enriquecida con hemoglobina para intensificar su capacidad para transportar oxígeno.

IX.5. Una mujer de 52 años de edad con esclerosis múltiple ingresó a la sala de urgencias en tres ocasiones con hipotermia leve (temperatura rectal 34-35 °C) durante excursiones de campismo en el otoño. ¿Cuál es la razón principal por la que esta paciente experimenta hipotermia durante la exposición prolongada al frío?

A. Sensibilidad cutánea a la temperatura disminuida
B. Sensibilidad cutánea al dolor disminuida
C. Aumento en la secreción de sudor
D. Lesiones hipotalámicas preópticas
E. Lesiones en la región caudal del cerebelo

Mejor respuesta = D. La esclerosis múltiple causa desmielinización y disminuye la conducción axónica. Si se desarrolla una lesión esclerótica en el área preóptica, es probable que las señales de los receptores cutáneos para temperatura no se regulen en forma apropiada (*véase* 38·II·B). Esto puede amortiguar las respuestas al estrés térmico y permite fluctuaciones de la temperatura corporal más amplias como respuesta a la temperatura ambiental. Las lesiones en el cerebelo afectarían el movimiento y la coordinación, más que la regulación térmica. Las personas con esclerosis múltiple pueden desarrollar neuropatía periférica, pero los receptores cutáneos para calor y dolor no participan de manera directa en la sensibilidad al frío. La transpiración ocurre durante la exposición a calor, no al frío (*véase* 38·II·D·2).

IX.6. Una lactante de 6 meses de edad se expuso de manera inadvertida a un ambiente frío porque ella y sus padres fueron atrapados por una tormenta en un día frío. ¿Qué tejido termogénico tiene una proteína desacopladora mitocondrial que puede ayudarle a la termorregulación?

A. Tejido adiposo blanco
B. Tejido adiposo pardo
C. Músculo esquelético
D. Músculo cardiaco
E. Músculo liso

Mejor respuesta = B. La termogénesis sin escalofrío es un proceso que aumenta la tasa metabólica para generar calor sin temblor (*véase* 38·II·D·4). El tejido adiposo pardo, que de forma proporcional es más abundante en los lactantes que en los adultos, tiene una proteína mitocondrial de desacoplamiento (termogenina) que genera calor sin producir trabajo útil. El tejido adiposo blanco no tiene esta capacidad. El músculo, sobre todo el esquelético, puede participar en la termogénesis sin escalofrío, pero no contiene una proteína semejante a la termogenina. El músculo cardiaco y el liso no participan de manera directa en las respuestas al frío.

IX.7. ¿En cuál de las siguientes condiciones un inhibidor de la ciclooxigenasa regresaría la temperatura interna de nuevo al intervalo de 36.5 a 37.5 °C?

A. Hipotermia grave
B. Estrés por frío ambiental
C. Estrés por calor ambiental
D. Agotamiento por calor
E. Fiebre

Mejor respuesta = E. Los antiinflamatorios no esteroides, como el ácido acetilsalicílico, son inhibidores de la ciclooxigenasa que bloquean la síntesis de la prostaglandina. Sus acciones incluyen inhibición de la activación del receptor EP_3 para prostaglandina en la región preóptica del hipotálamo, lo que reduce el punto de ajuste termorregulador que se elevó por efecto de los pirógenos durante la fiebre (*véase* 38·IV·A). El frío ambiental y el estrés por calor ponen a prueba la termorregulación, pero el punto de ajuste aún se encuentra en el intervalo normal. La hipotermia grave se define como una temperatura interna < 28 °C y el agotamiento por calor es un trastorno hipertérmico, pero también en este caso el cuerpo regula la temperatura interna para llegar al punto de ajuste, que está en el intervalo normal (*véase* 38·IV·B).

IX.8. Una mujer de 25 años de edad se sometió a cirugía poco antes por una lesión en el ligamento cruzado anterior. La rehabilitación posoperatoria incluye ejercicios isométricos de cuádriceps que se sostienen hasta la fatiga (~60 s). ¿Cuál es el principal sistema energético usado durante estos ejercicios?

A. ATP almacenado
B. Sistema ATP-fosfato de creatina
C. Sistema del ácido láctico
D. Ciclo del óxido cítrico
E. Fosforilación oxidativa

Mejor respuesta = C. El sistema del ácido láctico predomina durante el ejercicio máximo hasta la fatiga con duración de 30 s a 2.5 min (*véase* 39·III·A). En este sistema, la glucólisis produce ácido pirúvico que luego se transforma en ácido láctico. Las reservas de ATP pueden mantener el ejercicio durante unos segundos y el sistema ATP-fosfato de creatina solo prolonga este tiempo a 8 a 10 s. El metabolismo aeróbico (ciclo del ácido cítrico y fosforilación oxidativa) es el principal sistema energético usado para sintetizar ATP durante el ejercicio máximo que dura 2.5 min o más.

IX.9.   Al principio del ejercicio, un mecanismo acelera las frecuencias cardiaca y respiratoria. ¿Cuál es el mejor término o receptor mediador de este mecanismo?

A. Aferentes musculares clase III

B. Aferentes musculares clase IV

C. Barorreceptores arteriales

D. Quimiorreceptores periféricos

E. Comando central

Mejor respuesta = E. El comando central es la señal anterógrada que aumenta la función de los sistemas cardiovascular y respiratorio (*véase* 39·IV·B·2). Las aferentes musculares clases III y IV aportan retroalimentación respecto al estiramiento, compresión y estado metabólico del músculo. Los barorreceptores proporcionan la retroalimentación sobre la presión arterial en el cayado aórtico y las arterias carótidas. Los quimiorreceptores mantienen la retroalimentación sobre la presión parcial arterial de CO_2, O_2 y H^+ en sitios similares (*véase* 39·IV·A).

IX.10. ¿La desviación a la derecha inducida por el ejercicio en la curva de disociación de O_2-hemoglobina (Hb) es la causa probable del aumento del siguiente parámetro respiratorio durante el ejercicio aeróbico?

A. Ventilación alveolar

B. Consumo excesivo de oxígeno posterior al ejercicio

C. Trabajo respiratorio

D. Diferencia arteriovenosa (a-v) de oxígeno

E. Capacidad portadora de oxígeno

Mejor respuesta = D. La diferencia a-v de O_2 se amplía con el ejercicio aeróbico porque se intensifica la descarga del O_2 de la Hb (*véase* 39·VI·B). Esto se manifiesta como un descenso en el contenido venoso de O_2, por lo que aunque la concentración arterial no cambia, la diferencia a-v aumenta. La intensificación de la descarga se produce por el desplazamiento a la derecha de la curva de disociación Hb-O_2 (*véase* 23·IV·C). El consumo de O_2 posterior al ejercicio no influye en el uso del O_2 durante el mismo. La ventilación alveolar y el trabajo respiratorio aumentan durante el ejercicio, pero no se relacionan con la curva de disociación Hb-O_2. La capacidad transportadora de O_2 de la sangre depende sobre todo de la concentración de Hb, no de la afinidad de esta por el oxígeno.

IX.11. Un hombre de 65 años de edad tiene antecedentes de enfermedad pulmonar obstructiva crónica (EPOC). Sigue el régimen de tratamiento farmacológico estándar para la EPOC leve, pero también se le recomienda que comience un programa de rehabilitación pulmonar ambulatorio que implica ejercicio aeróbico. ¿Qué parámetro pulmonar es probable que aumente como resultado de este programa?

A. Capacidad vital forzada

B. Volumen espiratorio forzado en 1 s

C. Ventilación por minuto máxima

D. Espacio muerto fisiológico en reposo

E. Capacidad pulmonar total

Mejor respuesta = C. Los volúmenes y las capacidades de las pruebas de función pulmonar no cambian con el ejercicio aeróbico. Esto elimina la capacidad vital forzada, la capacidad pulmonar total y el volumen espiratorio forzado en 1 s. El espacio muerto fisiológico permanece igual o puede disminuir un poco con el entrenamiento aeróbico. La ventilación por minuto y alveolar aumentan con el entrenamiento aeróbico, debido a las mejoras en la función muscular respiratoria (*véase* 39·VI·D). Los aumentos en la ventilación mejoran el intercambio de gas alveolar.

IX.12. Un soldado de 21 años de edad sufre pérdida abundante de sangre debido a heridas profundas causadas por un dispositivo explosivo improvisado. ¿Cuál de las siguientes opciones identifica el principal mecanismo encargado de mantener el volumen sanguíneo hasta que puedan administrarse líquidos?

A. Constricción venosa

B. Constricción de los vasos de resistencia

C. Liberación de aldosterona

D. Descenso del flujo sanguíneo renal

E. Atracción del líquido intersticial

Mejor respuesta = E. La hemorragia produce la caída de la presión venosa central, lo que reduce la presión hidrostática capilar en todo el cuerpo (*véase* sección·IV·A). Esto hace que el líquido se desplace desde el intersticio a la vasculatura ("relleno transcapilar") bajo la influencia de la presión coloidosmótica, lo que ayuda a mantener la presión arterial. La constricción de los vasos de resistencia desvía la sangre de los órganos no esenciales, pero no aumenta el volumen sanguíneo. La constricción venosa expulsa sangre de las venas, pero no influye en el volumen sanguíneo total. La aldosterona aumenta la retención renal de líquido, pero sólo después de varias horas.

IX.13. Una mujer de 67 años de edad llega a la sala de urgencias en choque. La valoración de su estado cardiovascular muestra que su frecuencia cardiaca es alta y el gasto cardiaco (GC) está aumentado, mientras que la presión auricular izquierda (PAI), la presión arterial media y la resistencia vascular sistémica (RVS) están disminuidas. ¿Cuál es la causa probable?

A. Choque séptico

B. Choque hipovolémico

C. Choque cardiógeno

D. Taponamiento cardiaco

E. Embolia pulmonar

Mejor respuesta = A. El choque activa una intensa respuesta simpática como intento para elevar la presión arterial y restaurar el aporte de O_2 al cerebro (*véase* sección·IV·B). Esta respuesta incluye vasoconstricción para aumentar la RVS. Las reacciones inflamatorias relacionadas con la septicemia dañan la vasculatura e impiden la vasoconstricción, por lo que la RVS siempre cae. En el choque hipovolémico se reduce el GC. En el choque cardiógeno (incluido el taponamiento), la PAI (o precarga) aumentaría como intento para sostener el GC. La embolia pulmonar produciría descenso de la presión auricular izquierda y el GC, pero la RVS sería muy alta.

IX.14. Una mujer de 55 años de edad tiene dificultad para dormir debido a disnea. También muestra signos de edema periférico secundario a insuficiencia cardiaca. Se le trata con bumetanida (un diurético de asa) y una combinación de hidralazina y dinitrato de isosorbida (un vasodilatador y un venodilatador). La combinación de hidralazina y dinitrato de isosorbida tiene más probabilidades de aumentar ¿cuál de las siguientes opciones en esta paciente?

A. Resistencia vascular pulmonar

B. Precarga del ventrículo izquierdo (VI)

C. Contractilidad del VI

D. Fracción de eyección del VI

E. Perfusión coronaria

Mejor respuesta = D. El VI en pacientes con insuficiencia cardiaca congestiva suele operar en volúmenes telediastólicos (VTD) en la región de meseta de la curva de Frank-Starling, lo que reduce la eficiencia cardiaca (*véase* sección V·D). Los venodilatadores son benéficos porque disminuyen la presión venosa central y la precarga del VI, lo que reduce el VTD y aumenta la fracción de eyección (FE). Los vasodilatadores disminuyen la poscarga, lo que incrementa aún más la FE. La contractilidad del VI está regulada con inotrópicos, no por el tratamiento combinado de vasodilatadores y venodilatadores. La perfusión coronaria debe reducirse de forma paralela con la carga de trabajo cardiaco con el uso de fármacos. La resistencia vascular pulmonar se reduciría, no aumentaría, con un vasodilatador.

IX.15. Un hombre de 48 años de edad con neumonía se hospitaliza cuando desarrolla síndrome de insuficiencia respiratoria aguda (SIRA) y requiere ventilación mecánica para mantener su respiración. ¿Por qué es útil el ventilador mecánico?

A. Aumenta el gasto cardiaco.

B. El líquido alveolar disminuye la distensibilidad.

C. El exudado inflamatorio afecta el factor tensoactivo.

D. Previene la formación de una membrana hialina.

E. Previene la fibrosis pulmonar.

Mejor respuesta = C. Los pulmones del paciente con SIRA tienen distensibilidad disminuida y requieren la ayuda de un ventilador mecánico para expandirse, sobre todo porque los exudados inflamatorios inactivan el factor tensoactivo e inhiben su producción (*véase* sección VI·D). La ventilación no previene la fibrosis, que reduce más la distensibilidad con el tiempo. La ventilación no tiene efecto en la formación de la membrana hialina, que interfiere con el intercambio gaseoso y a menudo reduce la precarga ventricular izquierda y el gasto cardiaco. El líquido del intersticio pulmonar disminuye la distensibilidad, pero no dentro de los alveolos (los pulmones llenos de líquido son más fáciles de expandir que los normales, porque se evitan los efectos de la tensión superficial; *véase* 22·IV·B).

IX.16. Un hombre de 45 años de edad presenta una caída de 80% en la tasa de filtración glomerular 48 h después de una angioplastia. El procedimiento se realizó después de que el estudio de contraste indicara estenosis de dos arterias coronarias principales. La presión arterial está dentro del rango normal y es estable, pero un análisis de orina indica cilindros epiteliales. ¿Qué lesión renal aguda (LRA) es más probable que cause insuficiencia renal?

A. Urolitiasis

B. Oclusión de la arteria renal

C. Glomerulonefritis

D. Choque anafiláctico

E. Necrosis tubular aguda

Mejor respuesta = E. La LRA más probable de este paciente, que causa la insuficiencia renal, es la necrosis tubular aguda inducida por el medio de contraste utilizado en el estudio de imagen (*véase* sección VII·A). Esto es confirmado por los cilindros epiteliales, que a menudo se describen como de color marrón fangoso en el análisis de orina. El choque anafiláctico y la oclusión arterial renal derivarían en presión arterial baja y alta, de forma respectiva. La glomerulonefritis es una enfermedad de barrera de filtración y no presenta daños en las células del túbulo renal. La urolitiasis se relaciona con cálculos renales y es una causa posrenal, más que intrínseca, de lesión renal aguda.

Apéndice A.
Valores fisiológicos normales

Nótese que los valores normales suelen variar con la edad, el peso y el sexo.

	Rango normal	
	Unidades convencionales	**Unidades SI**
Sangre (suero o plasma)		
Brecha aniónica	8-16 mEq/L	8-16 mmol/L
Bicarbonato (HCO_3^-)	22-28 mEq/L	22-28 mmol/L
Calcio, ionizado (Ca^{2+})	8.4-10.2 mg/dL	2.1-2.8 mmol/L
Cloro (Cl^-)	95-105 mg/dL	95-105 mmol/L
Creatina cinasa, hombre	25-90 U/L	25-90 U/L
Creatina cinasa, mujer	10-70 U/L	10-70 U/L
Creatinina, hombre	0.7-1.3 mg/dL	62-115 μmol/L
Creatinina, mujer	0.6-1.1 mg/dL	53-97 μmol/L
Glucosa en ayuno	70-110 mg/dL	3.8-6.1 mmol/L
Glucosa 2 h posprandial	< 120 mg/dL	< 6.6 mmol/L
Ion Hidrógeno (H^+)	3.6-4.4 ng/dL	36-44 nmol/L
Magnesio ionizado (Mg^{2+})	1.5-2.0 mEq/L	0.75-1.0 mmol/L
Saturación de O_2 (SaO_2)	96-100%	96-100%
Osmolalidad	275-295 mOsmol/kg H_2O	275-295 mOsmol/kg H_2O
P_aO_2	75-105 mm Hg	10-14 kPa
P_aCO_2	33-45 mm Hg	4.4-5.9 kPa
pH	7.35-7.45	7.35-7.45
Fósforo (inorgánico)	3.0-4.5 mg/dL	1.0-1.5 mmol/L
Potasio (K^+)	3.5–5.0 mEq/L	3.5–5.0 mmol/L
Proteína total	6.0-7.8 g/dL	60-78 g/L
Proteína, albúmina	3.5-5.5 g/dL	35-55 g/L
Proteína, globulina	2.3-3.5 g/dL	23-35 g/L
Sodio (Na^+)	136-145 mEq/L	136-145 mmol/L
Nitrógeno ureico (BUN)	7-18 mg/dL	1.2-3.0 mmol/L
Ácido úrico, hombre	4.5-8.0 mg/dL	0.27-0.47 mmol/L
Ácido úrico, mujer	2.5-6.2 mg/dL	0.15-0.37 mmol/L
Hematológico		
Cuenta eritrocítica, hombre	4.3-5.9 millones/mm³	$4.3\text{-}5.9 \times 10^{12}$/L
Cuenta eritrocítica, mujer	3.5-5.5 millones/mm³	$3.5\text{-}5.5 \times 10^{12}$/L
Hematocrito, hombre	41-53%	0.41-0.53
Hematocrito, mujer	36-46%	0.36-0.46
Hemoglobina A1c	≤ 6%	≤ 0.06
Hemoglobina, hombre	13.5-17.5 g/dL	2.09-2.71 mmol/L
Hemoglobina, mujer	12.0-16.0 g/dL	1.86-2.48 mmol/L

	Rango normal	
	Unidades convencionales	**Unidades SI**
Hematológico		
Volumen corpuscular medio, hombre	80-94 μm^3	80-94 fL
Volumen corpuscular medio, mujer	81-100 μm^3	81-100 fL
Ancho de distribución de eritrocitos	29-46 fL	11.6-14.6%
Cuenta de reticulocitos	0.5-1.5%	0.005-0.015
	50-100 × 10^9/L	24 000-84 000/μL
Cardiovascular		
Gasto cardiaco en reposo	5-7 L/min	5-7 L/min
Gasto cardiaco máximo	15-21 L/min	15-21 L/min
Presión venosa central	3-8 mm Hg	5-12 cm H_2O
Volumen de sangre circulante	~5 L	~5 L
Fracción de eyección	55-75%	55-75%
Frecuencia cardiaca en reposo	60-100 latidos/min	60-100 latidos/min
Frecuencia cardiaca máxima	220 – edad (años) latidos/min	220 – edad (años) latidos/min
Presión auricular izquierda	4-12 mm Hg	4-12 mm Hg
Presión arterial media	70-105 mm Hg	70-105 mm Hg
Presión pulmonar media	10-20 mm Hg	10-20 mm Hg
Resistencia vascular pulmonar	2-3.1 mm Hg·L·min^{-1}	2-3.1 mm Hg·L·min^{-1}
Presión auricular derecha	1-8 mm Hg	1-8 mm Hg
Volumen sistólico	60-100 mL	60-100 mL
Resistencia vascular sistémica	11-15 mm Hg·L·min^{-1}	11-15 mm Hg·L·min^{-1}
Respiratorio		
Diferencia a-v de O_2 en reposo	4-5 mL/dL	4-5 mL/dL
Diferencia a-v de O_2 máxima	~15 mL/dL	~15 mL/dL
Diferencia alveolo-arterial de O_2	(edad/4) + 4	(edad/4) + 4
Espacio muerto anatómico	~150 mL	~150 mL
Consumo de O_2 en reposo	~0.25 L/min	~0.25 L/min
Consumo de O_2 máximo	2.5-4.0 L/min	2.5-4.0 L/min
Ritmo respiratorio	12-20 respiraciones/min	12-20 respiraciones/min
Volumen corriente	~0.5 L	~0.5 L
Capacidad pulmonar total, hombre	~6.0 L	~6.0 L
Capacidad pulmonar total, mujer	~4.2 L	~4.2 L
Capacidad vital, hombre	~4.8 L	~4.8 L
Capacidad vital, mujer	~3.1 L	~3.1 L
Renal		
Tasa de filtración glomerular	90-160 mL/min/1.73 m^2	90-160 mL/min/1.73 m^2
Líquido intersticial	~10.5 L	~10.5 L
Líquido intracelular	~28 L	~28 L
Volumen plasmático	~3.5 L	~3.5 L
Flujo sanguíneo renal	~1 200 mL/min	~1 200 mL/min
Flujo plasmático renal	~625 mL/min	~625 mL/min
Agua corporal total	~42 L (60% del peso corporal total)	~42 L (60% del peso corporal total)

	Rango normal	
	Unidades convencionales	**Unidades SI**
Endocrinológico		
Aldosterona (suero supino)	2-5 ng/dL	55-138 pmol/L
Hormona antidiurética (plasma)		
< 290 mOsmol/kg H_2O	< 1.7 pg/mL	< 2 pmol/L
> 290 mOsmol/kg H_2O	1–10 pg/mL	2-12 pmol/L
Cortisol (orina libre en 24 h)	20-70 μg/dL	11-135 nmol
Estradiol (sérico), hombre	10–60 pg/mL	< 105 pmol/L
Estradiol (sérico), mujer		
fase folicular	25-75 pg/mL	145-1 375 pmol/L
mitad del ciclo	200-600 pg/mL	350-2 800 pmol/L
fase lútea	100-300 pg/mL	175-1 615 pmol/L
posmenopausia	5-25 pg/mL	< 40 pmol/L
Glucagón (plasma)	< 60 pg/mL	< 17 pmol/L
Hormona de crecimiento (suero)	< 10 ng/mL	< 465 pmol/L
Insulina (sérica) en ayuno	< 0.8 ng/mL	< 135 pmol/L
Hormona paratiroidea (sérica)	14-72 pg/mL	1.0-6.5 pmol/L
Testosterona (sérica), hombre	280-1 100 ng/dL	8.65-38.15 nmol/L
Testosterona (sérica), mujer pre-menopáusica	15-70 ng/dL	0.52-2.43 nmol/L
Testosterona (sérica), mujer pos-menopáusica	8–35 ng/dL	0.28-1.22 nmol/L
Tiroxina (libre en suero)	5-12 μg/dL	10.5-35 pmol/L

Apéndice B.
Ecuaciones de referencia

Difusión (ley de Fick)	$J = P \times A \, (C_1 - C_2)$
Potencial de equilibrio (ecuación de Nernst)	$E_x = \dfrac{-RT}{zF} \, ln \, \dfrac{[X]_i}{[X]_o}$
Ley de Ohm de la hemodinámica	$P = Q \times R$
Resistencia vascular sistémica	$RVS = \dfrac{PAM - PVC}{GC}$
Presión arterial media	$PAM = PAD + \dfrac{(PAS - PAD)}{3}$
Resistencia (ley de Poiseuille)	$R = \dfrac{8L\eta}{\pi r^4}$
Turbulencia (ecuación de Reynolds)	$N_R = \dfrac{vd\rho}{\eta}$
Estrés de la pared (ley de Laplace)	$\sigma = P \times \dfrac{r}{2h}$
Elasticidad	$C = \dfrac{\Delta V}{\Delta P}$
Gasto cardiaco	$GC = FC \times VS$
Fracción de eyección	$FE = \dfrac{VS}{VTD}$
Ley de Starling de los capilares	$Q = K_f \, [(P_c - P_{if}) - (\pi_c - \pi_{if})]$
Ventilación alveolar	$V_A = (VC - V_D) \times$ respiraciones/min
Ecuación del gas alveolar	$P_AO_2 = P_IO_2 - \dfrac{P_ACO_2}{RER}$
Espacio muerto	$V_D = VC \times \dfrac{P_aCO_2 - P_ECO_2}{P_ACO_2}$
Capacidad vital	$CV = VC + VRI + VRE$
Tasa de intercambio gaseoso	$RIR = \dfrac{\dot{V}CO_2}{\dot{V}O_2}$
Depuración renal	$C = \dfrac{UV}{P}$
Tasa de filtración glomerular	$TFG = \dfrac{[U]_{Creatinina} \times V}{[P]_{Creatinina}}$
Depuración de agua libre	$C_{H2O} = V - C_{Osm}$
Ecuación Henderson-Hasselbach	$pH = pK + log \, \dfrac{[HCO_3^-]}{[CO_2]}$
Brecha aniónica sérica	Unión de comunicación $= [Na^+] - ([Cl^-] + [HCO_3^-])$
Osmolalidad plasmática	Osmolalidad $= 2[Na^+] + \dfrac{[glucosa]}{18} + \dfrac{[BUN]}{2.8}$

Créditos de figuras

Fig. 4-4 (parte inferior): Diccionario médico Stedman.

Fig. 5-1: modificada de Jennings, H.S. *Behavior of the Lower Organisms.* The Columbia University Press, 1906.

Fig. 5-13: modificada de Moore, K.L. y Dalley, A.F. *Clinical Oriented Anatomy.* Fourth Edition. Lippincott Williams & Wilkins, 1999.

Fig. 12-3: modificada de Seifter, J., Ratner, A., y Sloane, D. *Concepts in Medical Physiology.* Lippincott Williams & Wilkins, 2005.

Fig. 12-4B: de Dudek, R.W. *High-Yield Histopathology,* Second Edition. Wolters Kluwer, 2010.

Fig. 12-8A: fotografía de Cohen, B.J. y Taylor, J.J. *Memmler's the Human Body in Health and Disease.* Eleventh Edition. Lippincott Williams & Wilkins, 2009.

Fig. 13-1 (superior): micrografía de Moore, K.L. y Agur, A. *Essential Clinical Anatomy.* Second Edition. Lippincott Williams & Wilkins, 2002.

Fig. 13-1 (panel inferior): micrografía de Eroschenko, V.P. *Atlas of Histology with Functional Correlations.* Thirteenth Edition. Lippincott Williams & Wilkins, 2017.

Fig. 13-2: datos de Kuo, K.H. y Seow, C.Y. J. *Cell Science.* 117:1503–1511, 2003.

Fig. 14-3: datos de cristales de Robinson, R.A. J. *Bone Joint Surg.* Am. 34:389–476, 1952.

Fig. 14-4: modelo (parte inferior) de Thurner, P.J. *Nanomed. Nanobiotechnol.* 1:624–629, 2009.

Fig. 16-4. Cui, D., Daley, W., Fratkin, J.D, Haines, D.E., Lynch, J.D., Naftel, J.P., Yang, G. *Atlas of Histology with Functional and Clinical Correlations.* Wolters Kluwer, 2011.

Fig. 20-4: datos de Harper, A.M. *Acta Neurol.* Scand. [Suppl] 14:94, 1965.

Fig. 20-5: datos de Ingvar, D.H. *Brain Res.* 107:181–197, 1976.

Fig. 21-8: de Kahn, G.P. y Lynch, J.P. *Pulmonary Disease Diagnosis and Therapy: A Practical Approach.* Lippincott Williams & Wilkins, 1997.

Fig. 21-16 (paneles A, B y D): Cagle, P.T. *Color Atlas and Text of Pulmonary Pathology.* Lippincott Williams & Wilkins, 2005.

Fig. 22-12: modificada de Daffner, R.H. *Clinical Radiology–The Essentials.* Third Edition. Lippincott Williams & Wilkins, 2007.

Fig. 23-2: de los Centers for Disease Control and Prevention Public Health Images Library. No. 7315 (foto cortesía de Janice Carr).

Fig. 24-17: de la National Oceanic and Atmospheric Administration (crédito fotográfico Doug Kesling).

Fig. 25-6 (dos micrografías en la parte inferior): de Schrier, R.W. *Diseases of the Kidney and Urinary Tract.* Eighth Edition. Lippincott Williams & Wilkins, 2006.

Fig. 26-1B: reimpresa con autorización de Clapp, W.L., Park, C.H., Madsen, K.M., et al. *Lab. Invest.* 58:549–558, 1988. Copyright © 1988.

Fig. 26-6: datos de Rector, F.C. *Am. J. Physiol.* 244:F461–F471, 1983.

Fig. 27-5: basada en datos de Pannabecker, T.L., Dantzler, W.H., Layton, H.E., et al. *Am. J. Physiol.* 295:F1271–F1285, 2008.

Fig. 27-7: © Stephen Barnett, www.OzAnimals.com; https://creativecommons.org/licenses/by/2.0/.

Fig. 27-15 (parte inferior): reimpresa con autorización de Clapp, W.L., Madsen, K.M., Verlander, J.W., et al. *Lab. Invest.* 60:219–230, 1989. Copyright © 1989.

Fig. 31-13: radiografía de Dean, D. y Herbener, T.E. *Cross-Sectional Human Anatomy.* Lippincott Williams & Wilkins, 2000.

Fig. 35-7: modificada de Golan, D.E., Tashjian, A.H., y Armstrong, E.J. *Principles of Pharmacology: The Pathophysiologic Basis of Drug Therapy.* Second Edition. Wolters Kluwer Health, 2008.

Fig. 36-9A: modificada de Bear, M.F., Connors, B.W., y Paradiso, M.A. Neuroscience—*Exploring the Brain.* Second Edition. Lippincott Williams & Wilkins, 2001.

Fig. 36-9B: ACC Anatomy I, 2008-05-08 0841, OB/GYN Anatomy, Female Reproductive System, Anatomical Chart Company.

Fig. 38-9: William J. Mills, Jr. papers, Archives and Special Collections, Consortium Library, University of Alaska Anchorage.

Fig. 40-1: http://en.wikipedia.org/wiki / Emily_Dickinson.

Fig. 40-20C: radiografía de Topol, E.J., Califf, R.M., e Isner, J. *Textbook of Cardiovascular Medicine.* Third Edition. Lippincott Williams & Wilkins, 2006.

Fig. 40-22B: radiografía de Frymoyer, J.W., Wiesel, S.W. *The Adult and Pediatric Spine.* Third Edition. Lippincott Williams & Wilkins, 2004.

Fig. 40-23 (parte inferior): radiografía de Rubin, R. *Pathology.* Fourth Edition. Lippincott Williams & Wilkins, 2005.

Aplicación clínica 3-1: fotografía de Eisenberg, R.L. *An Atlas of Differential Diagnosis.* Fourth Edition. Lippincott Williams & Wilkins, 2003.

Aplicación clínica 4-1: fotografía de Berg, D. y Worzala, K. *Atlas of Adult Physical Diagnosis.* Lippincott Williams & Wilkins, 2006.

Aplicación clínica 4-3: fotografía reimpresa con el permiso de Doshi, D.C., Limdi, P.K., Parekh N.V. y Gohil N.R. *Indian J. Ophthalmol.* 64:227–230, 2016.

Aplicación clínica 5-2: fotografía de Smeltzer, S.C., Bare, B.G., Hinkle, J.L., et al. *Brunner and Suddarth's Textbook of Medical–Surgical Nursing.* Eleventh Edition. Lippincott Williams & Wilkins, 2009.

Aplicación clínica 11-1: imagen de resonancia magnética cortesía de Steven R. Nokes, M.D., Little Rock, Arkansas.

Aplicación clínica 14-1: radiografía cortesía de Tyrone Wei, D.C., D.A.C.B.R., Portland, Oregon.

Aplicación clínica 14-2: escaneo óseo de Koopman, W.J. y Moreland, L.W. *Arthritis and Allied Conditions–A Textbook of Rheumatology.* Fifteenth Edition. Lippincott Williams & Wilkins, 2005.

Aplicación clínica 14-3 (superior): fotografía de Rubin, R. y Strayer, D.S. Rubin's Pathology: *Clinicopathologic Foundations of Medicine.* Fifth Edition. Lippincott Williams & Wilkins, 2008.

Aplicación clínica 15-4: fotografía de Elder, D.E. *Lever's Histopathology of the Skin*. Eleventh Edition. Lippincott Williams & Wilkins, 2014.

Aplicación clínica 18-2 (superior): Clinical Cardiopulmonary LifeART Collection, OVID–CAD.

Aplicación clínica 20-2: fotografía cortesía de Medtronics, Peripheral Division, Santa Rosa, California.

Aplicación clínica 23-1: micrografías de Pereira, I., George, T.I., y Arber, D.A. *Atlas of Peripheral Blood: The Primary Diagnostic Tool*. Lippincott Williams & Wilkins, 2011.

Sexo biológico y envejecimiento 23-2 (figura derecha): de Anderson, S.C. *Anderson's Atlas of Hematology*. Lippincott Williams & Wilkins, 2003.

Sexo biológico y envejecimiento 25-1: micrografías de Jennette, J.C., D'Agati, V.D., Olson, J.L., y Silva, F.G. *Heptinstall's Pathology of the Kidney*. Seventh Edition. Lippincott Williams & Wilkins, 2014.

Aplicación clínica 26-2: reproducida con autorización de Fiechtner, J.J. y Simkin, P.A. *JAMA*. 245:1533–1536, 1981. Copyright © 1981 American Medical Association. Todos los derechos reservados.

Aplicación clínica 30-1: fotografía de Gold, D.H. y Weingeist, T.A. *Color Atlas of the Eye in Systemic Disease*. Lippincott Williams & Wilkins, 2000.

Aplicación clínica 33-1 (parte superior): fotografía de Smeltzer, S.C. y Bare, B.G. *Textbook of Medical-Surgical Nursing*. Ninth Edition. Lippincott Williams & Wilkins, 2000.

Aplicación clínica 33-2: fotografía de Willis, M.C. *A Programmed Learning Approach to the Language of Health Care*. Lippincott Williams & Wilkins, 2002.

Aplicación clínica 34-1: fotografía de Rubin, R. *Essential Pathology*. Third Edition. Lippincott Williams & Wilkins, 2000.

Aplicación clínica 34-2: fotografía de Schaaf, C.P., Zschocke, J., y Potocki, L. *Human Genetics*. Lippincott Williams & Wilkins, 2011.

Aplicación clínica 35-1: fotografía de Weber, J. y Kelley, J. *Health Assessment in Nursing*. Second Edition. Lippincott Williams & Wilkins, 2003.

Aplicación clínica 35-4: fotografía de Flynn, J. M., Skaggs, D. L. y Waters, P.M. *Rockwood and Wilkins' Fractures in Children*. Eighth Edition. Lippincott Williams & Wilkins, 2014.

De Gartner, L.P. *Color Atlas and Text of Histology*, Seventh Edition. Wolters Kluwer, 2018: micrografías que aparecen en las figs. 4-15 (panel superior) y 16-4.

Modificada de Bear, M.F., Connors, B.W. y Paradiso, M.A. *Neuroscience–Exploring the Brain*. Fourth Edition. Lippincott Williams & Wilkins, 2016: figs. 5-7, 7-4, 7-11, 7-12, 9-3, 9-4, 9-6, 9-7, 9-13, 12-7, 15-12A, y aplicación clínica 8-2.

De la Centers for Disease Control and Prevention, Public Health Image Library: fotografías que aparecen en aplicaciones clínicas 5-1 (crédito fotográfico Dr. Fred Murphy, Sylvia Whitfield, 1975), 12-4, 18-3 y 19.1 (crédito fotográfico Dr. Edwin P. Ewing, Jr., 1972). Datos que aparecen en tablas 37-1 y 40-1.

Modificado de Chandar, N. y Viselli, S. *Lippincott® Illustrated Reviews: Cell and Molecular Biology*. Lippincott Williams & Wilkins, 2010: figs. 1-2, 1-3, 1-4, 1-5, 1-6, 1-12, 1-13, 1-18, 1-21, 1-22, 1-23, 4-5 y 4-10.

Modificado de Clarke, M.A., Finkel, R., Rey, J.A., et al. *Lippincott® Illustrated Reviews: Pharmacology*. Fifth Edition. Lippincott Williams & Wilkins, 2012: figs. 1-17 y 1-20.

De Daffner, R.H. *Clinical Radiology–The Essentials*. Third Edition. Lippincott Williams & Wilkins, 2007: fotografías que aparecen en las figs. 21-11 (panel inferior) y 22-12 y aplicaciones clínicas 4-2 y 29-2 (izquierda).

De Feigenbaum, H., Armstrong, W.F., y Ryan, T. *Feigenbaum's Echocardiography*. Sixth Edition. Lippincott Williams & Wilkins, 2004: fotografías que aparecen en aplicaciones clínicas 17-1 (panel superior) y 18-2 (panel inferior).

De Fleisher, G.R., Ludwig, W., y Baskin M.N. *Atlas of Pediatric Emergency Medicine*. Lippincott Williams & Wilkins, 2004: fotografías que aparecen en aplicaciones clínicas 1-2, 6-1 y 25-2 (inferior).

De Goodheart H.P. *Goodheart's Photoguide of Common Skin Disorders*. Second Edition. Lippincott Williams & Wilkins, 2003: fotografías que aparecen en la fig. 15-2, aplicaciones clínicas 35-3 y 36-2 y sexo biológico y envejecimiento 36-1.

De Gorbach, S.L., Bartlett, J.G., y Blacklow, N.R. *Infectious Diseases*. Third Edition. Lippincott Williams & Wilkins, 2004: fotografías que aparecen en aplicaciones clínicas 4-5 y 29-2 (derecha).

Modificado de Harvey, R.A. y Ferrier, D.R. *Lippincott® Illustrated Reviews: Biochemistry*. Fifth Edition. Lippincott Williams & Wilkins, 2011: figs. 23-7, 23-11,

23-12 y 40-6, y aplicación clínica 33-1 (panel inferior).

Modificado de Ferrier D.R. *Lippincott® Illustrated Reviews: Biochemistry*. Seventh Edition. Lippincott Williams & Wilkins, 2017. Figs. 23-5, 23-10 y aplicación clínica 23-2.

Modificado de Klabunde, R.E. *Cardiovascular Physiology Concepts*. Lippincott Williams & Wilkins, 2005: figs. 16-2, 16-18, 17-1, 17-5, 19-5 y 20-13.

De Klossner, N.J. y Hatfield, N. *Introductory Maternity and Pediatric Nursing*. Lippincott Williams & Wilkins, 2005: fotografías que aparecen en la fig. 37-12 y aplicación clínica 15-1.

Modificado de Krebs, C., Weinberg, J., y Akesson, E. *Lippincott® Illustrated Reviews: Neuroscience*. Lippincott Williams & Wilkins, 2012: figs. 6-5, 6-7, 6-11, 6-12, 7-9, 8-1, 8-9, 8-10, 8-14, 9-2, 9-15, 10-5AB, 10-6, 11-4, 15-13 y 20-2.

Modificado de McArdle, W.D., Katch, F.I., y Katch, V.L. *Exercise Physiology*. Seventh Edition. Lippincott Williams & Wilkins, 2010: figs. 12-6, 12-11, 23-4 y 24-13.

Modificado de McConnell, T.H. *The Nature of Disease Pathology for the Health Professions*. Lippincott Williams & Wilkins, 2007: aplicación clínica 15-2 y fotografías que aparecen en la fig. 23-13 y aplicaciones clínicas 12-1, 17-2, 22-1, 25-1, 30-3 y 34-3.

De Mills, S.E. *Histology for Pathologists*. Third Edition. Lippincott Williams & Wilkins, 2007: fotografías que aparecen en las figs. 1-9, 4-4 (superior), 10-5B, 13-1 (panel inferior), 14-7, 25-12 (panel inferior), 31-2, 34-1 (panel inferior) y 35-2.

Modificado de Porth, C.M. *Essentials of Pathophysiology*. Second Edition. Lippincott Williams & Wilkins, 2007: figs. 14-6 y 25-14.

Modificado de Premkumar, K. *The Massage Connection Anatomy and Physiology*. Lippincott Williams & Wilkins, 2004: figs. 15-3 y 36-10 (panel inferior).

Modificado de Rhoades, R.A. y Bell, D.R. *Medical Physiology*. Fourth Edition. Lippincott Williams & Wilkins, 2013: figs. 12-14, 19-13, 20-8, 21-22, 25-5, 25-9 y 37-5.

Modificado de Rubin, E. y Farber J.L. *Pathology*. Third Edition. Lippincott Williams & Wilkins, 1999: aplicación clínica 36-1, y fotografías que aparecen en las figs. 14-5, 20-09A, 21-16C y 40-5; y aplicaciones clínicas 16-1, 25-2 (panel superior) y 32-2.

Modificado de Siegel, A. y Sapru, H.N. *Essential Neuroscience*. Second Edition. Lippincott Williams & Wilkins, 2011: figs. 6-6, 6-8, 11-11, 11-12 y 11-13.

De Tasman, W. y Jaeger, E. *The Wills Eye Hospital Atlas of Clinical Ophthalmology*. Second Edition. Lippincott Williams & Wilkins, 2007: fotografías que aparecen en las fig. 8-4 y aplicaciones clínicas 8-1 y 12-2.

Modificado de Taylor, C.R., Lillis C., LeMone, P., et al. *Fundamentals of Nursing, The Art and Science of Nursing Care*. Sixth Edition. Lippincott Williams & Wilkins, 2008: fig. 38-7 y aplicación clínica 24-1.

De Uflacker, R. *Feigenbaum's Atlas of Vascular Anatomy: An Angiographic Approach*. Second Edition. Lippincott Williams & Wilkins, 2006: fotografías que aparecen en las figs. 25-4 y 25-6 (panel superior). Reimpreso con autorización de Sampaio, F.J.B.

De Yochum, T.R. y Rowe, L.J. *Yochum and Rowe's Essentials of Skeletal Radiology*. Third Edition. Lippincott Williams & Wilkins, 2004: fotografías que aparecen en la fig. 40-22A y aplicación clínica 14-3 (inferior).

Modificado de West, J.B. *Best and Taylor's Physiological Basis of Medical Practice*. Twelfth Edition. Williams & Wilkins, 1991: figs. 22-9, 37-10 y 37-11.

Modificado de West, J.B. *Respiratory Physiology–The Essentials*. Seventh Edition. Lippincott Williams & Wilkins, 2005: figs. 21-1, 21-2, 21-13, 21-18, 21-21, 22-10, 22-11, 23-8, 24-10, 24-12, 28-12, 28-14, 28-15, 28-16 y 28-17.

Índice alfabético de materias

Los números de página seguidos por *f* y *t* indican figuras y tablas, de forma respectiva.

A

α-Bungarotoxina, 148
α-glucoproteína, subunidad (α-GSU), 87
A-aDO$_2$. *Véase* Alveolar-arterial, diferencia de oxígeno
A, onda, presión venosa, 200*f*, 203
Abducens, núcleo, 112
Abductores, músculos, 122
ABP. *Véase* Proteína de unión a andrógeno
Abrasiones cutáneas, 171, 171*f*
Absorción paracelular, 350, 350*f*
Absorción transcelular, 350, 350*f*
Accidentes cerebrovasculares o accidentes vasculares cerebrales, 254
Aceite de menta, 152
Acetazolamida, 344*t*, 348
Acetilcolina (ACh), 141, 392
Acetilcolinesterasa (AChE), 148
ACh. *Véase* Acetilcolina
AChE. *Véase* Acetilcolinesterasa
Acidemia, definida, 33
Ácido(s). *Véase también* Acidobásico, equilibrio
en la rama ascendente gruesa, 355, 355*f*
en los segmentos distales, 362, 362*f*
no volátil, 33, 34*f*, 349, 378
rango, 33
secreción gástrica, 401-402, 402*f*, 403*f*
volátil, 33, 34*f*, 378
Acidobásico, equilibrio
células, 34-35, 35*f*
líquido corporal, 32-33, 33*f*
manejo del ácido, 34-35
pulmones, 34*f*, 35
riñones, 34*f*, 35
sistemas amortiguadores, 33-34
bicarbonato, 34
fosfato, 34
proteínas, 34
Acidobásicos, trastornos, 378-384. *Véase también* el trastorno específico
Ácidos biliares, 416
reciclado, 417
Acidosis, definición, 33
Ácidos detectables, 349
Ácidos grasos de cadena corta (AGCC), 404, 408, 100*f*, 412, 412*f*
Ácidos grasos de cadena larga, 408, 409*f*
Ácidos grasos de cadena media, 408, 409*f*
Ácidos grasos libres (AGL), 407, 408-409, 409*f*, 423
Ácidos grasos, proteínas de unión, 408
Ácidos orgánicos, reabsorción, 343-344
Acidosis metabólica, 306, 382-383, 383*f*, 413, 506
Acidosis respiratoria, 306, 381, 382*f*
Acidosis tóxica, 383
Acidosis tubular renal (ATR), 383*f*
Acinares, células
glándula salival, 396, 396*f*
páncreas, 414, 414*f*, 414*t*
Acinos, 396
Acné, 174, 460*f*
Acomodación del ojo, 100, 100*f*
Acomodación gástrica, 400
Acoplamiento de excitación-contracción,
músculo cardiaco, 205-206, 205*f*
dependencia de calcio, 205, 205*f*
detección y manejo de calcio, 205
organización del sistema de membrana, 205, 205*f*
músculo esquelético, 142-144, 142*f*
ciclos de puentes cruzados, 143, 143*f*
función de tríada, 142-143
relajación, 144

músculo liso, 151-152
contracción, 153, 155*f*
flujos de calcio, 152
formación de puente de cerrojo, 153-154
liberación de calcio inducida por calcio, 152
liberación de calcio mediada por IP$_3$, 152
regulación, 154, 155*f*
relajación, 153, 154*f*
Acoplamiento farmacomecánico, 152
Acoplamiento, osteoblastos y osteoclastos, 165
Acromegalia, 432, 432*f*
Acrosiringio, 174, 174*f*
ACT. *Véase* Agua corporal total
ACTH. *Véase* Corticotropina, hormona
Actina
músculo esquelético, 138, 138*f*
músculo liso, 150, 150*f*, 155-156, 156*f*
Actina G, 138, 138*f*
Actinina, 139
Activación de opsina, 96
Activinas, 458, 458*f*
Acuaporinas (AQP), 7
en captación de CO$_2$, eritrocitos, 297*f*, 299, 304
en intercambio placentario, 469*f*
en reabsorción de agua, 363-364, 364*f*, 417, 418*f*
en secreción de agua, 74*f*, 75, 175, 175*f*, 396, 396*f*
familiares, 7
regulación, 363-364, 364*f*
Acueducto cerebral (de Silvio), 74
Adaptación respiratoria al ambiente, 315-318
Adenilil ciclasa, 13
Adenohipófisis, 86, 86*t*, 87, 87*t*
Adenosina, trifosfatasa (ATPasa), 8, 9*f*
Adenosina, trifosfato (ATP)
receptores, 25
vías sintéticas, 489-490, 489*f*
ADH. *Véase* Antidiurética, hormona
Adherentes, uniones, 41-42, 42*f*
Adhesiones focales, 150, 150*f*
Adrenocortical, hormona, síntesis, 435*f*
Aductores, músculos, 122
Aeróbico, ejercicio, entrenamiento, 490
enzimas aumentadas que resultan de, 490*t*
Aferentes, nervios, 65
Aferentes musculares, 491
Aferentes (sensoriales), tipos de fibras nerviosas, 177*t*
AGCC. *Véase* Ácidos grasos de cadena corta
Ageusia, 119
AGL. *Véase* Ácidos grasos libres
Aglutinamiento, sangre, 507
Agua
absorción
intestino delgado, 410, 410*f*
intestino grueso, 412, 412*f*
compartimientos de líquido corporal, 28-29
movimiento entre líquidos intracelulares y extracelulares, 29
corporal total, 27
equilibrio, 368-371
aporte, 368-369, 369*t*
gasto, 368-369, 369*t*
mecanismo sensorial, 369, 369*f*
regulación, 369-370
sexo biológico y envejecimiento, 379
reabsorción, 350-351, 350*f*
resistencia, piel, 171*f*, 172
Agua, canales. *Véase* Acuaporinas
Agua corporal total (ACT), 27
Agujero de Magendie, 74
Agujero intervertebral, 67
Agujero oval
fetal, 474, 474*f*, 475*f*
permeable, 478
Agujeros de Luschka, 74
Agujeros de Monro, 74

AINE. *Véase* Antiinflamatorios no esteroides
Aire
composición, 284
viscosidad, 276
Albúmina, 228
Alcalemia, definida, 33
Alcalosis, definida, 33
Alcalosis metabólica, 306, 384, 384*f*
Alcalosis respiratoria, 306, 382, 382*t*
Alcohol, metabolismo, 419
Aldosterona, 245, 434
regulación, 430, 440*f*
síntesis y secreción, 430
Almidón, digestión, 405
Altitud, 315-316, 316*f*
Alveolar-arterial, diferencia de oxígeno (A-aDO$_2$), 290-291
Alveolar, ecuación de gas, 291
Alveolos, 5
anatomía, 266-267, 266*f*
colapso (atelectasia), 268-269, 269*f*
efectos del líquido de recubrimiento, 267-268, 267*f*, 268*f*
Amacrinas, células, 97, 97*f*, 99
Amargo, sabor, 114-116, 114*t*
Amilasa, 405, 405*f*
Amilasa salival, 397
Amilopectina, 405
Amilorida, 344*t*, 360
Aminoácidos, 59*f*, 404, 423
absorción intestinal, 407, 407*f*
reabsorción, 342, 342*f*
receptores, neurotransmisor, 60, 61*t*
Amoniaco
desintoxicación hepática, 419
excreción de ácido y, 349, 349*f*
Amortiguación espacial, 62, 63*f*
AMPc. *Véase* 3',5'-monofosfato de adenosina cíclico
Amplificador coclear, 108
Ampular, cresta, 111
Anabólica, remodelación, hueso, 158, 159*f*
Anaeróbico, metabolismo, 499-500
Anafilaxis, 504
Anal, canal, 411-412, 412*f*
Anales, esfínteres, 389*f*, 411-412, 412*f*
Anatomía testicular, 452*f*
Andrógenos
función, 434
sexo biológico y envejecimiento, 435
síntesis y secreción, 434
Anemia, 220
nutricional, 296, 296*f*
sexo biológico y envejecimiento, 295
Anemia drepanocítica, 298, 298*f*, 299-300
Anemia fisiológica del embarazo, 473, 473*f*
Anemia macrocítica, 296, 296*f*
Anemia microcítica, 296, 296*f*
Anfipático, definido, 2
Ang-II. *Véase* Angiotensina II
Angina, 236, 256, 256*f*
inestable, 256
típica (estable), 256
Angina de Prinzmetal, 256
Angina vasoespástica, 256
Angiotensina I, 244
Angiotensina II (Ang-II), 235, 332, 370, 504
efectos, 372*t*
sodio y, 373, 373*t*
vías de control a largo plazo, 243
Angiotensinógeno, 244, 244*f*, 419
Anhidrasa carbónica (CA)
en eritrocitos, 299
en líquido encefálico, 74*f*, 75, 311*f*
en reabsorción renal de bicarbonato, 347-348, 348*f*
en secreción de ácido gástrico, 401, 401*f*
en secreción de ácido renal, 348, 348*f*, 350